STANDARD TEXTBOOK

標準医療薬学

臨床薬物動態学

編集

澤田康文　東京大学大学院教授・薬学系研究科　医薬品情報学

執筆（執筆順）

澤田康文　東京大学大学院教授・薬学系研究科　医薬品情報学
大谷壽一　慶應義塾大学教授・薬学部　臨床薬学
山本康次郎　群馬大学大学院教授・医学系研究科　臨床薬理学
白坂善之　金沢大学医薬保健研究域薬学系　薬物動態学
玉井郁巳　金沢大学教授・医薬保健研究域薬学系　薬物動態学
堀　里子　東京大学大学院准教授・情報学環／薬学系研究科　医薬品情報学

医学書院

標準医療薬学

臨床薬物動態学

発　　行	2009年11月15日　第1版第1刷Ⓒ
編　　者	澤田　康文
発行者	株式会社　医学書院
	代表取締役　金原　優
	〒113-8719　東京都文京区本郷1-28-23
	電話 03-3817-5600（社内案内）
組　　版	ビーコム
印刷・製本	三美印刷

本書の複製権・翻訳権・上映権・譲渡権・公衆送信権（送信可能化権を含む）は㈱医学書院が保有します．

ISBN 978-4-260-00706-1　　Y6000

JCOPY　〈㈳出版者著作権管理機構　委託出版物〉
本書の無断複写は著作権法上での例外を除き禁じられています．複写される場合は，そのつど事前に，㈳出版者著作権管理機構（電話 03-3513-6969, FAX 03-3513-6979, info@jcopy.or.jp）の許諾を得てください．

序

　薬剤師の業務は,「医師の作成する処方の設計支援」「医師の作成する処方のチェック」「処方された薬剤の調製・調合とそのチェック」「医薬品の管理」「服薬指導」「薬歴管理」「医薬品情報収集・評価・提供活動」など,実にさまざまである.この中でも「処方設計支援」と「処方チェック」は薬剤業務の最初に位置する鑑査業務である.処方の適正化のため,あらゆる疑義に対して処方医に適正に照会することは,薬剤師に課せられた最も重要な役割だと言っても過言ではない.もちろんこれらの処方関連業務は,単独の薬剤業務ではなく,「医薬品情報収集・評価・提供活動」「服薬指導」「薬歴管理」と深く関係している.処方の適正化は,処方内容と薬歴や服薬指導から得た患者基本情報を元に,文献などから収集し評価した医薬品情報を基盤にして,リアルタイムにしかも的確に行われなければならない.この中で最も重要な薬学的知識は,患者個々に適した医薬品の選択,用法用量の設定など,リスクを極力少なくして治療効果を最大化する手法を取り扱う「薬物動態学」である.

　明らかに間違っている処方はもちろん,特に問題はないが最近のエビデンスから考えて「よりよい」「最もよい」と思われる処方がある場合は,薬剤師は医師に照会の上,これらを提案していくことが求められる.最近は,十分な処方チェックが行われずに過誤が起こった事例がしばしば報道されており,また不十分な鑑査に対して裁判で薬剤師の責任を問う判例も出てきている.医薬分業を真に中身のあるものにするためには,個々の薬剤師の処方適正化技能,とりわけ臨床薬物動態学の知識のブラッシュアップが欠かせない.

　本書は「薬物動態学的知識は医療薬学の重要目標である『医薬品適正使用』と『育薬』を完遂するための一手段」と捉え,「この薬物動態学の手法によってもたらされる新規エビデンスが最適な薬物治療を実践するために極めて重要な役割を担う」ことを実体験できる,これまでにないユニークな薬物動態学の教科書である.読者はまず,薬物動態学の概念を把握し,薬物動態学を実施するための基礎方法論を習得するとともに,これを実際に利用した医薬品適正使用の事例を「医師の処方設計に対する薬剤師からの薬学的支援」という観点から実践的に学ぶことが

できる．薬学生や薬剤師が処方設計支援，処方チェックを的確に実践するための臨床薬物動態学を学ぶ場合，このような体系的かつ実際処方に基づく理解が最も効率的と考えて，本書を企画した．薬剤師が，医師のため，そして最終的には患者のために，よりよい，さらには最良の処方設計支援と処方チェックを実践していく上で，この本が少しでもお役に立てば幸いである．

2009年8月

澤田康文

目次

Ⅰ 基礎編

第1章 基礎的な表現法 …………………………………………………………… 2

Ⓐ 血液中薬物濃度と作用の関係 ………………………………………（澤田康文） 2
1 血液中薬物濃度と時間 ……………………………………………………………… 2
薬物の体内動態を理解するための「血液中薬物濃度」／薬物の体内での動きを評価する「半減期」／薬物の血液中濃度と薬理効果発現

2 標的（作用）部位における薬物濃度と時間 ……………………………………… 4
薬物の血液中濃度推移から乖離した薬理効果発現の時間的遅れ／薬物の血液中濃度と機能タンパク質との相互作用を指標とした薬理効果発現

3 薬物の血液中濃度，標的（作用）部位における濃度の患者個人間の変動 ……… 11

Ⓑ クリアランス ……………………………………………………（大谷壽一） 13
1 クリアランスの生理解剖学的意味 ……………………………………………… 13
臓器クリアランスと全身クリアランス／臓器クリアランスと臓器固有クリアランス／血流律速と固有クリアランス律速／Well-stirred model と parallel tube model／クリアランスの線形，非線形

2 クリアランスの算出法 …………………………………………………………… 17
全身クリアランス（CL_{tot}）の算出法／腎クリアランス（CL_r）の算出法／腎外クリアランス（CL_{nr}）の算出法／肝クリアランス（CL_H）の算出法／肝固有クリアランス（$CL_{H,\ int}$）の算出法／実際の算出例

3 クリアランスの活用法 …………………………………………………………… 18
全身クリアランスの解釈と活用／肝クリアランスの解釈と活用／腎障害患者における投与設計への腎クリアランスの活用／腎クリアランスの値と腎排泄機構

Ⓒ 分布容積 …………………………………………………………（大谷壽一） 20
1 分布容積の概念 …………………………………………………………………… 20
全身の分布容積／臓器の分布容積／コンパートメントモデルと各コンパートメントの分布容積／分布容積と半減期／分布容積の非線形性

2 分布容積の算出 …………………………………………………………………… 24
コンパートメントモデルに従う薬物の分布容積／コンパートメントモデルに従う薬物の分

布容積／モデルの選択

3 分布容積の活用 …………………………………………………………………… 27
1回投与量の設定／薬物の体内分布特性の把握／分布容積に変動を与える生体側の要因と半減期／透析と分布容積

Ⓓ 吸収・消失速度定数，半減期，初回通過効果，バイオアベイラビリティ
……………………………………………………………………………… (大谷壽一) 28

1 消失速度定数と消失半減期 ……………………………………………………… 28
体内動態が1-コンパートメントモデルに従う薬物の消失／多コンパートメントモデルにおける半減期と消失速度定数／半減期の活用

2 消化管吸収過程と吸収速度定数 ………………………………………………… 30

3 半減期，速度定数を扱う上での主な注意点 …………………………………… 32
消失の非線形性／遅い消失相の存在／フリップフロップと放出制御製剤

4 初回通過効果とバイオアベイラビリティ ……………………………………… 34
バイオアベイラビリティの算出と経口バイオアベイラビリティの構成要素／肝代謝，肝アベイラビリティと初回通過効果／消化管アベイラビリティと消化管における初回通過効果

Ⓔ *In vivo* 薬物作用のパラメーター ………………………………… (大谷壽一) 38

1 濃度作用関係 ……………………………………………………………………… 38
濃度作用関係を表すモデル／モデルの選択とパラメーターの算出

2 薬理作用と濃度の経時変化に時間的なずれがある場合 ……………………… 41
効果コンパートメントモデル／間接効果モデル／$k_{on}-k_{off}$モデル／不可逆的阻害モデル

3 2剤以上の薬物の薬理作用 ……………………………………………………… 46

Ⓕ 薬物動態を担う機能タンパク質との相互作用パラメーター ……(山本康次郎) 48

1 はじめに …………………………………………………………………………… 48

2 薬物代謝酵素 ……………………………………………………………………… 48
薬物代謝にかかわる試験／代謝酵素活性と代謝クリアランスの関係／代謝阻害過程と薬物間相互作用の予測／代謝酵素の誘導

3 薬物トランスポーター …………………………………………………………… 55

4 結合タンパク ……………………………………………………………………… 56
血漿中タンパク非結合率／組織移行性

Ⓖ 薬物作用を担う機能タンパク質との相互作用パラメーター ……(山本康次郎) 57

1 はじめに …………………………………………………………………………… 57

2 受容体結合理論 …………………………………………………………………… 57

3 内活性 ……………………………………………………………………………… 59

4 余剰受容体 ………………………………………………………………………… 60

5 競合的拮抗薬 ……………………………………………………………………… 60

6 スキャッチャード・プロットとヒル・プロット ……………………………… 61

Ⓗ 薬物動態を担う機能タンパク質における薬物間相互作用の評価 …(大谷壽一) 63

1 薬物代謝阻害に基づく相互作用 ………………………………………………… 64
競合的阻害薬による血中濃度上昇率の予測／阻害薬濃度の推定／阻害定数 K_i の解釈／相互作用の個人差

2 不可逆的阻害(mechanism-based inhibition；MBI)……………………………69
　　3 代謝酵素などの誘導による相互作用………………………………………………70
　　4 肝取り込み律速型の肝消失における相互作用……………………………………71
　　5 腎排泄過程における能動輸送を介した相互作用…………………………………72

第2章 素過程と統合 ……………………………………………………………………74

Ⓐ 薬物吸収……………………………………………………………(白坂善之) 74
　1 はじめに……………………………………………………………………………74
　2 薬物吸収と膜透過…………………………………………………………………76
　　細胞膜の構造／薬物の細胞膜透過機構
　3 薬物の消化管吸収…………………………………………………………………81
　　消化管の構造と機能／消化管吸収機構／消化管吸収の律速段階／消化管吸収への影響因子／薬物のヒト経口吸収性予測とその評価法
　4 薬物の消化管外吸収………………………………………………………………88
　　薬物の経皮吸収／薬物の直腸吸収／薬物の経鼻吸収／薬物の経肺吸収／その他の薬物吸収部位

Ⓑ 肝臓での分布・排泄……………………………………………………(玉井郁巳) 92
　1 はじめに……………………………………………………………………………92
　2 肝臓の構造と胆汁排泄……………………………………………………………92
　3 薬物の胆汁中排泄…………………………………………………………………94
　4 薬物の胆汁中排泄機構と素過程……………………………………………………95
　　肝実質細胞内取り込み過程(第0相反応)／肝実質細胞内代謝過程(第1相反応と第2相反応)／肝胆管側細胞膜を介した細胞内から胆汁中への移行過程(第3相反応)
　5 肝動態関連トランスポーターの遺伝子多型と体内動態……………………………98
　　第0相反応解毒にかかわるOATP1B1の遺伝子多型と薬物の肝動態変動／第3相反応にかかわるABCC2の活性変動と薬物の肝動態変動
　6 第0相反応を担うOATPトランスポーターの種差………………………………101
　7 肝移行・胆汁中排泄機構評価方法…………………………………………………101
　　トランスポーター発現系／単離ならびに培養肝実質細胞／肝細胞膜小胞／サンドイッチ培養肝細胞／*In vivo*評価系

Ⓒ 消化管・肝臓での代謝…………………………………………………(大谷壽一) 102
　1 肝臓と消化管………………………………………………………………………103
　2 肝臓における消失(代謝など)を表すモデル………………………………………103
　3 薬物代謝反応と代謝酵素…………………………………………………………106
　　チトクロームP450(cytochrome P450；CYP)／フラビン含有モノオキシゲナーゼ(FMO)／ジヒドロピリミジンデヒドロゲナーゼ(DPD)／チオプリン*S*-メチルトランスフェラーゼ(TPMT)／*N*-アセチルトランスフェラーゼ(NATs)／硫酸転移酵素(SULTs)／UDP-グルクロン酸転移酵素(UGTs)
　4 代謝反応の評価法…………………………………………………………………111

ヒト遊離肝細胞(human isolated hepatocytes)／ヒト由来細胞膜画分(ミクロソームなど)／代謝酵素の遺伝子発現系／*In vivo* 臨床試験

 5 消化管における代謝 ································· 114
  消化管における代謝の考え方／消化管における代謝活性(消化管通過率)の評価

Ⓓ 腎臓における分布・排泄 ·················· (白坂善之) 115

 1 はじめに ································· 115
 2 薬物の腎排泄 ································· 115
  腎臓の構造と機能／腎排泄機構／腎排泄機能の解析
 3 薬物の腎動態解析 ································· 123
  in vivo 実験法／*in vitro* 実験法

Ⓔ 脳への分布 ·················· (堀 里子) 126

 1 脳関門の構造 ································· 126
  血液脳関門とは？／血液脳脊髄液関門とは？
 2 脳における薬物の動き ································· 128
 3 脳関門を介した薬物輸送 ································· 129
  BBB を介した輸送／BCSFB を介した輸送
 4 薬物の脳移行パラメーターとその評価法 ································· 130
  BBB 透過クリアランス(CL_{in}, PS_{influx})／脳細胞間液中と血漿中の非結合型薬物濃度比($K_{p, free}$)／非結合型薬物の脳分布容積($V_{u, brain}$)／脳組織中/血漿中薬物濃度比(K_p)／薬物の脳透過や分布の評価法／ヒトにおける脳移行性の検討

Ⓕ 血液，全身臓器・組織への分布 ·················· (大谷壽一) 134

 1 血液中での薬物の分布 ································· 134
  線形分布／血漿中タンパク非結合型分率の測定法／タンパク結合の飽和／血球移行の評価
 2 非消失臓器への分布キネティクス ································· 137
  膜透過が速やかな場合(血流律速分布)のキネティクス／組織-血液薬物濃度比(K_p)値とその算出／膜透過が遅い(膜透過律速の)場合
 3 薬物輸送担体を介した分布 ································· 140
 4 胎盤透過 ································· 141
  胎盤の構造の概要／薬物の胎盤透過とその評価系／ヒト胎盤灌流実験の評価
 5 おわりに ································· 143

Ⓖ 受容体との相互作用 ·················· (澤田康文) 143

 1 レセプターに作用する薬物 ································· 143
  レセプターに作用して治療効果(主作用)を発揮する薬物／レセプターに作用して副作用を引き起こす薬物／同じレセプターへの作用(主作用と副作用)の薬物間の比較
 2 レセプター結合占有率 ································· 147
  レセプターと相互作用する薬物の作用発現までの過程／薬物とレセプターとの結合／薬物のレセプター結合占有率／薬物のレセプター結合に関する解離定数／薬物濃度とレセプター結合占有率の関係
 3 β遮断薬の狭心症および頻脈性不整脈治療効果のレセプター結合占有率からの理解 ································· 150

β遮断薬を通常量投与した時のβレセプター結合占有率／β遮断薬のレセプター結合占有率の時間推移と投与回数の関係

Ⓗ 酵素との相互作用 ……（澤田康文）153
1 プロトンポンプ阻害薬のPK/PDモデルの構築 … 153
2 オメプラゾール，ランソプラゾールおよびパントプラゾールの血漿中濃度と胃酸分泌抑制作用の関係 … 155

Ⓘ 作用の統合と安全性評価 ……（澤田康文）158
1 β遮断薬と呼吸器系副作用 … 158
β遮断薬による呼吸器系副作用の症例と心選択性／β遮断薬による呼吸器系副作用／β遮断薬の心選択性／β遮断薬の常用量投与時の心選択性
2 β遮断薬による呼吸器系副作用の定量的評価とその臨床応用 … 162
β遮断薬の血漿中濃度と薬物作用との関係／β遮断薬のレセプター結合占有率と薬物作用との関係／レセプター結合占有率と薬効・薬理作用および副作用・毒性作用との関係の解析とその予測／β遮断薬の薬物作用の予測方法／β遮断薬の呼吸器系副作用低減化に向けた処方設計支援

Ⓙ 全身動態を理解するためのフィジオロジカル薬物動態モデル ……（大谷壽一）167
1 インテグレイティッドモデル（integrated model） … 167
インテグレイティッドモデルの概要／組織-血液濃度比の推定／組織-血液濃度比と分布容積／インテグレイティッドモデルの応用
2 ハイブリッドモデル（hybrid model） … 172

Ⅱ 応用編

第3章 最適な用法用量の設定（疾患別） ……（澤田康文）176

① 腎障害時におけるヒスタミンH₂遮断薬，アンジオテンシン変換酵素阻害薬の投与設計 … 176
1 ヒスタミンH₂遮断薬の適正使用 … 176
2 アンジオテンシン変換酵素阻害薬の適正使用 … 177

② 抗血小板薬作用の持続時間と手術 … 180
Case 抗血小板薬の中止期間を十分置かないで手術が行われそうになった患者

③ 肝障害時におけるセレギリンの投与設計 … 189
Case 肝障害患者へのエフピーの処方

第4章　最適な用法用量の設定（患者背景別） ……………………（澤田康文）192

① 服薬ノンコンプライアンスと対処法 ……………………………………… 192
Case 過量服用してしまった患者

② ニューキノロン系抗菌薬の母乳中移行と哺乳開始時期 ……………… 201
Case シプロキサンの服用終了後いつから授乳を再開できるか？

③ バルプロ酸普通錠からバルプロ酸徐放錠への切替 …………………… 204
Case 服薬コンプライアンス不良で一包化のためデパケン錠からデパケンR錠へ変更

④ 高齢者におけるベンゾジアゼピン系睡眠薬 ……………………………… 207
Case 高齢者にハルシオンを投与する場合の投与量は？

第5章　PKに基づく相互作用の回避 ……………………………（澤田康文）210

① ニューキノロン系抗菌薬と金属カチオン含有消化性潰瘍用薬の相互作用 … 210
Case シプロフロキサシンと酸化マグネシウム・水酸化アルミニウムゲル製剤の相互作用

② トリアゾラムとイトラコナゾールの相互作用 ……………………………… 229
Case トリアゾラムとイトラコナゾールの時間依存的な相互作用

③ チザニジンとフルボキサミンあるいはシプロフロキサシンの相互作用 …… 234
Case 同時服用ではないチザニジンとフルボキサミンの併用の安全性

④ ワルファリンとミコナゾールの相互作用 ………………………………… 236
Case ワーファリン使用患者にフロリードゲル経口用が処方された

⑤ トリアゾラムとリファンピシンの相互作用 ……………………………… 241
Case リファジン投与終了後もハルシオンの服用は注意

⑥ ジゴキシンとクラリスロマイシンの相互作用 …………………………… 243
Case クラリスロマイシンの追加によりジゴキシンの血中濃度が上昇する可能性

⑦ フッ化ピリミジン系配合剤間の相互作用 ………………………………… 254
Case 5-フルオロウラシルとギメラシルの相互作用

⑧ カルシウム拮抗薬とグレープフルーツ（ジュース） …………………… 258
Case ニソルジピンとグレープフルーツジュースの相互作用

⑨ シクロスポリンとセント・ジョーンズ・ワートの相互作用 ………… 261
Case 生体腎移植前にセント・ジョーンズ・ワートを摂取していた患者

⑩ オランザピンとタバコの相互作用 ………………………………………… 265
Case ジプレキサ服用患者が禁煙を決意したらどうするか？

第6章　PDに基づく相互作用の回避 ……………………………（澤田康文）269

① ニューキノロン系抗菌薬と非ステロイド性消炎鎮痛薬の相互作用 …… 269
Case フルマークとボルタレンが処方された

② 多剤併用による薬剤性パーキンソニズム ………………………………… 275
Case 薬剤性パーキンソニズムを惹起する薬剤が複数処方された

③ プロピベリンとモサプリドの相互作用 ……………………………………… 283
 Case ポラキスでガスモチンの作用減弱？
④ セビメリンとアミトリプチリンの相互作用 …………………………………… 288
 Case トリプタノールでエボザックの作用減弱？
⑤ ナフトピジルにイミプラミンの相互作用 …………………………………… 294
 Case トフラニールとフリバスが併用されてめまいの発生が懸念される
⑥ イブプロフェンによるアスピリン作用の減弱 ……………………………… 296
 Case バファリンとブルフェンの相互作用を認識していなかった医師

第7章 治療効果の評価 （澤田康文）300

① 抗精神病薬（定型，非定型抗精神病薬）の適正使用 ……………………… 300
 Case 統合失調症患者にオランザピンが処方された
② ヒスタミン H_1 レセプター遮断薬の適正使用 ……………………………… 303
 Case エバスチンの血漿中濃度推移と薬理効果推移の乖離
③ セロトニン 5-HT_3 レセプター遮断薬（制吐剤）の適正使用 …………… 305
 Case アザセトロン分割投与の有用性
④ アドレナリン $α_1$ レセプター遮断薬（高血圧治療薬）の適正使用 ……… 309
 Case ドキサゾシンによる高血圧治療
⑤ アドレナリン $α_1$ レセプター遮断薬（排尿障害治療薬）の適正使用 …… 312
 Case タムスロシンによる前立腺肥大症に伴う排尿障害治療
⑥ アンジオテンシンⅡレセプター遮断薬（高血圧治療薬）の適正使用 …… 314
 Case テルミサルタンを1回飲み忘れてパニックになった患者
⑦ ドパミン D_2 レセプターアゴニスト（高プロラクチン血症治療薬）の適正使用 ……………………………………………………………………… 317
 Case テルグリドの2回分割投与の有用性
⑧ ベンゾジアゼピン系睡眠薬（抗不安薬）の適正使用 ……………………… 320
 1 ベンゾジアゼピン系睡眠薬の超短時間作用型，短時間作用型，中間作用型，長時間作用型の分類は？ …………………………………………… 320
 2 ベンゾジアゼピン系抗不安薬の至適レセプター結合占有率は？ …… 323
⑨ 外用薬（坐薬）の適正使用法 ………………………………………………… 326
 Case 坐薬の挿入時間と途中排出後の対応はどうするか？
⑩ カルシウム拮抗薬の適正使用 ……………………………………………… 330
 Case 本態性高血圧患者にベニジピンが処方された

第8章 副作用・有害作用の回避 （澤田康文）334

① ベタキソロールと呼吸器系副作用 ………………………………………… 334
 Case ベタキソロールによる呼吸器系副作用の定量的予測
② チモロール点眼剤と全身系副作用 ………………………………………… 337

　　　　Case　喘息患者にβ遮断薬点眼剤，チモプトールが処方された
③ **カルベジロールと睡眠障害**……………………………………………… 342
　　　　Case　勝手にカルベジロールの服用時期を変えて睡眠障害が起こった
④ **プロプラノロールの離脱症状**………………………………………… 347
　　　　Case　インデラル錠が突然中止されて離脱症状が懸念された
⑤ **抗うつ薬の多様な副作用**……………………………………………… 354
　　　　Case　フルボキサミンを追加したがイミプラミンの用量調節を失念した
⑥ **スパルフロキサシンによる心血管系副作用**……………………………… 362
　　　　Case　スパルフロキサシンとジソピラミドが併用され，QT間隔延長が懸念された
⑦ **非定型抗精神病薬の多様な副作用（錐体外路系副作用）**………………… 365
　　　　Case　パーキンソン病患者にリスパダールが処方された
⑧ **非定型抗精神病薬の多様な副作用（高プロラクチン血症）**……………… 372
　　　　Case　セレネースで高プロラクチン血症，どう回避する
⑨ **ヒスタミンH_1遮断薬による眠気**……………………………………… 375
　　　　Case　ハイヤーの運転手にポララミンが処方されていた
⑩ **アドレナリン$α_1$レセプター遮断薬（排尿障害治療薬）による低血圧症**…… 378
　　　　Case　プラゾシンで起立性低血圧が懸念された
⑪ **SSRIによる口渇発現**………………………………………………… 380
　　　　Case　パロキセチンからフルボキサミンに変えて口渇が軽減
⑫ **SNRIによる鳥肌発現**………………………………………………… 383
　　　　Case　フルボキサミンからトレドミンに変更したことによる鳥肌の発現
⑬ **非定型抗精神病薬による体重増加**……………………………………… 387
　　　　Case　クエチアピンによる体重増加
⑭ **プロピベリンによる薬剤性パーキンソニズム**…………………………… 389
　　　　Case　パーキンソン症状のある患者にバップフォーが処方された

薬剤商品名－一般名一覧……………………………………………………… 391
索引………………………………………………………………………… 405

Ⅰ

基礎編

1 基礎的な表現法 ………………………………… 2
2 素過程と統合 …………………………………… 74

1 基礎的な表現法

 血液中薬物濃度と作用の関係

　全身作用を目的とした医薬品の投与ルートには，静脈内，動脈内，経口，経皮，直腸内，経鼻投与などがある．これらのうち，しばしば適用される投与法が静脈内投与と経口投与である．静脈内投与では，薬物は，直接血液中に移行するが，経口投与では，血液中に移行する前に，消化管吸収のステップがある．

　では，薬物の体内での動きを経口投与された薬物を例に考えてみよう．薬物は経口投与されると，消化管から吸収され，門脈血から全身血流に乗って体内を動き回り，最終的に特定の臓器・組織に到達し，薬物作用（薬効・薬理作用，副作用・有害作用）が惹起される．この薬物の投与から作用発現に至るまでの具体的なプロセスとしては，①消化管内における医薬品からの薬剤の溶出，②薬物の消化管からの吸収，③血液から脂肪組織などへの分布と貯蔵，④肝臓での代謝・排泄，⑤腎臓からの排泄，⑥作用部位（臓器，組織）への移行と貯留，そして，⑦標的部位としてのレセプター（受容体）や酵素などとの相互作用などがある．薬物の動き（速度）は，それぞれのステップで異なるし，投与される薬剤の種類によっても異なる．さらに，同じ成分の薬剤であっても製剤加工が異なれば違った挙動を示すし，個人差もある．

　各ステップにおける薬物の速い動き，遅い動きの微妙なバランスが，最終的には薬物作用の強度とその時間変化の推移を決定するのである．これらを理解するためには，「濃度」と「時間」の2つの概念を身につけることが大変重要である．ここで，薬物の「濃度」は，「血液中薬物濃度」と「標的（作用）部位における薬物濃度」に分けられる．

1 血液中薬物濃度と時間

　医療現場で使われている医薬品の用法用量は，毎日決められた回数使用するものから，1週間あるいは1か月に1回の使用で効果が得られるものまで，実にさまざまである．ここでは，1日の服用回数が異なる3種類の医薬品（1日1回，3回，5回服用）を例に医薬品の「1日の投与回数や投与間隔などの投与方法」が設定される理由を考察しよう．

　「1日1回（朝）服用の医薬品」：カルシウム拮抗薬で高血圧・狭心症治療薬のアムロジピンベシル酸塩（ノルバスク）

　「1日3回（朝，昼，夕）服用の医薬品」：β遮断剤で高血圧・狭心症・頻脈性不整脈治療薬のピンドロール（カルビスケン）

　「1日5回（朝，昼，おやつ時，夕，就寝前）服用の医薬品」：帯状疱疹などの治療薬であるアシクロビル（ゾビラックス）

　各薬物の血液中濃度の時間推移を図1-1に示した．それぞれの薬物で，血液中濃度の時間推移の曲線の形状は異なることがわかる．

a 薬物の体内動態を理解するための「血液中薬物濃度」

　では，なぜ，薬物の血液中濃度を薬物の体内レベルの指標とするのか？　これには，2つの理由があげられる．1つには，濃度測定のためのサン

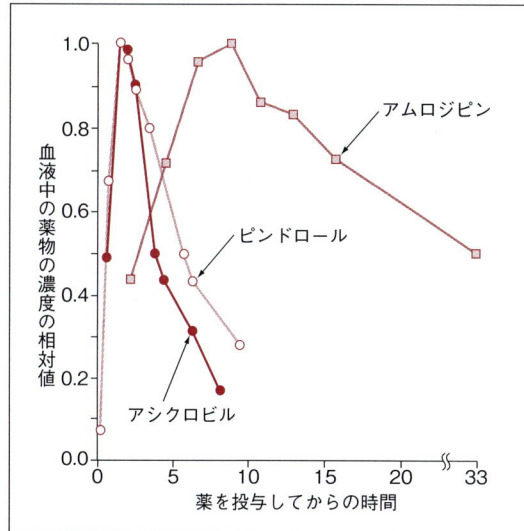

図 1-1 アシクロビル 200 mg，ピンドロール 5 mg，アムロジピンベシル酸塩 2.5 mg を経口投与した後の血液中濃度の時間推移

縦軸の濃度はピーク値を 1 とした時の相対値として表したもの．
(笹征史，他：抗ウイルス薬 aciclovir の単回および多回服用時の薬物動態．臨床薬理 18：523-536, 1987)
〔ブロクリン錠 5 mg（ピンドロール錠）の医療用添付文書，p.3, 1994〕
(小野山薫，他：カルシウム拮抗薬，ベシル酸アムロジピンの腎障害を伴う高血圧症患者での薬物動態．基礎と臨床 25：4073-4090, 1991)

を決定する極めて重要でかつ有用な情報を入手することを意味する．病気になって血液の生化学臨床検査を行って肝機能，腎機能などを知るのと同じで，血液中薬物濃度測定は薬物の体内での動きを検査し，働きを予測するために必須なのである．

薬物による生理学的な作用，生化学的な作用，薬理学的な作用を in vitro 試験（試験管内での非臨床試験）に基づいて評価する場合，普通は薬物の濃度依存性を検討し，量（投与量）依存性を議論することはほとんどない．しかし，動物を用いた in vivo 薬効薬理作用試験や一般薬理試験，臨床試験では，作用の投与量依存性を検討する．しかし，この in vivo 情報のみからでは薬物間の作用強度の違い，動物間や被験者間（個人間）の作用の違いを議論することはできない．In vitro 試験と同様に濃度依存性を取り上げて評価することが必須である．In vivo 試験では投与量依存性，in vitro 試験では濃度依存性，とまったく別の土俵であり，両者を一緒にして議論することは誤った解釈を生むことがあり，注意が必要である．In vivo 試験での実際の血液中濃度が，in vitro 試験で設定された濃度とかけ離れているのに両者を同じ土俵で議論している例はよく見かける．

b 薬物の体内での動きを評価する「半減期」

まず，時間の概念が重要であることを述べたい．図 1-1 に示すように，薬物の体内からの消失の速さはアシクロビル，ピンドロール，アムロジピンの順であるのは一目瞭然である．しかし，このように明確に区別できる場合ばかりではないので，消失パターンの相違を客観的に評価するために半減期（$t_{1/2}$）という指標を使用する．半減期とは，この場合，血液中薬物濃度が 1/2 になるのに要する時間のことである．

たとえば薬物を静脈内注射した場合を考えてみよう．血液中薬物濃度は，注射直後が最も高く，仮に 100 μg/mL であったとしよう．その後，半分の 50 μg/mL に低下したのが 3 時間後ならば，半減期は 3 時間である．さらに 50 μg/mL からそ

プルを採取しやすいからである．要は薬物がどれくらいのスピードで吸収され，消失していくかを測定するのが目的であるから，サンプリング部位は皮膚でも筋肉でも肝臓でもどこでもよい．しかし，薬物を服用した後，濃度測定のために経時的に臓器・組織を採取することはまず不可能である．しかし血液ならいつでも必要時に採取することが可能であり，また液体であるから取り扱いやすい利点がある．

2 つ目の理由は，血液の流れはあらゆる臓器・組織に直結して流入・流出しているという点である．酸素，アミノ酸やグルコースなどの栄養物質はほとんどの場合血液を介して臓器・組織に取り込まれ利用される．薬物も同様に血液を介して取り込まれ，その後，分布，代謝，排泄されて体内から消失する．したがって血液の中の薬物濃度を測ることは，その薬物の体内での吸収・消失速度

の半分の 25 μg/mL になるためには 3 時間（投与してから 6 時間）要し，またその半分 12.5 μg/mL になるのに 3 時間（投与してから 9 時間）要する．これが繰り返されて徐々に体内から消失することになる（詳細は，本章の 11 ページを参照）．すなわち，体内からの消失が速い薬物では半減期が短く，遅い薬物では半減期が長いということになる．図 1-1 の例では，3 種の薬物の半減期はアシクロビル（2.5 時間），ピンドロール（4.5 時間），アムロジピン（33 時間）の順に長くなっている．

C 薬物の血液中濃度と薬理効果発現

図 1-1 にあげた薬物はいずれも投与期間中はもちろん，さらに 1 日のうちでも十分な血液中濃度を保っておかなければ満足いく治療効果が期待できない薬物である．アシクロビルのように消失速度の速い薬物は 1 日 1 回だけの服用では 24 時間も経過するとほとんど血液中には薬物は残っていない．したがってこの薬物の場合，図 1-2 に示したように，1 日に 5 回も繰り返し服用しなければ有効な濃度範囲を持続させることができない．

一方，ピンドロールの場合は 1 日 3 回，アムロジピンの場合にはたった 1 日 1 回で必要な血液中濃度範囲に持続させることができる．それぞれの薬物の有効な濃度範囲は図中の下限と上限の間である．

以上のように，血液中薬物濃度の時間変化，すなわち半減期から，服用した薬物が体内から速く消失するか，遅く消失するかを判断できる．さらに，1 日の服用回数などを判断できる場合もある．

2 標的（作用）部位における薬物濃度と時間

次に，薬物作用が血液中薬物濃度推移からだけでは判断できない場合について考えてみよう．それには，まず，血液中の薬物が標的部位へ至るプロセスを理解することが必要である．薬物は消化管吸収された後，血液に至って，その後，血流に

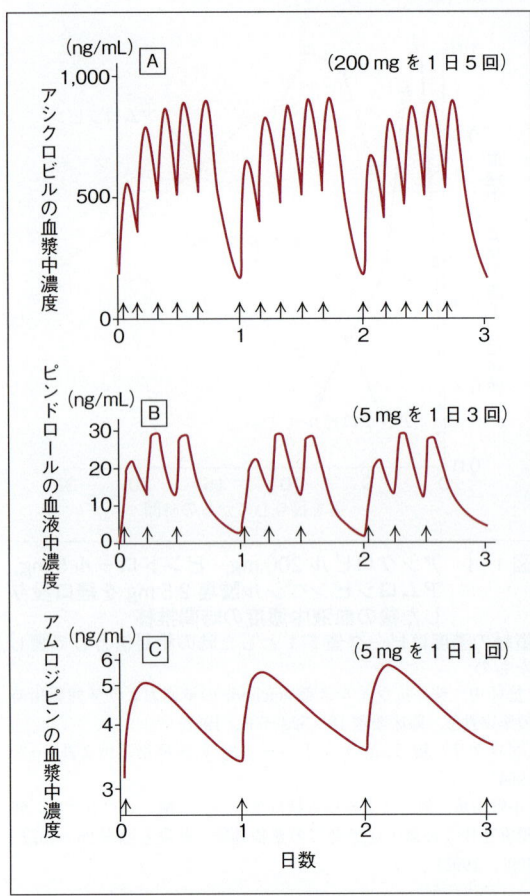

図 1-2 アシクロビル（A），ピンドロール（B），アムロジピン（C）を連続投与した後のそれぞれの薬物の血漿中あるいは血液中濃度推移

アムロジピンは連続投与 7 日投与以降の血漿中濃度である．矢印は投与した時点を示す．
〔澤田康文，他：一日一回服用の医薬品の利点と問題（1），誤服薬に至る要因とそのリスクを認識しよう！ シリーズ：臨床医のためのくすりの時間．治療 74：757-767，1992〕
〔笹征史，他：抗ウイルス薬 aciclovir の単回および多回服用時の薬物動態．臨床薬理 18：523-536，1987〕
〔小野山薫，他：カルシウム拮抗薬，ベシル酸アムロジピンの腎障害を伴う高血圧症患者での薬物動態．基礎と臨床 25：4073-4090，1991〕

乗って標的（作用）部位における毛細血管内皮細胞，あるいは細胞の形質膜を透過する（図 1-3）．最終的には，細胞（ここでは神経細胞）の形質膜あるいは細胞内に存在するレセプター，チャネル，酵素などの機能タンパク質（ここではレセプター）と相互作用し，薬効・薬理作用，副作用・毒性作用を惹起する．

このプロセスで薬物が関係する最終段階は上記

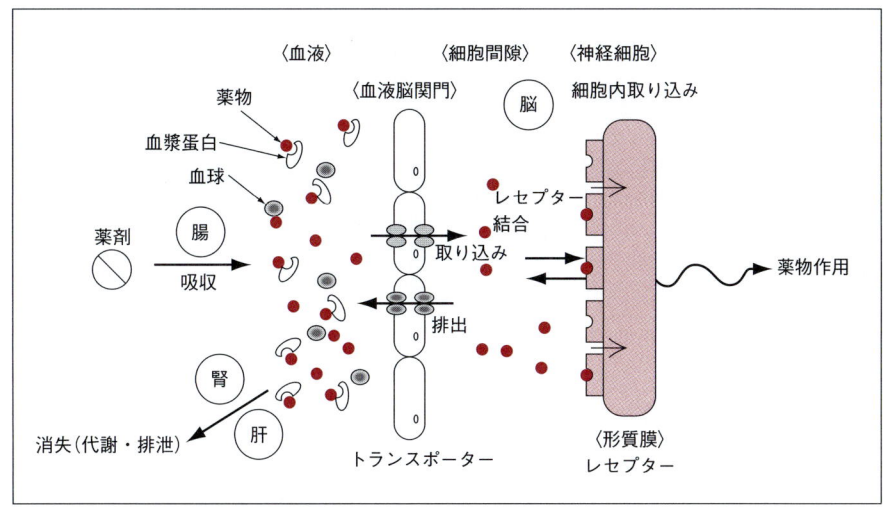

図1-3 血液中の薬物が標的部位へ至るプロセス(脳を想定)
薬物(●)は消化管吸収された後,血液に至って,その後,血流に乗って標的(作用)部位における毛細血管内皮細胞(ここでは血液脳関門)あるいは細胞の形質膜を透過する.最終的には,細胞(ここでは神経細胞)の形質膜あるいは細胞内に存在するレセプター,チャネル,酵素などの機能タンパク質(ここではレセプター)と相互作用し,薬効・薬理作用,副作用・毒性作用を惹起する.

機能タンパク質との相互作用の部分であり,薬物動態学(ファーマコキネティクス;PK)である.それ以降は薬力学(ファーマコダイナミクス;PD)であり,薬物は直接関係しない.したがって薬物の血液中濃度ではなく,薬物と機能タンパク質との相互作用の推移の方が,より標的部位に近いことから薬物の作用との相関性もより良好になる.これらの詳細については,本書の各項目において述べるが,ここでは基本的な考え方について具体例をあげながら,紹介する.

a 薬物の血液中濃度推移から乖離した薬理効果発現の時間的遅れ

1) カルシウム拮抗薬の血液中濃度と作用の推移

図1-4は先に示したアムロジピンと同じカルシウム拮抗薬である高血圧症治療薬のベニジピン(コニール)を服用した後の血液中濃度推移である.

アムロジピン(血液中濃度推移の半減期は33時間)と比較するとベニジピンの半減期は2時間程度と極めて短く,一見すると体内からの消失が速く,1日に3回も4回も服用しなければならないと考えるのが普通である.しかし実際には,ベニジピンは,アムロジピンと同じく1日1回服用すればよいのである.この薬物の体内動態と作用の時間推移の乖離現象について,詳しく考えてみる.

カルシウム拮抗薬が薬物作用を発揮するためには,カルシウム・チャネルにカルシウム拮抗薬がまず結合しなければならない.ベニジピンの場合,チャネルに対する結合は極めて強い(Ki値は0.078 nM,Ki値については59ページを参照).したがって,たとえ血液中薬物濃度が急速に低下しても,標的部位に長期にわたって十分なベニジピンが結合してチャネルを遮断するため,破線で示したように血圧降下作用が長時間持続するものと考えられる.図1-5は8種類のカルシウム拮抗薬を経口投与した後の血液中濃度と血圧降下作用の関係を投与後の時間推移とともに示したものである.

血液中濃度と血圧降下作用は一律に相関関係を示さず,投与開始後から逆時計回りの様相を呈しており,血液中濃度推移から乖離した薬理効果発現の時間的遅れが存在することを示している.

2) プロトンポンプ阻害薬の血液中濃度と作用の推移

胃潰瘍・十二指腸潰瘍の治療薬であるオメプラ

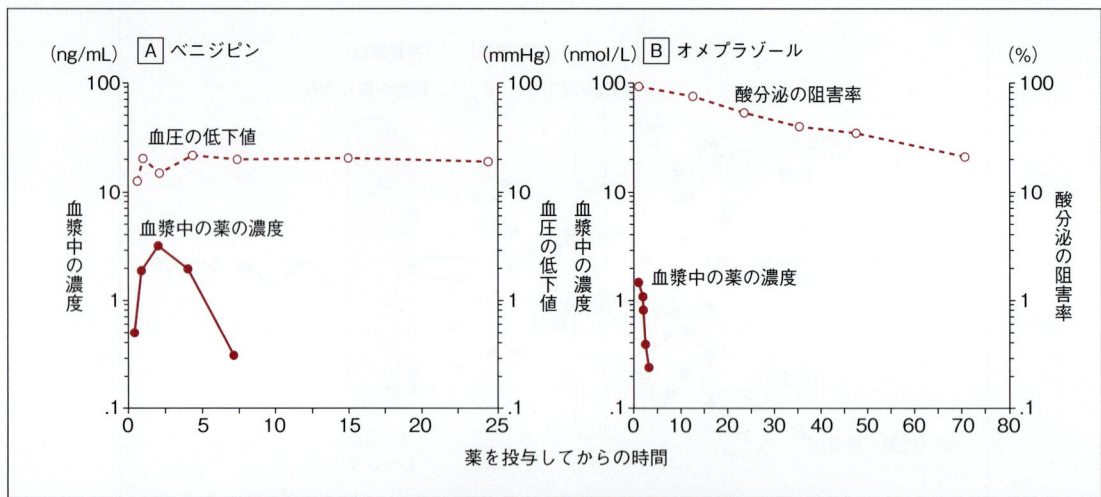

図1-4 ベニジピン(A)とオメプラゾール(B)の血漿中濃度推移と薬効薬理作用の関係
ベニジピンは血圧降下作用,オメプラゾールは酸分泌の阻害作用を示している.
(協和発酵株式会社:コニール錠のパンフレット)
(Lind T, et al:Effect of omeprazole-a gastric proton pump inhibitor on pentagastrin stimulated acid secretion on man. Gut 24:270-276, 1983)
(杉浦宗敏, 他:プロトンポンプ阻害薬オメプラゾールの体内動態/薬効モデルによる至適薬用量の予測. 薬物動態 7:813-820, 1992)

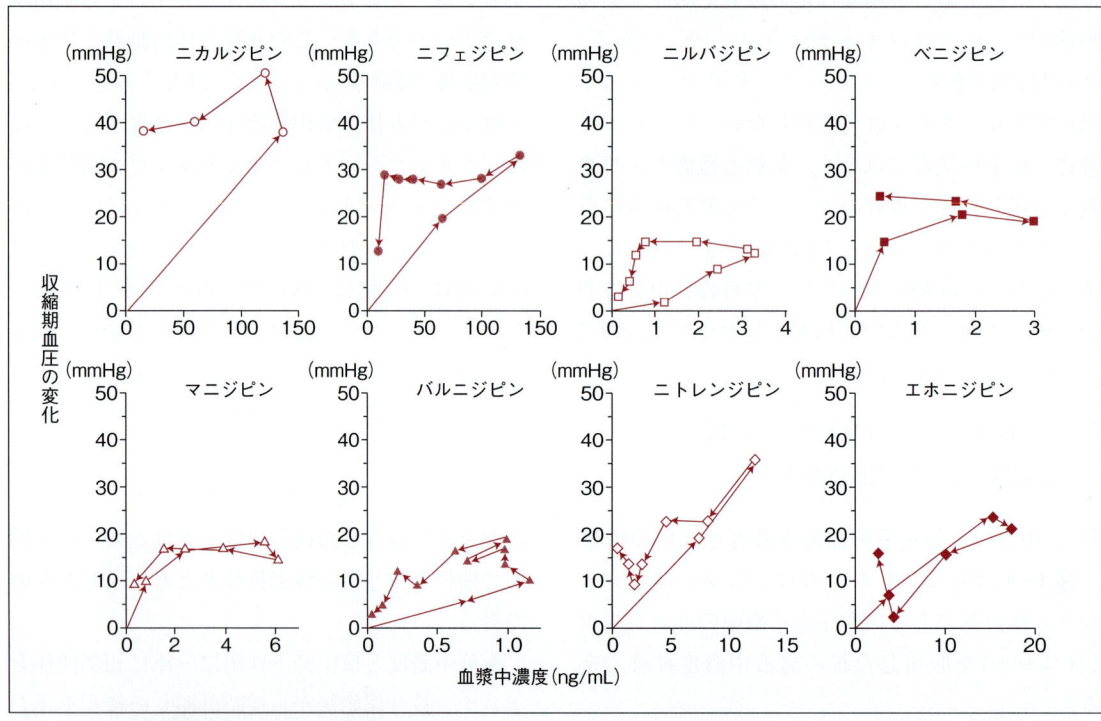

図1-5 本態性高血圧症の日本人患者へ各種カルシウム拮抗薬を単回経口投与した後の血圧降下作用とカルシウム拮抗薬の血漿中濃度の関係
矢印は投与後の時間経過を示す.
(Shimada S, et al:Comparative pharmacodynamics of eight calcium channel blocking agents in Japanese essential hypertensive patients. Biol Pharm Bull 19:430-437, 1996)

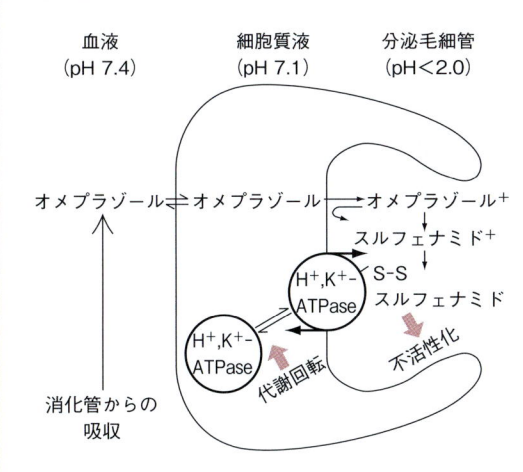

図1-6 胃壁細胞へのオメプラゾールの移行動態の模式図
(Maton PN：Omeprazole. N Eng J Med 324：965-975, 1991)
(杉浦宗敏, 他：プロトンポンプ阻害薬オメプラゾールの体内動態/薬効モデルによる至適薬用量の予測, 薬物動態 7：813-820, 1992)

オメプラゾールは脂溶性が高い弱塩基性の薬物であり，消化管から吸収された後，血液を通して胃の壁細胞に到達する. pH 7 の中性下では解離しておらず，細胞膜を通過できる．その後，分泌毛細管に至るがそこは pH 2 以下の酸性下にありオメプラゾールはイオン化され濃縮的にトラップされる．これは H^+, K^+-ATPase（プロトンポンプ）の SH^- 基に共有結合し酵素を不活性化してしまう．オメプラゾールで不活性化された酸の分泌機能の回復には新しいプロトンポンプの生体内合成が必要である．プロトンポンプの代謝回転の半減期は 18 時間である.

ゾール（オメプラール）の血液中濃度と胃酸分泌阻害作用の間に時間的乖離が存在する．この薬物はやはり1日1回服用の用法となっている薬物である．しかし，図1-4 の実線に示したように，この薬物を服用後，2時間も経過するとほとんど血液中には存在しない（血液中濃度推移の半減期は 40 分と極めて短い）．しかし，図中の破線で示した薬効・薬理効果としての胃酸分泌阻害作用は 72 時間後も持続している．この薬物の動態と作用の乖離現象について考えてみよう．

胃壁にはプロトンポンプ（H^+, K^+-ATPase）という胃酸を分泌する機能を有するタンパク質が存在する．このタンパク質にオメプラゾールの分解物が共有結合しその機能を不可逆的に不活性化すると考えられる（図1-6）．

つまりプロトンポンプの機能が一部停止してしまい，失活したプロトンポンプが消滅し，新しいプロトンポンプが再生（生合成）されるまで胃酸分泌は抑制され続ける．これが胃潰瘍・十二指腸潰瘍などが治癒する第一段階となる．このプロトンポンプが新しくつくられるためには少なくとも1日（代謝回転という）以上を要するので，抑制効果は長時間持続する．図1-7 は3種類のプロトンポンプ阻害薬をヒトにおいて経口投与した後の血液中濃度と胃酸の分泌阻害の関係を時系列で示したものである．

先のカルシウム拮抗薬と同様に，投与開始後から逆時計回りの様相を呈しており，血液中濃度推移から乖離した薬理効果発現の時間的遅れが存在することが示されている．

ベニジピンやオメプラゾールは血液中濃度推移から見れば急速に体内から消失するタイプに分類されるが，作用は長時間持続するタイプの薬物である．

b 薬物の血液中濃度と機能タンパク質との相互作用を指標とした薬理効果発現

ベンゾジアゼピン系睡眠薬は睡眠作用の持続時間の違いから超短時間作用型，短時間作用型，中間作用型，長時間作用型に分類されている．その分類を血液中濃度と機能タンパク質との相互作用の側面から考えていこう．

まず，薬物の血液中濃度推移から，作用型の分類が説明できるか考察してみたい．4つのカテゴリーに属するいくつかの薬物を服用した場合の血液中全濃度，血液中非結合型薬物濃度推移，活性代謝物の濃度推移を比較すると，カテゴリー内，あるいはカテゴリー間でこれといった規則性のよ

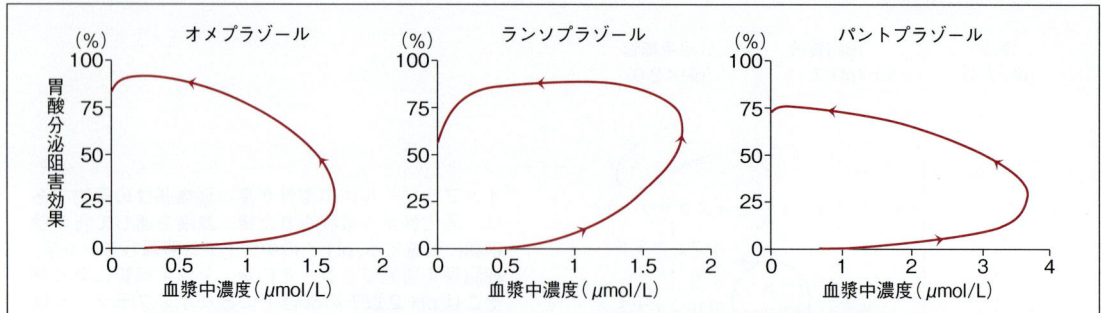

図1-7　3種類のプロトンポンプ阻害薬（オメプラゾール，ランソプラゾール，パントプラゾール）を単回経口投与した後の酸分泌阻害作用（%）とプロトンポンプ阻害薬の血漿中濃度の関係
投与量は各40 mg，矢印は投与後の時間経過を示す．
〔Lind T, et al：Effect of omeprazole-a gastric proton pump inhibitor on pentagastrin stimulated acid secretion on man. Gut 24：270-276，1983〕
〔Tateno M, et al：Phase 1 study of lansoprazole(AG-1749) antiulcer agent-capsule form. Rinsho-Iyaku，（臨床医薬）7：51-62，1991〕
〔Simon B, et al：Effect of repeated oral administration of BY 1023/SK&F 96022-a new substituted benzimidazole derivertive-on pentagastrin-stimulated gastric acid secretion and pharmacokinetics in man. Aliment Pharmacol Ther 4：373-379, 1990〕
〔Katashima M, et al：Comparative pharmacokinetic/pharmacodynamic analysis of proton pump inhibitors omeprazole, lansoprazole and pantoprazole, in humans. Eur J Drug Metab Pharmacokinet 23：19-26, 1998〕

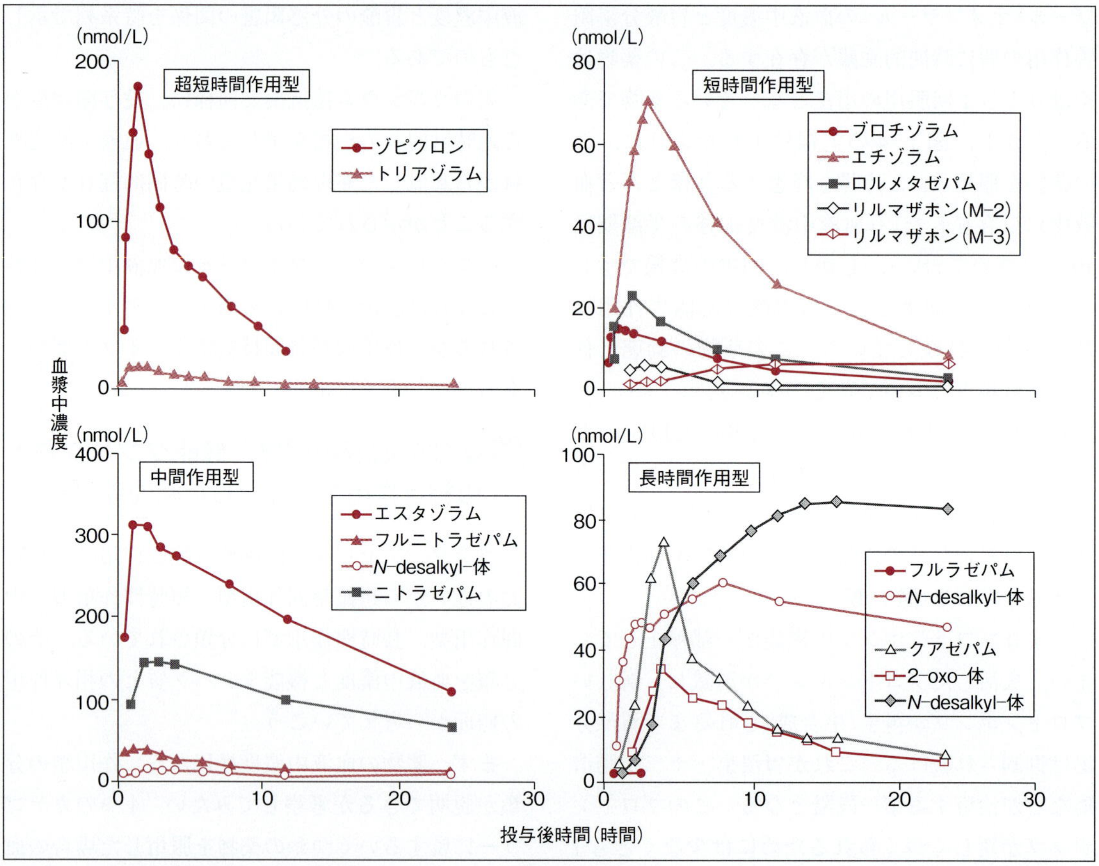

図1-8　作用持続時間の違った各種ベンゾジアゼピン系睡眠薬と主たるその活性代謝物の血漿中濃度の時間推移
〔Ito K, et al：Classification of benzodiazepine hypnotics in humans based on receptor occupancy theory. J Pharmacokinet Biopharm 21：31-41, 1993〕

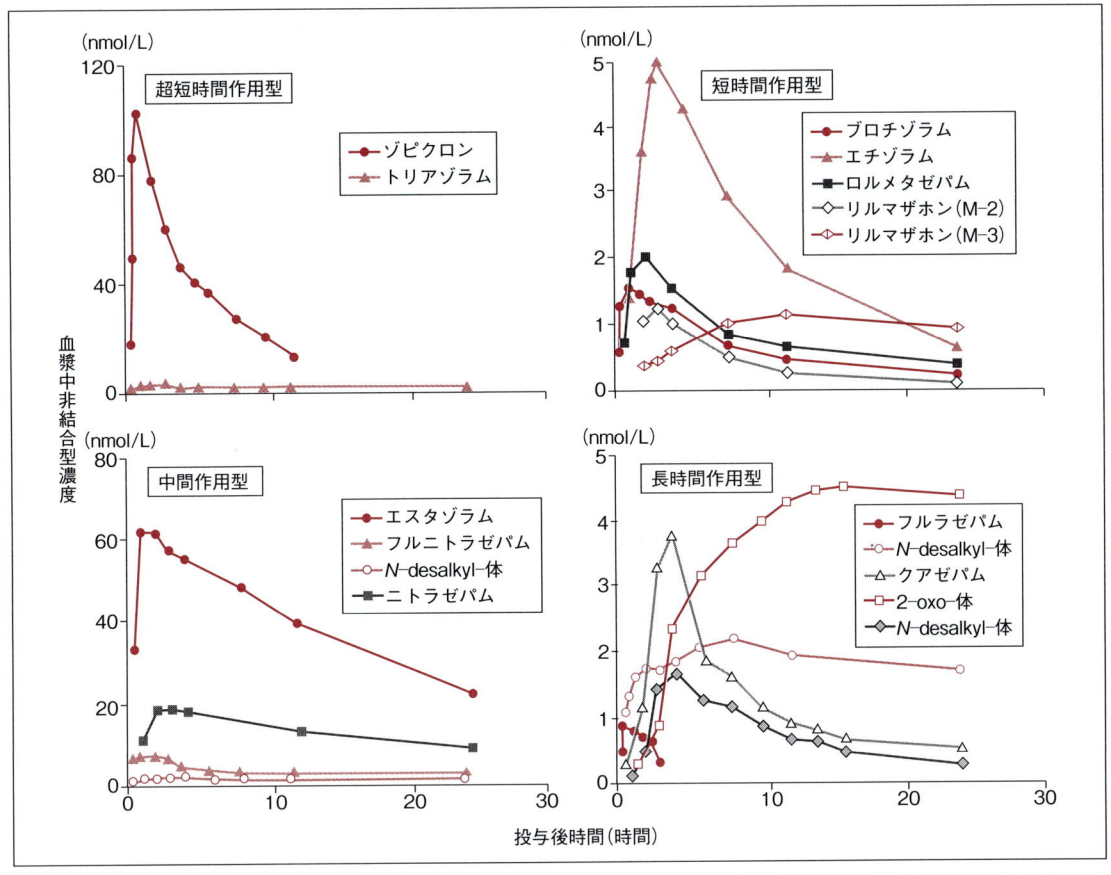

図1-9 作用持続時間の違った各種ベンゾジアゼピン系睡眠薬と主たるその活性代謝物の血漿中非結合型濃度の時間推移

(Ito K, et al：Classification of benzodiazepine hypnotics in humans based on receptor occupancy theory. J Pharmacokinet Biopharm 21：31-41，1993)

うなものは見出せない（**図1-8**, **図1-9**）．また通常投与量もまちまちである（**表1-1**）．つまり薬物の血液中濃度のデータだけではカテゴリーに関して何も語れないということである．

次に，薬物と機能タンパク質との相互作用，すなわち，ベンゾジアゼピン系睡眠薬においてはベンゾジアゼピンレセプターとの結合の側面から，各薬物の作用型について考察してみよう．ベンゾジアゼピン系睡眠薬のベンゾジアゼピンレセプターへの結合量を評価するためには，レセプター結合占有率（Φ：％）を指標とした解析を試みることが有用である．レセプター結合占有率は，レセプター近傍の非結合型薬物濃度（C）と，レセプターへの結合親和性（K_d）を用いて，

$$\Phi(\%) = \frac{C}{K_d + C} \times 100$$

と表すことができる（詳細は12ページ参照）．例にあげたベンゾジアゼピン系睡眠薬では，未変化体とその代謝物のレセプターへの結合親和性がわかっており（**表1-1**），それらの数値と**図1-9**の血液中の非結合型の薬物濃度の変化とをもとに，占有率（Φ）が計算可能である．**図1-10**に，このようにして求めた占有率の時間変化を示した．

占有率は4つのカテゴリーに非常によく分類されていることがわかる．すなわち，占有率の半減期は超短時間作用型で6〜8時間，短時間作用型で9〜18時間，中間作用型で35〜39時間，長時間作用型で187〜338時間と，きちんと分類通り

表1-1 作用持続時間の違った種々ベンゾジアゼピン系睡眠薬の通常投与量，未変化体とその活性代謝物のレセプターへの結合親和性(K_d)と血漿中非結合型分率(f_U)のリスト

	薬物	投与量/日(mg)	K_d(nmol/L)	f_U		薬物	投与量/日(mg)	K_d(nmol/L)	f_U
超短時間作用型	トリアゾラム	0.25～0.5	0.553	0.123	中間作用型	エスタゾラム	1～4	21.25	0.198
	ゾピクロン	7.5～10	35.7	0.553		フルニトラゼパム	0.5～2	2.71	0.218
短時間作用型	ブロチゾラム	0.25～0.5	1.03	0.092		N-desalkyl-体[a]		9.5	0.218[c]
	エチゾラム	1～3	4.9	0.068		ニトラゼパム	5～10	13.99	0.137
	ロルメタゼパム	1～2	2.4	0.086	長時間作用型	フルラゼパム	10～30	12.7	0.161
	リルマザホン	1～2	17,400	—[b]		-aldehyde体[a]		10.6	—[b]
	M-1体[a]		6.07	0.207		hydroxyethyl-体[a]		16.2	0.352
	M-2体[a]		1.30	0.188		N-desalkyl-体[a]		0.85	0.0345
	M-A体[a]		1.31	0.232		クアゼパム		29.7	<0.05
	M-3体[a]		2.78	0.192		2-oxo-体[a]		13.9	<0.05
						N-desalkyl-2-oxo-体[a]		2.8	<0.05

[a] 活性代謝物　[b] 決定されていない　[c] フルニトラゼパムと同様であると仮定された

(Ito K, et al：Classification of benzodiazepine hypnotics in humans based on receptor occupancy theory. J Pharmacokinet Biopharm 21：31-41, 1993)

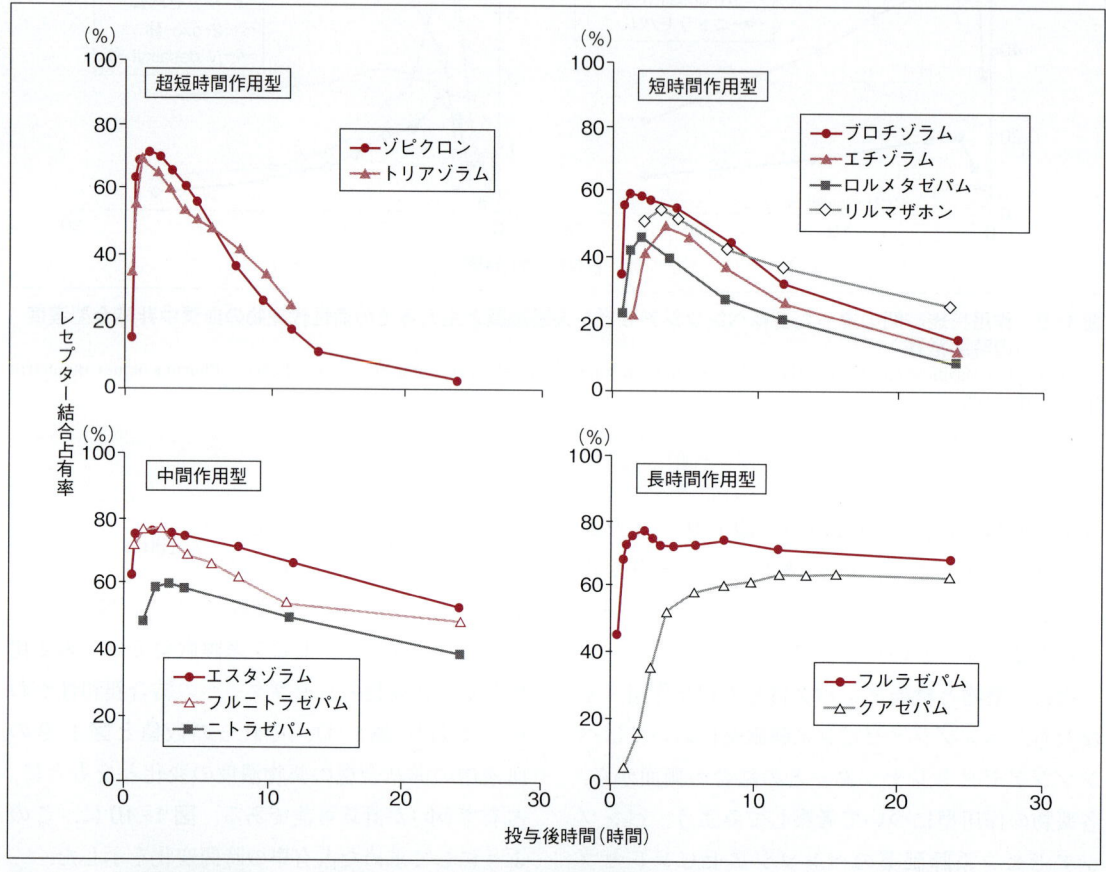

図1-10 作用持続時間の違った各種ベンゾジアゼピン系睡眠薬を経口投与した後における未変化体とその活性代謝物によるベンゾジアゼピン結合占有率の時間推移

ベンゾジアゼピン系薬剤は脂溶性が高く，血液から脳内への移行に特殊な輸送機構が存在する可能性が少ないので血液中非結合型濃度は脳中非結合型薬物濃度に対応すると仮定した．

(Ito K, et al：Classification of benzodiazepine hypnotics in humans based on receptor occupancy theory. J Pharmacokinet Biopharm 21：31-41, 1993)

に整理できる．

3 薬物の血液中濃度，標的（作用）部位における濃度の患者個人間の変動

本項で述べたように，薬物の血液中濃度，ならびに薬物と機能タンパク質（レセプター，酵素，チャネルなど）との相互作用，それぞれの時間推移は，薬物の体内動態と作用の特質を定量的に理解するために極めて重要な情報である．しかし，各薬剤の体内動態や作用は，すべての患者に同様に当てはまるわけではなく，患者側のさまざまな要因によって，場合によっては患者間で数倍，数十倍にも変動することがある．

体内動態に関係した個人間変動を惹起する要因としては，患者の肝および腎機能，高齢者など年齢による違い，妊娠や肥満などのほか，薬物代謝酵素や輸送担体の遺伝子に多型がある場合があげられる．さらに，患者の併用薬や飲食物の摂取状況によっては，薬物代謝や薬物輸送の過程に薬物相互作用を生じる場合があることも忘れてはならない．これらの変動要因によって，薬物の血漿中や臓器・組織中タンパク結合能や，薬物の消化管吸収，小腸・肝臓での薬物代謝，薬物の腎・胆汁中排泄機能，標的臓器・組織における薬物輸送機能など，薬物の体内での薬物の動きを左右するあらゆるプロセスが影響を受けることになる．一方，薬物作用に関係した個人間変動を惹起する要因としては，レセプターや酵素，チャネルなどの遺伝子の多型，あるいは疾病に導くようなこれら遺伝子の変異があげられる．これらの変動要因は，レセプター結合能や，酵素の代謝活性，チャネルなどの輸送能などの機能変化や消失をもたらし，薬物の作用に影響を及ぼすことになると考えられる．

これらの要因について，本書の基礎編と応用編で一つひとつ解説していく．

①半減期とは

薬の体内からの消失半減期の考え方をまとめてみよう．静脈内注射した直後の血液中薬物濃度が100 μg/mL から徐々に変化する状態を濃度の片対数をプロットしたグラフで示すと図1のようになる．

実線で示すように，投与してから3時間経過すると最初の血液中濃度の1/2となるので，半減期は3時間である．図から，6(=3×2)時間経過すると1/4(=1/2×1/2)に，9(=3×3)時間経過すると1/8(=1/2×1/2×1/2)に，12(=3×4)時間経過すると1/16(=1/2×1/2×1/2×1/2)に低下することがわかる．

さらに，半減期の10倍の時間が経過すると最初の濃度の1/1,024となりほとんど血液中には存在しない．半減期が1.5時間の時は図中の破線で示したようになる．ここで，なぜ縦軸の濃度を対数で表示しているかというと，薬物を服用後，その血液中濃度が1,000倍の範囲で変化することも珍しくないからである．これを1つのグラフ上に描くには普通のグラフ用紙ではうまく表現できないことから縦軸のみが対数表示のいわゆる片対数グラフを用いる．また図1からわかるように，あらゆる時間帯で半減期が一定である場合，片対数グラフでは，時間に対して直線的に縦軸の血液中濃度の値が低下する．

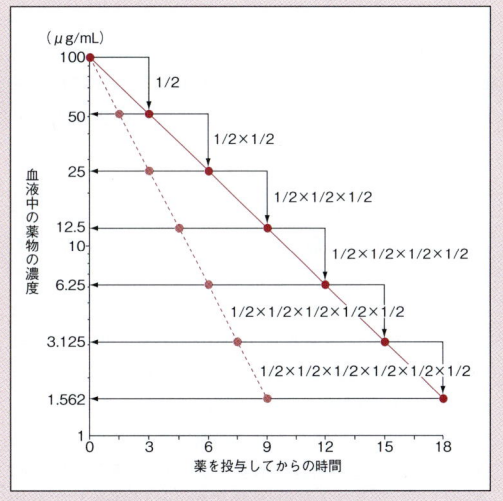

図1 薬物の血液中濃度変化の半減期についての概念図

縦軸は対数値で表してある．実線は半減期3時間，破線は半減期1.5時間の場合である．

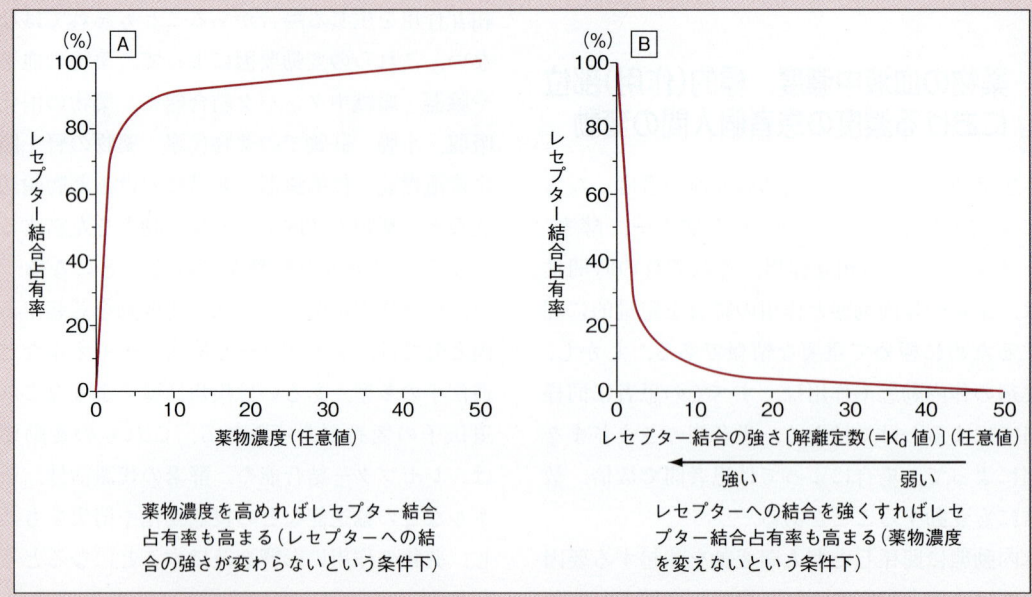

図2 レセプター結合占有率と薬物濃度の関係(A)，あるいは結合の強さ(値が小さいほど結合が強い)の関係(B)

②レセプター結合占有率とは

レセプターへどの程度，薬物が結合(占有)するかは，その薬物のレセプターへの結合の強さとレセプター近傍の薬物濃度によって決定される．この指標として占有率を用いる．レセプターの総数に対してどれだけのレセプターが薬物と結合しているかを％として表現したものを「薬物のレセプター結合占有率」という．このレセプター結合占有率は薬物作用(薬効・薬理効果や副作用・毒性作用)に比例(あるいは何かしらの関係がある)することが多いので大変重要な指標である．

もしレセプターへの結合の強さが変わらないという条件下では，薬物濃度をどんどん増大すれば，結合占有率も増大し，最終的には100％に近づいていく(図2A)．

一方，薬物濃度を変えないという条件下で，レセプターへの結合の強さがより強い薬物に変えていけば，やはり結合占有率は増大して100％に近づいていくだろう(図2B)．別の表現をすれば，レセプターへの結合がいくら強くても薬物濃度が低ければ結合占有率は十分でない場合があり，逆にレセプターへの結合がいくら弱くても薬物濃度が高ければ結合占有率は十分に高い場合が存在するのである．レセプターへの結合の強さの情報と薬物濃度のデータを使ってレセプターへの結合占有率を具体的に計算することができる．

ここで，レセプターへの薬の結合占有率の考え方について示してみよう．レセプターへの結合の強さ(レセプターへの結合親和性)は解離定数(K_d値)と呼ばれる．たとえば，溶液の中に100個のレセプターがあったと考える．その中へ薬物を低濃度から徐々に濃くなるように加えていった時，もしレセプター総数の半分，すなわち50個のレセプターがその薬物と結合する濃度を決めたとする．その濃度がK_d値である．したがってK_d値が小さい薬物は低い濃度で十分結合できるのであるから，結合の強い薬である．逆にK_d値が大きい薬物は高濃度でないと十分結合できないのだから結合の弱い薬物ということになる．レセプターへ薬物がどの程度結合するかは，その薬物の解離定数(K_d値)とレセプター近傍の薬物濃度(C)で決まる．たとえばレセプター100個あればどれだけ薬物が結合しているか(レセプター結合占有率，Φ％という)を示す式は次のようになる．

$$\Phi (\%) = \frac{C}{K_d + C} \times 100 \cdots\cdots (1)$$

ここでCとしては，血液中薬物濃度(さらに血液中非結合型濃度)を用いることが多い．もし薬物濃度Cがどんどん大きくなれば，Φは大きくなり100％に近づく．一方，レセプターへの結合が強くなればK_d値は小さくなり，やはりΦは大きくなって100％に近づくことがこの式から理解できる．

図3はレセプターへの結合の強さを一定として，薬物濃度が十分に低い場合(A)と十分に高い場合(B)について結合占有率の時間変化を計算した結果である．

両方の例で血液中薬物濃度は同じ半減期で素早く減少するように設定してある．十分に薬物濃度が低い場合(図3A)にはレセプター結合占有率は薬物濃度と

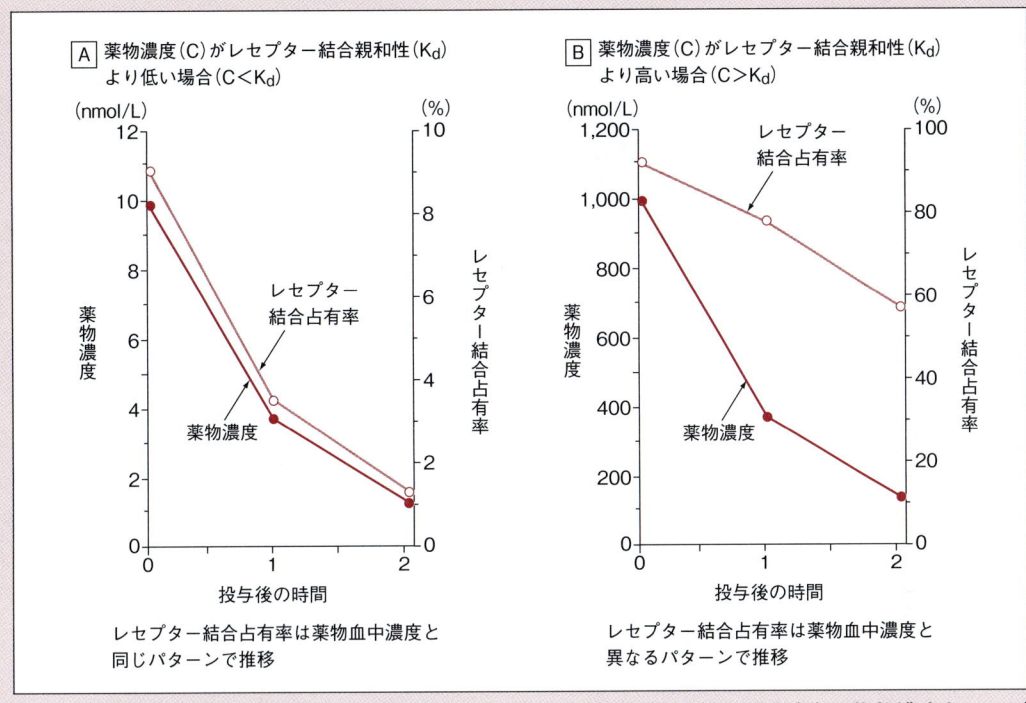

図3 薬の濃度（C）がレセプター結合親和性（K_d）より低い場合（A）と高い場合（B）の薬物濃度とレセプター結合占有率の時間変化．いずれも K_d 値は100（nmol/L）と固定．

並行してやはり素早く減少している．すなわち，レセプター結合占有率は血液中薬物濃度と同じパターンで推移していることになる．

しかし薬物濃度が十分に高い場合（図3B）は，レセプター結合占有率は薬物濃度の推移と相違して徐々にしか減少せず，しかも高い値で持続している．つまり血液中濃度推移で見られるように表面上は消失の速い薬物であるが，しかしレセプター結合占有率から見ると遅い挙動（効果がなかなか減弱しない）を有した薬物である．このようになる理由は，レセプターの数には限りがあって薬物濃度をどんどん増大させてもレセプター結合占有率は100％以上には成り得ないからである．

B クリアランス

1 クリアランスの生理解剖学的意味

a 臓器クリアランスと全身クリアランス

「クリアランス」（clearance）は，薬物を血液（または血漿）から除去する能力を表す重要な薬物動態パラメーターの1つである．正確に定義すれば，「単位時間あたりに浄化される血液（または血漿）量」となり，単位の次元は「容積/時間」（たとえばmL/分など）である（ここでいう「除去」「浄化」には，薬物の代謝，腎排泄，胆汁中排泄などをすべて含む）．

言い換えれば，単位時間あたりに除去される薬物の量を，その時の血液（または血漿）中薬物濃度で除した値，ということもできる．

さて，上記のように定義してもなかなかピンとこないという方のために，もう少しわかりやすいたとえを用いて説明しよう（図1-11）．

まずは，森の中にある小さな池を思い描いてほしい．何者かによって，この池に小さなゴミが多量に捨てられてしまった．どのようなゴミかはよ

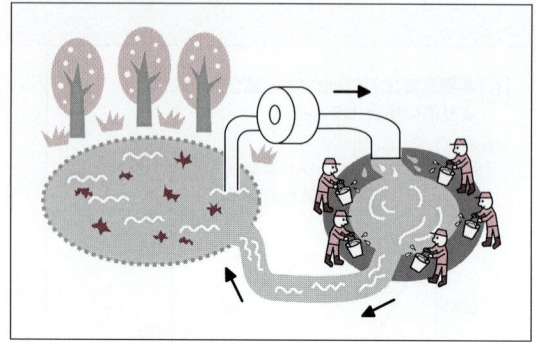

図1-11　ある池を浄化するための浄化設備
ポンプ，浄化槽，作業員からなる設備である．

くわからないが，水中に均一に浮遊しており，池の底に沈澱することはないようである．そこで，この池を浄化することになった．まず，池から水を汲み上げ，ポンプで浄水場に送水する．浄水場に流れ込んだ水はいったん浄化槽に流れ込む．そして，何とも原始的なことに，浄化槽の周りでは，何名かの作業員がバケツで水を汲んでは金網に通して濾す，という作業を繰り返している．浄化槽内は常によく撹拌されていて，どこでもゴミの濃度は同じである．浄化槽からは，排水溝を通って水が池へと戻っていく．もちろん，池に戻る水には，浄化槽内と同じ濃度のゴミが含まれている（したがって，ゴミが完全に除去されているとは限らない）．

以上が浄水設備の一式である．

さて，この原始的な浄水設備の浄水能力はどのような指標で評価したらよいか，考えていこう．まず，このような浄水設備では，ポンプで送られてきた水に対して，水中のゴミの量にかかわらず一定の割合でゴミが除去されることがおわかりいただけるだろうか．したがって，浄水設備の浄水能力の指標は，「ポンプの送水水量×ゴミの除去率」で表すのが適当ということになる．たとえば，浄水場に毎分10,000 Lの水が流入し，池に戻される際にゴミが30％除去されていたとすると，浄水設備によって毎分3,000 Lの池の水が浄化された，と考えることができる．この時，浄水設備の指標となる「クリアランス」は3,000 L/分という

ことになる．すなわち，この浄水設備は（ゴミの濃度にかかわらず）池の水を毎分3,000 L浄化できるというわけである．

もちろん，同様の浄水設備が池の周りに複数あれば，池全体が浄化される速度は，おのおのの浄水設備のクリアランスの総和に等しくなる．

この考え方が，そのまま薬物の体内動態にも当てはまる．ポンプの流量を臓器血流速度Qに，ゴミの除去率を臓器抽出率Eに置き換えれば，臓器クリアランスCLは以下の式(1)によって表されることは明白であろう．

$$CL = Q \times E \quad \cdots\cdots\cdots\cdots\cdots\cdots (1)$$

また，全身クリアランスCL_{tot}（CL_{iv}）（systemic clearance）は，各臓器クリアランスの総和である（式(2)）．

$$CL_{tot} = \sum_i (Q_i \times E_i) \quad \cdots\cdots\cdots\cdots (2)$$

そして，池の水量が中心コンパートメント（血液およびそれと瞬時平衡にあるコンパートメント）の分布容積V_1に該当する（分布容積については20ページで詳述する）．

なお，ここでは血漿タンパク結合や血球移行性等の要因はひとまず考慮せずに解説している．

b 臓器クリアランスと臓器固有クリアランス

臓器クリアランスについては上で説明した通りだが，これと似て非なるものに臓器固有クリアランス（intrinsic clearance）がある．成書では，「臓器クリアランスは血流と臓器の薬物除去能（たとえば代謝能）の両者により決定されるのに対して，臓器固有クリアランスは血流によらない，臓器そのものの除去能の指標である」などと説明されるが，なかなかピンとこない方も多いのではないだろうか．

これを，先ほどの例（図1-11）で説明すると，臓器クリアランスが浄水設備全体の能力であるのに対して，臓器固有クリアランスは作業員の能力，と考えることができる．たとえば作業員が10 Lのバケツを持って毎分15回水を金網で濾し，作業員が20人いるとすると，能力としては

10 L/回/人×15回/分×20人で，固有クリアランスは3,000 L/分，ということになる．肝臓について当てはめれば，たとえば作業員の人数が代謝酵素の量，作業員が水をバケツで濾す速度が代謝の反応速度（V_{max}/K_m）にあたると考えればよい．（ここでは代謝過程は線形としている．）

c 血流律速と固有クリアランス律速

先の例で作業員が2名しかいなければ，固有クリアランスは300 L/分である．これは，ポンプによって送られる水量10,000 L/分と比較して極端に小さく，この時の浄水設備の能力は，この2名の作業員の両肩にかかっているといえる．半分（すなわち1名）が欠勤したり，彼らがさぼって1分間に水をバケツで濾す回数を半分にすると，浄水設備の能力は半分にがた落ちである．この状態が「固有クリアランス律速（clearance-limited）」である．当然ゴミの除去率は低く，池に戻される水には，残念ながら，送り込まれた水とほぼ同じ量のゴミが含まれているだろう．この時，浄水設備の能力は，ほぼ作業員の能力と同じ300 L/分と考えて差し支えない．

一方，もしも作業員が20,000名いた場合はどうなるだろうか．固有クリアランスは3,000,000 L/分となる．しかし，浄水設備のクリアランスは3,000,000 L/分とはならず，送水ポンプの送水量によって規定され，ほぼ10,000 L/分となる．そして，もし半分の作業員（10,000名）が欠勤しても，また，すべての作業員がさぼって1分間に水を濾す回数を半分にしても，浄水設備の能力は変わらない．すなわち，浄水設備の能力は作業員の働きには依存せず，ポンプの送水量が決めている．この状態が「血流律速（blood flow-limited）」である．当然，ゴミの除去率は高く，池に戻される水にはほとんどゴミが含まれていないことになる．

以上のことをまとめて，薬物動態における臓器クリアランスにあてはめると表1-2のようになる．

なお，肝クリアランスと初回通過効果，経口ア

表1-2　血流律速と固有クリアランス律速

	血流律速	固有クリアランス律速
血流 Q と固有クリアランス CL_{int} の関係は？※	$Q \ll CL_{int}$	$Q \gg CL_{int}$
臓器除去率 E	$E \fallingdotseq 1$	$E \fallingdotseq 0$
臓器アベイラビリティ F	$F \fallingdotseq 0$	$F \fallingdotseq 1$
酵素誘導や代謝阻害によって臓器クリアランスは影響を受けるか？（肝臓の場合）	影響を受けない	影響を受ける

※ここではタンパク結合や血球移行性を考慮していないが，それらを考慮する場合は，CL_{int} の部分を $f_{u,B} \cdot CL_{int}$ と置き換える必要がある（$f_{u,B}$：全血中非結合型分率）．

ベイラビリティとの関係については34ページで詳述する．

d Well-stirred modelとparallel tube model

さて，図1-11の浄水設備における浄化槽が，生体における消失臓器に該当することはおわかりいただけるだろう．一方，実際の消失臓器（たとえば肝臓）は毛細血管がはり巡らされており，図1-11に示すような単純な構造をしているわけではない．しかし，消失臓器における薬物動態を考える上で，最も単純化されているのが図1-11のモデルである．すなわち，臓器（＝浄化槽）内で血液は良好に撹拌を受けており（well-stirred），薬物濃度は臓器内で均一と仮定される．そして，この濃度は組織から流出する血液中の薬物濃度（C_{out}）と等しい．以上の仮定を図式化したのが図1-12である．

なお，ここでは肝組織中の非結合型薬物濃度と血液中の非結合型薬物濃度が等しいと仮定されているが，両者が異なる場合（たとえば，肝臓への濃縮的な取込みや，肝臓からの能動的な排泄がある場合など）は，$f_{u,B}$ は肝組織中非結合型薬物/全血中薬物濃度比，と置き換えて考える必要がある．

ここで，式(1)で示されるクリアランスの定義を変形した以下の式(3)と，図1-12におけるマスバランス式（式(4)）から，well-stirred modelを

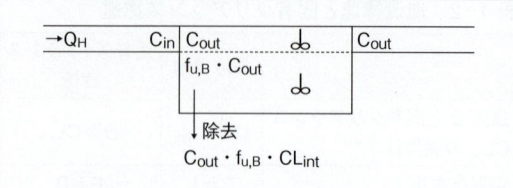

図1-12 Well-stirred model の模式図
ここでは肝臓を例として取り上げている．
Q_H：肝血流量，C_{in}：肝流入血薬物濃度，
C_{out}：肝静脈血薬物濃度，$f_{u,B}$：全血中非結合型分率，
CL_{int}：肝固有クリアランス

仮定した場合の血流量，臓器固有クリアランスと臓器クリアランスの関係式である式(5)が導出される．

$$CL_H = Q_H \times E_H = Q_H \times \frac{C_{in} - C_{out}}{C_{in}} \cdots\cdots (3)$$

$$C_{out} \times f_{u,B} \cdot CL_{int} = Q_H \times (C_{in} - C_{out}) \cdots\cdots (4)$$

$$CL_H = \frac{Q \cdot f_{u,B} \cdot CL_{int}}{Q + f_{u,B} \cdot CL_{int}} \cdots\cdots (5)$$

一方，図1-13のように，浄化槽ではなく，水路があり，水路の脇に一列に作業員が並んでいるようなシステムも考えられる．これがいわゆる tube model である．導出は他章に譲る（105ページ参照）が，tube model を仮定した場合の血流量，臓器固有クリアランスと臓器クリアランスの関係は式(6)で表される．

$$CL_H = Q_H \times \left\{1 - \exp\left(\frac{f_{u,B} \cdot CL_{int}}{Q_H}\right)\right\} \cdots\cdots (6)$$

e クリアランスの線形，非線形

図1-11の例に戻ろう．図1-11の浄化設備では，作業員は浄化槽の水中のゴミの濃度にかかわらず，常に一定の速度でバケツで水をすくい，これを金網で濾過していた．このため，ゴミの除去率はゴミの濃度にかかわらず常に一定であった．この状態を生体に当てはめれば，クリアランスの値は薬物濃度に依存せず，常に一定の値である，ということになる（消失は線形 linear であるという）．

これに対して，あまりゴミが多くなると，作業

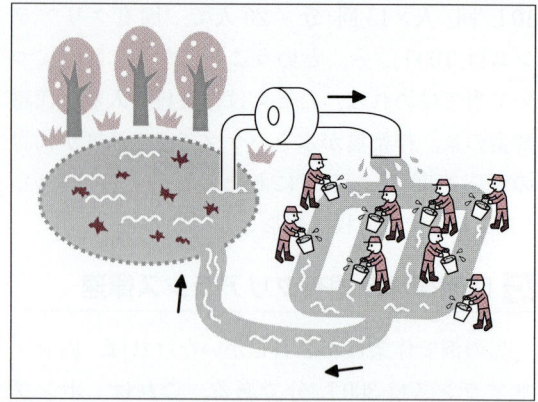

図1-13 ある池を浄化するための浄化設備（tube model）
浄化槽における作業員の配置が図1-11とは異なっていることに注意．

員がバケツで水をすくって金網で濾過する速度そのものが低下してくるかもしれない（たとえばゴミを濾す金網を交換するスピードが追いつかないといったケース）．生体にあてはめれば，薬物濃度の上昇に伴いクリアランスの値が低下する，ということになる．すなわち，薬物の除去能が頭打ちになってしまう状態である．このような状態を，消失が非線形（non-linear）であるという．多くの場合，この時の臓器クリアランス CL_{org} は，血漿中濃度 C_p の関数として，以下の式(7)で表現することができる．

$$CL_{org} = \frac{V_{max}}{K_m + C_p} \cdots\cdots (7)$$

ここで，V_{max} は最大消失速度（代謝であれば最大代謝速度），K_m はミカエリス定数（V_{max} の1/2の消失速度を与える血漿中濃度）である．

多くの薬物では，治療濃度域においては消失は線形性を示すが，一部の薬物では治療濃度域において非線形性が見られる．消失が治療濃度域で非線形性を示す代表的な薬物として，フェニトインがあげられる．

消失が非線形であると，投与量をわずかに増量しただけでも血中濃度が大幅に上昇する，という現象が観測される．また，もしも1日の投与量を V_{max} 以上にすると，血中薬物濃度は定常状態にならず，永遠に上昇し続けることになり，しばし

ば致命的な結果を招く．非線形薬物動態の特性を理解することは，薬物投与計画を考える上で非常に重要である．

2 クリアランスの算出法

a 全身クリアランス(CL_tot)の算出法

全身血漿クリアランス(CL_{tot})は，すべての消失臓器の血漿クリアランスの総和である．時刻tまでに体内から除去された累積薬物量をX(t)とすると，この時体内から単位時間あたりに除去される薬物量はdX(t)/dtであるが，クリアランスの定義より，式(8)が成立する．

$$\frac{dX}{dt} = C_p \cdot CL_{tot} \quad \cdots\cdots (8)$$

両辺を積分して式(8')を得る．

$$X(\infty) = CL_{tot} \cdot \int_0^\infty C_p dt = CL_{tot} \cdot AUC_{0-\infty} \quad \cdots\cdots (8')$$

式(8')において，静脈内投与では，時刻∞までに除去された累積薬物量X(∞)は投与量(Dose)に等しいため，CL_{tot}は式(9)のように表すことができる．

$$CL_{tot} = \frac{Dose}{AUC_{iv, 0-\infty}} \quad \cdots\cdots (9)$$

すなわち，CL_{tot}は静脈内投与時の投与量をAUCで除すことで得られる．CL_{tot}のかわりにCL_{iv}という記号を用いることもある．

なお，この際の$AUC_{0-\infty}$の算出には十分注意が必要である．通常，最終サンプリング時刻(τ)以降のAUC($AUC_{\tau-\infty}$)は，最終サンプリング時刻における血中濃度$C_p(\tau)$と終末相の傾きから求めるため，$AUC_{\tau-\infty}$には誤差が入り込む余地が大きい．この時，特にサンプリング時間が短いと，最終サンプリング時刻までにAUCが回収しきれず，$AUC_{0-\tau}$と$AUC_{0-\infty}$がかけ離れた値となる．とくに，$AUC_{0-\infty}$に占める$AUC_{\tau-\infty}$の割合が大きいと，CL_{tot}算出にあたって誤差の原因となる．したがって，CL_{tot}の算出にあたっては，最終サンプリングポイントにおいて消失相の傾きが明瞭に確認できていることや，$AUC_{0-\tau} ≒ AUC_{0-\infty}$となっていることを確認したい．

また，複数の投与量での検討が行われている場合は，投与量とAUCが比例しているか(すなわち，線形性が維持されているか)についても注意する必要がある．

さて，残念ながら，ヒトにおける静脈内投与試験が行われていない薬物もある．そのような場合は，ほかの投与経路におけるデータを用いざるを得ない．静脈内投与以外のAUCを用いる場合，式(8)の左辺に何を用いるかが問題となる．放射標識体を用いた試験が行われており，その尿中回収率がほぼ100％であれば，経口投与時も全量が体内に吸収されるとみなして，X(∞)として投与量を用いることができる．また，代謝・消失経路などから推定して，放射標識体の尿中排泄率がバイオアベイラビリティを反映していると考えられる場合には，X(∞)として「投与量×放射標識体の尿中排泄率」を用いることもあるが，推定の信頼性は劣る．

b 腎クリアランス(CL_r)の算出法

腎臓において除去された薬物は，尿中へと排出される．したがって，薬物を投与後の血中濃度推移と，尿中への薬物の回収量から，以下のように腎クリアランスを算出することができる．

すなわち，時刻tまでに尿中に排泄された薬物量をA(t)とすると，時刻tにおいて腎臓から単位時間あたりに除去される薬物量はdA(t)/dtで表され，クリアランスの定義より，式(10)が成立する．

$$\frac{dA}{dt} = C_p \cdot CL_r \quad \cdots\cdots (10)$$

ここで，CL_rは腎クリアランスを表す．この両辺を時間0からτまで積分すれば，式(10')を得る．

$$A(\tau) = CL_r \cdot \int_0^\tau C_p dt = CL_r \cdot AUC_{0-\tau} \quad \cdots\cdots (10')$$

これを変形して式(11)を得る．

$$CL_r = \frac{A(\tau)}{AUC_{0-\tau}} \quad \cdots\cdots\cdots\cdots (11)$$

なお，通常τは十分に長い時間をとる．

c 腎外クリアランス（CL_{nr}）の算出法

全身クリアランスのうち，腎クリアランス以外のクリアランスを総称して腎外クリアランス（non-renal clearance）と呼ぶ．したがって，腎外クリアランスCL_{nr}は以下の式(12)で算出することができる．

$$CL_{nr} = CL_{tot} - CL_r \quad \cdots\cdots\cdots\cdots (12)$$

d 肝クリアランス（CL_H）の算出法

腎臓においては，除去された薬物は原則として尿中に排泄されるため，尿中回収量とAUCから腎クリアランスを算出することができる（式(11)）が，肝臓においては，一定時間に除去（代謝，胆汁排泄）された薬物の量を知ることは困難である．

このため，多くの場合腎外クリアランスCL_{nr}がほぼ肝クリアランスCL_Hに等しいと仮定して薬物体内動態を解析する．

e 肝固有クリアランス（$CL_{H, int}$）の算出法

dにおいて算出された肝クリアランスを，肝クリアランスと肝固有クリアランスの関係式（多くの場合，well-stirred modelを仮定した式(5)）に代入することで，$f_{u, B} \cdot CL_{int}$を得る．肝血流量Q_Hとしては文献値（おおむね1.5 L/分程度）を用いる．ただし，CL_Hが全血クリアランス（全血中濃度推移をもとに算出された値）ではなく血漿クリアランス（血漿中濃度推移をもとに算出された値）である場合は，全血－血漿濃度比（R_b）で除して，全血クリアランスに変換する必要がある．R_b値が大きい薬物の場合，肝血漿クリアランスは大きくなり，肝血漿流量より大きな値をとることもあるので注意する必要がある．

次いで，得られた$f_{u, B} \cdot CL_{int}$を$f_{u, B}$（全血中非結合型分率）で除せばCL_{int}を得られる．ただし，実際的にはCL_{int}そのものより$f_{u, B} \cdot CL_{int}$の値が

表1-3 仮想薬物Xを静脈内投与後の体内動態

投与量（mg）	5
$AUC_{0\sim\infty}$（ng・分/mL）	4,000
累積尿中回収量（mg）	2.0
全血－血漿濃度比 R_b	1.0

重要であることも多い．

f 実際の算出例

薬物Xを静脈内投与後の体内動態について，表1-3のような試験結果が得られている場合に，実際に各種クリアランスを算出してみよう．

まず，全身クリアランスCL_{tot}は式(9)より，

$$CL_{tot} = \frac{5 \times 10^6 (\text{ng})}{4,000 (\text{ng}\cdot\text{分}/\text{mL})} = 1,250 (\text{mL}/\text{分})$$

と算出される．

次に，腎クリアランスCL_rは，式(11)より

$$CL_r = \frac{2.0 \times 10^6 (\text{ng})}{4,000 (\text{ng}\cdot\text{分}/\text{mL})}$$
$$= 500 (\text{mL}/\text{分})$$

と算出される．したがって，腎外クリアランスCL_{nr}は，式により，

$$CL_{nr} = CL_{tot} - CL_r = 1,250 - 500 = 750 (\text{mL}/\text{分})$$

となる．腎外クリアランスが肝クリアランスと等しいと仮定すると，

$$CL_H = 750 (\text{mL}/\text{分})$$

となる．また，全血－血漿濃度比が1なので，肝全血クリアランスも750（mL/分）である．これを式(5)に代入し，肝血流量を1,500 mL/分として逆算すると，

$$f_{u, B} \cdot CL_{int} = 1,500 \text{ mL}/\text{分}$$

となる．

3 クリアランスの活用法

a 全身クリアランスの解釈と活用

全身クリアランスは，最初に述べたように薬物の除去能を示す指標である．したがって，当然薬物の投与設計において重要な指標ということにな

る．具体的には，薬物の1日投与量を設定する上で重要な指標である．

式(8)からもわかるように，薬物の血漿中濃度に全身（血漿）クリアランスを乗じれば，その時の体内からの薬物の除去速度（たとえば μg/時）がわかる．これを別の視点から見れば，全身クリアランスは，「定常状態において一定の平均血中濃度 $C_{p,ss}$ を維持するために必要な薬物の投与速度（たとえば1日投与量 mg/日）を算出するための指標」ととらえることもできる〔体内からの薬物消失と体外からの薬物投与の速度が釣り合っている時に，体内の薬物濃度は一定に保たれる（定常状態になる）ということに注意〕．

たとえば，全身血漿クリアランス（CL_{tot}）が15 mL/分の薬物の平均薬物血漿中濃度（$C_{p,ss}$）を5 μg/mL に維持するためには，15 × 5 = 75 μg/分 = 4.5 mg/時 = 108 mg/日が最適投与量ということになる．このように，定常状態においては，薬物の平均血中濃度は薬物の投与速度とクリアランスのみにより規定され，分布容積（20ページ）によっては影響を受けないことに注意してほしい．

換言すれば，全身クリアランスは薬物の投与条件が一定の時，定常状態下における血中濃度を規定する唯一の薬物動態パラメーターととらえることができるだろう．

（なお，ここでは静脈内投与時，またはバイオアベイラビリティが1.0の場合のみを想定している．バイオアベイラビリティについては34ページ参照のこと．）

b 肝クリアランスの解釈と活用

肝クリアランスの値は，主にバイオアベイラビリティ，肝アベイラビリティ，ならびに肝代謝の阻害や誘導を考える際に，肝血流速度との比較の中で重要な意味をもつ（35ページ参照）．

e 腎障害患者における投与設計への腎クリアランスの活用

腎クリアランスは，臨床的には全身クリアランスとの比較において特に重要な意味を有する．腎クリアランスが全身クリアランスに近い値であれば，その薬物の主要消失経路が腎臓である（すなわち，腎排泄型薬物である）ということがわかる．このことは，腎機能障害患者における投与設計において特に重要な意味をもつ．

それではもう少し具体的に説明しよう．薬物消失における腎寄与率 R_{renal} は，以下の式(13)として定義することができる．

$$R_{renal} = \frac{CL_r}{CL_{tot}} \quad \cdots\cdots\cdots\cdots (13)$$

腎障害患者における腎機能の指標としてはクレアチニンクリアランスが広く用いられているが，一般に，腎障害時において薬物の腎クリアランスはクレアチニンクリアランスに比例して低下すると考えられている．この仮定に従えば，健常人のクレアチニンクリアランスを CL_{cr}（おおむね120 mL/分程度），ある腎障害患者のクレアチニンクリアランスを CL_{cr}^* とすると，その患者の全身クリアランス CL_{tot}^* は，以下の式(14)で表すことができる．

$$CL_{tot}^* = (1 - R_{renal}) \cdot CL_{tot} + \frac{CL_{cr}^*}{CL_{cr}} R_{renal} \cdot CL_{tot}$$
$$\cdots\cdots\cdots\cdots (14)$$

ここで，CL_{tot} は健常人における当該薬物のクリアランスである．

右辺第1項が腎外クリアランス，第2項が腎クリアランスである．腎障害患者において，平均血漿中濃度を健常人のそれと一致させるためには，投与量を全身クリアランスの低下に比例して減量すればよい．すなわち，健常人の CL_{tot}^*/CL_{tot} 倍を投与すればよいことになる．これは，式(14)の両辺を CL_{tot} で除すことにより得られる（式(14')）．

$$\frac{CL_{tot}^*}{CL_{tot}} = 1 - (1 - \frac{CL_{cr}^*}{CL_{cr}}) \cdot R_{renal} \quad \cdots\cdots (14')$$

具体的な減量法としては，1回の投与量を減らす，投与間隔を変更する，などの方法があげられる．なお，「平均血漿中濃度を健常人のそれと一致させる」という投与設計は常に正しいわけではない（たとえば，最低血漿中濃度を一致させる必要がある場合も考えられる）ので，注意が必要で

f 腎クリアランスの値と腎排泄機構

薬物の腎排泄過程には，糸球体濾過，尿細管分泌，尿細管再吸収が関与している．そして，これらの総和として腎クリアランスが得られる．このため，一般に腎クリアランスが糸球体濾過速度よりも大きい場合，その薬物は尿細管分泌を受けると考えることができる．

C 分布容積

1 分布容積の概念

薬物は，全身循環に移行した後，体内のどこにどのように分布しているのだろうか．薬物の体内分布は，薬物ごとに大きく異なっている．ほとんどが循環血中に存在し，臓器には移行しにくい薬物もあれば，臓器に移行しやすく，循環血中に存在する割合が低い薬物もある．こうした薬物の分布特性を表す重要な指標が分布容積(distribution volume)である．

a 全身の分布容積

分布容積には，全身の分布容積と臓器(組織)の分布容積とがあるが，特にことわりのない限り全身の分布容積を指す．そして，全身の分布容積 V_d を教科書的に定義すれば，「体内に存在する薬物がすべて血漿中濃度※(C_p)と同じ濃度で分布していると仮定した場合の容積」となる．

※全血中濃度を指標に議論している場合は，全血中．

すなわち，体内に存在する薬物量を X とすると，分布容積は式(1)により表すことができる．

$$V_d = \frac{X}{C_p} \quad \cdots\cdots\cdots\cdots\cdots\cdots (1)$$

ただし，X も C_p も時々刻々と変化するので，両者が平衡状態にある時の分布容積を算出し，これを定常状態の分布容積($V_{d,ss}$；distribution volume under the steady-state)として扱う．詳細な算出法は後述するとして，まずここでは分布容積の概念をつかんでいただきたい．

とはいえ，数式や薬物動態学に慣れていない方には今ひとつピンとこないかもしれない．たとえば，「分布容積は薬物が分布する容積なのに，なぜ体重 60 kg の人の分布容積が 250 L などということがあるのだろう」などといった(薬物動態学を理解している者にとっては的外れともいえる)疑問が時折聞かれる．そこで，次のような例を考えてみよう．

あるところに，水が入った地下水槽があり，マンホールが設けられている(図 1-14A)．地下水槽中の水は，常時撹拌されていることはわかっているが，その水量がわからない．この時，あなたが水に溶ける染料(色素)の小瓶を持っていたとしたら，どのようにしてこの水量を測定するだろうか．それには，次のような方法が考えられる．まず，色素を一定量(たとえば 10 g)計り取り，これをマンホールから投入する．そして，一定時間後にマンホールから水を採取して，そのサンプル中の色素濃度を測定する．この時，サンプルの色素濃度が 0.1 mg/L だったとすれば，地下水槽の水量は 10,000(mg)÷0.1(mg/L)=100,000 L(100 kL)であると推定できる(図 1-14A)．

しかし，地下水槽の中に，水 50 kL と，水と混ざらない有機溶媒(たとえば四塩化炭素など)が 50 kL 入っており，そのことをあなたが知らなかったら，そして，色素は水よりも有機溶媒に 99 倍溶けやすい(すなわち油水分配係数が 99)としたらどうだろうか(図 1-14B)．投入された 10 g の色素のうち，9.9 g は有機相に，0.1 g が水相に分布する．ここで先の例と同じように，一定時間後にマンホールから水相を採取して，そのサンプル中の色素濃度を測定すると，0.1(g)÷50,000(L)=2 μg/L となる(図 1-14B)．有機相の存在を知らないとすると，地下水槽の水量は 10,000(mg)÷0.002(mg/L)=5,000,000(L)，すなわち 5,000 kL と推定される．実際の液量は合わせて 100 kL に過ぎないのに，である．

ここで，水相を血漿，有機相を組織と置き換え

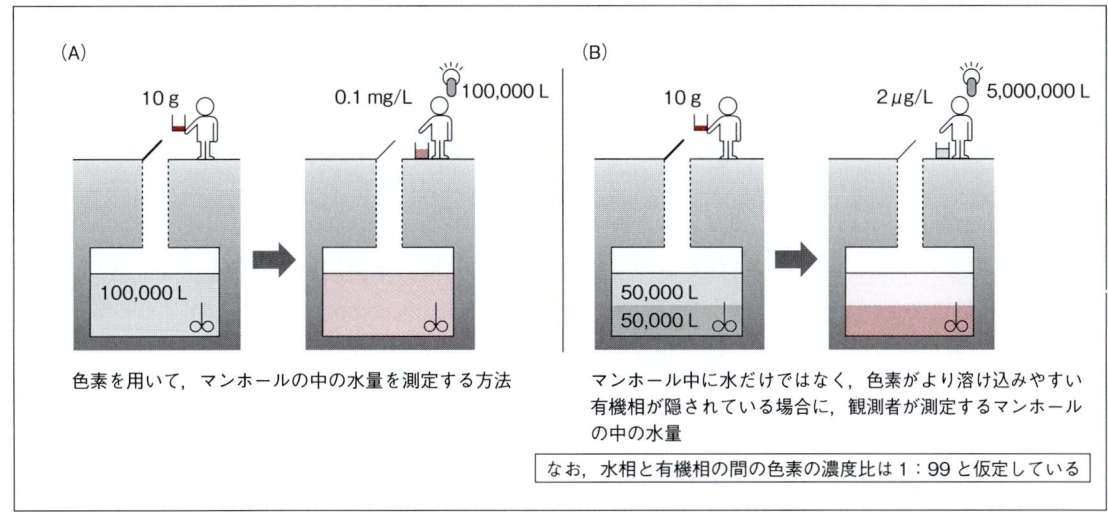

図1-14 分布容積の概念図

てみれば，分布容積の概念が理解できるのではないだろうか．分布容積が実際の体の容積（体積）を超えることは，まったく不思議ではない．

b 臓器の分布容積

前節では全身の分布容積について解説したが，この考え方は個々の臓器への薬物分布についてもあてはめることができる．薬物が全身循環へ移行した後，臓器への薬物の移行は，原則として血液を介して行われるため，臓器と血液との間で濃度平衡が成立した状態を仮定すれば，臓器の分布容積を算出することができる．すなわち，この時の臓器中の薬物量を X_{org}，血漿中濃度を C_p とすると，臓器の分布容積 $V_{d,org}$ は，次の式(2)によって表すことができる．

$$V_{d,org} = \frac{X_{org}}{C_p} \quad \cdots\cdots\cdots\cdots (2)$$

ここで，臓器中の薬物濃度を C_{org} [mg/kg]，臓器の重量を W_{org} [kg] とすると，式(2)は次のように変形できる．

$$\frac{V_{d,org}}{W_{org}} = \frac{C_{org}}{C_p} \quad \cdots\cdots\cdots\cdots (2')$$

式(2')の左辺は臓器単位重量あたりの分布容積である．また，右辺は組織-血漿濃度比（organ to plasma concentration ratio）であり，一般に K_p 値（定常状態であることを明確に表示する場合は $K_{p,ss}$ 値）と呼ばれる．すなわち，臓器単位重量あたりの分布容積とは，言い換えれば定常状態における薬物の組織-血漿濃度比を表している．分布容積が，薬物の組織移行性を表す指標であることがおわかりいただけるだろう．

なお，組織には多くの場合毛細血管が存在しているが，組織中濃度を測定する時には，通常は組織の毛細血管（ここは，薬物動態学的には組織中ではない）内の血液に含まれる薬物も一緒に測定してしまう．組織移行性が高い場合には計算上特に問題にはならないが，組織移行性が低い場合には，組織に占める毛細血管の容積の割合を用いて補正を行い，真の組織中濃度を算出する必要がある．このことは，脳内への移行性が低い薬物の中枢移行性を評価する場合などに，特に重要になる．

そして，全身のすべての臓器（血球を含む）の分布容積と，体内血漿量の総和が，全身の分布容積となる．

なお，臓器における分布については第2章F（134ページ）においてより詳しく述べる．

c コンパートメントモデルと各コンパートメントの分布容積

　分布容積の概念からもわかるように，全身の分布容積が取りうる最小値は体内血漿量である．事実，組織の実質細胞内はおろか，細胞外液や血球中にもほとんど分布しないような特性をもつ薬物（一部の生理活性タンパク質など）の全身の分布容積は，ほぼ全身の血漿量に等しい．しかし多くの薬物では，これにさまざまな組織・臓器の分布容積が加わって全身の分布容積が決まっている．

　したがって，一般的にいわれているように，分布容積が大きい薬物ほど，組織移行性が高いことになる（マンホールの例でいえば，油水分配係数が大きい色素ということになる）．

　薬物の分布が血漿と組織の細胞外液程度にまで限られる場合，すなわち組織細胞中などにはほとんど移行しないような薬物では，分布容積は小さくなるが，そのような分布特性をもっている薬物では，多くの場合血液中の薬物濃度と血液以外の薬物濃度は比較的速やかな平衡が成立する（もちろん，分布容積が大きくても血液中と比較的速やかな平衡が成立する例もある）．このような場合，体内での薬物の分布を単一のコンパートメント*で表現することができ，その薬物の体内動態は1-コンパートメントモデルにより表すことができる．

*同じ薬物濃度推移を示す部位を仮想的にまとめたもの．ここで「同じ濃度推移」とは，必ずしも絶対的な濃度が等しくなくてもよい．たとえば，血漿中濃度に対して常に定数倍の濃度推移を示す臓器であれば，「同じ濃度推移」と考え，血漿とその臓器は同じコンパートメントに属すると考える．たとえば，図1-14の水相と有機相は，同じコンパートメントに属するという仮定である．

　これに対して，図1-15のように，水相A1との接触面積が極端に狭い有機相の槽（図1-15B）があるとどうなるだろうか．この場合，図中のBと，左側の槽（A1およびA2）とは，瞬時平衡の関係にはない．したがって，十分な時間が経過してから水相中の色素濃度を測定すれば，Bも含んだ全体の（定常状態の）分布容積を算出することができるが（図1-15C），色素を投入した直後に測定すると，水相A1およびこれと接触面積が広く瞬時平衡と仮定した有機相A2の分布容積のみが測定されることになる（図1-15B）．同様に薬物の体内動態を考える上でも，血漿中濃度と瞬時平衡にない分布部位がある時には，複数のコンパートメントを想定する必要がある．まずは，血漿およびそれと瞬時平衡にある臓器を中心コンパートメント（central compartment）とし，その分布容積（V_1）を考える．図1-15でいえば，水相A1と有機相A2によってもたらされる5,000,000 Lがこれに該当する．そして，血漿とは瞬時平衡にないもう1つ（場合によってはそれ以上）のコンパートメント（末梢コンパートメント peripheral compartment）を考慮し，その分布容積（V_2）を考える．図1-15でいえば，有機相Bによってもたらされる4,950,000 L（50,000 × 99）がこれに該当する．そして，両コンパートメント間の薬物移行に時間的要素（一般に一次速度過程）を考慮する必要がある．中心コンパートメントと末梢コンパートメントの2つのコンパートメントを仮定した場合，全身の分布容積$V_{d,ss}$はV_1とV_2の和で表すことができる（図1-15でいえば9,950,000 L）．

　なお，ここまで，1-コンパートメントモデルと2-コンパートメントモデルについて解説したが，同じ薬物であっても，どのモデルに従うかは，主観的要素の入り込む余地があることに注意する必要がある．すなわち，モデルの選択にあたっては，どの程度の移行速度を「瞬時平衡」とみなせるかが問題となる．たとえば，一般的には1-コンパートメントモデルに従うとみなされる薬物であっても，数分単位での採血を行えば多-コンパートメントモデルによる解析が必要なことも多い．このため，一律に「この薬物の体内動態は○-コンパートメントモデルに従う」と規定することには注意が必要である．

d 分布容積と半減期

　分布容積は，全身クリアランスとともに，半減期を規定する要因である．1-コンパートメントモデルでは，分布容積（V_d），全身クリアランス

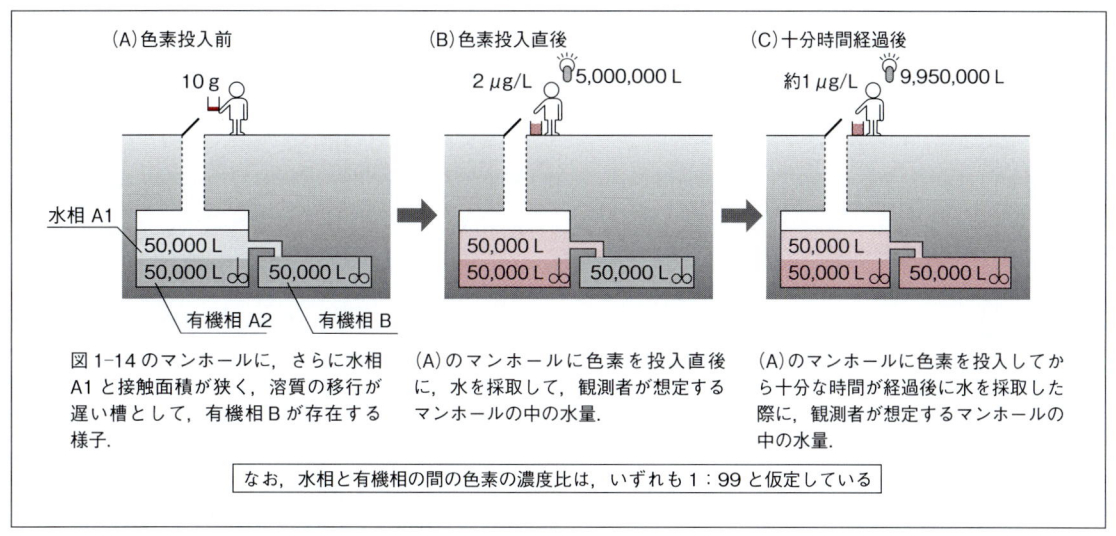

図1-15　2-コンパートメントモデルにおける分布容積の概念図

(A) 色素投入前 / (B) 色素投入直後 / (C) 十分時間経過後

なお，水相と有機相の間の色素の濃度比は，いずれも1：99と仮定している

(CL_{tot})，半減期($t_{1/2}$)の関係は，式(3)で表すことができる．

$$CL_{tot} = V_d \cdot k_e = \frac{\ln 2 \cdot V_d}{t_{1/2}} \quad \cdots\cdots (3)$$

ここで，k_e は消失速度定数を表す．

式(3)からもわかるように，分布容積，全身クリアランス，半減期のいずれか2つが与えられれば残った1つが求められる．ただし，生理学的にはむしろ，分布容積と全身クリアランスによって k_e，すなわち半減期が規定されていると理解すべきである（式(3')）．

$$t_{1/2} = \frac{\ln 2}{k_e} = \frac{\ln 2 \cdot V_d}{CL_{tot}} \quad \cdots\cdots (3')$$

式(3')からもわかるように，クリアランスが同じであれば，分布容積が大きな薬物の方が半減期は長く，生体からの消失は遅いことがわかる．

e 分布容積の非線形性

ここまでの議論は，分布容積は薬物の濃度に依存しないという前提にたっている．すなわち，定常状態における各組織の組織-血漿濃度比（K_p 値）は一定であり，血漿中濃度が x 倍になれば，定常状態における各組織の濃度も x 倍になるという前提である．多くの場合この前提は正しいが，分布容積が薬物濃度によって変化するケースもあ

る．たとえば，体内で特定の受容体に結合する薬物であれば，その受容体が分布する組織の組織濃度は，血漿中濃度が低い時には血漿中濃度に比例して上昇するが，血漿中（非結合型）濃度が受容体の K_d 値を上回ると，受容体への結合が飽和し，当該組織の K_p 値，すなわち $V_{d,org}$ は低下することになる．**図1-16A** には，このような場合の分布容積と血漿中濃度の関係を模式的に示した．このような挙動を示す薬物の例として，フィナステリドをあげることができる．**図1-16B** には，フィナステリドをさまざまな投与量でヒトに投与した際の，初回投与時の血漿中濃度推移を示す．5 mg 以上では，投与量と血漿中濃度が比例している（**図1-16B** のインセット）のに対して，0.2 mg の投与量では，血漿中濃度は線形性を仮定した場合に想定した濃度よりも低く，すなわち分布容積が大きくなっていることがわかる．なお，定常状態下では，薬物の血中濃度（AUC）は分布容積によらず投与量とクリアランスのみで規定される〔18 ページの式(11)を参照のこと〕が，フィナステリドの場合も，連続投与時には投与量と AUC の関係は線形性が認められている（図には示していない）．

なお，薬物分布における非線形性には，ここで解説した「分布容積の非線形性」とは別に，「分布

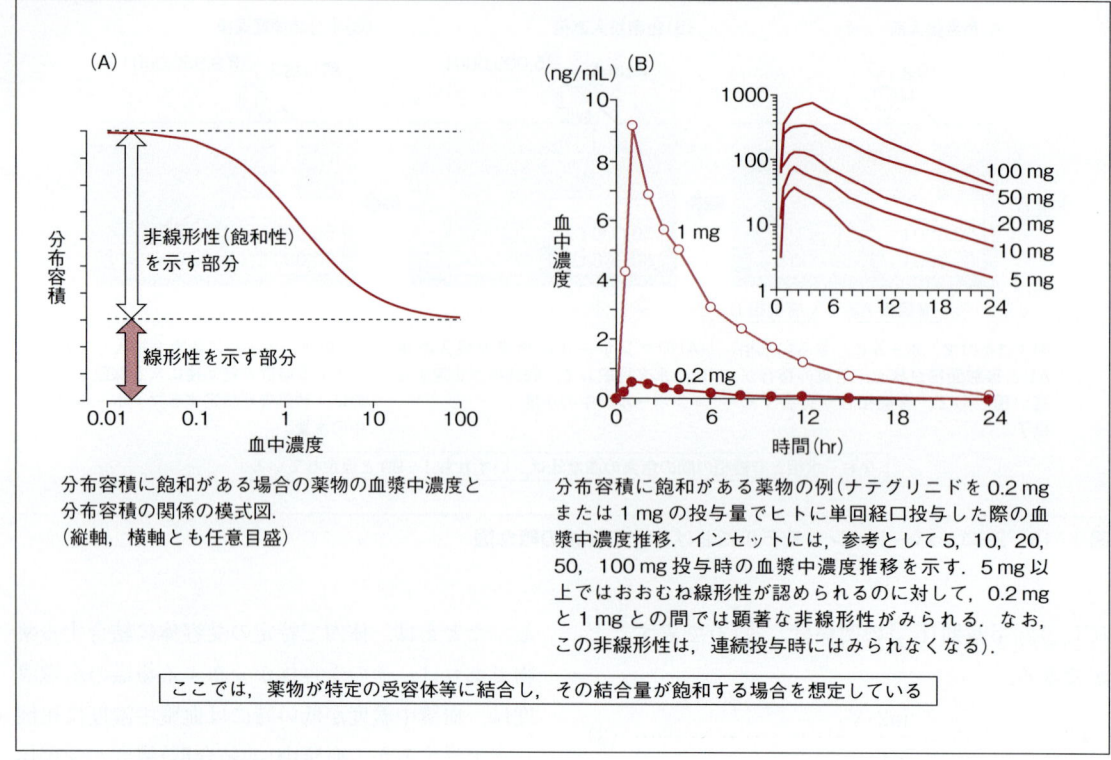

図1-16 分布容積の非線形性の例

(A) 分布容積に飽和がある場合の薬物の血漿中濃度と分布容積の関係の模式図.（縦軸，横軸とも任意目盛）

(B) 分布容積に飽和がある薬物の例（ナテグリニドを0.2 mgまたは1 mgの投与量でヒトに単回経口投与した際の血漿中濃度推移．インセットには，参考として5, 10, 20, 50, 100 mg投与時の血漿中濃度推移を示す．5 mg以上ではおおむね線形性が認められるのに対して，0.2 mgと1 mgとの間では顕著な非線形性がみられる．なお，この非線形性は，連続投与時にはみられなくなる）.

ここでは，薬物が特定の受容体等に結合し，その結合量が飽和する場合を想定している

過程（薬物移行過程）の非線形性」も存在するので，両者を混同しないように注意していただきたい．

2 分布容積の算出

a コンパートメントモデルに従う薬物の分布容積

1-コンパートメントモデルに従う薬物の場合，体内薬物量Xと血漿中濃度C_pは常に平行関係にあるため，式(1)が常時成立する．しかし，体内薬物量は投与後徐々に低下するため，任意の時点における体内薬物量を知ることは容易ではない．唯一体内薬物量が明らかなのは，瞬時静脈内投与直後である．したがって，静脈内投与後の血漿中濃度推移を測定し，これを対数プロットして，時間0に外挿して得られる血中濃度$C_p(0)$で投与量を除すことによって，分布容積を求めることができる（図1-17A，式(4)）.

$$V_d = \frac{\text{Dose}}{C_p(0)} \quad \cdots\cdots (4)$$

式(4)は，1-コンパートメントモデルにおいて静脈内投与後の血中濃度推移を表す式（式(5)）の時間tに0を代入することによっても得られる．

$$C_p(t) = \frac{\text{Dose}}{V_d} \cdot \exp(-k_e \cdot t) \quad \cdots\cdots (5)$$

なお，ここで，$C_p(t)$は時間tにおける血漿中濃度，k_eは消失速度定数である．

これに対して，経口投与後や直腸内投与後（坐剤の挿入後）の血中濃度推移に関してはやや複雑である（図1-17B）．吸収過程が一次速度に従う場合は，残差法などにより吸収速度定数と消失速度定数を求め，そこから，経口1-コンパートメントモデルにおける薬物血漿中濃度推移を表す式（式(6)）を用いて分布容積を計算することになる（速度定数の算出については28ページ以降を参照のこと）．

第1章 基礎的な表現法／C 分布容積

(A) 静脈内投与後においては投与量を $C_p(0)$ で除することにより分布容積を計算することができる．

(B) 経口投与後の血中濃度推移．消失相を内挿しても分布容積を計算することはできない．

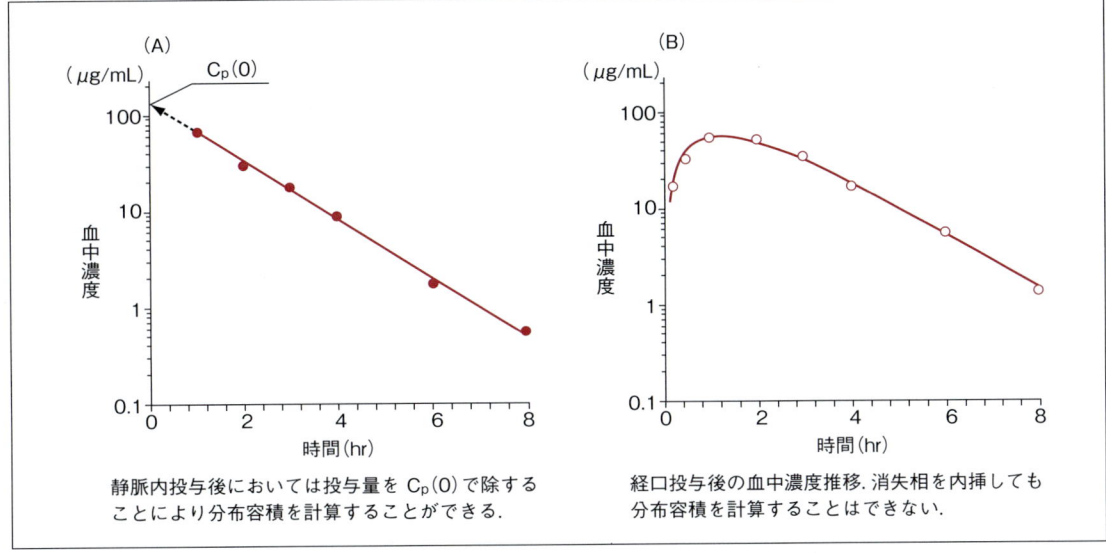

図 1-17 コンパートメントモデルに従う薬物の血漿中濃度推移と分布容積の算出

$$C_p(t) = \frac{F \cdot Dose \cdot k_a}{V_d(k_a - k_e)} \cdot \{\exp(-k_e \cdot t) - \exp(-k_a \cdot t)\} \quad \cdots (6)$$

ここで k_a は一次吸収速度定数を表す．

この時，経口投与された薬物は，すべてが全身循環血中に移行するとは限らない．消化管で吸収されずにそのまま糞便中に排出されたり，消化管から吸収され，全身循環血中に移行する前に初回通過効果（34ページ参照）を受けたりするためである．また，坐剤についても投与した全量が吸収されるという保証はない．このため，バイオアベイラビリティ（F；bioavailability；投与された薬物が全身循環血中に移行する割合）が不明な場合は，F と V_d の複合パラメーター V_d/F（見かけの分布容積；apparent volume of distribution）が算出されることになり，F と V_d を独立に求めることはできない．

なお，実用的には，実測値に対して式(5)または式(6)を，非線形最小二乗法（non-linear least square method）を用いてコンピュータによるあてはめ計算（fitting）をすることで，それぞれ V_d または V_d/F などのパラメーターを算出するという方法が用いられる．

b コンパートメントモデルに従う薬物の分布容積

2-コンパートメントモデルにおいては，すでに述べたように，中心コンパートメントの分布容積 V_1，末梢コンパートメントの分布容積 V_2 および定常状態における分布容積 $V_{d,ss}$ の3種の分布容積を考える必要がある．2-コンパートメントモデルに従う薬物を静脈内または経口投与後の体内動態推移は，それぞれ式(7)および式(8)で表すことができる．

$$C_p(t) = A \cdot \exp(-\alpha \cdot t) + B \cdot \exp(-\beta \cdot t) \quad \cdots (7)$$

$$C_p(t) = A \cdot \exp(-\alpha \cdot t) + B \cdot \exp(-\beta \cdot t) - (A+B) \cdot \exp(-k_a \cdot t) \quad \cdots (8)$$

ここで，中心コンパートメントの分布容積 V_1 は，1-コンパートメントモデルの場合と同様，静脈内投与直後（時間0）における血中濃度 $C_p(0)$ で投与量を除することにより求めることができる（式(4')）．

$$V_1 = \frac{Dose}{C_p(0)} = \frac{Dose}{A+B} \quad \cdots (4')$$

末梢コンパートメントの分布容積 V_2 は，V_1 および中心コンパートメントと末梢コンパートメントの間の移行速度定数（k_{12}, k_{21}）を用いて，式(9)

表1-4　2-コンパートメントモデルにおける各速度定数の関係

$$\alpha + \beta = k_{12} + k_{21} + k_{10}$$

$$\alpha \cdot \beta = k_{21} \cdot k_{10}$$

$$\alpha = \frac{k_{12} + k_{21} + k_{10} + \sqrt{(k_{12} + k_{21} + k_{10})^2 - 4 \cdot k_{21} \cdot k_{10}}}{2}$$

$$\beta = \frac{k_{12} + k_{21} + k_{10} - \sqrt{(k_{12} + k_{21} + k_{10})^2 - 4 \cdot k_{21} \cdot k_{10}}}{2}$$

$$k_{12} = \frac{A \cdot B \cdot (\beta - \alpha)^2}{(A + B) \cdot (A\beta + B\alpha)}$$

$$k_{21} = \frac{A \cdot \beta + B \cdot \alpha}{A + B}$$

$$k_{10} = \frac{\alpha \cdot \beta \cdot (A + B)}{A \cdot \beta + B \cdot \alpha}$$

により求めることができる．（移行速度定数の算出式は**表1-4**を参照のこと）

$$V_2 = V_1 \cdot \frac{k_{12}}{k_{21}} \quad \cdots\cdots\cdots\cdots (9)$$

$V_{d,ss}$がV_1とV_2の和であることはすでに述べた通りである．

経口投与後の体内動態からみかけの分布容積（V_1/F, $V_{d,ss}/F$）を計算する場合には，1-コンパートメントモデルに従う薬物の場合と同様，実測値に対して式(8)を，非線形最小二乗法(non-linear least square method)を用いてあてはめ計算(fitting)することで，パラメーター(A, B, α, β, k_a)を求め，それらからV_1/F, k_1, k_2を算出する（**表1-4**）．静脈内投与後のデータ解析においても，実用的には同様に，式(7)のfittingにより算出するケースがほとんどである．

なお2-コンパートメントモデルにおいては$V_{d,ss}$のかわりに，β相の速度定数βと全身クリアランスCL_{tot}から式(10)によって算出される$V_{d,\beta}$（β相の分布容積）という値が参照されることもある．

$$V_{d,\beta} = \frac{CL_{tot}}{\beta} \quad \cdots\cdots\cdots\cdots (10)$$

C モデルの選択

薬物の体内分布モデルとしては，前述のように1-コンパートメントモデル，2-コンパートメントモデル，さらには3以上のコンパートメントを考慮に入れたモデルなどが考えられる．この場合，ある薬物の体内動態を表現するのにどのモデルを用いるか，選択する必要がある．では，どのような基準でモデルを選択すればよいのだろうか．それにはまず，モデル解析や算出されたパラメーターの利用目的を明確にした上で判断することが必要である．たとえば，単回投与後の体内動態から連投時の体内動態を予測計算するような場合は，遅い速度過程を有する分布が薬物の蓄積動態を規定するため，終末相を良好に表現できるようなモデル（すなわちコンパートメント数が多いモデル）を適用する必要が高い．

一方で，数学的な側面からモデルの適切性を判断する指標として，赤池の情報量基準（AIC；Akaike's Information Criterion）などがあげられる．個々のモデルへのあてはめ計算においてAICを算出し，AICの最も小さいモデルを選択するというものである．

3 分布容積の活用

a 1回投与量の設定

　薬物の体内分布が1-コンパートメントモデルに従う場合，分布容積を用いれば，薬物の血中濃度から薬物の体内量がわかることになる（その逆もまた同じ）．したがって，薬物を瞬時静脈内投与前後の血中濃度差は，投与量を分布容積で除することにより算出できる．

　たとえば，アミノグリコシド系抗生物質の投与設計においては，トラフ（谷）濃度とピーク濃度をそれぞれ適正範囲に合わせることが望ましいとされている．このような場合，目標とするトラフ濃度とピーク濃度の差に分布容積を乗じることで，目的とする1回投与量が簡単に算出できる．なお，投与間隔については目標とするトラフ濃度とピーク濃度の比より算出できる（30ページ参照）．

b 薬物の体内分布特性の把握

　ここまでの説明からも明らかなように，脂溶性が高く組織移行性が高い薬物は，分布容積が大きくなる．このため，構造が類似した一連の薬物において分布容積を比較することにより，薬物の組織移行特性の違いを推定することができる．たとえば，数種類の同種薬において，中枢移行性の大小を推定する際などにも役立つ．

c 分布容積に変動を与える生体側の要因と半減期

　薬物の投与設計においては，半減期は重要なパラメーターの1つである．そしてすでに述べたように，分布容積は，全身クリアランスとともに，半減期を規定する要因である．したがって，分布容積に影響を与える生体側の要因については，半減期との関係も含めて理解しておく必要がある．

　比較的分布容積が小さく水溶性の高い薬物では，血漿量や細胞外液の量の変化が分布容積に直接に影響する．このような薬物では，体重あたりの血漿量や細胞外液量が増大している患者（妊婦，著明な浮腫など）では，分布容積は大きくなり半減期が延長し，逆にそれらが減少している患者（脱水状態，高齢者など）では，分布容積が小さくなり，半減期が短縮する方向に作用すると考えられる（ただし，妊婦では腎血流が増大しており，高齢者では腎機能が低下しているなど，半減期に対して上述の要素とは逆方向に影響を及ぼす生理的変化もあるので，総合的な判断が必要である）．

　逆に，脂溶性が高く分布容積が大きい薬物の場合は，血漿量や細胞外液の量の変化による影響は比較的小さい一方で，体脂肪率が分布容積に影響を与える．すなわち，肥満患者等では一般に半減期が延長することになる．

　筋肉組織などに特に高濃度で分布する薬物（ジゴキシンなど）では，逆に除脂肪体重（LBM；lean body mass）が分布容積を規定する重要な要因となる．すなわち，同じ体重であれば体脂肪率が低い患者の方がLBMは大きく，分布容積が大きいと推定される．これは，ジゴキシンの初期負荷投与量の決定に役立つ可能性がある．

d 透析と分布容積

　臨床においては，透析による薬物の除去が問題となるケースも多い．薬物が透析により体内から除去されるか否かは，もちろん透析膜などの性質にも依存するが，薬物の体内分布特性に大きく依存する．2-コンパートメントモデルに従い，分布容積が比較的大きい薬物（$V_1 \ll V_2$）では，特に両コンパートメント間の移行速度が透析時間と比較して遅いと，透析による薬物の除去は期待できない．なぜなら，透析は中心コンパートメントの薬物しか除去できないため，薬物の大半が末梢コンパートメントに存在する場合（$V_1 \ll V_2$）には，透析終了直後には見かけ上血中濃度が低下しても，末梢コンパートメントから中心コンパートメントへと薬物が再度供給されることになるためである．したがって，分布容積は透析による薬物の除去性を推定する1つの重要な指標となる．

(A) 1-コンパートメントモデル　　　(B) 2-コンパートメントモデル

全身コンパートメント　　　　中心コンパートメント　末梢コンパートメント

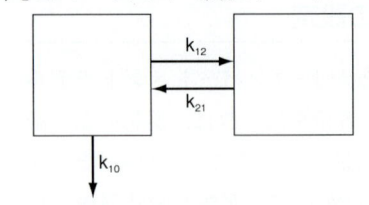

k_e　　　　　　　　　　　　　k_{12}
　　　　　　　　　　　　　　　k_{21}
　　　　　　　　　　　　　　　k_{10}

1-コンパートメントモデルでは，体内における薬物の分布を単一のコンパートメントとして取り扱う．生理学的には，このコンパートメントには血液のみならずその他の分布臓器も含まれるが，いずれの分布組織も血液との間に瞬時平衡が成立すると仮定している．

2-コンパートメントモデルでは，血液が属する中心コンパートメントとは瞬時平衡にない別のコンパートメントが仮定される．多くの場合，両コンパートメント間の薬物の移行は，一次速度過程に従うと仮定される．

図1-18　1-コンパートメントモデルと2-コンパートメントモデル

D 吸収・消失速度定数，半減期，初回通過効果，バイオアベイラビリティ

1 消失速度定数と消失半減期

　消失速度定数(elimination rate constant)と消失半減期(elimination half-life)は，いずれも，全身循環に移行した薬物が体内から消失する速度を表す定数である．半減期は，濃度(または量)が1/2になるのに要する時間のことであり(11ページ)，特にことわりがない限り，血中濃度を対象とした値である．また，単に半減期といった場合，血中からの薬物消失の終末相(terminal phase)における半減期を指すことが多い．

　ただし，吸収や消失の速度過程が一次速度過程に従わなかったり(復効錠などの特殊製剤)，非線形性を示す場合(フェニトインなどの薬物や，中毒時の動態など)では，半減期が一義的に定まらないため，注意が必要となる(32ページ以降で詳説する)．

a 体内動態が1-コンパートメントモデルに従う薬物の消失

　薬物の体内動態を考える際には，コンパートメントモデルが頻用される．これは，「第1章C-1-c」でも触れたように，体内における薬物の分布を単一，または複数のコンパートメント(compartment)に分けて捉え，それぞれのコンパートメント内においては，薬物濃度は瞬時平衡(rapid equilibrium)にあるとみなすモデルである(図1-18A)．繰り返しになるが，薬物はコンパートメント内で均一の濃度で分布している必要はない．たとえば，「血液と脳は同一のコンパートメントに属する」という仮定は，「血液中と脳中の薬物濃度は瞬時平衡にある」，または「両者の濃度比は常に一定である」という仮定を意味する．

　そして，全身における薬物の分布が比較的瞬時に平衡に達する場合(すなわち，血中のみに分布する場合や，細胞外液やほかの臓器に分布するとしてもその濃度と血中濃度が比較的速やかに平衡関係に達する場合など)には1-コンパートメントモデルが用いられる．

　1-コンパートメントモデルに従う薬物を静脈内投与した場合，循環血中からの薬物の消失が線形であれば(すなわち，一次速度過程に従うとすると)，消失相における薬物血中濃度は指数関数的に低下する．したがって，血中濃度の対数を時間に対してプロットすれば，直線関係が得られる(図1-19)．その傾きは1-コンパートメントモデ

第1章 基礎的な表現法／D 吸収・消失速度定数，半減期，初回通過効果，バイオアベイラビリティ

(A) 1-コンパートメントモデル

(B) 2-コンパートメントモデル

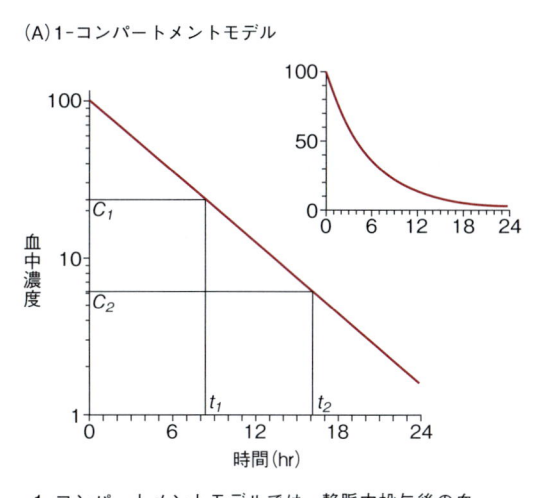

1-コンパートメントモデルでは，静脈内投与後の血中からの薬物消失は1相性であり，消失過程は単一の半減期で表される．ここでは，半減期が4時間の場合を想定している．

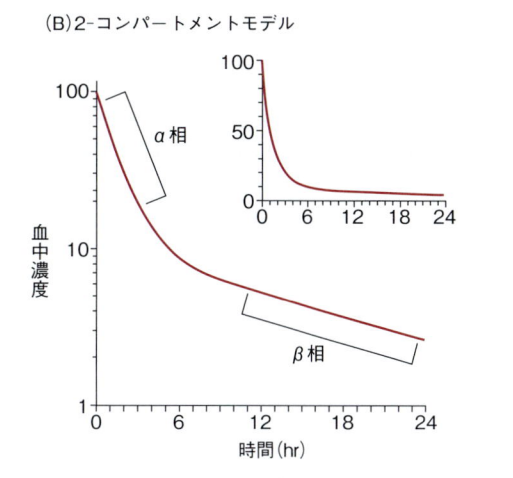

2-コンパートメントモデルでは，薬物の消失は2相性となり，初期の速い減衰相（α相）とその後の遅い消失相（β相）の2つの半減期がみられる．ここでは，それぞれ $t_{1/2α}=1$ 時間，$t_{1/2β}=12$ 時間を想定している．

図1-19 1-コンパートメントモデルと2-コンパートメントモデルにおいて観測される半減期
縦軸の濃度は任意単位．なお，いずれのモデルにおいても消失過程は線形を仮定している．

ルにおける消失速度定数 k_e に相当し，式(1)で表すことができる．

$$k_e = -\frac{\ln C_2 - \ln C_1}{t_2 - t_1} \quad \cdots (1)$$

ただし，C_1，C_2 はそれぞれ時間 t_1，t_2 における血中濃度を表す．また，半減期（$t_{1/2}$）は，濃度が1/2になるのに要する時間なので，
$k_e \times t_{1/2} = \ln 2 (\fallingdotseq 0.693)$ が成立する．

したがって，半減期は以下の式(2)により求めることができる．

$$t_{1/2} = \frac{\ln 2}{k_e} = \ln 2 \times \frac{t_2 - t_1}{\ln C_1 - \ln C_2} \quad \cdots (2)$$

ただし，式(1)，(2)は2点のみから k_e，$t_{1/2}$ を算出する式であり，実際の血中濃度推移データから半減期を算出する場合は，血中濃度の対数を時間に対してプロットし，直線回帰する．

消失半減期（消失速度定数）を規定する要因としては，第1章C〔23ページの式(3')〕にも示した通り，分布容積と全身クリアランスがあげられる．これらが変化した場合の半減期に与える影響を**表1-5**にまとめた．

表1-5 全身クリアランスおよび分布容積の変化が薬物の半減期に及ぼす影響
式(3')（23ページ）も参照のこと．

生理的変化	半減期
全身クリアランスの低下	延長
全身クリアランスの上昇	短縮
分布容積の減少	短縮
分布容積の増大	延長

b 多コンパートメントモデルにおける半減期と消失速度定数

多コンパートメントモデルにおいては，投与後初期の半減期と，終末相における半減期が異なる．たとえば2-コンパートメントモデル（**図1-18B**）に従う血中動態を示す場合，初期の比較的速やかに血中濃度が低下する時期（α相，分布相）と，その後比較的ゆっくりと低下する時期（β相，消失相）が観測され，それぞれに半減期を $t_{1/2α}$，$t_{1/2β}$ が存在する（**図1-19**）．同様に，3-コンパートメントモデルに従う血中濃度推移を示す場合は，薬物の血中からの消失は3相性になり，半減

期も $t_{1/2\alpha}$, $t_{1/2\beta}$, $t_{1/2\gamma}$ の3つの半減期がみられる.

これに対して，多コンパートメントモデルにおいて単に消失速度定数といえば，「中心コンパートメントからの」消失速度定数 k_{10} を示すことが多い．このため，1-コンパートメントモデルの際と同様，全身クリアランスの値 CL_{tot} は，中心コンパートメントの分布容積 V_1 と k_{10} の積で表される．

ただしこの k_{10} は，消失相における傾きとは一致しない．たとえば2-コンパートメントモデルにおいては，k_{10} は消失相（β相）の消失半減期 $t_{1/2\beta}$ を直接に反映していない．しかしながら，各相の消失半減期（特に消失の最終相の半減期．2-コンパートメントモデルであれば $t_{1/2\beta}$，3-コンパートメントモデルであれば $t_{1/2\gamma}$）は，消失過程を考える上で重要なパラメーターとなる．このため，これらの半減期や，対数プロットにおける各相の傾き（みかけの速度定数，β，γ）が動態パラメーターとして議論されることがある．2-コンパートメントモデルであれば，消失相における見かけの速度定数βは式(3)によって表すことができる．

$$\beta = \frac{\ln 2}{t_{1/2\beta}} \quad \cdots\cdots\cdots (3)$$

このβ（やγ）と k_{10} を混同しないように注意していただきたい．

なお，2-コンパートメントモデルにおけるα，β，k_{10}，k_{12}，k_{21} の関係は**表1-4**を参照していただきたい．また，モデルの選択については第1章C（26ページ）を参照のこと．

C 半減期の活用

半減期，中でも消失相の半減期は，薬物の体内からの消失を見積もるために非常に重要なパラメーターである．一般的に，半減期の長い薬物であれば，1日の投与回数は少なくて済み，また薬効の持続時間は長い．ただし，薬効が発現するまでの時間や，投与を中止した後に薬物の作用が消失するまでにも時間がかかる．したがって，半減期は，薬物の適正な投与間隔を設定したり，薬効の持続時間や薬効が安定して発現するまでの時間，投与中止後副作用等が消失するまでにかかる時間などを薬物間で比較する際などに，きわめて有用な指標である．

薬物治療モニタリング（TDM；therapeutic drug monitoring）において半減期は，測定値と測定時刻からトラフ（trough；谷）血中濃度を予測したり，（アミノグリコシド系抗菌薬などの）投与間隔を決定するのに用いられることが多い．たとえば，あるアミノグリコシド系抗菌薬について，目標とする最高および最低血中濃度がそれぞれ 20 mg/L と 5 mg/L で，当該患者における薬物の消失半減期が6時間であれば，投与間隔は12時間と算出できる．患者の腎機能が悪化して半減期が12時間になっていたならば，投与間隔は24時間となる．消失臓器の障害，特に腎障害の程度と半減期の関係が詳細に検討されている薬物も少なくないため，消失臓器の機能が低下している場合の投与設計において，半減期の概念は非常に重要となる．

2 消化管吸収過程と吸収速度定数

吸収速度定数（absorption rate constant）は，一言でいえば「吸収の速さ」を表すための指標である．しかし，吸収速度定数を理解するためには，まず，それがどのような仮定のもとで算出されているかを知っておく必要がある．

大半の薬剤では，経口投与後の消化管からの吸収は1次速度過程に従うと仮定して解析が行われる．そして，この時の1次速度定数 k_a を吸収速度定数という．1次速度過程に従うということは，消化管に存在する薬物の量が多ければ，一定時間あたりに吸収される薬物量も多く，消化管内の薬物量が少なくなれば，一定時間あたりに吸収される薬物量も少ない，というようなケースである．

しかし，消失過程については多くの場合1次速度過程に従うと仮定できるのに対して，吸収過程においては1次速度過程に従わないケースがより多い．たとえば放出制御型製剤で，最初から最後まで常に一定速度で主剤を放出するようなケース

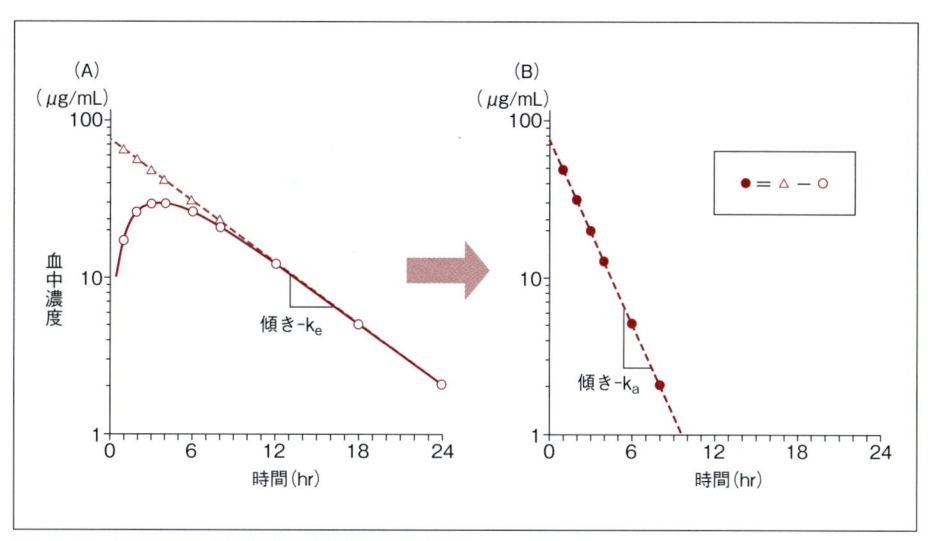

図1-20 残差法による吸収速度定数の算出法
吸収過程が1次速度過程に従うことを仮定している．説明は本文．

であれば，0次速度過程（存在する物質の量に関係なく一定速度で移行や反応が進行する）に従うことになる（一般に，速度が量のn乗に比例する場合をn次速度過程という）．

参考までに，0次速度，1次速度，2次速度過程に従う場合，反応速度（この例では吸収速度）をV，物質の量（例では消化管内の物質の量）をXとすると，両者の関係はそれぞれ以下の式(4-1)から式(4-3)で表すことができる．

$$V = -\frac{dX}{dt} = K \quad \cdots\cdots\cdots\cdots (4-1)$$

$$V = -\frac{dX}{dt} = k_a \cdot X \quad \cdots\cdots\cdots\cdots (4-2)$$

$$V = -\frac{dX}{dt} = k^2 \cdot X \quad \cdots\cdots\cdots\cdots (4-3)$$

ここで，単に吸収速度定数といった場合，一次速度過程を仮定した速度定数，すなわち式(4-2)のk_aを示すことが多い．式(4-2)を解くことにより，式(4-2')が得られ，吸収が1次速度過程に従う場合の，消化管内に残存する薬物の経時変化を推定することができる．

$$X(t) = X(0) \cdot \exp(-k_a \cdot t) \quad \cdots\cdots\cdots (4-2')$$

しかし，実際に消化管に残存する薬物量の経時変化を測定することは困難なので，吸収速度定数を算出する際には，全身動態に関して一定の速度論モデル（たとえば1-コンパートメントモデル）などを仮定し，血中濃度推移から算出する．1次吸収1-コンパートメントモデルを仮定した場合の，吸収速度定数の算出法（残差法，図1-20）を簡単に解説すると：

1) 実測値の対数を時間に対してプロットし，終末相の傾きからk_eを求める（図1-20A）
2) 終末相の血中濃度推移を時間0まで内挿し（図1-20Aの直線），実測値（○）とこの直線の計算値（△）との差を求め，これをさらに対数プロットする（図1-20B，●）
3) 2)のプロットの傾きよりk_aを得る．

ただし実用的には，第1章Cで述べたように，実測値に対してモデル式を，非線形最小二乗法（non-linear least square method）を用いてコンピューターによるあてはめ計算（fitting）をすることで，パラメーター（$V_d/F, k_a, k_e$）を算出するという方法が用いられる．

参考までに，1次吸収1-コンパートメントモデルを仮定した場合の血中濃度の時間推移〔$C_p(t)$〕を表す式を以下に再掲する（第1章C式(6)に同じ）．

$$C_p(t) = \frac{F \cdot Dose \cdot k_a}{V_d(k_a - k_e)} \cdot \{\exp(-k_e \cdot t) - \exp(-k_a \cdot t)\}$$
.... (5)

一方で，徐放性製剤などで，吸収過程が1次速度過程に従わない場合は，一般的な1次吸収速度定数k_aでその吸収速度を表すことはできないことを理解しておく必要がある．たとえば，常に一定速度で主薬を放出するような0次速度仮定に従う薬剤の吸収動態は，0次速度定数，すなわち，式(4-1)式のKの値により特徴づけられる．

さらに，吸収速度が時間とともにより複雑に変化する場合は，吸収速度V自体を時間の関数V(t)として表す必要がある．薬物を経口投与後の血中濃度推移と，静脈内投与後の血中濃度推移をもとに，吸収速度の時間関数V(t)を数値的に計算する方法をデコンボリューション(deconvolution；逆たたみ込み)という．

それでは，吸収速度定数は臨床的にはどのような意味をもつのだろうか．

まず，k_aが大きい薬物ほど吸収が速いことはもちろんである．しかしそれだけではなく，経口投与された薬物が半分吸収されるのに必要な時間(吸収の半減期；$t_{1/2a}$)は$\ln 2/k_a$であることや，薬物を内服後$t_{1/2a}$の2倍の時間が経過していれば，少なくとも75%の薬物は体内に吸収されていることなども読みとれる．この情報は，たとえば消化管内における吸着やキレート形成に基づく相互作用が知られている薬物同士を併用するにあたって，必要な服用間隔を考える場合などに利用できる．すなわち，ある薬物Xのk_aが$1.4\ hr^{-1}$($t_{1/2a}$ ≒0.5時間)であれば，投与後1.5時間($3\times t_{1/2a}$)で87.5%の吸収が完了しており，この時点で相手薬剤を投与しても相互作用は小さいと推定できる．ただし，経口投与後の薬物の吸収速度定数k_aは，消失速度定数k_eに比べて一般に個人間変動や個人内変動が大きく，食事などの影響も受けやすいので，十分な注意が必要である．

3 半減期，速度定数を扱う上での主な注意点

a 消失の非線形性

D-1項(28〜30ページ)の消失半減期や消失速度定数に関する解説はいずれも，薬物の体内動態が線形であるケースを想定している．すなわち，着目している速度過程(消失半減期であれば消失過程)が一次速度に従うことが前提となっている．しかし，薬物によってはすでに述べたように代謝の飽和，分布容積の非線形性など，クリアランスや分布容積に非線形性をもたらす要因が存在する．このような場合には，半減期や消失速度定数は1つの値に定まらない．たとえば血中濃度の上昇に伴い代謝が飽和するような場合は，高濃度域では半減期が長く，低濃度域では半減期が短い，といった現象を呈する．資料によっては，非線形性を示す薬物に関しても半減期が示されている場合があるが，どのような条件，濃度域での半減期が示されているのか，慎重に判断する必要がある．

b 遅い消失相の存在

消失相の半減期は，薬物を単回投与した後の血中濃度推移から計算されている場合が多い．しかし，特に分布の遅いコンパートメント(深いコンパートメント；deep compartment)が存在する場合，真の終末相が観測される前に，薬物の血中濃度が定量限界を下回ってしまったり，最終の測定点以降に終末相が現れるような場合がある．こうなると，単回投与後の体内動態や連投時の消失相から，体内からの薬物消失動態や，深いコンパートメントへの薬物の移行・蓄積を評価することは困難である．そのような場合には，薬物を連続投与時のトラフ濃度の推移を観測することで，遅い分布の速度過程を評価することが可能となり，遅い消失相の半減期を予測することが可能となる(図1-21)．

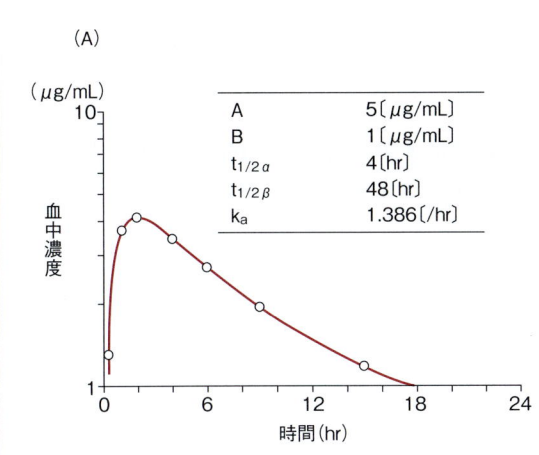

第1章 基礎的な表現法／D 吸収・消失速度定数，半減期，初回通過効果，バイオアベイラビリティ

(A)	
A	5 〔μg/mL〕
B	1 〔μg/mL〕
$t_{1/2\alpha}$	4 〔hr〕
$t_{1/2\beta}$	48 〔hr〕
k_a	1.386 〔/hr〕

図中の薬物動態学的パラメーター〔ただし，血中濃度 C は，$C = A \cdot \exp(-\alpha \cdot t) + B \cdot \exp(-\beta \cdot t) - (A+B) \exp(-k_a \cdot t)$ で表される〕を有する薬物の，投与後 15 時間までの動態．投与後 15 時間までの測定，または定量限界が 1 μg/mL 程度の場合は，見かけ上 1-コンパートメントモデルに従う動態を示し，真の消失相（半減期 48 時間）は検出されない．

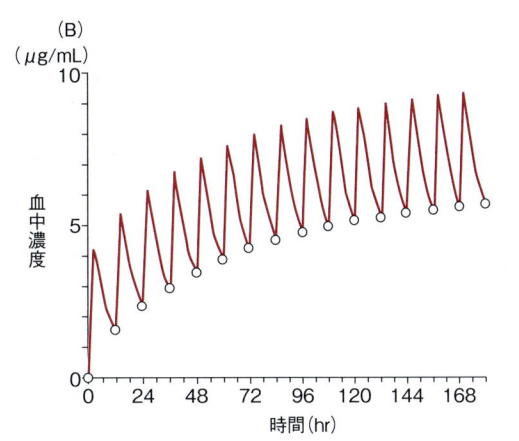

(A)と同じ動態パラメーターを-仮定し，これを 12 時間間隔で投与した場合の血中濃度推移．トラフ濃度（○で示す）の上昇に，遅い分布に基づく消失相が現れる．すなわち，消失相の半減期にあたる 48 時間目のトラフ値は，定常状態のトラフ値の約 1/2 の濃度となっており，3 半減期（144 時間）程度でほぼ定常状態に近い動態となっている．

図 1-21 分布の遅いコンパートメントが存在する薬物の動態

C フリップフロップと放出制御製剤

徐放性製剤などの放出制御製剤の体内動態を理解するためには，徐放化と消失速度との関係を理解しておく必要がある．消失相の半減期は，第 1 章 C 式(3')(23 ページ)からもわかるように，本来薬物の吸収速度とは関係のない値のはずである．それでは，吸収速度を抑えた徐放性製剤においては，なぜ普通製剤と比べて見かけの消失半減期が長くなっているのであろうか？ この理由を理解するためには，フリップフロップ（flip-flop）の概念を理解しておく必要がある．

薬物の体内動態が 1 次吸収，1 次消失を仮定した 1-コンパートメントモデルに従う場合を考えてみよう．一般に，消化管吸収は消失より速やかであることが多く，すなわち，$k_a > k_e$ である場合が多い．この場合，血中濃度推移のグラフ上に現れる消失相の半減期 $t_{1/2}$ は消失速度定数 k_e によって定まっている（$t_{1/2} = 0.693/k_e$）．

しかし，徐放性製剤においては $k_a < k_e$ となっている場合が多く，こうなると見かけの消失相の

仮定した速度定数（単位〔hr^{-1}〕）		
	普通錠	徐放錠
k_a	2.5	0.0693
k_e（通常時）	0.08	
k_e^*（代謝促進時）	0.16	

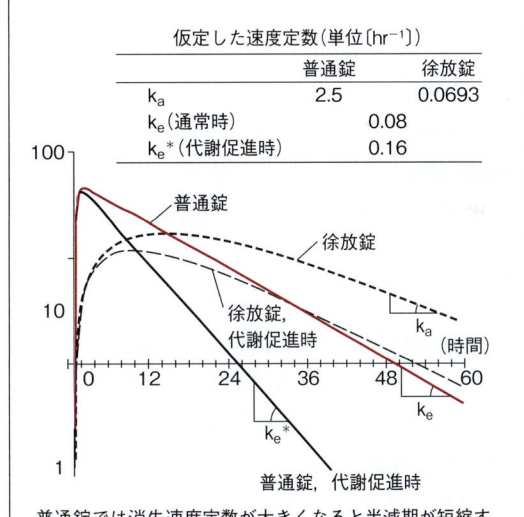

普通錠では消失速度定数が大きくなると半減期が短縮するが，徐放錠では半減期の変化は見られないことに注意．

図 1-22 フリップフロップ現象，および消失速度の亢進（代謝促進など）が半減期に与える影響

動態は 1-コンパートメントモデルを仮定し，代謝促進によりクリアランスが 2 倍に上昇した場合の，普通錠（実線）および徐放錠（破線）の体内動態の変化．

半減期 $t_{1/2}$ は吸収速度定数 k_a によって定まることになる（$t_{1/2} = 0.693/k_a$）（図 1-22）．この現象を

「フリップフロップ」という．したがって，フリップフロップが起こる範囲内であれば，消失過程（代謝など）が，薬物相互作用や消失臓器の障害などによって促進または阻害されても，見かけの消失相の半減期は変化しない．図1-22には，仮想的な徐放錠および普通錠において，それぞれクリアランスが2倍になった場合の血中濃度推移の変化をシミュレーションした結果を示す．

なお，ある製剤に関してフリップフロップが起こっているか否かは，吸収速度の異なる製剤（理想的には静注製剤）との比較を行うか，もしくは，消失速度が異なる複数の条件下（例：腎排泄型薬剤を腎機能が異なる複数の患者で検討するなど）における体内動態を比較検討しなければ，判定することはできない．

フリップフロップは臨床的にはどのようなところで重要な意義をもつのであろうか．たとえばバルプロ酸は小児やほかの抗てんかん薬の併用患者などでは代謝能の亢進に伴い消失が速まることが知られている．しかし，その徐放性製剤ではフリップフロップが起こっているとしたら（おそらく起こっているであろう），年齢やほかの抗てんかん薬の併用によって代謝が亢進しても，見かけの消失相の半減期は変化しないことが推定できる．これは，TDMにおいて，測定結果からトラフ値を推定したり，薬物の投与計画を策定する際などに重要なポイントとなる．

なお現実には，徐放性製剤には吸収過程を一次速度として近似できない製剤（アダラートCRなど）も多いので注意が必要である．

また徐放性製剤でなくても，吸収が遅い薬剤では，フリップフロップが起こっているものもある．たとえば，ACE阻害薬であるペリンドプリル（コバシル）などは，腎排泄型でありながら，腎機能が多少低下しても，活性代謝物ペリンドプリラートの消失相の半減期はあまり遅延しない（もちろんAUCは腎機能の低下に比例して増大するが）．これは，吸収や活性代謝物の生成が遅く，フリップフロップが起こっているためと考えられる．

4 初回通過効果とバイオアベイラビリティ

a バイオアベイラビリティの算出と経口バイオアベイラビリティの構成要素

静脈内投与の場合と異なり，ほかの経路から投与された薬物は必ずしもその全量が循環血中に移行するとは限らない．そこで，投与量に対する全身循環血中に移行する薬物の割合をバイオアベイラビリティ（bioavailability；BA）と呼ぶ．BAは線形体内動態を仮定した場合は式(6)で表すことができる．

$$BA = \frac{AUC_{other}}{AUC_{iv}} \cdot \frac{Dose_{iv}}{Dose_{other}} \quad \cdots\cdots (6)$$

ここで，AUC_{iv}およびAUC_{other}は，静脈内投与後およびそのほかの経路から投与した時のAUC（血中濃度下面積；area under the concentration curve）を表す．この式からもわかるように，静脈内投与試験が行われていない場合は，BAを算出することはできない．ただし，ほかの投与経路に対する相対的な全身循環移行率（相対的バイオアベイラビリティ）がBAの指標として用いられることがある．また，全身からの排泄経路が腎排泄のみであることがわかっていれば，尿中回収量からBAを推算することができる．

ここで，代表的な薬物の投与経路である経口投与に関して，BAを決定する要素を考えてみよう．経口投与においては，薬物は消化管から吸収されずにそのまま糞中に排出されることもあるし，消化管からは吸収されたとしても，全身循環血中に移行する前に，消化管および肝臓において代謝などを受けることがある（初回通過効果，first-pass effect）．そして，これらを免れた薬物のみが全身循環血中に移行する（図1-23）．したがって，経口投与された薬物のBAは，消化管での真の吸収率F_a，消化管通過率F_G（消化管アベイラビリティ），および肝通過率F_H（肝アベイラビリティ）の積として式(7)で表される．

$$BA = F_a \times F_G \times F_H \quad \cdots\cdots (7)$$

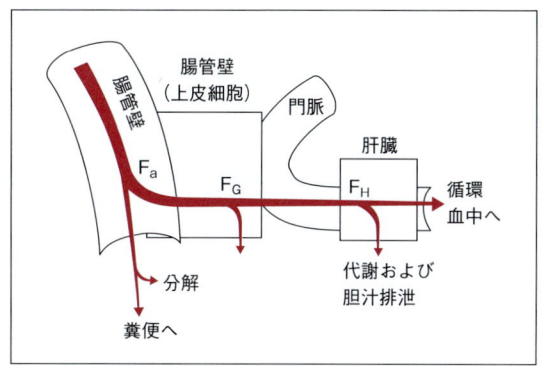

図1-23 経口投与された薬物のバイオアベイラビリティを決定する要因
バイオアベイラビリティ（BA）は，消化管での真の吸収率 F_a，消化管の通過率 F_G，および肝臓の通過率 F_H の積として表される．詳細は本文を参照のこと．

ここで，F_a と F_G を区別して求めることは難しいため，$F_a \times F_G$ を消化管における見かけの吸収率として扱うこともある．

b 肝代謝，肝アベイラビリティと初回通過効果

まずは，経口投与時のBAを決定する要因のうち，F_H の部分ついて考えてみよう．各臓器において消失する割合を抽出率（extraction ratio；E）といい，たとえば肝抽出率（E_H）は，以下の式(8)で表される．

$$E_H = 1 - F_H \quad \cdots\cdots (8)$$

また E_H，F_H は，肝血流量を Q_H，肝クリアランスを CL_H とすればクリアランスの定義よりそれぞれ以下の式(9-1)，(9-2)により表すことができる．

$$E_H = \frac{CL_H}{Q_H} \quad \cdots\cdots (9\text{-}1)$$

$$F_H = 1 - E_H = \frac{Q_H - CL_H}{Q_H} \quad \cdots\cdots (9\text{-}2)$$

ここで，well-stirred modelを仮定し，式(9-1)および(9-2)を肝固有クリアランス CL_{int} を用いて表すと，以下の式(10-1)，式(10-2)を得る．

$$E_H = \frac{f_{u,B} \cdot CL_{int}}{Q_H + f_{u,B} \cdot CL_{int}} \quad \cdots\cdots (10\text{-}1)$$

$$F_H = \frac{Q_H}{Q_H + f_{u,B} \cdot CL_{int}} \quad \cdots\cdots (10\text{-}2)$$

ここで $f_{u,B}$ は全血中の薬物非結合型分率（unbound fraction in blood）を表す．

では，式(10-1)，式(10-2)の臨床的意義について考えてみよう（図1-24）．ただし話を簡単にするために，ここでは全身からの消失経路が100%肝代謝による場合を考える．まず両式より，肝固有クリアランスと $f_{u,B}$ の積が（肝血流量と比較して）大きい薬物（血流律速型薬物）は，抽出率が高いことがわかる．すなわち，肝クリアランスが大きい薬物を経口投与した場合，たとえ消化管における吸収が良好であっても F_H が小さいため，BAは低くなる．たとえば，図1-24Aでは肝通過率が12.5%（$Q_H : f_{u,B} \cdot CL_{int} = 1 : 7$）である薬物を仮定している．

それでは，薬物代謝酵素の阻害が，このような血流律速型薬物のBAに与える影響はどのようなものであろうか（図1-24A, C）．これは，CL_{int} が変化した場合の F_H の変化を考えればよい．ここで，図の薬物では肝代謝能（CL_{int}）が50%低下すると，$Q_H : f_{u,B} \cdot CL_{int} = 1 : 3.5$ となり，肝通過率は22%と1.8倍に上昇する．一方，全身からの消失を示す肝クリアランスは（肝血流量に変化がなければ）約0.9倍に低下するにすぎない．言い換えると，この薬物では代謝が50%阻害されても，静注時の血中濃度上昇は1.125倍にしかならない，といえる．

なお，経口投与後のAUC（AUC_{po}）は，全身からの消失が線形，肝消失のみであり，かつ消化管での吸収が完全であり消化管での代謝がないと仮定すると，well-stirred modelでは

$$AUC_{po} = \frac{Dose}{f_{u,B} \cdot CL_{int}} \quad \cdots\cdots (10)$$

で表される．したがって，血流律速か代謝律速かにかかわらず，代謝阻害の程度がおおむねAUCの上昇に反映される．

次に，同じようにして，薬物代謝阻害が代謝律速型薬物のBAに与える影響について考えてみることにする（図1-24B, 図1-24D）．図1-24Bで

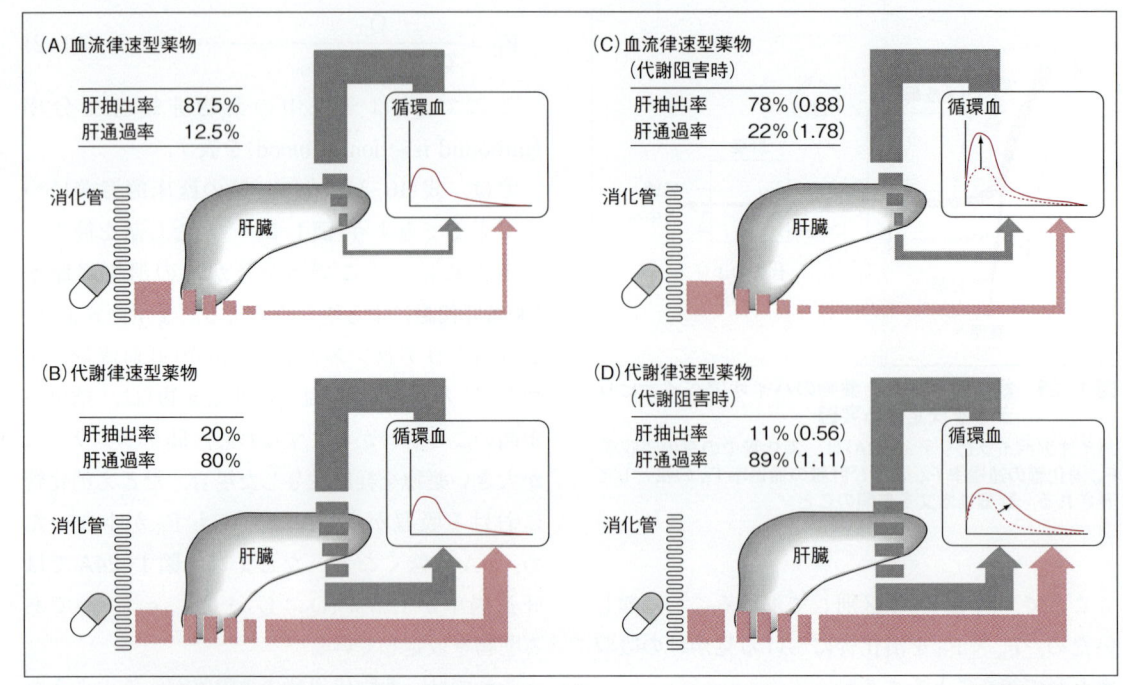

図1-24 血流律速型薬物(A, C)と代謝律速型薬物(B, D)におけるバイオアベイラビリティと，代謝阻害が体内動態に及ぼす影響の概念図

は，肝抽出率が20%の血流律速型薬物($Q_H : f_{u,B} \cdot CL_{int} = 4 : 1$)を仮定し，Dでは，この薬物の肝代謝が前の例と同様50%阻害された場合を示している．図からもわかるように，代謝律速型薬物では(消化管での吸収さえ良好なら)BAは高く，代謝阻害による極端なBAの上昇は起こらない(BAは100%を超えることはない)．図の薬物では，代謝が50%阻害されても，BAは11%しか上昇しない．一方，肝クリアランスについては，代謝が50%阻害された場合，約56%にまで低下する．言い換えると，この薬物では代謝が50%阻害されると，静注時の血中濃度(AUC)は1.8倍になる，と考えられる．

このように，薬物の固有クリアランス(と$f_{u,B}$の積；$f_{u,B} \cdot CL_{int}$)と血流速度との大小関係により，同程度の代謝阻害であっても主に初回通過効果に影響する場合と，主に消失を遅延させる場合があるため，静注⇔経口の切り替えやこれに伴う代謝阻害の影響などを考える上では注意が必要である．たとえば，$Q_H < f_{u,B} \cdot CL_{int}$の性質を有する薬剤では，静注で使用しているうちは代謝阻害薬による代謝阻害の影響が小さくても，経口投与に切り替えた途端に代謝阻害の影響が発現する可能性がある．

C 消化管アベイラビリティと消化管における初回通過効果

前節では，肝臓における初回通過効果と阻害薬の影響について概説したが，初回通過効果を担うもう一つの重要な臓器として消化管があげられる．すなわち，F_Gに反映される部分である．消化管は経口投与された薬物をはじめとする異物が最初に生体に進入する部分であり，そこにはさまざまな防御機構が働いている．すなわち消化管は，単に薬物の脂溶性やpH分配仮説によって吸収が規定されるような単純な生体膜と見なすことはできないのである．特に薬物の吸収において関係していると考えられている要因としては，CYPに代表される代謝酵素と，P糖タンパク質に代表される薬物排出を担う輸送担体がある．CYPなどの代謝酵素は，消化管上皮細胞に移行した薬物を代謝することで，またP糖タンパク質はいっ

たん消化管上皮細胞に移行した薬物を再度消化管管腔に排泄することにより，生体防御の働きをしている．

それでは，消化管における通過率 F_G はどのようにして決定されると考えたらよいのだろうか．これは，消化管に存在する酵素の代謝活性と，その酵素に薬物がどの程度曝露されるか，の2つの因子によって決定されると考えることができる．前者は $CL_{int, gut}$ として表現することができる．後者については，消化管血流の影響ももちろんあるが，膜透過が速く吸収が速やかな薬物であれば酵素との接触時間が短く，またP糖タンパク質などの排出輸送担体との相互作用が大きければ，膜透過速度が低下し酵素との接触が効率的に行われると考えられる．そこで，消化管血流量や薬物の膜透過特性などを一括して反映する仮想的パラメーター Q_{gut} をおけば，肝臓における式(10-2)と同様に，F_G は以下の式(11)によって表現される．

$$F_G = \frac{Q_{gut}}{Q_{gut} + CL_{int, gut}} \quad \cdots\cdots(11)$$

繰り返すが，Q_{gut} は直接に消化管血流量を表す数値ではなく，前述のように，酵素活性以外に F_G を規定する要因をすべて含めた仮想的パラメーターなので，薬物ごとに異なる値となる．*In vivo* においては Q_{gut}，$CL_{int, gut}$ のいずれも，直接的に求めることは難しく，式(11)はあくまで F_G を考える上での概念的な式と考えていただきたい．

続いて，消化管における薬物代謝とその阻害について考えてみよう．消化管における通過率 (F_G) が低い薬物(式(11)でいえば $Q_{gut} \ll CL_{int, gut}$ の薬物)ほど，阻害薬の影響を大きく受ける可能性がある．一方，F_G が高い薬物(BA自体が高い薬物であれば F_G は高いので，当然これに含まれる)に関しては，消化管における代謝阻害の影響は少ないことが予想される．このことが臨床上どのような意味をもつのだろうか．たとえば，F_G が低い薬物については，経口投与時は代謝阻害薬の影響を大きく受けるのに対し，静注時はあまり影響を受けないことが予測できる．

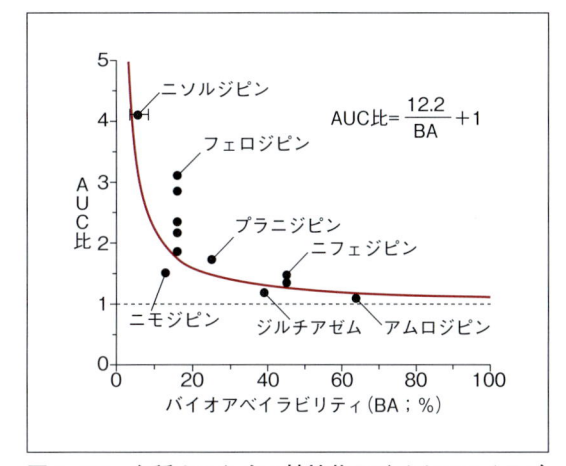

図1-25 各種カルシウム拮抗薬のバイオアベイラビリティと，グレープフルーツジュースによる影響の大小（AUC比：グレープフルーツジュース併用時と非併用時のAUCの比）との関係

バイオアベイラビリティが低い薬物ほどグレープフルーツによる消化管代謝阻害の影響を大きく受けることがわかる．
(Ohnishi A, et al：Major determinant factors of the extent of interaction between grapefruit juice and calcium channel antagonists. Br J Clin Pharmacol 61：671-676, 2006)

さらに，阻害薬が経口投与された場合，阻害薬の消化管上皮細胞内濃度は，肝臓中の濃度と比較して格段に高濃度になる可能性がある．すなわち，消化管における代謝阻害と肝臓における代謝阻害は常に同程度に起こるわけではないのである．たとえば，グレープフルーツジュースによるチトクローム(CYP)3A4の阻害は，そのほとんどが消化管における作用であると考えられている．たとえば，ミダゾラム静注時にエリスロマイシンを併用すると，代謝阻害により全身クリアランスが低下するため，血中濃度は上昇する．これに対して，ミダゾラムの全身クリアランスはグレープフルーツによって変化しないためミダゾラム静注後の体内動態は影響を受けないが，ミダゾラムが経口投与された場合は，血中濃度は上昇する．

事実，グレープフルーツジュースの飲用により血中濃度が上昇することが報告されている薬物のほとんどは，BAが低い薬物である．したがって，たとえばCYP3A4を介して代謝を受けるある薬物について，グレープフルーツジュースの影響が

検討されていないとしても，その薬物のBAが高ければ，グレープフルーツジュースによる相互作用の危険性はほとんどない，ということが予測できる．図1-25には，カルシウム拮抗薬とグレープフルーツジュースの相互作用の大小と，バイオアベイラビリティとの関係を示す．両者の間には反比例関係が成り立つことがわかる．

E In vivo 薬物作用のパラメーター

薬物を投与した後の薬理作用(治療効果，副作用)は，どのように決まるのだろうか．本項では，全身血中に移行してから薬理作用を発現する(すなわち，局所適用製剤ではない)薬物について，その薬理作用を解析，評価するための方法論やモデル，パラメーターなどを紹介する．

In vivo における薬理作用の発現は，2つの大きなステップに分けて考えることができる(図1-26)．第一のステップは，薬物そのものが体内で作用部位にまで到達する過程であり，薬物動態学的(pharmacokinetic；PK)プロセスという．ここでは，薬物の投与スケジュール〔D(t)〕と濃度〔C(t)；多くの場合，血中濃度〕を関連づけるためのモデルやパラメーターが用いられる．すでに述べたように，モデルとしては1-コンパートメントモデル，2-コンパートメントモデルなど，またパラメーターとしては吸収速度定数，消失速度定数，半減期等がある．そして，これに続く第二のステップが，薬力学的(または薬力学的 pharmacodynamic；PD)プロセスである．ここでは，薬物の濃度〔C(t)〕と作用〔E(t)〕を関連づけるためのモデルやパラメーターが用いられる．PKプロセスについては他の部分で解説されているので，ここではPDプロセスを中心に解説する．なお，受容体結合占有理論(receptor occupancy theory)については7〜11ページおよび57〜63ページを参照のこと．

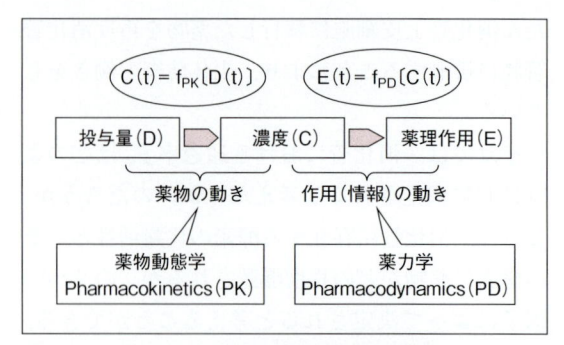

図1-26 *In vivo* における薬理作用の発現

1 濃度作用関係

a 濃度作用関係を表すモデル

薬物の濃度(多くの場合血中濃度)と薬理作用(治療効果，副作用)との関係を考える場合，まずは両者の関係が時間に依存するか否かを見定める必要がある．すなわち，ある一定の薬物濃度において常に一定の薬理作用を示すのであれば，両者の関係は時間に依存せず一義的に定まるといえる(図1-27A)．これに対して，薬理作用が薬物濃度推移の履歴に依存する(別の表現をすれば，薬物濃度推移に対して薬理作用の発現に遅れや進みがある)場合(図1-27B)には，薬理作用は濃度のみの関数としては表現できず，濃度と時間の関数として定義しなければならない．

そこでまずは，両者の関係が時間に依存しない場合について取り扱うことにする．この場合，薬理作用は濃度の関数となり，この関係を濃度作用関係(concentration-response relationship)という．代表的な濃度作用関係とその関数を図1-28に示す．図1-28Aの実線は，濃度と作用の間に直線的な関係が成立する場合であり，このモデル(線形モデル；linear model)において両者を関係づけるパラメーター(薬力学的パラメーター；pharmacodynamic parameters；PD parameters)は，直線の傾き(a)のみ，またはaとy切片(E_{min})の2つである．両者の関係は以下の式(1-1)または式(1-2)により表現される．

$$E = a \cdot C \quad \cdots\cdots\cdots\cdots (1-1)$$

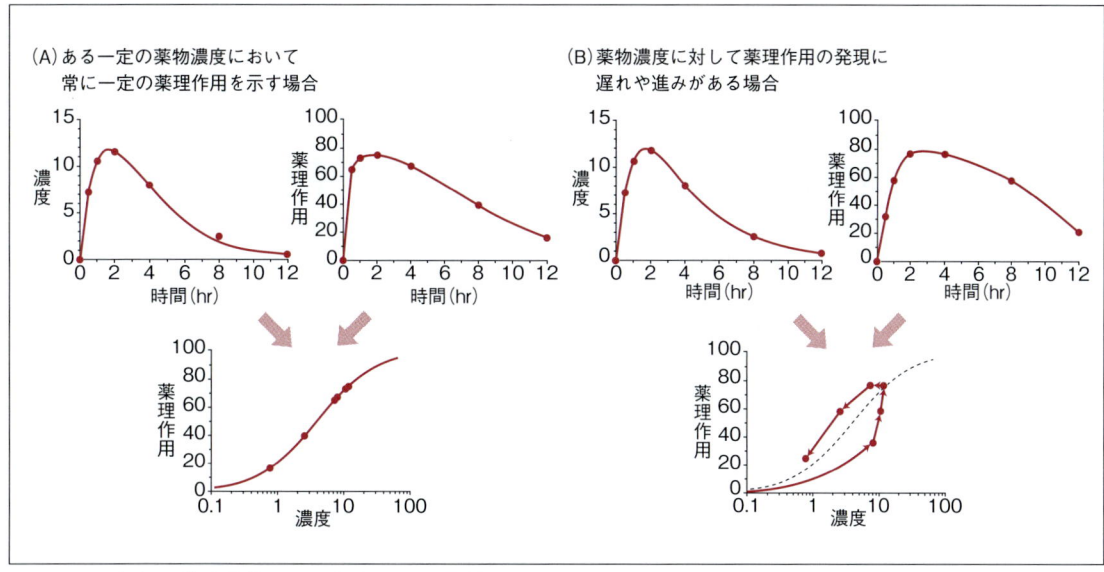

図1-27 薬物の濃度推移と作用推移の間の関係

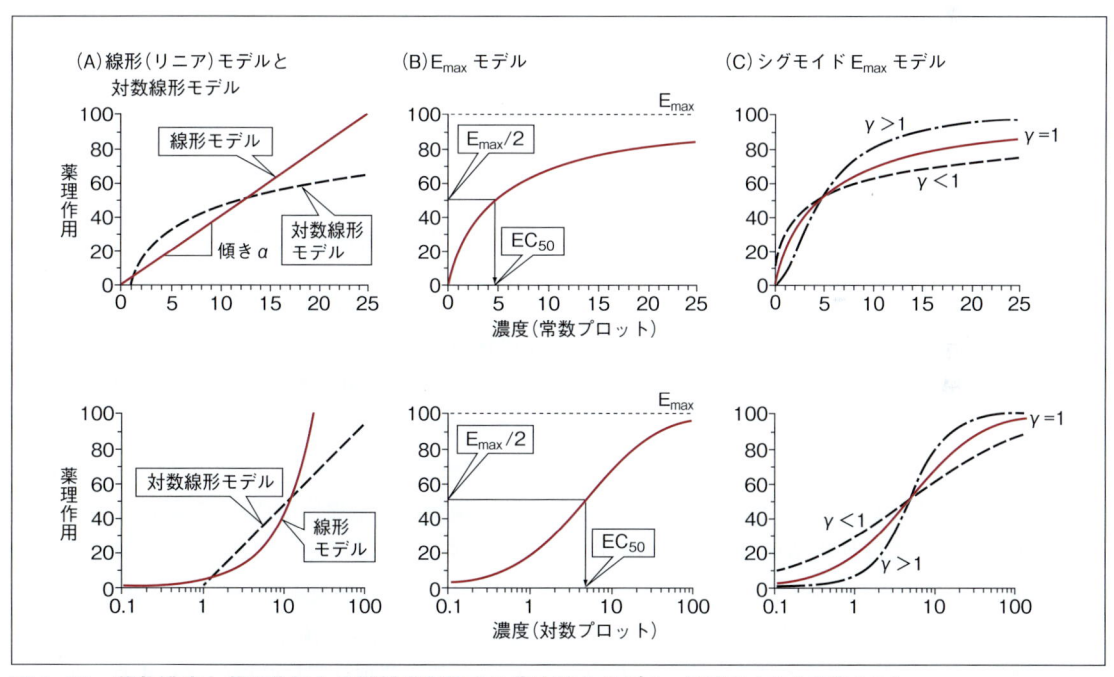

図1-28 薬物濃度と薬理作用との関係を表現する代表的なモデル　説明は本文を参照のこと．

$$E = E_{min} + \alpha \cdot C \quad \cdots\cdots\cdots\cdots (1-2)$$

この線形モデルは，後述のE_{max}モデルにおいて$C \ll EC_{50}$の範囲で観測される関係と考えることもできる．

なお，E_{min}は薬物非存在下における反応であり，厳密には薬物作用のパラメーターとはいえない．PDパラメーターとして取り扱われることがあるが，以下ではE_{min}を差し引いた分を薬理作用として扱い，E_{min}の表記は省略する．

多くの場合，薬物の濃度を上げてゆくと薬理作用は頭打ちになってゆく．このような関係を表現するために，薬物濃度の対数と薬理作用の間に直

線関係を仮定した対数線形モデル（log-linear model）が用いられることもある（式(2)，図1-28A破線）．

$$E = a \cdot \ln C + \beta \quad \cdots \cdots (2)$$

（ただし，$-a \cdot \ln C > \beta$では，E=0）

このモデルでは，常数プロットした場合濃度作用関係は上に凸とはなるが，最大効果E_{max}は存在しない．

これに対して，最大効果E_{max}が存在する関係を表現するために，図1-28Bに示すようなE_{max}モデルがより一般的に広く用いられている．この関係は式(3)により表される．

$$E = E_{max} \cdot \frac{C}{C + EC_{50}} \quad \cdots \cdots (3)$$

ここで，EC_{50}は最大作用の50%の作用（$E_{max}/2$）をもたらす薬物濃度である．

これは，酵素反応速度を表現するためのミカエリス-メンテン式や，受容体結合を表現する式と同じ形をしており，薬物と効果器との相互作用において協同性がない場合に一般的に用いられる式である．PDパラメーターは，EC_{50}とE_{max}の2つとなる．

さらに，E_{max}モデルを拡張したモデルとして，式(4)で表されるシグモイドE_{max}モデル（sigmoid E_{max} model）がある（図1-28C）．

$$E = E_{max} \cdot \frac{C^{\gamma}}{C^{\gamma} + EC_{50}^{\gamma}} \quad \cdots \cdots (4)$$

ここでγはヒル係数（Hill coefficient）と呼ばれる．$\gamma > 1$の場合，濃度作用関係はより急峻になり，all-or-none的な関係に近づく．これは，たとえば薬物の受容体結合に正の協同性がある，すなわち薬物分子が受容体に結合すると，ほかの薬物分子がより受容体に結合しやすくなるような場合に観測される濃度作用関係といえる．これに対して$\gamma < 1$の場合は，濃度作用関係は緩やかとなる．これは，薬物の受容体結合に負の協同性がある場合などに観測される．しかし，多くの場合パラメーターγの値に生理的な意義を見出すことは難しい．このモデルでは，PDパラメーターは，EC_{50}，E_{max}およびγの3つとなる．

なお，薬理作用がEC_{50}が異なる，E_{max}モデルに従う2つの薬理作用コンポーネントの和として観測される場合，両者の関係は理論的には式(5)で表される．

$$E = E_{max,a} \cdot \frac{C}{C + EC_{50,a}} + E_{max,\beta} \cdot \frac{C}{C + EC_{50,\beta}} \quad \cdots \cdots (5)$$

この時，$EC_{50,a}$と$EC_{50,b}$が近接していると，見かけ上シグモイドE_{max}モデルにおける$\gamma < 1$の関係と近くなる．この場合は式(5)による解析が困難な時もあり，便宜上式(4)を用いて解析されることがある．

逆に，1つの薬物が拮抗する2つの作用を有する場合（たとえば低濃度域では受容体Aを介して血圧を低下させ，高濃度域では受容体Bを介して血圧を上昇させるような場合）には，式(5')が用いられることがある．

$$E = E_{max,a} \cdot \frac{C}{C + EC_{50,a}} - E_{max,b} \cdot \frac{C}{C + EC_{50,b}} \quad \cdots \cdots (5')$$

b モデルの選択とパラメーターの算出

それでは，実際に前述のモデルを用いて濃度作用関係を求めるにはどのようにしたらよいのだろうか．まずは，観測されている濃度C（一般には血中濃度だが，作用部位またはそれに近い部位の濃度が測定されていれば，それに越したことはない）を横軸に，薬理作用（E）を縦軸にとり，両者の関係をプロットする．これにより，両者の間でヒステリシス（履歴現象；hysteresis；図1-27B）が認められるか否かを確認する．認められる場合には，後述の「薬理作用に時間的遅れまたは進みがある場合のモデル」を適用する．特にヒステリシスを認めない場合は，プロットされた両者の関係を参考にモデルを選択することとなる．なお，モデルを選択する際の定量的な基準として，赤池の情報量基準（AIC；Akaike's Information Criterion）が広く用いられているが，AICのみに頼るのではなく，薬理作用のメカニズムや生理的意義等も考慮に入れて判断すべきである．

表1-6 薬物の濃度推移と薬理作用の推移との間に時間的なずれ（遅れまたは進み）が観測される主な要因

薬物濃度の推移に対して薬理作用が遅れる要因（反時計回りの履歴現象[ヒステリシス]）	薬物動態学的（PK）要因	・観測している濃度が作用部位の濃度ではなく，作用部位への薬物の移行に時間がかかる ・活性代謝物が存在するが，その影響が考慮されていない
	薬物動力学的（PD）要因	・薬物が作用してから作用が発現するまでに実際に一定の時間がかかる（シグナル伝達の遅れなど） ・薬物が内因性物質のターンオーバー過程に作用する（内因性物質のターンオーバーの速度に応じた時間的遅れが生じる） ・薬理作用が不可逆的過程を伴う（薬物が特定の機能タンパク質を不可逆的に不活性化するなど．機能タンパク質のターンオーバーの速度に応じた時間的遅れが生じる） ・薬物が作用部位（受容体，チャネル等）から解離するのに時間がかかる．
薬物濃度の推移に対して薬理作用が進む要因（時計回りの履歴現象[ヒステリシス]）	薬物動態学的（PK）要因	・観測している作用とは拮抗する作用を有する代謝物の存在
	薬物動力学的（PD）要因	・耐性の発現，脱感作 ・生体の恒常性維持機能（ネガティブフィードバック）により，薬の作用とは逆方向の反応が引き起こされる ・内因性物質の枯渇（内因性物質の分泌を促す薬物などに関して観測される）

パラメーターの算出にあたっては，線形モデルであれば線形回帰により求めることができる．また，E_{max}モデルやシグモイドE_{max}モデルによる解析では，コンピュータによる非線形最小二乗法を用いたあてはめ計算(fitting)が必要となる〔なお，濃度作用関係の解析には，正規分布関数に基づくプロビット法も用いられている．プロビット関数とシグモイド関数（E_{max}モデル）は数学的に異なるが，その形は非常に近似している〕．

ただし，非線形最小二乗法による解析を行う場合は，式(3)または(4)をそのまま用いると収束が悪いことが多い（特に式(4)の場合）ため，濃度を対数に変換しロジスティック関数の式〔(6), (4)と等価〕をあてはめてE_{max}，γおよびαを求める．

$$E = E_{max} \cdot \frac{1}{1 + \gamma \cdot \exp(a - x)} \quad \cdots \cdots (6)$$

ここで，$a = \ln EC_{50}$，$x = \ln C$であり，EC_{50}は算出されたaより$EC_{50} = e^a$として求める．

2 薬理作用と濃度の経時変化に時間的なずれがある場合

すでに述べたように，薬物濃度と薬理作用との間には常に一定の関係があるとは限らず，薬物濃度の時間推移に対して薬理作用発現の時間推移が遅れたり，または逆に進んだりすることがある．これにはさまざまな原因があるが，代表的な原因を表1-6に示す．

こうした現象が見られる場合，薬物濃度と薬理作用との関係を解析するためには，履歴現象を説明できるPK/PDモデルが必要となる．表1-6にあるような何らかの特定の要因がわかっている場合には，個々の要因を組み込んだ生理学的に意味のあるPK/PDモデルを構築して解析することができる．ここでは，時間的な遅れを表現するための代表的なモデルとして，Sheinerの効果コンパートメントモデル(effect compartment model)，Juskoの間接効果モデル(indirect model)，$k_{on}-k_{off}$モデルおよび不可逆的阻害モデルの4つのモデルを説明する．

a 効果コンパートメントモデル

効果コンパートメントモデルでは，薬物動態モデルの中心コンパートメントに隣接して，仮想的な作用部位濃度を表現するための効果コンパートメントを仮定する．すなわち，効果コンパートメント中の薬物濃度（C_e）と薬理作用（E）との間には時間的なずれがなく，EはCeの関数として表さ

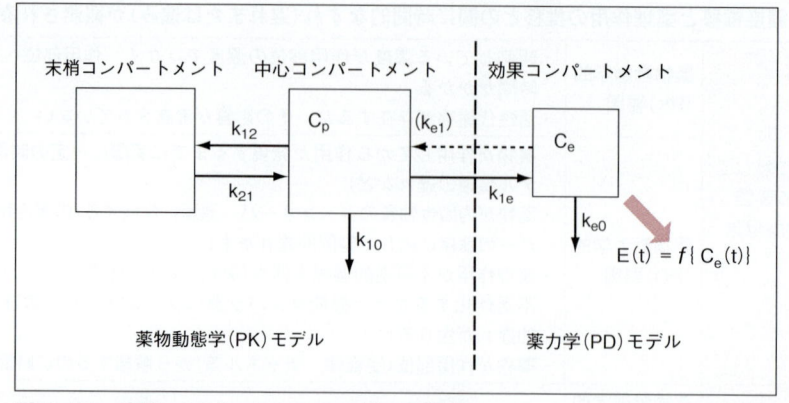

図 1-29　効果コンパートメントモデルの概念
PK モデルとしての 2-コンパートメントモデルに効果コンパートメントモデルを組み込んだ例.

れる（図1-29）．生理的には作用部位への薬物の遅れを想定したモデルであるが，そのほかの要因に起因する薬理作用の時間的遅れを表現するためにも適用されることがある．効果コンパートメントモデルは，①その分布容積は十分に小さい，②平衡状態においては，効果コンパートメント中の薬物濃度と中心コンパートメントの濃度は等しい，の2つが仮定される．

　図 1-29 には，薬物動態を表現する 2-コンパートメントモデルに組み込まれた効果コンパートメントを示している．ここで，k_{1e} および k_{e1} はそれぞれ中心コンパートメントから効果コンパートメント，効果コンパートメントから中心コンパートメントへの移行速度定数を表している．しかし，ここで k_{e1} を考慮すると，効果コンパートメントを含めた 3-コンパートメントモデルに関するマスバランス式を解かなければならない．そこで，上述の「①効果コンパートメントの分布容積は十分に小さい」という仮定から，効果コンパートメントから中心コンパートメントに戻る薬物の量はわずかであり，中心コンパートメントの薬物濃度に影響を与えないと考えることで，単に効果コンパートメントからの消失のみを取り扱う（k_{e1} のかわりに k_{e0} をおく；図1-29）ことができる．

　その結果，効果コンパートメントにおけるマスバランス式は以下のように表現することができる．

$$V_e \cdot \frac{dC_e}{dt} = k_{1e} \cdot V_1 \cdot C_p - k_{e0} \cdot V_e \cdot C_e \quad \cdots \text{(7)}$$

　また，上述の仮定「②平衡状態においては，効果コンパートメント中の薬物濃度と中心コンパートメントの濃度は等しい」より，式(8)が成立する．

$$k_{1e} \cdot V_1 = k_{e0} \cdot V_e \quad \cdots \cdots \text{(8)}$$

　式(8)を式(7)に代入して変形することで，式(9)を得る．

$$\frac{dC_e}{dt} = k_{e0} \cdot (C_p - C_e) \quad \cdots \cdots \text{(9)}$$

　式(9)の C_p に，対応する PK モデルを表現するための式を代入し，この微分方程式を解くことで，個々の PK モデルに対応した C_e を時間の関数として表すことができる．図 1-29 の例であれば，線形 2-コンパートメントモデル（静脈内投与）を式(9)の C_p に代入し，これを解くと，式(10)が得られる．

$$C_e(t) = \frac{A \cdot k_{e0}}{k_{e0} - \alpha} \{\exp(-\alpha \cdot t) - \exp(-k_{e0} \cdot t)\}$$
$$+ \frac{B \cdot k_{e0}}{k_{e0} - \beta} \{\exp(-\beta \cdot t) - \exp(-k_{e0} \cdot t)\}$$
$$\cdots \cdots \text{(10)}$$

　その他の代表的なモデルにおける C_e を表す関数を表 1-7 に示した．

　以上のように，効果コンパートメントを導入することで，薬物濃度と薬理作用の間のヒステリシ

表1-7 血中濃度推移(C_p)が代表的な線形コンパートメントモデルで表現される場合の，C_p および効果コンパートメント中薬物濃度 C_e の時間推移を表す式

1-コンパートメントモデル 静脈内瞬時投与	$C_p(t) = \dfrac{D}{V_d} \cdot \exp(-k_e \cdot t)$ $C_e(t) = \dfrac{D \cdot k_{e0}}{V_d \cdot (k_{e0} - k_e)} \{\exp(-k_e \cdot t) - \exp(-k_{e0} \cdot t)\}$
1-コンパートメントモデル 0次吸収（点滴静注）	$C_p(t) = \dfrac{I}{V_d \cdot k_e} \cdot \{\exp(k_e \cdot T) - 1\} \cdot \exp(-k_e \cdot t)$ $C_e(t) = \dfrac{I \cdot k_{e0}}{V_d \cdot (k_{e0} - k_e)} \left[\dfrac{\{\exp(k_e \cdot T) - 1\} \cdot \exp(-k_e \cdot t)}{k_e} - \dfrac{\{\exp(k_{e0} \cdot T) - 1\} \cdot \exp(-k_{e0} \cdot t)}{k_{e0}} \right]$ ※点滴中は T＝t，点滴終了後は T＝点滴持続時間
1-コンパートメントモデル 1次吸収	$C_p(t) = \dfrac{F \cdot D \cdot k_a}{V_d \cdot (k_a - k_e)} \{\exp(-k_e \cdot t) - \exp(-k_a \cdot t)\}$ $C_e(t) = \dfrac{F \cdot D \cdot k_a \cdot k_{e0}}{V_d} \left\{ \dfrac{\exp(-k_e \cdot t)}{(k_a - k_e)(k_{e0} - k_e)} + \dfrac{\exp(-k_a \cdot t)}{(k_e - k_a)(k_{e0} - k_a)} + \dfrac{\exp(-k_{e0} \cdot t)}{(k_e - k_{e0})(k_a - k_{e0})} \right\}$
2-コンパートメントモデル 静脈内瞬時投与	$C_p(t) = \dfrac{D}{V_1} \left\{ \dfrac{k_{21} - \alpha}{\beta - \alpha} \cdot \exp(-\alpha \cdot t) + \dfrac{k_{21} - \beta}{\alpha - \beta} \cdot \exp(-\beta \cdot t) \right\}$ $C_e(t) = \dfrac{D \cdot k_{e0}}{V_1} \left\{ \dfrac{(k_{21} - \alpha) \cdot \exp(-\alpha \cdot t)}{(\beta - \alpha)(k_{e0} - \alpha)} + \dfrac{(k_{21} - \beta) \cdot \exp(-\beta \cdot t)}{(\alpha - \beta)(k_{e0} - \beta)} \right.$ $\left. + \dfrac{(k_{21} - k_{e0}) \cdot \exp(-k_{e0} \cdot t)}{(\alpha - k_{e0})(\beta - k_{e0})} \right\}$
2-コンパートメントモデル 0次吸収（点滴静注）	$C_p(t) = \dfrac{I}{V_1} \left[\dfrac{k_{21} - \alpha}{\alpha(\alpha - \beta)} \cdot \{\exp(\alpha \cdot T) - 1\} \cdot \exp(-\alpha \cdot t) \right.$ $\left. + \dfrac{k_{21} - \beta}{\beta(\alpha - \beta)} \cdot \{\exp(\beta \cdot T) - 1\} \cdot \exp(-\beta \cdot t) \right]$ $C_e(t) = \dfrac{I \cdot k_{e0}}{V_1} \left[\dfrac{k_{21} - \alpha}{\alpha(\beta - \alpha)(k_{e0} - \alpha)} \cdot \{\exp(\alpha \cdot T) - 1\} \cdot \exp(-\alpha \cdot t) \right.$ $+ \dfrac{k_{21} - \beta}{\alpha(\beta - \alpha)(k_{e0} - \alpha)} \cdot \{\exp(\beta \cdot T) - 1\} \cdot \exp(-\beta \cdot t)$ $\left. + \dfrac{k_{21} - k_{e0}}{k_{e0}(\alpha - k_{e0})(\beta - k_{e0})} \cdot \{\exp(k_{e0} \cdot T) - 1\} \cdot \exp(-k_{e0} \cdot t) \right]$ ※点滴中は T＝t，点滴終了後は T＝点滴持続時間
2-コンパートメントモデル 1次吸収	$C_p(t) = \dfrac{F \cdot D \cdot k_a}{V_1} \left[\dfrac{(k_{21} - \alpha) \cdot \exp(-\alpha \cdot t)}{(\beta - \alpha)(k_a - \alpha)} + \dfrac{(k_{21} - \beta) \cdot \exp(-\beta \cdot t)}{(\alpha - \beta)(k_a - \beta)} \right.$ $\left. + \dfrac{(k_{21} - k_a) \cdot \exp(-k_a \cdot t)}{(\alpha - k_a)(\beta - k_a)} \right]$ $C_e(t) = \dfrac{F \cdot D \cdot k_a \cdot k_{e0}}{V_1} \left[\dfrac{(k_{21} - \alpha) \cdot \exp(-\alpha \cdot t)}{(\beta - \alpha)(k_a - \alpha)(k_{e0} - \alpha)} + \dfrac{(k_{21} - \beta) \cdot \exp(-\beta \cdot t)}{(\alpha - \beta)(k_a - \beta)(k_{e0} - \beta)} \right.$ $\left. + \dfrac{(k_{21} - k_a) \cdot \exp(-k_a \cdot t)}{(\alpha - k_a)(\beta - k_a)(k_{e0} - k_a)} + \dfrac{(k_{21} - k_{e0}) \cdot \exp(-k_{e0} \cdot t)}{(\alpha - k_{e0})(\beta - k_{e0})(k_a - k_{e0})} \right]$

スを解消することができる．ここで，新たに導入されたパラメーターk_{e0}は，薬物濃度と薬理作用の時間的な遅れの大きさを表す速度定数であり，この値が小さいほど両者の時間的な乖離が大きいことを示す．

ここで，k_{e0}を算出する方法について簡単に解説しよう．効果コンパートメントは仮想的なコンパートメントなのでC_eの実測値は存在せず，C_eを表すモデル式（表1-7）を実測値に当てはめることはできない．そこで，C_eの実測値のかわりに，C_eの関数として定まる薬理作用Eの実測値に対してモデル式を当てはめることになる．したがって，同時にC_eとEの関係を表すモデルを同時に仮定することが必要となり，モデルのあてはめ計算によりk_{e0}および前節で解説したPDパラメーターが同時に得られる．モデルあてはめにはコンピュータによる非線形最小二乗法が用いられる．

b 間接効果モデル

表1-6に示したように，薬物濃度推移に対して薬理作用の発現が遅れる原因の1つとして，薬物が内因性物質の生成（または分泌など）や消失に影響を与える場合が考えられる．このような現象を表現するために広く用いられるのが間接効果モデル（indirect model）である（図1-30）．このモデルでは，体内では内因性物質が一定速度K_{syn}で生成して（または分泌されて）おり，1次速度過程にしたがって消失速度定数k_{el}で消失していると仮定する．この時，生体内物質の生成と消失に関するマスバランス式は式(11)で与えられる．

$$\frac{dX}{dt} = K_{syn} - k_{el} \cdot X \quad \cdots (11)$$

また，薬物非存在下の定常状態におけるXをX_0とすると，式(11)は以下のように書き直すことができる．

$$\frac{dX}{dt} = k_{el} \cdot (X_0 - X) \quad \cdots (11')$$

そして，K_{syn}またはk_{el}が薬物によって変化すると仮定する．薬物による作用のパターンとしては，薬物が内因性物質Xの①生成を促進する，

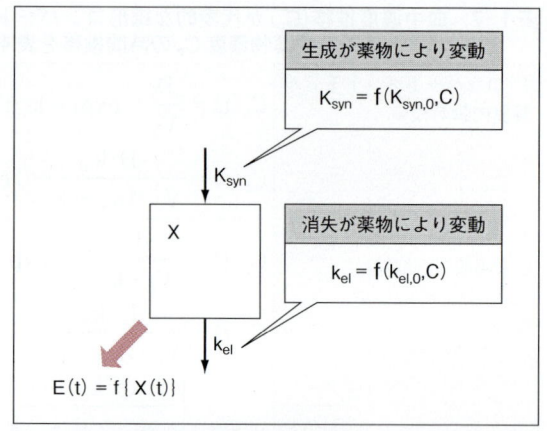

図1-30 間接効果モデルの考え方
内因性物質等のターンオーバーに対して，薬物が生成を促進または阻害，もしくは消失を促進または阻害するというモデル．

②生成を阻害する，③消失を促進する，④消失を阻害する，の4通りが考えられる．薬物の作用がE_{max}モデルに従うと仮定した場合，それぞれのマスバランス式は式(12-1)から(12-4)により表現される（もちろん，必ずしもE_{max}モデルを仮定する必要はない）．

$$\frac{dX}{dt} = K_{syn,0} \cdot \left(1 + \frac{E_{max} \cdot C}{C + EC_{50}}\right) - k_{el,0} \cdot X \quad \cdots (12-1)$$

$$\frac{dX}{dt} = K_{syn,0} \cdot \left(1 - \frac{E_{max} \cdot C}{C + EC_{50}}\right) - k_{el,0} \cdot X \quad \cdots (12-2)$$

$$\frac{dX}{dt} = K_{syn,0} - k_{el,0} \cdot \left(1 + \frac{E_{max} \cdot C}{C + EC_{50}}\right) \cdot X \quad \cdots (12-3)$$

$$\frac{dX}{dt} = K_{syn,0} - k_{el,0} \cdot \left(1 - \frac{E_{max} \cdot C}{C + EC_{50}}\right) \cdot X \quad \cdots (12-4)$$

もうおわかりのように，k_{el}は内因性物質Xの消失速度定数であると同時に，薬物濃度と薬理作用の時間的な遅れの大きさを表すPDパラメーターである．すなわち，効果コンパートメントモデルのk_{e0}と同様，この値が小さいほど両者の時間的な乖離が大きいことを示す．

間接効果モデルは本来内因性物質のターンオーバーをモデル化したものといえるが，汎用性の高いモデルであり，物質としての実体のない薬理作用の指標を対象に適用されることもある．

PDパラメーターを算出するには，関数を微分型で定義できる（数値積分ができる）非線形最小二

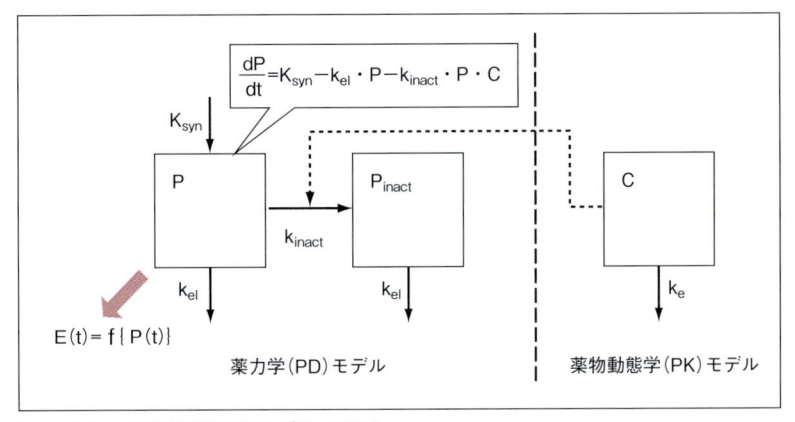

図1-31 不可逆的阻害モデルの概念
図にPKモデルとしての1-コンパートメントモデルに不可逆的阻害モデルを組み込んだ例を示している．詳細な説明は本文を参照のこと．

乗法プログラムによるあてはめ計算を行う．

c k_{on}-k_{off} モデル

薬物とターゲット分子（受容体，チャネル，酵素など）との結合については，多くの場合瞬時平衡が仮定されている．しかし，実際には以下に示すような結合解離の平衡関係が成立している．

$$[D]+[R] \underset{k_{off}}{\overset{k_{on}}{\rightleftarrows}} [DR]$$

ここで，[D]，[R]および[DR]はそれぞれ，非結合型の薬物濃度，薬物と結合していないターゲット分子の濃度，および薬物とターゲット分子が結合した複合体の濃度を表す．ここで，結合解離定数 $K_d=k_{off}/k_{on}$ であることから，親和性が非常に高い（K_d が小さい）場合には，k_{off} の値が非常に小さくなる（解離速度が非常に遅い）ことが予想できる．

このモデルでは，薬理作用はターゲット分子の全量（[R]+[DR]）に対する薬物が結合したターゲット分子（[DR]）の割合（ε）に比例する（またはεの関数になる）と仮定する．上記の平衡関係についてのマスバランス式は式(13)で表される．

$$\frac{d[DR]}{dt} = k_{on} \cdot [D] \cdot [R] - k_{off} \cdot [DR] \cdots (13)$$

両辺を[R]+[DR]で除すことにより

$$\frac{d\varepsilon}{dt} = k_{on} \cdot [D] \cdot (1-\varepsilon) - k_{off} \cdot \varepsilon \cdots (14)$$

を得る．[D]として血漿中非結合型薬物濃度推移 $C_p(t)$ を用い，薬効の経時変化Eをεの関数としてモデルあてはめを行うことにより，PDパラメーター k_{on}, k_{off} などを得る．

d 不可逆的阻害モデル

薬物によっては，生体内に存在する酵素などの機能タンパク質を不可逆的に阻害することによってその作用を発揮するものがある．このような場合，機能タンパク質が生体内で新たに産生されるまで，その薬効が持続することとなる．

このような薬理作用を表現するモデルとして，不可逆的阻害モデルがある（図1-31）．このモデルでは，薬物のターゲットとなる機能タンパク質Pは，生体内で一定速度 K_{syn} で生成し，1次速度過程に従って速度定数 k_{el} で消失しているが，機能タンパク質は薬物と2次の速度過程で反応し，不活性型の機能タンパク質 P_{inact} に変換される．P_{inact} もまた，1次速度過程に従って速度定数 k_{el} で消失する．そして，薬理作用は機能タンパク質の全量（[P]+[P_{inact}]）に対する活性型の機能タンパク質量（[P]）の割合（ε）に比例する（またはεの関数になる）と仮定される．

ここで，Pについてのマスバランス式は式(15)

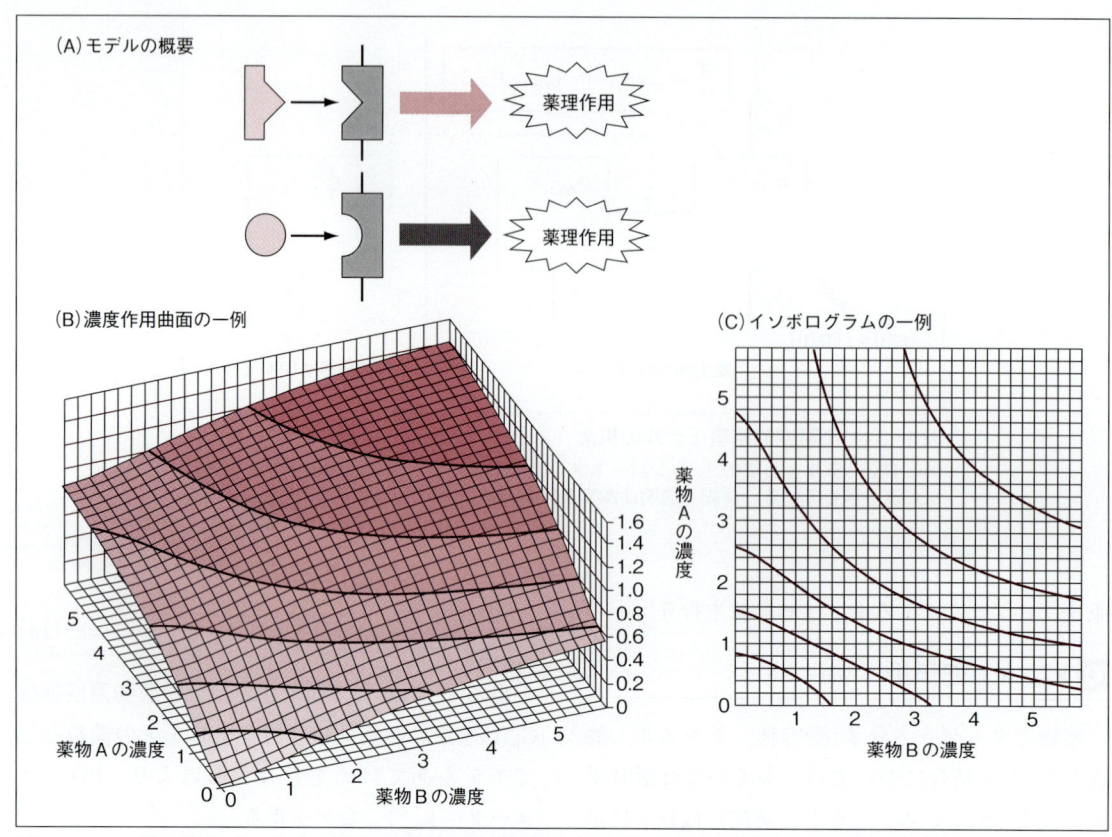

図 1-32　2 種の薬物が，完全に独立に薬理作用を発現する場合の濃度作用関係を表現するモデル
なお，図中では PD パラメーターとしては $E_{maxA}=1$, $E_{maxB}=0.75$, $\gamma_A=\gamma_B=1.6$, $EC_{50,A}=2$, $EC_{50,B}=3$ を仮定した．

により表すことができる．

$$\frac{dP}{dt} = K_{syn} - k_{el} \cdot P - k_{inact} \cdot P \cdot C \quad \cdots\cdots(15)$$

ここで，k_{inact}, C はそれぞれ機能タンパク質と薬物の反応速度定数および薬物濃度を表す．ここで，$K_{syn} = k_{el} \cdot P_0 = k_{el} \cdot (P+P_{inact})$ を代入し，両辺を $P+P_{inact}$ で除すことにより式(16)を得る．

$$\frac{d\varepsilon}{dt} = k_{el} - \varepsilon \cdot (k_{el} - k_{inact} \cdot C) \quad \cdots\cdots(16)$$

式(16)を用いて，薬効の経時変化 E を ε の関数としてモデルあてはめを行うことにより，PD パラメーター k_{el}, k_{inact} などを得る．

3　2 剤以上の薬物の薬理作用

複数の薬物が存在し，それぞれが同じ薬理反応を引き起こす場合，薬物濃度と薬理作用の関係はどのようにとらえたらよいのだろうか．ここでは特に，濃度作用関係が E_{max} モデルまたはシグモイド E_{max} モデルに従うケースについて考えてみよう．

まず，薬物 A と薬物 B がまったく異なるメカニズムで独立に薬理反応を引き起こし，それらが合わさって 1 つの薬理作用として観測されるようなケースについて考えてみよう(図 1-32A)．言い換えれば，薬物 A 単独での最大反応を $E_{max,A}$, 薬物 B 単独での最大反応 $E_{max,B}$ とすると，両剤を併用すると，$E_{max,A}+E_{max,B}$ の最大薬理反応が得られるというケースである．このような場合，両剤の作用が相加的(additive)であれば，両剤を併用した時の反応 E_{TOT} は単に両剤の作用の和として，以下の式(17-1)によって表現されると考えられる．このモデルは，$E_{max,A}$ と $E_{max,B}$ の符号が異なる場合でも適用できる．

(A) モデルの概要

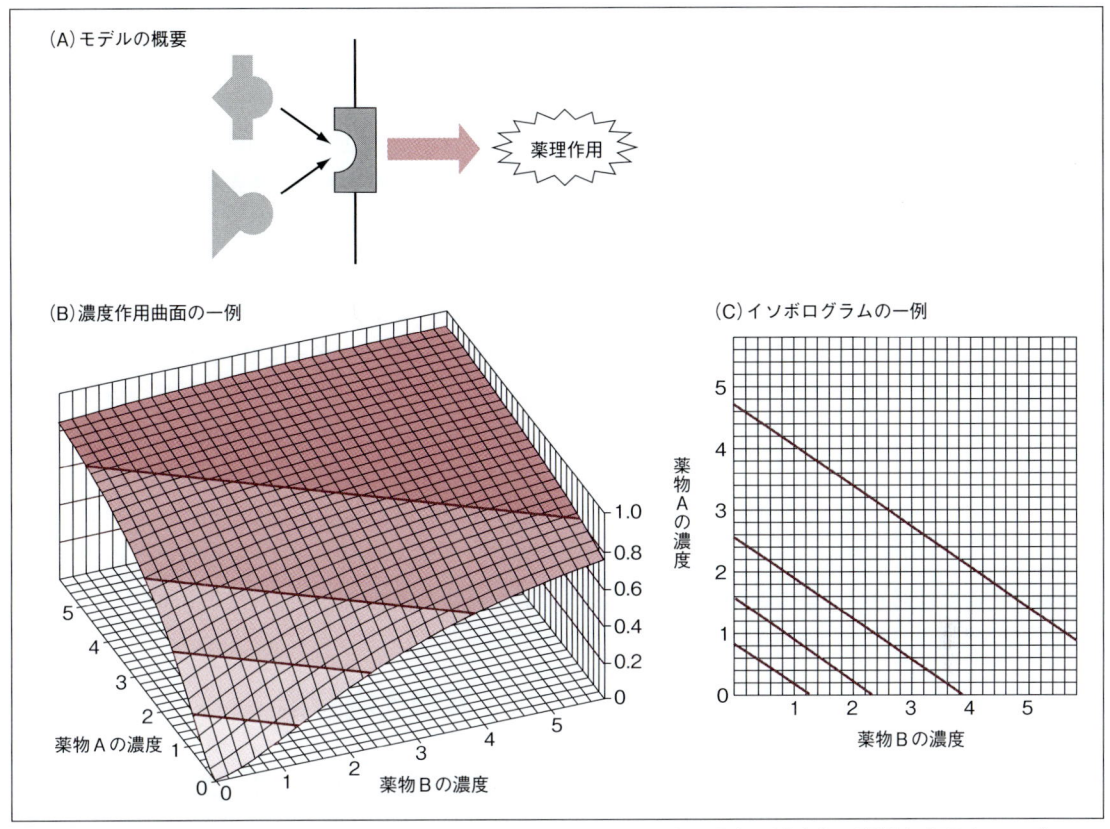

(B) 濃度作用曲面の一例

(C) イソボログラムの一例

図1-33 2種の薬物が，同一のメカニズムを介して薬理作用を発現する場合の濃度作用関係を表現するモデル
なお，図中ではPDパラメーターとしては$E_{max}=1$, $\gamma=1.6$, $EC_{50,A}=2$, $EC_{50,B}=3$ を仮定した．

$$E_{TOT} = E_{max,A} \cdot \frac{C_A^{\gamma A}}{EC_{50,A}^{\gamma A} + C_A^{\gamma A}} + E_{max,B} \cdot \frac{C_B^{\gamma B}}{EC_{50,B}^{\gamma B} + C_B^{\gamma B}} \quad \cdots\cdots (17-1)$$

この式に基づいて，薬物Aおよび薬物Bの濃度をそれぞれX軸，Y軸にとり，その時の薬理作用をZ軸にプロットしたものが濃度作用曲面（concentration-response surface）である（**図1-32B**）．この濃度作用曲面の形は，PDパラメーターの値によって大きく異なる（**図1-32B**に対応するパラメーターの値は図の説明を参照のこと）．

そして，同じ薬理作用強度となる点を結んだ曲線をX-Y平面上にプロットした図を，イソボログラムと呼ぶ（isobologram；**図1-32C**）．ちょうど，地図上で土地の起伏を等高線で表現するのと同じ手法である．

一方，両剤の作用が相乗的（synergistic）または拮抗的（antagonistic）であれば，式(17-2)のように，相乗または拮抗を表す第3項 $f(C_A, C_B)$ が加わったモデルとなる．

$$E_{TOT} = E_{max,A} \cdot \frac{C_A^{\gamma A}}{EC_{50,A}^{\gamma A} + C_A^{\gamma A}} + E_{max,B} \cdot \frac{C_B^{\gamma B}}{EC_{50,B}^{\gamma B} + C_B^{\gamma B}} + f(C_A, C_B)$$
$$\cdots\cdots\cdots\cdots\cdots\cdots (17-2)$$

しかし，複数の薬物が全く独立に同じ薬理作用を発現することは，むしろまれである．それでは，複数の薬剤が同じメカニズムで薬理反応を引き起こす（たとえば同じ受容体に作用する）ような場合はどう考えたらよいだろうか（**図1-33A**）．この場合，各薬物単独での最大反応と，複数薬物の併用時の最大反応は，共通の値 E_{max} で頭打ちとなり，式(17-1)や式(17-2)では表現することができない．この場合，各薬物の薬理作用が相加的

であれば，複数薬物を併用した場合の反応 E_{TOT} は，薬物が単一の受容体に競合的に結合する場合の式と同様，式(18-1)により表される(3剤以上では式(18-2)のように一般化することができる)．

$$E_{TOT} = E_{max} \cdot \frac{\left(\dfrac{C_A}{EC_{50,A}} + \dfrac{C_B}{EC_{50,B}}\right)^\gamma}{1 + \left(\dfrac{C_A}{EC_{50,A}} + \dfrac{C_B}{EC_{50,B}}\right)^\gamma} \quad \cdots (18\text{-}1)$$

$$E_{TOT} = E_{max} \cdot \frac{\left(\sum \dfrac{C_j}{EC_{50,j}}\right)^\gamma}{1 + \left(\sum \dfrac{C_j}{EC_{50,j}}\right)^\gamma} \quad \cdots (18\text{-}2)$$

なお，ここでは部分アゴニストなどについては考慮しないこととし，各薬物の Hill 係数 γ は共通としている(部分アゴニストが含まれたり，各薬物の Hill 係数(γ)が異なる場合などでは，より複雑となり，想定するモデルによって複数の式が考えられる)．

このモデルに従う場合，2薬物の Hill 係数 γ が等しければ，相加的な作用を示すイソボログラムは直線となる(図1-33B, C)．このため，実際に観測された結果からイソボログラムを作成し，それが原点に対して凹であれば相乗的，凸であれば拮抗的と判断することができる．実際に，2剤の薬理作用が相加的か否かを判断する場合には，図1-33 の前提に基づいて，イソボログラムなどから判断される場合が多い．

F 薬物動態を担う機能タンパク質との相互作用パラメーター

1 はじめに

科学的根拠に基づいた合理的な薬物治療設計をするためには，生体に投与された薬物がどのように作用部位に到達し，その後消失していくかという薬物動態に関する情報が必須である．臨床の場では血液以外の組織中薬物濃度を測定することはまれであり，ヒトにおける血中濃度推移に関するデータが最も参考になるのはいうまでもない．そして，目の前の患者の薬物動態が一般的なヒトの薬物動態と差があるかどうかを，患者の生理的条件，病態，併用薬などの情報から推定することが必要になる．そこで，基礎実験で得られた薬物動態にかかわるさまざまな基礎データが何を意味するのか，臨床データにどのように反映されるのか，そのデータにどの程度の信頼性があるのかを理解している必要がある．本項では薬物動態にかかわるさまざまな機能タンパク質の性質を表す基礎データにはどのようなものがあるかを中心に概説し，それらのパラメーターが何のために測定されているのかを考える．

2 薬物代謝酵素

a 薬物代謝にかかわる試験

多くの薬物は肝臓などで代謝を受けるため，その薬物動態の決定因子として代謝酵素反応パラメーターを知ることも，臨床での薬効発現パターンを理解する上で重要である．薬物代謝実験を行うためには，まずどのような実験系で薬物代謝にかかる情報を得るのかを決めなければならない．実験系にはヒトや小動物をそのまま使用する *in vivo* 試験，代謝酵素を含む組織を生体内に残したまま組織中での代謝を調べる *in site* 試験，代謝酵素が発現した細胞を培養して細胞内での代謝を調べたり，細胞を破壊して代謝酵素のみを取り出して酵素活性を調べる *in vitro* 試験がある．さらに，*in vitro* 試験では，生体内に発現している酵素を取り出して行う試験と，遺伝子発現系を用いて特定の酵素を発現させて行う試験があり，それぞれの特徴を理解することが重要である．*In vivo* の薬物代謝パラメーターである代謝クリアランスについては第1章B(13〜20ページ)で解説されているので詳細は割愛する．

In site 試験は，小動物などを用いて，組織を全

身血流から切り離して組織代謝クリアランスを測定する実験系であり，肝臓や小腸での代謝を調べることができる．肝臓の場合は肝動脈を結紮して門脈と肝静脈，胆管にカテーテルを挿入し，門脈から肝静脈へ薬液を灌流させる．全身循環を通さないので灌流液の組成や流速を生理的にはありえない条件に設定することも可能であり，タンパク結合や血流の変化が肝クリアランスに及ぼす影響を詳細に検討することができる．さらに，薬物を門脈から瞬時に注入して肝静脈から流れ出てくる灌流液を連続的に回収する単回灌流法で，薬物の流出パターンを赤血球（血管内から漏出しない物質マーカー）やイヌリン（細胞内に取り込まれない物質マーカー）のパターンと比較することにより，肝細胞内への流入クリアランスや流出クリアランスを分離して評価することも可能である．

肝臓以外では小腸，腎臓，肺などで組織内薬物動態の検討を目的とした灌流試験が行われることがある．小腸の in site 灌流試験では，薬物を管腔内に投与して組織静脈からの流出液を回収し，血中に吸収された薬物量や消化管で生成した代謝物の量を測定することにより，薬物吸収速度や消化管での代謝を評価することができる．消化管内の薬物濃度を制御できるので，薬物の吸収特性や消化管での初回通過代謝をさまざまな条件下で調べることができる．

In site 組織灌流試験では組織の構造を維持したまま組織クリアランスを評価することができ，得られた組織クリアランスを用いて生理学的薬物動態モデルにより全身の薬物動態を推定できることが最大の利点である．組織内薬物動態から全身での薬物動態を推定する方法については第2章J（166〜173ページ）で解説する．一方，組織標本を用いるので実験対象は動物に限られるため，ヒトとの間の種差は常に存在する．また，灌流液として血液をそのまま使用することは不可能であり，*in vivo* の条件を再現することはできない．組織標本を試験に使用できる期間が数十分から数時間と極めて短いことも欠点である．

In vitro 試験では，代謝酵素が発現した培養細胞や，細胞を破壊して代謝酵素のみを取り出して代謝活性を調べる．ヒトから得た肝細胞や膜画分も利用可能であるが，これを利用する場合は供給源の人種に注意しなければならない．肝細胞への薬物の取り込みや肝代謝酵素の誘導などを調べる場合はヒト由来の培養細胞がしばしば利用される．ヒト由来であっても本来の組織細胞とは性質が異なっている場合が多いので，そのことを常に念頭においておかなければならない．特定の酵素タンパクに対する性質を調べる場合には，遺伝子発現系により調整した目的の酵素のみを含む標品が使用されることもある．

b 代謝酵素活性と代謝クリアランスの関係

薬物とタンパクとの分子レベルでの相互作用は *in vitro* 試験で詳細に検討される．ここで得られたデータから *in vivo* の現象を説明するためには，酵素反応の性質を理解しておかなければならない．そこでまず，酵素反応速度の基本であるミカエリス-メンテン・パラメーターを求めてみる．

酵素反応では，基質[S]と酵素[E]が結合して複合体[S-E]を生成し，代謝物[P]を生成して遊離型酵素[E]に戻り，以下のような平衡が成り立っている．

$$[S] + [E] \underset{k_{-1}}{\overset{k_{+1}}{\rightleftharpoons}} [S-E] \overset{k_2}{\rightarrow} [P] + [E] \cdots\cdots (1)$$

ここで，基質が十分にある一方で酵素は極めて微量であり（[S]≫[E]），酵素の総量 E_0 が変化しないので，$E_0 = [E] + [S-E]$である．代謝物を生成した酵素は速やかに別の基質と結合するので，複合体[S-E]は生成速度と崩壊速度が等しい準定常状態にあると仮定し，[E]を消去すると式(2)が得られる．

$$[S-E] \frac{E_0 \cdot [S]}{(K_m + [S])} \cdots\cdots\cdots (2)$$

ここで $K_m = \dfrac{(k_{-1} + k_2)}{k_{+1}}$ であり，K_m をミカエリス定数という．代謝物を生成する速度 v は $k_2 \cdot [S-E]$ である．

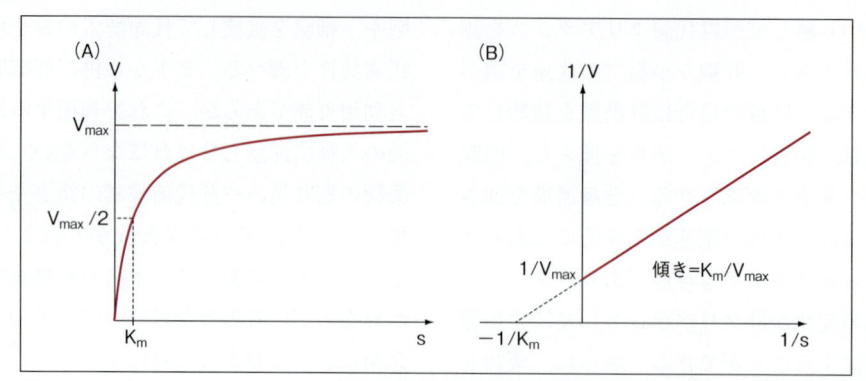

図1-34 ミカエリス–メンテン式によるs-vプロット(A)および1/s-1/vプロット(B)

$$v = \frac{k_2 \cdot E_0 \cdot [S]}{(K_m + [S])} \quad \cdots \cdots (3)$$

[S]が大きくなるとvは最大代謝速度V_{max}に近づく．

$$v = \frac{V_{max} \cdot [S]}{(K_m + [S])} \quad \cdots \cdots (4)$$

ここで$V_{max} = k_2 \cdot E_0$であり，式(4)をミカエリス–メンテン式と呼ぶ．基質濃度がK_mに等しい時，代謝速度は最大速度の1/2になる（図1-34A）．

化学反応の速度は基質濃度によって変化するので，酵素標品にさまざまな濃度の基質（薬物）を添加して，基質濃度と反応速度との関係を調べ，代謝パラメーターであるK_mおよびV_{max}を求める．この時，反応が進行することにより基質濃度が低下するので，その影響が小さい反応初速度を測定するのが一般的である．基質濃度と反応速度のデータに対して式(4)を非線形最小二乗法によりあてはめることにより，K_mおよびV_{max}の値を定めることができる．非線形最小二乗法で用いる初期推定値を求めたり，パラメーターを視覚的に示す際にはラインウィーバー–バーク・プロットを行う．これは式(4)の両辺の逆数をとって式(5)のように変形したものであり，Y切片が$1/V_{max}$，傾きがK_m/V_{max}の直線となる（図1-34B）．

$$\frac{1}{v} = \frac{1}{V_{max}} + \frac{1}{S} \cdot \frac{K_m}{V_{max}} \quad \cdots \cdots (5)$$

式(4)の両辺を[V_{max}]で除して逆数をとり変形した式(6)を用い，v/[S]をvに対してプロットすることもある．これをイーディー–ホフステー・プロットという．このプロットでは傾きが$-1/K_m$，X切片がV_{max}となる．

$$\frac{v}{[S]} = \frac{V_{max}}{K_m} - \frac{v}{K_m} \quad \cdots \cdots (6)$$

代表的な薬物代謝酵素であるチトクロームP450（CYP）の関与について明らかにすることは，遺伝的多型による個体差の存在や，併用薬との薬物間相互作用の危険性を評価する上で極めて重要である．肝組織には多くのCYP分子種が存在しており，複数の分子種が代謝に関与している可能性がある．特定のCYP分子種による薬物代謝活性を検討するためにはほかの分子種が存在しない条件下での試験が有用であり，本来CYPが存在しない細胞に調べたいCYPの遺伝子を導入し，目的の分子種のみを発現させる実験系が有用である．たとえば，酵素遺伝子に変異を導入して大腸菌に発現させた変異型酵素を精製することにより，酵素活性に及ぼす遺伝子変異の影響を調べることも可能である（図1-35）．

精製した酵素を用いればさまざまな酵素の薬物代謝活性を測定することが可能であるが，*in vitro*で活性がみられた場合でも*in vivo*の代謝クリアランスにおける寄与は小さい場合があるので注意が必要である．精製した酵素が高い酵素活性を示しても，生体中の酵素含量が小さければ実際の代謝速度は大きくならない．また，生体中で酵素が発現している部位に薬物が到達しなければ代謝されない．したがって，*in vitro*で得られた代

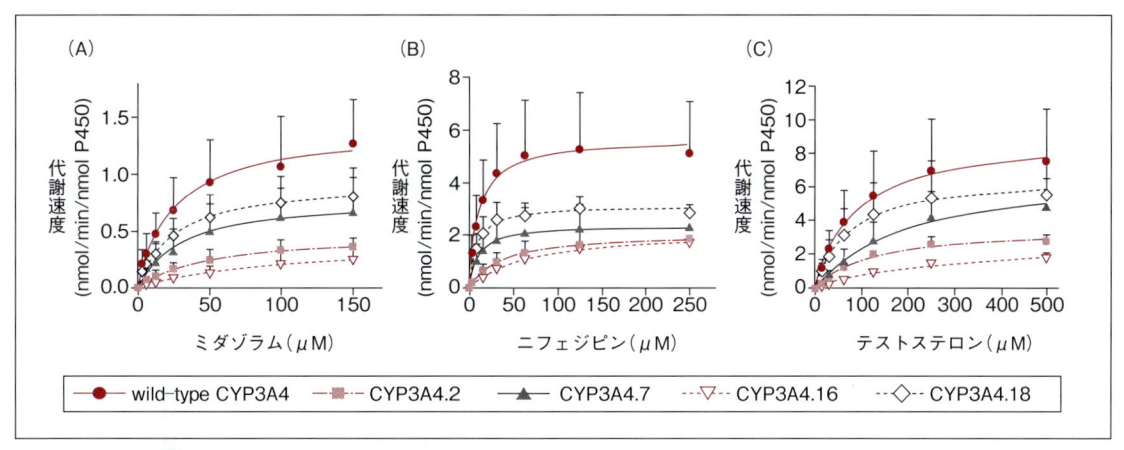

図1-35 大腸菌に発現させたCYP3A4の野生型(.1)および変異型(.2, .7, .16, .18)によるミダゾラム，ニフェジピンおよびテストステロン代謝のs-vプロット
〔Miyazaki M, et al, Defective activity of recombinant cytochrome P-450 3A4.2 and .16 in oxidation of midazolam, nifedipine and testosterone. Drug Metab Dispos 36(11)：2287-2291, 2008〕

謝パラメーターが in vivo の代謝クリアランスにどのように反映されるかを考慮する必要がある．

　CYPは主に小胞体膜に存在する膜タンパク質であり，膜画分を精製して代謝実験に用いられる．膜画分には他の酵素やその他のタンパク質も含まれているので，in vitro 試験の結果を in vivo へスケールアップするためには，in vitro 試験で用いられる精製した膜画分に含まれている酵素量と in vivo 試験で薬物が代謝される生体組織中の酵素含量を対応させなければならない．膜画分に含まれるCYP含量はCO差スペクトルを用いて測定されるのが一般的である（図1-36）．生体組織中の酵素含量は，生体組織の重量，生体組織1gから調製可能な膜画分タンパク含量，膜画分1mgあたりのCYP含量を文献などから求めることができるので，in vitro 試験で得られた酵素活性を生体組織中の酵素含量にスケールアップすることにより in vivo の代謝固有クリアランス $CL_{h, int}$ を推定することが可能である．

　In vitro 試験の結果を *in vivo* に外挿する場合は，基質濃度の補正も重要である．*In vivo* においては代謝酵素が存在する小胞膜近傍の薬物濃度の測定は不可能であり，肝組織中非結合型濃度を用いるのが一般的である．しかし，これも直接測定することはできないので，血中濃度 C_B，肝組織中濃度 C_T，血中タンパク非結合率 $f_{u, B}$，肝組織中非結合率 f_T などから推定しなければならない．$f_{u, B}$ および f_T の評価についてはタンパク結合率の項（56~57および135ページ以降）で詳述する．

　血中非結合型薬物濃度 $C_{B, u}$ および肝組織中非結合型薬物濃度 $C_{T, u}$ はそれぞれ血中，肝組織中の総濃度に非結合型分率を乗じることにより求め

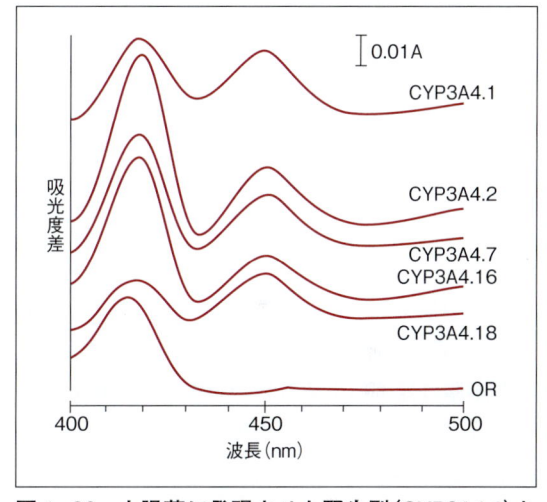

図1-36 大腸菌に発現させた野生型（CYP3A4.1）および変異型（CYP3A.2, .7, .16, .18）のCO差スペクトルの例
〔Miyazaki M, et al, Defective activity of recombinant cytochrome P-450 3A4.2 and .16 in oxidation of midazolam, nifedipine and testosterone. Drug Metab Dispos 36(11)：2287-2291, 2008〕

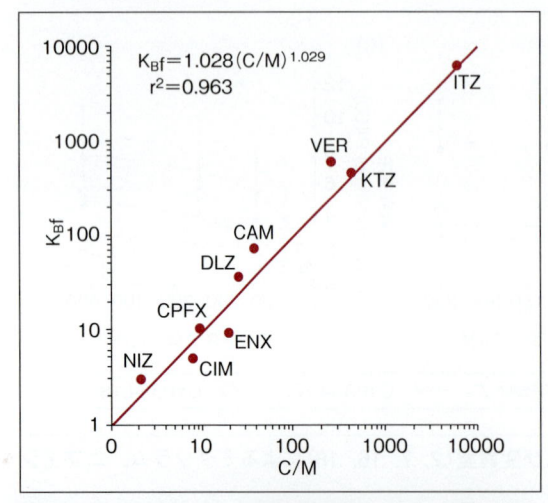

図1-37 *In vitro* ラット単離肝細胞内/媒体中薬物濃度比と *in vivo* 肝組織中/血中濃度比の相関

(Yamano K, et al：Correlation between in vivo and in vitro hepatic uptake of metabolic inhibitors of cytochrome P-450 in rats. Drug Metab Dispos 27：1225-1231, 1999)

ている脂質やタンパク質に薬物が結合することにより，代謝反応に関与できる非結合型基質濃度が低くなる可能性がある．酵素を含む膜画分に対する基質の結合率を求めようとすると基質が代謝されてしまうので，何らかの方法で代謝反応をやめた状態で非結合率を測定しなければならない．CYPの場合はコファクターとなるNADPHを除くことにより37℃で膜画分への結合を測定することが可能である．

以上の代謝に関するさまざまな基礎パラメーターを用いて肝代謝クリアランスを求める過程を追いながら，それぞれのパラメーターの意味を考えてみよう．

酵素標品として膜画分を用いる場合，さまざまな濃度で薬物を添加して代謝物生成の初速度を測定し，添加薬物濃度に膜画分に対する非結合率を乗じた値を代謝に関与する基質濃度としてミカエリス-メンテン式(4)をあてはめて K_m および V_{max} を求める．得られた K_m および V_{max} を用い，*in vivo* における肝組織中非結合型濃度を[S]として式(4)にあてはめれば *in vivo* における代謝速度を推定することができる．肝組織中非結合型濃度は血中非結合型濃度と等しいと仮定する場合も多いが，肝組織への能動的取り込みがある薬物では過小評価することになる．膜画分を用いた薬物代謝実験では，標本中のタンパク質濃度1 mgあたりの代謝速度が示されていることが多いのでP450含量 nmolあたりの活性に補正し，肝臓に含まれるP450含量を乗じて肝組織あたりの代謝固有クリアランス $CL_{h, int}$ を求める．Well-stirred modelで血液中と肝組織中の非結合型薬物濃度が等しいと仮定できる場合，肝組織クリアランス CL_h は式(10)で表すことができる．

られ，これらは薬物の肝組織への能動的取り込みがない場合には等しいと仮定してよく，血中非結合型薬物濃度を酵素近傍の濃度と考えることができる．

$$C_{B, u} = C_B \cdot f_{u, B} \quad \cdots\cdots(7)$$

$$C_{T, u} = C_T \cdot f_T \quad \cdots\cdots(8)$$

$$C_{B, u} = C_{T, u} \quad \cdots\cdots(9)$$

肝細胞は種々の生体外異物を能動的に取り込むトランスポーターも多く発現しており，薬物が肝細胞に濃縮され，$C_{T, u}$ が $C_{B, u}$ よりも高くなっている場合も多い．濃縮の程度を予測することは困難であるが，動物実験レベルでは，単離した肝細胞の媒体中薬物濃度 C_M と肝細胞中非結合型濃度 $C_{T, u}$ を比較することにより濃縮率を求めると，肝組織中/血中非結合型濃度比とよく一致することが示されている（図1-37）．ヒト肝細胞を用いて同様の試験を行うことができれば同様の手法でヒト肝組織における代謝酵素近傍の濃度を精度よく推定することができるようになるであろう．

一方で，精製酵素標品を用いて酵素代謝実験を行う際もタンパク結合の影響を考慮する必要がある．*In vitro* 代謝実験では反応系に添加した薬物量を基質濃度として解析するが，膜画分に含まれ

$$CL_H = \frac{Q_H \cdot f_{u, B} \cdot CL_{int}}{(Q_H + f_{u, B} \cdot CL_{int})} \quad \cdots\cdots(10)$$

C 代謝阻害過程と薬物間相互作用の予測

薬物代謝酵素の阻害に起因する薬物間相互作用は重篤な結果につながることが多く，また薬効がまったく異なる薬物間で引き起こされることも多

いため予測が困難である．現状では，個々の薬物がどの代謝酵素で代謝されるか，どの代謝酵素に対して阻害作用を示すかを in vitro 試験で調べ，基質薬物と阻害薬の併用で相互作用が起こる可能性があるとして注意を喚起している．この方法では，実際には臨床で問題となる相互作用が起こる可能性が極めて低い組み合わせも含まれることになり，実用的でない．薬物代謝阻害による相互作用が臨床的に重要かどうかを評価するためには，代謝阻害により基質薬物の代謝クリアランスがどの程度低下し，それが全身クリアランスの低下につながるかどうかを定量的に評価する必要がある．In vitro で得られた薬物代謝パラメーターから代謝クリアランスを予測したのと同様の手法で，in vitro で観測された代謝活性の変化がどのように in vivo のクリアランス低下につながるかを考えてみよう．

基質薬物と酵素のみが存在する反応系では式(1)に示した平衡が成立しており，酵素反応は式(4)に示したミカエリス-メンテン式で表される．ここに，①基質と同じ部位に結合して酵素活性を失わせる阻害薬，②基質とは異なる部位に結合して酵素活性を失わせる阻害薬，③基質-酵素複合体に結合して代謝物の生成反応をやめる阻害薬を加えた場合をそれぞれ考える．①，②および③の場合をそれぞれ(1)競合阻害 (competitive inhibition)，(2)非競合阻害 (noncompetitive inhibition)，(3)不競合阻害 (uncompetitive inhibition) という．また，(4)代謝中間体が酵素に不可逆的に結合して不活性化する阻害 (mechanism based inhibition) がみられることもある．

(1) 競合阻害の場合，阻害薬濃度を[I]とすると，式(11)に示すような平衡が成立する．

$$[S]+[E] \underset{k_{-1}}{\overset{k_{+1}}{\rightleftarrows}} [S-E] \overset{k_2}{\rightarrow} [P]+[E]$$

$$[I]+[E] \underset{k_{-3}}{\overset{k_{+3}}{\rightleftarrows}} [E-I] \quad \cdots\cdots\cdots\cdots\cdots(11)$$

酵素の状態は遊離酵素[E]，基質[S]との複合体[S-E]，阻害薬[I]との複合体[E-I]の3種類である．全酵素量 $E_0 = [E] + [S-E] + [E-I]$ と

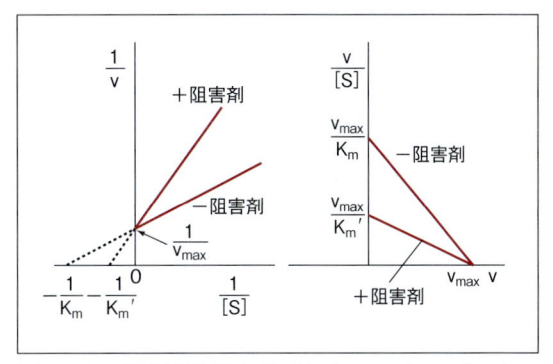

図1-38 競合阻害時のラインウィーバー-バーク・プロットおよびイーディー-ホフステー・プロット

し，[S-E]および[E-I]が準定常状態にあると仮定して[E]を消去すると式(12)が得られる．

$$[S-E] = \frac{K_i E_0 [S]}{K_m[I] + K_i[S] + K_m K_i}$$

$$[E-I] = \frac{K_m E_0 [I]}{K_m[I] + K_i[S] + K_m K_i} \cdots\cdots(12)$$

ここで

$$K_m \equiv \frac{k_{-1}+k_2}{k_{+1}}$$

$$K_i \equiv \frac{k_{-3}}{k_{+3}} \cdots\cdots\cdots\cdots\cdots\cdots\cdots\cdots(13)$$

であり，代謝物の生成速度 v は $V_{max} = k_2 \cdot E_0$ とおけば式(14)で表される．

$$v = \frac{V_{max} \cdot [S]}{[S] + K_m \cdot \left(1 + \dfrac{[I]}{K_i}\right)} \cdots\cdots\cdots(14)$$

式(14)の両辺の逆数を取ると式(15)が得られる．

$$\frac{1}{v} = \frac{1}{V_{max}} + \frac{K_m}{V_{max}} \cdot \frac{\left(1+\dfrac{[I]}{K_i}\right)}{[S]} \cdots\cdots(15)$$

つまり，阻害薬がある場合には**図1-38**のように，ラインウィーバー-バーク・プロットの傾きを大きくする効果があり，V_{max} には変化がない．K_m は見かけ上

$$K_m \cdot \left(1+\frac{[I]}{K_i}\right) となる．$$

(2) 非競合阻害の場合，基質[S]と阻害薬[I]はそ

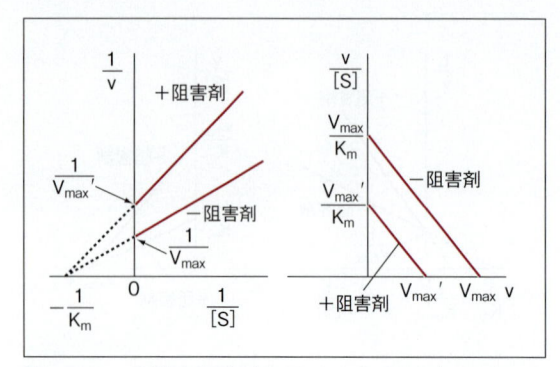

図1-39 非競合阻害時のラインウィーバー–バークプロットおよびイーディー–ホフステー・プロット

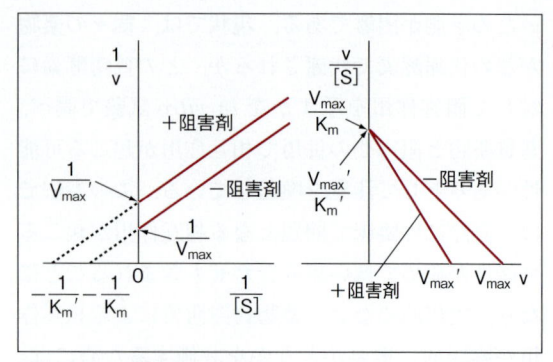

図1-40 不競合阻害時のラインウィーバー–バークプロットおよびイーディー–ホフステー・プロット

れぞれ異なる部位に結合するので，式(16)に示す平衡が成立する．

$$[S]+[E] \underset{k_{-1}}{\overset{k_{+1}}{\rightleftarrows}} [S-E] \overset{k_2}{\rightarrow} [P]+[E]$$

$$[I]+[E] \underset{k_{-3}}{\overset{k_{+3}}{\rightleftarrows}} [E-I]$$

$$[S]+[E-I] \underset{k_{-1}}{\overset{k_{+1}}{\rightleftarrows}} [S-E-I]$$

$$[I]+[S-E] \underset{k_{-3}}{\overset{k_{+3}}{\rightleftarrows}} [S-E-I] \cdots\cdots(16)$$

全酵素量 $E_0 = [E]+[S-E]+[E-I]+[S-E-I]$ とし，$[S-E]$，$[E-I]$，$[S-E-I]$が準定常状態にあると仮定すると，代謝速度 v は式(17)で示される．

$$v = \frac{\dfrac{V_{max} \cdot [S]}{(K_m+[S])}}{\left(1+\dfrac{[I]}{K_i}\right)} \cdots\cdots(17)$$

非競合阻害の場合のラインウィーバー–バーク・プロットおよびイーディー–ホフステー・プロットは図1-39のようになる．

(3) 不競合阻害の場合，阻害薬[I]は遊離型酵素[E]には結合せず，複合体[E-S]に結合する．この場合，式(18)に示す平衡が成立し，代謝速度は式(19)で示され，ラインウィーバー–バーク・プロットおよびイーディー–ホフステー・プロットは図1-40のようになる．

$$[S]+[E] \underset{k_{-1}}{\overset{k_{+1}}{\rightleftarrows}} [S-E] \overset{k_2}{\rightarrow} [P]+[E]$$

$$[I]+[S-E] \underset{k_{-3}}{\overset{k_{+3}}{\rightleftarrows}} [S-E-I] \cdots\cdots(18)$$

$$v = \frac{\left(\dfrac{V_{max}}{1+\dfrac{[I]}{K_i}}\right) \cdot [S]}{\dfrac{K_m}{\left(1+\dfrac{[I]}{K_i}\right)}+[S]} \cdots\cdots(19)$$

(4) Mechanism based inhibition の場合，式(20)に示す平衡が成立し，k_4で酵素が不可逆的に不活性化される．

$$[E]+[I] \underset{k_{-1}}{\overset{k_{+1}}{\rightleftarrows}} [E-I] \overset{k_2}{\rightarrow} [E-I] \overset{k_4}{\rightarrow} [E_{inact}]$$
$$\hspace{5em} \downarrow k_3$$
$$\hspace{5em} [E]+[P]$$
$$\cdots\cdots(20)$$

この式を定常状態で解くと不活化速度は式(21)で表すことができる．

$$\frac{dE_{inact}}{dt} = k_4 \cdot [E-I]' = \frac{\dfrac{k_2 \cdot k_4}{k_2+k_3+k_4}[I] \cdot E_0}{\dfrac{(k_3+k_4)(k_{-1}+k_2)}{(k_2+k_3+k_4)k_{+1}}+[I]}$$
$$\cdots\cdots(21)$$

$$k_{inact} = \frac{k_2 \cdot k_4}{(k_2+k_3+k_4)},$$

$$K_{i,app} = \frac{\frac{(k_3+k_4)(k_{-1}+k_2)}{(k_2+k_3+k_4)}}{k_{+1}}$$

とすると活性型酵素 E_{act} の減少速度は式(22)で表すことができる．

$$\frac{dE_{inact}}{dt} = \frac{k_{inact} \cdot [I] \cdot E_0}{K_{i,app}+[I]} \quad\cdots\cdots\cdots\cdots\cdots(22)$$

In vitro 代謝阻害実験により得られた基礎パラメーターを in vivo に外挿するには，式(14)，(17)，(19)で得られた代謝速度を肝固有クリアランスの変化に換算し，すでに述べたように生理学的モデルを用いて全身クリアランスに与える影響を解析する．In vitro 代謝実験で示したように膜画分への結合を考慮して基質の非結合型濃度を求めなければならないが，阻害薬についても同様に非結合型濃度に換算しなければならない．In vivo へのスケールアップにあたって肝細胞内での非結合型分率，肝細胞内への取込などを考慮するのも同様である．

d 代謝酵素の誘導

　ある種の薬物は薬物代謝酵素を誘導することがあるが，酵素誘導作用を定量的に評価することは困難である．初代培養肝細胞に薬物を添加して CYP の mRNA の発現または CYP 含量の増加を測定するのが望ましいが，ヒト初代培養肝細胞は日常的に使用することができない．樹立細胞系を使用すると発現するタンパクが in vivo と異なっており，実験条件による変動も大きい．動物の組織では発現する CYP 分子種が異なっている．このように代謝酵素誘導能を定量的に評価する実験系はまだ不十分であり，上記のいずれかの方法で酵素誘導作用が認められた場合は in vivo での試験により評価することが望ましい．

2 薬物トランスポーター

　薬物によっては種々の物質輸送担体(トランスポーター)に作用して基質の輸送能を変化させることにより薬理作用を発揮するものがある．このような作用を in vitro で調べるためには，トランスポーターが多く発現している細胞膜分画を精製し，これで作成した膜小胞への基質の取り込み速度を測定することが多い．細胞膜画分で膜小胞を調製し，溶媒にトランスポーターの基質を加えて一定時間後に急速濾過により小胞と溶媒を分離し，小胞中に取り込まれた基質の量を測定することにより，膜タンパクあたりの取り込み速度を算出する．受動拡散による取り込みや膜への非特異的吸着量は，多量の競合物質の存在下あるいは能動輸送が働かない低温での実験で求めて差し引く．基質を高濃度にするとトランスポーターの機能が最大取り込み速度 J_{max} に達して飽和する．J_{max} の 1/2 の取り込み速度が得られる基質濃度を K_T と表す．トランスポーターの取り込み能力 J は一般に次式で表される(導出は前出の薬物代謝パラメーターと同様)．

$$J = \frac{J_{max} \cdot [S]}{(K_T+[S])} \quad\cdots\cdots\cdots\cdots\cdots(23)$$

ただし[S]は基質濃度である．阻害定数 K_i の競合的阻害薬[I]が存在する場合には

$$J = \frac{\frac{J_{max} \cdot [S]}{K_T}}{\left(1+\frac{[S]}{K_T}+\frac{[I]}{K_i}\right)} \quad\cdots\cdots\cdots(24)$$

となり，

$$[I] = K_i \cdot \left(1+\frac{[S]}{K_T}\right) \quad\cdots\cdots\cdots\cdots(25)$$

の時，ちょうど取り込み速度を 1/2 に減少させ，これを IC_{50} と表す．受容体結合パラメーターと同様，K_i 値が物質固有のパラメーターであり，IC_{50} は基質濃度に依存する数値である．

　薬物によっては，薬物自身が基質として輸送される輸送担体と輸送パラメーターが調べられていたり，ほかの薬物を輸送するトランスポーターに対する阻害作用が明らかにされていることがある．これらのトランスポーターによる輸送が薬物動態の決定因子である場合は，輸送パラメー

に基づいて薬物動態の非線形性や薬物間相互作用を予測することが可能である．このような目的では膜小胞のほか，単一層培養細胞を用いて一方から他方への透過速度や細胞内への取り込み速度を測定することもある．

3 結合タンパク

a 血漿中タンパク非結合率

一般に，組織へ移行できるのは血漿中タンパクに結合していない薬物のみと考えられるので，まず血漿中タンパク非結合率を調べてみる．

代表的なタンパク結合率の測定法として，限外濾過法および平衡透析法の模式図を図1-41に示した．限外濾過法は，高分子を通さない透析膜を用いて遠心分離によりタンパクを含まない部分を得る方法であり，少量のサンプルで迅速に測定できるが，薬物が膜や容器に吸着して濃度が低下する場合は正確に測定できない欠点がある．平衡透析法は透析膜の一方に血漿，他方に緩衝液を入れて，平衡に達した時の左右の濃度を比較することによりタンパク非結合率を求める方法であり，多少の吸着による濃度変化があっても測定可能である．吸着が大きすぎるなどの理由で透析膜が使用できない場合は，超遠心法やその他の測定法を用いることになる．

血漿中タンパク結合率を測定する場合，事前に採取した血漿に薬物を添加する方法（in vitro 法と記載される）と，生体に薬物を投与した後に採血して得た血漿を用いる方法（in vivo 法と記載される）がある．血漿中タンパク結合率は動物種により大きく異なる場合があり，in vitro 法であればヒト血漿を用いて測定することは容易であるから，必ずヒトでの測定値を検索すべきである．また，in vitro 法では薬物の添加量を自由に設定できるため，定量感度との関係で臨床濃度とかけはなれた濃度範囲で非結合率を測定している場合があり，このようにして得られた値は臨床濃度における実際の非結合率より大きい可能性がある．

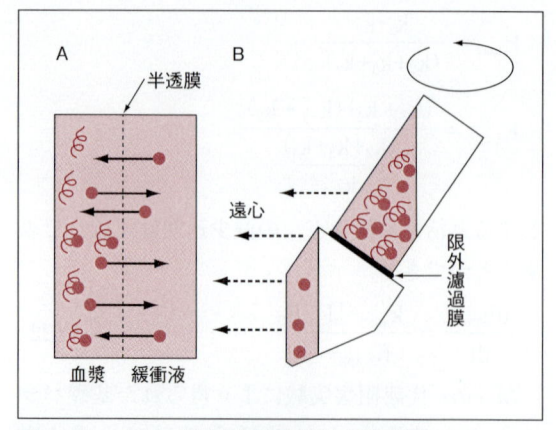

図1-41 タンパク結合率測定法の模式図
A：平衡透析法，B：限外濾過法

タンパク非結合率データの解釈が特に重要となるのは，タンパク結合率が高い（非結合率が低い）薬物の場合である．特にタンパク結合率が99％以上である場合，1％以下しか存在しない非結合型薬物のみを分離，測定することは困難であり，非結合率の精度は低いと考えたほうがよい．また，投与した親薬物と体内で生成した代謝物が競合してタンパク結合置換を起こす場合には，in vitro 法では in vivo 法に比べて非結合率が小さくなる．

b 組織移行性

一般の組織においては，低分子薬物は血液中の非結合型薬物が細胞外液まで分布していると考えてよい．多くの薬物は標的組織の細胞表面に存在する受容体やイオンチャネルに作用するので，血漿中非結合型薬物濃度を作用部位濃度と考えるのは理にかなっている．多くの薬物で作用部位は細胞表面であって細胞内ではないため，組織中薬物濃度（C_T）そのもの，あるいは組織中薬物濃度/血液中薬物濃度比（K_p）は作用部位への移行性の指標としてそれほど有用ではない．能動輸送機構がない場合，血液中非結合型薬物（C_u）と組織中非結合型薬物（$C_{T, u}$）が等しい状態で平衡に達するとK_p値は血中非結合率（f_u）と組織中非結合率（f_T）の比（f_u/f_T）に等しくなり，組織への結合性が大きい（すなわち f_T が小さい）薬物ほど K_p 値は大きくな

る．作用部位への薬物の移行が受動輸送のみによる場合は C_u，能動輸送の寄与があって C_u と $C_{T,u}$ が等しくないことが予想される場合や，ステロイドや抗癌剤などのように細胞内の細胞質受容体や核などに作用する場合などは，作用部位濃度の推定値として C_T を $f_{T,u}$ で除して算出した $C_{T,u}$ を利用するのが妥当であろう．

あまり一般的な実験ではないが，作用部位である細胞間液中薬物濃度を直接測定する目的で微小透析法が行われることがある．これは組織中（脳の局部など）に微小プローブを挿入して透析により細胞間液中の薬物を回収する方法であり，回収率の補正などの問題があるものの，血中非結合型から作用部位濃度が予測できない薬物については，作用部位への薬物移行性に関する重要な情報が得られる．

組織中濃度の測定，微小透析法のいずれも動物実験から得られる値なので，ヒトでの作用部位への移行性として使用できる保証はないが，動物実験で血液中非結合型濃度と組織中非結合型濃度がほぼ一致している場合には，特殊な輸送機構の寄与は小さいと予想されるため，ヒトでも同様の関係が成立すると考えてもよいであろう．

文献

1) Miyazaki M, Nakamura K, Fujita Y, Guengerich FP, Yamamoto K, Horiuchi R：Defective activity of recombinant cytochrome P450 3A4.2 and.16 in oxidation of midazolam, nifedipine and testosterone. Drug Metab Dispos 36(11)：2287-2291, 2008
2) Yamano K, Yamamoto K, Kotaki H, Takedomi S, Matsuo H, Sawada Y, Iga T：Correlation between in vivo and in vitro hepatic uptake of metabolic inhibitors of cytochrome P-450 in rats. Drug Metab Dispos 27：1225-1231, 1999
3) Ito K, Iwatsubo T, Kanamitsu S, Ueda K, Suzuki H, Sugiyama Y：Prediction of pharmacokinetic alterations caused by drug-drug interactions： metabolic interaction in the liver. Pharmacol Rev 50：387-412, 1998

G 薬物作用を担う機能タンパク質との相互作用パラメーター

1 はじめに

生体内ではさまざまな情報伝達が行われており，薬物の多くはその情報伝達に介入することにより生体のさまざまな反応を起こさせて薬効を発揮する．近年の分子生物学の進歩により薬物の作用点が分子レベルで明らかにされ，最近では遺伝子発現情報に基づいて疾患治療の候補遺伝子のスクリーニングを行い，標的となるタンパク質を定めてから薬物の設計を行うことも可能となっている．このような薬物の作用を理解して最適な薬物治療を行うためには，分子レベルでの作用を定量的に理解し，薬物動態と結びつけることが必要である．本項では薬物と受容体タンパクとの相互作用を表現する基礎データにはどのようなものがあり，それがどのように臨床効果に反映されるかを中心に概説する．

2 受容体結合理論

生体に薬物を投与すると薬理作用によりさまざまな反応が現れる．薬物の投与量と反応の強さから求められる薬理学的パラメーターと，薬物と標的タンパク分子との相互作用パラメーターとの関係を明らかにすることにより，臨床で薬物投与時に起こるさまざまな変化を理解し，病態の変化や薬物間相互作用などによる薬効の変化に対応できるようになる．そこで，受容体理論に基づく薬理学的パラメーターについて整理しておこう．

薬物を生体に投与すると何らかの反応が起こり，通常は投与量が大きくなるにつれて反応も大きくなる．しかし，反応は無限に大きくなるわけではなく，一定の大きさに達するとそれ以上には大きくならず，S字形のシグモイド曲線を描く（図1-42）．この曲線を濃度反応曲線あるいは用量反応曲線といい，最大反応を E_{max} で表し，E_{max} の

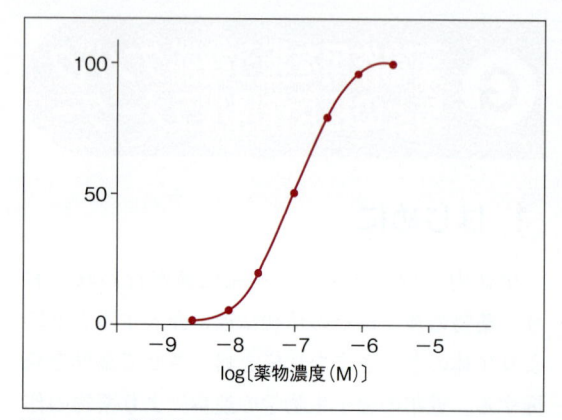

図 1-42　濃度作用曲線
横軸は対数であることに注意．

50%の強さの反応を引き起こす投与量を ED_{50} で表す．濃度に注目する場合は EC_{50} と表現することもある．

　受容体タンパクは微量しか存在しないので，薬物濃度を高くしていくと受容体への結合率が大きくなり，すべての受容体に結合するとそれ以上は結合できない．薬物の一部は受容体でない部分にも結合（非特異的結合）するので，同じ受容体に結合する物質を多量に加えて受容体への結合を抑えた条件での結合量を差し引いて，受容体への結合量を算出する．薬物[D]と受容体[R]との結合解離は以下のような平衡が成り立っている．

$$[D]+[R] \rightleftarrows [D-R] \quad \cdots\cdots (1)$$

この平衡定数を解離定数（K_d）という．

$$K_d = \frac{[D]\cdot[R]}{[D-R]} \quad \cdots\cdots (2)$$

受容体の総量 R_{tot} が変化しない場合，$R_{tot}=[R]+[D-R]$ であるから，これを[R]について解いて式(2)に代入すると式(3)が得られる．

$$[D-R] = \frac{R_{tot}\cdot[D]}{(K_d+[D])} \quad \cdots\cdots (3)$$

十分高濃度の薬物を添加した時に得られる最大結合量 B_{max} は受容体総量 R_{tot} になる．また両辺を R_{tot} で除すると式(4)が得られる．

$$\frac{[D-R]}{R_{tot}} = \frac{[D]}{(K_d+[D])} \quad \cdots\cdots (4)$$

左辺は全受容体のうち薬物が結合した受容体の比率（受容体占有率）を表しており，ちょうど50%結合する時の濃度が K_d 値で，薬物の受容体への結合と生体の反応の強さが比例する場合には，これが ED_{50} になると考えられる．同じ薬理作用を引き起こす薬物の活性を比較する場合，より低投与量（あるいは低濃度）で作用を引き起こす薬物のほうが活性が強い．すなわち，ED_{50}（あるいは EC_{50}）が小さいほど薬理活性は高いということができる．薬物の作用は ED_{50}（あるいは EC_{50}）付近で急激に変化するため，薬物の用量作用関係ではしばしば投与量の対数をとって解析し，$-\log(ED_{50})$ のことを pD_2 であらわす．ED_{50}（あるいは EC_{50}）が $1\,\mu M$ の時 $pD_2=6$ であり，作用が10倍強くなれば pD_2 の値は1大きくなる．

　薬物の作用を競合的に阻害する阻害薬の存在下では，用量作用曲線が右側に平行移動する．

　実際に受容体結合をする際には，**図 1-43** に示すような実験を行う．

　まず，調べたい受容体タンパクを含む試料を調製し，これにさまざまな濃度の薬物（リガンド）を添加して，試料に結合した薬物と結合していない薬物を分離する．試料に結合した薬物には，受容体に対する特異的結合と，受容体以外の部分に対する非特異的結合がある．結合した薬物と非結合型薬物との分離は通常ガラス繊維フィルターを用いた急速吸引濾過で行われる．フィルター上に捕えられた薬物は特異的結合と非特異的結合のものを含んでいるので，これを区別するために，同じ受容体に結合することがわかっている別のリガンドを高濃度に添加して同じ実験を行い，その条件下で結合した量を非特異的結合とみなして差し引く．一般的には，放射性ラベルを施したリガンドを用いて受容体結合実験を行い，大量の非放射性リガンドを添加して非特異的結合を測定する．

　なお，この方法では非特異的結合が大きい薬物だとデータの精度がよくないので，同じ受容体に結合するが非特異的結合の少ない特殊な物質（標識リガンド；[L*]）を用いて実験を行うのが普通である．リガンドの解離定数を $K_d{}^*$ とすると，リガンドと受容体では以下の平衡が成立する．

$$[L^*]+[R] \rightarrow [L^*-R] \quad \cdots\cdots (5)$$

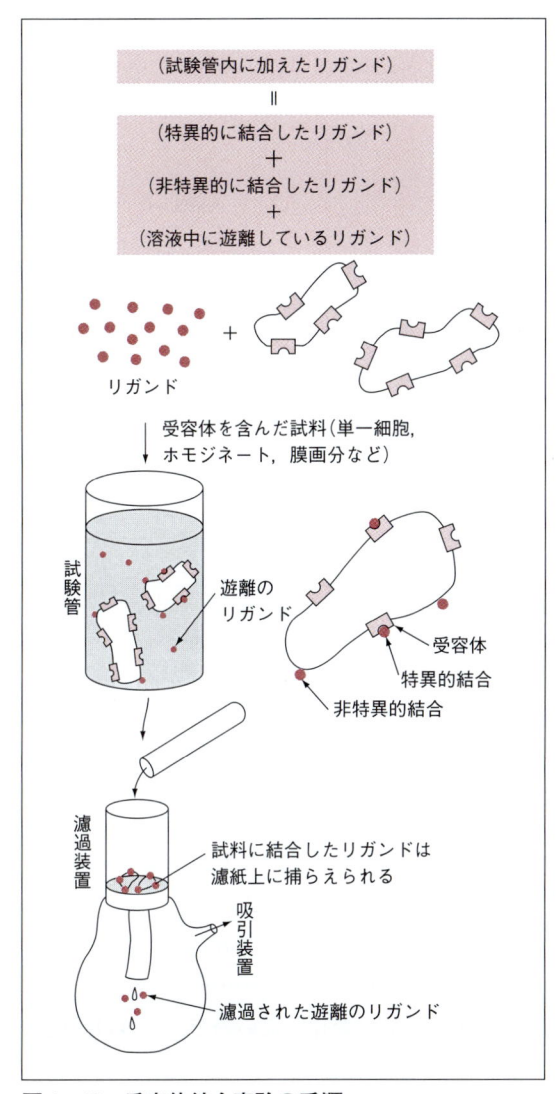

図1-43 受容体結合実験の手順

薬物と受容体は(1)の平衡が成立している．受容体と薬物とリガンドを同時に混ぜると，受容体総量は以下の式で表される．

$$R_{tot} = [R] + [D-R] + [L^*-R] \quad \cdots\cdots\cdots (6)$$

式(1), (5), (6)から[R], [D-R]を消去すると式(7)が得られる．

$$\frac{[L^*-R]}{R_{tot}} = \frac{\dfrac{L}{K_d^*}}{\left(1 + \dfrac{L^*}{K_d^*} + \dfrac{D}{K_d}\right)} \quad \cdots\cdots (7)$$

したがって，リガンドの結合率を1/2にする薬物濃度 IC_{50} は式(8)で表される．

$$IC_{50} = K_d \cdot \left(1 + \frac{L^*}{K_d^*}\right) \quad \cdots\cdots\cdots\cdots (8)$$

薬物の解離定数 K_d は式(9)で表され，特異的標識リガンドの結合を阻害する実験で求めることから，結合阻害定数 K_i と呼ぶことがある．

$$K_i = \frac{IC_{50}}{\left(1 + \dfrac{L^*}{K_d^*}\right)} \quad \cdots\cdots\cdots\cdots (9)$$

式(8)からわかるように，IC_{50} は実験条件(リガンド濃度)により変化する数値であるが，K_i 値は薬物固有のパラメーターである．

3 内活性

受容体への占有率が反応を決める受容体占有理論によれば，どのような薬物でも濃度を高くすることにより最大反応を得ることができるはずである．しかし，同じ受容体に作用する薬物でも最大反応の大きさは異なる場合があり，このような現象は受容体占有率のみでは説明できない．たとえば，ムスカリン受容体に対する1,3-ジオキソラン誘導体の作用は，プロピル誘導体で得られる最大反応はメチル誘導体よりも小さく，ヘキシル誘導体ではまったく反応が得られない(図1-44).これは，メチル誘導体に対してプロピル誘導体の内活性が小さく，ヘキシル誘導体では活性がないためと考えられる．この場合のメチル誘導体のように，最も大きな最大反応を得ることができる薬物を完全活性薬 full agonist，0から1の範囲で活性を示す薬物を部分活性薬 partial agonist または部分拮抗薬 partial antagonist，まったく反応を示さない薬物を完全拮抗薬 full antagonist と呼ぶ．また，アゴニストの作用を遮断するのではなく，アゴニストと逆の作用を引き起こす場合もあり，そのような化合物を逆アゴニスト(inverse agonist)と呼ぶ．β遮断薬の分類で，内因性交感神経刺激作用を有するβ遮断薬というのは，β受容体に対する部分活性薬のことである．

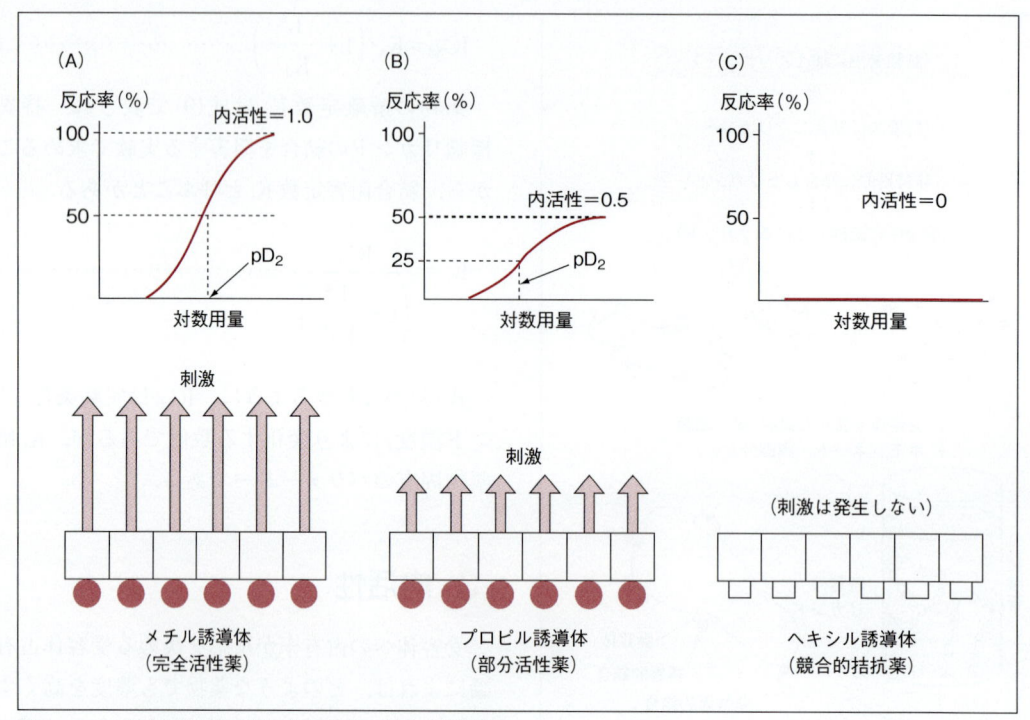

図1-44 完全活性薬，部分活性薬，競合的拮抗薬
（高柳一成：細胞膜の受容体―基礎知識から最新の情報まで．南山堂，1998）

4 余剰受容体

さまざまな化合物について受容体結合と反応との関係を調べてみると，ED_{50}（またはEC_{50}）とK_d（またはK_i）とは必ずしも一致していないことがある．一部の受容体を不可逆的に遮断しても最大反応が低下しないことから，完全活性薬の場合は一部の受容体に結合することにより最大反応に達し，残りの受容体への結合は反応に関与していないことが示された（余剰受容体）．一方，部分活性薬の場合には余剰受容体は存在しない（図1-45）．

5 競合的拮抗薬

競合的拮抗薬は生体に反応を引き起こさないが，生理的な条件下で生体内に存在する各種アゴニストによる情報伝達を遮断することにより作用を引き起こす．

活性薬[D]と受容体[R]の相互作用は式(4)で表されるが，ここに競合的拮抗薬[I]が共存すると，[D]と[I]が受容体[R]に対して競合反応をするので，[D]と[R]で式(1)の平衡が成立するのと同様に，[D]と[I]で式(10)の平衡が成立する．

$$[I]+[R] \rightarrow [I-R] \quad \cdots\cdots\cdots\cdots\cdots (10)$$

受容体の総数は変化しないので，式(11)が成立する．

$$R_{tot} = [R] + [D-R] + [I-R] \quad \cdots\cdots (11)$$

式(10)の解離定数をK_iとして整理すると，式(12)が得られる．

$$\frac{[D-R]}{R_{tot}} = \frac{\dfrac{[D]}{K_d}}{\left(1+\dfrac{[D]}{K_d}+\dfrac{[I]}{K_i}\right)} \quad \cdots\cdots (12)$$

式(12)では分母に$[I]/K_i$がついた分だけ式(4)が高濃度側に平行移動する．

ある一定の効果を得るために必要なアゴニストの量が[I]が存在しない時（濃度がゼロの時）の量$[D_0]$のx倍になるような阻害薬の量$[I_x]$を求めてみよう．

アンタゴニスト非存在下でアゴニスト$[D_0]$が

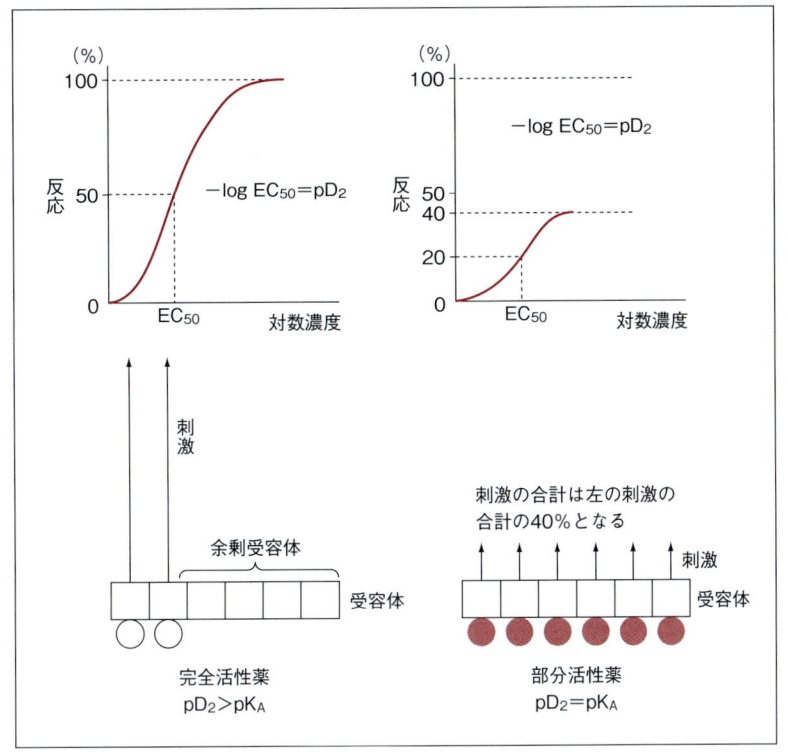

第1章　基礎的な表現法／G　薬物作用を担う機能タンパク質との相互作用パラメーター

図1-45　余剰受容体と反応の関係
(高柳一成：細胞膜の受容体―基本知識から最新の情報まで．南山堂，1998)

引き起こす作用と，アンタゴニスト$[I_x]$存在下でx倍量のアゴニスト$[D_x]$が引き起こす作用が等しいことから

$$\frac{\frac{[D_0]}{K_d}}{\left(1+\frac{[D_0]}{K_d}\right)} = \frac{\frac{[D_x]}{K_d}}{\left(1+\frac{[D_x]}{K_d}+\frac{[I_x]}{K_i}\right)} \quad \cdots\cdots(13)$$

これを整理して

$$\frac{[D_x]}{[D_0]}-1=\frac{[I_x]}{K_i} \quad \cdots\cdots\cdots\cdots\cdots\cdots(14)$$

両辺の対数をとって

$$\log\left(\frac{[D_x]}{[D_0]}-1\right)=\log[I_x]-\log[K_i] \quad \cdots\cdots(15)$$

$[D_x]/[D_0]$は同じ反応を引き起こす濃度比を表すものであるから，用量比DR(dose ratio)または濃度比CR(concentration ratio)という．さまざまな阻害薬濃度の時の用量反応曲線を求めて，同じ反応を起こすのに必要なアゴニストの濃度を求め，縦軸に$\log(CR-1)$，横軸に$\log[I_x]$をとって

プロットすると式(15)により傾き1の直線が得られる．これをシルド・プロットという(**図1-46**).

競合的拮抗薬の阻害活性を示すにはpA_2を用いるが，これは活性薬の濃度反応曲線をちょうど2倍だけ高濃度側へ移動させる拮抗薬濃度の負対数である．式(15)から明らかなように$pA_2=pK_i$である．なお，pA_2のAはantagonistのAに由来するといわれている．

6 スキャッチャード・プロットとヒル・プロット

式(4)の$[D-R]$を受容体に結合したリガンドとしてB，$[D]$を結合していないリガンドF，R_{tot}は受容体総量なので最大結合量B_{max}と書き換え，分母を払って整理すると式(16)が得られる．

$$K_d \cdot B + F \cdot B = F \cdot R_{tot} \quad \cdots\cdots\cdots\cdots\cdots\cdots(16)$$

両辺を$K_d F$で除すと式(17)が得られる．

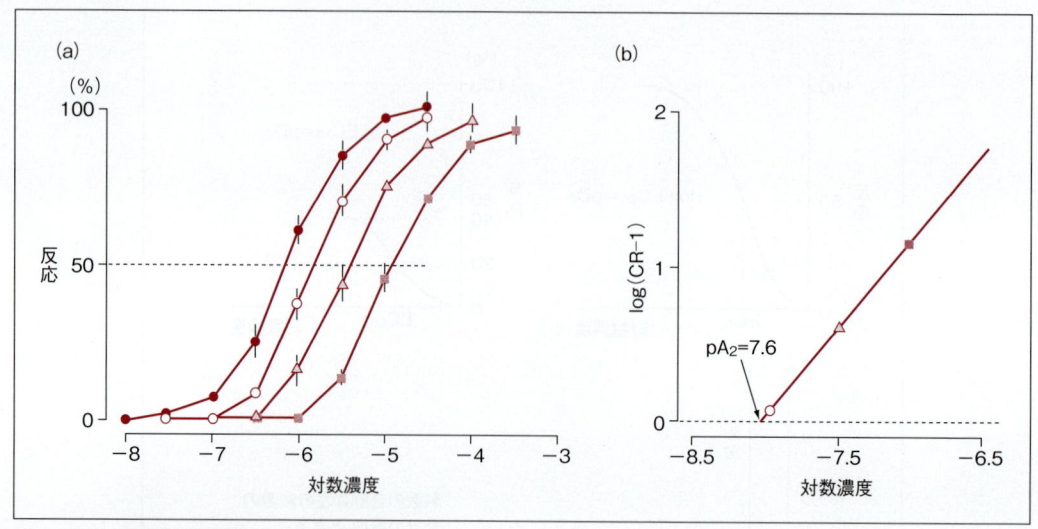

図 1-46　用量反応曲線とシルド・プロット

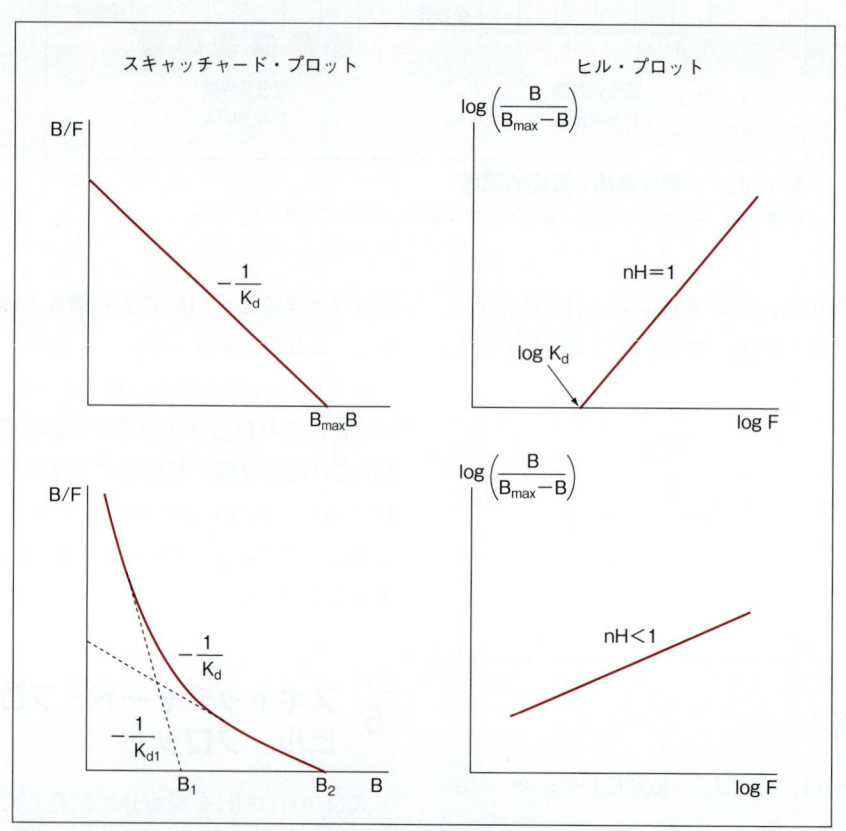

図 1-47　スキャッチャード・プロットとヒル・プロット
左はスキャッチャード・プロット，右はヒル・プロット
上は nH＝1 の場合，下は nH＜1 の場合

$$\frac{B}{F} = \frac{-1}{K_d} \cdot (B - B_{max}) \quad \cdots\cdots(17)$$

これをスキャッチャード・プロットという．傾きはリガンドと受容体の親和性，X切片は最大結合量になる．スキャッチャード・プロットが直線になるということは，リガンドと受容体の結合が1対1であることを示しており，2つ以上のリガンドが結合する場合は凹の曲線となる．

さらに式(17)を変形して式(18)とし，この両辺の対数をとる(式(19))．

$$\frac{B}{(B - B_{max})} = \frac{F}{K_d} \quad \cdots\cdots(18)$$

$$\log\left(\frac{B}{(B - B_{max})}\right) = \log F - \log K_d \quad \cdots(19)$$

縦軸に $\log\left(\frac{B}{(B - B_{max})}\right)$ を，横軸に $\log F$ をプロットしたものをヒルプロットという．

式(19)は勾配1の直線であるが，2つ以上の結合部位がある場合，ヒル・プロットでは勾配が1より小さくなる(図1-47)．ヒル・プロットの勾配はヒル係数といい，nHで表される．

なお，スキャッチャード・プロットが上に凸になり，ヒル係数が1より大きくなることもあるが，これはリガンドが受容体と結合することで結合していない受容体の親和性が増していく，すなわち正の協働性(positive cooperativity)を起こしていることを意味している．

H 薬物動態を担う機能タンパク質における薬物間相互作用の評価

薬物相互作用のメカニズムは，ある薬物が他の薬物の体内レベル(血中濃度など)に影響を及ぼす，いわゆる薬物動態学的(ファーマコキネティック；PK)相互作用(pharmacokinetic drug interactions) (図1-48A)と，薬物の濃度には影響を及ぼさず，濃度作用関係などに影響を及ぼす，いわゆる薬物動力学的(ファーマコダイナミック；PD)相互作用(pharmacodynamic drug interactions) (図1-48B)に大別することができる．臨床的に重要な薬物相互作用の多くは，薬物動態学的相互作用である．

薬物相互作用を理解する時に，ある薬物Aと

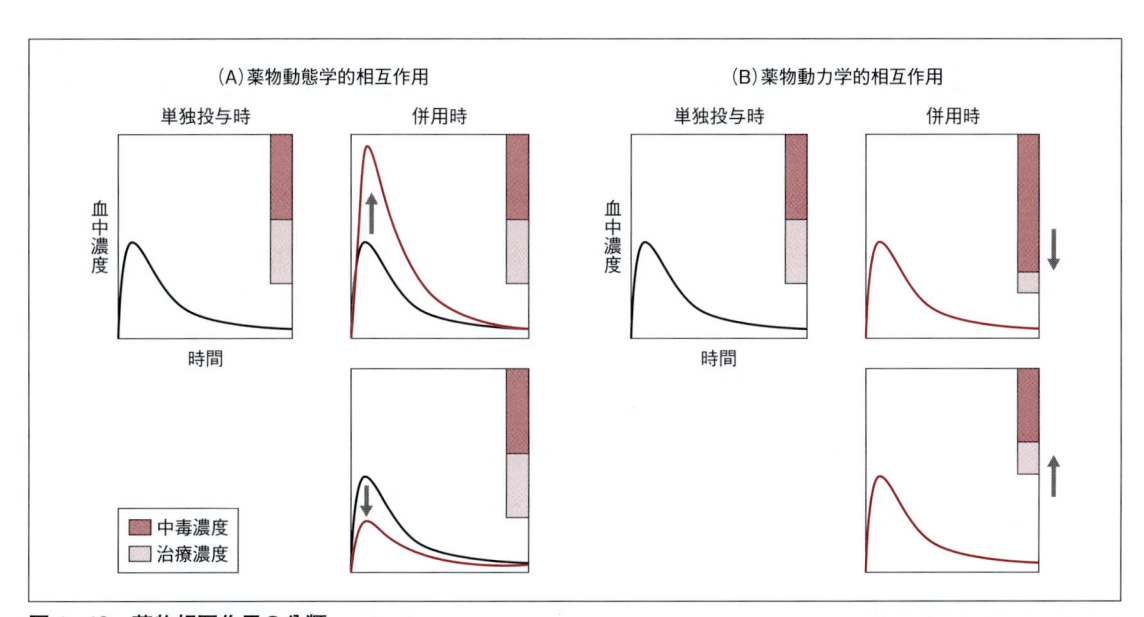

図1-48 薬物相互作用の分類
A：薬物動態学的相互作用では，相互作用を受けることにより，薬物の体内レベルが上昇または低下する．
B：薬物動力学的相互作用では，相互作用が生じても薬物の体内レベルは変化しないが，中毒濃度域が低下して毒性を呈したり，治療濃度域が上昇して治療効果が減弱または消失したりする．

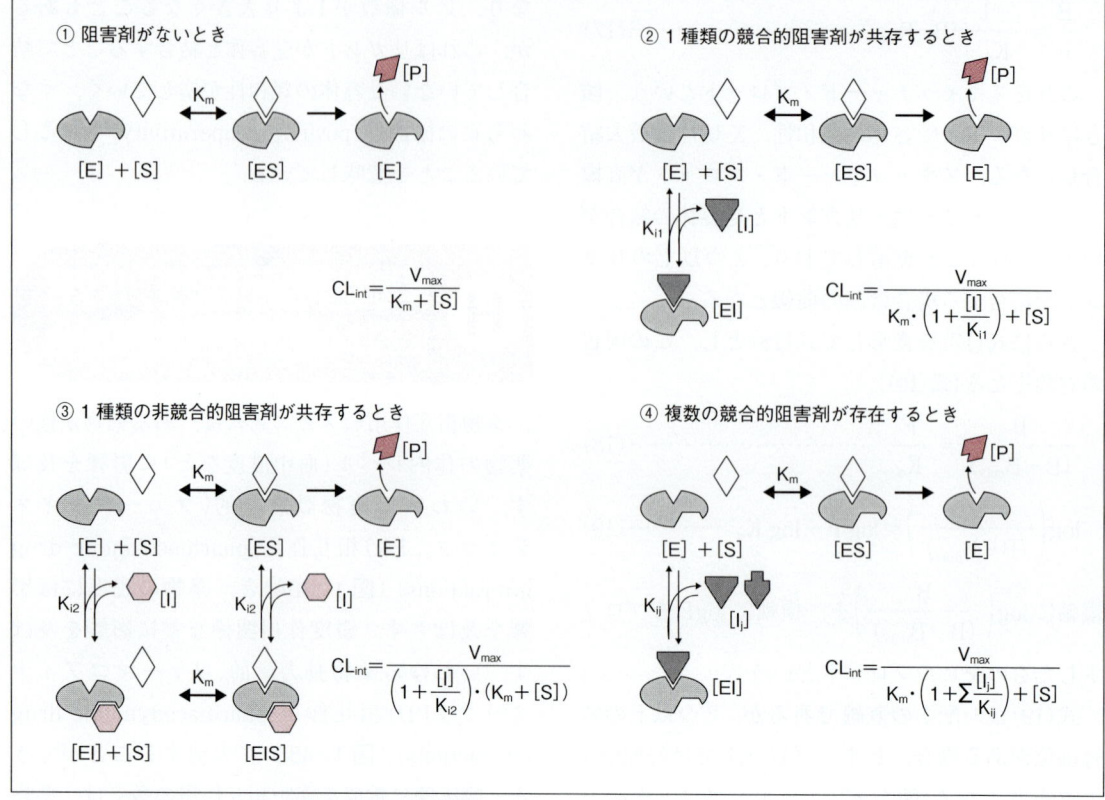

図1-49 代謝阻害に基づく薬物相互作用の様式
①~④の阻害様式ならびに代謝固有クリアランスを示した．

① 阻害剤がないとき

$$CL_{int} = \frac{V_{max}}{K_m + [S]}$$

② 1種類の競合的阻害剤が共存するとき

$$CL_{int} = \frac{V_{max}}{K_m \cdot \left(1 + \frac{[I]}{K_{i1}}\right) + [S]}$$

③ 1種類の非競合的阻害剤が共存するとき

$$CL_{int} = \frac{V_{max}}{\left(1 + \frac{[I]}{K_{i2}}\right) \cdot (K_m + [S])}$$

④ 複数の競合的阻害剤が存在するとき

$$CL_{int} = \frac{V_{max}}{K_m \cdot \left(1 + \sum \frac{[I_j]}{K_{ij}}\right) + [S]}$$

薬物Bの間に相互作用が「ある」か「ない」かという捉え方では不十分である．すなわち，薬物Aを単独で使用した時の血中濃度時間曲線下面積（AUC；area under the curve）に比べて，薬物Bを併用したらAUCが何倍になるか，その時の薬物Bの投与量はどの程度か，など，相互作用を定量的に捉えなければならない．

本項では，薬物動態学的相互作用に関して，血中濃度の変化率を定量的に推定，評価するための基本的な考え方を解説する．

1 薬物代謝阻害に基づく相互作用

a 競合的阻害薬による血中濃度上昇率の予測

薬物代謝にかかる酵素反応は，前節でも述べたようにミカエリス-メンテンのモデルで表現することができる（図1-49）．ここで，薬物の固有クリアランス（CL_{int}）は，

$$CL_{int} = \frac{V_{max}}{K_m + [S]} \quad \cdots\cdots (1)$$

と表すことができる．なお，ここでV_{max}，K_m，[S]はそれぞれ最大代謝速度，ミカエリス定数（最大代謝速度の1/2の速度を与える基質濃度）および基質濃度である．

また，1種類の競合的阻害薬および非競合的阻害薬が同時に存在する場合，薬物の固有クリアランス（$CL_{int}*$）はそれぞれ，

$$CL_{int}* = \frac{V_{max}}{K_m \cdot \left(1 + \frac{[I]}{K_{i1}}\right) + [S]} \quad \cdots (2\text{-}1)$$

$$CL_{int}^* = \frac{V_{max}}{\left(1 + \dfrac{[I]}{K_{i2}}\right) \cdot (K_m + [S])} \quad \cdots\cdots (2\text{-}2)$$

なお，[I]および K_{i1}，K_{i2} はそれぞれ阻害薬の濃度および阻害定数(inhibitory constant)を表す．ここで，ほとんどの薬物では，臨床用量範囲において代謝は線形，すなわち $K_m \gg [S]$ と考えることができるため，式(1)は以下の式(1')のように，また式(2-1)および式(2-2)はいずれも以下の式(2')のように近似できる．

$$CL_{int} = \frac{V_{max}}{K_m} \quad \cdots\cdots (1')$$

$$CL_{int}^* = \frac{V_{max}}{K_m \cdot \left(1 + \dfrac{[I]}{K_{i1}}\right)} \quad \cdots\cdots (2')$$

したがって，阻害薬存在下と非存在下の固有クリアランスの比(CL_{int}^*/CL_{int})は，阻害薬が競合的阻害薬であっても非競合的阻害薬であっても，式(3)で表すことができる．

$$\frac{CL_{int}^*}{CL_{int}} = \frac{1}{1 + \dfrac{[I]}{K_{i1}}} \quad \cdots\cdots (3)$$

複数の競合的阻害薬が同時に存在する場合は，式(3)は以下の式(4)のように拡張することができる．

$$\frac{CL_{int}^*}{CL_{int}} = \frac{1}{1 + \sum_j \dfrac{[I_j]}{K_{ij}}} \quad \cdots\cdots (4)$$

またすでに述べたように，消化管での初回通過代謝がなければ($F_G = 1$)，経口投与後の AUC(AUC_{po})は式(5)で表される．

$$AUC_{po} = \frac{F_a \cdot Dose}{CL_{int}} \quad \cdots\cdots (5)$$

ここで，F_a は消化管吸収率を表す．

したがって，阻害薬により消化管吸収率が変化しなければ，式(4)と式(5)より単独投与時の AUC に対する阻害薬併用時の AUC の比(AUC_{po}^*/AUC_{po})，すなわち血中濃度上昇比は，以下の式(6)で表すことができる．

$$\frac{AUC_{po}^*}{AUC_{po}} = 1 + \sum_j \frac{[I_j]}{K_{ij}} \quad \cdots\cdots (6)$$

ただし，これは薬物の消失が完全に代謝のみであり，かつその代謝経路が完全に阻害薬によって阻害される場合にのみ成立する．実際には，複数の代謝経路や消失経路がある場合がほとんどであり，そのようなケースで，式(6)を用いて評価を行うと，血中濃度上昇率，すなわち相互作用の程度を過大評価することになる．

すなわち，その阻害薬によって阻害を受けない消失経路(代謝，胆汁排泄，腎排泄など)がある場合には，全身消失の中で阻害薬によって阻害を受ける代謝経路の寄与率を f_m とすると，以下のように，血中濃度上昇比を表す式(7-2)を導出することができる．

$$\frac{CL_{int}^*}{CL_{int}} = \frac{f_m}{1 + \sum_j \dfrac{[I_j]}{K_{ij}}} + (1 - f_m) \quad \cdots\cdots (7\text{-}1)$$

$$\therefore \frac{AUC_{po}^*}{AUC_{po}} = \frac{CL_{int}}{CL_{int}^*}$$

$$= \frac{1}{\dfrac{f_m}{1 + \sum_j \dfrac{[I_j]}{K_{ij}}} + (1 - f_m)} \quad \cdots (7\text{-}2)$$

この式からもわかるように，血中濃度上昇比を規定する要因は2つに大別できる．1つは阻害強度 $\sum_j \dfrac{[I_j]}{K_{ij}}$ であり，もう1つは寄与率 f_m である．

簡単化のため阻害薬が一種類だけの場合を考えてみよう(**図1-50**)．[I]が K_i と比較的近い範囲では，f_m の値が0.9であっても0.99であっても血中濃度上昇比はほぼ同じ値となり，この時の上昇比は$[I]/K_i$ によって規定される(阻害強度依存)．これに対して，阻害薬の代謝阻害作用が強力で，当該代謝経路がほぼ100%阻害されているような場合($K_i \ll [I]$)には，血中濃度上昇比は $1/(1-f_m)$ に近づくので，f_m によって規定される(寄与率依存)．

しかし後述のように，$[I]/K_i$ を見積もるにあたってはさまざまな問題があり，実際の算出には

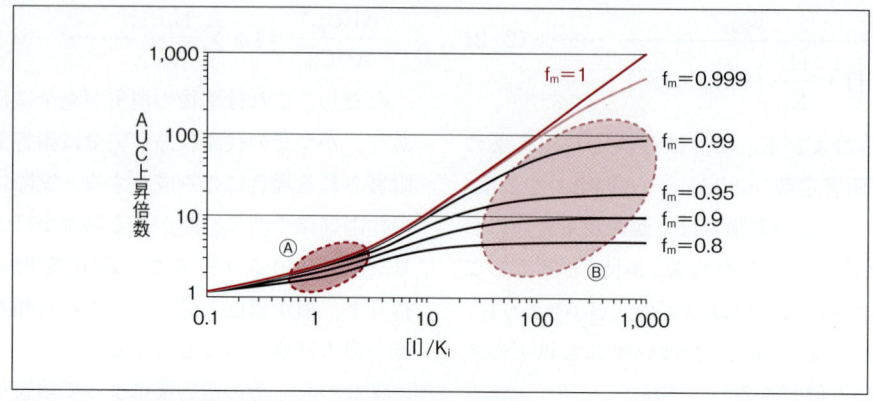

図1-50 薬物代謝酵素の阻害による相互作用の程度を決定する要因

血中濃度上昇比(AUC上昇倍率)は，酵素阻害強度([I]/K_i)と全身消失の中で阻害薬によって阻害を受ける代謝経路の寄与率(寄与率；f_m)によって規定されることがわかる．酵素阻害強度が中程度([I]/K_i が1付近)では，寄与率が0.9から1.0に変化してもAUC上昇倍率はあまり変化せず，むしろ[I]/K_iの影響が大きい(阻害強度依存；図中Ⓐの領域)．これに対して，阻害強度が非常に強い([I]/K_i が100以上)領域では，AUC上昇倍率はほとんどf_mによって規定されていることがわかる(図中Ⓑの領域)．

困難を伴う．このため，[I]/K_iに基づいて血中濃度上昇比を予測するための，さまざまな方法論が提唱されている．ただし，その方法論の妥当性を寄与率依存の条件($K_i \ll [I]$)において評価しても，正しく評価できたとはいえないので注意が必要である．

なお，阻害される代謝経路が複数あり，それぞれの寄与率がf_{mi}であれば，血中濃度上昇比は，式(7-2)を拡張した式(7-3)で表すことができる．

$$\frac{AUC_{po}{}^*}{AUC_{po}} = \frac{1}{\sum_i \dfrac{f_{mi}}{1+\sum_j \dfrac{[I_j]}{K_{ij}}} + \left(1-\sum_i f_{mi}\right)} \quad (7-3)$$

b 阻害薬濃度の推定

まず問題となるのが，阻害薬濃度[I]としてどの濃度を用いるかである．すなわち，[I]としては，酵素近傍の非結合型濃度を用いるのが理想的だが，ヒトに阻害薬を投与した際の酵素近傍における非結合型濃度を測定することはできない．このため，式(8)により肝臓中非結合型濃度$C_{T,f}$を推算し，これを[I]として用いるという考え方がある．

$$C_{T,f} = f_T \cdot K_p \cdot C_{plasma} \quad (8)$$

式(8)にあるように，血漿中濃度C_{plasma}から$C_{T,f}$を算出するためには，組織(肝臓)-血漿濃度比(K_p値)と，組織(肝臓)中非結合型分率f_Tを推定する必要がある．非結合型分率は，血漿試料であれば平衡透析法や限外濾過法，超遠心法などにより実験的に求められる(56, 135~136ページ)．肝臓組織の非結合型分率f_Tを求めるには，さまざまな希釈倍率の肝臓ホモジネートにおける非結合型分率を実験的に求め，希釈倍率1倍(100%)に外挿する方法が一般的である．

また，阻害薬によっては[I]の値は経時的に大きく変化するため，1日の平均値を用いるのか，最高濃度を用いるのかで，算出される血中濃度上昇比は大きく異なる．さらに，阻害薬が経口投与された場合には，肝臓に流入する門脈血漿中の阻害薬濃度は，静脈血漿中濃度より高くなる．したがって，薬物相互作用の程度を過小評価しない(過大評価を許す)場合には，血漿中濃度として，式(9)で表される門脈血漿中最大濃度$C_{portal, max}$を用いる．

$$C_{portal, max} = C_{p, max} + \frac{k_a \cdot Dose \cdot F_a}{Q_H \cdot R_b} \quad (9)$$

ここで，$C_{p, max}$，Q_H，R_bはそれぞれ，最高血漿

中濃度，肝血流量，全血-血漿濃度比を表す．なお，式(9)の右辺第1項と第2項は，最高値に達する時刻が異なるため，厳密にはその極大値を計算しなければならないが，相互作用の過小評価を避けるという観点からは，それぞれの最大値の和をもって，門脈血漿中最大濃度とする場合が多い．

c 阻害定数 K_i の解釈

式(7-2)，(7-3)によって相互作用の大きさ(血中濃度上昇比)を推定するために，肝臓中非結合型濃度 $C_{T,f}$ と並んで重要なパラメーターとなるのが，薬物の阻害定数 K_i である．阻害定数を求める実験では，多くの場合，肝細胞から調製した細胞内膜画分(肝ミクロソーム)を用いて，基質の代謝速度に及ぼす阻害薬の影響を，阻害薬の濃度を変えて測定する．この時，阻害薬の濃度として，阻害薬の添加濃度をもとに評価を行っている論文も少なくない．しかしながら，阻害薬の中には脂溶性が高いものも多いため，肝ミクロソーム試料に添加すると，試料中の膜画分に非特異的に吸着し，試料中の非結合型濃度が添加濃度に比べて非常に小さくなることがある．このような場合には，実験時の添加濃度ではなく，添加濃度にミクロソーム試料中の非結合型分率 $f_{u,mic}$ を乗じて真の K_i 値を算出する必要がある．なお，$f_{u,mic}$ は基本的には実験により算出するが，物理化学的性質をもとに $f_{u,mic}$ を推定するための予測式も発表されている．詳細については，第2章C(112～113ページ)を参照のこと．

d 相互作用の個人差

代謝阻害に基づく薬物相互作用の程度，すなわち血中濃度上昇比は，個人間で大きく異なることが知られている．すなわち，同じ投与量で2剤を併用しても，相互作用が比較的小さい被験者もいれば，大きな相互作用を呈する被験者もいる．この結果，薬物相互作用が生じた条件下では，もともとの体内動態の個人差に加えて薬物相互作用の個人差が加わり，血中濃度の個人差はより大きくなる．したがって，薬物相互作用を予測するにあたっては，平均血中濃度上昇比だけではなく，その個人差がどの程度あるのか，すなわち平均血中濃度上昇比の分布特性についても，注意を払うべきだろう．

すでに述べたように，相互作用の大きさを規定する要因としては，阻害強度を決める[I]および K_i，ならびに寄与率 f_m があげられるが，これらのいずれに関しても，個人間変動があり得る．

まず，阻害薬の濃度[I]だが，これは阻害薬の吸収，分布，代謝，排泄などの個人差により影響を受けることは容易に想定できるだろう．例えば，ランソプラゾールはCYP3A4を阻害するため，CYP3A4の基質であるタクロリムスの血中濃度を上昇させるという相互作用を引き起こす．一方でランソプラゾール自身は主にCYP2C19によって代謝される．したがって，CYP2C19の代謝活性が欠損した患者(PM；poor metabolizer)では，阻害薬であるランソプラゾールの濃度が高くなり，タクロリムスとの相互作用が強くなることが示されている(図1-51)．

次に K_i 値の個人差も考慮する必要がある．現在までに，代謝酵素の遺伝子型が異なると阻害薬による阻害の受けやすさが異なる例が知られている．例えば，CYP2C9には，野生型の *CYP2C9*1* と酵素活性が低下した変異型の *CYP2C9*3* が知られているが，CYP2C9を介したフルルビプロフェンの代謝に対する28種類の阻害薬の K_i を *in vitro* 実験により比較したところ，14種類の阻害薬において，*CYP2C9*1* における K_i 値と *CYP2C9*3* における K_i 値の間に3倍以上の差異がみられ，うち3種の阻害薬では，30倍以上の差がみられたとの報告がある．

特定の代謝経路の寄与率 f_m に個人差があることも，疑う余地がないであろう．特に，阻害を受ける代謝酵素に遺伝的多型があれば，f_m は大きく異なってくる．すなわち，阻害を受ける代謝酵素の活性がもともとない被験者(PM)においては，阻害薬を併用する前から血中濃度は高値を示すが，阻害薬による阻害を受ける余地がないた

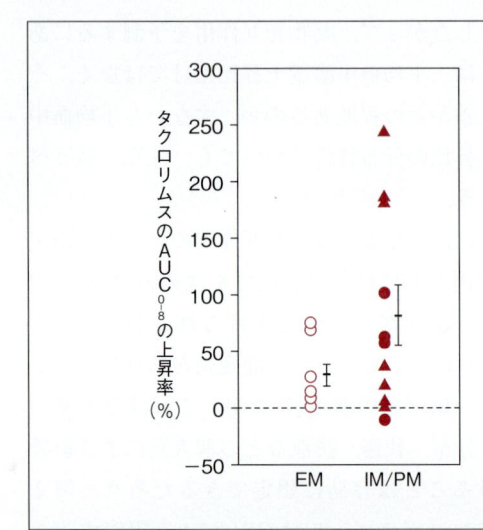

ランソプラゾールの AUC₀~₈		
EM	IM	PM
1,554 ± 266	3,594 ± 945	8,414 ± 465

[ng・hr/mL]（平均± SEM）

図 1-51　ランソプラゾールとタクロリムスの相互作用に及ぼす CYP2C19 の影響
この相互作用における阻害薬であるランソプラゾールは主に CYP2C19 により代謝されるため，CYP2C19 の IM（intermediate metabolizer）や PM（poor metabolizer）では血中濃度が上昇する．この結果，IM や PM では，EM（extensive metabolizer）と比較してタクロリムスとの相互作用が大きくなっている．
(Itagaki F et al：Effect of lansoprazole and rabeprazole on tacrolimus pharmacokinetics in healthy volunteers with CYP2C19 mutations. J Pharm Pharmacol 56：1055-1059, 2004 より)

○：ランソプラゾール単独　　●：フルボキサミン併用

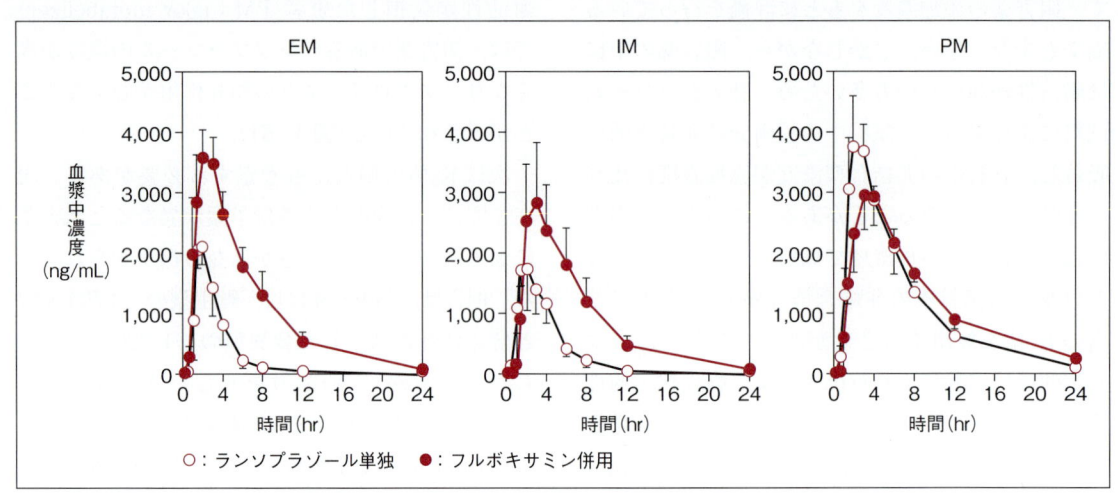

図 1-52　フルボキサミンとランソプラゾールの相互作用に及ぼす CYP2C19 の影響
CYP2C19 の PM では，ランソプラゾール単独投与時の血中濃度は高く推移しているが，フルボキサミン併用による上昇はみられない．これに対して，CYP2C19 の EM においては，フルボキサミンにより血中濃度が大きく上昇している．
(Yasui-Furukori N, et al：Effects of fluvoxamine on lansoprazole pharmacokinetics in relation to CYP2C19 genotypes. J Clin Pharmacol 44：1223-1229, 2004 より)

め，相互作用はほとんど起こらないことになる．例えば，前述のランソプラゾールの代謝は，CYP2C19 の阻害薬であるフルボキサミンにより阻害を受けるため，両剤を併用するとランソプラゾールの血中濃度が上昇する．しかし，この相互作用は，CYP2C19 の PM ではみられないことが報告されている（**図 1-52**）．もちろん，阻害を受けない代謝経路に遺伝的多形があった場合も，f_m は大きく異なってくるであろう．また，代謝酵素の遺伝的多形以外にも，さまざまな要因が寄与率 f_m に影響を及ぼす．例えば，他の薬物や飲食物，喫煙などにより特定の代謝経路が阻害されたり誘

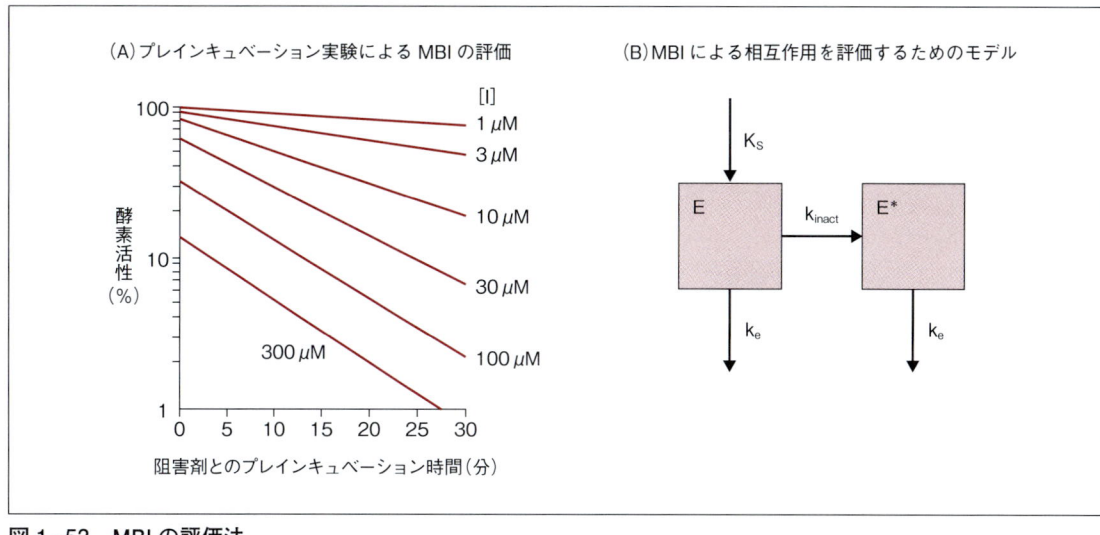

図1-53 MBIの評価法
A：MBI阻害薬とのプレインキュベーションによる，時間依存的な酵素活性の低下のシミュレーション．キネティックパラメーターとして，最大不活性化速度の1/2を与える阻害薬の濃度$K_I = 10\,\mu M$，競合阻害の阻害定数$K_i = 50\,\mu M$，最大不活性化速度$k_{inact,max} = 0.1\,min^{-1}$を仮定している．
B：MBIを表現するための酵素ターンオーバーモデル．活性型酵素Eは，生成速度K_Sで生成し，消失速度k_eで消失するというターンオーバーを受けている．ここにMBI阻害薬が存在すると，活性型酵素Eは，不活性化速度定数k_{inact}で不活性酵素E*へと変化する．詳細な説明は本文を参照のこと．

導されたりしていれば，寄与率f_mは変動する．

2 不可逆的阻害（mechanism-based inhibition；MBI）

代謝阻害の様式の1つに不可逆的な阻害がある．これは，阻害薬が酵素と（例えば共有結合などにより）不可逆的に結合してこれを不活性化させるというものである．特に，阻害薬がある酵素によって代謝され，その代謝産物が酵素と不可逆的に結合するような場合，このような基質を自殺基質といい，このような阻害様式をmechanism-based inhibition（MBI）という．MBIの場合，阻害薬と酵素との接触時間が長くなると，酵素活性がより大きく低下するという現象が観察されるため，阻害薬と酵素を一定時間（基質を入れずに）プレインキュベーションすると，プレインキュベーションしない場合と比べて酵素活性が低下する．より定量的に評価するためには，阻害薬の濃度を変えて実験を行い，プレインキュベーション時間を横軸に，酵素活性の対数を縦軸にとると，（図1-53A）のような関係が得られる．それぞれの傾きから，それぞれの阻害薬濃度[I]に対応した不活性化速度定数$k_{inact}(I)$を求め，これに以下の式(10)をあてはめることで，最大不活性化速度$k_{inact,max}$と最大不活性化速度の1/2の不活性化を与える時の阻害薬の濃度K_Iを算出することができる（競合阻害に関する阻害定数K_iと区別するため，ここではK_Iと表す）．

$$k_{inact}(I) = k_{inact,max} \cdot \frac{[I]}{[I] + K_I} \quad \cdots\cdots(10)$$

なお，式(10)の理論的背景については54～55ページを参照のこと．

それでは，実際の*in vivo*においては，MBIをどのように捉えたらよいのだろうか．*In vivo*においては，代謝酵素は常に一定の生成速度（K_S）で生成され，一定の消失速度定数k_eで分解されている（代謝回転；ターンオーバー）．このため，一度MBIなどにより酵素が不可逆的に不活性化されると，新たな酵素が生成するまでは，体内から阻害薬が消失してもその阻害は持続する．このため，酵素のターンオーバーを考慮したモデル

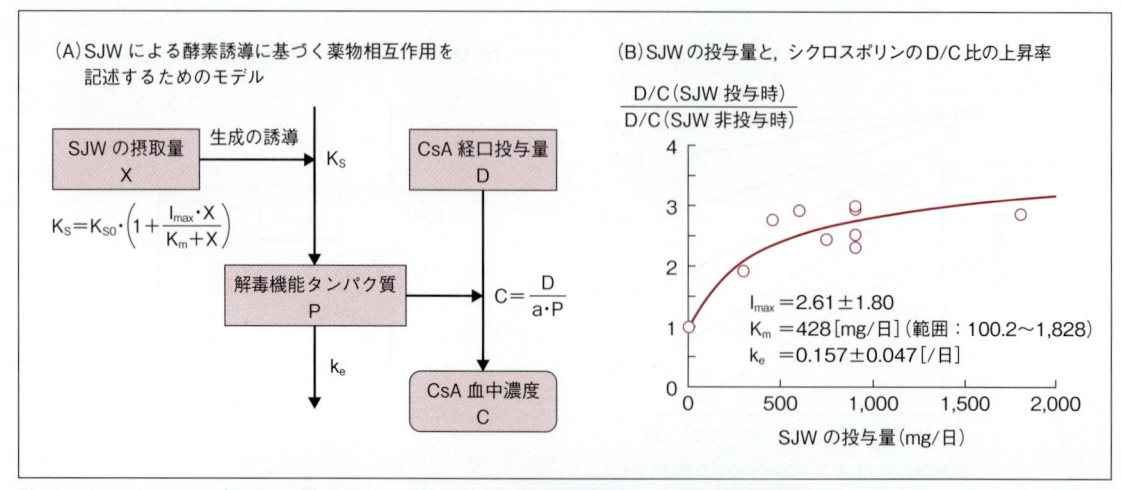

図1-54 セント・ジョーンズ・ワート(SJW)による解毒機能タンパク質の誘導
A：SJWによる酵素誘導に基づくシクロスポリン(CsA)との薬物相互作用を記述するためのモデル．X；SJWの1日摂取量，P；解毒機能タンパク質の量，K_S；Pの生成速度，k_e；Pの消失速度定数，K_{S0}；SJW非摂取時のPの生成速度，I_{max}；最大酵素誘導倍率，K_m；最大酵素誘導の1/2の酵素誘導をもたらすSJWの1日摂取量，D；CsAの投与量，C；CsAの血中濃度，a；比例定数．詳細は本文を参照のこと．
B：SJWとCsAの相互作用症例9症例におけるSJWの摂取量とC/D比の経時変化のデータに対して，Aのモデルを同時にあてはめた時の，定常状態におけるD/C比の上昇率とSJWの摂取率との関係．図中には，得られた誘導キネティクスのパラメーターも併せて示している．
(Murakami Y, et al：Pharmacokinetic modeling of the interaction between St John's wort and ciclosporin A. Br J Clin Pharmacol 61：671-676, 2006 より)

(図1-53B)を構築し，活性型の酵素量Eが固有クリアランスCL_{int}に比例すると仮定して解析を行う．

なお，代表的なMBI阻害薬としては，CYP3A4に対するエリスロマイシン，グレープフルーツジュース，CYP2D6に対するパロキセチン，CYP2B6に対するチクロピジン，クロピドグレルなどが知られている．

3 代謝酵素などの誘導による相互作用

代謝過程における薬物相互作用のメカニズムとしては，代謝活性の低下だけではなく，代謝活性の亢進も重要である．例えば，喫煙はCYP1A2を誘導し(含量を増加させ)，CYP1A2の基質であるテオフィリンやオランザピンの血中濃度を低下させる．もちろん，喫煙者が禁煙した場合には，誘導の解除が起こり，血中濃度が上昇することになる．他にも，リファンピシンや健康食品(セント・ジョーンズ・ワート)などによる代謝酵素CYP3A4の誘導(機能亢進)や，それに伴う治療の失敗例などが報告されている．

代謝酵素の誘導と誘導の解除による相互作用では，薬物(や飲食物，嗜好品)が併用されるとすぐに代謝活性が上昇するのではなく，その誘導には数日の期間が必要になるという点に注意が必要である．同じことが誘導の解除時にもいえる．このため，相互作用に対応して投与設計を行う場合には，相互作用の大小だけではなく，その経時変化についても予測することが求められる．

代謝酵素の誘導と誘導解除による相互作用を表現するためには，MBIのケースと同様，酵素の代謝回転を考慮したモデルが必要となる．図1-54Aには，CYP3A4とP糖タンパク質(P-gp)の誘導作用を有する健康食品であるセントジョーンズワート(SJW)と，CYP3A4ならびにP-gpの基質となるシクロスポリン(CsA)との相互作用を記述するための薬物動態学的モデルを例として示す．CsAはCYP3A4とP-gpの両方の基質とな

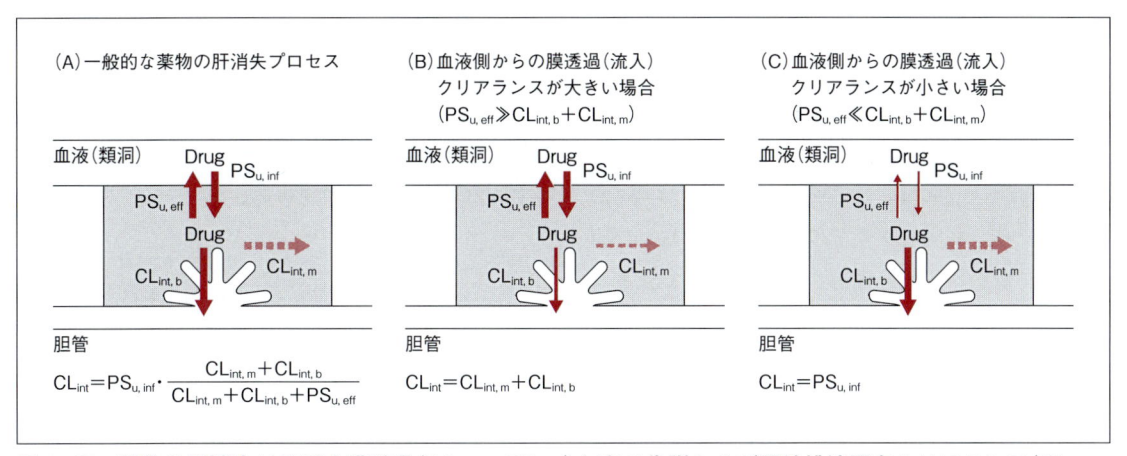

図 1-55 薬物の肝消失に及ぼす膜透過（$PS_{u,eff}$, $PS_{u,inf}$）と真の代謝および胆汁排泄固有クリアランス（$CL_{int,m}$, $CL_{int,b}$）の影響　説明は本文を参照のこと．

(A) 一般的な薬物の肝消失プロセス

$$CL_{int} = PS_{u,inf} \cdot \frac{CL_{int,m} + CL_{int,b}}{CL_{int,m} + CL_{int,b} + PS_{u,eff}}$$

(B) 血液側からの膜透過（流入）クリアランスが大きい場合（$PS_{u,eff} \gg CL_{int,b} + CL_{int,m}$）

$$CL_{int} = CL_{int,m} + CL_{int,b}$$

(C) 血液側からの膜透過（流入）クリアランスが小さい場合（$PS_{u,eff} \ll CL_{int,b} + CL_{int,m}$）

$$CL_{int} = PS_{u,inf}$$

るため，このモデルでは両者を区別せず解毒機能タンパク質（P）と表現している．Pは，生成速度K_{S0}で生成し，消失速度k_eで消失するというターンオーバーを受けている．ここにSJWが存在すると，Pの生成速度が上昇し，Pの含量が増加するために，Pの値に反比例して血中濃度–投与量比（C/D比）は低下する．**図1-54B**には，SJWとCsAの相互作用症例9症例におけるSJWの摂取量とC/D比の経時変化のデータに対して，上述のモデルを同時にあてはめた時の，定常状態におけるD/C比の上昇率とSJWの摂取率との関係を示す．図中には，得られた誘導キネティクスのパラメーターも併せて示しており，I_{max}，K_m，k_eはそれぞれ，最大酵素誘導倍率，最大酵素誘導の1/2の酵素誘導をもたらすSJWの1日摂取量，ならびに解毒機能タンパク質のターンオーバー速度を表す．k_eの値から，解毒機能タンパク質の生体内での半減期は約4.4日（ln 2/0.157）と推定される．

本モデルとパラメーターI_{max}，K_m，k_eを用いることで，SJWを摂取中または摂取終了後のCsAの1日投与量Dは，以下の式(11)で算出できる．

$$D = D_0 \cdot \left[1 + I_{max} \cdot \frac{X}{X + K_m} \{1 - e^{-k_e \cdot T}\} \cdot e^{-k_e \cdot t}\right] \quad \cdots (11)$$

ここで，T，t，D_0はそれぞれSJWの摂取期間，SJW摂取終了後の期間，SJW非摂取時におけるCsAの1日投与量をそれぞれ表す．

4 肝取り込み律速型の肝消失における相互作用

近年では，肝消失型薬物の血中濃度上昇につながる相互作用の機構として，肝代謝の阻害だけではなく，血液中から肝臓への取込みの阻害にも注目が集まっている．すなわち，古典的な肝消失モデル（例えばwell-stirred model）では，肝固有クリアランスは肝組織における代謝または肝臓から胆汁中への排泄クリアランスと考えられてきたが，実際には肝細胞への取り込みについても考慮しなければならない．すなわち，肝固有クリアランスは，代謝および胆汁排泄にかかる真の肝固有クリアランスをそれぞれ$CL_{int,m}$，$CL_{int,b}$，肝臓の血液側膜における流入および流出にかかる非結合型薬物の膜透過クリアランス（permeability surface product）をそれぞれ$PS_{u,inf}$，$PS_{u,eff}$とすると，肝臓全体としての固有クリアランスCL_{int}は以下の式(12-1)で表現される（**図1-55A**）．

$$CL_{int} = PS_{u,inf} \cdot \frac{CL_{int,m} + CL_{int,b}}{CL_{int,m} + CL_{int,b} + PS_{u,eff}} \quad \cdots (12-1)$$

ここで，代謝や胆汁中排泄クリアランスと比較

して膜透過クリアランスが十分に大きく，また血液側膜に方向性の輸送がない時［$PS_{u, eff} = PS_{u, inf} \gg (CL_{int, m} + CL_{int, b})$］（**図1-55B**）には，式(12-1)は，

$$CL_{int} = CL_{int, m} + CL_{int, b} \quad \cdots\cdots (12-2)$$

と近似でき，肝固有クリアランスは代謝および胆汁排泄にかかる真の肝固有クリアランスで表されることになる．しかし逆に，代謝や胆汁中排泄クリアランスと比較して排出方向の膜透過クリアランスが十分に小さい場合（**図1-55C**），式(12-1)は，

$$CL_{int} = PS_{u, inf} \quad \cdots\cdots (12-3)$$

と近似でき，肝固有クリアランスは血液側膜における流入の膜透過クリアランスによってのみ定められることになる．したがって，このような性質を有する薬物の場合，肝代謝や胆汁排泄過程の阻害よりも，肝取り込み過程の阻害が大きな影響を及ぼすこととなる．

このような例として，HMG-CoA還元酵素阻害薬であるプラバスタチンやシンバスタチン酸（シンバスタチンの活性代謝物）などが知られている．すなわち，プラバスタチンやシンバスタチン酸は，主に肝血液側膜に発現する輸送担体OATP1B1（organic cation transporting polypeptide 1B1，別名OATP-C，LST-1）を介して能動的に取り込まれること，OATP1B1の阻害薬であるシクロスポリンの併用により血中濃度が上昇すること，OATP1B1の機能欠損をもたらす変異型アレル（c.521T＞C［Val174Ala］）をホモで有するヒトでは，野生型と比較して血中濃度が上昇することなどが知られている．また，OATP1B1の遺伝子変異は，シンバスタチンによる横紋筋融解症の危険因子であることも知られている．

ここで，肝取り込み方向の膜透過（$PS_{u, inf}$）にトランスポーター（能動輸送）の寄与がある場合，$PS_{u, inf}$は以下の式(13-1)で表すことができる．

$$PS_{u, inf} = PS_{u, dif} + \frac{V_{max}}{C_u + K_m} \quad \cdots\cdots (13-1)$$

ここで，$PS_{u, dif}$，V_{max}，C_uおよびK_mはそれぞれ非特異的経路（受動拡散）による膜透過クリアラン

ス，能動輸送成分の最大輸送速度，非結合型薬物濃度，V_{max}の1/2の輸送速度を与えるC_uを表す．ここで，競合的な阻害薬が存在する時の取り込み方向の膜透過クリアランス（$PS^*_{u, inf}$）は，式(13-2)で表すことができる．

$$PS^*_{u, inf} = PS_{u, dif} + \frac{V_{max}}{K_m \cdot \left(1 + \frac{[I]}{K_i}\right) + C_u}$$
$$\cdots\cdots (13-2)$$

ここで，［I］およびK_iは，阻害薬の濃度および阻害定数である．能動輸送が線形（$C_u \ll K_m$）の領域においては，式(13-1)および式(13-2)を変形することで，式(14)を導くことができる．

$$\frac{PS^*_{u, inf}}{PS_{u, inf}} = \frac{\alpha}{1 + \frac{[I]}{K_i}} + (1 - \alpha) \quad \cdots\cdots (14)$$

ここで，αは，取り込みクリアランス（$PS_{u, inf}$）に占める，阻害を受ける能動輸送の寄与率を表す．これは，代謝酵素の阻害に基づく肝固有クリアランスの低下比を表す式(7-1)と本質的に同じである．しかし，実際の生体における能動輸送の寄与率αの値を求めることは，代謝における特定の酵素の割合を求めるのと比べて，一般に困難である．一方，阻害薬の濃度［I］としては，一般に血漿中非結合型薬物濃度を用いることができる．

5 腎排泄過程における能動輸送を介した相互作用

腎排泄過程における腎クリアランスと薬物相互作用に関しても，前述と同様の考え方を適用することができる．すなわち，血中濃度の上昇比は，全身クリアランスに占める腎クリアランスの割合をf_Rとすると，式(15)で表すことができる．

$$\frac{AUC^*}{AUC} = \frac{CL_{tot}}{CL_{tot}^*} = \frac{1}{f_R \cdot \frac{CL^*_R}{CL_R} + (1 - f_R)}$$
$$\cdots\cdots (15)$$

ここで，CL_{TOT}，CL_R，CL_R^*はそれぞれ阻害薬非存在時の全身クリアランス，腎クリアランス，阻

害薬存在時の腎クリアランスを表す．この式からもわかるように，肝臓における相互作用の場合式(7-2)と同様，血中濃度上昇比を規定する要因は，腎クリアランスの低下度$\left(\dfrac{CL^*_R}{CL_R}\right)$と，寄与率$f_R$である．

続いて，CL_Rの内訳について考えてみよう．薬物の腎排泄には，糸球体濾過，尿細管における分泌および再吸収の3種のプロセスが関与している．したがって，CL_Rは一般に，糸球体濾過速度(GFR)，尿細管における腎分泌クリアランス(CL_{sec})および尿細管における再吸収率(FR；fraction reabsorbed)により，以下の式(16-1)で規定される．

$$CL_R = (f_u \cdot GFR + CL_{sec}) \cdot (1 - FR) \quad \cdots\cdots (16-1)$$

ここで，CL_{sec}は腎血流量(Q_R)と分泌固有クリアランス($CL_{int, sec}$)により規定される．例えばここでwell-stirredモデルやparallel tubeモデルを仮定するなら，式(16-1)はそれぞれ式(16-2)，式(16-3)のように表すことができる．

$$CL_R = \left\{ f_u \cdot GFR + \dfrac{Q_R \cdot f_u \cdot CL_{int, sec}}{Q_R + f_u \cdot CL_{int, sec}} \right\} \cdot (1 - FR)$$
$$\cdots\cdots\cdots\cdots\cdots\cdots\cdots\cdots (16-2)$$

$$CL_R = \left\{ f_u \cdot GFR + Q_R \cdot \left(1 - \exp\dfrac{f_u \cdot CL_{int, sec}}{Q_R}\right) \right\} \cdot (1 - FR)$$
$$\cdots\cdots\cdots\cdots\cdots\cdots\cdots\cdots (16-3)$$

ただし，多くの場合，$f_u \cdot CL_{int, sec} \ll Q_R$である．$f_u \cdot CL_{int, sec} \ll Q_R$が成立するなら，これらの式はいずれも，式(16-4)のように書き直すことができる．

$$CL_R = f_u \cdot (GFR + CL_{int, sec}) \cdot (1 - FR) \quad \cdots (16-4)$$

このうち，特に分泌過程や再吸収過程には能動輸送の寄与が考えられるため，トランスポーターの阻害などを介した相互作用が生じる部位となりうる．特に，糸球体濾過に比べて尿細管分泌の寄与が大きい場合には，分泌輸送に対する阻害薬の影響は大きくなる．

分泌クリアランスに対する阻害薬の影響に関しては，肝取り込みの例(式(13-1)，式(13-2)，式(14))と同様に考えることができる．例えば，尿細管分泌が単一の線形な輸送過程によっている場合，その輸送に対する阻害薬が存在する時の腎クリアランスをCL^*_Rとすると，式(17)が導出される．

$$\dfrac{CL^*_R}{CL_R} = \dfrac{GFR + \dfrac{CL_{int, sec}}{1 + \dfrac{[I]}{K_i}}}{GFR + CL_{int, sec}} \quad \cdots\cdots\cdots\cdots (17)$$

阻害薬の濃度[I]としては，肝臓の血液側からの取り込みの場合と同様，一般に血漿中非結合型薬物濃度を用いることができる．

しかしながら，再吸収に影響を及ぼす薬物では，尿細管管腔側から尿細管上皮細胞の頂膜側の輸送系に影響を及ぼすケースも多いため，[I]としてどの部位の濃度を用いるかについては，慎重に考慮しなければならない．

2 素過程と統合

A 薬物吸収

1 はじめに

吸収(absorption)とは,薬物が投与部位から全身循環系へと移行する過程を意味している.薬物は吸収されて体内に取り込まれた後,主に血液(少ないながらリンパ液)の流れに乗って作用部位へと移行し薬理効果を発揮する.薬理効果は血中薬物濃度によって左右されるため,薬物の吸収性は極めて重要な因子となる.臨床において適用される既存の医薬品についてはすでに一定の吸収性があるため,医療機関において薬物の吸収性を考察する必要があるのは薬物間あるいは薬物-食物間相互作用に代表される吸収性変動の場合である.

しかしながら,医薬品の創製段階における新規医薬品候補化合物の吸収性評価に対しては,開発の成功の鍵を握る重要な因子となる.特に,生活習慣病のような慢性疾患に対しては注射のような投与方法ではQOL(quality of life)の充実は期待できず,経口投与のような吸収過程を含む投与方法が必要になる.実際に新規医薬品候補化合物の多くは,たとえ薬理活性が優れていたとしても吸収性がさまざまな要因により十分でない場合が多く,優れた薬理活性ならびに吸収性を有した医薬品の創製に努力が注がれている.

薬物の吸収を考える場合の「体内」とは,上述のような全身循環血液中を指している.全身循環血液中に直接投与する方法として静脈内(まれに動脈内)注射があるが,この場合は吸収過程を含ま

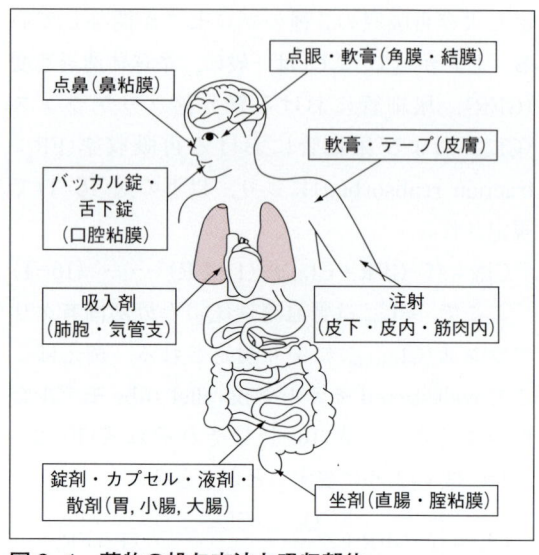

図2-1 薬物の投与方法と吸収部位

ず投与した薬物の全量が投与後直ちに体内に移行すると考えてよい.このような全身循環血液中への直接投与法以外の投与方法では,基本的に吸収過程を含んでいる.現在用いられている吸収部位として鼻腔,口腔,皮膚,直腸,肺,腟,眼などや,皮下,皮内,筋肉内などへの注射による投与方法があるが,最も汎用されている投与方法は消化管からの吸収を期待する経口投与法である(図2-1).

経口投与は簡便さという高い利点を有するものの,吸収に至る過程にさまざまな変動因子が存在するため,薬物によっては期待する薬効が得られない場合がある.消化管からの吸収性を考える場合,「溶解性(solubility)」「安定性(stability)」および「膜透過性(permeability)」の3因子を理解する必要があり,これらが一定の条件を満たさない限

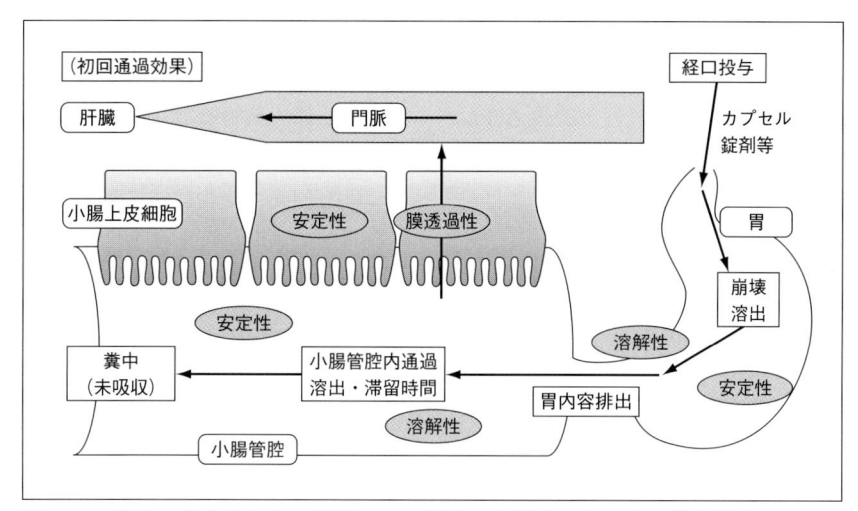

図2-2 薬物の消化管吸収に影響する3因子：溶解性，安定性，膜透過性

り，優れた経口吸収性を有した医薬品にはならない（図2-2）．

第一に重要な因子は「溶解性」である．薬物が吸収されるためには固体状態ではなく溶液状態になっている必要があるため，通常，溶解性（溶解度と溶解速度）が高いほど吸収性は良好である．また，溶解性は薬物自身の物理化学的特性と剤形ならびに生体側因子である食物摂取により分泌される胆汁成分や消化管管腔内の移行速度・滞留時間により影響を受ける．したがって，既存の医薬品を服用する際，食事の前後や消化管運動性に影響する併用薬物がある場合などには吸収性が変動することを考慮する必要がある．また，創薬段階においては水溶性を増大させる化学構造修飾や溶解性を調節する剤形工夫がなされる．

第二の因子は「安定性」であるが，投与した化合物自身に薬理活性を期待する場合（プロドラッグとして投与し，生体内で生成した代謝物が薬理活性本体となる場合もある）には特に大きな問題になる．消化管の管腔内，吸収過程の小腸上皮細胞内，上皮細胞通過後に移行する門脈血液中，さらに門脈血液がすべて通過する肝臓において化学的あるいは酵素的な分解・代謝反応が進行し，投与した活性化合物が最終的な全身循環血液中にほとんど存在しなくなることもある．このような場合に経口投与以外の吸収経路を利用する必要がある．経口投与の場合には，最終的に全身循環血液中に到達した薬物量を投与量に対する割合で表した生物学的利用率（バイオアベイラビリティ；bioavailability）が医薬品としての有効性を評価するパラメーターとなる．小腸・肝臓には薬物代謝酵素が存在し，共に初回通過効果（first-pass effect）として作用するためバイオアベイラビリティに大きく影響する．薬物代謝酵素活性は遺伝的な要因によって個体差が現れることが知られており，併用薬や食物によって見かけの活性が変動しバイオアベイラビリティの変動原因となる．

第三の因子は「膜透過性」である．吸収されるためには小腸の上皮細胞層を通過しなければならないが，その過程における問題は細胞膜という障壁の透過である．細胞膜は細胞の内外の環境を厳密に区別する障壁となっており，生体にとって不要な異物の侵入を防ぎ，解毒するための生体防御機構としての役割を担っている．したがって，小腸上皮細胞の管腔側細胞膜を通過して上皮細胞内に移行し，さらに血管側細胞膜を通過して門脈血液中に到達することは容易ではない．薬物の多くは単純拡散（simple diffusion）によって細胞膜を透過するが，単純拡散は透過する薬物の脂溶性に依存するため水溶性が高い場合には単純拡散による膜

透過は期待できない．上述したように溶解性については膜透過性とは逆に水溶性の高い薬物で吸収性を増大させるため，薬物の溶解性と膜透過性はその吸収性に対して反作用的な関係にある．したがって，最終的には溶解性と膜透過性とが共に問題とならない適度な特性を有した薬物であることが，消化管から良好に吸収される条件の一つとなる．

一方，見かけの膜透過性を決める因子は多岐にわたり，単純拡散のみならず生体膜タンパク質であるトランスポーター(transporter)による膜透過が生じる場合もある．小腸上皮細胞膜には，単純拡散では膜透過されない水溶性栄養物質(単糖やアミノ酸など)の効率的な摂取に働くような多様なトランスポーター分子が生理機構として存在している．薬物についても同様な機構で吸収される場合がある．一方，トランスポーターは機能的には物質を細胞内に取り込む場合と細胞外に排泄する場合がある．したがって，水溶性薬物であるために単純拡散による膜透過性が低い場合でも，吸収型のトランスポーター分子によって輸送されることにより高い膜透過性を示すことがある．一方，脂溶性薬物であった場合でも，排泄型のトランスポーター分子によって輸送されることになれば見かけ上膜透過性は低くなる可能性がある．すなわち，対象薬物にどのようなトランスポーターが関与するかによって膜透過性が変化する可能性は否定できず，トランスポーター介在輸送は膜透過性を決定する重要な因子の1つになる．

上述したとおり，薬物投与法として汎用されているのは経口投与法である．経口投与法はほかの投与方法，投与経路に比べ，投与の簡便さ，安全性など患者QOLの向上に対して優れている．したがって，今後の医薬品創製においても経口剤の開発が中心となることは疑いようのない事実であり，消化管吸収に関する知識と理解はますます重要となる．また，患者QOLの充実のみならず，優れた薬効発現や安全性などにも期待した経口投与法以外の新しい投与方法も注目されており，鼻腔，口腔，皮膚，直腸，肺，腟，眼などの投与経路に対する研究発展が待望されている．

本項では，投与経路として最も一般的な経口投与を中心に，薬物吸収に影響を及ぼすさまざまな因子について考察し，薬物動態における吸収の位置づけと創薬，薬物療法に対する吸収過程の重要性ならびに課題を理解する．

2 薬物吸収と膜透過

消化管粘膜組織を構成している(上皮)細胞は，恒常性維持のために細胞膜(cell membrane)によって細胞内外が隔てられた閉鎖系を形成しており，細胞膜は細胞内外の物質交換を厳密に制御している．一般に，物質(薬物)や熱エネルギーなどがある地点から別の地点に移動することを輸送(transport)というが，膜透過(membrane permeation)は細胞の外側から内側あるいは内側から外側に細胞膜を介した物質の輸送現象である．薬物の消化管吸収，血液中から薬効発現組織細胞内への移行ならびに腎臓，肝臓，小腸への排泄過程においてはすべて，薬物の細胞内外への膜透過過程が含まれており，薬物の体内動態を考える上で極めて重要な因子である．特に薬物の消化管吸収においては，経口投与後に薬物が消化管粘膜表面の上皮細胞を透過し，毛細血管系あるいはリンパ系に移行する必要があるため，生理学的現象としての膜透過機構を理解することは極めて重要となる．

a 細胞膜の構造

薬物の膜透過理解の第一段階として，各組織細胞膜の構造的・生理的特徴を把握する必要がある．細胞膜は基本的には脂質とタンパク質で構成されており，共通して図2-3に示すような，脂質二重層(lipid bilayer)と呼ばれる厚さ 1×10^{-6} cm 程度の基本構造を有している．脂質二重層膜にはさまざまな機能をもつ膜タンパク質(membrane protein)が島状に埋め込まれており，構造的にはSingerとNicolsonによって提唱された流動モザイクモデル(fluid mosaic model)として広く受け入れられている(図2-3).

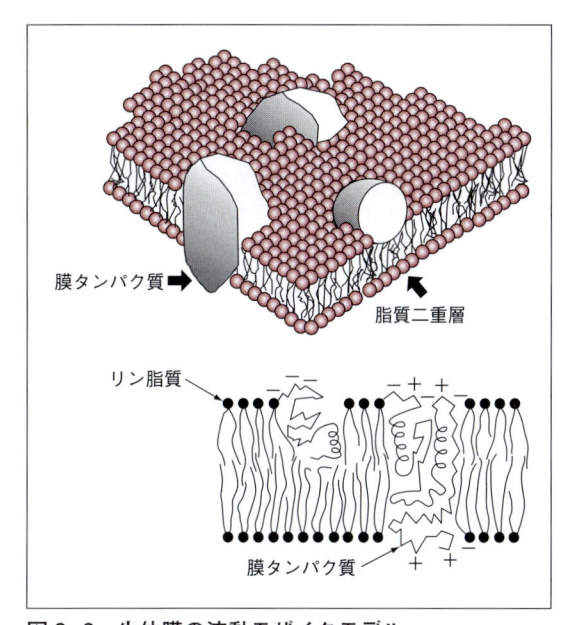

図2-3 生体膜の流動モザイクモデル
(Singer SJ, Nicolson GL：The fluid mosaic model of the structure of cell membranes. Science 175：720-731, 1972)

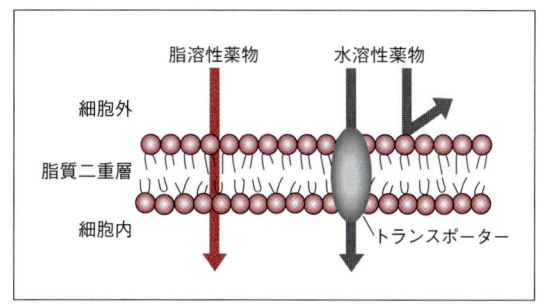

図2-4 脂溶性薬物と水溶性薬物の膜透過

脂質二重層膜を形成するのは主に極性のグリセロリン脂質であり，具体的にはホスファチジルコリン，ホスファチジルエタノールアミン，ホスファチジルセリン，ホスファチジルイノシトール，スフィンゴミエリンなどである．このようなリン脂質は，一端が極性基，他方は疎水性の脂肪酸炭素鎖を有しており両親媒性である．したがって，生体内環境である水相系における脂質二重層は，極性基を外側に，疎水性基を内側に配向した二重の層を形成している．リン脂質以外にもスフィンゴ脂質や極性の低いコレステロールなども構成成分となっており，各細胞の膜構造を特徴づけている．また，脂質二重層の内側と外側の層では構成脂質成分に違いがあり非対称な分布をしている．細胞膜表面ではシアル酸，ガラクトース，マンノース，N-アセチルグルコサミン，N-アセチルガラクトサミンなどがタンパク質や脂質に結合している．中でもシアル酸のような糖は負電荷を有しており，ホスファチジルセリン，ホスファチジルイノシトールなどのリン脂質に由来する負電荷と併せて，細胞膜表面を負に帯電させている．したがって，塩基性化合物は細胞表面に吸着

しやすく，医薬品の作用や膜透過に影響を与える．

　細胞膜が脂質から構成されるという基本構造から理解できるように，一般的に薬物の細胞膜透過性は，脂質に溶けやすい脂溶性，すなわち疎水性〔hydrophobic，または親油性(lipophilic)〕の化合物で高く，水に溶けやすい水溶性，すなわち親水性〔hydrophilic，または極性(polar)〕の化合物では顕著に低くなる(図2-4)．しかし，実際には水溶性の栄養物質（糖，アミノ酸，水溶性ビタミン類など）は効率よく細胞膜を透過するが，これは上述のようにトランスポータータンパク質に依存した輸送によるものである(図2-4)．

　膜タンパク質は存在形態から大別して表在性タンパク質(surface protein)と内在性タンパク質(integral protein)に分けられるが，物質の膜透過に関与するのは後者である．このような膜透過に関与するタンパク質は総じてトランスポーター(transporter，または輸送担体)と呼ばれているが，それらは1つのタンパク質内に12か所程度の疎水性アミノ酸配列からなる膜貫通領域(membrane spanning domain)と呼ばれる特徴的な構造を有している．このような脂溶性の高い部位を有しているために細胞膜内に存在することができる．また，膜表面には医薬品の作用の標的タンパク質となるさまざまなレセプター(receptor)やナトリウムなど低分子イオンの細胞膜透過に働くチャネル(channel)も存在している．これらの膜タンパクは細胞骨格と呼ばれる膜の裏打ち構造によりその分布や移動が制御されている．

　以上のように，生体膜のそれぞれの構成成分

表2-1 膜輸送機構の分類と特徴

膜輸送機構		輸送担体	駆動力	用いる式
単純拡散		なし	濃度勾配 電気化学的ポテンシャル差	フィックの第一法則
担体輸送	1次性能動輸送	あり	ATP	ミカエリス-メンテン式
	2次性能動輸送	あり	一次性能動輸送によって形成されるイオン勾配 (ナトリウムイオン, プロトン, 重炭酸イオンなど)	ミカエリス-メンテン式
	促進拡散	あり	濃度勾配 電気化学的ポテンシャル差	ミカエリス-メンテン式
膜動輸送		なし		なし

は，生理的物質はもちろんのこと薬物の膜透過調節に複雑に関与しており，薬物の消化管吸収を考える場合，これら成分の影響を考慮する必要がある．

b 薬物の細胞膜透過機構

薬物の生体膜(細胞膜)透過機構は，膜両側における薬物の濃度勾配を駆動力とする単純拡散(受動拡散；passive diffusion)と，トランスポーターを利用する担体輸送(carrier-mediated transport)，さらに膜の一部が陥没し物質を細胞膜に取り込む膜動輸送(endocytosis)の3つに大別される(表2-1)．また，担体輸送はさらに，物質輸送に必要なエネルギー(駆動力)の形態により，促進拡散(facilitated diffusion)，1次性能動輸送(primary active transport)および2次性能動輸送(secondary active transport)に分類される．この中で，単純拡散と促進拡散は透過物質自身の電気化学ポテンシャル(electrochemical potential)をエネルギーとした受動輸送(passive transport)であり，1次性および2次性能動輸送は，透過物質自体以外からのエネルギーを利用するもので能動輸送(active transport)と呼ばれる．そのエネルギーとしてはATP(アデノシン三リン酸)をはじめナトリウムイオンやプロトンなどの濃度勾配がある．

1) 単純拡散

単純拡散による膜透過の駆動力は，細胞膜両側における薬物の濃度勾配(電気化学的ポテンシャルの差)であり，エネルギー的には薬物分子は拡散によって膜の高濃度側から低濃度側へと移行する受動輸送に分類される．この場合，薬物の膜透過速度は，フィックの第一法則(Fick's first law)により説明され次式により表される．

$$\frac{dQ}{dt} = D \cdot K \cdot \frac{A}{h} \cdot (C_1 - C_2) \quad \cdots\cdots(1)$$

ここで，Q：膜を透過した薬物量，D：薬物の膜内での拡散係数，K：膜/水間分配係数，A：吸収膜表面積，h：膜の厚さ，C_1, C_2：膜両側溶液中の薬物濃度，を表している．左辺は，膜を透過した薬物量の単位時間あたりの変化，すなわち膜透過速度を表している．したがって，本式から単純拡散による薬物の生体膜透過を考察する上でのいくつかの重要な因子を理解することが可能である．すなわち，薬物の膜透過速度は

(1) 膜両側での薬物濃度差に比例する．濃度差$\Delta C = (C_1 - C_2) = 0$となった場合，膜透過速度$= 0$となり，それ以上の膜透過は起こらない．また，濃度勾配は$(C_1 - C_2)/h$で表されるため，膜が薄いほど勾配が大きくなり膜透過速度は大きくなる．

(2) 膜の表面積に比例する．消化管膜を介した薬物の吸収において，構造的に表面積の大きくなる小腸の方が胃や大腸よりも吸収に適していることがわかる．

(3) 膜/水分配係数に比例する．生体膜はリン脂質で構成された脂質膜であり，脂溶性の高い薬物ほど脂質層へ分配されやすく膜透過速度は大きくなる．

(4) 拡散係数に比例する．拡散係数は薬物分子の

有効分子半径 r に反比例するため，分子量の小さな薬物ほど膜透過速度は大きくなる．

以上から単純拡散に影響する薬物側因子は，物質の脂溶性，分子サイズであることがわかる．ただし，膜/水分配係数，すなわち脂溶性が高すぎる場合〔油/水分配係数(partition coefficient)として 100 から 1,000 以上〕には，膜透過性が膜/水分配係数と相関しなくなる傾向がある．これは膜脂質内に薬物が蓄積しやすくなるためである．また，水酸基やアミノ基のような水素結合(hydrogen bonding)能の高い官能基をもつ物質の膜透過性は低い．一方，分子内水素結合を有する物質の膜透過性は高くなる傾向があるため，水分子との水素結合が膜透過の抵抗となるものと考えられている．

一方，式(1)を，膜透過係数 P〔permeability coefficient(通常，単位は cm/sec を用いる)〕を用いて表すと，

$$\frac{dQ}{dt} = P \cdot S \cdot (C_1 - C_2) \quad \cdots\cdots (2)$$

となる．すなわち物質の膜透過速度は，P：薬物の膜透過係数，$(C_1 - C_2)$：膜両側溶液中の薬物濃度差，S：吸収膜表面積，によって決まることがわかる．膜透過係数 P は細胞膜の表面積や薬物濃度の項を含まないパラメーターとしてさまざまなケースに容易に応用できるため，薬物の膜透過性を表す指標として汎用されている．例えば経口投与可能な医薬品の膜透過係数としては 5×10^{-6} cm/sec 程度が境界となり，バイオアベイラビリティ予測の目安となる．また，膜透過係数と表面積の積 P·S は，膜透過クリアランスあるいは permeability surface area product(PS product)と呼ばれており，各薬物の特定組織における膜透過性を表す定量的指標の 1 つとなる．

上式において P·S·C_1 は 1 側から 2 側への薬物移行速度(フラックス；flux)を示すが，実際にはこれと同時にその反対方向 2 側から 1 側へのフラックス P·S·C_2 も生じており，膜透過速度はその両方向へのフラックスの差として得られる 1 側から 2 側への正味のフラックス(net flux)と考

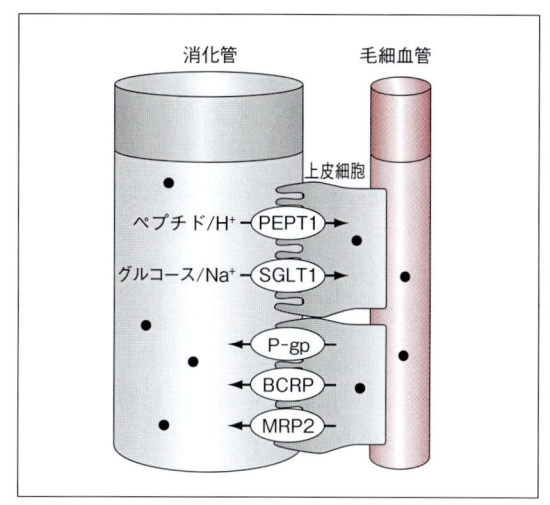

図 2-5 薬物の消化管吸収に影響を及ぼす輸送担体"トランスポーター"

えることができる．薬物の消化管吸収を考える場合，投与部位となる消化管内濃度は高く，また血液中に移行した薬物は血流によって直ちに運び去られるため十分に撹拌された条件，すなわちシンク条件(sink condition)になっており，C_2 は 0 に近似できる．

2）担体輸送

脂質二重層膜への分配性が低いために膜透過性に劣る水溶性物質には，薬物以外にも単糖類，アミノ酸，ペプチド，水溶性ビタミン，胆汁酸，アミン，有機酸類など，生体に必須な物質が多く存在し，これらの物質はその脂溶性から推測されるよりもはるかに大きな膜透過性が観察される．このような物質あるいは薬物の吸収過程には担体輸送，すなわちトランスポーターを介した輸送が関与している(図 2-5)．この輸送は，輸送エネルギーの観点から能動輸送と促進拡散に分類される．生体エネルギーは主に ATP の形で供給されるが，ATP の加水分解に伴うエネルギーを直接(1 次)的に物質輸送の駆動力として利用する担体輸送が 1 次性能動輸送である．Na^+/K^+-ATPase と呼ばれるイオン輸送タンパク質は ATP の加水分解エネルギーによってナトリウムイオンを細胞外に汲み出すと同時にカリウムイオンを細胞内に濃縮的に蓄積する役割を担っている 1 次性能動輸送

体の1つである．このような1次性能動輸送体によって形成されたナトリウムなどのイオン勾配をエネルギーとして利用するトランスポーターを介した輸送は，間接的にATPの加水分解エネルギーを利用するため2次性能動輸送と呼ばれる．例えば単糖のD-グルコースは小腸上皮細胞でナトリウムとの共輸送を行うSGLT1と呼ばれる2次性能動輸送のトランスポーターによって効率的に吸収される．促進拡散による輸送は，消化管上皮細胞の側底膜をはじめ赤血球，脂肪細胞，血液-脳関門などの血液側細胞膜でのアミノ酸あるいは単糖類などの輸送に認められる．また，D-フルクトース，シアノコバラミン(VB_{12})あるいはある種の四級アンモニウム塩は，小腸から促進拡散によって吸収されることが知られている．

担体輸送に関しては以下の特徴がある．
(1) 基質濃度の上昇とともに膜透過速度に飽和現象(saturation)が認められ，その速度がミカエリス-メンテン式によって表される．(能動輸送，促進拡散)
(2) 濃度(電気化学ポテンシャル)勾配に逆らった上り坂輸送(uphill transport)を示す．(能動輸送)
(3) 輸送に伴ってエネルギーが消費される．(能動輸送)
(4) 代謝阻害薬(ジニトロフェノール，KCNなど)や酸素欠乏などにより輸送が低下する．(能動輸送)
(5) 構造類似体による競合阻害(competitive inhibition)が生じる．(能動輸送，促進拡散)
(6) 特異的な阻害薬(inhibitor)が存在する．(能動輸送，促進拡散)
(7) 臓器，細胞，薬物などについて特異性(specificity)を有する．(能動輸送，促進拡散)

トランスポーターは上述した一般的な特性を有するとともにそれぞれ異なる機能特性をもつ．たとえば，トランスポーターの発現部位もさまざまであり，駆動力によっては細胞内への取り込み方向だけではなく細胞外への排泄方向に働く場合もあり，膜透過の方向性を認識することが生理的意

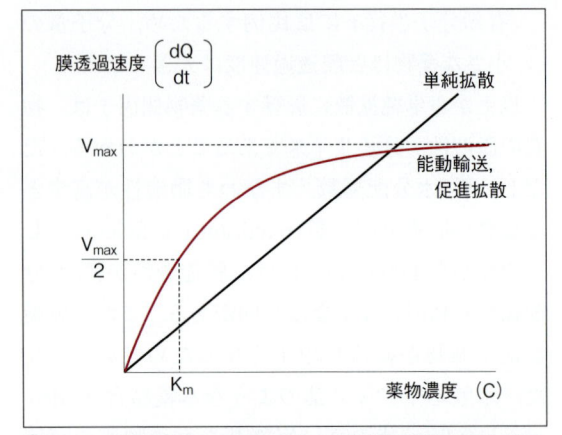

図2-6 受動拡散と能動輸送の膜透過速度に及ぼす薬物濃度の影響

義や薬物動態的な影響を考慮する上で重要である．

一方，(1)に示したように能動輸送による薬物の膜透過速度は，以下のミカエリス-メンテン式によって表される(図2-6)．

$$\frac{dQ}{dt} = \frac{V_{max} \cdot C_1}{K_m + C_1} \quad \cdots \cdots (3)$$

ここで，V_{max}は最大輸送速度，K_mは薬物とトランスポーターとの親和性を表す解離定数(ミカエリス定数，次元は濃度)，C_1は膜を隔てて膜透過が生じる基となる側の濃度を表す．K_mは解離定数であるため，小さいほど高い親和性となり大きいほど低い親和性と解釈される．なお，K_mは輸送速度がV_{max}の1/2となる時の薬物濃度を表す．また，ミカエリス-メンテン式によりC_1とK_mの大小関係から次のように近似することができる．

$K_m \gg C_1$の時，

$$\frac{dQ}{dt} = \frac{V_{max} \cdot C_1}{K_m} \quad \cdots \cdots (4)$$

となり，薬物の膜透過速度は一次速度過程として表される．一方，

$K_m \ll C_1$の時，

$$\frac{dQ}{dt} = V_{max} \quad \cdots \cdots (5)$$

となり，薬物の膜透過速度は0次速度過程として表される．すなわち，濃度に無関係に最大輸送速

度 V_{max} として一定となる．このように，能動輸送による薬物の膜透過速度は薬物の濃度に比例せず，非線形性(nonlinearity)を示すことになり，医薬品の体内動態に担体輸送が関与するような場合には，医薬品濃度(投与量)に応じて非線形的体内動態を示す可能性がある．

3) 膜動輸送

細胞膜の一部が陥没し，高分子などの物質を細胞膜に包み込んで細胞内に取り込む現象を膜動輸送と呼ぶ．膜動輸送は，顆粒状の物質を取り込む食細胞作用(phagocytosis)と溶液状で取り込む飲細胞作用(pinocytosis)がある．この機構の特徴は
(1)輸送に伴ってエネルギーが消費される．
(2)水に溶解していない物質でも取り込むことが可能である．
(3)新生児は膜動輸送が活発で免疫グロブリンなどを特異的に吸収する．

などがあげられる．なお，本機構によって細胞外から細胞内へ物質を取り込む場合をエンドサイトーシス(endocytosis)，細胞内から細胞外に排出する場合をエクソサイトーシス(exocytosis)と呼ぶ．

3 薬物の消化管吸収

薬物がその効力を発揮するには体内に吸収されることが必須である．薬物投与法の中で汎用されているのは経口投与法であり，本投与法は，投与の簡便さ，安全性など患者QOLの向上に対してほかの投与方法に比べ優れている．しかし，皮膚，鼻腔などのほかの投与経路とは異なり，投与部位と吸収部位との間に距離的な隔たりがあり，投与後，薬物が吸収部位である胃，小腸粘膜表面に到達するまでにいくつかの過程を経なければならない．そのため，経口投与では薬物の投与部位への移行あるいは消化管内での溶解など，最終的に吸収を左右する多くの因子が存在している．また，吸収部位としての胃，小腸，大腸はそれぞれ異なった特徴を有しており薬物吸収性と密接に関係している．

a 消化管の構造と機能

1) 胃

経口投与された薬物は口腔，食道を経て，胃に移動する．胃は消化管中最も膨大した部位で，噴門部，胃体部，幽門部からなる．胃粘膜はヒダ構造をとっており，その表面には一層の円柱状の上皮細胞が存在する．また胃粘膜表面には胃小窩と呼ばれる無数のくぼみがあり，その内部に腺細胞を有し，胃体部では塩酸やペプシンを分泌している．その結果，胃内は，水分，食事，薬物などの影響で変化するがそのpHは通常1～3と低く，薬物によっては酸による分解が問題となる場合がある．一方，胃粘膜表面には絨毛構造がなく，小腸に比べて有効表面積が小さいため薬物の吸収性は通常低い．

2) 小腸

小腸の主な機能は，(1)胃で始まった消化過程を十二指腸でも続けること，(2)腸管や膵臓で産生された酵素で消化された食物を吸収すること，すなわち，タンパク質，炭水化物，脂肪の構成要素を吸収することである．小腸は消化管中最も長い部分であり，ヒトの場合，小腸の全長は4～7mで，十二指腸(duodenum)，空腸(jejunum)，および回腸(ileum)の3つの連続した部分からなる．十二指腸は，長さ約25cmで，その末端は空腸につながる．空腸は腸間膜で支えられており可動性がある．また，回腸は，空腸の続きの部分である．小腸の壁は，粘膜(mucosa)，粘膜下組織(submucosa)，筋層(muscularis)，漿膜(serosa)あるいは腹膜(peritoneum)の全4層からなり，小腸の3つの部分の組織学的相違点はこのうち粘膜と粘膜下組織にある．一方，小腸粘膜は4つのヒダによって，その有効表面積を増大させ，小腸の吸収機能を合理的に反映している(図2-7)．小腸表面は輪状ヒダ(plica circularis)が形成されており，そのヒダには絨毛(villi)と呼ばれる無数の突起とリーベルキューン陰窩(crypt of Lieberkühnまたは腸腺)がある．絨毛の外側は単層の上皮細胞(epithelial cell)が形成されており，内部の粘膜

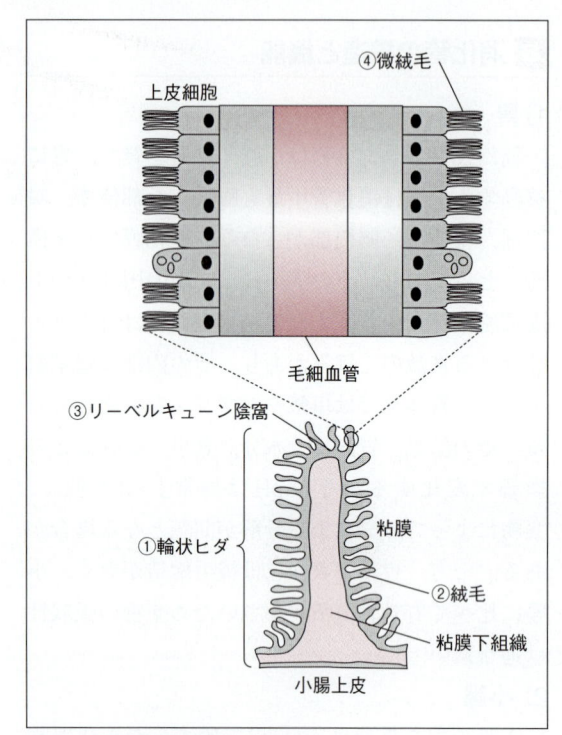

図2-7　小腸粘膜の上皮構造
(Kierszenbaum AL : Histology and Cell Biology. p422, CV Mosby, St Louis, 2006)

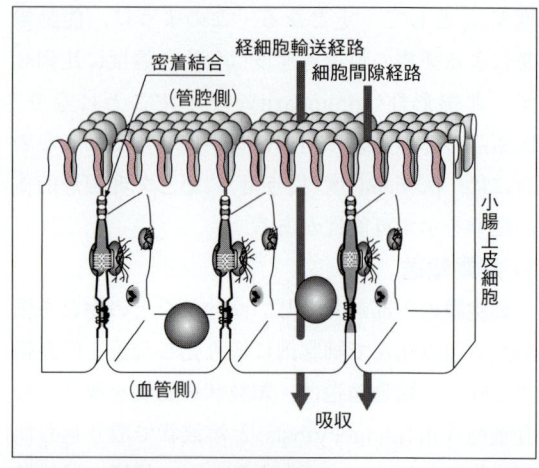

図2-8　薬物の消化管吸収過程

固有層には毛細血管やリンパなどがみられる．さらに，上皮細胞の頂側膜には電子顕微鏡レベルで観察される微絨毛(microvilli)が存在しており，その構造から刷子縁膜(brush border membrane)と呼ばれている．このような構造が小腸の有効表面積を増大させており，小腸を単なる円筒と考えて表面積を算出した場合の約600倍にも達すると考えられている．単純拡散による吸収速度はその有効表面積に比例することから，有効吸収総面積の大きい小腸は，薬物の吸収にとって最も重要な部位である．小腸上部の十二指腸のpHは5〜7程度で，空腸，回腸を沿うにしたがって高くなり回腸下部では7〜8になる．十二指腸部位では膵液や胆管を経た胆汁が分泌される．

3) 大腸

大腸は連続したいくつかの区域からなり，盲腸とそこから突出した虫垂，上行結腸，横行結腸，下行結腸，S状結腸，直腸および肛門で構成されている．また，小腸に比べて短いが太い．大腸の機能は前半部が主に水や電解質の吸収であり，後半部は糞便物質の貯蔵と排泄を行う．大腸粘膜には輪状ヒダはみられず，またその表面に腸絨毛もみられない．そのため，小腸に比べて吸収表面積が小さく，一般に薬物の吸収性は低い．大腸のpHは8付近である．

b 消化管吸収機構

1) 経細胞輸送と細胞間隙輸送経路

薬物の消化管吸収は，微絨毛構造を有する小腸上皮細胞層の管腔側から血液側への移行過程である(図2-8)．この時の薬物の吸収経路，すなわち上皮細胞層の管腔側から血管側への移行経路は，上皮細胞膜を透過する経細胞輸送経路(transcellular route)と上皮細胞間を通過する細胞間隙経路(paracellular route)に分類される(図2-9)．上皮細胞同士は密着結合(tight junction)などにより相互に接しているため，多くの薬物の場合，経細胞輸送経路を経て吸収されるが，水溶性薬物でも低分子であれば，その程度は明確ではないが細胞間隙経路を経て吸収されると考えられている(図2-8)．細胞間隙には水の流れがあり，その流れによって薬物が運ばれる場合をソルベントドラッグ(solvent drag，あるいはconvective transport)という．なお，経細胞輸送経路で透過する場合は前述の単純拡散ならびに担体輸送がある．

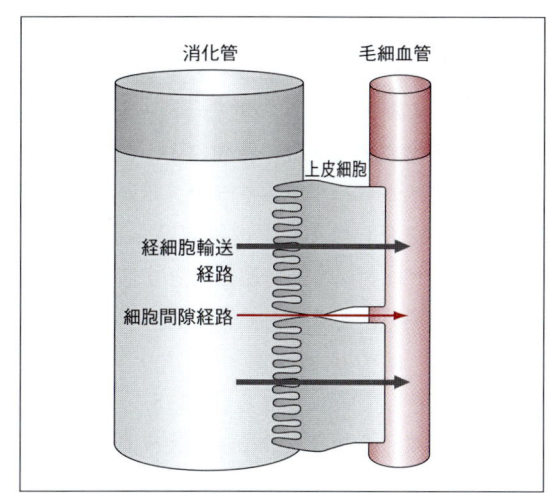

図 2-9　薬物の消化管吸収経路

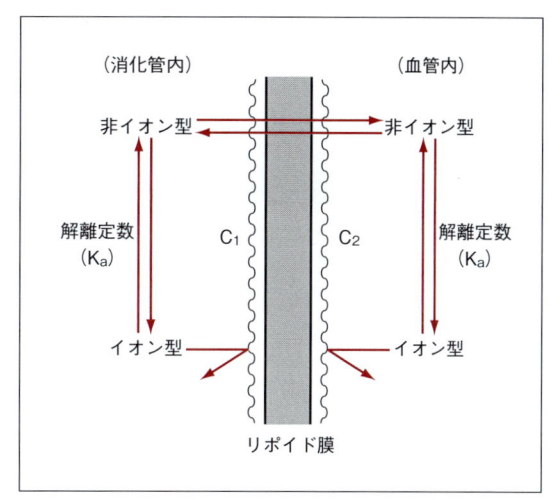

図 2-10　pH 分配仮説に従う薬物の膜透過モデル

2) 吸収の速度論

単純拡散を表す式は式(1)によって表されたが，C_1 を消化管内溶液中の薬物濃度，C_2 を血液中薬物濃度として薬物の消化管吸収を考える場合，通常，血液中に移行した薬物は血流によって速やかに全身へ運ばれるため，C_2 は C_1 に比べて十分に低く 0 に近似でき，十分に撹拌がなされたシンク状態が成立していると考えることが可能である．したがって，同一の細胞膜では A や h は一定と考えられるので $D \cdot K \cdot A/h = k_a$ とおけば，薬物の吸収速度を薬物の消化管内での濃度変化 dC_1/dt は，

$$-\frac{dC_1}{dt} = k_a \cdot C_1 \quad \cdots\cdots\cdots\cdots\cdots\cdots\cdots (6)$$

となる．ここで，k_a は 1 次の吸収速度定数であり，単純拡散による吸収速度は見かけ上 1 次速度式に従うことがわかる．式(6)を積分すると，

$$\ln C_1 = \ln C_0 - k_a \cdot t \quad \cdots\cdots\cdots\cdots\cdots (7)$$

さらに，

$$\log C_1 = \log C_0 - \frac{k_a}{2.303} \cdot t \quad \cdots\cdots\cdots (8)$$

が得られる．ここで，C_0 は薬物の初濃度である．式(8)より，消化管内薬物濃度の対数と時間との間には直線的な関係があることがわかる．また，その直線の傾きより吸収速度定数を求めることが可能である．なお，トランスポーターを介する場合であっても，$K_m > C_1$ を満たせばその吸収は 1 次の速度過程で表すことができる(前述 80 ページ)．

3) 薬物の脂溶性と pH 分配仮説

医薬品に多くみられる弱イオン性化合物の場合は，非イオン型分子は脂溶性が高いため細胞膜を透過できるが，イオン型分子は水溶性が高いため膜透過できない．1950 年代に Brodie らによって，このような pH 分配仮説(pH-partition hypothesis)が提唱されて以来，消化管膜透過に基づいた薬物の吸収性を評価する際には非イオン型分率を組み込んだ膜透過を考慮することが定法となった．

図 2-10 のように細胞膜を挟んで水溶液層 1 と 2 がある時，物質の酸解離定数を K_a，電離度を α とすると，弱酸の場合と弱塩基の場合で以下のように説明される．

弱酸の場合　　$[HA] \leftrightarrows [H^+] + [A^-]$

$$K_a = \frac{[H^+] \cdot [A^-]}{[HA]} \quad \cdots\cdots\cdots\cdots\cdots\cdots (9)$$

$$\alpha = \frac{[A^-]}{[HA^+] \cdot [A^-]} \quad \cdots\cdots\cdots\cdots\cdots (10)$$

$$= \frac{1}{1 + 10^{pK_a - pH}} \quad \cdots\cdots\cdots\cdots\cdots (11)$$

弱塩基の場合　　$[BH^+] \leftrightarrows [B] + [H^+]$

$$K_a = \frac{[B] \cdot [H^+]}{[BH^+]} \quad \cdots\cdots\cdots\cdots\cdots\cdots (12)$$

$$a = \frac{[BH^+]}{[BH^+]\cdot[B]} \quad \cdots\cdots\cdots(13)$$

$$= \frac{1}{1+10^{pH-pK_a}} \quad \cdots\cdots\cdots(14)$$

したがって，1側および2側の非イオン形分子の濃度が等しいとして整理すると，両側の濃度比（C_2/C_1）は

弱酸の場合

$$\frac{C_2}{C_1} = \frac{1+10^{pH_2-pK_a}}{1+10^{pH_1-pK_a}} \quad \cdots\cdots\cdots(15)$$

弱塩基の場合

$$\frac{C_2}{C_1} = \frac{1+10^{pK_a-pH_1}}{1+10^{pK_a-pH_2}} \quad \cdots\cdots\cdots(16)$$

と表される．

消化管管腔内においては酸性微小pH環境（acidic microclimate pH）が存在しており，小腸上皮細胞の刷子縁膜近傍pHは管腔内バルクpHに比べ安定した弱酸性pH環境（pH 5.5～6.5程度）を維持している．pH分配仮説によれば，弱電解質の吸収性とpHの間には，物質の解離定数から予測される吸収性とズレが生じるが，その原因は複数存在し，微小酸性pH環境の影響はその1つとなる．

4) 担体輸送による薬物吸収と吸収障壁

医薬品は生体異物であるため，一般には栄養物摂取のために備わっているトランスポーターを介した担体輸送は関与しないものと考えられている．したがって，医薬品分子は基本的には単純拡散によって細胞膜を透過し，脂溶性，分子サイズあるいは水素結合能によって決まる．しかし，実際には水溶性の高い医薬品であっても膜透過性が良好な場合もあり，また，脂溶性であっても膜透過性が乏しい場合も見出されており，単純拡散以外の膜透過機構の関与を考えなければ説明できない．小腸には栄養性物質を積極的に摂取するために多種のトランスポーターが存在しているが，中には基質構造選択性が比較的低い場合もあるため構造が類似した医薬品も輸送される．このように，本来，異物として認識される医薬品であっても，トランスポーターに誤認識されて輸送される場合がある．

タンパク質の中間消化産物である2個あるいは3個のアミノ酸からなるジペプチド・トリペプチドは，その構成アミノ酸の種類にかかわらずほとんどすべてオリゴペプチドトランスポーターであるPEPT 1を介して小腸上皮細胞膜を透過する．PEPT 1はプロトン勾配を駆動力とする2次性能動輸送体であり，感染症治療薬であるβラクタム抗菌薬の一部や抗癌剤のベスタチンなどがPEPT 1を介して吸収される（図2-5）．また，乳酸や酢酸のような短鎖脂肪酸に加え安息香酸のような生体外モノカルボン酸の吸収には，プロトン勾配を駆動力とするモノカルボン酸トランスポーターが関与していると考えられている．その他，小腸上皮細胞には，ヘキソース吸収を担うグルコーストランスポーター，SGLT 1が存在する（図2-5）．SGLT 1はナトリウム勾配を駆動力とする2次性能動輸送体で，効率的な糖吸収に働いている．その他，アミノ酸吸収に関与する酸性アミノ酸，塩基性アミノ酸，中性アミノ酸トランスポーターやリン酸トランスポーター，胆汁酸トランスポーターなども一部，薬物をはじめとした生体外物質の膜透過に働いている．トランスポーターは消化管のみならず生体内すべての臓器を形成する細胞膜に存在しており，細胞内外の物質交換を行っている．

細胞膜は脂質二重層で形成されることから，通常，水溶性物質の膜透過を制限しているが，実際には脂溶性の高い物質であっても膜透過性が乏しい場合もある．これは，脂溶性物質に対して細胞外汲み出しに働くトランスポーターを介することにより生じている．中でも最も重要な汲み出し型トランスポーターがP糖タンパク質（P-glycoprotein；P-gp）であり，ATPの加水分解エネルギーを利用する1次性能動輸送体である（図2-5）．P糖タンパク質は小腸上皮細胞の刷子縁膜側に発現し，上皮細胞内に侵入する医薬品をはじめとした生体異物を管腔側に排泄することによって生体内への異物侵入を防ぐ吸収障壁としての役割を担っている．P糖タンパク質は極めて幅広い基

質認識性を有しており，特に単純拡散による膜透過が容易な脂溶性薬物の細胞外汲み出しに働くため，その脂溶性から推測されるよりも低い膜透過性を示し，薬物によっては難吸収性要因の1つとなっている．

P糖タンパク質によって輸送される代表的医薬品としては，免疫抑制剤（シクロスポリン，タクロリムス），抗癌剤（ビンクリスチン，ビンブラスチン，ドキソルビシン，ドセタキセル，パクリタキセル），β遮断薬（アセブトロール，タリノロール），Caチャネル阻害薬（ベラパミル），セロトニン拮抗薬（オンダンセトロン，アザセトロン），強心配糖体（ジゴキシン，ジギトキシン），循環器系治療薬（キニジン）など多様である．さらに，P糖タンパク質以外にも同じく1次性能動輸送体に分類される，MRP（multidrug resistance associated protein）やBCRP（breast cancer resistance protein）などの汲み出し型トランスポーターも小腸上皮細胞の刷子縁膜側に発現しており，薬物の吸収障壁として機能している（図2-5）．

C 消化管吸収の律速段階

1) 膜表面の非攪拌水層

一般に膜輸送を含む薬物動態現象においては，膜透過過程が律速となるが，膜透過性が高い場合には，膜透過以外の過程が全体の律速となる場合がある．細胞膜近傍においては，水層の攪拌性に劣る非攪拌水層（unstirred water layer）が存在している（図2-11）．小腸上皮細胞近傍には粘液層が存在しているため，特に薬物の流動性（攪拌性）が抑えられ，攪拌状況によっては0.1 mm以上の厚い非攪拌水層が存在し吸収障壁となる．見かけの細胞膜透過性（P_{app}）を，真の膜透過性（P_m）と非攪拌水層の移行性（P_{aq}）を用いて表すと，

$$\frac{1}{P_{app}} = \frac{1}{P_m} + \frac{1}{P_{aq}} \quad \cdots \cdots (17)$$

となる．すなわち，膜透過性が低い場合にはP_{app}はほぼP_mによって決まるが，P_mの大きな薬物の場合にはP_{aq}の影響が大きくなる（図2-12）．また，医薬品の場合は，溶解速度や胃内容排出速

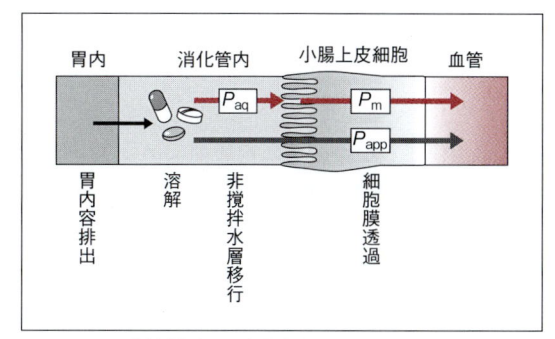

図2-11 非攪拌水層透過過程と細胞膜透過過程

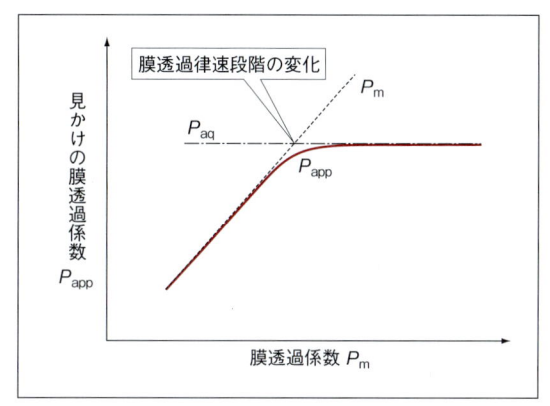

図2-12 非攪拌水層が存在する時の見かけの膜透過性と真の膜透過性の関係

度が経口投与後の見かけの吸収性の律速となる場合もあり必ずしも膜透過性で吸収が決まるわけではない．

2) 膜透過律速と血流律速

薬物は，消化管上皮細胞を透過後，毛細血管に入りその血流により吸収部位から運び去られる．膜透過が速い薬物の場合，毛細血管壁は有窓構造をもつためそこでの透過過程は律速とはならず，血流（Q）により運び去られる過程が律速となる．この状態を血流律速と呼び，消化管内薬物濃度をC_1，吸収部位の表面積をS，膜透過性をP_mで表すと，吸収速度（V_a）は

$$V_a = \frac{C_1}{\left(\frac{1}{P_m}\right) + \left(\frac{1}{Q}\right)} \quad \cdots \cdots (18)$$

さらに，吸収クリアランスをCL_aとして

$$\frac{C_1}{V_a} = \frac{1}{CL_a} = \frac{1}{P_m \cdot S} + \frac{1}{Q} \quad \cdots \cdots (19)$$

で表される.式(19)から明らかなように,$P_m \cdot S \gg Q$ の時,$CL_a \fallingdotseq Q$ となり吸収は血流律速となる.一方,$P_m \cdot S \ll Q$ ならば,$CL_a \fallingdotseq P_m \cdot S$ となり吸収は膜透過律速となる.解熱鎮痛剤であるアンチピリンは血流律速の薬物として知られており,一方,サリチル酸はQが小さい時は血流律速になるのに対し,Qが大きくなると膜透過律速となるような律速過程について中間的性質をもつ薬物であるとされている.血流律速となる薬物は,何らかの要因で血流が低下した際に吸収が低下する可能性があることを理解する必要がある.

3) 薬物の溶解性と安定性

薬物が消化管から吸収されるためには,吸収部位において溶解した状態で存在することが不可欠である.したがって,カプセル剤,散剤などの固形製剤として経口投与された薬物は,消化管内を移行する過程で「崩壊」「分散」などの過程を経て「溶解」されなければならない.膜透過性の良好な薬物であっても,難溶性の薬物ではいずれかの過程が律速となり,全体としての吸収を支配する過程が「崩壊」「溶解」などの段階になることがある.

また,経口投与後,薬物は胃,小腸,大腸においてさまざまな環境に曝露される.したがって,十分な吸収性を得るためには,消化管内で化学的あるいは生物学的に安定であることが必要である.

d 消化管吸収への影響因子

1) 消化管内pH

弱電解質の薬物はpHによって解離の状態が決まるため,消化管内のpH変化は溶解および膜透過過程に影響を及ぼす.消化管内pHは,通常,胃でpH 1~3,十二指腸でpH 5~7,空腸から回腸でpH 7~8,大腸でpH 8程度といわれているが,この値は食事,薬物投与,病理的状態によって変動する.特に胃内のpHは変動が大きく,脂肪や脂肪酸は胃液分泌を阻害し,アトロピン(鎮痙薬),プロパンテリン(胃酸分泌抑制剤),アスピリン(消炎鎮痛剤)などは胃液分泌を抑制す

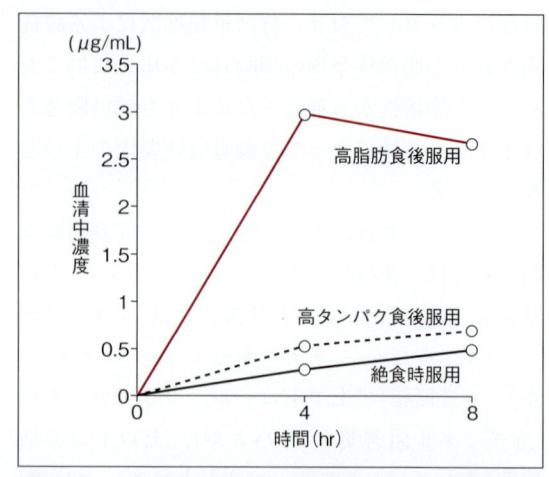

図2-13 グリセオフルビンの吸収に及ぼす高脂肪食の影響

(Crouse RG: Human pharmacology of griseofulvin: the affect of fat intake on gastrointestinal absorption. J Invest Dermatol 37: 529, 1961)

ることによりpHを上昇させる.また制酸剤を服用した場合にも胃内のpHが上昇するが,この時,併用薬物の溶解度が低下し吸収が低下することが報告されている.このような例として,水酸化アルミニウムゲルによるエフェドリン(鎮咳薬),炭酸水素ナトリウムによるテトラサイクリン系抗菌薬の吸収低下がある.

2) 消化管分泌液

小腸上部では肝臓から胆管を経て胆汁が分泌されるが,胆汁中に含まれる胆汁酸塩類は界面活性作用を有しており,可溶化効果により難吸収性薬物の吸収を促進する.一方,吸収の良好な薬物と複合体を形成して吸収を抑制することがある.たとえば,難溶解性薬物であるグリセオフルビン(白癬治療剤)の吸収は,高脂肪食の摂取により著しく増大する(図2-13).これは,高脂肪食によって胆汁酸の分泌が増大し,グリセオフルビンの分散,溶解が促進されたためと考えられている.また,消化管粘膜表面はムチン層と呼ばれるムコ多糖類の層に覆われており,四級アンモニウム化合物はムチンと強く結合するため吸収が抑制されることがある.

3) 胃内容物排泄速度

ほとんどの薬物は主に小腸から吸収されるた

め，経口投与された薬物が胃を通過して小腸へ移行する速度，胃内容物排出速度（gastric emptying rate；GER）あるいはそれにかかる時間，胃内容物排出時間（gastric emptying time；GET）は薬物の小腸吸収に影響を及ぼす．GERは，表2-2に示したように多くの要因によって変化し，それに伴って薬物の吸収が変動する．食事によって胃内排出は遅延し，炭水化物，脂肪，アミノ酸のいずれによってもGFRは遅くなる．また，薬物については，アトロピン，プロパンテリンのような抗コリン作動薬やモルヒネのような麻薬性鎮痛薬はGERを遅延させ，一方で制吐薬であるメトクロプラミドはGERを促進する．

4) トランスポーターと薬物代謝酵素

生体防御機構という観点で注目されている機能タンパク質の中に，小腸上皮細胞内において薬物代謝に働くチトクロームP450系代謝酵素，CYP3Aファミリーがある．CYP3AもP糖タンパク質と同様な多種多様な物質の代謝にかかわっている．P糖タンパク質による排泄とCYP3Aによる代謝の両機能が医薬品の消化管吸収性の障壁となっており，これら両メカニズムに対する十分な理解が消化管吸収性増大へのアプローチにつながる．

5) 薬物間相互作用

ある医薬品を服用する患者が，ほかの医薬品を併用する場合，薬物同士の相互作用によっていずれかの薬物の消化管吸収が変動する場合がある．

薬物同士の直接的な相互作用によって吸収が変動する例として，テトラサイクリン，レボフロキサシンのようなキノロン系抗菌薬，セフジニルのようなセファロスポリン系抗菌薬などは，Ca，Mg，Alなどのイオンと金属キレートを形成しその溶解性が著しく低下するためこれらのイオンを含む医薬品（制酸薬，鉄剤など）との併用によって吸収が低下する．また，これらの薬物はミルクに含まれるCaイオンともキレートを形成するため，ミルクによる服用は吸収低下を招くことが知られている．

一方，トランスポーターによって輸送される薬物では，同じトランスポーターを介して吸収される薬物同士を併用した場合，競合阻害が生じ吸収が変化することがある．PEPT1などによる吸収方向への輸送が阻害された場合には基質薬物の吸収性は低下し，一方，P糖タンパク質などによる排泄方向への輸送が阻害された場合には基質薬物の吸収性が増大する．また，小腸上皮細胞内でCYP3Aによる代謝を受けるような薬物の場合，ほかの基質薬物との併用により代謝阻害が生じ，薬物の吸収性が増大する．

e 薬物のヒト経口吸収性予測とその評価法

薬物の消化管吸収性を測定する方法として，ラットやマウスの消化管を血流を維持した状態で用いる in situ ループ法および単回灌流法，頻回灌流法，消化管を生体から切り離した状態で用いる ex vivo 反転腸管法，消化管を単離した状態で用いる in vitro チャンバー法などのさまざまな手法がある．近年，ラット消化管を用いた単回灌流実験から得られた膜透過性と実際のヒト経口投与後の吸収率が良好に相関することが見出され，このような実験からヒト経口吸収率を予測ことが可能となった．

薬物の膜透過性をより簡便に測定する手法として，種々の培養細胞系が利用されている．その1つは，ヒト大腸癌由来のCaco-2細胞である．Caco-2細胞単層膜透過性と実際のヒト経口投与

表2-2 GER変動に影響を及ぼす要因

GER増大	GER減少
絶食時	摂食時（多量，特に高粘度，低温食）
低濃度のアルカリ（1% NaHCO₃）	酸 高濃度のアルカリ（5% NaHCO₃）
不安状態	甲状腺機能低下
甲状腺機能亢進	糖尿病
	幽門狭窄
メトクロプラミド	麻薬性鎮痛薬 抗コリン作動薬 エタノール

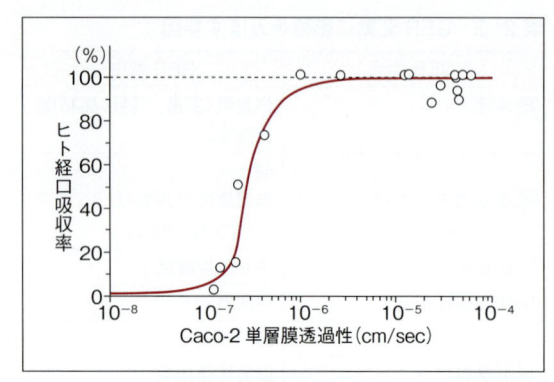

図2-14 Caco-2細胞単層膜透過性とヒト経口吸収率の相関

後の吸収率との間にシグモイド型の良好な相関関係があるため，Caco-2評価系を用いてヒト経口吸収率を予測することがある程度は可能である（図2-14）．医薬品の探索段階においては多数の候補化合物の膜透過性を測定し選別する必要がある．このような大量・迅速な候補化合物の選別方法をハイスループットスクリーニング（high-throughput screening；HTS）と呼ぶ．Caco-2細胞を用いたHTS系は，新規医薬品候補化合物のヒト経口吸収性を予測することを目的に，多くの製薬企業に導入されている．

以上の方法は，見かけの膜透過性（吸収性）を評価する手法として用いられ，吸収性の予測や評価を行うために用いられる．一方，具体的な膜透過機構としてトランスポーター分子が同定されている場合には，トランスポーター分子が発現している培養細胞などを用いた検討が可能である．現在，新規医薬品候補化合物はもちろん既存の薬物がP糖タンパク質の基質であるのか，また，P糖タンパク質に対してどの程度の相互作用を示すのかなどについても評価がなされている．その手法として，P糖タンパク質が元々発現しているCaco-2細胞，あるいはMDCKII-MDR1細胞やLLCPK1-MDR1細胞などのP糖タンパク質遺伝子であるMDR1を導入したP糖タンパク質発現細胞系が用いられている．この場合，P糖タンパク質の輸送特性から吸収方向への膜透過性と排泄方向への膜透過性が比較され，その比（膜透過性比）が1より大きくなるのか否かで判断される．

4 薬物の消化管外吸収

薬物の吸収性は，投与部位に依存した吸収経路によって大きく異なる．したがって，薬物の投与部位の選択は治療効果を左右するので重要である．経口投与は，患者自身の服用の簡便さという高い利点を有するが，吸収に至るまでにさまざまな変動因子が存在するため，薬物によっては期待する薬効が得られない場合がある．一方，注射による血管内投与は患者の苦痛が大きく，また，患者自身による投与の可否の問題などを含むため，QOL（quality of life）を充実させるためにはより簡便かつ信頼性の高い投与法の開発が望まれる．そのため，皮膚，直腸，鼻腔，口腔，肺，眼，腟などへの薬物投与法が用いられている．従来，これらの投与部位は，その部位の疾患に対する局所投与の場合として考えられてきたが，今では全身作用を目的とした投与経路として用いられている．この場合，投与された薬物はやはり吸収過程を経て血管系へと移行する．

a 薬物の経皮吸収

1）皮膚の構造と吸収経路

皮膚は表面から表皮，真皮および皮下組織からなり，汗腺や毛穴といった付属器官が表皮から真皮までを貫いて存在している．このうち，表皮の最外部には角質層（角層）と呼ばれる厚さ10〜15 μmの薄い層が存在する．角質層を形成する細胞は，直下の基底細胞から分化，移行したもので，ケラチンや線維状タンパク質で満たされた核のない扁平な死細胞である．角質層は物質の透過性が低く，体内水分の蒸発や外部からの異物の侵入を防ぐという経皮吸収障壁としての機能を担っている（図2-15）．薬物の経皮吸収を考える場合も，通常，この角質層が最大の関門となる．

経皮吸収には角質などの表皮から真皮を介する経表皮吸収と付属器官を介する経付属器官吸収がある．経皮吸収型製剤としてすでに，ニトログリ

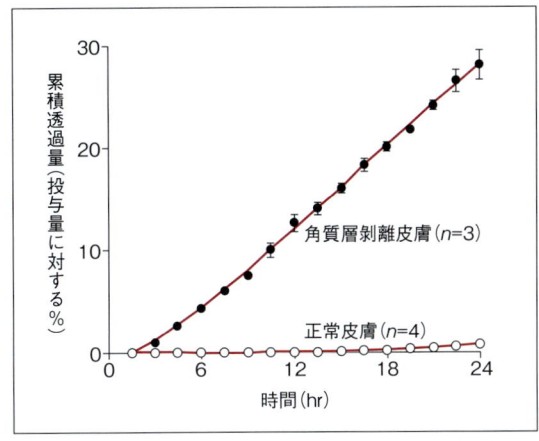

図 2-15 モルモットの正常皮膚および角質剥離皮膚における 6-メルカプトプリンの透過

(Okamoto K. et al : Analysis of drug penetration through the skin by the two-layer skin model. Pharm Res 6 : 931-937, 1989)

セリン，スコポラミン，硝酸イソソルビドなどの全身的作用を期待した薬剤が開発されており，経皮治療システム（transdermal therapeutic system；TTS, または transdermal delivery system；TDS）として注目されている．

2) 経皮吸収の特徴

薬物の経皮吸収は，次のような特徴を有している．

① 皮膚からの薬物吸収は単純拡散に従う．薬物の脂溶性に依存しており薬物の非イオン型分子の割合と吸収率との間に良好な相関がみられる．
② 皮膚から吸収された薬物は直接全身循環系に移行するため，肝臓での初回通過効果を回避し，投与部位での代謝や分解も少ない．
③ 経口投与の場合と異なり，食事や pH 変化などに影響されない．
④ 薬物の投与速度をコントロールすることが可能であり，その上，連続的，持続的に適用することができる．さらに投与を中断することも容易である．
⑤ 部位により角質層の厚さおよび付属器官の分布密度が異なるため，適用部位間で薬物の吸収性に差がある．また，角質層の損傷を伴う切り傷，やけどのほか，乾癬などの皮膚疾患によって吸収が影響される．
⑥ 角質層の水分含量は，細胞核分解産物からなる自然保湿因子によって 20％程度に保たれているが，水分含量が増すと角質層の透過性は大きくなる．

実際には角質層が強固な障壁となるため，一般に一部の薬物を除いて皮膚からの吸収は遅い（図 2-15）．そのため，現在までに角質層透過性を上昇させる吸収促進剤が開発されており，実用化が期待されている．

b 薬物の直腸吸収

1) 直腸の構造と吸収経路

直腸は消化管の最下部に位置し，ヒトにおいて長さ約 10～15 cm，直径約 1.5～3.5 cm を有する円筒型の組織で，末端は肛門に開口している．直腸粘膜はヒダが少なく絨毛が発達していないため，有効表面積は小腸に比べて小さい．したがって，一般的には薬物の吸収にそれほど適した部位であるとはいいがたい．しかしながら，直腸内液は平均 3 mL 程度（pH は 8 程度）と少なく，消化酵素が含まれない．さらに直腸下部を支配する下腹部静脈が肝臓を通らず直接的に大静脈へ連なるため肝初回通過効果を回避することができる．したがって，肝臓で初回通過効果を受けやすい薬物や速効性を期待したい薬物に対する投与経路としては優れている．直腸からの薬物投与には坐剤の挿入および溶液注入（浣腸）などの方法がある．

2) 直腸吸収の特徴

一般に直腸投与された薬物は単純拡散により吸収されるため，薬物の親油性に依存し，pH 分配仮説に従う．直腸投与を経口投与と比較した場合，以下に示すような特徴がある．

① 直腸では有効表面積が小さいため吸収には不利であるが，その一方で少ない管腔内液のために薬物の希釈割合が低く，比較的高濃度の薬物を直腸粘膜に曝露することができる．
② 直腸には消化酵素が含まれないため，薬物の分解が少ない．
③ 直腸下部から吸収された薬物は肝臓での初回通過効果を回避でき，直接全身循環系に移行する

ことができる．
④経口投与の場合と異なり，直接的な食事の影響を受けないが，排便の影響を受ける可能性がある．投与後の排便は直腸内での滞留時間を減少させ，また，糞の存在は薬物と直腸粘膜との接触面積を減少させるため，吸収を低下させる．
⑤粘膜の透過性を一時的に高める作用を持つ化合物（吸収促進剤）の併用により，薬物吸収の改善が可能である．現在，実際に用いられている促進剤として，中鎖脂肪酸塩のカプリン酸ナトリウムがあり，小児用アンピシリン坐剤に配合されている（図2-16）．

c 薬物の経鼻吸収

1) 鼻粘膜の構造と吸収経路

鼻腔とは，頭蓋底部と口腔上部の間に存在する空間をいい，鼻中隔により2つの鼻孔に仕切られ，また鼻甲介により上，中，下の3鼻道に分かれている．一方，鼻粘膜は多列線毛上皮で覆われており，有効表面積は広い．また粘膜下には血管系が発達しており，組織学的には吸収に適した構造である．一般に薬物の鼻粘膜吸収は，鼻腔下部の大部分を占めている呼吸部で行われる．鼻腔内投与法としては，薬液を滴下する方法や噴霧する方法があり，全身的作用を有する代表的な経鼻吸収型製剤として，バソプレシン誘導体であるデスモプレシン酢酸塩の製剤が実際に実用化されている．

2) 経鼻吸収の特徴

鼻粘膜は組織学的にも薬物吸収に適しており，次の特徴がある．
①一般に鼻粘膜投与された薬物は単純拡散により吸収され，pH分配仮説に従う．したがって，脂溶性の高い薬物の吸収は水溶性薬物に比べ良好である．
②水溶性の薬物でも，サリチル酸に代表されるような低分子の化合物であれば，消化管よりも吸収は良好である．
③鼻粘膜から吸収された薬物は直接全身循環系に移行し，肝臓での初回通過効果を受けない．

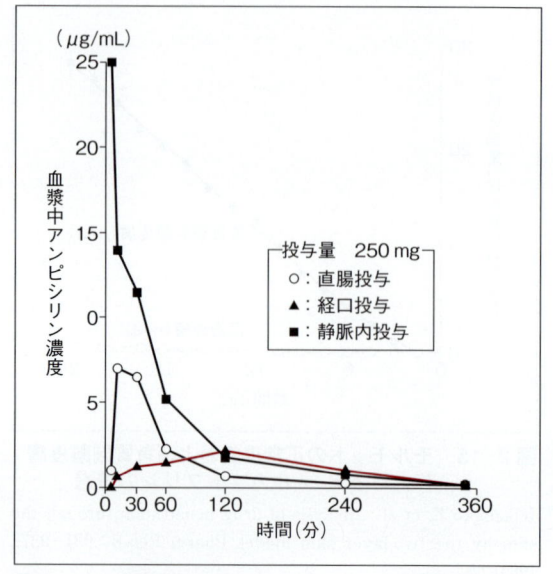

図2-16 患児におけるアンピシリン坐剤直腸投与後の血中濃度
〔Motohiro T, et al : Experimental study of an ampicillin suppository(KS-R1)in adults and children. Jpn J Antibiotics 36 : 1713-1768, 1983〕

④吸収促進剤あるいは鼻粘膜内代謝酵素阻害薬などとの併用によりインスリンなどの高分子化合物も吸収性を示す．

d 薬物の経肺吸収

1) 肺の構造と吸収経路

呼吸器は，咽頭から気管，気管支，細気管支，終末気管支を経て，肺胞管，次いで肺胞に至る（図2-17）．薬物の経肺吸収は通常肺胞で行われるため，投与剤形の粒子径が影響する．現在のところ0.5～1μm程度の粒子径が最も望ましいとされている．一方，肺胞の数は3～4億といわれ，その有効総面積は200 m²にも達する．また，肺胞腔内と毛細血管の間には，厚さわずか0.5～1μm程度の扁平な1層の上皮細胞が存在しているにすぎず，このような有効総面積の広さや上皮細胞の薄さから肺での物質移行は速やかとなる．呼吸器からの薬物吸収は，従来，麻酔薬や喘息治療薬などの局所作用発現を期待する吸入投与が汎用されてきた．しかしながら，近年，消化管から吸収されないような高分子化合物に対しても肺が

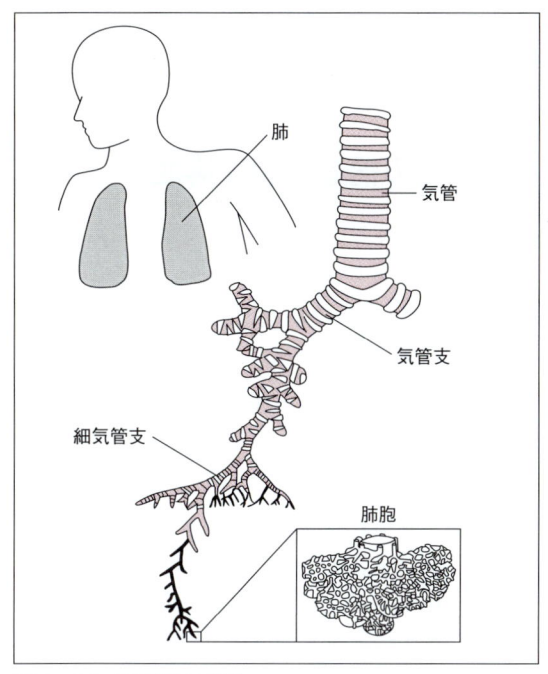

図2-17 呼吸器の構造

高い透過性を示すことが明らかにされ,現在では全身的作用と速効性を期待した薬物の投与経路として注目されている.

2) 経肺吸収の特徴

肺は薬物吸収に適した組織学的構造を有しており,その吸収機構には以下のような特徴があげられる.

①薬物の経肺吸収は,一般的に単純拡散による.したがって,その吸収過程には薬物の脂溶性が重要な因子となる.しかし,水溶性薬物においても良好な吸収が得られる.

②イヌリンのように分子量が大きく,消化管からの吸収が困難な物質でも吸収される.

③薬物の中には担体輸送,すなわちトランスポーターを介した輸送を受けるものもあり,このような薬物においては投与濃度の増大に伴った経肺吸収の低下と飽和現象が観察される.

④肺から吸収された薬物は直接全身循環系に移行し,肝臓での初回通過効果は受けないが,肺自身にも薬物代謝酵素が存在するために,薬物によっては代謝を受ける場合がある.

e その他の薬物吸収部位

1) 薬物の口腔吸収

口腔粘膜適用製剤としては,ニトログリセリンや硝酸イソソルビドなどに代表される舌下錠やバッカル錠が狭心症や心筋梗塞の治療・予防薬として臨床上使用されている.また,ドラッグデリバリーシステム(drug delivery system;DDS)の進歩とともに,新しい口腔粘膜適用製剤が開発されており,口内炎治療薬であるトリアムシノロンアセトニドが口腔粘膜付着性製剤として使われている.

2) 薬物の眼吸収

眼粘膜への薬物の適応は,点眼や眼軟膏による投与が一般的であり,緑内障や結膜炎などの治療のための局所的作用を目的として汎用されている.涙液などによる角膜保護作用の影響から,薬物の眼粘膜透過性は著しく制限される.そのため,緑内障治療薬のチモロールのように,プロドラッグの合成などにより角膜透過性を改善する試みがなされている.

3) 薬物の腟吸収

腟粘膜上皮は,思春期までは薄いままであるが青年期に入ると厚さを増し,さらに閉経期を過ぎると再び薄くなる.したがって,年齢,性周期の変化に伴って薬物の腟粘膜透過性も変化する.腟粘膜へのペプチド性医薬品の適応例として,黄体形成ホルモン放出ホルモンの誘導体であるリュープロレリンがあげられる.リュープロレリンの腟粘膜投与では,経口,直腸,鼻腔投与に比べて優れた排卵誘発効果を示し,腟粘膜からの吸収が極めて良好であったことが示されている.

4) 薬物の注射吸収

注射剤の場合にも動脈内および静脈内注射を除けば,皮下,皮内,筋肉内,腹腔内および関節腔,脊髄腔への注射において,薬物が投与部位から血管系へと移行する吸収過程が存在する.このような場合,一般には毛細血管壁の透過が律速段階となるため,血流量や薬物の脂溶性,分子量がその透過性に影響を及ぼす.特に,分子量が

5,000を超えるような場合には毛細血管壁透過性が低下し，さらに分子量が大きい場合にはリンパ系への移行が大きくなると考えられている.

B 肝臓での分布・排泄

1 はじめに

　肝臓(liver)が有する機能の中で，薬物の体内動態との関係で重要なのは，チトクロームP450系薬物代謝酵素，エステラーゼ，グルクロン酸や硫酸付加反応のような各種抱合代謝酵素による医薬品の化学変換を伴う代謝不活性化と胆汁(bile)中への排泄である．肝臓への血液の流入は消化管の静脈となる門脈(portal vein)ならびに肝動脈(hepatic artery)を経て行われる．その血液中に含まれる薬物が肝臓を形成する主たる細胞である肝実質細胞(肝細胞；hepatic parenchymal cell, hepatocyte)に移行する．肝実質細胞内で上記の各種代謝反応が生じ，その後代謝物あるいは未変化体の一部が胆汁中へと排泄されていく．したがって，経口投与された薬物は小腸から吸収後すべてが門脈血中へと移行するが，肝臓での代謝や胆汁中排泄が大きい場合には，全身循環系に薬物が到達しないこともある.

　このような消化管と肝臓の関係によって経口投与された薬物のバイオアベイラビリティが低下する現象を初回通過効果(first-pass effect)と呼び，経口投与による医薬品の有効性に大きな影響を与えるため，肝臓で生じる現象の理解が必要である．また，肝細胞内に移行した未変化体の薬物や生成した代謝物の一部は血液中に戻り最終的に尿中に排泄されていく(図2-18)．この過程に含まれる薬物代謝反応については本書で別途記載(第2章C，102ページ)するため，本節では主に肝臓への物質の移行と胆汁中への排泄について以下に述べる．酵素による代謝ならびに胆汁中への排泄は薬物の消失にとって尿中排泄と同様に全身クリアランスを決定する因子となるため，経口投与後のバイオアベイラビリティへの影響とともに薬物動態特性全容を理解する上で重要な項目である.

2 肝臓の構造と胆汁排泄

　肝臓は，生体の中で最も大きな臓器であり，成人で1.5 kg程度の大きさがある．肝臓は4つの明白には分けられない小葉(lobule)構造からなり，流入血管〔門脈(portal vein)と肝動脈(hepatic aretry)〕と流出血管(肝静脈；hepatic vein)，胆汁排泄を行う胆管(bile duct)，ならびに肝実質細胞など複数の種類の非実質細胞(クッパー細胞，伊東細胞，血管内皮細胞，ピット細胞)から構成される．薬物動態的に重要なのは肝実質細胞である(図2-18)．肝小葉では，外側の門脈域から中心静脈に向かって血液が流れ，その過程で肝実質細胞とさまざまな物質交換を行っている．2つの肝流入血管系である門脈ならびに肝動脈から肝小葉に流入した血液は，類洞(シヌソイド，sinusoid)と呼ばれる肝臓の毛細血管で合流して中心静脈に集まり，さらにそれらが合流して肝静脈として肝臓より流出する．シヌソイドは，細胞間隙の開口した不連続な内皮細胞(有窓性)で形成される血管内皮細胞に取り囲まれている．これら内皮細胞間隙を介することにより，血液内の物質はそのタンパク結合の有無にかかわらず毛細血管を通過し，肝実質細胞との間にあるディッセ腔(space of Disse)に到達する．したがって，門脈や肝動脈により肝臓に運ばれた薬物は，まず肝細胞を取り囲むシヌソイドから内皮細胞間隙を通りディッセ腔へ入る(図2-18)．血漿タンパク結合した薬物も内皮細胞間隙を介して容易にディッセ腔に侵入することができる．さらに，薬物はディッセ腔から肝実質細胞，毛細胆管(bile canaliculus)，胆管(hepatic duct)，胆嚢(gallbladder)，総胆管(common bile duct)の順を経て胆汁成分として十二指腸管腔に排泄される．なお，十二指腸管腔内へと排泄された薬物が再び吸収され，消化管と肝臓の間を門脈と胆管を経由して循環することがある．このような胆汁中への排泄後再び吸収され

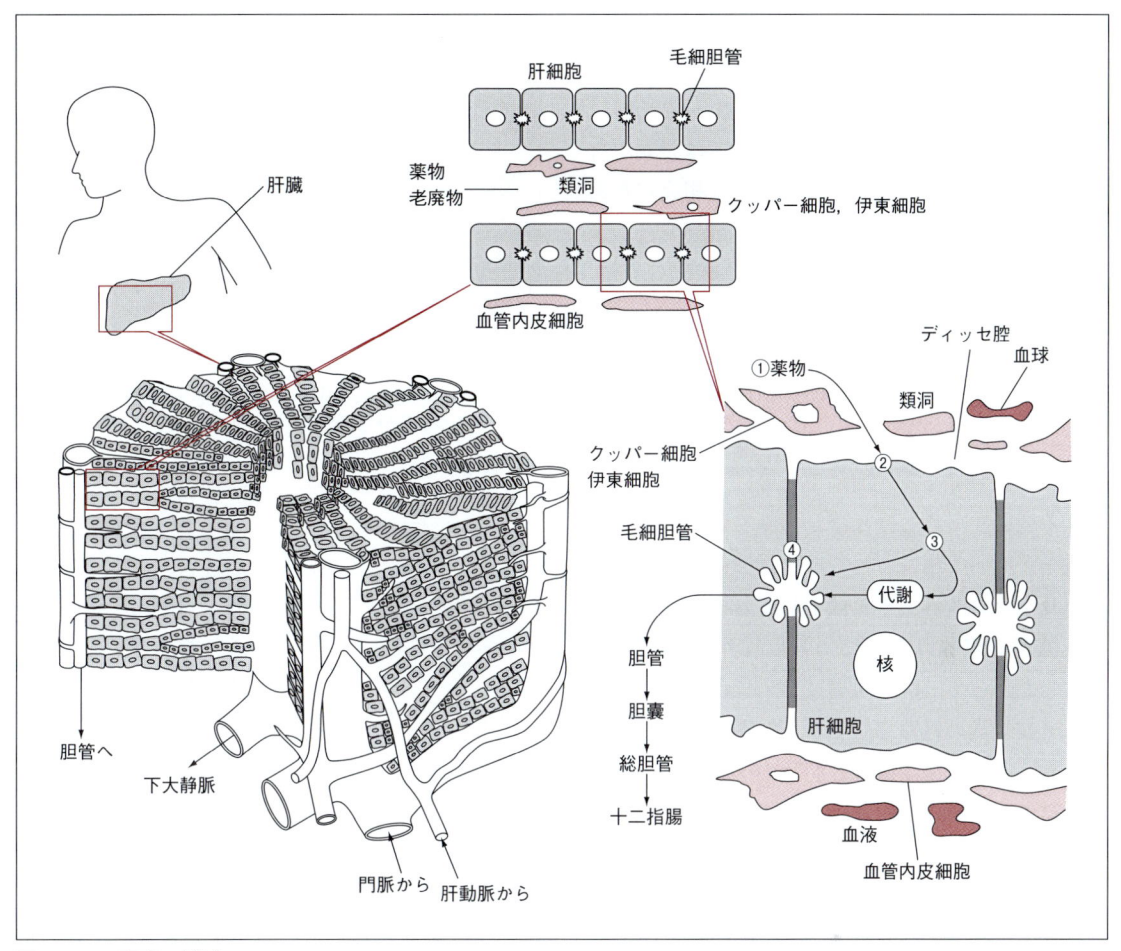

図 2-18 肝臓の構造

てリサイクルする現象を腸肝循環（enterohepatic circulation）と呼ぶ．

　胆汁（bile）は，肝臓で 1 日に 500〜1,000 mL 程度が生成される．肝実質細胞から毛細胆管中に分泌され（肝臓胆汁，hepatic bile），上述のように最終的には十二指腸管腔に排泄される．胆嚢では浸透圧によって水分吸収が生じるため胆汁は濃縮される（胆嚢胆汁，bladder bile）．また，胆管を形成する上皮細胞（cholangiocyte）を介した胆汁成分の調節も行われる．胆汁は生理的には表 2-3 のような成分を含む．胆汁流量は，胆汁中へ分泌される生理物質である胆汁酸量の影響を受ける．このような胆汁は胆汁酸依存的胆汁分泌（bile acid-dependent bile flow）と呼ばれる．一方，胆汁酸分泌のない場合でも一定量の胆汁分泌

表 2-3　ヒト胆汁の組成（g/100 mL）

成分	肝臓中胆汁	胆嚢中胆汁
総無機イオン（Na^+, Cl^-, HCO_3^-, Ca^{2+}, Fe^{2+} など）	0.6〜0.9	0.5〜1.1
脂肪酸	0.1〜0.14	0.9〜1.6
コレステロール	0.004〜0.21	0.01〜1.3
リン脂質（主にレシチン）	0.1〜0.6	1.0〜5.8
総胆汁酸塩	0.7〜1.4	1.0〜9.2
ムチン，タンパク質，ビリルビン，グルクロニドなどアルカリホスファターゼ，（アミラーゼ），その他の酵素	0.2〜1.2	1.0〜4.0

(Haslewood GAD, et al : Bile Salts. Barnes & Noble, p59, 1967)

がみられ，胆汁酸非依存的胆汁分泌（bile acid-independent bile flow）と呼ばれ，胆汁酸以外の成分（ビリルビン，グルタチオンやその抱合代謝

物など)の分泌に伴って生じる.

胆汁は,ヒト,イヌ,モルモット,マウスなどの動物ではいったん胆嚢に貯蔵され,断続的に十二指腸へ送られる.一方,ラットでは胆嚢がなく,胆汁は連続的に排泄されるという相違点がある.

3 薬物の胆汁中排泄

薬物の消失経路は尿中と胆汁中に大きく分類され,いずれに排泄されるかは薬物動態特性を考慮する上で重要である.加齢や疾患により腎機能が大きく変動することはしばしばみられるが,尿中排泄率が高い薬物については,腎機能低下時に全身クリアランスも大きく低下してしまい,薬物の血中濃度の思わぬ上昇による副作用が懸念される.したがって,医療現場においては全身クリアランスが複数の経路で生じることが望まれる.すなわち,適度な尿中排泄と胆汁中排泄あるいは代謝による消失を含む複数の排泄経路の関与が望ましい.したがって,医薬品の胆汁中排泄についての情報は適正な薬物療法において重要なものとなる.表2-4には,胆汁中に排泄されやすい薬物の例を示した.

さまざまな化合物の胆汁中排泄の受けやすさと各化合物の分子量の間に一定の関係のあることが経験的に知られている.図2-19はさまざまな化合物の投与量に対する胆汁中排泄率と各化合物の分子量との関係を示している.ラット,モルモット,ウサギにおいて観測された例を示してあるが,いずれの場合も分子量が大きくなるほど胆汁中排泄率も高くなる傾向がある.また,いずれの場合も一定の分子量を境に急激に胆汁中排泄率が高くなる分子量閾値がみられる.興味深いことに,動物種によって閾値が異なり,大動物になるほど閾値が大きくなる傾向がある.また,対象となる化合物群によっても閾値は異なる傾向もあるが,およその閾値を表2-5に示す.このような閾値の差が薬物の胆汁中排泄の種差として現れる.

表2-4 ヒトにおいて胆汁中へ排泄される薬物

向精神薬	ジアゼパム,メペリジン,トリプチリン
抗菌薬	アンピシリン,セファロリジン,エリスロマイシン,ノボビオシン,リファミド,リファマイシン,スルファメトキザール,テトラサイクリン
強心薬	ジギトキシン,ジゴキシン
葉酸拮抗薬	メトトレキサート
肝機能検査薬	スルフォブロモフタレイン,インドシアニングリーン

表2-5 各種動物の胆汁中へ排泄される薬物(アニオン)の分子量閾値

動物	分子量*
ラット	325 ± 50
モルモット	400 ± 50
ウサギ	475 ± 50
イヌ	350 ± 50
サル	500 ± 50
ヒト	500〜600(推定値)

*この分子量より大きいものは胆汁中に排泄されやすい.

薬物によっては肝実質細胞内で代謝を受ける場合も少なくないが,チトクローム P450 系薬物代謝酵素による第1相解毒に続く抱合代謝反応によって,未変化体に比べ分子量が大きくなり,胆汁中移行性が高くなる場合もある.抱合代謝物の多くが胆汁中に排泄されるが,現在,分子量と胆汁中排泄率の関係を説明できるメカニズムはよくはわかっていない.本節で後述するトランスポーターによる輸送のされやすさでの説明が試みられてはいるが,明確にはなっていない.

なお,胆汁中への排泄されやすさを論じる場合には,胆汁中排泄率と胆汁中排泄クリアランスを明確に分けて考慮する必要がある.代謝が無視できる場合には,全身クリアランス(CL_{tot})は,尿中排泄クリアランス(CL_r)と胆汁中排泄クリアランス(CL_{bile})の和で表される($CL_{tot} = CL_r + CL_{bile}$).また,投与量(D)に対する胆汁中排泄量($M_{bile}$)の比($M_{bile}/D$)と全身クリアランス($CL_{tot}$)の積が CL_{bile} になる.したがって,胆汁中排泄率(M_{bile}/D)が高いほど胆汁中排泄クリアランスも高くなる.しかし,腎クリアランスの大きさも CL_{tot} に

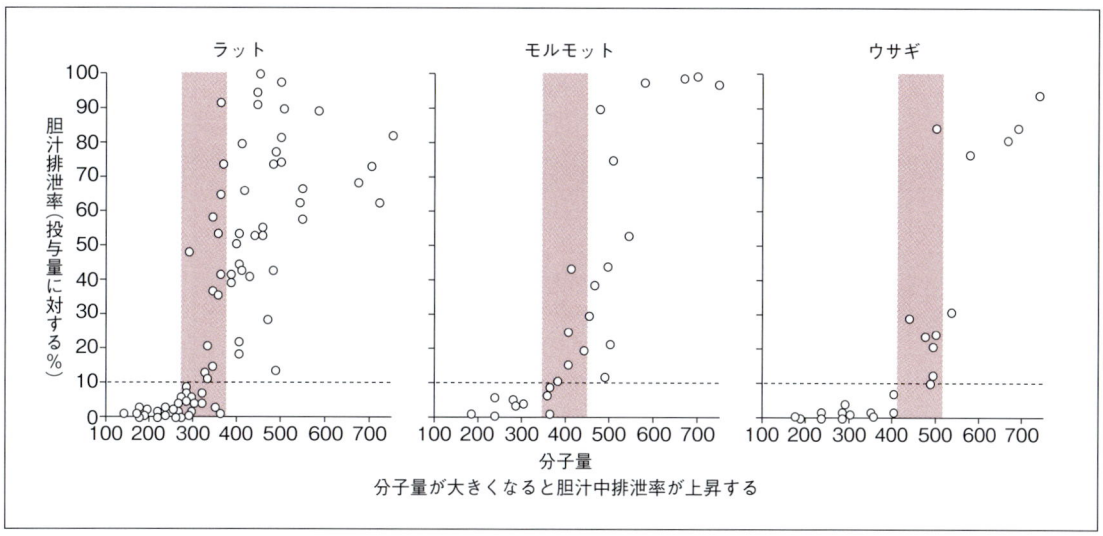

図2-19 化合物の分子量と胆汁中移行性の関係

影響するため，胆汁中排泄率が大きい場合が常に胆汁中排泄クリアランスも大きくなるとは限らないことに注意しなければならない．胆汁中への排泄されやすさを考える時は胆汁中排泄率ならびに胆汁中排泄クリアランスの両者を考慮する必要がある．

4 薬物の胆汁中排泄機構と素過程

　薬物の胆汁中排泄機構を考える場合には，その過程を大きく3段階に分けて考える必要がある．第1段階は血液中から肝実質細胞内への移行（肝実質細胞内取り込み過程），第2段階は肝実質細胞内での代謝や胆管腔膜周辺までの移行（肝実質細胞内移行過程），そして第3段階が肝胆管腔側細胞膜を介した胆汁中への排泄（胆管側細胞膜透過過程）である．この各素過程を模式的に図2-20に示す．薬物のような生体異物（xenobiotics）に対しては，生体は排除・解毒方向に働くため，肝臓における生体異物処理を図2-20のように，第0相反応（Phase 0：肝実質細胞内取り込み過程），第1相反応（Phase 1：酸化的代謝反応），第2相反応（Phase 2：抱合代謝反応），ならびに第3相反応（Phase 3：胆汁中分泌過程）と呼んでいる．なお，第1，2，3相反応という呼称については一般化しているが，第0相反応については，関与するトランスポーターの分子的解析が明確になりつつある段階であるため，まだ十分に普及した呼称ではない．しかし，第0相反応は，胆汁中排泄のみならず，肝臓への移行・蓄積を考える上で経なければならない過程であるため，理解が必須である．第1相反応と第2相反応の過程である代謝の有無は化合物によりさまざまであるが，第0相反応と第3相反応については胆汁中排泄に必須である．それぞれの関与の仕方や程度によって胆汁中排泄率や胆汁中排泄クリアランスが決定されることになる．

a 肝実質細胞内取り込み過程（第0相反応）

　血液中から肝実質細胞内への薬物の移行には，脂溶性に従う単純拡散（simple diffusion）とトランスポーター（transporter）を介した担体輸送（carrier-mediated transport）の両機構がかかわる．単純拡散については，医薬品の物理化学的特性（脂溶性，分子サイズ，水素結合能）によってほぼ決まる．トランスポーターを介した肝実質細胞内取り込みについてはトランスポーター分子の基質認識特性によって決まる．関与するトランスポーター分子は，大きく有機アニオントランスポーターと有機カチオントランスポーターに分類

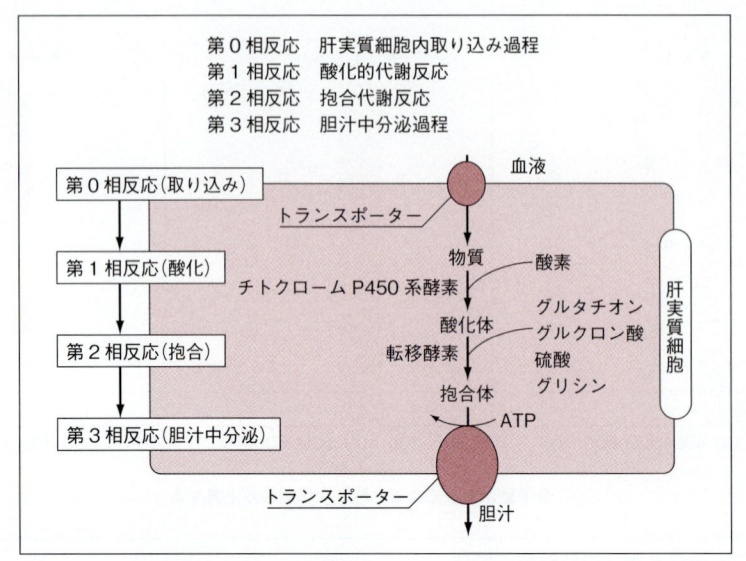

図2-20　肝臓解毒・胆汁中排泄過程

第0相反応　肝実質細胞内取り込み過程
第1相反応　酸化的代謝反応
第2相反応　抱合代謝反応
第3相反応　胆汁中分泌過程

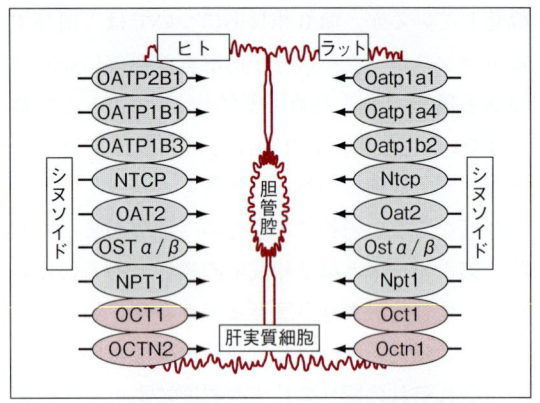

図2-21　ヒトならびにラットの肝血管側細胞膜に発現する薬物トランスポーター分子

できる．図2-21に薬物の肝実質細胞内移行にかかわると考えられている分子を示してある．なお，図2-21ではヒトとラットに分けて記載してある．ヒトとラットで別々に記したのは，両者で対応するトランスポーター分子が明確ではない場合もあるためである．

有機アニオントランスポーターとしては，organic anion transporting polypeptide (OATP), organic anion transporter (OAT), organic solute transporter (OST), Na^+-dependent bile acid transporter (NTCP), Na^+-phosphate cotranspoter (NPT) がある．一方，有機カチオントランスポーターとしては organic cation transporter (OCT ならびに OCTN) がある．各トランスポーター分子とも複数のサブタイプが存在しているため，たとえば OAT2 のようにトランスポーター分子名の後にサブタイプを示す番号を記してある．その他のサブタイプは他の臓器に発現しており，例えば OAT1 や OAT3 は腎臓に発現している．この中で，OATP については肝実質細胞に複数のサブタイプが発現している．機能的には類似しているが，役割分担や動物種間の対応は明確ではない．

OCT は，MPP^+ (methylphenylpyridinium$^+$)，メトフォルミン，テトラエチルアンモニウム (TEA) などのカチオン性化合物の細胞内取り込みに働く．OCTN は主にはカルニチンの細胞内移行に働くが，TEA のような有機カチオン性化合物輸送にも働く．OAT2 はサリチル酸のような比較的低分子のアニオン性化合物の輸送に働くと推定されている．NTCP は胆汁酸の肝取り込みに，OST や NPT についてはアニオン性の生理的物質や薬物輸送活性を有しているが，その寄与については明確ではない．一方，OATP は肝臓への有機アニオン性化合物の取り込みに働くトランスポーター分子として最も解析が進んでいる．OATP は複数の分子が肝実質細胞の血液側細胞膜に存在しており，多くの薬物の肝取り込みに寄

与しているため第0相反応を担うトランスポーター分子として重要である．ヒトOATP1B1とOATP1B3は肝臓特異的に発現しており，OATP2B1は肝臓のみならず消化管，胎盤など多くの臓器に発現している．

肝臓での第0相反応にかかわるOATPの基質となる薬物には**表2-6**のようなものがある．OATP1B1とOATP1B3は多様な化合物の肝実質細胞取り込みに働く．OATP2B1はそれに比べて特異性が高い傾向にある．

現時点では，OATP1B1が最も重要な第0相反応に働くトランスポーター分子と考えられている．その理由は，肝臓に選択的に発現していること，肝臓における発現量がOATP分子の中で多いこと，基質認識性が広いこと，後述するように活性の低下するOATP1B1の遺伝子多型とその基質となる薬物の体内動態変動が対応していることなどである．

b 肝実質細胞内代謝過程（第1相反応と第2相反応）

第1相反応と第2相反応はチトクロームP450系薬物代謝酵素や各種抱合酵素などによる代謝過程である．第0相反応によって細胞内に移行した化合物の中には第1相反応あるいは第2相反応，あるいは両解毒の過程を経るものがある．さらに，未変化体では次の第3相反応の解毒を受けないが，本過程を経ることにより第3相反応処理を受けるようになる化合物もある．すなわち，本過程と第3相反応の過程が連動して，効率的な胆汁中排泄を行っている可能性がある．たとえば生理的物質であるビリルビンがある．ビリルビンは第0相反応を担うOATP分子によって細胞内移行する．そして，グルクロン酸抱合酵素によって第2相反応の代謝を受ける．生成したビリルビングルクロン酸抱合体は次に述べる第3相反応にかかわるトランスポーターであるMRP2によって胆汁中に排泄される．このように，第1相反応ならびに第2相反応過程は，第0相反応と第3相反応を連携させ，効率的な胆汁中排泄（解毒）を行う上

表2-6 OATPによって輸送される化合物例

	2B1	1B1	1B3
タウロコール酸	×	○	○
デヒドロエピアンドロステロン硫酸	○	○	○
エストジオールグルクロナイド	×	○	○
エストロン硫酸		○	○
サイロイドホルモン T3, T4	×	○	
ロイコトリエン C4	×	○	○
プロスタグランジン E2	×	○	×
ブロモスルフォタレイン		○	○
コレシストキニン CCK-8			○
ベンジルペニシリン		○	○
フェキソフェナジン		○	○
プラバスタチン		○	○
メトトレキサート		○	○

○：輸送される，×：輸送されない，空白：不明

で極めて重要である．なお，第1相反応と第2相反応による代謝自体については本書の別の項（第2章C，106ページ）を参照いただきたい．

c 肝胆管側細胞膜を介した細胞内から胆汁中への移行過程（第3相反応）

肝実質細胞内から胆汁中への移行にはトランスポーターの関与が必須であり，この第3相反応過程を担う分子的実体を**図2-22**に示した．主たるトランスポーター分子として，P糖タンパク質（P-glycoprotein, P-gp, MDR1, ABCB1），multidrug resistance associated protein 2（MRP2, ABCC2），breast cancer resistance protein（BCRP, ABCG2），bile salt excretion pump（BSEP, ABCB11），multidrug and toxic compounds extrusion（MATE, SLC47A）がある．これらのトランスポーター分子は，すべて肝実質細胞の胆管側細胞膜に発現しており，各トランスポーターの基質となる化合物の細胞内から胆汁中への移行にかかわっている．BSEPは胆汁酸に対する選択性が高いが，P糖タンパク質，MRP2，ならびにBCRPは幅広い基質認識性を有しているため，多様な化合物の胆汁中排泄にかかわる可能性が高い．なお，BSEP，P糖タンパク質，MRP2，ならびにBCRPはいずれも一次性能動輸送体として働く分子であり，ABC

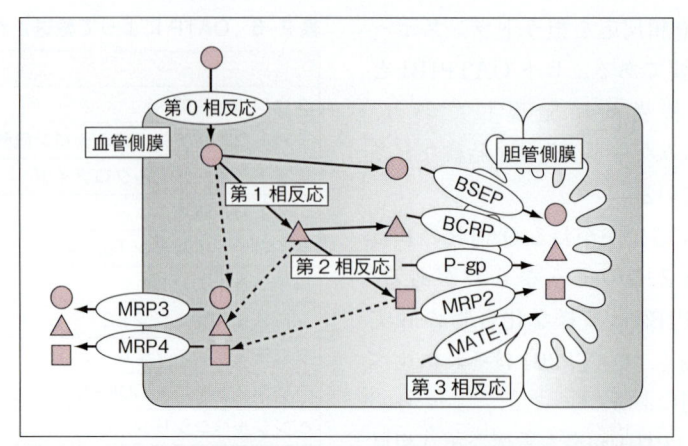

図2-22　第3相反応過程にかかわるトランスポーター分子と第0相，第1相，第2相反応過程との関係

トランスポーター（ABC；ATP binding cassette）と呼ばれている．なお，同じくABCトランスポーターであるMRP3とMRP4は肝実質細胞血管側細胞膜に発現しており，MRP2と類似した特性を示す．したがって，MRP3とMRP4は肝実質細胞内から血液中へ戻す過程を担っていると推定される．すなわち，MRP3やMRP4に輸送されやすい場合には，肝実質細胞にまで移行したとしても胆汁中には排泄されずに，血液中に戻り，最終的に尿中に排泄されると考えられる．なお，MATEは有機カチオン輸送に働く分子であり，ABCトランスポーターには分類されない．

なお，第3相反応過程は，第0相，第1相，または第2相，あるいはこれらの複数の反応過程と連動した過程であるため，第3相反応のみで胆汁中排泄が決まるわけではない．

5 肝動態関連トランスポーターの遺伝子多型と体内動態

医薬品の肝移行ならびに胆汁中排泄を決める因子は，機能的には第0相反応から第3相反応に至る膜輸送と代謝であり，分子的には各過程を担う多様なトランスポーターと酵素分子である．薬物代謝酵素については解析が進展しており，その重要性を示す現象として，薬物間相互作用，薬物−食物間相互作用，人種差，動物種差などが説明されるに至っている．この中で人種差を引き起こす因子は遺伝子多型である．遺伝子を形成する塩基のわずかな相違により，対応するタンパク質の発現量や活性が変動し，その結果として薬物動態に変動が生じる．トランスポーターについても遺伝子多型の影響を示す現象が徐々にわかってきている．

a 第0相反応にかかわるOATP1B1の遺伝子多型と薬物の肝動態変動

前述の第0相反応過程を担うOATP1B1トランスポーターについては以下のような現象がある．図2-23には，OATP1B1遺伝子に関する1塩基多型（single nucleotide polymorphism；SNP）を示す．アミノ酸変異も伴うような多様な遺伝子多型が報告されている．アミノ酸変異が必ずしも見かけの活性変動を伴うわけではないが，一部活性変動の可能性が示唆されている．野生型の遺伝子を*OATP1B1*1a*として表す．これに対して，388番目の塩基A（アデニン）のG（グアニン）への変異による130番目のアミノ酸アスパラギン（Asn）のアスパラギン酸（Asp）への置換を伴う変異遺伝子である*OATP1B1*1b*，ならびに521番目の塩基T（チミン）のC（シトシン）への変異による174番目のアミノ酸バリン（Val）のアラニン（Ala）への置換を含む*OATP1B1*5*が活性を変動させる可能性がある．さらに上記の両遺伝子変異

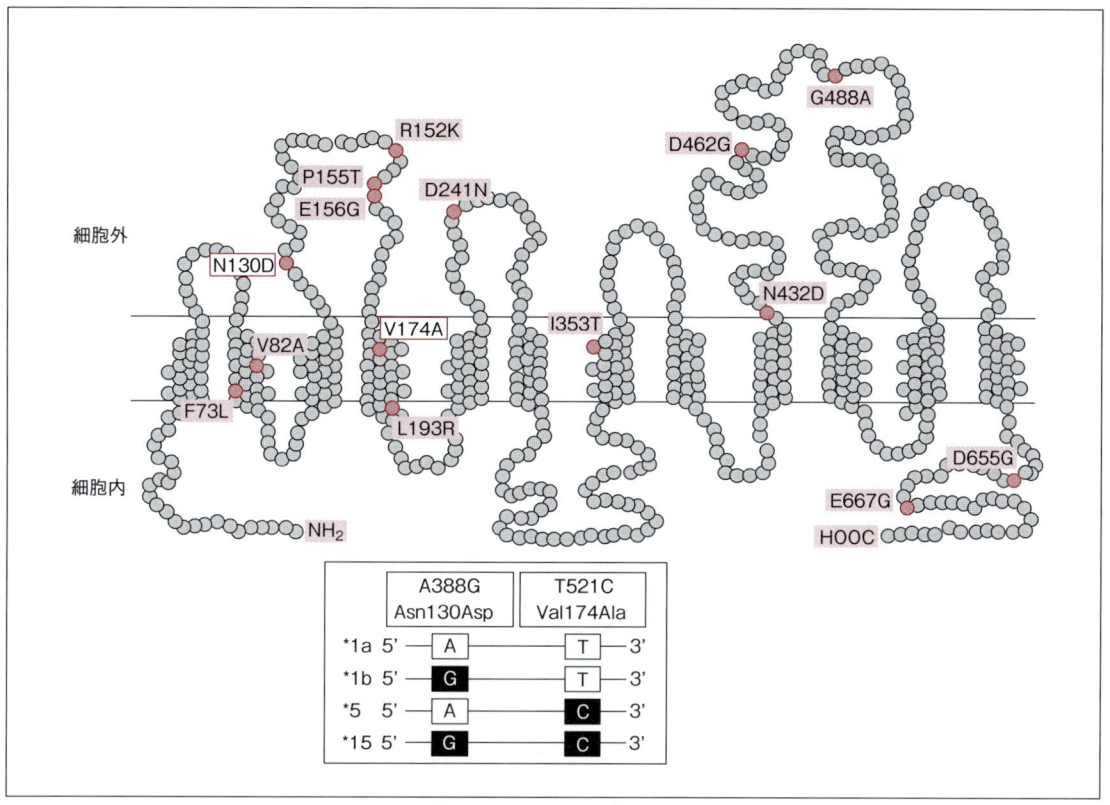

図2-23　OATP1B1の遺伝子多型と輸送活性変動の可能性がある多型
*1b：388番目の塩基AのG変異による130番目のアミノ酸アスパラギンのアスパラギン酸への置換
*5：521番目の塩基TのC変異による174番目のアミノ酸バリンのアラニンへの置換
*15：*1bと*15の両変異をもつハプロタイプ

を同時に有するハプロタイプ（haplotype）として*OATP1B1*15*が存在し，野生型と比べて活性が大きく低下する．一方，図2-24は日本人において観測されたプラバスタチン経口投与後の血中濃度推移とOATP1B1の遺伝子型の関係である．遺伝子型として，*OATP1B1*1b*をホモで有する群（1），*OATP1B1*1b*と*15をヘテロで有する群（2），ならびに*OATP1B1*15*をホモで有する群（3）での比較である．プラバスタチンはコレステロール低下作用を有する脂質異常症治療薬であるが，その作用はコレステロール生合成にかかわるhydroxymethylglutaryl-CoA（HMG-CoA）還元酵素阻害である．プラバスタチンは，肝臓の本酵素を選択的に阻害するが，肝での選択的薬効発現はOATP1B1を介した選択的な肝実質細胞内への移行性によって決まっている．したがって，OATP1B1活性の変動はプラバスタチンの肝動態

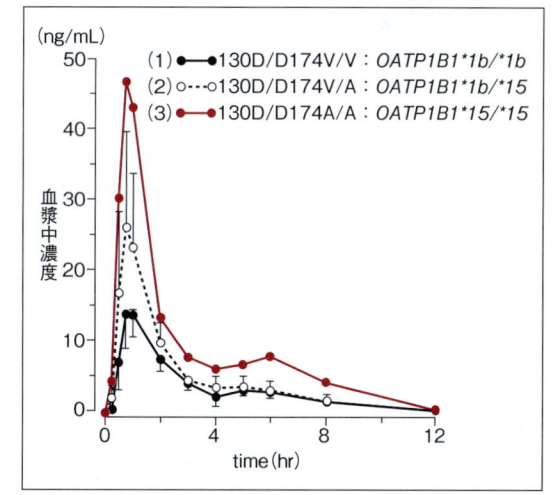

図2-24　OATP1B1の遺伝子タイプとプラバスタチンの血中濃度変動

〔Nishizato Y, Ieiri I, Suzuki H, et al：Polymorphisms of OATP-C（SLC21A6）and OAT3（SLC22A8）genes：consequences for pravastatin pharmacokinetics. Clin Pharmacol Ther 73：554-565, 2003〕

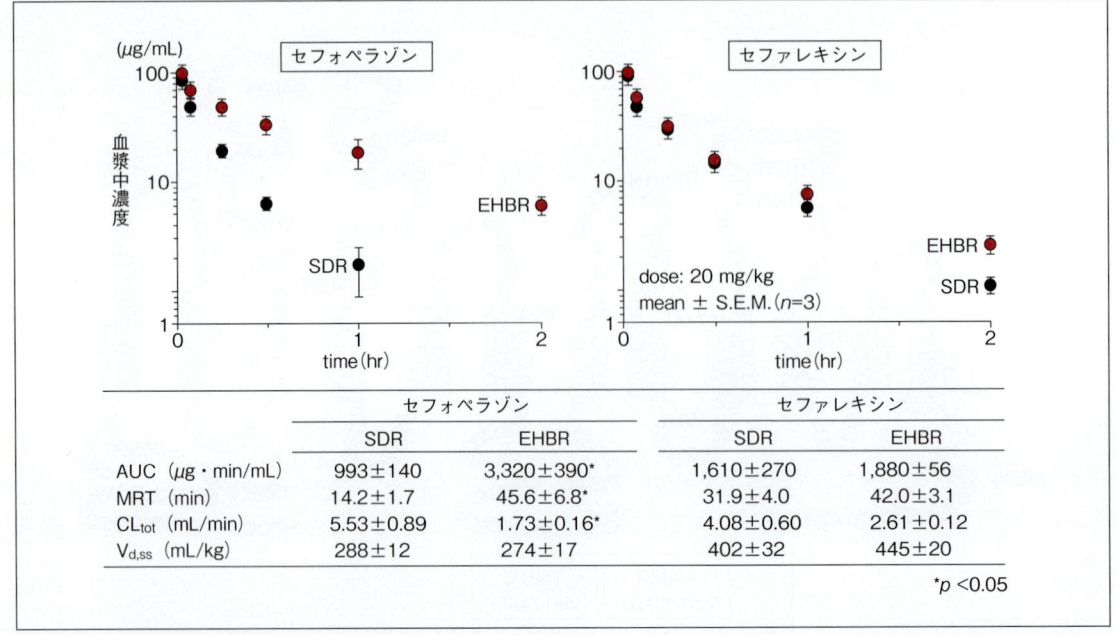

図2-25 セフォペラゾンならびにセファレキシンを正常ラット(SDR)とEHBRに瞬間静脈内投与後の血漿中濃度推移と得られた薬物動態パラメーター

	セフォペラゾン		セファレキシン	
	SDR	EHBR	SDR	EHBR
AUC (μg・min/mL)	993±140	3,320±390*	1,610±270	1,880±56
MRT (min)	14.2±1.7	45.6±6.8*	31.9±4.0	42.0±3.1
CL_{tot} (mL/min)	5.53±0.89	1.73±0.16*	4.08±0.60	2.61±0.12
$V_{d,ss}$ (mL/kg)	288±12	274±17	402±32	445±20

*$p<0.05$

を変動させることが考えられる．図2-24では，(3)の*15のホモの遺伝子型で血漿中濃度が最も高く，(1)が*1bのホモの遺伝子型で最も低く，(2)は両者のヘテロな型で中間的な濃度が観測されている．すなわち，最も活性の低い遺伝子型で最も高い血漿中濃度が得られている．この現象は，プラバスタチンの肝実質細胞内取り込みがOATP1B1によって決まっており，その遺伝子多型による活性変動によってプラバスタチンの肝取り込みが減少し，最終的な血漿中濃度が上昇したものであると説明できる．このような遺伝子多型による体内動態変動は，対応するトランスポーター分子の体内動態決定因子としての重要性を示すものである．

b 第3相反応にかかわるABCC2の活性変動と薬物の肝動態変動

肝胆管側細胞膜において化合物の胆汁中排泄に直接かかわるトランスポーターであるMRP2(ABCC2)については，自然発生的な遺伝子変異によってABCC2活性を欠損している高ビリルビン血症ラット(Eisai hyperbilirubinemic rat; EHBR)によって重要性が示されている．ビリルビンのグルクロン酸抱合体はABCC2によって胆汁中に排泄されるが，ABCC2活性が消失しているEHBRにおいては，その機能欠損のために高ビリルビン血症が生じる．このようなEHBRにおいては，ABCC2によって胆汁中排泄が進行する薬物についても血漿中濃度の上昇と，胆汁中排泄クリアランスの低下がみられる．

感染症治療薬であるβラクタム抗菌薬の中には，胆汁中排泄率の高い誘導体(例：セフォペラゾン)と尿中排泄率の高い誘導体(例：セファレキシン)が存在する．両抗菌薬を通常のラット(SDR)とEHBRに瞬間静脈内投与した時の血漿中濃度推移を図2-25に示す．セフォペラゾンの場合にはEHBRで血漿中からの消失に大きな遅延が見られる．一方，セファレキシンについてはセフォペラゾンほどではないがやや遅延がみられる．両抗菌薬とも分布容積($V_{d,ss}$)には，SDRとEHBR間に大きな相違はみられないが，全身クリアランス(CL_{tot})は，いずれもEHBRにて低下がみられる．EHBRにおける変動の大きさは，全身クリアランスにおける胆汁中排泄クリアランス

の寄与の大きさによって説明できる．すなわち，正常ラット(SDR)において，セフォペラゾンは投与量の80％以上が胆汁中に排泄されるが，セファレキシンでは5％程度である．以上のように，第3相反応を担うABCトランスポーターの活性変動が肝動態ならびに胆汁中排泄を左右し，血漿中濃度まで変動させることがわかる．

6 第0相反応を担うOATPトランスポーターの種差

第1相反応にかかわる薬物代謝酵素においては種差があり，代謝経路や代謝物量について動物で得られた結果をヒトへと単純に外挿することはできない．第0相反応を担うOATPトランスポーターについても動物種間の対応は容易ではない場合がある．図2-21にヒトとラットでの肝実質細胞血管側細胞膜に発現するトランスポーター分子を比較しているが，OATPについては両動物とも複数のサブタイプが発現している．

通常ヒト分子はすべてアルファベットの大文字(OATP)で，動物の分子は小文字(Oatp)で示す．つまり，ヒトとラットとも単一分子しか発現していないOCT/OctやNTCP/Ntcpのような場合にはその対応付けは明確である．しかし，OATP/Oatpの場合には，機能的に類似しているがそれぞれ独自の特性を有するサブタイプが複数発現しており，たとえば，ラットOatp1a1に対応するヒト分子がいずれかを単純に推定することはできない．このような場合には，後述するような手法により関与する各トランスポーターの寄与率を定量的に求め，動物間での対応性を見出すことが必要になる．

一例として，βラクタム抗菌薬に含まれるナフシリンがある．ナフシリンは胆汁中排泄率はラット，ヒトとも極めて高いが，ラットの肝実質細胞内へ見かけの取り込みの80％程度はOatp1a4によって説明できる．一方，ヒト肝細胞においては，OATP1B3が50％程度，OATP1B1が25％程度を説明できることが定量的解析から得られて
いる．したがって，ラットとヒト間でのナフシリンの第0相反応にかかわる分子は，ラットOatp1a4とヒトOATP1B3ならびにOATP1B1ということになる．注意することはラットOatp1a4のほかの基質が同じような対応を示すとは限らないことである．化合物(群)ごとに対応する分子を検討する必要がある．

7 肝移行・胆汁中排泄機構評価方法

血液中から肝実質細胞内への移行，ならびに胆管側細胞膜を介した胆汁中排泄にかかわる第0相反応ならびに第3相反応関連分子を同定するには以下のような手法が可能である．

a トランスポーター発現系

すでに述べたように血管側細胞膜と胆管側細胞膜にさまざまなトランスポーター分子が発現しているが，いずれのトランスポーターが対象とした化合物に関与するかを同定する手法として，各トランスポーター発現系を利用できる．各トランスポーターの遺伝子を導入した培養細胞やアフリカツメガエル卵母細胞，さらに遺伝子導入により得られた細胞から調製した発現膜小胞(発現膜ベシクル)を用いた膜輸送試験により，対象とした化合物の膜透過活性を有するトランスポーター分子をみつけることができる．ただし，輸送される場合でも，見かけの肝取り込みがその分子によって説明できるとは限らない．以下に述べるような寄与率を求めた上で最終的な肝取り込みに関与する分子を見積もることが必要になる．

血液側からの取り込みと胆汁中への排泄はベクトル輸送である．そのため，各細胞膜に発現するトランスポーターを，極性を有した細胞の血管側と管腔側に対応する膜にそれぞれ発現させた細胞，すなわち複数トランスポーター発現細胞(2種類の場合はdouble-transfected)を用いることができる．この場合は血液側からの細胞内への蓄積性と胆汁中への分泌両過程を同時に評価できる．

b 単離ならびに培養肝実質細胞

　見かけの肝取り込み(血管側細胞膜透過Phase 0過程)を評価する手法として，単離肝実質細胞(isolated hepatocytes)，およびその初代培養系(primary cultured hepatocytes)がある．ヒトの場合は凍結肝細胞(cryopreserved hepatocytes)を用いた検討も可能である．いずれの試験系においても見かけの肝細胞内取り込み機構を解明できる．本試験系で得られた結果と，上述の各トランスポーター分子発現系で得られた特性の比較から，対象とする化合物にかかわるトランスポーター分子を推定できる．また，ヒト肝由来培養細胞株としてHepG2細胞なども利用可能である．

　OATP/Oatpのように複数のサブタイプが存在する時などは，複数のトランスポーター分子が肝取り込みにかかわることがあり，各分子の量的寄与率を見積もる必要性がある場合がある．このような場合には，試験対象化合物と各トランスポーター分子選択的基質を標準化合物として用いて各トランスポーター発現系と肝細胞系におけるそれぞれの活性を測定し，それらを相対的に評価することによって寄与率を算出できる，RAF(relative activity factor)法がある．

c 肝細胞膜小胞

　胆管側細胞膜における輸送特性を評価する方法として，胆管側膜小胞(bile canalicular membrane vesicle)がある．特に，ABCトランスポーター(ABCB1，BCC2，ABCG2など)が対象となるが，これらはATP依存性輸送活性を示す．このような場合にはATPの有り無しの条件下での膜小胞への取り込み活性の差から，ABCトランスポーターを介した胆汁中排泄機構を算出できる．

d サンドイッチ培養肝細胞

　培養肝細胞の応用法で，胆汁中移行性を評価できる手法である．肝細胞の初代培養系であるが，培養細胞をコラーゲンコートで挟み込んで(サンドイッチ)培養することによって，胆管腔を閉鎖系として形成することができる．胆管腔は，接する肝実質細胞が密着結合によって接着することによって形成される．密着結合性はカルシウム依存性を示すため，カルシウム非存在下では胆管腔の閉鎖系は破壊される．したがって，サンドイッチ培養肝細胞(sandwich cultured hepatocyte)への見かけ移行性を，カルシウム存在下(胆管閉鎖系)とカルシウム非存在下(胆管破壊系)で測定し，その差から胆管腔内移行性を測定できる．なお，BEI(biliary excretion index)という指標で胆汁中排泄性を評価する．

e In vivo 評価系

　図2-25に示したような体内動態パラメーターからの胆汁中移行性の推定や遺伝子変異動物での正常動物からの動態変動に着目すれば関与するトランスポーター分子の推定ができる．また，肝臓への取り込み(Phase 0)過程は，門脈内に試験化合物を瞬時投与し，すぐに肝臓組織を摘出し，移行量から評価するLUI(liver uptake index)法によって評価することができる．さらに，LUI法と類似しているが，静脈内投与した後，短い時間内で血液中と肝臓組織中濃度を測定して肝取り込み性を算出する，インテグレーションプロット(integration plot)法がある．

　いずれの手法も利点・欠点があり，目的に応じて複数の手法によって，肝蓄積性，胆汁中移行性，ならびに各過程に関与するトランスポーター分子の同定を行うことができる．

C 消化管・肝臓での代謝

　薬物の代謝は，主に肝臓で行われるが，一部の薬物に関しては，経口投与した際の消化管上皮細胞における代謝も無視することはできない．ここでは，消化管と肝臓における薬物の代謝の素過程とその評価法について紹介する．

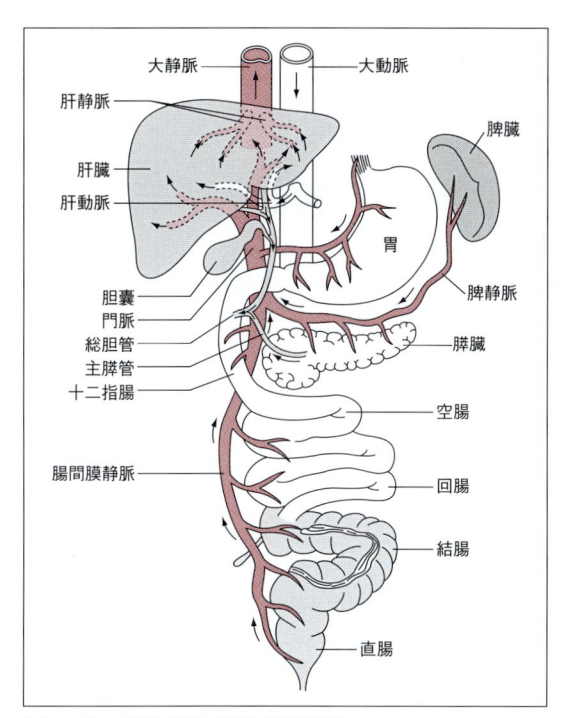

図 2-26　消化管と肝臓の脈管系
(Leon S, et al : Applied Biopharmaceutics and Pharmacokinetics, 5th ed. p317, 2004)

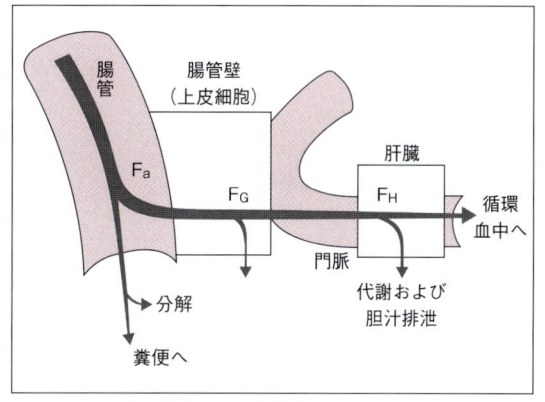

図 2-27　経口投与された薬物のバイオアベイラビリティを決定する要因
バイオアベイラビリティ（BA）は，消化管での真の吸収率 F_a，消化管の通過率 F_G，および肝臓の通過率 F_H の積として表される．（図 1-23 の再掲）

1 肝臓と消化管

　経口投与された薬物は，小腸（主に空腸）から吸収される．小腸の上皮細胞には，チトクロームP450（CYP）3A や硫酸抱合酵素（sulfotransferase ; SULT）1A3 などの代謝酵素が発現しており，経口投与された一部の薬物の代謝に関与している．

　小腸をはじめとする消化管から流れ出た血液は，腸間膜静脈から門脈を経ていったん肝臓に流入し，そこを通過した後に肝静脈を経て全身循環へと移行する（図 2-26）．これに対して，直腸から流れ出た血流は多くが直接静脈系に入るため，坐薬として直腸内に投与された薬物は肝臓を通過せずに全身循環に移行できる．肝臓には，門脈のほかに肝動脈も流入しているが，血流量は門脈の方が大きく，肝臓に流入する血流の 75〜80％は門脈血である．

　すなわち，経口投与された薬物が全身循環血に移行するまでには，消化管で吸収された後に，消化管上皮細胞での代謝と，肝臓での除去を受ける可能性がある（図 2-27，34 ページも参照）．

2 肝臓における消失（代謝など）を表すモデル

　肝臓には，門脈，動脈，静脈，胆管という 4 つの脈管系が出入りしており，その微小構造は肝小葉（図 2-28）という単位で成り立っている．これらのうち，肝臓に流入する血管である門脈と肝動脈は，それぞれ小葉間静脈，小葉間動脈となって肝小葉の周囲まで並んで走り，肝小葉の組織内でシヌソイド（類洞）となり肝細胞に接する．そして，肝小葉中を流れて中心静脈から小葉下静脈を経て肝静脈に至る．一方，肝細胞の類洞とは反対側には，隣接した肝細胞との間に毛細胆管が形成されており，生成した胆汁は毛細胆管から小葉間胆管を経て総胆管に至る．

　以上の解剖学的な形態は比較的複雑であるため，薬物の肝消失を考慮する上では，図 2-29 に示すような何種類かのモデルが用いられる．なおここでは，細胞膜透過（肝細胞内への取り込み）はその他のプロセスと比べて十分に速く，律速過程とはならないことを仮定する（肝細胞内への取り込みが律速過程となる場合については，71 ページも参照）．

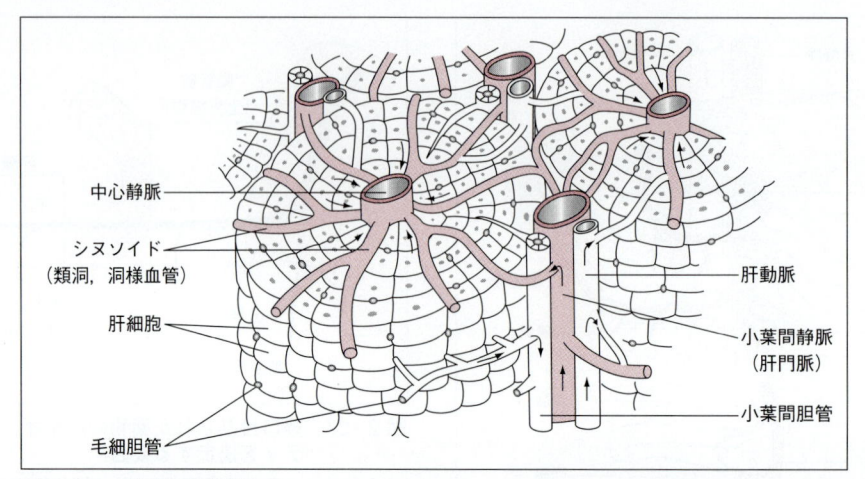

図2-28 肝小葉の構造
(Leon S, et al：Applied Biopharmaceutics and Pharmacokinetics, 5th ed. p318, 2004)

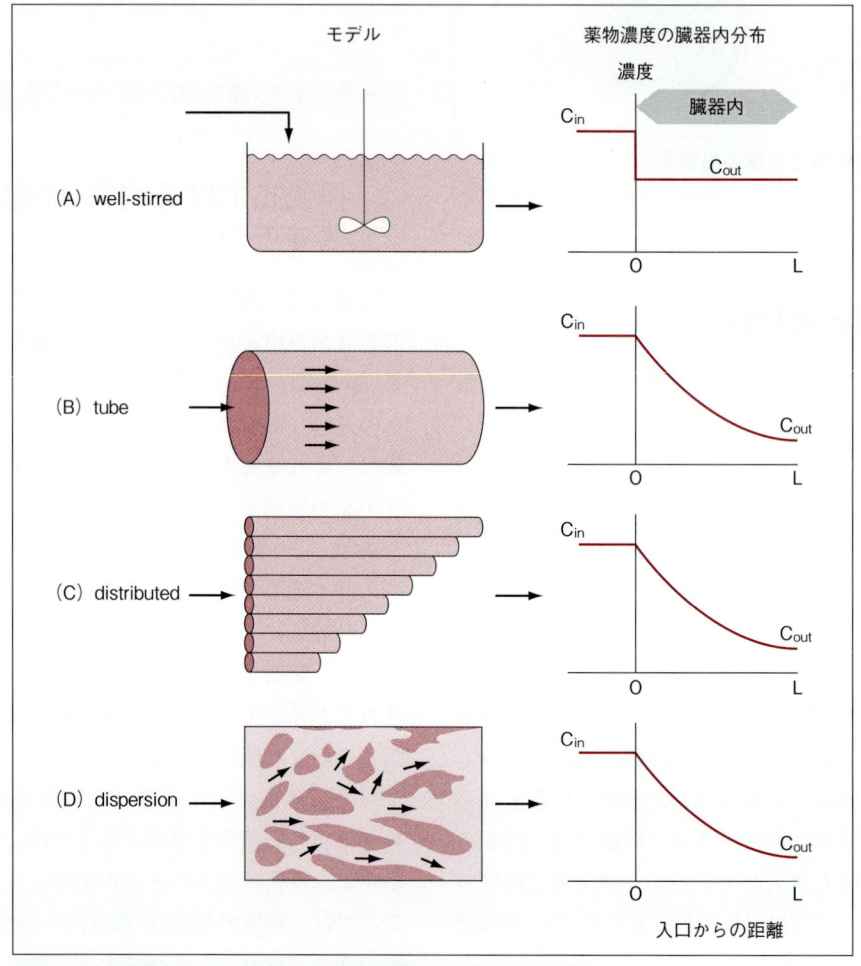

図2-29 肝臓における薬物の消失を表現するためのモデル
(A) well-stirred model, (B) tube model および (C) distributed model, (D) dispersion model. 詳細は本文を参照.
(Roberts MS, Rowland M：A dispersion model of hepatic elimination：1. Formulation of the model and bolus considerations. J Pharmacokinet Biopharm 14：227-260, 1986 より引用改変)

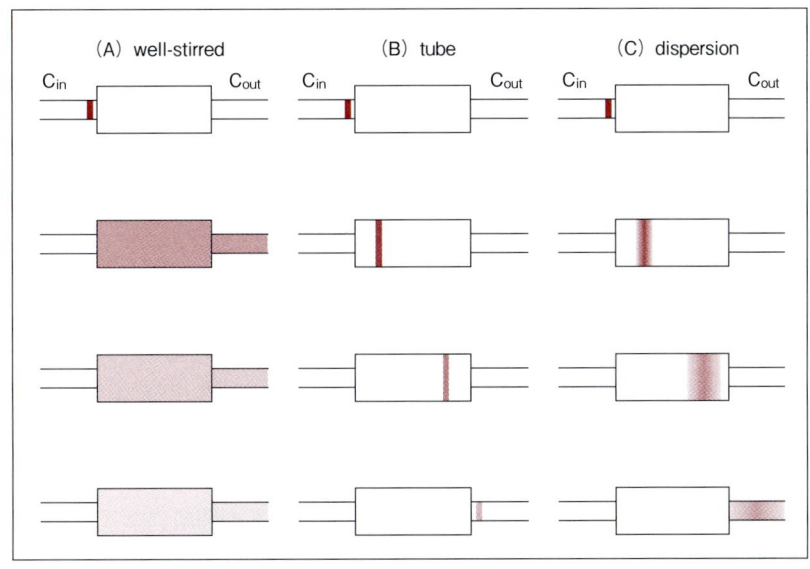

図2-30　(A) well-stirred model, (B) tube model および (C) dispersion model において，流入血側に薬物が瞬時投与 (bolus injection) された場合の薬物の空間的，時間的推移のイメージ

Well-stirred model（図2-29A）は，「肝臓内の脈管（類洞）は，良好に攪拌されている（well-stirred）ため，薬物濃度は均一である」と仮定したモデルである．この時の肝クリアランス CL_H は，肝血流量を Q_H，全血中の非結合型分率を $f_{u,B}$，肝固有クリアランスを CL_{int} とすると，式(1)で表すことができる．（詳細は15～16ページ）

$$CL_H = \frac{Q_H \cdot f_{u,B} \cdot CL_{int}}{Q_H + f_{u,B} \cdot CL_{int}} \quad\cdots\cdots(1)$$

このモデルは，別の観点からみると，肝臓内の脈管における拡散（血流に平行な方向への拡散）が非常に大きいモデルであるといえる．したがって，well-stirred model では，流入血にごく短時間だけ薬物を含む血液が投与された場合(bolus injection)，肝臓から流出する血液中の薬物濃度推移は，指数関数的に減衰する（図2-30A）．

これに対して，**tube model**（parallel tube model）は，肝臓の脈管系では入口から出口まで，消失機能（代謝，胆汁中排泄）が均等に分布しており，かつ血流に平行な方向への拡散が全く生じないと仮定したモデルである（図2-29B）．

ここで，定常状態（流入血濃度が一定）における，入り口側からの距離 x での微小区間 dx における物質収支式は式(2)で表すことができる．

$$Q_H \cdot dC(x) = -f_{u,B} \cdot CL_{int} \cdot \frac{dx}{L} \cdot C(x) \quad\cdots\cdots(2)$$

なお，L は脈管の長さを表す．式(2)を，0～L まで積分し，式(2')を得る．

$$C_{out} = C(L) = C_{in} \cdot \exp\left(-\frac{f_{u,B} \cdot CL_{int}}{Q_H}\right) \quad\cdots\cdots(2')$$

ここで，C_{out}，C_{in} は流出血および流入血中の薬物濃度であり，$C(L)$，$C(0)$ に相当する．

式(2')と，臓器クリアランスの定義である式(3)（16ページ，式(3)に同じ）から C_{out} を消去し，tube model における固有クリアランスと臓器クリアランスの関係式(4)を得る．

$$CL_H = Q_H \cdot \frac{C_{in} - C_{out}}{C_{in}} \quad\cdots\cdots(3)$$

$$CL_H = Q_H \cdot \left\{1 - \exp\left(-\frac{f_{u,B} \cdot CL_{int}}{Q_H}\right)\right\} \quad\cdots\cdots(4)$$

このモデルでは，肝臓内の脈管における拡散（血流に平行な方向への拡散）がまったくないモデルであるといえる．したがって，流入血にごく短時間だけ薬物を含む血液が投与された場合(bolus injection)，肝臓から流出する血液中の薬物濃度

推移も，濃度が低下したのみで経時推移の形は崩れない（図2-30B）．

Well-stirred model と tube model は，それぞれ肝臓内において薬物が完全に攪拌される，またはまったく攪拌されないという両極端な仮定をおいている．しかし実際の肝臓では，薬物を流入側に bolus injection しても，流出側の薬物濃度の経時推移は，前述の well-stirred model や tube model で説明できるような推移になることはほとんどなく，一定時間後に一定の時間幅をもって薬物が出現する．このため，両者の中間的な性質を表現するためのモデルが考えられてきた．その1つが **distributed model** であり，肝臓を，複数の長さの異なる tube の集合体とみなすモデルである（図2-29C）．また，肝臓内の脈管における血流に平行な方向への拡散の大小を考慮したモデルとして，**dispersion model** が知られている（2-29D）．Dispersion model は，well-stirred model と tube model の中間に位置するモデルであり，肝臓から流出する血液中の薬物濃度推移も実際に生理的に観測する形に近くなる．Dispersion model における C_{out} は以下の式(5)で表すことができる．

$$C_{out} = \frac{4a}{(1+a)^2 \cdot \exp\frac{a-1}{2D_N} - (1-a)^2 \cdot \exp\frac{-(a+1)}{2D_N}} \cdot C_{in} \quad \cdots (5)$$

ただし，

$$a = (1 + 4D_N R_N)^{1/2}, \quad R_N = \frac{f_{u,B} \cdot CL_{int}}{Q_H}$$

ここで，D_N（dispersion number）は血流に平行な方向への拡散の大小を表す定数であり，$D_N = 0$ は tube model，$D_N = \infty$ は well-stirred model に相当する．比較的低クリアランスの場合（$Q_H \gg f_{u,B} \cdot CL_{int}$）には，well-stirred model も tube model もほぼ同じ C_{out} を与えるのに対して，固有クリアランスが大きくなるほど，well-stirred model と tube model の違いが大きくなる．多くの経口製剤では $Q_H \gg f_{u,B} \cdot CL_{int}$ である（ある程度のバイオアベイラビリティがある）ため，どのモデルを用いても大きな問題になることは少ない．

3 薬物代謝反応と代謝酵素

薬物代謝反応は，大きく分けると第1相反応（Phase 1 reaction，酸化）と，第2相反応（Phase 2 reaction，抱合）に分けることができる（表2-7）．一般に，第1相反応が最初に起こり，薬物に官能基を導入したり，除去したりする．一般に脂溶性薬物に極性がもたらされ，水溶性が向上することが多い．また，第1相反応を受けて活性体に変換される薬物もあり，これをプロドラッグという．

一方，薬物によっては第1相反応によりエポキシドなどのような反応性の高い中間体を生成し，生体高分子との反応を引き起こすこともあり，それらは，発癌性や薬剤性肝障害の一つになっていると考えられている．

チトクロームP450を介した反応に代表される

表2-7　おもな薬物代謝反応

第1相反応		第2相反応
酸化	還元	グルクロン酸抱合
芳香環水酸化	アゾ還元	アミノ酸抱合（グリシン抱合）
側鎖水酸化	ニトロ還元	メチル化
N-, O-, S-脱アルキル化	加水分解	N-メチル化
脱アミノ化	エステル加水分解	O-メチル化
S-酸化, N-酸化	アミド加水分解	アセチル化
N-水酸化		硫酸抱合
		グルタチオン抱合

酸化反応やグルクロン酸抱合反応は，主に細胞内のミクロソーム画分（小胞体由来の細胞内膜画分）に活性があるのに対して，硫酸抱合やグルタチオン抱合は，細胞質画分（可溶性画分）に活性がある．

a チトクローム P450（cytochrome P450；CYP）

代表的な薬物酸化代謝酵素に，チトクロームP450（cytochrome P450；CYP）がある．CYPはミクロソーム画分に局在する膜結合性のヘムタンパクであり，基質特異性が低いことから，多くの薬物，生体異物の解毒代謝に寄与している．事実，臨床的に使用されている薬物の代謝の大部分はCYPを介した代謝であり，薬物代謝を考える上で最も重要な酵素である．CYPには複数の分子種があるが，ヒトにおいては，数種の分子種，すなわちCYP1A2, 2C9, 2C19, 2E1, 2D6, 3A4, 3A5などが薬物の代謝に寄与する代表的な分子種として知られている．薬物によっては，これらの中でほぼ1種類のみの分子種で代謝されるものもあるが，複数の分子種によって代謝される場合も少なくない．

ヒトの肝臓における存在量は，分子種により大きく異なっているほか，人種差があることも知られている（表2-8）．

1）CYP3A4

ヒトの肝臓において，最も発現量が多いCYP分子種であり，消化管にも発現している．臨床的に使用されている薬物の中で，最も多くの種類の薬物の代謝にかかわっている分子種でもある．主にC-水酸化やN-脱アルキル化を触媒する．代表的な基質，阻害薬および誘導剤を表2-9に示す．また，さまざまな誘導剤によって誘導（含量の増加）を受けることが知られている．酵素機能に

表2-8 ヒト肝臓中の各種CYP分子種の含量
(pmol CYP/mg microsomal protein)

CYP	白人 平均	白人 相乗平均	白人 CV(%)	日本人 平均	日本人 相乗平均	日本人 CV(%)
1A2	52	37	67	23	18	83
2A6	36	29	84	8	5	120
2B6	11	7	147	4	1	283
2C8	24	19	81	14	10	95
2C9	73	60	54	51	33	116
2C19	14	9	106	1	1	98
2D6	8	7	61	14	8	141
2E1	61	49	61	36	21	135
3A4	111	76	119	77	52	110
3A5				3	1	250
3A	155	131	67	78	53	108
計	371	336	47	276	229	67

(Inoue S, et al：Prediction of in vivo drug clearance from in vitro data. II：potential inter-ethnic differences. Xenobiotica 36：499-513, 2006)

表2-9 CYP3A4の代表的な基質，阻害薬，誘導剤

基質		阻害薬	誘導剤
アミオダロン	プロゲステロン	アゾール系抗真菌剤	カルバマゼピン
カルシウム拮抗薬	ヒドロコルチゾン	イトラコナゾール	セントジョーンズワート
ジルチアゼム	タクロリムス	ケトコナゾール	デキサメタゾン
ニフェジピン	ドネペジル	ボリコナゾール	フェニトイン
フェロジピン	プロテアーゼ阻害薬	グレープフルーツジュース	フェノバルビタール
ベラパミル	アンプレナビル	シメチジン	ボセンタン
カルバマゼピン	インジナビル	ジルチアゼム	リファブチン
シクロスポリン	サキナビル	フルボキサミン	リファンピシン
スタチン類	リトナビル	プロテアーゼ阻害薬	
アトルバスタチン	ベンゾジアゼピン類	マクロライド系抗生物質	
シンバスタチン	アルプラゾラム	エリスロマイシン	
ステロイド・ホルモン類	トリアゾラム	クラリスロマイシン	
デキサメタゾン	ミダゾラム		
テストステロン	ボリコナゾール		

表 2-10　CYP1A2 の代表的な基質，阻害薬，誘導剤

基質	阻害薬	誘導剤
オランザピン カフェイン チザニジン テオフィリン フェナセチン	チクロピジン ニューキノロン系抗菌薬 　エノキサシン 　シプロフロキサシン 　フルボキサミン	喫煙 バルビツール酸類

表 2-11　CYP2C9 の代表的な基質，阻害薬

基質	阻害薬
アンギオテンシンⅡレセプター拮抗薬 　イルベサルタン 　ロサルタン スルホニル尿素(SU)剤 　グリベンクラミド 　トルブタミド 非ステロイド性消炎鎮痛剤 　ジクロフェナク 　セレコキシブ 　ナプロキセン フェニトイン S-ワルファリン	アゾール系抗真菌剤 　フルコナゾール 　ボリコナゾール アミオダロン チクロピジン フルボキサミン

表 2-12　CYP2C19 の代表的な基質，阻害薬

基質	阻害薬
ジアゼパム シロスタゾール フェニトイン プロトンポンプ阻害薬 　オメプラゾール 　パントプラゾール	フルボキサミン イソニアジド チクロピジン

軽微な影響を与える変異型アレルの存在（CYP3A4*2, *7, *16, *18 など）は確認されているが，活性欠損をもたらすような遺伝子多型は現在のところ知られていない．

2) CYP1A2

テオフィリンやカフェインなどのキサンチン類などの代謝に関与しており，また喫煙により誘導されることが知られている．酵素機能の欠損をもたらす遺伝子多型は今のところ報告されていない．代表的な基質，阻害薬および誘導剤を**表 2-10**に示す．

3) CYP2C9

水素結合を形成するヘテロ原子から 5～8 オングストロームの位置に，脂溶性で水酸化を受ける部位を有する中性あるいは酸性化合物を基質にするとされる．酵素活性の低下をもたらす変異として CYP2C9*2 および CYP2C9*3 が知られているが，日本人においては CYP2C9*2 はみられず，CYP2C9*3 のアレル頻度も 2% 程度と低い．代表的な基質および阻害薬を**表 2-11**に示す．

4) CYP2C19

古くから，メフェニトイン代謝多形として，代謝能が低いヒトの存在が知られており，酵素活性欠損をもたらす代表的なアレルとして CYP2C19*2, CYP2C19*3 が同定されている．特に，日本人においては酵素活性の欠損者が 20% 程度と，他の人種と比較して多いことが特徴である．日本人ではプロトンポンプ阻害薬(PPI)を含む 3 剤併用療法によるヘリコバクター・ピロリの除菌療法の除菌率に，CYP2C19 の遺伝子型影響がみられる（poor metabolizer で除菌率が高い）ことが広く知られている．

代表的な基質および阻害薬を**表 2-12**に示す．

5) CYP2D6

古くから，デブリソキン/スパルテイン代謝多形として，代謝能が低いヒトの存在が知られている．尿中の未変化体/代謝物比(MR；代謝比)を測定し，これを，poor metabolizer(PM)と extensive metabolizer(EM)の判別のための値(アンチモード)と比較することで表現型が判断される．

表2-13　CYP2D6の代表的な基質，阻害薬

基質		誘導剤
エンカイニド	デキストロメトルファン	アミオダロン
オピオイド類	ハロペリドール	キニジン
オキシコドン	フルボキサミン	テルビナフィン
ジヒドロコデイン	フレカイニド	パロキセチン
三環系抗うつ薬	プロパフェノン	
アミトリプチリン	β遮断薬	
イミプラミン	カルベジロール	
デシプラミン	チモロール	
ノルトリプチリン	プロプラノロール	
タモキシフェン	メトプロロール	

　典型的な基質薬物であるデブリソキン，スパルテイン，デキストロメトルファンの代謝比に関するアンチモードはそれぞれ12.6, 20および0.3である．非常に多型性に富んだ分子種であり，2009年現在 CYP2D6*1～*72 までが同定・命名されている．日本人においては，活性欠損者（PM）は1%未満と高くはないが，酵素活性が低下したアレル（CYP2D6*10）が高頻度に観測される．代表的な基質および阻害薬を表2-13に示す．

b フラビン含有モノオキシゲナーゼ（FMO）

　フラビン含有モノオキシゲナーゼ（flavin-containing monooxygenase）は，CYPと同じくミクロソーム画分に存在する．FADを補欠分子族として有する酵素である．NADPHを補酵素とし，求核性のヘテロ原子（N, S, P, Se など）を酸化する．ヒトにおいては，FMO1～FMO5の5種の活性を有する分子種が知られているが，特にFMO1とFMO3が生理的に重要であると考えられている．

　FMO1は腎臓において活性が高く，腎臓における代謝活性において重要な位置を占めていると考えられている．FMO3は，肝臓において発現している主要なFMOsである．肝臓での含量は，総CYP含量の20%程度（CYP2C9の全量程度）に匹敵する．FMO3の基質になる薬物としては，クロザピン，タモキシフェン，スリンダクスルフィド（スリンダクの活性代謝物）などがある．また，FMO3はアレル頻度は高くないものの，さまざまな遺伝子多型が知られている．その活性欠損型では，トリメチルアミンが酸化できないことから，トリメチルアミン尿症（魚臭症候群）を発症する．FMO2は肺などに発現するが，ほとんどの人種において活性が欠損しており，進化的に偽遺伝子（pseudogene）への道を歩みつつあると捉えられている．

c ジヒドロピリミジンデヒドロゲナーゼ（DPD）

　ピリミジン塩基や，5-FUに代表されるフッ化ピリミジン系抗癌剤の代謝における律速酵素である．肝臓に加えて，末梢単核球においても高活性に発現している．活性には日内変動があることから，抗癌剤の投与スケジュールなどを決定する際に考慮すべきとの意見もある．また現在までに，活性低下や活性欠損をもたらす遺伝子変異が報告されていることから，遺伝子診断が抗癌剤による副作用の事前防止に役立つのではないかと考えられている．

d チオプリン S-メチルトランスフェラーゼ（TPMT）

　TPMTは細胞質に存在するメチル基転移酵素であり，S-アデノシル-L-メチオニンをメチル基ドナーとして，芳香環や複素環の硫黄原子のメチル化を触媒する．肝臓のほか，血球，腎臓など多くの組織に分布する．基質薬物としては，6-メ

e N-アセチルトランスフェラーゼ (NATs)

ルカプトプリンやアザチオプリンなどのチオプリン類があげられる．遺伝的には多型性に富み，18種のアレルが知られている．日本人における活性欠損者はまれである．

N-アセチルトランスフェラーゼ(NATs)は，細胞質に存在し，アセチルCoAからアセチル基を導入する第Ⅱ相酵素であり，NAT1とNAT2の2種類が臨床的に重要な活性を有する．NAT2には古くから多型(slow acetylator/rapid acetylator)が知られている．イソニアジドやプロカインアミドのアセチル化代謝に関係しており，slow acetylatorではイソニアジドによる肝障害のリスクが高いことが報告されている．

f 硫酸転移酵素 (SULTs)

SULTs(sulfotransferases)は，細胞質画分に存在し，第Ⅱ相代謝反応の硫酸抱合を担う酵素である．基質の水酸基に，補基質である3′-phosphoadenosine 5′-phophosulfate(PAPS)の硫酸基を導入する．SULTsはヒトではSULT1, 2, 4, 6の4つのサブファミリーに分類される少なくとも13種の分子種が知られている．それらのうち薬物代謝において重要なのは，SULT1A1およびSULT1A3である．SULT1A3はドパミンなどのカテコラミンの硫酸抱合代謝において重要な役割を果たしている．SULT1A1, 1A3は，それぞれ肝臓と消化管上皮に高活性に発現し，サルブタモール，リトドリンなどのβ刺激薬の経口投与後の初回通過代謝に重要な役割を果たしていると考えられている．

g UDP-グルクロン酸転移酵素 (UGTs)

UGTs(USP-glucuronosyltransferase)は，ミクロソーム画分に分布し，第Ⅱ相代謝反応のグルクロン酸抱合を触媒する酵素である．大きくUGT1

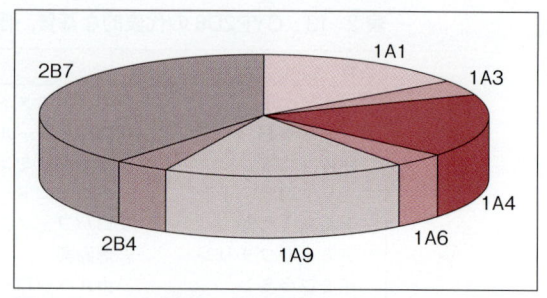

図2-31 ヒト肝臓における薬物のグルクロン酸抱合代謝に関与するUGT分子種とのその寄与
(Burchell B, et al：Substrate specificity of human hepatic UDP-glucuronosyltransferases. Methods Enzymol 400：46-57, 2005)

とUGT2のサブファミリーに分類され，それぞれ複数の分子種が知られている．ヒト肝臓においては，UGT1A1, 1A3, 1A4, 1A6, 1A9, 2B4, 2B7などが発現，機能している(図2-31)．代表的な分子種の1つであるUGT1A1は，ビリルビンのグルクロン酸抱合を担い，活性が欠損すると遺伝性の非抱合型高ビリルビン血症(Gilbert症候群)を引き起こす．またUGT1A1は抗癌剤であるイリノテカンの活性代謝物(SN38)などの解毒を担っている．さらに，UGT1A1遺伝子には日本人において活性が低下したアレル(*UGT1A1*6*, *UGT1A1*28*)が知られており，アレル頻度も比較的高い．このため，イリノテカンを投与する際には，UGT1A1の遺伝子診断が副作用の事前防止に役立つと考えられている．

UGT1A6, UGT2B7はそれぞれアセトアミノフェン，モルヒネのグルクロン酸抱合代謝に重要な役割を果たしていると考えられている．UGT1A6に関しては，*UGT1A6*2*アレルが，アジア人種においても比較的高頻度にみられる変異型アレルであり，一部の薬物のグルクロン酸抱合活性が低下または上昇しているとの報告がある．

またUGTs活性はフェニトイン，フェノバルビタール，カルバマゼピンなどにより誘導を受ける．少なくとも一部の分子種については，pregnane X レセプター(PXR)を介して誘導を受けることが知られている．

4 代謝反応の評価法

薬物の代謝過程の評価，すなわち，どのような代謝酵素によりどのように代謝を受けるのか，それぞれの分子種の寄与はどの程度か，阻害薬による阻害の影響はどうか，全体としての代謝クリアランスはどの程度なのか，などといった特性を評価する上では，*in vitro* 実験や *in vivo* 実験を行い，正しく解析する必要がある．ここでは，代謝過程を評価するための代表的な方法について解説する．

a ヒト遊離肝細胞（human isolated hepatocytes）

薬物代謝反応の評価に用いられるヒト肝細胞試料としては，ヒトの肝臓（例えば，肝癌の手術における非癌部などが用いられる）から酵素的に単離して得られる肝実質細胞などがある．現在では，主にヒト凍結肝細胞（human cryohepatocyte）の形で商業ベースでも市販されており，入手はそれほど難しくない．市販の細胞の場合，主要な CYP アイソフォームや UGT などの酵素活性は，製造業者側でロットごとに確認していることが多い．

ヒト遊離肝細胞を用いた実験系は，他の代謝実験系と比較して，以下のような特徴がある．

 i）肝取り込み過程も含めた評価ができる．すなわち，ミクロソームなどを用いた他の *in vitro* 試験と比較して，薬物の肝移行において能動的（濃縮的）な取り込みがある場合や，排出過程が存在する場合についても，より生理的な条件に近い評価が可能となる．
 ii）CYP の発現量や発現状態が，生理的条件を反映している．すなわち，CYP 各アイソフォームの発現比，ホロ酵素（CYP であれば，ヘムと結合して酵素活性を示す酵素）とアポ酵素（ヘムと結合していないタンパク部分のみ）の割合などが比較的良好に維持されていると考えられる．
 iii）コファクターを外因的に添加する必要がない．
 iv）生細胞を扱うため，実験系がやや難しい．
 v）通常，各ロットは1名の提供者から調製した肝細胞なので，さまざまな酵素の活性にロット間差がある（遺伝的に代謝活性が欠損している場合もある）．

代謝活性の測定においては，肝細胞を適切な濃度（通常 $0.5〜1 \times 10^6$ cell/mL）でバッファーに懸濁し，基質薬物を添加し，一定時間後にバッファー中の基質薬物と代謝物濃度を測定する（生成法）．代謝物の標品が得られない場合や，複数の代謝経路に関する代謝能を評価したい場合には，基質薬物の濃度の低下により代謝活性を評価する（減少法）こともある（図2-32A）．いずれの場合も，代謝能を評価する範囲において基質薬物濃度が90%程度以上残存している条件で検討を行うことが望ましい．

なお，減少法は，生成法と比較して誤差が大きい．例えば，代謝物が10%生成し，基質薬物が10%減少（90%残存）する条件で代謝活性を検討した場合，それぞれの定量誤差が±5%とすると，減少法では，代謝活性として±45%の誤差をもたらすことになるのに対して，生成法では±5%の誤差しか生じない．また，肝細胞に薬物が非特異的に吸着するなどして，代謝反応以外の原因でバッファー中の基質薬物濃度が低下することがあるため，注意が必要である．このため，生成法においても，少なくとも予備実験の段階では基質薬物の濃度を併せて測定することが望ましい．

代謝のキネティクスを評価する場合は，添加する基質薬物の濃度を変化させて実験を行い，基質薬物の濃度を横軸に，代謝速度を縦軸にとってプロットする（図2-32B）．代謝速度の単位は，細胞数あたり（pmol/min/10^6 hepatocytes など）として表現される．一般的には，両者の関係はミカエリス・メンテン式に従うが，さまざまな要因（例えば複数の代謝経路が存在する，など）によりミカエリス・メンテン式に従わない挙動を示すことも少なくない．

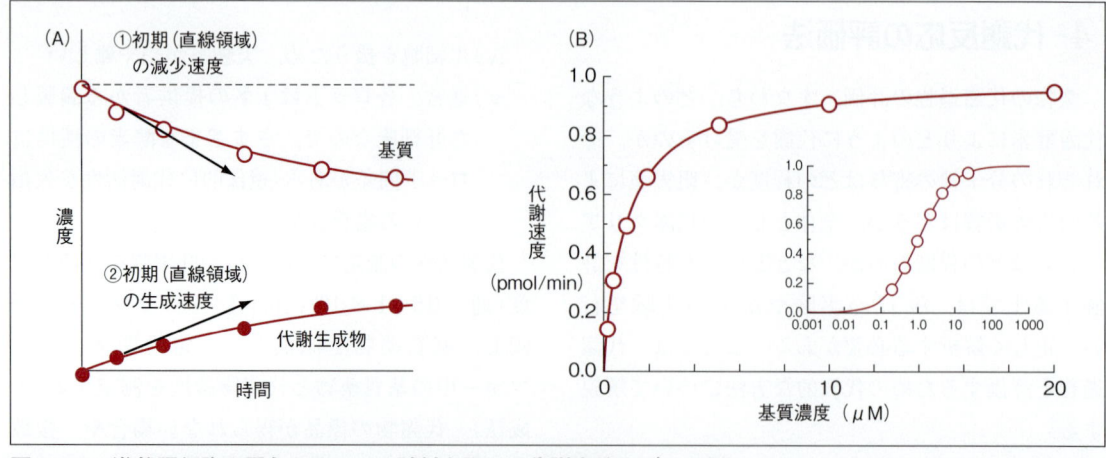

図2-32 遊離肝細胞や肝ミクロソーム試料を用いた代謝実験のデータ例
(A)基質および代謝生成物の濃度の時間推移．減少法(①)では，初期の基質減少速度を，生成法(②)では初期の代謝物生成速度を評価する．通常は，予備実験を行い，線形的に濃度が低下または上昇する範囲で，かつ定量が十分可能な時刻を定め，その時刻における濃度を測定することで，代謝速度を算出する．一般に，基質の減少幅が初期濃度の10%程度以下とするのがよい．(B)基質濃度を変えて実験を行い，基質濃度に対して代謝速度をプロットした例．インセットは同じデータに関して濃度(横軸)を対数目盛で表したものである．これに適切な式(ミカエリス・メンテン式など)をあてはめることで，酵素のキネティックパラメーターを算出する．

b ヒト由来細胞膜画分（ミクロソームなど）

　ミクロソーム(microsome：ミクロゾーム)は，細胞から細胞内膜画分を精製したものであり，CYPなどの活性を評価するために用いられる．ただし，N-アセチルトランスフェラーゼ(NAT)，硫酸転移酵素(SULT)，グルタチオン-S-トランスフェラーゼ(GST)などは，サイトゾル(細胞質，可溶性)画分に活性を有するため，ミクロソーム試料ではなくサイトゾル試料を用いて活性を評価する．ミクロソームは，肝細胞を破壊し遠心操作を繰り返すことで細胞膜画分を分画して得られる．現在では，商業ベースでさまざまな種類が市販されており，入手は容易である．

　他の代謝実験系と比較して，以下のような特徴がある．

　i ）複数の提供者由来のミクロソームを混ぜた「プールド」と，個人由来のミクロソームが目的に応じて利用可能である(それぞれ，母集団と特定個人を模した検討が可能となる)．
　ii ）細胞を取り扱う実験と比較して，実験が容易である．
　iii）CYPの発現量や発現状態が，実際の生体をおおむね反映していると考えられる．
　iv）コファクター(NADPHなど)の再生系を外因的に添加する必要がある．
　v ）酵素の環境が実際の細胞内における環境と異なる可能性がある．
　vi）肝臓への取り込みに何らかの能動的な輸送系がある場合，その影響については別途考慮しなくてはならない．

　具体的な実験方法は，遊離肝細胞を用いた方法と比較的類似している．すなわち，ミクロソームを適切な濃度でバッファーに溶解し，基質薬物を添加し，生成法または減少法で代謝活性を評価する．遊離肝細胞を用いた場合と同様，基質薬物濃度が90%程度以上残存している条件で検討を行うことが望ましい．代謝速度の単位は，ミクロソームタンパク量あたり(pmol/min/mg microsomal proteinなど)で表現される．

　また，ミクロソームサンプルは膜画分に富むため，薬物(基質，阻害薬とも)によっては，ミクロソームに非特異的に吸着する．そうなると，計算上の(添加した)薬物濃度と，実際に酵素反応が行

表 2-14 ミクロソーム試料中の薬物非結合型分率(fu_{mic})の予測式

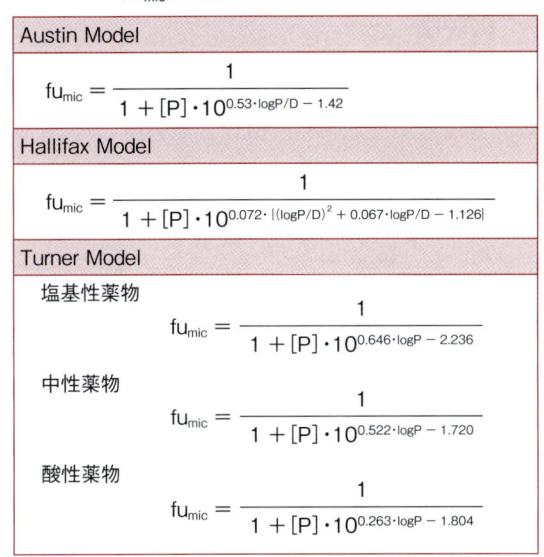

Austin Model

$$fu_{mic} = \frac{1}{1 + [P] \cdot 10^{0.53 \cdot \log P/D - 1.42}}$$

Hallifax Model

$$fu_{mic} = \frac{1}{1 + [P] \cdot 10^{0.072 \cdot \{(\log P/D)^2 + 0.067 \cdot \log P/D - 1.126\}}}$$

Turner Model

塩基性薬物

$$fu_{mic} = \frac{1}{1 + [P] \cdot 10^{0.646 \cdot \log P - 2.236}}$$

中性薬物

$$fu_{mic} = \frac{1}{1 + [P] \cdot 10^{0.522 \cdot \log P - 1.720}}$$

酸性薬物

$$fu_{mic} = \frac{1}{1 + [P] \cdot 10^{0.263 \cdot \log P - 1.804}}$$

[P]；ミクロソームタンパク濃度，log P：分配係数(P；partition coefficient)，log P/D：塩基性薬物に関しては log P，中性および酸性薬物に関しては $\log D_{7.4}$(pH 7.4 における見かけの分配係数)（D；distribution coefficient）

われている時の反応液中の非結合型薬物濃度が一致しなくなる．酵素キネティクスを定量的に解析するためには，補正のために，実験を行った条件下でのミクロソーム試料中非結合型分率($f_{u, mic}$)を別途，実験的に測定する必要がある．なお，$f_{u, mic}$ を，ミクロソーム中のタンパク濃度と薬物の物理化学的性質から予測するための式もいくつか提唱されている（表2-14）．

c 代謝酵素の遺伝子発現系

ヒトの代謝酵素の遺伝子を導入して発現させた細胞(大腸菌，バキュロウイルス/昆虫細胞，リンパ芽球)から調製した膜画分も，代謝酵素の特性を検討する目的で使用される．一般的な酵素の野生型に関しては，すでに膜画分として調製されたものも商業的に市販されている．

他の代謝実験系と比較して，以下のような特徴がある．

ⅰ) 遊離肝細胞やヒト肝ミクロソーム試料とは異なり，特定の代謝酵素，特定の遺伝子型の代謝酵素のみを対象とした評価が可能である．

ⅱ) 膜画分を比較的大量に調製することができる．

ⅲ) アレル頻度が低く，ヒト試料が入手困難な変異型の酵素などについても評価ができる．

ⅳ) 翻訳後修飾や発現状態(糖鎖修飾，ホロ酵素とアポ酵素の割合など)が，生理的な条件とは異なる可能性が高い．

ⅴ) *In vivo* にスケールアップ(クリアランスの絶対値や，代謝全体に占める各分子種の寄与率などに関して)をする際には，ヒトにおける各分子種の発現量(表2-8)で補正する必要がある．

具体的な実験方法は，基本的に前節で解説した，肝ミクロソーム試料を用いた実験系と基本的に同じである．代謝速度の単位は，一般に CYP タンパク量あたり(pmol/min/pmol rCYP など)で表現される．この時，CYP 含量の測定には吸光光度法(CO 差スペクトル法など)と免疫学的方法(ELISA など)があるが，後者はホロタンパクだけではなくアポタンパクも含めて測定してしまう点に注意が必要である．

d *In vivo* 臨床試験

以上，これまで3節にわたり説明してきた *in vitro* 試験だけではなく，臨床試験の結果からも薬物代謝反応の特性をつかむことができる．

たとえば，全身からの消失の中で，特定の分子種を介した代謝が占める寄与率は，以下のようなデータから推定することができる．

1) 遺伝的多型の影響

特定の代謝酵素分子種に関して，遺伝的に活性が欠損している被験者集団がある場合，野生型と活性欠損型の被験者における体内動態を比較することにより，当該代謝酵素を介した消失の寄与率を推定することができる．例えば，CYP2D6 や CYP2C19 などの例があげられる．

2) 阻害薬の影響

臨床的な投与量，投与条件において，特定の代謝酵素の活性をほぼ完全に抑制することが知られているような阻害薬がある場合，阻害薬併用時と非併用時の体内動態を比較することにより，当該代謝酵素を介した消失の寄与率を推定することができる．

5 消化管における代謝

a 消化管における代謝の考え方

消化管においては，代謝酵素は主に小腸の上皮細胞に存在しており，その含量は肝臓の1/80～1/100程度，もしくはそれ以下であると考えられている．また，小腸の血流量は肝血流量の1/2以下（40 L/hr 程度）と考えられるうえに，小腸を灌流する血液のうち，実際に小腸絨毛における上皮細胞を灌流する血液の血流量 Q_{villi} はそのまた一部（18～20 L/hr 程度）に過ぎない．したがって，消化管は全身循環血からの薬物の消失にはほとんど寄与していない．

しかし，経口投与された薬物に関しては状況は異なる．経口投与された薬物は，いったんは小腸上皮細胞を通過すること，さらに小腸上皮細胞内で代謝酵素に曝露されるのは，血中に移行して血漿中のタンパク質と結合するより前であることなどから，経口投与後の初回通過効果においては，消化管は重要な役割を果たしている．

特に，血漿中のタンパク結合率が高い薬物にあっては，肝臓（クリアランスがタンパク結合率の影響を受ける）での代謝の寄与が相対的に小さくなり，初回通過代謝における消化管の役割が相対的に大きくなる．

なお，消化管アベイラビリティと消化管における初回通過効果の基本的な考え方については，34～37ページも参照していただきたい．

b 消化管における代謝活性（消化管通過率）の評価

36～37ページで示したように，消化管における代謝を考慮する場合，消化管通過率（消化管アベイラビリティ，F_G）は以下の式(6)によって表現される．

$$F_G = \frac{Q_{gut}}{Q_{gut} + CL_{int,gut}} \quad \cdots \cdots (6)$$

Q_{gut} は，基礎編1D（37ページ）で述べたように，消化管血流量を表す数値ではなく，薬物の膜透過特性などといった，酵素活性以外に F_G を規定する要因をも含めた仮想的なパラメーターであり，薬物ごとに異なる値となる．37ページにおいては，実際に Q_{gut}, $CL_{int,gut}$ を直接的に求めることは難しいと述べたが，これらの値を具体的に算出する試みもなされているので，以下にそのアプローチの概要を説明する．

まず，$CL_{int,gut}$ については，小腸上皮細胞由来ミクロソームにおける代謝クリアランスに，小腸における代謝酵素のタンパク量を乗じるなどにより推定することができる．次に Q_{gut} は，薬物が代謝酵素に曝露される程度を表しており，これは小腸上皮における透過クリアランス CL_{Perm} と，小腸絨毛部の血流量 Q_{villi} の両者により，式(7)で規定されると考えることができる．

$$Q_{gut} = \frac{Q_{villi} \cdot CL_{Perm}}{Q_{villi} + CL_{Perm}} \quad \cdots \cdots (7)$$

Q_{villi} は薬物の種類に依存しない生理的な定数として扱うことができるため，最終的に，CL_{Perm} が実験的に直接求めることができないパラメーター，すなわち臨床試験の結果と他のパラメーターから逆算される値となる．しかし，薬物間の相対的な比較であれば，CL_{Perm} は単層に培養した上皮細胞（Caco-2細胞など）における透過性と比例関係にあると仮定できる．以上のスキームに基づいて，*in vitro* における細胞透過性と消化管代謝固有クリアランスから，F_G が推定できることになる．

D 腎臓における分布・排泄

1 はじめに

腎臓は体液成分の調節をしており，血液中の不要成分の尿(urine)中への排泄や，必要成分の尿中から血液中への再吸収によって，生体の恒常性調節・維持に働いている．投与された薬物とその代謝物も多くは尿中に排泄される．したがって，腎臓を経由した尿中排泄は，血中濃度推移に直接的に影響するため，薬物の有効性と安全性を考える上で中心となる排泄経路であり，腎臓における薬物挙動の把握は，体内動態を正しく理解する上で必須である．たとえば，尿中排泄率の高い腎排泄型の薬物を腎不全患者に投与した場合，血中濃度が通常より高く持続されるために予期しない副作用を生ずることがある．すなわち，薬物間相互作用(drug-drug interaction；DDI)の予測や，腎疾患患者，高齢者など腎機能の低下が懸念される患者への薬物の投与計画を考える上でその理解が必要となる．

腎臓における薬物の排泄は，基本的には糸球体濾過(glomerular filtration)と尿細管分泌(tubular secretion)からなっている．前者は低分子化合物に対する選択性のない濾過であるのに対し，後者は薬物によって選択的に生じる膜輸送過程であり，薬物は細胞膜に局在するトランスポーター(transporter)を介して選択的に血液中から尿細管上皮細胞を経て尿中に分泌される．すなわち，腎臓の近位尿細管上皮細胞の血管側膜には血液中から細胞内へ取り込むトランスポーターが，また管腔側には細胞内に取り込まれた薬物やその代謝物を尿中へ汲み出すトランスポーターが局在し，血液中から尿中へという方向選択的な薬物排泄が営まれている．

腎臓における最終的な薬物の尿中排泄の調節は，上述の第一の糸球体濾過，第二の尿細管分泌に，第三の尿細管再吸収(renal reabsorption)を加えた3過程で構成される(図2-33)．したがって，薬物の腎クリアランス(renal clearance)を算出する際には，糸球体濾過，尿細管分泌，尿細管再吸収の3過程を考察しなければならない．尿細管再吸収は，尿細管上皮細胞層を介した物質移行であるが，この過程は糸球体濾過を受けた化合物を尿中から血液中へ再び戻す輸送である．尿細管再吸収において，薬物のような生体異物は一般に単純拡散(simple diffusion)によって再吸収される．一方で，グルコースやアミノ酸，ペプチド，ビタミンなどの生体必須成分の尿細管再吸収は主にトランスポーターを介した能動輸送により進行する．薬物の中にも一部，トランスポーターを介した能動的な再吸収を受けるものもある．したがって，トランスポーターと糸球体濾過による尿中排泄・再吸収メカニズムが理解できれば，薬物間相互作用や加齢・疾患等による薬物排泄の変動の予測が可能となる．

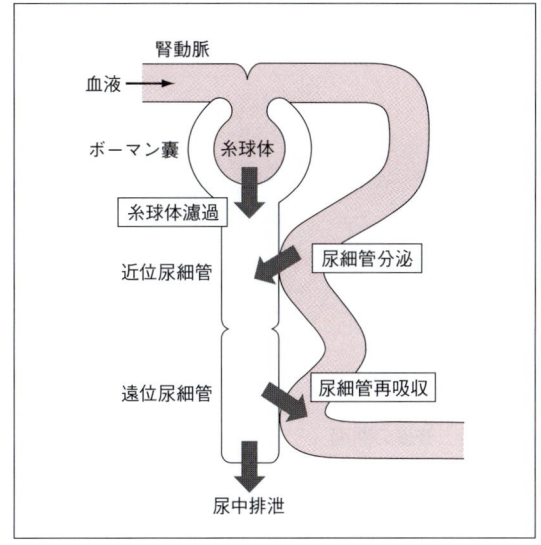

図2-33 ネフロンにおける物質挙動

2 薬物の腎排泄

a 腎臓の構造と機能

腎臓(kidney)は後腹膜腔に左右1対の臓器として存在し，循環血液量，血漿浸透圧，体液の

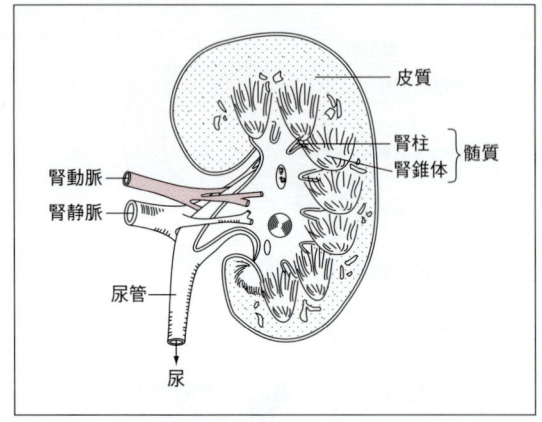

図 2-34　腎臓の断面

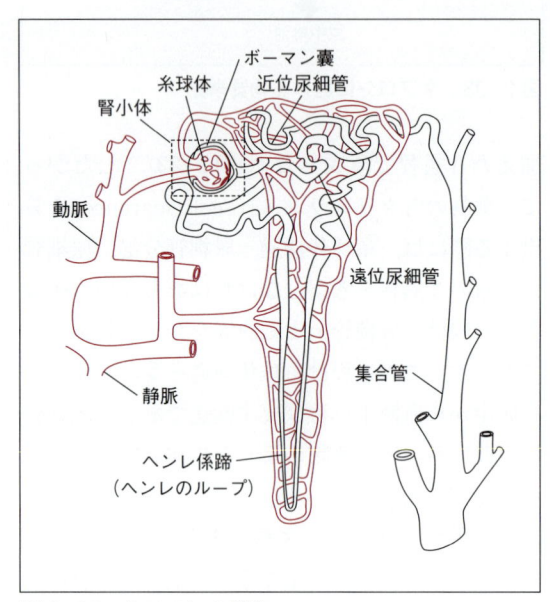

図 2-35　ネフロンの構造

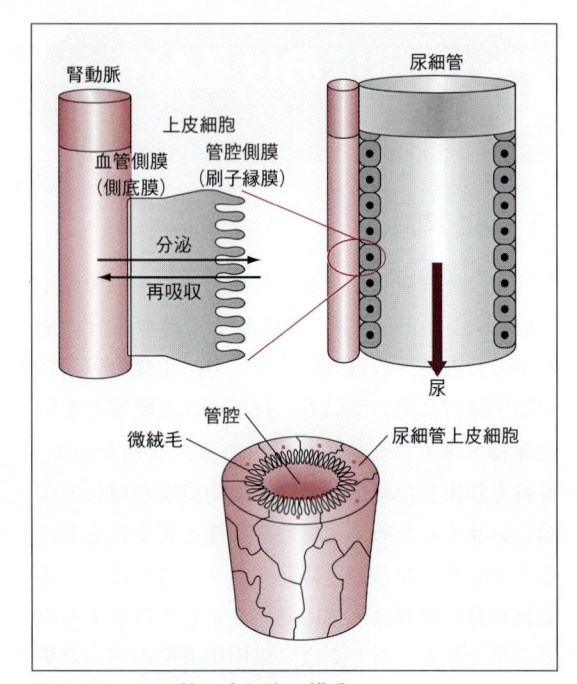

図 2-36　尿細管上皮細胞の構造

pH や電解質濃度の調節ならびに代謝老廃物，薬物などの生体異物の排泄など，生体の恒常性維持に極めて重要な役割を担っている．

　腎臓は，構造的には外側を皮質(cortex)，内側を髄質(medulla)として構成される．髄質は円錐形の塊の腎錐体(髄錐体；medullary pyramid)と腎柱(renal column)で構成されている(図 2-34)．

　尿産生器官としての腎の最小単位はネフロン(nephron)と呼ばれ，1 つの腎には約 100 万個存在するといわれている(図 2-33，2-35)．ネフロンはボーマン嚢(Bowman's capsule)と糸球体(glomerulus)からなる腎小体(renal corpuscle)と

それに続く尿細管(renal tubule)から構成されている．さらに尿細管は，近位尿細管(proximal convoluted tubule)，ヘンレのループ(係蹄)(loop of Henle)，遠位尿細管(distal convoluted tubule)からなり，最終的に集合管(collecting duct)に注いでいる．尿細管系(uriniferous tubules)は，これら集合管に至るまでの 1 本の細い管腔からなる．尿細管腔を取り巻く 1 層の上皮細胞は，構造的には小腸の上皮細胞と類似しており，細胞膜は密着結合(tight junction)部により管腔側の刷子縁膜(brush-border membrane)と血管側の側底膜(basolateral membrane)に分けられる(図 2-36)．糸球体は入り組んだ毛細血管からなり，血液を濾過し血球やタンパク質などの高分子物質は通さず，水，尿素，ブドウ糖，Na^+，イヌリン，クレアチニン，薬物などの低分子物質を通過させる．しかし，アルブミンのような血漿タンパク質と結合した薬物は通過させない．糸球体を通過した血液は糸球体輸出細動脈(afferent glomerular arteriole)を経て尿細管を取り巻く毛細血管に流れ，この部位で種々の生体物質およびその代謝物などの分泌や再吸収が行われる．

b 腎排泄機構

1) 糸球体濾過

　ヒトでの腎血流量は，心拍出量の約20％となる1.25 L/分にも及び，全身の血液が5分ごとに腎臓を一巡することになる．これらの血液は，輸入細動脈から糸球体に入り，そこで血漿の一部が濾過され，残りは輸出細動脈から出る．このような糸球体濾過により，1日あたり170～180 L（120～130 mL/分）の原尿が生成されるが，このうち99％以上が再吸収されるので，1日の尿量は1.5～1.7 Lとなる．糸球体は，血管内皮細胞と基底膜からなるため，血漿成分が糸球体で濾過されるためにはこれらの障壁を通過しなければならず，分子量5万以下の物質は通過できるが，それ以上の物質では濾過が制限される．したがって，イヌリン（多糖体，分子量約5,000）は濾過されるが，アルブミン（分子量69,000）は濾過されない．これに伴い血漿タンパク質と結合した薬物は濾過されないため，薬物と血漿タンパク質との結合率は薬物の尿中排泄速度に影響を及ぼす（表2-15）．血漿中消失半減期の長いジギトキシンやワルファリンは高いタンパク結合率を示し，半減期の短いアンピシリンやアモキシシリンでは低い結合率を示す．しかし，クロキサシリンやプロプラノロールは高いタンパク結合率を示すにもかかわらず消失は速く，一方，ジゴキシンやデスラノシドのように低い結合率でも消失が遅い薬物もあり，薬物の血中からの消失は糸球体濾過のみでは説明できず，尿細管分泌や尿細管からの再吸収などを考慮する必要がある．また，基底膜を構成する糖タンパク質が陰性に荷電しているために，同じく陰性電荷を有した物質については電気的反発により濾過をされにくくなるなど，荷電状態も糸球体濾過のされやすさを決める因子と考えられている．

　糸球体での濾過は限外濾過であり，これを駆動する有効濾過圧は〔(毛細血管内静水圧)-(毛細血管内膠質浸透圧+ボーマン嚢内静水圧)〕で表され，糸球体の輸入細動脈側で最大となる．しかし，濾過が進行するに伴い血漿タンパク濃度が増大し血管内膠質浸透圧が上昇し，有効濾過圧が0となった時点で濾過は停止する．

2) 尿細管分泌

　糸球体における血漿の濾過率は約20％であり，仮に血漿タンパクへの結合がなくても，糸球体濾過だけでは腎臓での薬物除去には限界がある．尿細管分泌はこれを補い，薬物などの生体異物あるいは生体にとって過剰量の物質や代謝産物の迅速な体外排泄を可能とする．

　薬物の尿細管分泌過程では，血管側から尿細管腔側へと経細胞的な輸送が必要となるため，血管側の側底膜と管腔側の刷子縁膜に存在するトランスポーターが関与する．表2-16には薬物の尿細管分泌に関与するトランスポーター分子を列挙した．大きくカチオン性薬物とアニオン性薬物に選択性を有する分子に分類される．血管側トランスポーターには有機アニオントランスポーター〔organic anion transporter：OAT（SLC22A）群〕と有機カチオントランスポーター〔organic cation transporter：OCT（SLC22A）群〕が存在し，血液中から上皮細胞内への膜透過を担っている．一方，管腔側膜には，有機カチオン性薬物輸送に働くMATE〔multidrug and toxic compound extrusion（SLC47A）〕ならびにOCTN（SLC22A）と呼ばれるトランスポーター分子の関与がある．カチオ

表2-15 薬物のタンパク結合率と血中消失半減期の関係

薬品名	タンパク結合率(%)	半減期(時間)
1. タンパク結合率と半減期との間に相関性がみられる薬物		
ジギトキシン	97	120
スルファジメトキシン	99	69
ワルファリン	97	54
アンピシリン	20	1
アモキシシリン	17	1
セファレキシン	20	1
2. 相関性がみられない薬物		
ジゴキシン	23	40
デスラノシド	25	44
ウワバイン	42	22
プロプラノロール	93	2.5
クロキサシリン	94	0.5

表 2-16 尿細管分泌に働くトランスポーター

存在部位	トランスポーター	基質
血管側膜	OAT1〜4	PAH, α-ケトグルタル酸, cAMP, ペニシリン, セファロスポリン, インドメタシン, アセチルサリチル酸, オクラトキシン A, エストロン-3-硫酸, シメチジンなど
	OCT1〜3	TEA, N-メチルニコチンアミド, ドパミン, 4-methylphenylpyridinium, コリン, グアニジンなど
管腔側膜	MRP2	PAH, 種々グルクロン酸抱合体, 種々硫酸抱合体, セファロスポリン, ACE 阻害薬など
	NPT1	PAH, プロベネシド, ペニシリン, ペネム系抗菌薬など
	P 糖タンパク質	ジゴキシン, シクロスポリン, ビンクリスチン, ドキソルビシン,
	OCTN1, 2	カルニチン, TEA, ベラパミル, キニジン, ピリラミンなど
	MATE	シメチジン, ベラパミル, キニジン, メトホルミン, TEA など

ンとアニオンの明確な区別はできないがそのほかには P 糖タンパク質〔P-glycoprotein；P-gp(ABCB)〕, MRPs〔multidrug resistance associated proteins (ABCC)群〕や BCRP〔breast cancer resistance protein(ABCG)〕の関与が考えられている(**表 2-16**). このようなトランスポーターを介した尿細管分泌は, 以下に示すようなトランスポーターを介した膜輸送の特徴を示す.

(1) 基質濃度の上昇とともに膜透過速度に飽和現象(saturation)が生じ, 膜透過速度がミカエリス-メンテン式によって表される.
(2) 構造類似体による競合阻害(competitive inhibition)が生じる.
(3) 特異的な阻害薬(inhibitor)が存在する.
(4) トランスポーターの基質認識性は広く, 1 つのトランスポーターが多様な物質の輸送を担う.
(5) 刷子縁膜か側底膜か, その発現部位に特異性(specificity)を有する.

トランスポーターは上述した一般的な特性を有するとともにそれぞれ異なる機能特性をもつ. 有機アニオン性薬物のプロベネシドは, ペニシリン類の尿細管分泌を効果的に阻害するので, ペニシリン類の血中濃度維持の目的で併用されることがある. なお, P 糖タンパク質, MRP 群, BCRP などは ATP の加水分解エネルギーを直接の駆動力とする一次性能動輸送体であり, ABC トランスポーター(ATP binding cassette を有するため)と呼ばれる. 一方, OAT 群, OCT 群, MATE 群, OCTN 群などは ATP の加水分解エネルギーを間接的に利用する(二次性能動輸送)あるいは利用しない(促進拡散)トランスポーターであり, SLC トランスポーター(solute carrier)と呼ばれる.

3) 尿細管再吸収

糸球体で濾過された水や栄養素あるいは薬物は, 尿細管で活発に再吸収される. 生体必須物質は主に能動的に再吸収され, 例えば, グルコースは糸球体で 1 日約 250 g も濾過されるにもかかわらず, そのほとんどが近位尿細管で再吸収される. そのほか, 塩化ナトリウム, 炭酸水素ナトリウム, アミノ酸, ビタミン, 尿酸なども多量に濾過されるが, 塩化ナトリウムがわずかに尿中へ排泄されるのみで, ほとんどが再吸収される. グルコース, アミノ酸, リン酸などは Na^+ と共役し, ジペプチドは H^+ と共役する選択的なトランスポーターにより再吸収される.

薬物のような生体異物は, 一般に単純拡散〔受動拡散；simple diffusion(passive diffusion)〕によって再吸収される. 尿細管からの再吸収は, 消化管吸収から類推されるような薬物の分子サイズ, 脂溶性, 尿の pH, 尿量(尿流速)と密接に関連している.

血液の pH はほぼ 7.4 に維持されているが, 尿の pH は摂取した食物や投与された薬物に依存して約 4.5〜8.5 の間で変動することがある. 多くの薬物が弱電解質であるために, pH 分配仮説(pH-partition hypothesis)が尿細管再吸収にもあてはまる(**図 2-37**). したがって, 弱酸性薬物の尿中濃度(U)と血漿中濃度(P)の比 $R_a(= P/U)$ は,

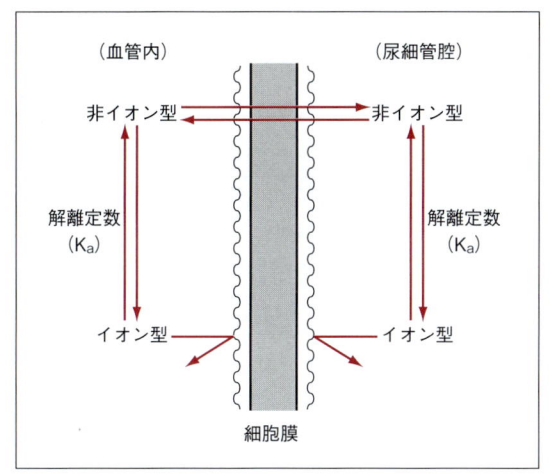

図2-37 pH分配仮説に従う弱電解質薬物の尿細管再吸収

$$R_a = \frac{1+10^{pH_{plasma}-pK_a}}{1+10^{pH_{urine}-pK_a}} \quad \cdots\cdots\cdots (1)$$

で表され，また，弱塩基性薬物の濃度比 R_a (= P/U)は，

$$R_a = \frac{1+10^{pK_a-pH_{plasma}}}{1+10^{pK_a-pH_{urine}}} \quad \cdots\cdots\cdots (2)$$

で表される．ここで，血漿のpH 7.4 はほぼ一定であるから，R_a の分子の値は見かけ上変化は小さくなる．したがって，R_a は尿のpH(pH$_{urine}$)が低くなるほど酸性薬物では大きくなり，塩基性薬物では小さくなる．尿のpHを変化させる薬物を表2-17に示す．サリチル酸（pK_a = 3.2）は尿pHの上昇に伴って尿細管再吸収が減少し，尿中排泄量が増す（図2-38）．糸球体濾過を受けた薬物は，単純拡散により再吸収されることから尿細管内液の薬物濃度が重要な因子となる．したがって，尿量が薬物濃度に影響を与え，尿量が多いほど尿細管内の薬物濃度勾配が小さくなるので再吸収速度が小さくなり，薬物の尿中排泄速度が大きくなる．

一方，生体物質と同様，薬物の中にもトランスポーターによる再吸収を受ける場合もある．トランスポーターにより薬物が再吸収されるのは，本来，生体物質を再吸収するために備わっているトランスポーターが薬物を基質として誤って認識する場合であり，薬物の構造がある種の生体成分の

表2-17 尿のpHを変動させる薬物

尿を酸性にする薬物
アスコルビン酸
塩化アンモニウム
塩化カルシウム
サイクラミン酸
サリチル酸誘導体（アスピリン）
ジメルカプロール
弱塩基性化合物の塩酸塩
（塩酸アルギニン，塩酸リジン，塩酸フェンフォルミンなど）

尿をアルカリ性にする薬物
アセタゾラミド
サイアザイド系利尿薬
酢酸ナトリウム
制酸剤（炭酸水素ナトリウム，炭酸カルシウム）
クエン酸塩
グルタミン酸ナトリウム

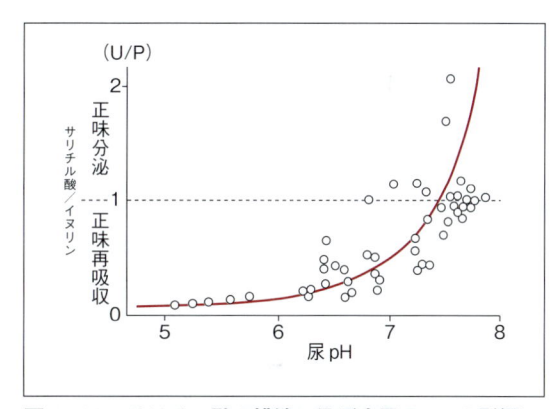

図2-38 サリチル酸の排泄に及ぼす尿のpHの影響（ヒト）

(Gutman AB, et al : A study, by simultaneous clearance techniques, of salicylate excretion in man : effect of alkalinization of the urine by bicarbonate administration : effect of probenecid. J Clin Invest 34 : 711, 1964)

構造に類似している時に起こりうる．ジ（トリ）ペプチド様構造をもつセファレキシンやセフラジンなど経口用セフェム系抗菌薬は H^+/ペプチド共輸送体（PEPT 2）を介して再吸収される．

4) 薬物の腎動態にかかわるトランスポーター

上述したように，腎臓は，血液中すなわち生体内のさまざまな物質濃度を調節するために，糸球体濾過，尿細管分泌および再吸収機能を有しているが，特に再吸収と分泌は選択的に行われており，そのメカニズムとしてさまざまなトランスポーター群が機能している（図2-39）．

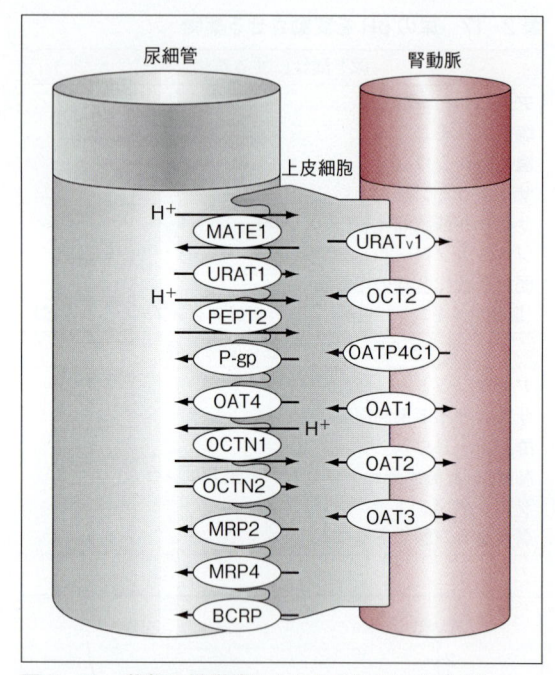

図2-39 薬物の腎動態にかかわるトランスポーター

　尿細管分泌は生体にとって過剰な物質あるいは不要な代謝物の迅速かつ積極的な体外排泄に機能している．薬物などの生体異物も同様に分泌を受けるが，このような過程には体内動態上重要な意味を有するさまざまなトランスポーターが機能している．イオン性薬物は有機アニオン性あるいは有機カチオン性薬物に分類されるが，各々の分泌過程にはそれぞれ特異的なトランスポーターが関与している．有機アニオン性薬物に対しては，OAT 1（SLC 22A6），OAT 2（SLC 22A7）およびOAT3（SLC 22A8）が血管膜側の取り込み輸送に関与し，OAT 4（SLC 22A9）およびMRP 2（ABCC 2）が刷子縁膜側の分泌輸送に関与していると考えられている．有機カチオン性薬物に対しては，OCT 2（SLC 22A2）が血管膜側の取り込み輸送に関与し，MATE（SLC 48A），P糖タンパク質（P-glycoprotein, P-gp, ABCB 1）およびBCRP（ABCG 2）が刷子縁膜側の分泌輸送に関与していると考えられている．しかし，P糖タンパク質やBCRPなどの排泄型トランスポーターは極めて幅広い基質認識性を有しており，実際にはアニオンやカチオンなどの荷電性を問わずさまざまな薬物の尿細管分泌に機能している．特にP糖タンパク質は，単純拡散による膜透過が容易な脂溶性薬物の細胞外汲み出しに働き，基質となる医薬品として免疫抑制剤（シクロスポリン，タクロリムス），抗癌剤（ビンクリスチン，ドキソルビシン，パクリタキセル），β遮断薬（アセブトロール，タリノロール），強心配糖体（ジゴキシン），循環器系治療薬（キニジン），キノロン系抗菌薬などがある．また，ジゴキシンとキニジン併用時にみられるジゴキシン作用の増大は，P糖タンパク質を介したジゴキシン排泄に対するキニジンの阻害作用に起因すると考えられている．

　一方，尿細管再吸収は生体に必要な栄養物質を維持するための機構であり，一部の薬物は再吸収を受けるものの基本的には生体異物である薬物の輸送には働かない．グルコースは糸球体濾過を受けた後，ほぼすべてが近位尿細管で再吸収される．このような効率的なグルコースの再吸収には複数のグルコーストランスポーターが関与していると考えられるが，現在までにNa$^+$の電気化学的ポテンシャル差を駆動力とするSGLT 1（SLC 5A1）およびSGLT 2（SLC 5A2）が刷子縁膜側の，グルコース自体の濃度勾配を駆動力とするGLUT 1（SLC 2A1）およびGLUT 2（SLC 2A2）が血管膜側のグルコース輸送に関与していることが明らかになっている．また，タンパク質やペプチドの代謝産物であるジペプチドやトリペプチドの再吸収によって窒素源の保持に働くペプチドトランスポーターが刷子縁膜側に存在する．中でもPEPT 2（SLC 15A2）は，腎臓に高度に発現し，ジ（トリ）ペプチドの効率的な再吸収輸送に関与している．PEPT 2は，ジ（トリ）ペプチド様構造をもつ薬物（例えばセファレキシンやセフラジンなどの経口用セフェム系抗菌薬）を基質として誤認識することにより薬物輸送にも関与することがある．PEPT 1（SLC 15A1）は主に小腸に発現しているが，腎臓にも少なからず発現している．カルニチンはその欠乏により筋肉の脆弱化などを生じることから遺伝性の全身性カルニチン欠乏症は小児に重篤な症状を引き起こす．カルニチンは90%

以上が近位尿細管で再吸収されるが，全身性カルニチン欠乏症はNa⁺依存的なカルニチントランスポーター OCTN 2(SLC 22A5)の遺伝子変異によって再吸収が起こらなくなることに起因している．尿酸も血中濃度が一定に調節されているが，尿酸の血漿タンパク結合率は無視できる程度であり，高い糸球体濾過を受ける．しかし，再吸収に働くトランスポーター URAT 1(SLC 22A12)およびURATv1(SLC 2A9)によって再吸収を受ける．ベンズブロマロンやプロベネシドは尿酸の尿中排泄を促進するが，それはURAT 1の阻害による尿酸の再吸収低下に起因すると考えられる．

以上のように，尿細管分泌および再吸収に働くトランスポーターの選択的な機能は，薬物や生体内のさまざまな物質の濃度を調節し生体の恒常性維持として重要な役割を果たしている．したがって薬物の腎動態を考える上でこれらトランスポーターの機能を十分に理解することは重要である．

C 腎排泄機能の解析

1) 糸球体濾過速度（GFR）

糸球体濾過能力は，糸球体濾過速度（glomerular filtration rate；GFR）で表され，腎機能が正常であるか否かを判定する1つの目安となる．GFRは単位時間あたりに腎全体の糸球体で濾過された血漿の量を示している．GFRを直接測定することは困難であるが，適当な物質の腎クリアランス（CL_r）を測定することにより比較的容易に得ることが可能である．測定に用いられる物質の条件として，①血漿タンパクと結合することなく，水とほぼ同じ挙動で濾過される，②尿細管分泌も再吸収も受けない，③無毒・安全で測定が容易であることなどがあげられる．これらの条件を満たす物質としてイヌリンとクレアチニン（分子量 113）がある．GFR（mL/分）は次式で算出される．

$$GFR = \frac{U \cdot V}{P} \quad \cdots \cdots (3)$$

ここで，Pは測定時間中間時点での物質の血漿中濃度（μg/mL），Uは尿中濃度（μg/mL），Vは単位時間あたりの尿量（mL/分）である．GFRはクリアランスの単位をもっており，上式で薬物の尿中排泄速度（U·V）と血漿中濃度がわかれば，糸球体濾過速度が求められる．ヒトでのGFRは通常成人で約100〜150 mL/分であり，この値が小さいほど腎機能が低下していることを示している．また，腎血流量を1,200 mL/分，腎血漿流量を660 mL/分（ヘマトクリット＝約45％）とすると，血液が腎臓を通過する間に血漿の約20％の濾過率（filtration fraction）で糸球体濾過が進行していることになる．

GFRは患者の腎機能を反映する値として重要であるが，臨床の場で生体外物質であるイヌリンを患者に投与し，そのGFRを評価するのは煩雑でもある．そこで，内因性物質であるクレアチニンに着目し，その腎クリアランス（クレアチニンクリアランス；CL_{cr}）をGFRの指標とすることが多い．骨格筋中でクレアチンの代謝によって生じたクレアチニンは比較的一定した速度で血中に放出され，主に糸球体濾過で尿中へ排泄されるため，イヌリンの場合と同様にCL_{cr}を算出しこれをGFRとみなすことができる．しかし，クレアチニンの場合でもそのクリアランス測定は容易ではないため，簡便にクレアチニンの血漿中濃度のみから腎機能を推定することが行われている．この場合には筋肉量によってもクレアチニン血漿中濃度は影響を受けるため，その評価には注意を要する．また，クレアチニンの尿中排泄は糸球体濾過のみでなく尿細管分泌を受けることも示されており，腎不全時にはCL_{cr}を過大評価する可能性があることに留意する必要がある．

2) 腎クリアランス

腎臓の排泄能を表す腎クリアランスとは，腎臓がその薬物を血漿中から除去する能力を，単位時間あたりに浄化された血液の量として表す値であり，次式で表される．

$$CL_r = \frac{U \cdot V}{P} \quad \cdots \cdots (4)$$

ここで，CL_rは腎クリアランス（mL/分）である．また，薬物のクリアランス比（clearance ratio；

CR)は，

$$CR = \frac{CL_r}{GFR} = \frac{U \cdot V}{GFR \cdot P} \quad \cdots \cdots (5)$$

で定義される．一方，薬物の血漿タンパク非結合率で補正したクリアランス（CL_{rf}）およびクリアランス比（CR_f）は，

$$CL_{rf} = \frac{U \cdot V}{P \cdot f} \quad \cdots \cdots (6)$$

$$CR_f = \frac{U \cdot V}{GFR \cdot P \cdot f} \quad \cdots \cdots (7)$$

で表される．ここで，fは血漿タンパク非結合率を表す．得られたCR_f値は以下のように腎動態を推定する指標として用いることができる．

3）尿中排泄速度

ネフロンにおける薬物（物質）の挙動は，糸球体濾過，尿細管分泌ならびに再吸収の有無と大小によって決まるが，そのパターンを図2-40に示す．イヌリンやクレアチニンの場合，腎排泄が基本的には糸球体濾過のみで生じるため，腎クリアランスは血漿中薬物濃度によらず一定となる．ただし，クレアチニンについては尿細管分泌もされることがわかってきたため，その解釈には注意が必要である．一方，p-アミノ馬尿酸（para-aminohippuric acid；PAH）は血流によって1回腎臓を通過する間に90％以上が尿中に排泄され，そのクリアランスは腎血漿流量の目安に用いられる．このような高い腎クリアランスは糸球体濾過のみでは説明できず，尿細管分泌過程を考慮しなければならない．この場合，尿細管分泌はOATトランスポーターを介した担体輸送であるため，血漿中濃度の上昇により分泌過程の飽和に基づいた腎クリアランスの低下が観察される．また，糸球体濾過後にそのほとんどが近位尿細管で再吸収されるようなグルコースやアミノ酸のような物質の場合，血漿中濃度が低い場合には腎クリアランスは小さいが，血漿中濃度の上昇によりトランスポーターを介した再吸収機構の飽和に基づいた腎クリアランスの増大が観察される．このように，一部の薬物に関してはその腎排泄動態に分泌のみあるいは再吸収のみのような特徴的な挙動が示されるが，多くの薬物では，糸球体濾過，尿細管分泌および再吸収の3過程が同時に関与する．そのため，関与する腎クリアランスメカニズムの推定が重要である．

一般に，薬物の尿中排泄速度は次式で表される．

　尿中排泄速度＝糸球体濾過＋尿細管分泌－尿細管再吸収 $\cdots\cdots$ (8)

すなわち，

$$U \cdot V = GFR \cdot P + S - A \quad \cdots\cdots (9)$$

ここで，Sは尿細管分泌速度（$\mu g/$分），Aは尿細管再吸収速度（$\mu g/$分）である．また，薬物の血漿タンパク非結合率で補正した場合，

$$U \cdot V = GFR \cdot P \cdot f + S - A \quad \cdots\cdots (10)$$

で表される．また，式(7)で示したクリアランス比（CR_f）は，

$$CR_f = 1 + \frac{S - A}{GFR \cdot P \cdot f} \quad \cdots\cdots (11)$$

で表される．式(11)からわかるように，

① $CR_f > 1$ の時

　S＞Aで尿細管分泌があり，再吸収があっても分泌速度の方が大きい，

② $CR_f = 1$ の時

　S＝Aで糸球体濾過のみまたは分泌と再吸収があってもその速度が等しい，

③ $CR_f < 1$ の時

　S＜Aで尿細管再吸収があり，分泌があっても再吸収速度の方が大きいことを表している．

このようにCR_f値からその薬物の腎動態に関与するメカニズム（尿細管再吸収ならびに分泌があるか）を推定することが可能である．なお，上記の分類でわかるように再吸収あるいは分泌がないことを考慮することはできない．一方，プロベネシドやヨードピラセットのような尿細管分泌に対する特異的阻害薬を用いて，その分泌過程のみを阻害することにより尿細管再吸収率を算出することが可能である．尿細管再吸収率（R）を，

$$R = \frac{A}{GFR \cdot P + S} \quad \cdots\cdots (12)$$

とすると，

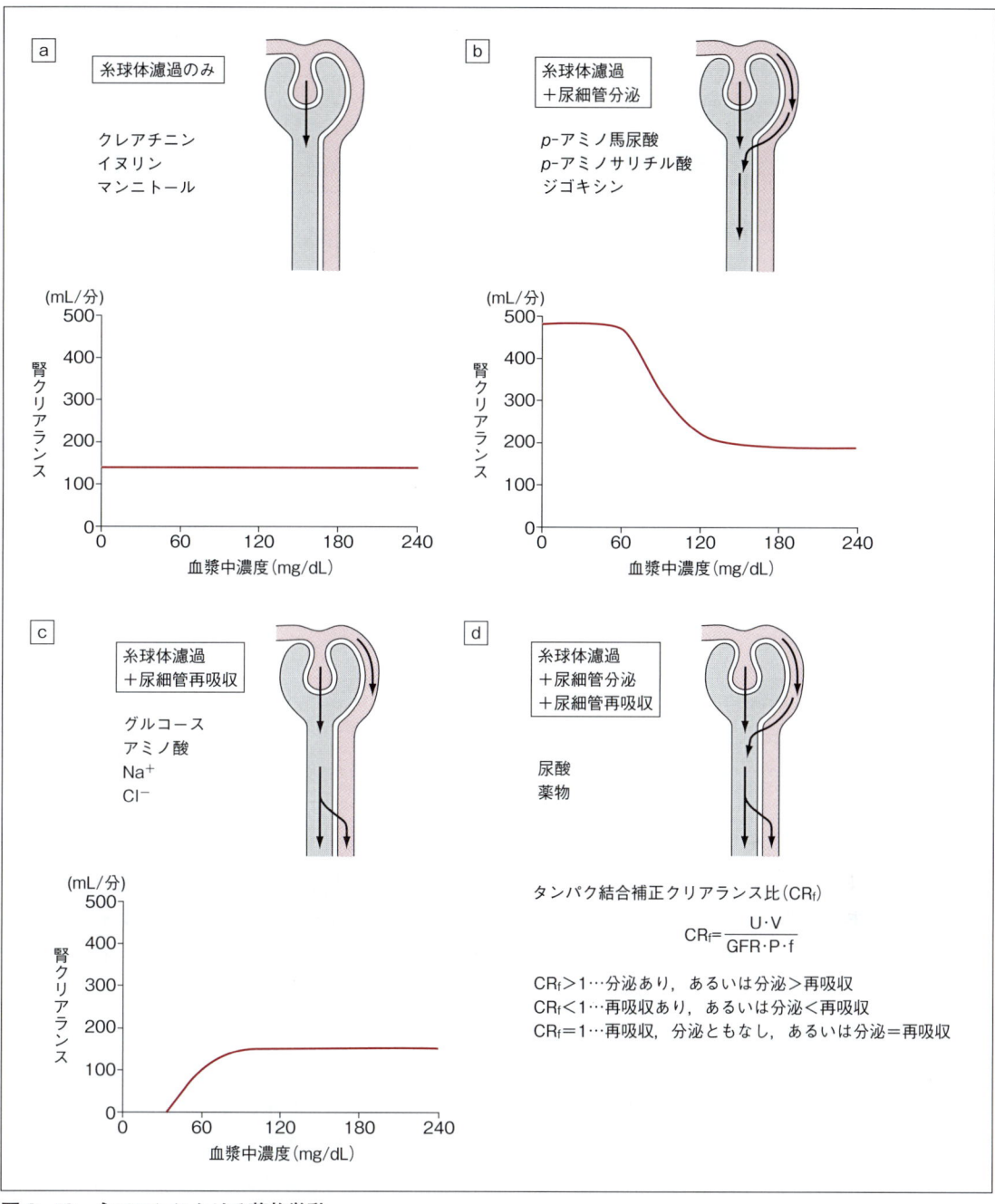

図 2-40 ネフロンにおける薬物挙動

$$U \cdot V = (GFR \cdot P + S) \cdot (1-R) \quad \cdots\cdots\cdots\cdots (13)$$

薬物の血漿タンパク非結合率で補正した場合,

$$U \cdot V = (GFR \cdot P \cdot f + S) \cdot (1-R) \quad \cdots\cdots\cdots (14)$$

で表される.

3 薬物の腎動態解析

腎臓における薬物動態はさまざまな手法により解析可能であるが, その例を図 2-41 に示す. *In vivo* 実験法として腎クリアランス法, ストップ・フロー法, 微小穿刺法, 腎組織抽出法などが, *in*

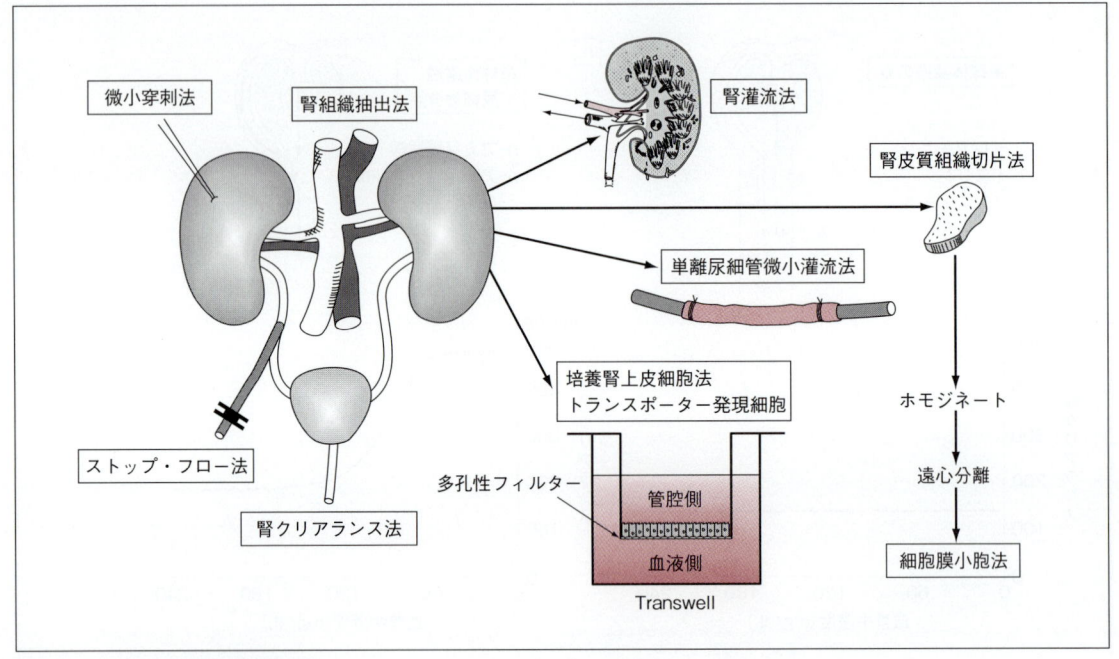

図 2-41　薬物の腎動態解析法

vitro 実験法として腎灌流法，腎皮質切片法，単離尿細管微小灌流法，細胞膜小胞法，培養腎上皮細胞法，トランスポーター発現細胞などがあげられる．

a In vivo 実験法

1) 腎クリアランス法

腎クリアランス法は，薬物の腎動態全体を把握する基本的な方法であり，古くから用いられている．基本的には定速注入によって血中の薬物濃度を定常状態に保ちながら薬物の腎挙動を定量的に評価する方法であるが，その評価方法は 17 ページで述べたとおりである．すなわち，CL〔全身クリアランス(mL/分)〕= R_0〔薬物注入速度(mg/分)〕／ $C_{p,ss}$〔定常状態血漿中薬物濃度(mg/mL)〕から全身クリアランスが求められ，尿中排泄データから 2 章-Ⅲで述べた方法で腎クリアランスを求めることにより全身クリアランスにおける腎クリアランスの寄与が概算され，薬物消失における腎排泄の寄与率が見積もられる．また，薬物と同時にイヌリンを注入しイヌリンの腎クリアランスを求めることにより(あるいはクレアチニンを利用することにより) GFR が求められ，非結合型薬物の腎クリアランスとの比較により正味の分泌や再吸収の有無が解析できる．

2) ストップ・フロー法

ストップ・フロー法(stop-flow analysis)は，ネフロンの構造が複雑であるために直接ネフロンを取り扱えなかった初期の段階で用いられた間接的な方法論であり，特に分泌の有無や部位を調べることを目的に汎用された．ラット，イヌ，サルなどの実験動物の尿細管にカニューレを施し，マンニトール利尿下で目的薬物を注入する．カテーテルを一時的に閉塞し尿の流出を停止させ，その後この閉塞を解除して流出する尿を順次採取し尿排泄を見積もる．イヌリンのようなマーカーの排泄と比較することによって，遠位尿細管から近位尿細管にかけての分泌および再吸収のパターンを評価することが可能である．しかし，閉塞中に物質の拡散が起こりうること，近位由来の尿は採取時に遠位部を通過しその間に変化する可能性があることなどの欠点もあり，定量的な解析方法とはならない．

3) 微小穿刺法

微小穿刺法(micropuncture technique)は，ラット，イヌ，サルなどの実験動物の腎表面から尿細管内に微小ガラス管を刺入しその部位の尿を採取することにより物質の定量を行う方法論である．生理条件下における管腔内液組成が調べられ，分泌および再吸収の部位に関する知見が得られる．対象となるネフロンは表層のものであり，穿刺可能部位も糸球体から近位尿細管局部に限定される．

4) 腎組織抽出(kidney uptake index)法

腎組織抽出(kidney uptake index；KUI)法は，麻酔下のラットを用い，腹部大動脈に直接注射針にて薬液を瞬時投与し，投与液が血流によって腎臓を1回灌流直後(5秒後)に腎組織を摘出し，腎移行量を測定するものである．特殊な機器や技術を必要とはしない手法であり，薬物の腎移行性評価するのに適している．試験対象とした薬物とともに対照化合物を同時に投与し，その相対的腎移行量から，腎移行性を評価する．摘出した腎臓組織は洗浄後ホモジネートし，移行量を求める．

b In vitro 実験法

1) 腎灌流法

腎灌流法(kidney perfusion method)は，腎動脈，腎静脈ならびに尿細管にカニューレを施し，腎臓組織に薬物を灌流させて腎臓における血液中と尿中の薬物移行を見積もる方法である．本実験法の最大の特徴は，in vivo 実験系の場合に腎機能に影響を及ぼす神経系や内分泌系などの腎外因子を排除できることであり，腎固有の機能を評価することができることである．すなわち，本実験法では臓器としての形態，機能が保持でき，血流(灌流液)の存在により尿が生成されるため，in vivo に近く，かつ灌流圧，灌流速度ならびに灌流組成などを変化させた条件下で，腎臓における薬物の代謝，排泄，薬効発現などの機構を解析することが可能となる．本実験系では，臓器レベルの情報が得られるが，multiple-indicator dilution 法を適用することにより，尿細管上皮細胞膜レベルでの薬物挙動に関する情報を得ることも可能である．

2) 腎皮質組織切片法

腎皮質組織切片(kidney slice)法は，腎皮質組織切片への薬物取り込みを測定することにより尿細管における薬物の能動分泌を評価する in vitro 実験法である．腎皮質切片では尿細管腔は閉塞されているため，細胞内への薬物蓄積の大部分が血管側の細胞膜通過によると考えられている．したがって，組織に蓄積した薬物と溶液の薬物との間の濃度比(slice/medium)が1以上の場合は能動分泌機構の関与を示唆できる．

3) 単離尿細管微小灌流法

単離尿細管微小灌流法(isolated tubule microperfusion method)は，尿細管を単離して薬液を灌流させる手法として1970年代にBurgらによって開発された．本方法により，腎臓における薬物の分泌および再吸収のメカニズムを解析できることから，尿細管の生理学的働きをより詳細に理解することが可能となった．

4) 細胞膜小胞法

尿細管上皮細胞の細胞膜は，密着結合(tight junction)部により管腔側の刷子縁膜(brush-border membrane)と血管側の側底膜(basolateral membrane)に区分される(図2-36)．したがって，薬物の経細胞輸送を解析する場合，両側の細胞膜の輸送特性を明らかにする必要がある．単離細胞膜小胞(isolated membrane vesicle)法は，このような細胞膜輸送の解析手段として，生体膜輸送研究に貢献してきた．尿細管上皮細胞を介する輸送に関しても，刷子縁膜のみを小胞として取り出すことが可能になって以来，グルコースやアミノ酸の再吸収機構の解明を皮切りにさまざまな物質の輸送メカニズムが明らかにされてきた．刷子縁膜は，分別沈澱法(Ca^{2+}あるいはMg^{2+}沈澱法)によって効率よく調製される．この方法の原理は，ミトコンドリア，リソソーム，小胞体および側底膜はCa^{2+}，Mg^{2+}などの2価カチオン($5\sim10$ mM)と複合体を形成して凝集・沈澱するが，刷子縁膜は形成しにくいため遠心後上清に保持さ

れるという事実に基づいている．すなわち，刷子縁膜では表面の負電荷密度が高いために2価カチオンの電荷を補償することができるが，側底膜やほかの細胞内小器官では負電荷がなく2価カチオンによってcross-linkし複合体を形成するために沈澱するものと考えられる．一方，側底膜の単離精製は刷子縁膜と比重が似ているため困難であるが，パーコール密度勾配遠心分離法を用いた側底膜調製法がある．すなわち，ラット腎皮質のホモジネートを順次遠心分離して得られた粘膜画分について10%パーコール密度勾配遠心によって，側底膜と刷子縁膜とを分離する手法である．

薬物輸送の研究において，細胞膜小胞は組織や細胞系に比べ次のような特徴を有している．
(1) 刷子縁膜ならびに側底膜を分離して機能解析することができる．
(2) 能動輸送の駆動力（driving force）などを容易に調節できるなど膜輸送の条件設定が任意にできる．
(3) 細胞内代謝の影響を避けることができる．
(4) 細胞内成分との相互作用を排除することができる．

5）培養腎上皮細胞法

腎尿細管における薬物輸送およびその制御機構を解明するためには，細胞レベルでの研究も必要である．その方法の1つとして培養上皮細胞法があげられ，現在，ブタ腎由来のLLC-PK1細胞，イヌ腎由来のMDCK細胞，フクロネズミ腎由来のOK細胞が使用されている．いずれの細胞株も，血管側と尿細管腔側の特徴ならびに極性を有した状態での培養が可能であり，これら細胞を多孔性フィルター上で培養することにより単層膜を作成できる．本単層膜を用いた薬物の透過実験により，血管側と管腔側の両細胞膜を介した薬物移行，すなわち腎尿細管における薬物の分泌および再吸収機構を解析することが可能である．

しかし，これらの培養細胞は，近位尿細管特有のグルコース，アミノ酸，H^+/有機カチオン対向輸送などの輸送を保持しているが，培養による発現量の変化や種差が問題になることがあることから，その利用には注意と理解が必要である．尿細管分泌や再吸収に働くトランスポーター分子実体が明らかである場合には，それらトランスポーター遺伝子を発現させた培養細胞の利用も可能である．

E 脳への分布

本項では，脳における薬物の動き（循環血液から脳への薬物移行，脳から循環血液への薬物移行，脳内での薬物動態）を整理して概説する．

1 脳関門の構造

中枢性薬物が薬理作用を発現するためには，まず薬物が脳内へ到達する必要がある．高次機能を司る脳組織では，脳と循環血液との間にインターフェースとなる脳関門と呼ばれる仕組みが存在し，脳内の環境維持や中枢神経機能の発現において重要な役割を果たしている（図2-42）．脳には，血液脳関門（blood-brain barrier；BBB）と血液脳脊髄液関門（blood-cerebrospinal fluid barrier；BCSFB）と呼ばれる2つの関門組織がある．

a 血液脳関門とは？

BBBの実体は脳内に網の目状に分布している脳毛細血管を形成する内皮細胞である．脳毛細血管内皮細胞は，細胞同士が互いにすき間なく連結して密着結合（tight junction）を形成することで脳毛細血管腔を形成し，循環血液と脳内を隔てている（図2-42）．したがって，脳毛細血管を介して血液中の薬物が脳内に達するためには，脳毛細血管内皮細胞の細胞膜を透過する（細胞内を横切る）必要がある．BBBは，単に血液と脳組織を隔てる物理的障壁として働くだけではなく，脳毛細血管内皮細胞の血液側と脳側の細胞膜には物質輸送にかかわる膜タンパク質が発現し，グルコースやアミノ酸などの脳内に必要な栄養素を選択的に取り込んだり，また異物を血液側にくみ出して

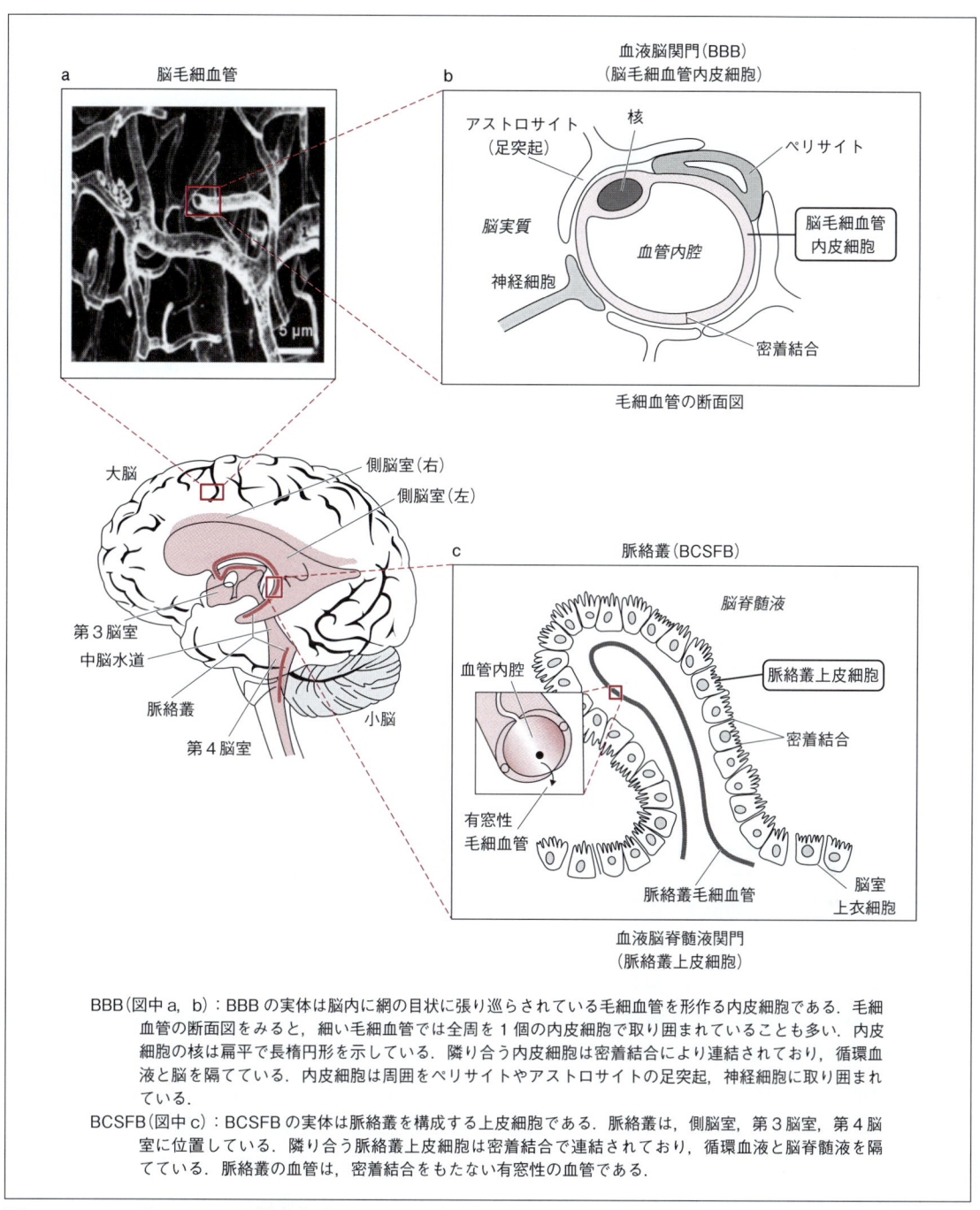

図2-42 BBBとBCSFBの構造と脳における位置

BBB（図中 a, b）：BBBの実体は脳内に網の目状に張り巡らされている毛細血管を形作る内皮細胞である．毛細血管の断面図をみると，細い毛細血管では全周を1個の内皮細胞で取り囲まれていることも多い．内皮細胞の核は扁平で長楕円形を示している．隣り合う内皮細胞は密着結合により連結されており，循環血液と脳を隔てている．内皮細胞は周囲をペリサイトやアストロサイトの足突起，神経細胞に取り囲まれている．

BCSFB（図中 c）：BCSFBの実体は脈絡叢を構成する上皮細胞である．脈絡叢は，側脳室，第3脳室，第4脳室に位置している．隣り合う脈絡叢上皮細胞は密着結合で連結されており，循環血液と脳脊髄液を隔てている．脈絡叢の血管は，密着結合をもたない有窓性の血管である．

BBBを介した物質輸送を制御している．BBBを介した輸送に関しては後述する．

BBBは脳内のすべての領域に存在しているわけではない．脳室周囲の中央隆起，脳下垂体，脈絡叢，松果体，大脳終板，最後野等では，BBBが存在しないため血液との間で物質移行が自由に行われている．このため，これらの組織から分泌されるホルモンなどが循環血液に運ばれて遠隔の標的器官に作用することができる．

脈絡叢は、一対（左右）の側脳室、第3脳室、第4脳室に位置し、脳脊髄液を産生する働きをもつ。脳脊髄液には流れ（バルクフロー）があり、産生された脳脊髄液は脊髄のまわりを巡りながら脳の頂上の方に移動し、クモ膜顆粒などの膜構造を通じて静脈血に流れ込む。脳脊髄液中の物質は、この脳脊髄液の流れによっても循環血液中へ排出される。

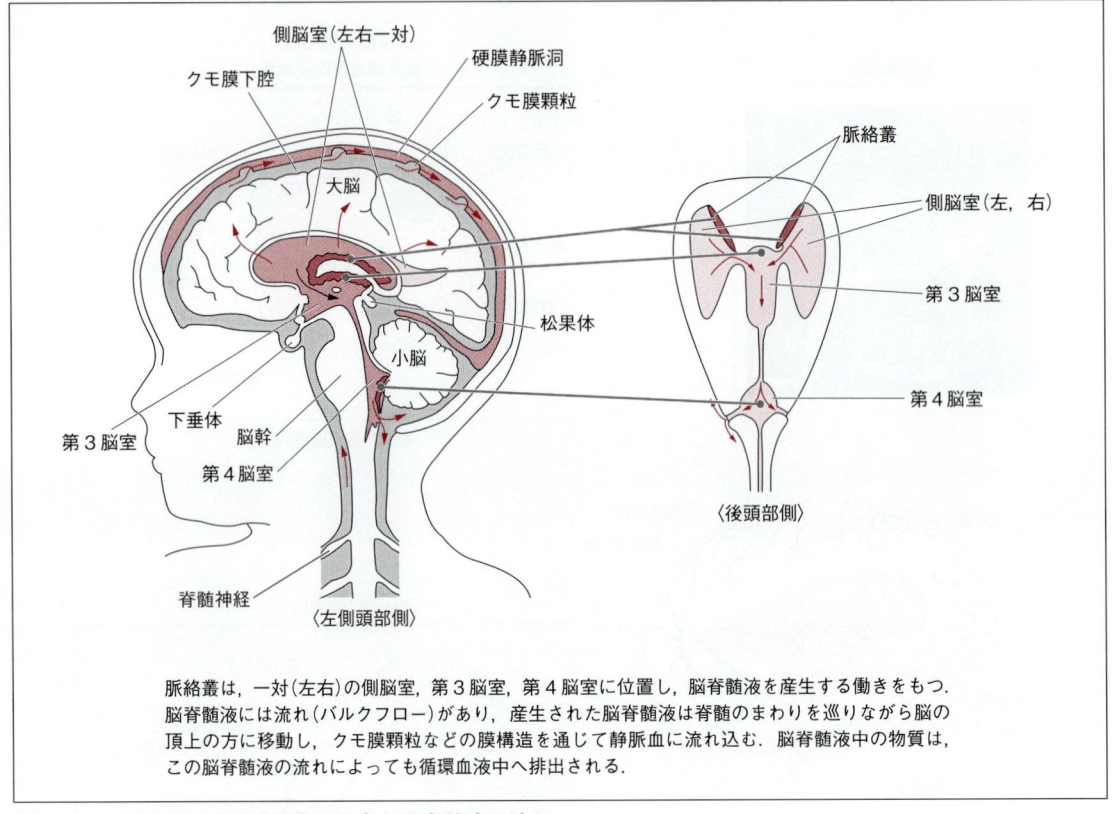

図2-43 脳室における脈絡叢の局在と脳脊髄液の流れ

b 血液脳脊髄液関門とは？

脳には、BBBの他に、側脳室（左右一対）および第3脳室、第4脳室の脈絡叢に位置するBCSFBが存在する（図2-42, 43）。脈絡叢はシダの葉のような形で細かく分かれた網目構造になっている。各々は毛細血管と小血管からなり、一層の脈絡叢上皮細胞に覆われている。この上皮細胞がBCSFBの実体であり、密着結合により互いに連結することで、脳脊髄液と循環血液を隔てている。上皮細胞は極性を有し、基底膜側は透過性の高い毛細血管壁を介して血液と接触しており、反対側の頭頂膜側は脳室内の脳脊髄液と接している。上皮細胞には物質輸送にかかわる膜タンパク質が発現し、BCSFBを介した物質輸送が行われる。

脳脊髄液と脳実質の境目には、脳室の内側を覆っている上衣細胞が存在する。上衣細胞は密着結合を形成していないため、脳実質の細胞間液と脳脊髄液との間の物質移行は拡散によって行われるが、脳細胞間液から脳脊髄液方向への流れ（バルクフロー）がある。

脳脊髄液の約90％は脈絡叢で産生される。脈絡叢は1gあたり毎分およそ0.4 mLの割合で脳脊髄液を分泌しており、成人では脳脊髄液の全量（約150 mL）が3～4時間ごとに完全に入れ替わる。産生された脳脊髄液は脊髄のまわりを巡りながら脳の頂上の方に移動し、クモ膜顆粒などの膜構造を通じて静脈血に流れ込む（図2-43）。脳脊髄液中の物質は、この脳脊髄液の流れ（バルクフロー）によっても循環血液中へ排出される。

2 脳における薬物の動き

脳における薬物輸送の素過程を図にまとめた（図2-44）。薬物は、まず末梢血から脳血流に

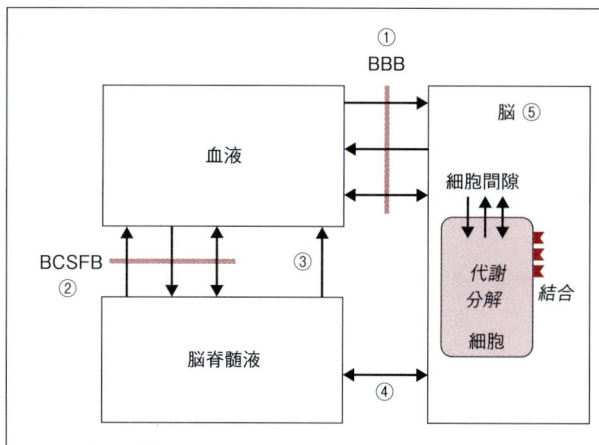

図2-44 脳における薬物輸送ルートの模式図

① 薬物のBBBにおける透過(血液から脳細胞間隙へ, 脳細胞間隙から血液へ)
② 薬物のBCSFBにおける透過(血液から脳脊髄液へ, 脳脊髄液から血液へ)
③ 薬物の脳脊髄液の流れ(バルクフロー)による消失
④ 薬物の脳脊髄液-細胞間隙間拡散
⑤ 薬物と脳神経細胞との相互作用(薬物の標的分子を介した作用発現, 薬物の代謝・分解, 非特異的結合など)

乗って脳毛細血管へ到達する．循環血液から脳内への移行経路には，先に示したBBBとBCSFBがある．BBBを形成する脳毛細血管は脳重量のわずか1%以下程度しか存在しない微小組織であるが，ヒトでの全長は640 km，表面積は9 m^{2}にもなる．脳毛細血管は，脳内を網の目状に分布し，その血管相互の間隔は40 μmと近接しているため，BBBを通過できれば，物質は効率よく脳内に到達するといえる．これに対して，BCSFBは，脳室内に限局して位置し，その表面積も，BBBの5,000分の1程度である．以上から，脳と循環血液間の薬物輸送において，BBBを介した輸送が脳組織内濃度に主要な影響を及ぼしているといえる．

こうして脳細胞間隙に到達した薬物は，脳内の細胞表面に作用したり，さらに細胞内に取り込まれて，薬物作用を発現する．脳神経細胞膜に存在するレセプターや神経伝達物質の再取り込みトランスポーターの他，脳神経細胞内における酵素と薬物との相互作用が例としてあげられる．

脳内から循環血液方向の輸送経路(すなわち，脳からの消失経路)としては，BBBを介した輸送，および脳脊髄液中に移行した薬物のBCSFBを介した輸送と脳脊髄液のバルクフローによる消失がある．この他，薬物の脳内動態は，脳内での非特異的な結合や脳における代謝・分解の影響も受ける．

3 脳関門を介した薬物輸送

a BBBを介した輸送

BBBを介した薬物の移行経路は，受動拡散のほか，輸送担体(トランスポーター)による輸送に分けられる(図2-45)．受動拡散とは主に薬物の脂溶性と分子量に依存して細胞膜を透過する機構であり，BBBを透過する薬物のBBB透過クリアランスは脂溶性の指標であるオクタノール/水分配係数と$1/(分子量)^{1/2}$に比例する．一方，トランスポーターによる輸送はさまざまな機構が知られている．BBBには栄養物質や生体内調節因子などを輸送するトランスポーターがある．例えば，エネルギー供給物質であるグルコースは脳毛細血管内皮細胞の血液側および脳側の細胞膜に発現するグルコーストランスポーターGLUT1によって脳内に運ばれる．GLUT1は物質の濃度勾配を駆動力とする促進拡散という輸送様式をとる．正常な脳の発達や機能発現に必須なアミノ酸の多くもトランスポーターを介して脳内に運ばれている．その中で，側鎖の大きな中性アミノ酸はL-システム輸送系によって運ばれる．パーキンソン病治療薬であるL-dopaや抗てんかん薬のガバペンチン(ガバペン)は，このようなアミノ酸トランスポーターの基質認識性を利用して，脳内に取り込まれることが報告されている．

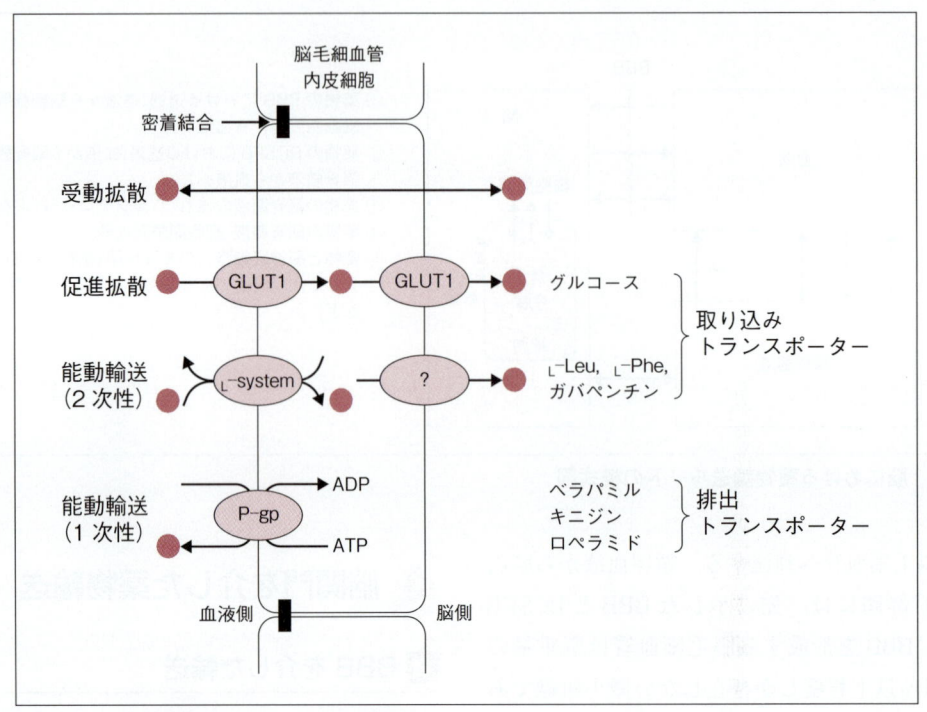

図 2-45 血液脳関門における輸送機構

　一方，BBB の血液側の細胞膜には，脳内から血液側方向に働く排出トランスポーターである P 糖タンパク質(P-gp)が発現しており，血中から脳内への薬物移行を制限している．P-gp は，当初抗癌剤耐性の癌細胞から同定された多剤耐性タンパク質であり，種々の抗癌剤を基質とすることがわかっている．P-gp は，分子内に 2 つの ATP 結合部位をもつ ABC トランスポーターであり，ATP を加水分解して生じたエネルギーを利用して，濃度勾配に逆らって基質となる各種薬物を細胞の外へ排出している．BBB における排出輸送は，脳内に異物が入らないように防御したり，脳内の不要な物質を排出して脳内の環境を維持するために重要な役割を果たしている．

b BCSFB を介した輸送

　BCSFB は，血液と脳脊髄液の間の物質移行を制御しており，その実体である脈絡叢上皮細胞にはトランスポーターが発現している．ヨードなどの無機イオン，5-ヒドロキシインドール酢酸などの酸性の有機化合物，シメチジン(タガメット)などの塩基性の有機化合物，両性の物質である各種抗菌薬，各種ビタミン類などは脳脊髄液側から血液側へ排出するトランスポーターの基質となり，脳脊髄液への移行が制限されている．このほか，BCSFB では，クロライドと重炭酸の交換輸送系が働いており，ペニシリンやセファロスポリン系抗菌薬なども，この輸送系によって脳脊髄液から循環血液方向に排出される．また，ロイコトリエン C_4 のような炎症に関与するサイトカインを脳脊髄液から循環血液方向に排出する輸送系も存在する．

4 薬物の脳移行パラメーターとその評価法

　ここでは，薬物の脳透過性や分布を評価するための重要なパラメーターとその評価法を取り上げる．薬物の脳移行を評価する様々な *in vivo*, *in vitro* の実験法がこれまでに開発されてきた．ここでは，ラットを用いた *in vivo* の実験手法を中心に紹介する．

なお，薬物の脳移行に関与するトランスポーターを明らかにするためには，in vivo において典型的な阻害薬を用いたり，トランスポーター遺伝子ノックアウト動物を用いる方法や，トランスポーター発現系や BBB モデル細胞を用いた in vitro 実験が行われる．

a BBB 透過クリアランス（CL_{in}，PS_{influx}）

薬物の BBB を介した透過性は，脳毛細血管透過速度 PS（単位時間あたりに脳毛細血管を透過して脳へ移行した薬物量を血液の体積に換算した透過固有クリアランス）やインフラックスクリアランス（CL_{in}）で表せる．単位は $\mu L\ min^{-1}\ g\ brain^{-1}$ である．インフラックスクリアランスの測定法は確立されており，BUI 法や脳灌流法，脳マイクロダイアリシス法があげられる．

b 脳細胞間液中と血漿中の非結合型薬物濃度比（$K_{p,\ free}$）

血液中に比べて脳内にどのくらいの薬物量が存在するかは脳への薬物移行を考えるうえで重要な指標になる．とりわけ脳神経細胞膜上のレセプターやトランスポーターに作用する薬物では，脳細胞間液中の非結合型薬物濃度が薬効評価の指標となる．薬物の脳への分布を表す重要なパラメーターとして，脳細胞間液中／血漿中の非結合型薬物濃度比（$K_{p,\ free}$）があげられる．

$$K_{p,\ free} = \frac{C_{u,\ brainISF}}{C_{u,\ plasma}} = \frac{AUC_{u,\ brainISF}}{AUC_{u,\ plasma}} \quad \cdots\cdots (1)$$

脳細胞間液中の非結合型薬物濃度は，BBB の密着結合や担体輸送系の存在により，定常状態においても血漿中の非結合型薬物濃度と必ずしも等しくない．この脳細胞間液中の非結合型薬物濃度を直接 in vivo で測定する方法として脳マイクロダイアリシス法があげられる．このほか，脳脊髄液中のタンパク濃度は正常時においては非常に低いため，脳脊髄液中濃度を脳細胞間液中の非結合型濃度と仮定できる場合がある．しかし，脳細胞間液中の非結合型濃度は BBB，脳脊髄液中濃度は BCSFB における薬物透過性によって左右される

ため，両者の濃度が大きく異なる場合があり，この仮定も注意深く行わなければならない．さらに薬物の作用部位が細胞内の場合には，脳実質細胞内の非結合型濃度を知る必要があるが，細胞内に能動的に取り込まれる薬物では脳細胞間液中濃度と脳実質細胞内濃度は異なると考えられる．

定常状態における $K_{p,\ free}$ は正味のインフラックスクリアランス（CL_{in}）と正味のエフラックスクリアランス（CL_{out}）の比として表すこともできる．

$$K_{p,\ free} = \frac{CL_{in}}{CL_{out}} = \frac{PS_{influx}}{PS_{efflux} + CL_{bulk} + CL_{metabolism}}$$
$$\cdots\cdots\cdots\cdots\cdots\cdots\cdots\cdots\cdots\cdots\cdots\cdots (2)$$

PS_{influx}：BBB 透過クリアランス，PS_{efflux}：BBB 排出クリアランス，CL_{bulk}：バルクフローによるクリアランス，$CL_{metabolism}$：脳における代謝クリアランス

CL_{in} とは，受動拡散と循環血液から脳方向への担体介在輸送の和から脳から循環血液方向への担体介在輸送を差し引いたクリアランスを示す．一方，CL_{out} は，脳からのすべての消失クリアランスの総和であり，受動拡散と脳から循環血液方向への担体介在輸送のクリアランスの和（PS_{efflux}），脳細胞間液のバルクフローによる消失クリアランス（CL_{bulk}），脳における代謝クリアランス（$CL_{metabolism}$）の和として表せる（図 2-44 の模式図も参照されたい）．

バルクフロー（CL_{bulk}）と脳内での代謝（$CL_{metabolism}$）の影響が無視できる場合，PS_{influx} と PS_{efflux} の比で $K_{p,\ free}$ を表すことができる．したがって，脳における薬物の分布は，BBB 透過クリアランスのみで規定されるのではなく，BBB 透過クリアランスと排出クリアランスの比によって決まることがわかる．

$$K_{p,\ free} = \frac{PS_{influx}}{PS_{efflux}} \cdots\cdots\cdots\cdots\cdots\cdots\cdots\cdots (3)$$

すなわち，BBB 透過クリアランスが大きい薬物（式(3)の分子が大きい）であっても，P-gp のような排出輸送担体の基質となり，BBB 排出クリアランスの方が大きくなる場合は〔式(3)の分母が大きい〕，結果として薬物の脳内分布は低くなる．

$K_{p,\ free}$ は，受動拡散が主経路であると 1 に近い

値をとり，能動輸送で排出されていれば1より小さく，その反対であれば1より大きい値をとることになる．

脳への分布が良好な薬物を開発するためには，PS_{influx} が大きく，PS_{efflux} が小さいことが望ましいといえる．受動拡散によるBBB透過クリアランスは，薬物の脂溶性が高く分子量が小さいほど大きくなる．よって，脂溶性の高い薬物を選択して PS_{influx} を大きくする方法が考えられる．しかし脂溶性の高い薬物は同時に脳細胞表面への非特異的な結合も大きくなり必ずしも脳細胞間液中の非結合型薬物濃度の上昇につながらないこともある．PS_{influx} を大きくする別の方法として，循環血から脳への取り込みトランスポーターに認識される薬物を開発することが考えられる．これまでのところ，アミノ酸トランスポーターで運ばれるアミノ酸類似構造をもつ薬物が知られている．一方，排出トランスポーターに認識されない PS_{efflux} が小さい薬物を開発することも重要である．

c 非結合型薬物の脳分布容積（$V_{u, brain}$）

非結合型薬物の脳分布容積（$V_{u, brain}$）は，脳組織中の薬物量（A_{brain}）と脳細胞間液中の非結合型薬物濃度（$C_{u, brainISF}$）の比で表せ，薬物の脳組織への親和性によって変化する．$V_{u, brain}$ は脳実質における薬物分布の指標となる有用なパラメーターであり，脳スライスを用いた実験から算出することができる．

$$V_{u, brain} = \frac{A_{brain}}{C_{u, brainISF}} \quad \cdots\cdots (4)$$

d 脳組織中/血漿中薬物濃度比（K_p）

薬物の脳への分布を表すパラメーターとして，脳組織中/血漿中薬物濃度比（K_p）が用いられることも多い．

$$K_p = \frac{C_{brain}}{C_{plasma}} \quad \cdots\cdots (5)$$

ただし，K_p は $K_{p, free}$ と比較すると，BBB透過性だけでなく，血漿タンパクや脳組織に対する薬物の結合しやすさによっても変化する値である．

抗アレルギー薬のセチリジン（ジルテック）の例をあげると，構造異性体の S-セチリジンと R-セチリジンの $K_{p, free}$ はそれぞれ0.17，0.14であり，立体特異性はみられない．一方で，K_p はそれぞれ0.22，0.04と報告されており，一見 S-セチリジンのほうが脳移行性が高くみえる．これらの血漿中非結合型分率はそれぞれ0.5，0.15と異なる．したがって，K_p 値の違いはBBBを介した輸送特性の違いではなく，血漿のタンパク結合率の違いである．このように K_p を脳移行性の指標として使う時にはタンパク結合の及ぼす影響をよく考慮しておく必要がある．$K_{p, free}$ は K_p と薬物の脳組織への親和性の指標となる $V_{u, brain}$，血漿中非結合型分率を用いて推算することもできる．

e 薬物の脳透過や分布の評価法

以下に PS_{influx} と PS_{efflux} を求める in vivo 実験法の概略をまとめた（図2-46）．

1）BUI（brain uptake index）法

循環血液から脳へのBBB透過クリアランスを測定する方法である．ラットの総頸動脈より薬物を瞬間的に投与した後に脳毛細血管管腔を1回通過する間にどれだけ脳へ移行するか測定するものである．一定時間（15秒など）経過後に脳を採取して脳内薬物取り込み量を測定し，BBB透過速度を見積もる．比較的透過性が良好な薬物に向いている．

2）脳灌流法

外頸動脈にカニュレーションし，内頸動脈に向けて薬液を一定時間（1分以下）灌流し，脳へ移行した薬物量を測定することでBBB透過クリアランスを測定する方法である．外頸動脈と内頸動脈以外に分岐している不要な血管（プテリゴパラティン動脈など）を結紮して，灌流液がすべて内頸動脈に流入するように処置することで灌流速度を脳血流速度として解析することができる．さらに，本方法において薬液と血液脳関門非透過性の物質とを同時投与するとともに静脈洞（torcula sinus）から経時的（数十秒間）に血液サンプリングを行うことによって，BBB透過クリアランスと

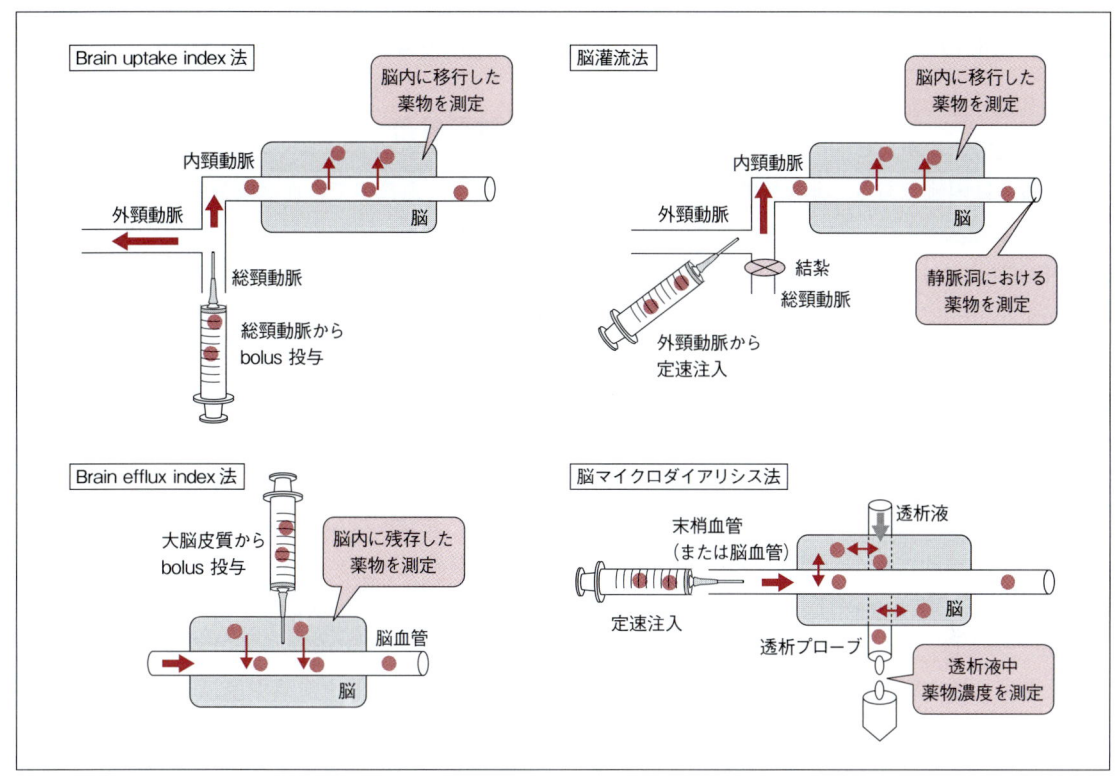

図2-46 薬物の血液脳関門透過性の in vivo 実験法

排出クリアランスを求めることが可能である．これは multiple indicator dilution 法と呼ばれる．

3) BEI（brain efflux index）法

BEI 法は脳から血液方向の BBB 排出クリアランスを算出する方法である．この方法では，ラット大脳に直接薬物を投与して，脳内残存率の経時変化から見かけの消失速度を測定する．ただし，本法では，脳内で代謝され，代謝物が血液中に排出された場合も見かけ上の脳内残存率は減少するため，代謝物の透過の可能性を無視できない．

4) 脳マイクロダイアリシス法（脳微小透析法）

脳の局所部位に半透膜（低分子量の物質のみ透過）でできたプローブを挿入し，プローブ内に灌流液を通すことで，（拡散によって回収される）細胞間液中の物質を透析によって採取する方法である．薬物を脳灌流あるいは定速静注によって曝露させ，脳毛細血管内薬物濃度を一定に保ちながら透析を行う．細胞間液中の薬物を直接，経時的に採取できる点が大きな特徴であり，実測値から脳細胞間液中濃度を外挿して推算することになる．本法を利用して，BBB 透過クリアランス，BBB 排出クリアランスの解析を行うこともできる．マイクロダイアリシスは薬物濃度を測定するのに多くのサンプル量を必要とすること，脂溶性の高い化合物に適用するのが難しいなどの問題点もある．

5) P-gp 遺伝子欠損動物を用いた検討

BBB の血液側膜に局在する P-gp は薬物の脳への分布に影響を及ぼしている．薬物の脳移行性に及ぼす P-gp の影響は P-gp 遺伝子を欠損させたマウスを用いて多く検討されている．P-gp をノックアウトしたマウスに薬物を投与すると，脳内/血漿中濃度比が上昇することがある．これは，P-gp がこれらの薬物の脳移行性に影響していることを意味している．最近では次項に示すようにPET の技術を利用してヒトにおいても P-gp の機能が解析されている．

f ヒトにおける脳移行性の検討

実験動物では，血液中濃度だけでなく脳組織中濃度を測定できるが，ヒトにおいて脳中濃度の情報を得るのは困難である．非侵襲的に臓器内濃度を測定する方法として，^{99m}Tcラベルなどを用いたSPECT(single photon emission computed tomography)や^{11}C, ^{18}Fなどを用いたPET(positron emission tomography，陽電子放射断層撮影法)などのイメージング技術がある．これらの方法を用いて，受容体作用型の中枢性薬物では，脳移行性や受容体との相互作用を評価するのに受容体占有率を測定することができ，ヒトにおける投与量，曝露量，標的占有率の関係がわかる．最近，P-gpについては種々のPETプローブが合成されている．例えば，^{11}C-verapamil(P-gpの基質)を用いた臨床試験が報告されており，シクロスポリンとの併用により，ラベル体の脳内濃度が増加することが示されている．これらの技術は，リアルタイムで脳内濃度を領域別に測定することも可能であり，脳内動態のモデル化にも応用可能であると期待される．しかし，放射性化合物の代謝産物まで測定することになり，臓器移行動態の評価には慎重な姿勢が必要である．

F 血液，全身臓器・組織への分布

薬物の体内での分布は，その物理化学的性質(脂溶性，分子量，電荷など)や生体成分との親和性(特異的，非特異的結合)，輸送担体の寄与などによって決まる．しかし，薬物の分布を理解するにあたっては，定性的な理解だけでは十分とはいえない．

本節では，血液における薬物の分布や，非消失組織や胎盤における薬物移行を定量的に理解するための素過程モデルと，素過程モデルを評価するための実験法について整理して解説する．

1 血液中での薬物の分布

a 線形分布

薬物は，血液中では血球成分(主として赤血球)と血漿に分布している．また，血漿中では，一部が血漿タンパク質に結合した形で存在する(図2-47)．代表的な血漿タンパク質としては，アルブミンとα酸性糖タンパク(α-acid glycoprotein)があり，前者は酸性薬物に，後者は塩基性薬物に親和性が高い．

また，薬物の血球分布や血漿タンパク質への結合には，高濃度になると非線形性がみられる(血球/血漿濃度比やタンパク結合率が薬物濃度により変化する)こともあるが(後述)，臨床血漿中濃度範囲では一定値の値とみなせる場合が多い．このような場合には，血漿中濃度をC_p，血漿中非結合型濃度を$C_{f, plasma}$，全血中濃度をC_{WB}，全血中非結合型薬物濃度を$C_{f, blood}$とすると，血漿中非結合型分率(plasma unbound fraction；$f_{u, plasma}$)，全血中非結合型分率(blood unbound fraction, $f_{u, B}$)および全血−血漿濃度比(blood-to-plasma concentration ratio；R_B)は，一定の値となり，それぞれ以下の式(1)～(3)で表される．

$$f_{u, plasma} = \frac{C_{f, plasma}}{C_p} \quad \cdots \cdots (1)$$

$$f_{u, B} = \frac{C_{f, blood}}{C_{WB}} \quad \cdots \cdots (2)$$

$$R_B = \frac{C_{WB}}{C_p} \quad \cdots \cdots (3)$$

ただし，$f_{u, B}$およびR_Bはヘマトクリット値の変動の影響を受ける(後述)．

通常，ヒトにおける薬物の体内動態は，血漿中濃度の形で表現され，解析・評価される．一方で，一般に薬理作用を発現したり，肝臓やその他の組織中に移行するのは，血球や血漿タンパク質に結合していない(非結合型の)薬物分子である．したがって，血漿中非結合型分率を評価することは非常に重要である．

特に，タンパク結合率の高い薬物では，わずか

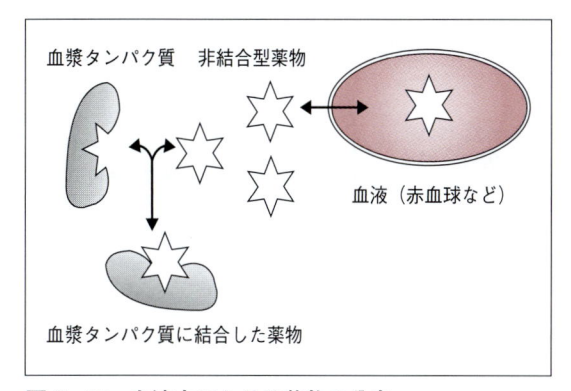

図 2-47　血液中における薬物の分布
血液中では，薬物は非結合型(free, unbound)で存在するほか，血球に移行したり，血漿タンパク質(アルブミン，α酸性糖タンパクなど)と結合した形で存在する．

なタンパク結合率の違いが大きな非結合型薬物濃度の違いとなって現れる．すなわち，タンパク結合率が 99% と 99.9% では，非結合型薬物濃度は 10 倍異なる．このため，とくにタンパク結合率の高い薬物についてはタンパク結合率を正確に把握することが重要だが，困難な場合が多い．

また，アルブミンの濃度やタンパク結合率は，年齢(新生児，乳児，幼児，高齢者など)やその他の生理的条件(妊娠，病態時)においても大きく変化するので，注意が必要である．

b 血漿中タンパク非結合型分率の測定法

1) 平衡透析法

平衡透析法(equilibrium dialysis method)では，低分子薬物を通し高分子(血漿タンパク質など)を通さない半透膜を透析セルではさみ，半透膜の片側のセルに等張緩衝液を，他方のセルに血漿を，同量入れる．血漿側に薬物を目的とする濃度で添加し，十分な時間 37℃で振盪して平衡状態になった後に，両側の液中の薬物の濃度を測定する(図 2-48)．緩衝液中濃度を C_{buffer}，血漿中濃度を C_{plasma} とすると，タンパク非結合分率 $f_{u, plasma}$ は以下の式(4)により求めることができる．

$$f_{u, plasma} = \frac{C_{buffer}}{C_{plasma}} \quad \cdots (4)$$

ただし，半透膜や透析セルに対して薬物が著しく吸着するような場合や，血漿中で不安定な場合

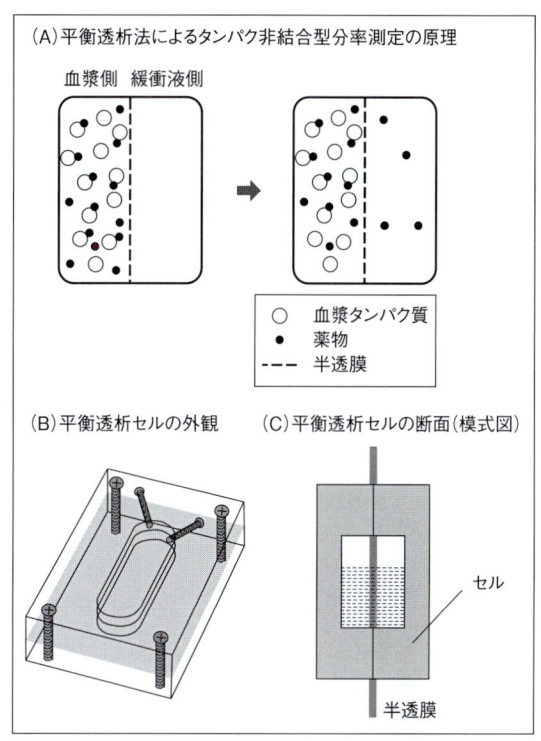

図 2-48　平衡透析法
(A)平衡透析法による血漿タンパク非結合型分率測定の原理．(B)平衡透析用セルの外観．灰色の部分には，透析膜が挟まれる．(C)平衡透析用セルの断面図．透析膜を挟んだところ．片側に薬物を含む血漿を，他側に薬物を含まない緩衝液を入れ，平衡に達するまで振盪する．

は，正確な評価ができないので注意が必要である(吸着や分解などがなければ，C_{buffer} と C_{plasma} の和は初期添加濃度に等しくなるはずである)．

2) 限外濾過法

限外濾過法(ultrafiltration method)は，評価したい濃度の薬物を含む血漿を限外濾過膜で限外濾過する方法である．

実験的には，限外濾過膜がセットされた製品(Amicon Centrifree™ など)が市販されており，上部に薬物を含む血漿を入れ，遠心することで非結合型薬物のみを限外濾過する(図 2-49)．

平衡透析法の場合と同様，容器や限外濾過膜への吸着に注意する必要がある．また，濾過される液量が多すぎると，上部の液におけるタンパク質濃度が高くなり過ぎて正確な評価ができなくなるため，濾過する液量は上部に入れた液量の 10% 程度までにとどめておくのがよい．

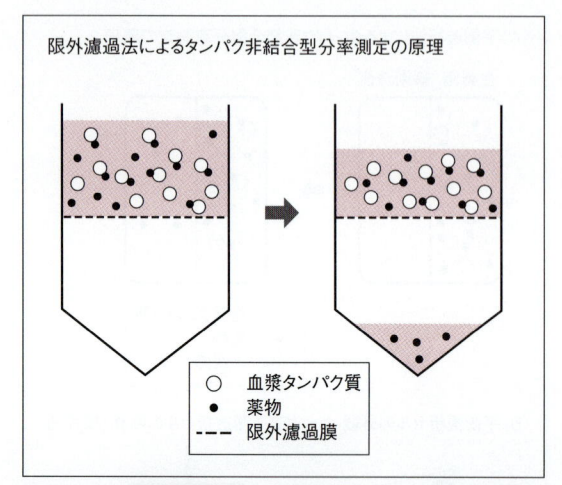

図2-49 限外濾過法による血漿タンパク結合率測定の原理

平衡透析法が，平衡状態までに数時間ないし十数時間を要するのに対して，限外濾過法は比較的速やかに評価が可能であり，操作も簡便なことから，広く用いられている方法である．

3）超遠心法

平衡透析法や限外濾過法は半透膜を用いて非結合型の薬物を分離するという原理に基づいている．このため，膜に対して吸着する薬物のタンパク結合率を評価することは難しい．これに対して，超遠心法は，超遠心を用いて血漿タンパク質を沈澱させ，上清中の薬物濃度を測定するという方法であり，膜への吸着を考慮する必要がない．ただし，血漿中のリポタンパク成分（LDL，VLDLなど）に結合しやすい薬物の場合，リポタンパクに結合している薬物が上清中に混入し，非結合型分率が実際よりも高く見積もられる可能性があるので注意が必要である．

4）活性炭吸着法

上述の方法はいずれも平衡状態において非結合型の薬物を分離して定量する方法であるのに対して，活性炭吸着法（charcoal absorption method）は非平衡状態において経時的なサンプリングを行って，キネティックモデルに基づいてタンパク結合率を測定する方法である．非結合型薬物のみが，活性炭に経時的に吸着されて除去されるという仮定に基づいている（図2-50）．すなわち，血

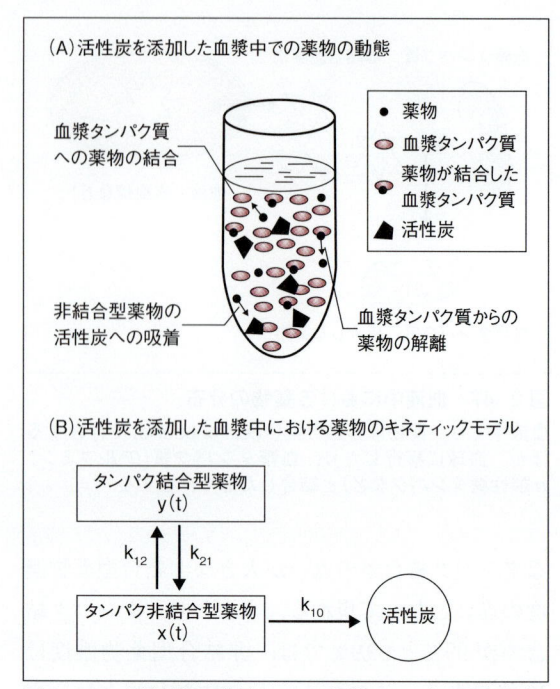

図2-50 活性炭吸着法による血漿タンパク結合率測定の原理
(Yuan J et al., J. Pharmacokinet. Biopharm. 23：41-55, 1991)

漿タンパク結合率が高いほど，緩衝液における濃度低下（吸着）速度と比較して，血漿における濃度低下速度は小さくなる．

実験方法としては，薬物を含む血漿と，薬物を含む緩衝液を準備し，活性炭を添加して上清（血漿または緩衝液）中の薬物濃度を経時的に測定する．

C タンパク結合の飽和

薬物と血漿タンパク質の結合は，薬物濃度が上昇するに従い飽和が観測されることが多い．すなわち，血漿中濃度が上昇すると，タンパク結合率は低下し，非結合型濃度は急に上昇する．

薬物の非結合型濃度C_fとタンパク質に結合した薬物の濃度C_bの関係は，一般に式(5)のようにLangmuir型の関係式で表される．

$$\frac{C_b}{P_t} = v \cdot \frac{C_f}{C_f + K_d} \quad \cdots\cdots (5)$$

ここで，P_tは血漿タンパク質の総濃度，vはタンパク質あたりの結合サイトの数，K_dは結合解

離定数を表す．$C_p = C_b + C_f$ を式(5)に代入して変形することで，タンパク非結合分率 f_u は以下の式(6)により表すことができる．

$$f_u = \frac{C_f}{C_p} = \frac{1}{2 \cdot C_p} \left\{ C_p - v \cdot P_t - K_d + \sqrt{(C_p - v \cdot P_t - K_d)^2 + 4 \cdot K_d \cdot C_p} \right\} \quad (6)$$

また，複数の血漿タンパク質がタンパク結合に寄与していたり，血漿タンパク質に親和性の異なる複数の結合部位がある場合は，式(5)は以下の式(5')のように一般化することができる．

$$C_b = \sum_i P_{t,i} \cdot v_i \cdot \frac{C_f}{C_f + K_{d,i}} \quad (5')$$

d 血球移行の評価

まず，全血-血漿濃度比 (R_B) 値は，血液（薬物を使用しているヒトから採血した血液，またはブランク全血に薬物を添加しインキュベートしたもの）中の薬物濃度そのまま測定し (C_{WB})，一方でそれを遠心分離して血漿中の薬物濃度 (C_p) を測定することで，前述の式(3)より求めることができる．

また，血球中濃度を C_{BC} とすると，以下の式(7)が成立する．

$$C_{WB} = (1 - Hct) \cdot C_p + Hct \cdot C_{BC} \quad (7)$$

ここで，Hct はヘマトクリット値を表す．式(7)を変形すれば，血球移行性（血球-血漿濃度比；C_{BC}/C_p）は以下の式(7')により求めることができる．

$$\frac{C_{BC}}{C_p} = 1 + \frac{R_B - 1}{Hct} \quad (7')$$

血球移行に非線形性がある場合の考え方は，前述のタンパク結合の飽和の場合と同様である．例えば，血漿中濃度（または血漿中非結合型濃度）と血球中濃度との間に，下記の式(8)のようなLangmuir型の関係式を仮定する．

$$C_{BC} = C_p + \frac{Hct \cdot B_{max} \cdot C_p}{C_p + K_d} \quad (8)$$

これを書き換えると，式(8')を得る．

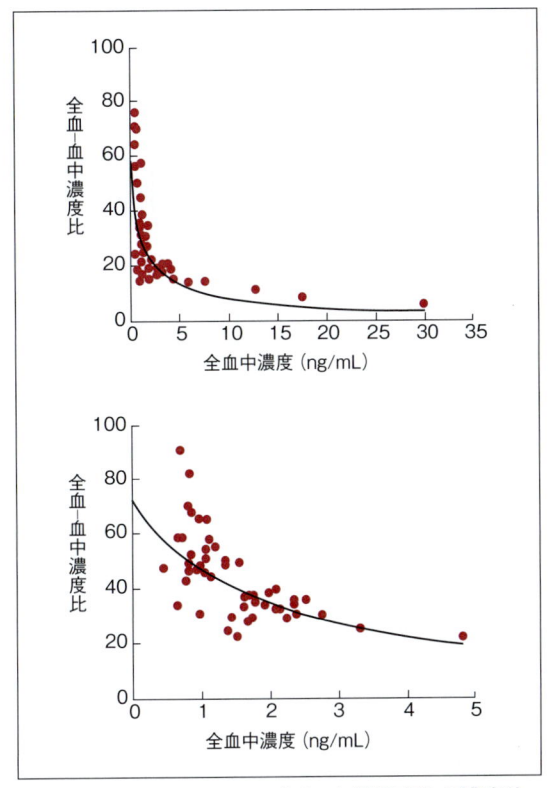

図2-51 タクロリムスの全血-血漿濃度比の濃度依存性（下パネルは低濃度域の拡大図）

(Jusko WJ, et al：Pharmacokinetics of tacrolimus in liver transplant patients. Clin Pharmacol Ther 57：281-290, 1995)

$$R_B = 1 + \frac{Hct \cdot B_{max}}{C_p + K_d} \quad (8')$$

このような薬物の例として，免疫抑制剤のタクロリムスが知られている．**図2-51**には，2名の患者における血漿中濃度 (C_p) と全血-血漿濃度比 (R_B) 関係を示す．図中に示す曲線は式(8')にもとづく曲線である．両者の関係が式(8')により良好に表現されていることがわかる．

2 非消失臓器への分布キネティクス

投与部位以外への薬物の分布は，血流を介して行われる．多くの場合，組織における能動的な取り込みや排泄がなければ，定常状態では血管内と組織内の非結合型薬物濃度が等しいと仮定して分布キネティクスが解析される（**図2-52A**）．

膜透過が速やかな薬物／臓器であれば，血管内

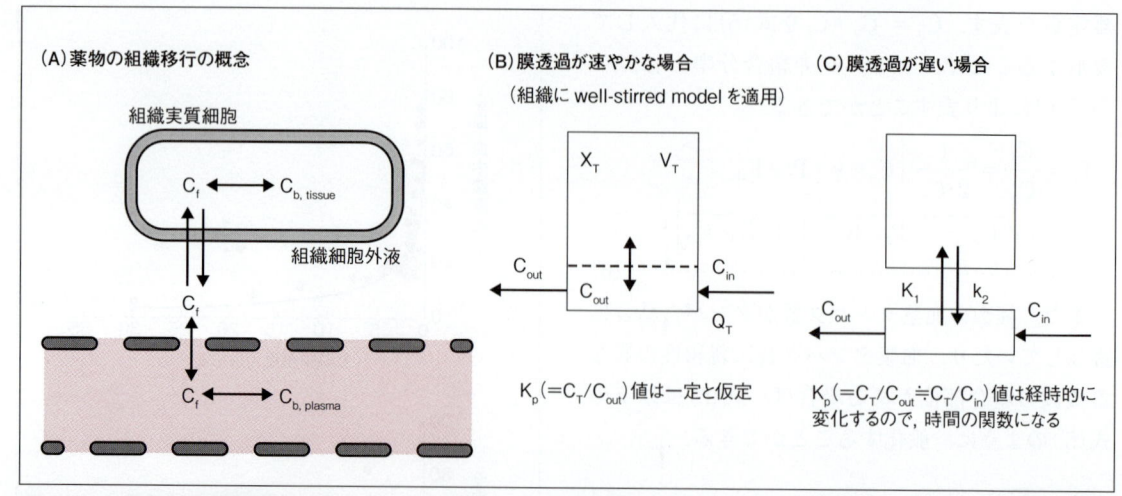

図2-52 薬物の組織移行
非結合型薬物のみが組織実質細胞に移行できる．血液中および組織中では，薬物はそれぞれ血球や血漿タンパク質，組織中のタンパク質などに一部が結合した形で存在している．なお(A)では組織細胞外液中での高分子への結合は考慮していない．

と組織内の薬物濃度が瞬時平衡にあると仮定した解析を行う（図2-52B）．一方で，両者間が瞬時平衡にあると見なせない薬物／臓器においては，膜透過を考慮したモデルによる解析を行う（図2-52C）．

a 膜透過が速やかな場合（血流律速分布）のキネティクス

まず，組織における膜透過が速やかである場合を仮定すると，組織は一つのコンパートメントとして扱うことができる（図2-52B）．組織中の薬物量を X_T，組織中薬物濃度を C_T，組織の実容積を V_T とすると，物質収支式（マスバランス式；式(9)）が成立する．

$$\frac{dX_T}{dt} = V_T \cdot \frac{dC_T}{dt} = Q_T \cdot (C_{in} - C_{out}) \quad \cdots\cdots (9)$$

ここで，Q_T，C_{in}，C_{out} はそれぞれ，組織血流量，流入（動脈）血中薬物濃度，流出（静脈）血中薬物濃度を表す．ここで，組織-血液薬物濃度比（$K_p = C_T/C_{out}$）を用いて式(9)を書き直すと，式(9')のようになる．

$$\frac{dC_T}{dt} = \frac{Q_T \cdot C_{in}}{V_T} - \frac{Q_T \cdot C_T}{V_T \cdot K_p} \quad \cdots\cdots (9')$$

この微分方程式を C_{in} を定数として，$t=0$ の時 $C_T = 0$ の条件で解くと，式(10)が得られる．

$$C_T = C_{T,ss} \cdot (1 - e^{-k \cdot t}) \quad \cdots\cdots (10)$$

ここで，$C_{T,ss}$ は定常状態における組織中濃度 $(= K_p \cdot C_{in})$ を，k は分布速度定数 $\left(\dfrac{Q_T}{K_p \cdot V_T}\right)$ を表す．式(10)より，流入血中濃度が一定であれば，組織中濃度は分布速度定数kで，指数関数的に $C_{T,ss}$ に近づく．血流律速分布では，組織中濃度と血液中濃度がより速やかに分布平衡に達する条件としては，①組織容積あたりの血流量（Q_T/V_T）が大きい，②薬物の K_p 値が小さい，の2つがあることがわかる．

b 組織-血液薬物濃度比（K_p）値とその算出

K_p 値は，前述の通り組織中と血液中の薬物濃度比を表す値であり，組織重量あたりの分布容積（mL/g tissue）と考えることもできる．K_p 値は，特別な輸送系がない場合は，脂溶性薬物において大きい値を示す．しかし，組織において，薬物が特異的に結合するタンパク質が多く分布しているようなケースでは，脂溶性から想定される以上の値が観測されることがある．また，組織に特別な輸送系（取り込み輸送，排出輸送）がある場合にも，脂溶性から想定される値とは大きく異なる値

が観測されることがある．

動物実験などにおいて非消失臓器のK_p値を求めるためには，定常状態下（点滴静注を行い，十分な時間が経過した時点．$C_{in} = C_{out}$となっている）における血液と組織の薬物濃度を測定し，その比を求めればよい．

しかし，消失臓器においては，定常状態においても$C_{in} > C_{out}$なので，流入血（C_{in}，動脈血）から求めた見かけのK_p値（$K_{p,app} = C_T/C_{in}$）と真のK_p値（$= C_T/C_{out}$）は一致せず，以下の関係が成立することになる．

$$\frac{K_p}{K_{p,app}} = \frac{C_T}{C_{out}} \cdot \frac{C_{in}}{C_T} = \frac{C_{in}}{C_{out}} = \frac{1}{F_T} \cdots\cdots (11)$$

したがって，

$$K_p = \frac{K_{p,app}}{F_T} \cdots\cdots (11')$$

ここで，F_Tは組織アベイラビリティであり，例えば肝臓に関して well-stirred model を仮定すれば，式(11')はさらに以下の式(12)のように表すことができる．

$$K_p = \frac{Q_H + f_{u,B} \cdot CL_{int}}{Q_H} \cdot K_{p,app} \cdots\cdots (12)$$

また消失相においてK_p値を見積もる場合，非消失臓器では$C_{out} > C_{in}$なので，やはり$K_{p,app}$と真のK_p値は等しくない．偽定常状態（pseudo-steady state；消失相において血中濃度と組織中濃度が同じ速度定数で減衰している条件）では臓器における物質収支式として式(13)が成立するため，これを解いて，$K_{p,app}$とK_pとの関係を表す式(14)を得る．

$$Q_T \cdot (C_{out} - C_{in}) = C_{in} \cdot K_{p,app} \cdot V_T \cdot k_z$$
$$\cdots\cdots (13)$$

$$K_p = \frac{Q_T}{Q_T + V_T \cdot K_{p,app} \cdot k_z} \cdot K_{p,app} \cdots\cdots (14)$$

ここで，k_zは消失相の消失速度定数を表す．

C 膜透過が遅い（膜透過律速の）場合

膜透過が遅い場合（図2-52C）は，臓器への薬物移行動態を理解するために，臓器への流入クリアランス（influx clearance；K_1 [mL/min/g tissue]．

$CL_{inf(lux)}$と表記されることもある）と，臓器から血液中への流出速度定数（efflux rate constant；k_2 [/min]）を別個に求める必要がある．

実験動物におけるK_1の実験的な算出法としては，tissue uptake index(TUI)法がある．これは，脳におけるBUI (brain uptake index)と同様の方法である（132ページ）．

TUI法は特定の臓器への移行動態を詳細に評価するには適した方法の1つであるが，個々の臓器に関してその臓器を灌流している血管を確保し，in situ で薬液を投与する，という実験を行う必要があるため，やや手間がかかる．

一方，実際の小動物における薬物体内動態評価においては，in vivo において薬物を静脈内に瞬時投与し，その後の各種臓器中の濃度推移を評価する，という方法が多くとられる．このような実験結果をもとに全身の臓器におけるK_1値を求めるためには，インテグレーション・プロット（integration plot）と呼ばれる方法がある（図2-53）．

すなわち，膜透過が遅い場合の組織における物質収支式は式(15)で与えられる．

$$\frac{dX_T}{dt} = K_1 \cdot C_{in} - k_2 \cdot V_T \cdot C_T \cdots\cdots (15)$$

ここで，K_1は臓器血流量Q_T，膜透過（固有）クリアランス（PS；permeability surface product）および血液中薬物非結合型分率$f_{u,B}$の関数として与えられる．すなわち，well-stirred model を仮定すれば，

$$K_1 = \frac{Q_T \cdot f_{u,B} \cdot PS_{inf}}{Q_T + f_{u,B} \cdot PS_{inf}} \cdots\cdots (16)$$

が成立する．膜透過律速型の分布過程において，$Q_T \gg PS_{inf}$とすれば，$K_1 = f_{u,B} \cdot PS_{inf}$が成立する．

さて，臓器移行の初期の段階で，臓器から血液への流出が無視できる範囲では，式(15)の右辺第二項は無視できるので，式(15)を時間tまで積分し，$C_{in}(t)$で除すことで式(17)を得る．

$$\frac{X_T(t)}{C_{in}(t)} = K_1 \cdot \frac{AUC(t)}{C_{in}(t)} \cdots\cdots (17)$$

ただし K_1', $K_{p, ALL}$ はそれぞれ，単位臓器重量あたりの流入クリアランス，実測の K_p 値（臓器血管内容積などを補正していない見かけの K_p 値）を表す．

すなわち，横軸にAUC規格化時間（$AUC(t)/C_{in}(t)$）を，縦軸に各時間における K_p の実測値（$K_{p, ALL}(t)$）をとりプロットすると，初期の傾きとして K_1 を得ることができる（図2-53）．これをインテグレーション・プロットという．また，$t = 0$ における切片（$K_{p, app}(0)$）は，前述のように，臓器血管内容積に代表される「血液と瞬時平衡にあるコンパートメント」の分布容積を反映している．

3 薬物輸送担体を介した分布

薬物の臓器分布においては，物質を臓器に取り込む方向に作用する輸送担体や，臓器から血液に排出する方向に作用する輸送担体が関与することがある．肝臓や脳への薬物分布における輸送担体の寄与についてはすでにそれぞれ95ページ，129ページで解説しているが，それ以外の臓器においても輸送担体を介した分布は無視できないだろう．

薬物の体内分布における薬物輸送担体の寄与を評価するには，分布キネティクスを評価するための手法（TUI, BUI, BEI法，インテグレーション・プロット法など）を用いて特異的阻害薬の影響を検討するか，または着目する輸送担体の遺伝子のノックアウト動物を用いてそれらの実験を行い，野生型動物における結果と比較する，という方法が一般的である．

しかし，薬物分布過程には受動拡散と能動輸送の寄与があり，また in vivo における輸送担体の発現量や輸送活性を正確に評価することも比較的難しい．したがって，肝代謝などのIVIVE（in vitro-to-in vivo extrapolation；in vitro から in vivo への外挿）と比較して，輸送担体を介した輸送のIVIVE（発現細胞や膜小胞を用いた in vitro の実験系から，in vivo における輸送担体の寄与を定量的に見積もるなど）は，現時点では困難が多い

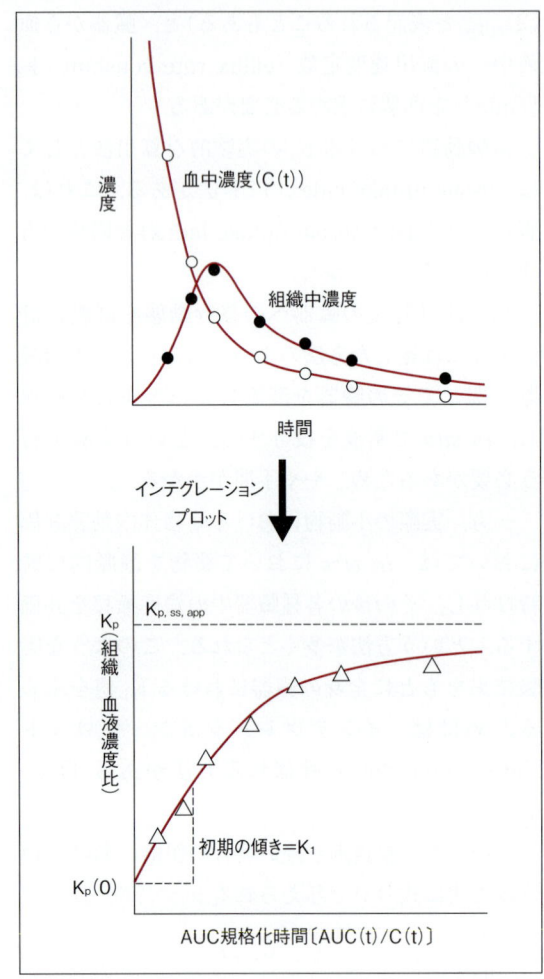

図2-53 インテグレーション・プロットの概要
薬物を投与後の血中濃度と組織中濃度経時変化をもとに，AUC規格化時間〔$AUC(t)/C(t)$〕に対して組織血中濃度比（K_p値）の経時変化をプロットすると，臓器流入クリアランス（K_1）が初期の傾きとして得られる．

式(17)の導出では $X_T(0) = 0$ としたが，実際に測定される臓器中の薬物量は，式(15)に従う速度過程で臓器そのものに移行した薬物と，血液と瞬時平衡にあるコンパートメントに存在する薬物（例えば臓器血管内や細胞外の薬物，組織や血管に吸着した薬物など）の和となる．そこで式(17)を組織重量で除すとともに，さらに血液と瞬時平衡にあるコンパートメント中の薬物を表す項を第二項として加えると，

$$K_{p, ALL}(t) = K_1' \cdot \frac{AUC(t)}{C_{in}(t)} + K_p(0) \quad \cdots\cdots \quad (17')$$

と書き直すことができる．

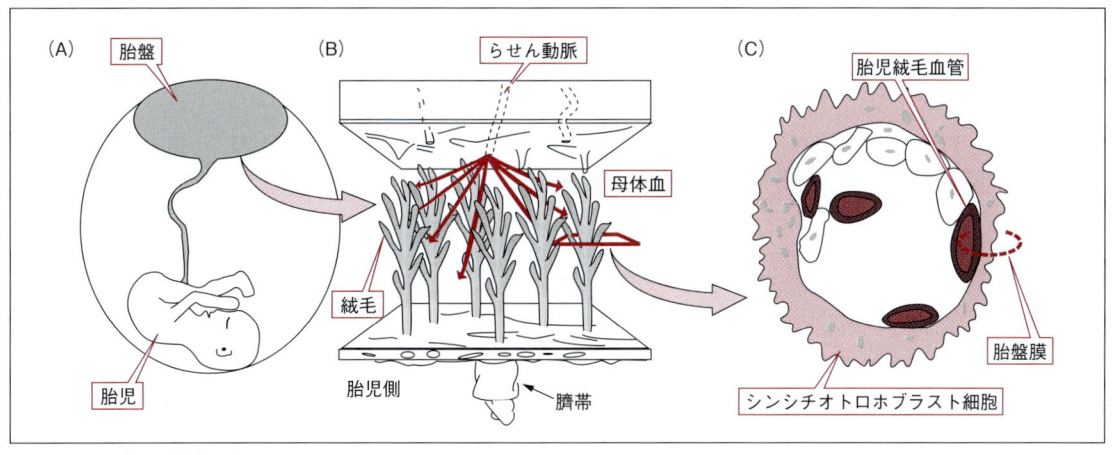

図2-54 胎盤の構造の概要
(A)胎盤は，母体と胎児をつなぐ物質交換の場であり，胎児に由来する組織である．(B)胎盤は，絨毛に富む組織であり，絨毛内部には胎児血が循環する胎児絨毛血管が流れている．一方で絨毛の外側（絨毛間腔，interstitial space）は，母体側（図の上）の基底脱落膜に開口するらせん動脈から噴出した母体血で満たされている(C)絨毛の外側は，融合して多核化したシンシチオトロホブラスト細胞（栄養膜合胞体細胞）により覆われている．このため，シンシチオトロホブラスト細胞への物質の移行が，薬物の母体から胎児への移行の最初のステップとなる．成熟した胎盤ではトロホブラスト細胞層は胎児絨毛血管内皮細胞とともに胎盤膜を形成する．

と考えられる．

4 胎盤透過

a 胎盤の構造の概要

　胎盤は，胎児由来の組織であり，胎児血が流れる絨毛組織の外側を母体血が満たしており，母体血と胎児血は直接接触しない構造となっている（図2-54）．妊娠満期における母体の子宮血流量は500 mL/minにも達し，その80％程度が胎盤を灌流する．胎児の胎盤血流量も満期では300 mL/minに達し，両者の豊富な血流の間で，栄養物質や酸素，二酸化炭素，薬物のやりとりが行われる．胎盤において母体血と胎児血を隔てている胎盤膜は，シンシチオトロホブラスト細胞（栄養膜合胞体細胞）と胎児血管の内皮細胞からなっており，妊娠満期にはその面積は10 m²も達する．

　胎盤膜は単なる非選択性の生体膜ではなく，さまざまな薬物の物質の透過を制限したり，逆に透過を促進する輸送担体が発現していることが知られており，血液胎盤関門と呼ばれている．特に，母体血に直接接する側にあるシンシチオトロホブラスト細胞が，物質透過の制御において最も重要な役割を担っていると考えられている．

b 薬物の胎盤透過とその評価系

　胎盤における物質透過は，単なる単純拡散ではない．すなわち，胎盤にはさまざまな輸送担体によって緻密に制御された輸送系が備わっており，栄養物質の胎児移行や老廃物，生体異物の母体側への排泄，ホルモンなどの生体内物質やその前駆物質の分泌や輸送が行われている．したがって，薬物の胎盤透過も，単純拡散だけではなくさまざまな輸送担体により影響を受けると考えられている．

　薬物の胎盤透過性を評価するにあたっては，可能な限りヒト由来の試料を用いることが望ましい．これは，ラットやマウスの胎盤は，ヒトの胎盤と構造が大きく異なっていることや，上述のように胎盤においては輸送担体の寄与が重要と考えられるが，それらの種差が無視できないと思われるからである．また，胎盤組織はヒトにおいて被験者に新たな侵襲を強いることなく入手可能なほぼ唯一の臓器である．ヒト胎盤を用いた実験系と

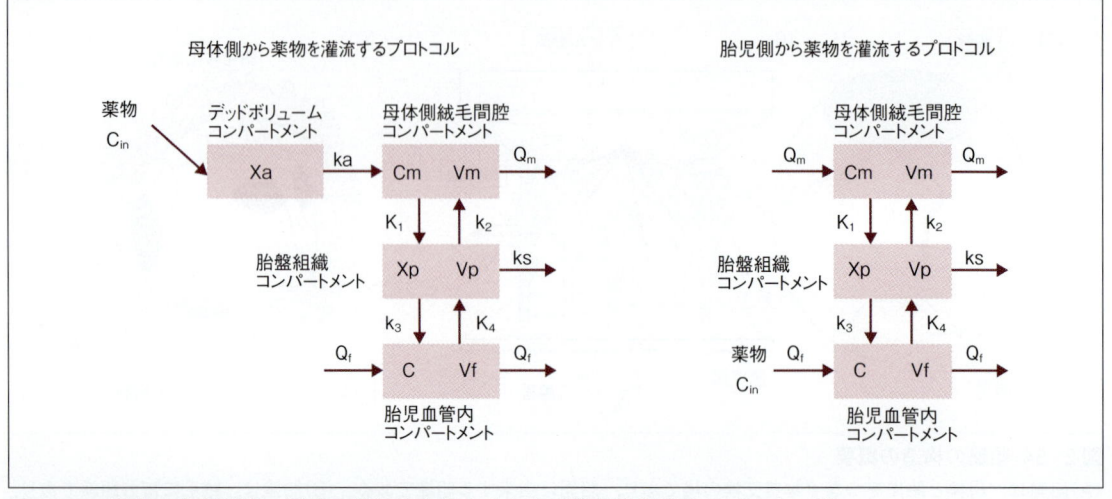

図2-55 薬物の胎盤透過・胎児血移行を表現するための薬物動態学的モデルの一例

母体側絨毛間腔コンパートメント，胎盤組織コンパートメント並びに胎児血管内コンパートメントの3つのコンパートメントをおいている．左は母体側から薬物を灌流するプロトコルの場合，右は胎児側から薬物を灌流するプロトコルの場合である．いずれも，コンパートメント間の薬物移行は一次速度過程を仮定している．C_{in}：流入灌流液中の薬物濃度，C_m：母体側絨毛間腔中薬物濃度，C：胎児血管内薬物濃度，X_p：胎盤組織コンパートメント中の薬物量，k_a：デッドボリュームコンパートメントからの流入速度定数，K_1，K_4：母体側および胎児側から胎盤組織への流入クリアランス，k_2，k_3：胎盤組織から母体側，胎児側への流出速度定数，Q_m，Q_f：母体側および胎児側の灌流液の流速，V_m，V_f：母体側絨毛間腔および胎児血管内の容積．

(Shintaku K, et al : Kinetic Analysis of the transport of salicytic acid, a nonsteroidal anti-inflammatory drug, across human placenta. Drug Metab Dispos 35：772-778, 2007 より)

しては，1)ヒト胎盤灌流実験法，2)ヒト胎盤由来単離トロホブラスト細胞を用いた実験，3)ヒト胎盤由来トロホブラスト細胞頂側膜小胞(BBMVs)および同基底膜小胞(BLMVs)を用いた実験，などがある．また，胎盤透過性を評価するための培養細胞としては，ヒト胎盤絨毛癌由来培養細胞(BeWo細胞)などが用いられることがある．

C ヒト胎盤灌流実験の評価

ヒト胎盤灌流実験は，ヒト胎盤組織に直接薬物を灌流して胎児側血管に移行する薬物量を定量的に測定する方法で，最も *in vivo* に近い薬物胎盤透過性の評価法として広く用いられてきた．一般に，1組の動静脈により灌流されるコチレドン(胎盤葉)と呼ばれる領域を胎盤から切り出して灌流実験を行う．胎盤透過性の指標としては，TPT値(transplacental transfer)，とくに定常状態におけるTPT値であるTPTss値が用いられる．TPT値は，灌流液から母体側に流入する薬物の流入速度に対する，胎児側流出液に流出する薬物の流出速度の比であり，以下の式(18)で与えられる．

$$\text{TPT} = \frac{C_{out, F} \cdot Q_F}{C_{in, M} \cdot Q_M} \times 100 \quad (\%) \quad \cdots\cdots\cdots\cdots (18)$$

ここで $C_{out, F}$，$C_{in, M}$ はそれぞれ胎児側流出液，母体側流入液中の薬物濃度を，Q_F，Q_M はそれぞれ胎児側および母体側の灌流液の流速を表す．薬物の透過性を評価する際には，単純拡散のマーカーとしてアンチピリンなどを同時に灌流して，そのTPT値を用いて規格化する場合も多い．

一方，TPT値の評価だけでは，胎盤透過のキネティクスを詳細に検討するには不十分であるとの考えもあり，近年では灌流しているコチレドンを複数のコンパートメントに分け，胎盤組織中濃度の経時変化を測定したり，胎児側灌流液に薬物を溶かして母体側への薬物移行動態を測定する実験なども組み合わせることにより，薬物の経胎盤透過過程をより詳細に検討することも試みられている．**図2-55**には，その一例としてコチレドンを絨毛間腔，胎盤組織，胎児側血管内の3つのコ

5 おわりに

本章では，血液における薬物の分布や，非消失組織や胎盤における薬物移行を定量的に理解するための素過程モデルや実験法について解説したが，「B 肝臓での分布，排泄」，「D 腎臓での分布，排泄」，「E 脳内への分布」にも，関連する内容が多く含まれているため，併せて参照されたい．

G 受容体との相互作用

現在，医療現場では受容体（レセプター）との相互作用から作用を発現する医薬品が大変多く使用されている．さらに，近年のヒトゲノム解析から，約 6,500 の遺伝子のうち，酵素が 3,500，レセプターが 2,000，次いでイオンチャネルが 1,000 も存在すると推定されている．これらが，すべて創薬の標的になるとは限らないが，レセプターは今後も医薬品開発の大きなターゲットであることは間違いない．実際，開発中の医薬品の約 3 分の 2 はレセプターを標的としている．つまり，レセプターと薬物との相互作用を定量的に評価することは，今後も重要な薬物研究の手法である．

そこで本項では，薬物とレセプターとの相互作用を薬物動態学と薬力学の手法を用いて解析する方法を示す．また実際に医療現場で使用されている医薬品を例にあげて，その主作用と副作用について定量的に評価する方法について述べる．

1 レセプターに作用する薬物

近年では，生体の生理機構や病因の解明とともに，薬物の薬理作用の発現メカニズムが詳細に検討されている．それに伴い，特異的なレセプターに作用して治療効果を発揮するアゴニストやアンタゴニストが薬物として数多く開発されるようになっている．一方で，主作用に関連するレセプターとは異なるレセプターに薬物が非特異的に作用して副作用を惹起する場合もある．主作用に比較的特異性が高く，ほかのレセプターとの相互作用は弱い薬物であっても副作用発現を無視できないことが多く見受けられる．

本項では，レセプターに作用して主作用を発揮する薬物と副作用を発揮する薬物についてそれぞれ説明し，最後に主作用と副作用の薬物間での比較に関して述べる．

a レセプターに作用して治療効果（主作用）を発揮する薬物

ここでは，臨床で用いられている種々のアゴニストとアンタゴニストを例にあげ，レセプター（チャネルも含む）との相互作用によって主作用を発揮する薬物について説明する．

現在臨床で用いられているアンタゴニストとしての主な薬物を表 2-18 に示す．

主に内服で用いられる薬物を示したが，アドレナリンレセプター遮断薬，ヒスタミンレセプター遮断薬など多種多様な薬物がアンタゴニストとして臨床で使用されているのがわかる．そして，同じアドレナリンレセプターでも α や β，ヒスタミンレセプターでも H_1 や H_2 など，種々のサブタイプに特異的に作用する薬物が開発され，それらのサブタイプの違いによって治療効果，すなわち適応症が異なっている．たとえば，ヒスタミン H_1 レセプターアンタゴニストは抗アレルギー薬として，ヒスタミン H_2 レセプターアンタゴニストは消化性潰瘍用薬として用いられている．これは，サブタイプによってレセプターの機能も異なっている場合が多く，それらを特異的に遮断することにより異なる治療効果を発揮するためである．

一方で，同じサブタイプのレセプターに作用する薬物でも，治療効果が異なるものがある．た

表2-18 レセプター，チャネルに対してアンタゴニストとして作用する医薬品(現在市販されているうちの一部)

薬物群	相互作用するレセプター・チャネル	主な薬物名(代表的な商品名)	主な適応症(治療効果)
解毒薬	ベンゾジアゼピン	フルマゼニル(アネキセート)	ベンゾジアゼピン中毒
α遮断薬	アドレナリン$α_1$	タムスロシン(ハルナール)，ナフトピジル(フリバス)	排尿障害
		ドキサゾシン(カルデナリン)，テラゾシン(バソメット)	高血圧
β遮断薬	アドレナリン$β_1$	アテノロール(テノーミン)，プロプラノロール(インデラル)	不整脈，狭心症，高血圧
筋弛緩薬	ニコチン性アセチルコリン	ツボクラリン	筋痙縮
抗パーキンソン薬	アセチルコリン	プロフェナミン(パーキン)，トリヘキシフェニジル(アーテン)	パーキンソン病
頻尿治療薬	アセチルコリン	オキシブチニン(ポラキス)	神経因性膀胱
鎮痙薬	アセチルコリン	プロパンテリン(プロ・バンサイン)，ブチルスコポラミン(ブスコパン)	消化性潰瘍，胆道疾患，尿路結石
抗潰瘍薬	ムスカリン性アセチルコリン	ピレンゼピン(ガストロゼピン)	消化性潰瘍
消化管賦活薬	ドパミンD_2	ドンペリドン(ナウゼリン)，メトクロプラミド(プリンペラン)	悪心，嘔吐
抗精神病薬	ドパミンD_2	ハロペリドール(セレネース)，スピペロン(スピロピタン)	統合失調症
	セロトニン$5-HT_2$/ドパミンD_2	リスペリドン(リスパダール)，クエチアピン(セロクエル)	統合失調症
麻薬拮抗薬	オピオイド$μ$	ナロキソン(塩酸ナロキソン)，レバロルファン(ロルファン)	麻薬中毒
H_2遮断薬	ヒスタミンH_2	シメチジン(タガメット)，ラニチジン(ザンタック)	消化性潰瘍
ヒスタミンレセプター遮断薬	ヒスタミンH_1	ジフェンヒドラミン(レスタミン)，クロルフェニラミン(クロダミン)	皮膚炎，アレルギー
抗アレルギー薬	トロンボキサンA_2	セラトロダスト(ブロニカ)，ラマトロバン(バイナス)	アレルギー
	ロイコトリエン	プランルカスト(オノン)，ザフィルルカスト(アコレート)	アレルギー
抗ガストリン薬	ガストリン	プログルミド(プロミド)	胃潰瘍，急性，慢性胃炎の急性増悪期
制吐薬	セロトニン$5-HT_3$	グラニセトロン(カイトリル)，オンダンセトロン(ゾフラン)	抗悪性腫瘍薬投与時の悪心，嘔吐
副腎皮質ステロイド	ステロイド	プレドニゾロン(プレドニン)，ヒドロコルチゾン(コートリル)	炎症など
抗血小板薬	セロトニン$5-HT_2$	サルポグレラート(アンプラーグ)	動脈閉塞症
スルホニルウレア薬	カリウムチャネル	トルブタミド(ヘキストラスチノン)，グリベンクラミド(オイグルコン)	高血糖
降圧薬	アンジオテンシンⅡ	ロサルタン(ニューロタン)，オルメサルタン メドキソミル(オルメテック)	高血圧症
肺動脈性肺高血圧症治療薬	エンドセリン	ボセンタン(トラクリア)	肺動脈性肺高血圧症，オーファンドラッグ
点眼薬	アドレナリン$β_1$	カルテオロール(ミケラン)	緑内障
	アセチルコリン	ピロカルピン(サンピロ)	

表2-19 レセプター，チャネルに対してアゴニストとして作用する医薬品(現在市販されているうちの一部)

薬物群	相互作用するレセプター等	主な薬物名(代表的な商品名)	主な適応症
マイナートランキライザー	ベンゾジアゼピン	ジアゼパム(セルシン)，トリアゾラム(ハルシオン)	不眠, 興奮
昇圧薬	アドレナリンα_1	ミドドリン(メトリジン)，アメジニウム(リズミック)	低血圧症
強心薬	アドレナリンβ	ドパミン(イノバン)，イソプレナリン(プロタノールS)	心不全
切迫早産治療薬	アドレナリンβ_2	リトドリン(ウテメリン)，イソクスプリン(ズファジラン)	子宮収縮, 切迫早産
気管支拡張薬		サルブタモール(ベネトリン)，イソプレナリン(アスプール)	気管支喘息
コリン類似薬	ムスカリン性アセチルコリン	アセチルコリン(オビソート)，ベタネコール(ベサコリン)	腸管麻痺
		セビメリン(エボザック)	シェーグレン症候群の口腔乾燥症状
麻薬	オピオイドμ	モルヒネ(塩酸モルヒネ)，エチルモルヒネ(塩酸エチルモルヒネ)	疼痛
合成麻薬	オピオイドκ	ペンタゾシン(ペンタジン)	疼痛
抗パーキンソン病	ドパミンD_2	ブロモクリプチン(パーロデル)，ペルゴリド(ペルマックス)	パーキンソン病
高プロラクチン血症治療薬	ドパミンD_2	ブロモクリプチン(パーロデル)，テルグリド(テルロン)	高プロラクチン血症
胃腸機能調整薬	セロトニン$5-HT_4$	モサプリド(ガスモチン)	慢性胃炎に伴う消化器症状
トリプタン系薬	セロトニン$5-HT_{1B/1D}$	スマトリプタン(イミグラン)，ゾルミトリプタン(ゾーミッグ)	片頭痛
中枢性α_2作動薬	アドレナリンα_2	デクスメデトミジン(プレセデックス)	集中治療下の鎮静

えば，アドレナリンα_1レセプター遮断薬では，タムスロシンは排尿障害のみに，テラゾシンは排尿障害のほかに高血圧症にも適応が認められている．これは，アドレナリンαレセプターにさらにサブタイプが存在するか，薬物の臓器・組織選択性が関与しているためであると考えられる．

また，ドパミンD_2レセプター遮断薬では，ドンペリドンが消化管賦活薬として，スルピリドが消化管賦活薬および統合失調症治療薬として，ハロペリドールが統合失調症治療薬として用いられている．これは，主に薬物の臓器移行性の相違によるものと考えられる．つまりドンペリドンは血液脳関門の透過性が悪いため，主に末梢での作用のみが期待され，ハロペリドールは血液脳関門の透過性が比較的良好なため，中枢での作用を目的に用いられる．スルピリドの血液脳関門透過性は両薬物の中間に位置するため，中枢での作用を期待する場合には600 mg/日，末梢での作用を期待する場合には150 mg/日と用量を変えることにより両方の治療効果を発揮できる．これらから，錐体外路系副作用のリスクは，上記3種類の薬物の中ではドンペリドンが最も低いことになる．

このように，同じレセプターに作用する薬物でも，サブタイプ選択性などの薬力学的相違，薬物の臓器・組織移行性などの体内動態学的相違などにより，その薬物の適応症が異なることになる．

一方，現在臨床で用いられているアゴニストの主な薬物を表2-19に示した．

アンタゴニストと同様に同じレセプターでも，薬物の違いにより治療効果，すなわち適応症が異なっているのがいくつかある．たとえば，アドレナリンβ_2レセプターアゴニストでは，サルブタ

表 2-20 抗うつ薬(特に三環系抗うつ薬)による種々レセプターの遮断に関係した副作用

副作用に関係した受容体	副作用
ヒスタミンH_1レセプター	中枢性抑制薬の作用増強, 鎮静, 眠気, 体重増加, 低血圧
ムスカリン性アセチルコリンレセプター	かすみ目, 口渇, 洞性頻脈, 便秘, 排尿障害, 記憶障害
アドレナリン$α_1$レセプター	降圧薬プラジシンの作用増強, 起立性低血圧, めまい, 反射頻脈
ドパミンD_2レセプター	錐体外路系症状, 乳汁分泌
ノルアドレナリン再取り込み部位	振戦, 脈拍数の増大

モールが気管支拡張薬として喘息の治療に，リトドリンが子宮収縮抑制薬として切迫早産の治療に用いられている．

b レセプターに作用して副作用を引き起こす薬物

治療効果(主作用)の発現に関係するレセプターと相互作用する薬物のほかに，生体内の種々のレセプターと相互作用して副作用を起こす薬物もある．

前者の例としては，β遮断薬があげられる．β遮断薬の副作用の多くがβレセプター遮断作用に基づくものとして知られている．

たとえば，β遮断薬により引き起こされる気管支喘息は気管支の$β_2$レセプター遮断，不眠などの中枢神経障害は脳内の$β_2$レセプター遮断によるものと考えられている．また，β遮断薬を点眼投与で緑内障の治療に用いた場合には，全身循環へ移行したβ遮断薬が心臓の$β_1$レセプターおよび気管支の$β_2$レセプターを遮断することにより，全身性副作用の徐脈，気管支系疾患などを引き起こすことが報告されている．

後者の例としては，抗うつ薬(特に三環系抗うつ薬)，統合失調症治療薬である抗精神病薬(特に定型抗精神病薬)があげられる．表2-20 には，抗うつ薬の種々のレセプター遮断に関係する副作用を示したが，いずれも抗うつ薬の主作用に関連したものではない．

特に三環系抗うつ薬の場合，治療効果よりも副作用の方が速やかに発現するため，これがノンコンプライアンスの原因の1つになっている．主な副作用には，ヒスタミンH_1レセプター遮断作用による傾眠，ムスカリン性アセチルコリンレセプター遮断作用による口渇・尿閉，アドレナリン$α_1$レセプター遮断作用による起立性低血圧，ドパミンD_2レセプター遮断作用による錐体外路症状などがあげられる．

c 同じレセプターへの作用(主作用と副作用)の薬物間の比較

レセプターに作用する薬物の概略を述べたが，ある特定のレセプターに対するアンタゴニストあるいはアゴニストは1種類だけではなく，多種類の同種同効薬が開発されている場合が多い．これら薬物の特徴を個別にとらえるためには，薬物間の作用の違いを定量的に評価することが重要である．たとえばβ遮断薬では，わが国で20種類程度の同種同効薬が市販されており，それらの用量には薬物間で最大数百倍もの相違がみられている (表2-21)．

このような各薬物間の用法・用量の相違は，各薬物の薬理学的パラメーター，物理化学的パラメーター，体内動態パラメーターなどの違いから評価できる場合が多い．また，抗うつ薬のように種々のレセプターと相互作用して副作用を起こす薬物群では，各パラメーターから薬物の副作用の頻度を定量化して比較することが可能である．このためには，各薬物の体内動態情報と定量的な薬物作用(薬効・薬理効果と副作用・有害作用)情報の両者を統合して解析する方法論，すなわち，薬物動態学と薬力学による解析が不可欠である．その具体的方法の1つとして，薬物がレセプターに結合している量を指標に検討する．

2 レセプター結合占有率

ここでは，アゴニストおよびアンタゴニストとしての薬物と細胞膜などに存在するレセプターとの結合量あるいは結合率（占有率という）に焦点をあて，薬物作用の定量的評価について考えてみたい．

a レセプターと相互作用する薬物の作用発現までの過程

薬物は経口投与されると，消化管吸収されて全身血中に移行し，さらに作用発現部位の細胞膜上にあるレセプター近傍まで到達し，レセプターと結合することによって薬理作用を発現する（図1-3の模式図，5ページ参照）．一般的に，薬理作用の強弱，持続時間などを考える場合，投与量あるいは血中薬物濃度が指標とされる．たとえば，投与量を2倍にすれば薬物作用も2倍になり，血中濃度が半分になれば薬物作用も半分になる，という具合である．しかし，同じメカニズムで薬物作用を惹起する一連の薬物の作用を評価する場合について考えてみると，表2-21におけるβ遮断薬の例のように，臨床使用時におけるこれらの薬物の常用量あるいは血中濃度には薬物間で100倍以上の相違がある．したがって，同じメカニズムで作用を発揮する薬物間の作用を，投与量あるいは血中濃度で比較するのは難しいことがわかる．これは薬物個々のレセプターへの結合の親和性，すなわち，薬力学的特徴が加味されていないためである．レセプターに薬物が結合してから次に起こる作用（ポストレセプター結合の細胞内情報伝達系という）に薬物間で違いがなければ，薬物がレセプターにどれくらい結合しているかが薬物間での共通の指標になると考えられる．

b 薬物とレセプターとの結合

それでは薬物とレセプターとの結合を具体的に考えてみよう．たとえばβ遮断薬のような，可逆的にレセプターと結合する薬物の場合，結合の状態を図2-56のように模式化できる．

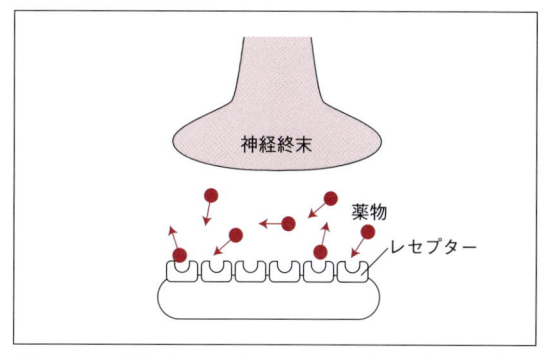

図2-56 薬物とレセプターとの可逆的な結合の状態を表す概念図

すなわち，薬物は一定の速度（k_{on}）でレセプターに結合し，一定の速度でレセプターから解離（k_{off}）していると考える．これが平衡状態になった場合，次式のように表せる．

$$[R]+[D] \underset{k_{off}}{\overset{k_{on}}{\rightleftharpoons}} [DR] \quad \cdots\cdots (1)$$

ここで，[R]はレセプターの濃度，[D]はレセプター近傍の薬物濃度，[DR]はレセプターと薬物の複合体の濃度を表す．このレセプターへの薬物の結合親和性を表す指標として，k_{off} と k_{on} の比（k_{off}/k_{on}）が用いられ，これを解離定数（K_d）と呼ぶ．この値が小さいほど，薬物が低濃度でレセプターに結合できることになり，レセプターに対する親和性が高いということになる．

c 薬物のレセプター結合占有率

薬物がレセプターへどの程度結合占有しているかの指標として，レセプター結合占有率が使われる．レセプター結合占有率とは，レセプター総数（総濃度）[R_0]に対する，実際に薬物とレセプターと結合した複合体数（複合体濃度）[DR]の比であり，通常，Φという記号で式(2)によって表すことができる．

$$\Phi = \frac{[DR]}{[R_0]} \times 100\% \quad \cdots\cdots (2)$$

薬物が存在しても，レセプターの数（濃度）は変化しない場合には，Φはレセプターへの薬物の結合率を示す．このため，薬物作用を検討する場合に，Φを各薬物間で共通の尺度として用いること

表 2-21 主なβ遮断剤の薬効薬理作用強度・特性，体内動態特性，物理化学的特性，適応症などの一覧

類	群	ISA	MSA	一般名(代表的な商品名)	常用量(mg/日)	β遮断効力	レニン分泌物抑制作用	n-オクタノール/水分配率(pH7.4)	消化管からの吸収率 F(%)
I (β₁非選択性)	1	+	+	アルプレノロール(レグレチン)	75〜150	1	+	3.27	10
				オクスプレノロール(トラサコール)	60〜120	2	+	2.28	50
				ブニトロロール(ベトリロール*)(販売中止)	15〜45	4	±	0.23	94
				ペンブトロール(ベータプレシン)	20〜40	4	+	44.8 (pH 7.8)	>90
	2	−	+	プロプラノロール(インデラル*)	30〜90	1	++	20.2	30
				ブフェトロール(アドビオール)	15〜30	1〜2	+		100
	3	+	−	ピンドロール(カルビスケン*)	15	15〜40	−	0.82	90
				カルテオロール(ミケラン*)	10〜30	5〜15	±	0.33	90
	4	−	−	ナドロール(ナディック)	30〜60	5	+	0.066	20〜35
II (β₁選択性)	1	+	+	アセブトロール(アセタノール)	300〜600	0.1	+	0.58	50
	3	+	−	セリプロロール(セレクトール)	100〜400	1	−		
	4	−	−	メトプロロール(ロプレソール*セロケン*)	60〜240	0.8〜0.1	+	0.96	50
				アテノロール(テノーミン)	50〜100	1	+	0.015	50
				ビソプロロール(メインテート)	5〜10	4〜5	+	1.09	90
III (αβ遮断薬)	1	+	+	ベタキソロール(ケルロング)	5〜20		+	4.03	>82
				ラベタロール(トランデート)	150〜450	0.3	+	11.5	33
	2	−	+	カルベジロール(アーチスト)	10〜20	>4	−	226	
	4	−	−	アモスラロール(ローガン)	20〜80	0.25	+	5.5	100
				アロチノロール(アルマール)	10〜30	5	+	1.2	60〜80
IV		−	−	ニプラジロール(ハイパジール)	6〜18	3	+	2.1	
				チリソロール(セレカル)	10〜30	5	+	0.21	

ISA：内因性交感神経刺激作用，MSA：膜安定化作用
*は徐放錠も発売されている〔ベトリロールL(販売中止)，インデラルLA，ブロクリンL，ミケランLA，ロプレソールSR，セロケンL〕
〔上月正博，阿部圭志：β遮断薬の薬理作用別にみた臨床応用．β遮断剤と高血圧；最新の知見からみた臨床応用(池田正男・監修，築山久一郎・編集)，pp145-155，メディカルレビュー社，1993〕
〔主代昇：β遮断剤．日本臨床増刊「高血圧(上巻)」50：715-727，1992〕

ができる．

それでは，このレセプター結合占有率の式を導いていこう．式(1)で示した薬物とレセプターとの反応は，質量保存の法則に従うので，解離定数 K_d は各々の濃度を用いて式(3)のように表すことができる．

$$K_d = \frac{[R] \times [D]}{[DR]} \quad \cdots \cdots (3)$$

また，レセプターの総数(総濃度)である R_0 は，薬物と結合していないレセプターと結合しているレセプターとの和で表すことができる．

$$[R_0] = [DR] + [R] \quad \cdots \cdots (4)$$

式(3)と式(4)から[R]を消失して[DR]を求め式(2)に代入すると，式(5)のように表すことができる．

$$\Phi = \frac{[D]}{[D] + K_d} \times 100\% \quad \cdots \cdots (5)$$

以上から，レセプター結合占有率(Φ)はレセプター近傍の薬物濃度と解離定数から算出できる．

d 薬物のレセプター結合に関する解離定数

レセプター解離定数(K_d)は，前述のように k_{off} と k_{on} の比(k_{off}/k_{on})である．ここで，結合占有率が50%の時の[D_{50}]を考えてみると，式(6)は以

t_max (時)	初回通過効果	活性代謝物の存在	タンパク結合率(%)	血液-脳関門通過性	尿中排泄(%)	尿中未変化体排泄率 fu(%)	t_{1/2}(時)	生体利用率(%) dose	高血圧	狭心症	不整脈
0.5~1.0	+	+	85	+	<5	<1	2~5	15		○	○
0.5~1.0	+	−	80	+	<5	3	1.0~2.0	20~60		○	○
1.0~2.0	+	−	20	+	50~60	0.5~8	5~6	50	○	○	
1.0~1.5	±	+	>95	+	75~90	1~2	1.6~2.4	100	○		
1.0~2.0	+	+	50	+	<5	<1	2~6	33	○	○	○
0.5~1.0			20	−	8	5.7	1.5			○	○
1.0~2.0	−	−	50	+	35	35	3~4	53~100	○	○	
0.5~2.0	−	−	45	−		>60	5~6	90	○	○	
2~4		−	24			16	13~24	20	○		
3~4	+	+	20~40		33	18	2.6~6.7	20~60	○		
2~5	−			−		2.6~13.6	4~6	30~70	○		
1~2	+	−	10	−	<5	3	3~4	50	○		
2~4	−		75		90	40	6~9	55	○		
2~3	−	−	30	±	90	50	7~10	90	○		
5	−	−	51~55	−	55~85	26	13~19	89	○		
1~2	+	−	50	±	60	<4	4	30	○		
2.6	+	+	35	±		0.22	9	30	○		
2	−	−	74~82	−		20	5~9	100	○		
2	−	+	91.2	−	13	4~6	11.2	60~80	○	○	○
1.5~3.0	−	+	12	−	40~50	5~7.5	3.5~4.0	35	○	○	
1.1~4.3	−	−		−		50	8~12		○	○	

下のようになる.

$$50 = \frac{[D_{50}]}{[D_{50}] + K_d} \times 100\% \quad \cdots\cdots\cdots (6)$$

これを整理すると $K_d=[D_{50}]$ となり，K_d はレセプターの50%を占有するのに必要なレセプター近傍の薬物濃度であり，先にも述べたように，この K_d の値が小さいほど，レセプターに結合しやすいことになる．たとえば，K_d が10 nM の薬物Aと20 nM の薬物Bの例を図2-57に示した．

薬物Aではレセプター近傍の薬物濃度が10 nMでレセプターを50%結合占有することができるし，薬物Bの場合には20 nMと薬物Aの2倍存

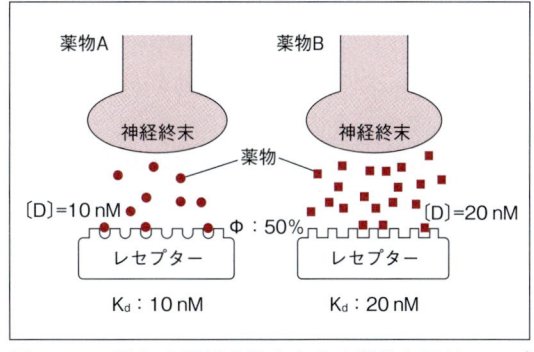

図2-57 異なる解離定数を有する薬物と同じレセプターとの相互作用の比較概念図
Φはレセプター結合占有率を表す．

在しないとレセプターへ50%結合占有することができないことになる．このように薬物のレセプターからの解離定数は，薬物の作用を考える上で重要な薬力学的パラメーターとなる．解離定数な

どのパラメーターの具体的算出方法などは第1章 G（57ページ）を参照していただきたい．

e 薬物濃度とレセプター結合占有率の関係

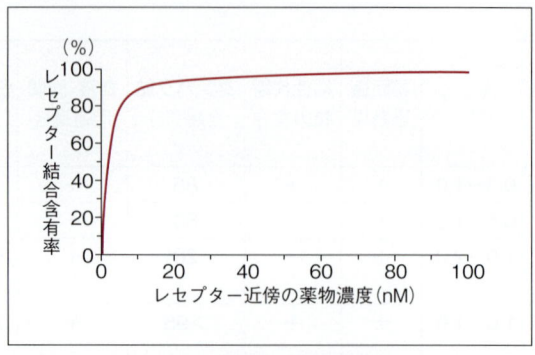

次に，レセプター近傍の薬物濃度とレセプター結合占有率との関係を考える．式(5)を用いてK_d = 1 nMとした場合に，薬物濃度(D)を変化させた時のレセプター結合占有率の変化を図2-58に示す．

この図から，レセプター近傍の薬物濃度とレセプター結合占有率との関係は，濃度が低い範囲では濃度変化に比例して占有率も変化するが，濃度がさらに増加すると，占有率は頭打ちになることがわかる．したがって，臨床において必要な薬理作用が，低い結合占有率で十分な薬物の場合には，薬物濃度の変化は作用に大きく影響を与える可能性があり，逆に高い結合占有率で効果が得られる場合には，薬物濃度の変化は作用に対して大きく影響を及ぼさない．

3 β遮断薬の狭心症および頻脈性不整脈治療効果のレセプター結合占有率からの理解

前項では，薬物とレセプターとの相互作用の評価，すなわち，薬物とレセプターとの結合のキネティクスからレセプター結合占有率の求め方について示した．次にβ遮断薬の薬効をβレセプター結合占有率をもとに解析し，定量化した例を示す．β遮断薬は，経口あるいは静脈内投与することにより狭心症，頻脈性不整脈，高血圧症などの治療に汎用されている薬物であり，わが国で20種類程度の同種同効薬が市販されている．各β遮断薬の（薬理効果が十分発揮されると考えられる）常用量を投与した後の血中濃度は大きく異なっている．したがって，薬効や副作用の程度を血中濃度を指標として各薬物間で比較することは困難である．これは薬物個々の体内動態とレセプターへの結合親和性が異なるためである．

図2-58 レセプター近傍の薬物濃度とレセプター結合占有率の関係

a β遮断薬を通常量投与した時の βレセプター結合占有率

β遮断薬の狭心症および頻脈性不整脈治療における臨床有効率は，表2-21に示したように用量が各薬物間で大きく異なるにもかかわらず，60～70％と同等の値が得られている．β遮断薬の心拍数および心拍出量の抑制効果が心筋の$β_1$レセプター遮断作用に基づくことに着目し，各薬物を常用量投与した時の平均$β_1$レセプター結合占有率について検討する．

β遮断薬の平均$β_1$レセプター結合占有率は，すでに示した式(5)を用いて算出することができる（本来は内因性のアゴニストであるノルアドレナリンとの競合阻害を考慮すべきであるが，ここでは省略する）．ここで，レセプター近傍の平均薬物濃度〔D〕とレセプター解離定数K_dにどのような値を用いたらよいだろう．βレセプターは心臓の細胞膜上に存在する膜レセプターであるため，細胞間隙中の非結合型薬物濃度でレセプター近傍の濃度を近似できると考えられる．β遮断薬が経口投与後に血中から心臓の細胞間隙へ移行する毛細血管透過過程において，特殊な輸送系や膜障壁はないと推測される．これは，毛細血管には細胞-細胞間にβ遮断薬などの低分子性のものは自由に通過できるフェネストレーション（穴）があるためである．その場合，血漿中のタンパク質と結合していない薬物，すなわち非結合型薬物が細胞間隙中に移行し細胞膜に存在するレセプターへ

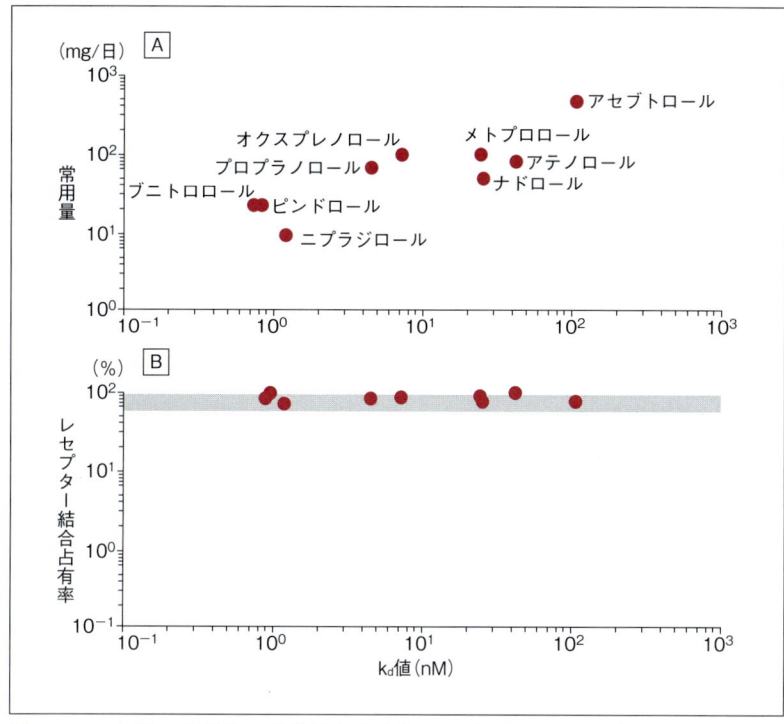

図 2-59 各種β遮断薬の通常投与量(A)および平均β₁レセプター結合占有率 (B)とK_d値との関係.

(Yamada Y, Ito K, Nakamura K, et al : Prediction of therapeutic doses of beta-adrenergic receptor blocking agents based on quantitative structure-pharmacokinetic/pharmacodynamic relasionship. Biol Pharm Bull 16 : 1251-1259, 1993)

の特異的結合に関与するものと推察される．このように仮定すると，βレセプター近傍の薬物濃度は，血漿中非結合型薬物濃度と等しいと考えることができる．

一方，β遮断薬のβレセプターに対する結合親和性としてのK_d値は，すでに述べたように放射性リガンドを用いて測定する方法(第1章G，57ページ参照)と，薬理学的に測定する方法がある．いずれにしても，心臓の膜組織を用いる必要があり，本来はヒトの心臓組織を用いて測定することが望ましいのは当然である．最近は，それぞれの単一のヒトのレセプターを異種の細胞に強制発現することが可能であり，多くの物質の一斉スクリーニングも可能となっている．

さて，レセプターの近傍の薬物濃度(D)とレセプターへの結合親和性(K_d)のデータを用いて式(5)から通常の量を経口投与した後の平均レセプター結合占有率を算出した．その結果を図2-59に示す．

これら薬物の常用量には100倍以上の相違があるが(図2-59A)，常用量投与時の平均β₁レセプター結合占有率は約85%とほぼ同等の値が得られている(図2-59B)．この結果から，レセプターへの結合親和性は，β遮断薬の薬効発現に関しての共通の指標となることが明らかとなった．この指標は，薬物間の薬効薬理作用の定量的比較や同種同効薬の新規開発時における常用量の定量的予測に有用である．

b β遮断薬のレセプター結合占有率の時間推移と投与回数の関係

薬物の血中濃度時間推移と薬物作用の持続時間に相違がみられる場合がある．**表2-22**にβ遮断薬を海外における常用量投与後の血漿中消失半減

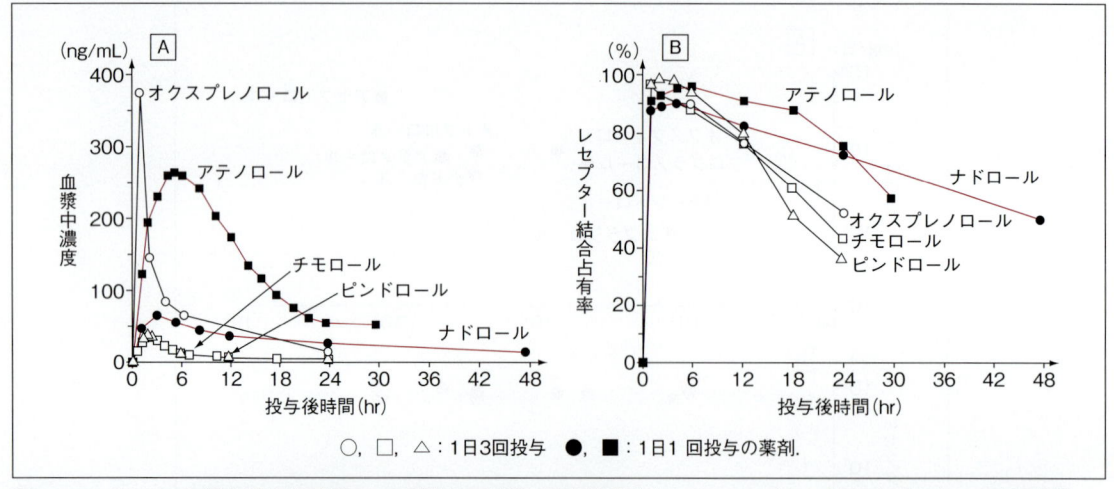

図2-60 種々の血漿中消失半減期のβ遮断剤の血漿中濃度推移(A)とβ₁レセプター結合占有率(B)の時間推移

○, □, △：1日3回投与　●, ■：1日1回投与の薬剤.

表2-22 β遮断薬を海外での常用量で投与した後の血漿中消失半減期と薬効薬理作用の半減期

薬物	A：血漿中濃度の半減期(hr)	B：薬理効果の半減時間[a](hr)
ピンドロール	3～4	8.3
プロプラノロール	4	10.5
オクスプレノロール	2	13.2
チモロール	5～6	15.1
ナドロール	24	39.1
アテノロール[b]	6～9	18～35
アテノロール[b]	6	18
アテノロール[b]	6.4	30～35

a) 最大値が半減するまでの時間
b) 異なる3種の文献値より算出

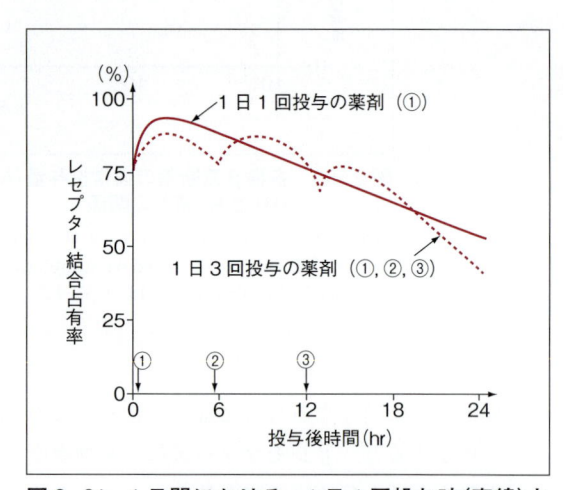

図2-61 1日間における，1日1回投与時(実線)と1日3回投与時(点線)のレセプター結合占有率の時間推移の比較(概念図)

期と薬効(心拍数の減少)の半減時間を示した．

　β遮断薬の薬効の持続は，血漿中消失半減期より長いことがわかる．これらの相違を明らかにするために，わが国での常用量を投与した後の，各種薬物の血中濃度とレセプター結合占有率の時間推移を検討した結果を，図2-60に示した．

　図2-60Aの血中濃度の推移からでは，薬物ごとにばらばらであるため薬効の持続時間を比較評価することはできない．一方，図2-60Bのレセプター結合占有率の時間推移では，1日1回投与の薬物群(アテノロール，ナドロール)は1日3回の薬物群(オクスプレノロール，ピンドロール)と比べて高い結合占有率が長時間維持されており，

それぞれの薬物群をうまく整理できていることがわかる．図2-61の概念図に示すように，1日3回服用するβ遮断薬は，1日におけるレセプター結合占有率プロフィールが1日1回服用の薬剤の占有率プロフィールに重なって表現できる．

　以上のように，薬物の血中濃度推移のみからでは説明のできない薬効の持続性を，レセプター結合占有率から分類整理できる可能性が示され，そのプロフィールにより1日の投与回数，すなわち適正な用法を予測することが可能と考えられる．

　本項では，β遮断薬を常用量投与した時の，平

均レセプター結合占有率と結合占有率の時間推移について検討した．種々のβ遮断薬を常用量投与した時の，平均レセプター結合占有率は，常用量が大きく異なるのとは反して，ほぼ一定範囲の値（約85％）であることが示され，β遮断薬を評価する共通の指標になることがわかった．この指標を基に，各々の薬物に関して患者個々の体内動態学的データを入力関数として，レセプター結合占有率の時間推移を算出することにより，合理的な用法用量を比較検討することが可能と考えられる．このように，同種同効薬の定量的な薬効評価法の確立は，薬物治療における適切な薬物選択と投与設計を行うために大変重要である．

H 酵素との相互作用

臨床では，すでに取り上げたレセプターに対して直接作用する薬物（アゴニストおよびアンタゴニスト）のほかにも，作用酵素に対して相互作用する酵素阻害薬も多く使用されている（表2-23）．

この酵素阻害薬には，プロトンポンプのようなトランスポーターの阻害薬も含む．本項では，プロトンポンプ阻害薬を例として，その体内動態とプロトンポンプ阻害作用を速度論的に解析するプロセスを示す．

1 プロトンポンプ阻害薬のPK/PDモデルの構築

プロトンポンプ阻害薬は，胃壁細胞のH^+分泌の最終段階であるプロトンポンプ（H^+, K^+-ATPase）の阻害薬である（7ページの図1-6参照）．消化性潰瘍と *Helicobacter pylori*（*H. pylori*）の関係が明確となっており，*H. pylori*の除菌の有効な治療法としてプロトンポンプ阻害薬と抗菌薬の併用療法が実施されている．したがって，プロトンポンプ阻害薬の血漿中濃度とその胃酸分泌抑制作用との関係を定量的に解析することは，今後のプロトンポンプ阻害薬の開発および*H. pylori*の除菌療法のための投与設計に有効な手段となる．

プロトンポンプ阻害薬は，血漿からの速やかな消失に比較して，その薬理作用である胃酸分泌抑制作用は長時間持続する．プロトンポンプ阻害薬の血漿中濃度推移と胃酸分泌抑制との関係を表現するために，見かけのプロトンポンプの代謝回転過程を考慮した薬物動態学（PK）/薬力学（PD）モデルを構築した（図2-62）．

本モデルにおいて，プロトンポンプは一定速度K_sで生成し，一次速度定数k_1で消失し，不活性型プロトンポンプは一次速度定数k_2で活性型プロトンポンプに戻ると仮定すると，プロトンポンプの全量（E_t）は一定値K_s/k_1に保たれ，活性型プロトンポンプの量Eおよび不活性型プロトンポンプの量E_cの経時変化は以下の式で表される．

$$E = \frac{E_{max} \cdot ID_{50}}{ID_{50} + Dose} \quad \cdots\cdots (1)$$

$$\frac{dE}{dt} = -K \cdot C_p \cdot E - k_1 \cdot E + k_2 \cdot E_c + K_s \cdots\cdots (2)$$

$$\frac{dE_c}{dt} = K \cdot C_p \cdot E - (k_1 + k_2) \cdot E_c \quad \cdots\cdots (3)$$

胃酸分泌率が線形であり，速やかにE/E_tに相関すると仮定すると，胃酸分泌率はプロトンポンプ全体量に対する活性型の割合（ε），胃酸分泌抑制率はプロトンポンプ全体量に対する不活性型の割合（ε_c）で表される．$k_1+k_2=k$とすると，εおよびε_cの経時的変化は式(2)および式(3)より式(4)および式(5)に書き換えられる．

$$\frac{d\varepsilon}{dt} = -K \cdot C_p \cdot \varepsilon - k \cdot \varepsilon + k \quad \cdots\cdots (4)$$

$$\frac{d\varepsilon_c}{dt} = K \cdot C_p \cdot \varepsilon - k \cdot \varepsilon_c \quad \cdots\cdots (5)$$

ここで，薬物投与前のε_cは0である．ε_cとC_pより式(5)を用いてKおよびkを非線形最小二乗法により推定した．胃酸分泌抑制効果の消失半減期（$t_{1/2E}$）はln2を胃酸分泌抑制率（％）−時間曲線のlog-linear phaseの傾きで除することで算出した．別に，ln2をkで除することによって算出した．

表 2-23 酵素阻害薬として作用する医薬品(現在市販されているうちの一部)

分類	作用する酵素	主な薬物	主な適応症
自律神経作用薬	コリンエステラーゼ	フィゾスチグミン，アンベノニウム(マイテラーゼ)，ピリドスチグミン(メスチノン)	緑内障，重症筋無力症
精神神経用薬	モノアミンオキシダーゼ	サフラジン(本邦未発売)	うつ病
抗パーキンソン病薬	末梢性芳香族L-アミノ酸デカルボキシラーゼ	カルビドパ	パーキンソン病
抗パーキンソン病薬	モノアミンオキシダーゼB	セレギリン(エフピー)	パーキンソン病
抗てんかん薬	GABAトランスアミナーゼ	バルプロ酸ナトリウム(デパケン)	てんかん
中毒治療薬	アルデヒドデヒドロゲナーゼ	ジスルフィラム(ノックビン)	慢性アルコール中毒に対する抗酒療法
強心薬	Na^+，K^+-ATPアーゼホスホジエステラーゼ ホスホジエステラーゼ	ジゴキシン(ジゴシン)，ジギトキシン，アミノフィリン(ネオフィリン)	先天性心疾患，弁膜疾患，気管支喘息，狭心症，心不全
血圧降下薬	アンジオテンシン変換酵素	カプトプリル(カプトリル)，エナラプリル(レニベース)，リシノプリル(ロンゲス)	本態性高血圧症，腎性高血圧症
その他のアレルギー用薬	TXA_2合成酵素	オザグレル(ベガ)	喘息
抗脂質異常症用薬	HMG-CoA還元酵素	プラバスタチン(メバロチン)，シンバスタチン(リポバス)，アトルバスタチン(リピトール)	脂質異常症
糖尿病用薬	αグルコシダーゼ	アカルボース(グルコバイ)，ボグリボース(ベイスン)	糖尿病(食後過血糖の改善)
解熱鎮痛消炎薬	シクロオキシゲナーゼ	アスピリン，インドメタシン(インダシン)，イブプロフェン(ブルフェン)	関節リウマチ，変形性脊椎症
痛風治療薬	キサンチンオキシダーゼ	アロプリノール(ザイロリック)	痛風，高尿酸血症を伴う高血圧症
抗癌薬	ジヒドロ葉酸還元酵素	メトトレキサート(メソトレキセート)	白血病，悪性リンパ腫
	トポイソメラーゼ	イリノテカン(トポテシン)，エトポシド(ベプシド)	肺小細胞癌，悪性リンパ腫，子宮頸癌
	チロシンキナーゼ	イマチニブ(グリベック)	慢性骨髄性白血病，KIT(CD117)陽性消化管間質腫瘍
甲状腺，副甲状腺ホルモン薬	ペルオキシダーゼ	プロピルチオウラシル(チウラジール)，チアマゾール(メルカゾール)	甲状腺機能亢進症
糖尿病用薬	アルドース還元酵素	エパルレスタット(キネダック)	糖尿病性末梢神経障害に伴う自覚症状の改善
他に分類されない代謝性医薬品	顆粒球エラスターゼ	ウリナスタチン(ミラクリッド)	急性膵炎
酵素製剤	トリプシン	ガベキサート(エフオーワイ)，カモスタット(フオイパン)	急性膵炎，慢性膵炎における急性症状の寛解
消化性潰瘍治療用薬	H^+，K^+-ATPアーゼ	オメプラゾール(オメプラール)，ランソプラゾール(タケプロン)，ラベプラゾール(パリエット)	胃潰瘍，十二指腸潰瘍，逆流性食道炎
利尿薬	炭酸脱水素酵素	アセタゾラミド(ダイアモックス)	緑内障，肝性浮腫，肺気腫における呼吸性アシドーシス
血液凝固阻止薬	シクロオキシゲナーゼ	アスピリン	血栓症の予防効果(適応外)
	不明(活性代謝物，アデニル酸シクラーゼ，GPⅡb/Ⅲa，未成熟血小板等)	チクロピジン(パナルジン)	血栓・塞栓の治療ならびに血流障害の改善，阻血性諸症状の改善
	ホスホジエステラーゼ	シロスタゾール(プレタール)	慢性動脈閉塞症に基づく潰瘍，疼痛および冷感等の虚血性諸症状の改善
	ビタミンKエポキシド還元酵素	ワルファリン(ワーファリン)	各種血栓症
前立腺肥大症治療薬	ステロイド5α還元酵素	フィナステリド(プロペシア)	男性型脱毛症
生殖器用薬	ホスホジエステラーゼ5	シルデナフィル(バイアグラ)，バルデナフィル(レビトラ)	勃起不全
抗認知症薬	コリンエステラーゼ	ドネペジル(アリセプト)	アルツハイマー型認知症

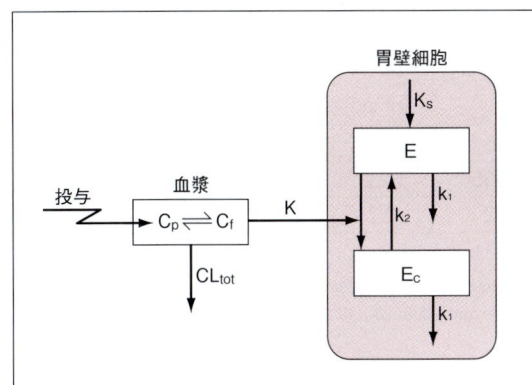

図2-62　H⁺，K⁺-ATPase（プロトンポンプ）の見かけの代謝回転過程を組み入れたプロトンポンプ阻害薬のPK/PDモデル

C_p：プロトンポンプ阻害薬の血漿中濃度
C_f：プロトンポンプ阻害薬の血漿中遊離型濃度
CL_{tot}：プロトンポンプ阻害薬の全身クリアランス
K_s：H⁺，K⁺-ATPaseの生合成速度
E：活性型H⁺，K⁺-ATPaseの量
E_c：不活性型H⁺，K⁺-ATPaseの量
K：プロトンポンプ阻害薬とH⁺，K⁺-ATPaseの見かけの反応速度定数
k_1：H⁺，K⁺-ATPaseの消失速度定数
k_2：不活性型H⁺，K⁺-ATPaseの活性型への回復速度定数
k：H⁺，K⁺-ATPaseの見かけの代謝回転速度定数（k_1+k_2）である．
なお，胃酸分泌抑制作用は総H⁺，K⁺-ATPase量（$E+E_c$）に対するE_cの比率に比例すると仮定した．

(Katashima M, Yamamoto K, Sugiura M, et al：Comparative pharmacokinetic/pharmacodynamic study of proton pump inhibitors, omeprazole and lansoprazole in rats. Drug Metab Dispos 23：718-723, 1995)

図2-63　プロトンポンプ阻害薬を単回経口投与した時の血漿中濃度

薬物	AUC (μmol・hr/L)	$t_{1/2}$ (hr)
オメプラゾール	2.39	0.854
ランソプラゾール	11.50	1.66
パントプラゾール	11.94	1.52

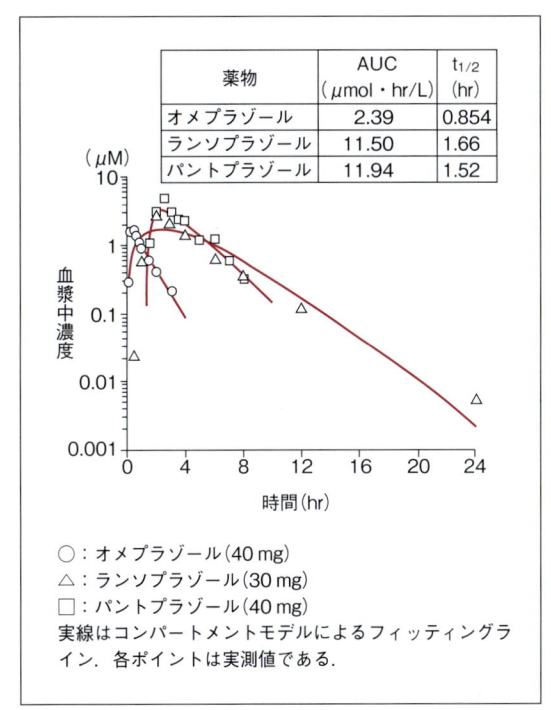

○：オメプラゾール（40 mg）
△：ランソプラゾール（30 mg）
□：パントプラゾール（40 mg）
実線はコンパートメントモデルによるフィッティングライン．各ポイントは実測値である．

(Katashima M, Yamamoto K, Sugiura M, et al：Comparative pharmacokinetic/pharmacodynamic study of proton pump inhibitors, omeprazole and lansoprazole in rats. Drug Metab Dispos 23：718-723, 1995)

本PK/PDモデルは，ラットにおけるオメプラゾール（オメプラール），ランソプラゾール（タケプロン）の血漿中濃度と胃酸分泌抑制作用の関係を定量的に評価することができた．

2　オメプラゾール，ランソプラゾールおよびパントプラゾールの血漿中濃度と胃酸分泌抑制作用の関係

ヒトにおけるオメプラゾール，ランソプラゾールおよびパントプラゾール（pantoprazole）（本邦未発売）の血漿中濃度と胃酸分泌抑制作用の関係について図2-62のモデルを用いてPK/PD解析（式(2)〜(5)）を実施した．血漿中濃度はいずれの薬物においても線形と仮定した．図2-63にオメプラゾール（40 mg），ランソプラゾール（30 mg）およびパントプラゾール（40 mg）をヒトに単回経口投与後の血漿中濃度推移およびその薬物速度論的パラメーターを示した．

各薬物の消失半減期はいずれも2時間以内であり，胃酸分泌抑制作用に比較して（図2-64）非常に速やかに血漿から消失した．

各薬物の経口投与時の血漿中濃度を入力関数として，胃酸分泌抑制作用に式(5)をフィッティングしてPK/PDパラメーターであるKおよびkを推定した（表2-24）．

オメプラゾールは単回経口投与時のデータ，ランソプラゾールおよびパントプラゾールは1日1回反復経口投与した時のデータを用いた．各薬物とも血漿からの消失に比べて，胃酸分泌抑制作用の回復は緩やかであった．いずれの薬物も胃酸分

表2-24 プロトンポンプ阻害薬のヒトにおける PK/PD パラメーター

薬物	K ($\mu M^{-1} \cdot hr^{-1}$)	k (hr^{-1})	f_p	K/f_p ($\mu M^{-1} \cdot hr^{-1}$) human	rat	ln2/k (hr)	$k/K \cdot f_p$ (nM)
オメプラゾール	1.343±0.172	0.0252±0.0019	0.05[1]	26.9	21.5[3]	27.5	0.937
ランソプラゾール	0.339±0.002	0.0537±0.0006	0.0065[2]	52.2	62.6[3]	12.9	1.029
パントプラゾール	0.134±0.006	0.0151±0.0002	0.02[1]	6.7	—	45.9	2.254

[1], [2]は文献値から得られた．[3]ラットのデータから得られた．ここで $k = k_1 + k_2$

(Katashima M, Yamamoto K, Tokuma Y, et al：Comparative pharmacokinetic/pharmacodynamic analysis of proton pump inhibitors omeprazole, lansoprazole and pantoprazole, in humans. Eur J Drug Metab Pharmacokinet 23：19-26, 1998)

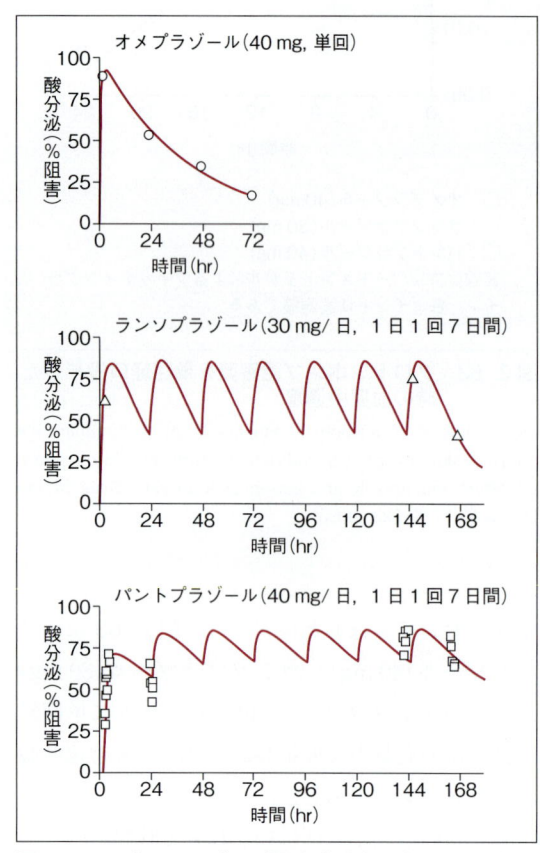

図2-64 プロトンポンプ阻害薬を経口投与した時の胃酸分泌抑制作用

実線は PK/PD モデルによるフィッティングライン．各ポイントは文献より得られた値．

(Katashima M, Yamamoto K, Tokuma Y, et al：Comparative pharmacokinetic/pharmacodynamic analysis of proton pump inhibitors omeprazole, lansoprazole and pantoprazole, in humans. Eur J Drug Metab Pharmacokinet 23：19-26, 1998)

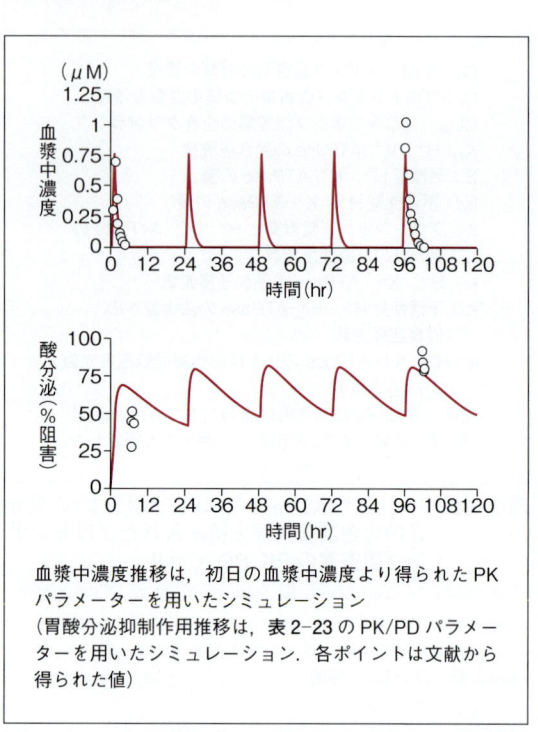

図2-65 オメプラゾールを1日1回 20 mg を反復経口投与した時の血漿中濃度および胃酸分泌抑制作用

血漿中濃度推移は，初日の血漿中濃度より得られた PK パラメーターを用いたシミュレーション
(胃酸分泌抑制作用推移は，表2-23 の PK/PD パラメーターを用いたシミュレーション．各ポイントは文献から得られた値)

(Katashima M, Yamamoto K, Tokuma Y, et al：Comparative pharmacokinetic/pharmacodynamic analysis of proton pump inhibitors omeprazole, lansoprazole and pantoprazole, in humans. Eur J Drug Metab Pharmacokinet 23：19-26, 1998)

泌抑制作用の報告値とフィッティングラインはよく一致していた(図2-64)．得られた PK/PD パラメーターを用いてほかの用量または投与経路(静脈内持続注入)での胃酸分泌抑制作用のシミュレーションを単回投与後の血漿中濃度を入力関数として用いて行った．オメプラゾール 20 mg を1日1回経口投与した時および 40 mg を1日1回静脈内持続注入した時の血漿中濃度および胃酸分泌抑制作用を図2-65 と図2-66 に示した．

経口および静脈内持続注入の反復投与により血漿中濃度の消失の遅延が認められたが，胃酸分泌抑制作用のシミュレーション値は報告値と比較的

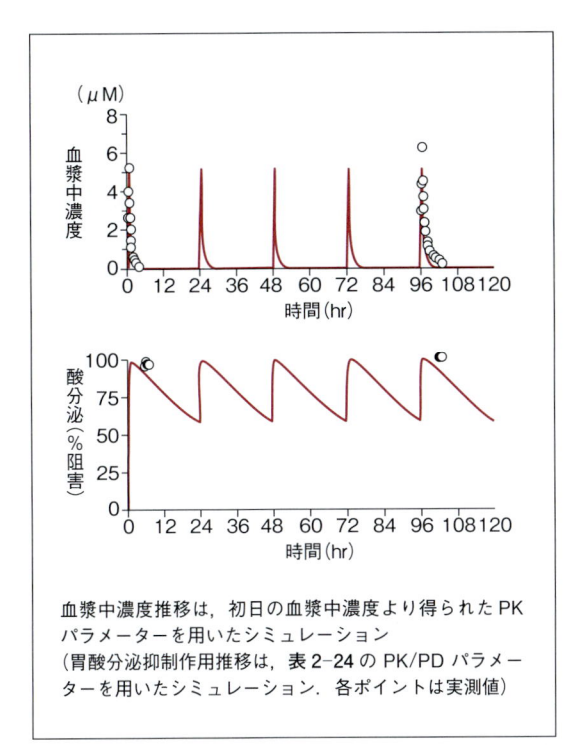

図2-66 オメプラゾールを1日1回40 mgを反復静脈内持続投与した時の血漿中濃度および胃酸分泌抑制作用

(Katashima M, Yamamoto K, Tokuma Y, et al：Comparative pharmacokinetic/pharmacodynamic analysis of proton pump inhibitors omeprazole, lansoprazole and pantoprazole, in humans. Eur J Drug Metab Pharmacokinet 23：19-26, 1998)

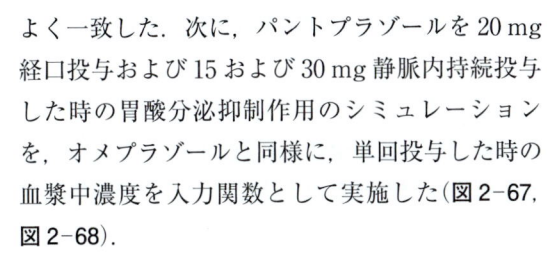

血漿中濃度推移は，初日の血漿中濃度より得られたPKパラメーターを用いたシミュレーション
（胃酸分泌抑制作用推移は，表2-24のPK/PDパラメーターを用いたシミュレーション．各ポイントは実測値）

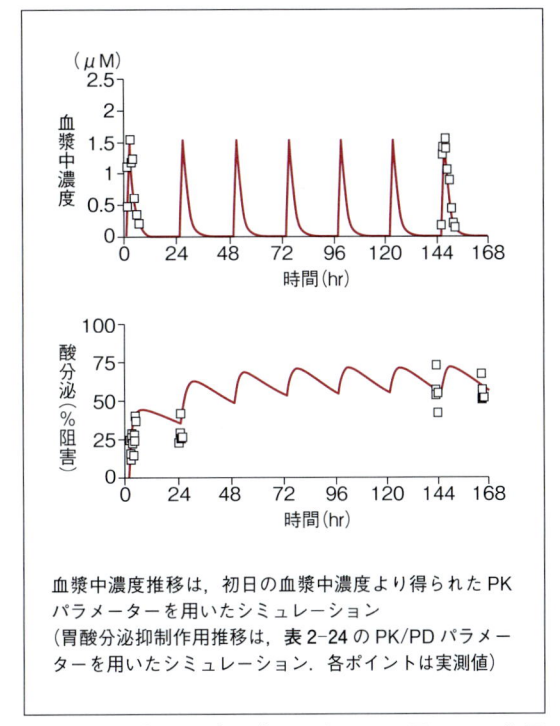

図2-67 パントプラゾールを1日1回20 mgを反復経口投与した時の血漿中濃度および胃酸分泌抑制作用

(Katashima M, Yamamoto K, Tokuma Y, et al：Comparative pharmacokinetic/pharmacodynamic analysis of proton pump inhibitors omeprazole, lansoprazole and pantoprazole, in humans. Eur J Drug Metab Pharmacokinet 23：19-26, 1998)

血漿中濃度推移は，初日の血漿中濃度より得られたPKパラメーターを用いたシミュレーション
（胃酸分泌抑制作用推移は，表2-24のPK/PDパラメーターを用いたシミュレーション．各ポイントは実測値）

よく一致した．次に，パントプラゾールを20 mg経口投与および15および30 mg静脈内持続投与した時の胃酸分泌抑制作用のシミュレーションを，オメプラゾールと同様に，単回投与した時の血漿中濃度を入力関数として実施した（**図2-67, 図2-68**）．

いずれの投与経路，投与量においても報告値とシミュレーション値は，比較的よく一致していた．

今回の解析で得られたPK/PDパラメーターを**表2-24**に示した．薬物とプロトンポンプの見かけの反応速度定数（K）は，文献により得られた血漿中のf_p値で補正した（K/f_p）．Kは薬物の胃壁細胞への移行速度，活性体への変換速度およびプロトンポンプの阻害速度を含んだ見かけの反応速度定数である．K/f_pは，ランソプラゾール＞オメプラゾール＞パントプラゾールの順であった

（**図2-64, 表2-24**）．ランソプラゾールにより不活性化されたプロトンポンプの一部は内因性のグルタチオンにより回復が認められており，薬物により胃酸分泌抑制作用の回復速度に違いが認められた要因として，各薬物と内因性のグルタチオンとの相互作用の程度の違いが胃酸分泌抑制作用の回復の速度に影響している可能性が示唆された．また，オメプラゾールおよびパントプラゾールはプロトンポンプタンパクとシステイン残基を介して結合するが，その結合部位のわずかな違いが胃酸分泌抑制作用の回復の速度に影響しているのかもしれない．

十二指腸潰瘍（duodenal ulcer）の治療では胃液のpHを3以上，また，食道炎（esophagitis）ではpHを4以上に16～18時間保つことが必要であるとされている．各プロトンポンプ阻害薬の臨床

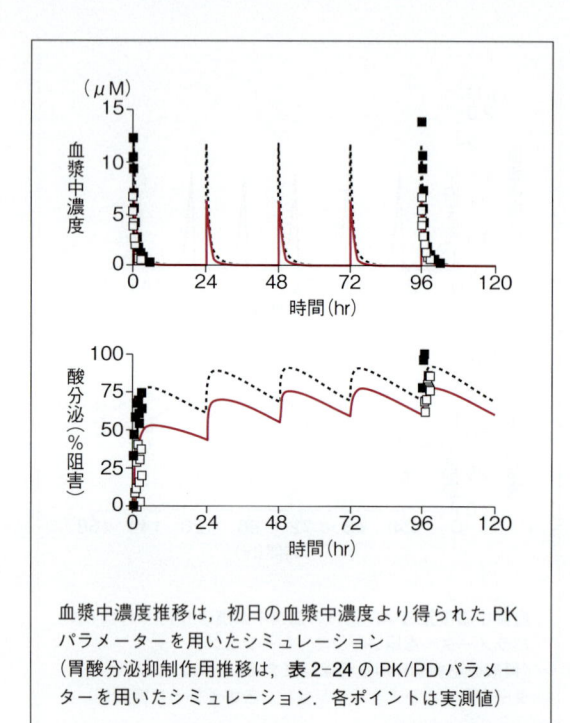

図2-68 パントプラゾールを1日1回15 mg（実線）および30 mg（点線）を反復静脈内持続投与した時の血漿中濃度および胃酸分泌抑制作用

（Katashima M, Yamamoto K, Tokuma Y, et al：Comparative pharmacokinetic/pharmacodynamic analysis of proton pump inhibitors omeprazole, lansoprazole and pantoprazole, in humans. Eur J Drug Metab Pharmacokinet 23：19-26, 1998）

での投与量は，一般にオメプラゾールが20 mg，ランソプラゾールが30 mg，パントプラゾールが40 mgである．本投与量において各プロトンポンプ阻害薬ともに，反復投与時の胃酸分泌抑制率は投与後3日目以降にはほぼ定常状態となり，定常状態での胃酸分泌抑制率は20時間以上にわたり50％以上であった（**図2-64**と**図2-65**）．また，ある臨床第1相試験で20～80 mgのパントプラゾールを経口単回投与した時のペンタガストリン刺激下の胃酸分泌阻害率（27～80％）よりも十二指腸潰瘍患者の治癒率（93～100％）が優っていたことが報告されており，胃酸分泌抑制作用が潰瘍の治癒率に有益な情報を与えることを示唆している．

胃酸分泌抑制率から胃内でのpHを予測することは非常に困難であるが，速やかな胃酸分泌の抑制とその持続は，治療効果に反映される．したがって，本PK/PD解析は，プロトンポンプ阻害薬の投与設計の手段として有効であると考えられる．

J 作用の統合と安全性評価

プロプラノロール（インデラル）のβ遮断薬の効能・効果は，本態性高圧症（軽症～中等症），狭心症，期外収縮（上室性，心室性），発作性頻拍の予防，頻拍性心房細動（徐脈効果），洞性頻脈，新鮮心房細動，発作性心房細動の予防，褐色細胞腫手術時である．しかし，気管支を収縮し，喘息症状が誘発または悪化する可能性があるため喘息，気管支痙攣のおそれのある患者には禁忌となっている．副作用としては，気管支痙攣，呼吸困難，喘鳴などの呼吸器系疾患があげられている．

β遮断薬の安全性は，効能効果の強度／副作用の強度の比率によって評価される．この比率が大きければ安全性が高く，小さければ安全性が低いということになる．たとえ，副作用強度が強くても効能効果の強度がそれよりも強ければ安全性は高く，また副作用強度が弱くても効能効果の強度がそれよりも弱ければ安全性は低いということになる．

本項では，β遮断薬の薬効薬理と副作用の定量的評価，さらに安全性の評価を例にして，薬物動態と薬物作用の統合の方法について詳細に解説する．

1 β遮断薬と呼吸器系副作用

まず，β遮断薬による呼吸器系副作用について，レセプター結合占有率の面から解析し，心選択性の評価について考える．

a β遮断薬による呼吸器系副作用の症例と心選択性

β遮断薬は，心臓の$β_1$レセプターとともに，

表2-25 β遮断薬の心選択性と呼吸器疾患患者への使用上の注意

薬物名 (商品名)	選択性	K_B(nM) β₁	K_B(nM) β₂	SI₁	結合占有率(%) β₁	結合占有率(%) β₂	SI₂	呼吸器疾患患者への使用上の注意
アセブトロール（アセタノール）	＋	34.7	1,120	32 (320)	93	30	3.1 (3.1)	慎重投与
アテノロール（テノーミン）	＋	49.0	1,480	30 (300)	92	26	3.5 (3.5)	〃
メトプロロール（セロケン）	＋	12.3	95.5	7.8 (78)	93	64	1.5 (1.5)	〃
オクスプレノロール（トラサコール）	－	7.24	6.03	0.8 (8)	88	90	0.98 (0.99)	禁忌
チモロール（チモプトール）	－	1.12	0.43	0.4 (4)	94	98	0.96 (0.97)	〃
プロプラノロール（インデラル）	－	1.95	0.63	0.3 (3)	58	81	0.72 (0.72)	〃
ピンドロール（カルビスケン）	－	0.19	0.02	0.1 (1)	99	100	0.99 (1)	〃

( )内はピンドロールを1とした時の相対値．SI₁, SI₂は式(1)，式(2)を参照
(Yamada Y, Matsuyama K, Ito K, et al : Risk assessment of adverse pulmonary effects induced by adrenaline β-receptor antagonists and rational drug dosage regimen based on receptor occupancy. J Pharmacokin Biopharm 23 : 463-478, 1995)

肺のβ₂レセプターも遮断することによって呼吸器系副作用を惹起することが知られている．この安全性を評価するために各レセプターへの結合親和性（K_d値やK_i値）から判定するいわゆる心選択性が知られており，臨床使用においても呼吸器系副作用誘発に関する定量的指標として使用されている．主なβ遮断薬の心選択性と呼吸器疾患患者への使用上の注意を表2-25に示した．

具体的に，心選択性の評価は，各薬物におけるβ₁レセプターとβ₂レセプターへの結合親和性の比（SI，のちに示す式(1)）でなされており，表2-25に示すようにアセブトロールとピンドロールでは約300倍もの相違がみられている．オクスプレノロール，チモロール，プロプラノロール，ピンドロールにおいて，非選択性薬物は呼吸器疾患患者に対して「投与禁忌」になっているが，高い選択性を有している心選択性薬物アセブトロール，アテノロール，メトプロロールにおいても呼吸器疾患患者に対して「慎重投与」となっている．実際に，心選択性の薬物でも喘息を起こした症例が表2-26に示すように報告されている．

表2-26 β遮断薬による喘息誘発の症例

> 73歳男性．拡張型心筋症のため利尿薬と強心剤を投与した．症状が安定した後でニプラジロールを投与し，徐々に増量して9 mg/日で維持したところ，投与25か月後に喘息を併発した．ニプラジロールを中止した後，喘息の改善傾向がみられた．喘息症状が改善した後，心選択性のビソプロロール5 mg/日を投与したが，再び喘息が誘発された．喘息はβ遮断薬の中止と，気管支拡張薬，ステロイド薬，および酸素吸入により寛解した．

(Waagstein F, Hjalmarson A, Varnauskas E, et al : Effect of chronic beta-adrenergic receptor blockade in congestive cardiomyopathy. Br Heart J 37 : 1022-1036, 1975)

これは，非選択性のニプラジロールの投与により喘息発作を起こした患者に，アテノロールやメトプロロールよりも心選択性が高いといわれているビソプロロールに切り替えたところ，再び喘息発作を起こしてしまった症例である．

b β遮断薬による呼吸器系副作用

β遮断薬の呼吸器系副作用に関して，心選択性の異なるアテノロール（テノーミン），メトプロロール（セロケン），アセブトロール（アセタノー

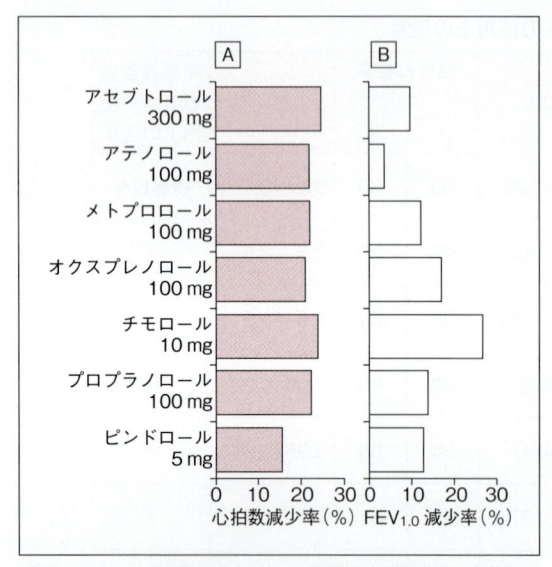

図 2-69 β遮断剤投与の2時間後の運動時心拍数減少率(A)とFEV₁.₀減少率(B)

(Yamada Y, Matsuyama K, Ito K, et al : Risk assessment of adverse pulmonary effects induced by adrenaline β-receptor antagonists and rational drug dosage regimen based on receptor occupancy. J Pharmacokinet Biopharm 23 : 463-478, 1995)

ル），プロプラノロール（インデラル），オクスプレノロール（トラサコール），チモロール（チモプトール），ピンドロール（カルビスケン）を対象とした臨床試験データがある．そこでは，各薬物を海外での常用量で投与した2時間後に，薬効としての運動時心拍数減少率と呼吸器系副作用としての1秒量〔forced expiratory volume（努力肺活量）per one second；FEV₁.₀〕減少率を検討している（図2-69）．

これらのβ遮断薬において，運動時心拍数減少率はほぼ同等であるが，FEV₁.₀減少率は各薬物間で大きく異なっている．たとえば，アテノロールとチモロールは，**表2-25**に示したように両薬物間において心選択性に約80倍の違いがあるため，副作用としてのFEV₁.₀減少率に大きな相違がある．しかし，心選択性のあるアテノロール，メトプロロール，アセブトロールにおいてもFEV₁.₀が10〜20％減少している点に注目したい．これは，心選択性のあるβ遮断薬においても呼吸器系へ少なからず影響を及ぼしていることを示している．

C β遮断薬の心選択性

現在，一般的に行われている心選択性の評価（SI₁）は，式(1)によって表される（**表2-25**）．

$$SI_1 = \frac{K_{B\beta_2}}{K_{B\beta_1}} \quad\cdots\cdots\cdots\cdots\cdots\cdots\cdots (1)$$

ここで，$K_{B\beta_1}$はβ₁レセプター結合解離定数（結合親和性），$K_{B\beta_2}$はβ₂レセプター結合解離定数であり，SI₁の値が大きいほど心選択性は高いことになる．ここで注意すべきことは，この心選択性の指標は薬物濃度にかかわらず一定値であるという点である．

薬物を投与した後の薬物作用を評価するには，作用発現部位における濃度を考えなければならない．β遮断薬の心臓や肺への作用強度は，薬物の作用発現部位における濃度，すなわち血漿中非結合型薬物濃度に依存して異なるため，心選択性の評価は投与量により違ってくると推測される．

SI₁の値がほとんど1の非選択性β遮断薬のレセプター結合占有率と血漿中非結合型薬物濃度との関係のシミュレーションを図2-70Aに，SI₁の値が30の心選択性β遮断薬のそれを図2-70Bに示す．

図2-70Aの示す非選択性β遮断薬では，β₁レセプターおよびβ₂レセプター結合占有率は，血漿中非結合型薬物濃度の増加に伴い，同様のプロフィールで増大している．一方，図2-70Bの示す心選択性β₂遮断薬は，β₁レセプター結合占有率のほうがβ₂レセプター結合占有率と比べて，血漿中非結合型薬物濃度の増加に伴い速やかに増大している．ここで，これら薬物の臨床での用量範囲が，図2-70に示す常用量1と常用量2の場合を考えると，いずれの用量においても，薬効を示すβ₁レセプター結合占有率は薬物A（図2-70A）と薬物B（図2-70B）で同等である．しかし，呼吸器系副作用を示すβ₂レセプター結合占有率は薬物間で異なっている．薬物Aの場合，β₁レセプター結合占有率とβ₂レセプター結合占有率の比に，常用量1と常用量2との間で大きな差はみられていない．一方，薬物Bの場合，常用量1

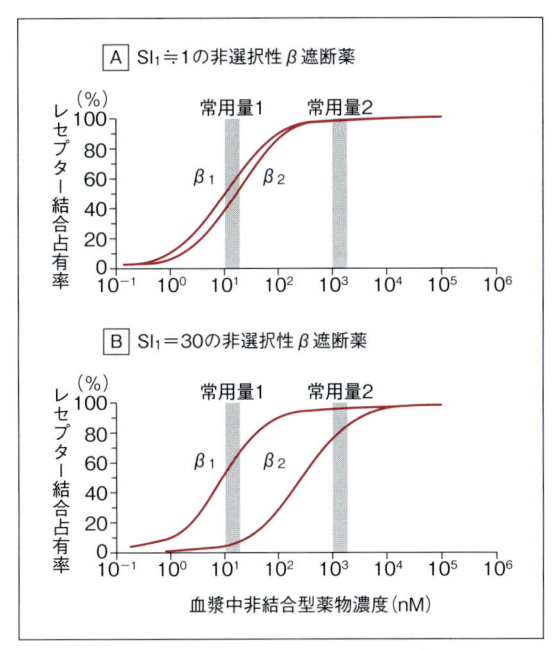

図2-70 異なる心選択性β遮断剤の血漿中非結合型濃度とレセプター結合占有率の関係

(Yamada Y, Matsuyama K, Ito K, et al : Risk assessment of adverse pulmonary effects induced by adrenaline β-receptor antagonists and rational drug dosage regimen based on receptor occupancy. J Pharmacokinet Biopharm 23 : 463-478, 1995)

においてはある程度の心選択性を有しているが，常用量2においては心選択性が観測されていない．このように，血漿中非結合型薬物濃度，すなわち作用発現部位の濃度を考慮して，β遮断薬の臨床使用時における心選択性の差異を明確に検討しなければならない．

d β遮断薬の常用量投与時の心選択性

β遮断薬の新たな心選択性の指標として，式(2)に示す常用量投与時のレセプター結合占有率を考慮した新しい評価法を考えてみよう．

$$SI_2 = \frac{\Phi\beta_1}{\Phi\beta_2} = \frac{\dfrac{C_{ssf}}{(K_{B\beta_1} + C_{ssf})} \times 100}{\dfrac{C_{ssf}}{(K_{B\beta_2} + C_{ssf})} \times 100}$$

$$= \frac{K_{B\beta_2} + C_{ssf}}{K_{B\beta_1} + C_{ssf}} \quad \cdots\cdots (2)$$

ここで，C_{ssf}は平均血漿中非結合型薬物濃度であり，心臓のβ₁レセプターおよび肺のβ₂レセプター近傍の平均薬物濃度として用いる．式(1)はレセプターへの結合親和性からのみの評価であったが，より実態にかなったそれぞれのレセプターに薬物が一体どれだけ占有しているかの評価がSI_2である．式(1)と式(2)を比較すると，式(2)においては結合親和性のK_B値の横に濃度のC_{ssf}が付帯している点が異なる．ここでこの式の性質について考察してみよう．もし$C_{ssf} \ll K_B$ならば，式(2)は式(1)と違わないことになる．また$C_{ssf} \gg K_B$ならば，K_B値に関係なくSI_2は1に近くなる．式(1)は，試験管内で測定した結合パラメーターのみから構築された完全な薬理学的な評価といえる．一方，式(2)はこれに加えて薬物動態学の指標である濃度，C_{ssf}が付帯しており，薬物動態と薬物作用の統合である．このように，新しい評価法は常用量投与時の作用発現部位における濃度を考慮した形になっている．

そこで，β遮断薬の心選択性について，現在の評価法であるSI_1と，新しい評価法であるSI_2を求め，その値を**表2-25**に示した．

SI_1では，アセブトロールとピンドロールで約300倍の差があるが，新しい評価法SI_2では約3倍程度となり，従来の評価法が示すほどの差はないことがわかる．このことから呼吸器疾患患者に薬剤を投与する場合には，心選択性の高い薬物であっても十分な注意が必要であることがわかる．

たとえば，SI_1で約80倍の相違がみられるチモロールとアテノロールの常用量を投与した時のβ₁レセプターおよびβ₂レセプター結合占有率の経時変化を**図2-71**に示した．

両薬物とも，常用量投与時にはβ₁レセプターへの結合占有率は90％以上で，同等の治療効果が得られている．一方β₂レセプターへの結合占有率はチモロールでは90％以上を示したが，アテノロールでは心選択性があるため最大40％程度である．しかし，アテノロールでも肺への十分な作用を発現する可能性が推測され，両薬物間に従来の指標での80倍もの選択性の差はみられていない．

臨床使用時の用量を加味したこの指標(SI_2)は，

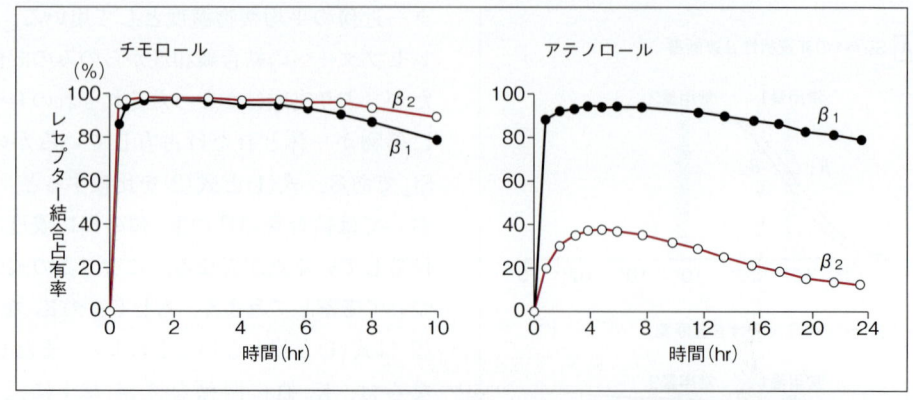

図2-71 チモロールとアテノロールの算出したレセプター結合占有率の時間推移
(Yamada Y, Matsuyama K, Ito K, et al：risk assessment of adverse pulmonary effects induced by adrenaline β-receptor antagonists and rational drug dosage regimen based on receptor occupancy. J Pharmacokinet Biopharm 23：463-478, 1995)

各β遮断薬の呼吸器系副作用誘発性をより正確に表し，心選択性薬物においても呼吸器疾患患者へ慎重に投与しなくてはならない理由を明確にできる．このように同種同効薬の定量的な副作用評価法の確立は，薬剤師が適切な薬剤の選択に基づく処方設計を医師に対して理論的に提示する有用なツールとなり，患者の薬物療法に大きく貢献できる．

2 β遮断薬による呼吸器系副作用の定量的評価とその臨床応用

前項では薬物がレセプターに結合してから薬効あるいは副作用を発現するまでの過程を解析した．次にその解析モデルを用いて，呼吸器系副作用を回避する観点からの，呼吸器疾患患者への心選択性β遮断薬の慎重投与の方法について検討する．

a β遮断薬の血漿中濃度と薬物作用との関係

種々のβ遮断薬を投与した後の，血漿中薬物濃度と薬効（頻脈性不整脈治療効果）としての運動時心拍数減少率および呼吸器系副作用としてのFEV$_{1.0}$減少率との関係を図2-72に示す．

図には，プロプラノロール（インデラル），メトプロロール（セロケン），チモロール（チモプトー ル），アセブトロール（アセタノール），ピンドロール（カルビスケン），アテノロール（テノーミン），オクスプレノロール（トラサコール）の7種類のβ遮断薬のデータをまとめて示した．各々のβ遮断薬において作用の濃度依存性はみられていない．したがって，血漿中薬物濃度では，β遮断薬の薬物作用の共通の指標とはならないことがわかる．

b β遮断薬のレセプター結合占有率と薬物作用との関係

種々のβ遮断薬を投与した後の，β$_1$レセプター結合占有率と薬効（運動時心拍数減少率），およびβ$_2$レセプター結合占有率と呼吸器系副作用（FEV$_{1.0}$減少率）との関係を図2-73に示した．

各薬物間での共通の下に凸の単一な非線形の関係が認められた．どのβ遮断薬であっても，1つのライン上にある．図中のラインはβ受容体が，Gタンパク質共役型レセプターであるβレセプターにおける薬物作用発現機構を想定した解析モデルから得られた関係である．β遮断薬の種類にかかわらずレセプター結合占有率が薬物作用の共通の指標となる．このラインを検量線とすることにより，どのβ遮断薬でも，レセプター結合占有率から薬物作用（運動時心拍数減少率），および呼吸器系副作用（FEV$_{1.0}$減少率）を予測することが

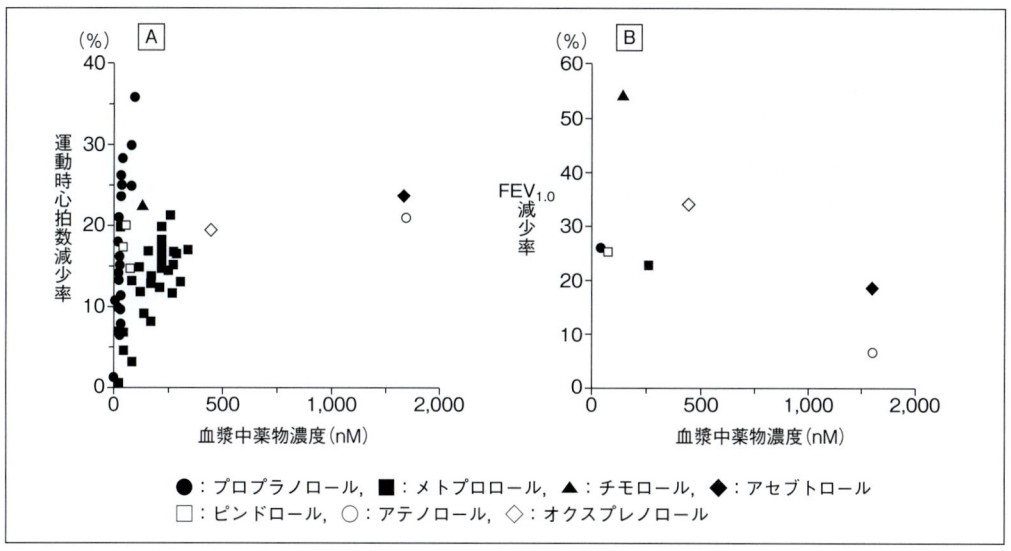

図2-72 種々のβ遮断剤の血漿中薬物濃度と薬効(A)および呼吸器系副作用(B)との関係
(Yamada Y, Matsuyama K, Ito K, et al：Risk Assessment of adverse pulmonary effects induced by adrenaline β-receptor antagonists and rational drug dosage regimen based on receptor occupancy. J Pharmacokinet Biopharm 23：463-478, 1995)

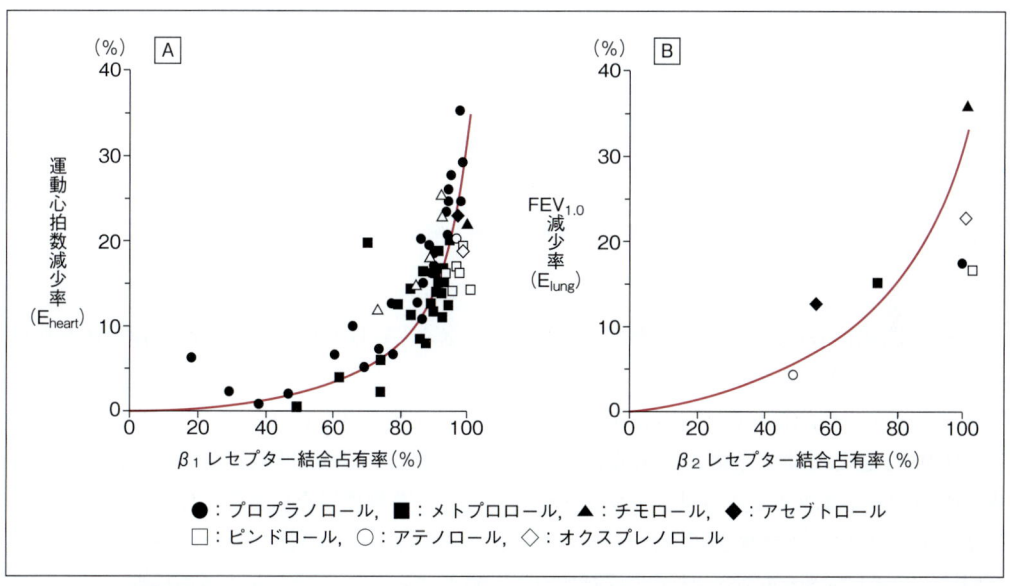

図2-73 β遮断薬のβ₁およびβ₂レセプター結合占有率と薬効(A)および呼吸器系副作用(B)との関係（検量線）
(Yamada Y, Matsuyama K, Ito K, et al：Risk assessment of adverse pulmonary effects induced by adrenaline β-receptor antagonists and rational drug dosage regimen based on receptor occupancy. J Pharmacokinet Biopharm 23：463-478, 1995)

可能となる．

C レセプター結合占有率と薬効・薬理作用および副作用・毒性作用との関係の解析とその予測

βレセプターは，アゴニスト結合後にほかの機能タンパク質の介在により情報伝達ユニットを形成するタイプのレセプターであり，代謝調節型レセプターと称される．その他の代謝調節型レセプターの例として，アドレナリンα，ムスカリン性アセチルコリン，ドパミンD_2，セロトニン5-HT

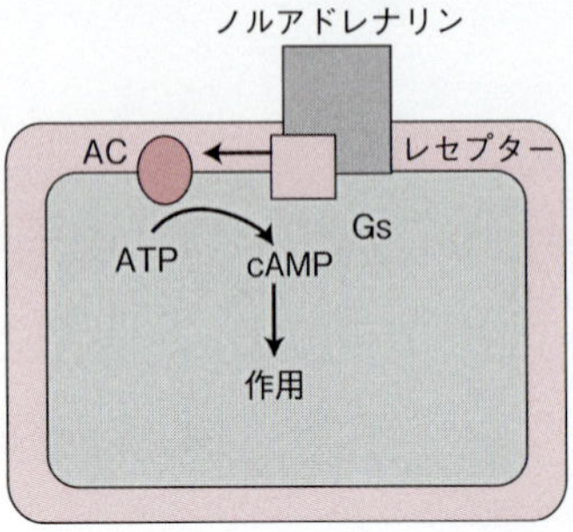

$$A + R \underset{K_A}{\rightleftarrows} AR$$

$$B + R \underset{K_B}{\rightleftarrows} BR$$

$$AR + T \underset{K_{AR}}{\rightleftarrows} ART \rightarrow E$$

$$R_0 = ART + AR + BR + R$$

$$T_0 = ART + T$$

$$\Phi_A = \frac{AR + ART}{R_0} \times 100$$

$$\Phi_B = \frac{BR}{R_0} \times 100$$

$$E_A = E_{Amax} \times \frac{ART}{T_0}$$

$$E_B = E_{Bmax} \times \frac{ART_{B0} - ART}{ART_{B0}}$$

$$E_A = E_{Amax} \times \frac{1}{2} \times T_0 \times \left(R_0 \times \frac{\Phi}{100} + T_0 + K_{AR} - \sqrt{\left(R_0 \times T_0 \times R_0 \times \frac{\Phi}{100}\right)^2 - 4R_0 \times T_0 \times \frac{\Phi}{100}} \right)$$

$$E_B = E_{Bmax} \times \left(1 - \frac{a - R_0 \times \frac{\Phi}{100} - \sqrt{\left(a - R_0 \times \frac{\Phi}{100}\right)^2 - \beta\left(1 - \frac{\Phi}{100}\right)}}{a - \sqrt{a^2 - \beta}} \right)$$

$$a = R_0 + T_0 + K_{AR} + K_A \times \frac{K_{AR}}{A}$$

$$\beta = 4R_0 \times T_0$$

A	:アゴニスト	K_B	:アンタゴニストのレセプター結合解離定数
B	:アンタゴニスト	R_0	:レセプター総濃度
AR	:アゴニスト・レセプター複合体濃度	T_0	:伝達器総濃度
ART_{B0}	:伝達器・アゴニスト・レセプター複合体濃度	Φ_A	:アゴニストのレセプター結合占有率
ART	:アンタゴニスト非存在下のART濃度	Φ_B	:アンタゴニストのレセプター結合占有率
BR	:アンタゴニスト・レセプター複合体濃度	E_A	:アゴニストの効果
K_A	:アゴニストのレセプター結合解離定数	E_B	:アンタゴニストの効果
K_{AR}	:ARの伝達器との結合解離定数		

図2-74　代謝調節型レセプターにおける薬物作用発現機構と解析モデル(例：βレセプター)

レセプターなどが知られている．膜レセプターには，このほか，主としてレセプタータンパク質自体がイオンチャネル機能を有し，アゴニストがレセプターに結合しただけで完結した情報伝達ユニットを形成するイオンチャネル型レセプターがあげられ，例として，ニコチン性アセチルコリン，$GABA_A$，およびグリシンレセプターが知られている．

ここで，βレセプターにおける薬物作用発現機構を想定した解析モデルを**図2-74**に示した．

このタイプのレセプターは，レセプタータンパク質だけでは情報伝達機能を有しておらず，アゴニスト結合後にGTP結合タンパク質(Gタンパク質)という伝達器の介在により情報伝達が行われ，薬効を発現すると考えられる．

すなわち，ノルアドレナリン(NE)などのアゴニスト(A)はレセプター(R)と複合体を形成した後，さらにGタンパク質(GS)などの伝達器(T)と三元複合体(A・R・T)を形成し，それがアデニル酸シクラーゼ(AC)などの情報伝達系に作用して，薬物作用を引き起こすことになる．一方アンタゴニスト(B)はレセプター(R)と複合体を形成しても情報伝達を起こさないが，競合的にアゴニストのレセプターとの結合を阻害することにより薬効を発揮すると考えられる．このようなモデルを解くと，アゴニストの効果(E_A)，アンタゴニストの効果(E_B)と各々のレセプター結合占有率との間に非線形の関係が得られる．この三元複合体モデルでレセプター総濃度(R_0)および伝達器総濃度(T_0)を変化させた時のシミュレーションを**図2-75**に示した．

R_0の濃度とT_0の濃度の大小関係によって得ら

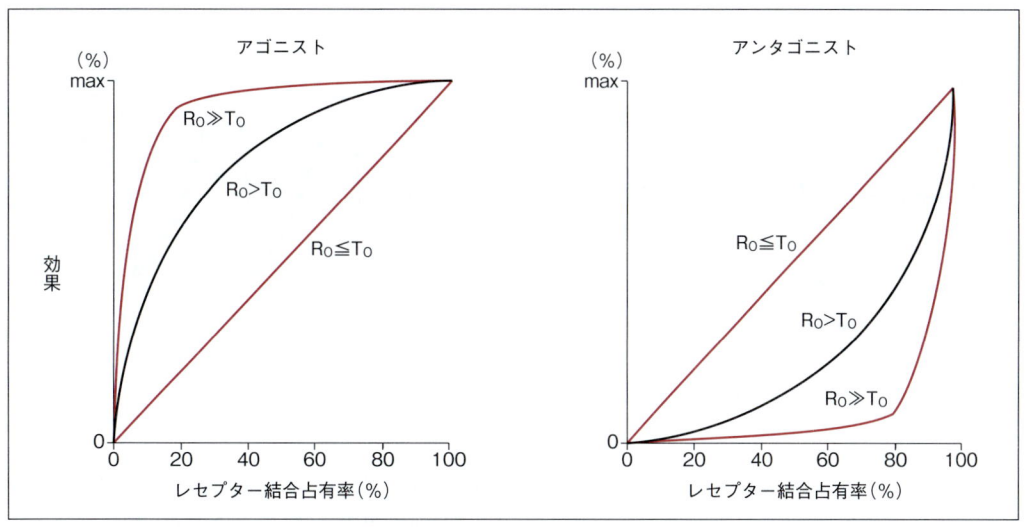

図2-75 代謝調節型レセプターにおける薬物作用におけるアゴニストとアンタゴニストのレセプター結合占有率と効果との関係
(R_0 はレセプター総濃度, T_0 は伝達器総濃度)

れるアゴニストの効果(E_A)とアンタゴニストの効果(E_B)の発現プロフィールの違いが明確に表現されている. $R_0 > T_0$ならばレセプター結合占有率とアゴニスト効果の関係は上に凸の非線形現象が示されている. これは100%に至らないレセプター結合占有率で十分な効果が得られるということを意味しており, いわゆる余剰レセプター, レセプターリザーブの概念の一部を説明するものである. しかし$R_0 < T_0$なる関係があるのであれば, イオンチャネル型の場合にみられる線形関係が得られている. 一方, $R_0 > T_0$ならばレセプター結合占有率とアンタゴニスト効果の関係は下に凸の非線形現象が示されている. これはレセプター結合占有率が小さければ得られる効果は低いが, レセプター結合占有率がさらに大きくなれば急激に効果が増加することを意味しており, 十分な効果を得るには十分なレセプター結合占有率が得られる条件が必要であることを意味している.

d β遮断薬の薬物作用の予測方法

ここで, β遮断薬の薬物作用強度を予測するための枠組みを図2-76に示す.

β遮断薬の$β_1$および$β_2$レセプター解離定数と常用量投与時の血漿中非結合型薬物濃度推移が得

- 薬物の動物における *in vitro* 結合実験あるいは薬理実験による$β_1$および$β_2$レセプター解離定数(K_i または K_B)のデータ
- ヒトにおける常用量投与時の血漿中非結合型薬物濃度(C_i)の時間推移のデータ

↓

- $β_1$および$β_2$レセプター結合占有率(Φ)の時間推移の算出

$$Φ = \frac{C_i}{(K_i + C_i)} \times 100$$

- 検量線からの頻脈性不整脈治療効果(E_{heart})と呼吸器系副作用(E_{lung})強度の予測

図2-76 β遮断剤の薬効と呼吸器系副作用の予測枠組み

られれば, レセプター結合占有率の時間推移を算出することができる. さらに, 三元複合体モデルによる検量線(図2-73のフィッティングライン)から頻脈性不整脈治療効果と呼吸器系副作用の強度を推定することができる. この枠組みを用いて, 7種類のβ遮断薬を欧米での常用量で投与した2時間後の, 呼吸器系副作用の強度を遡及的に予測した結果を示す(図2-77).

図に示すように, 各β遮断薬のFEV$_{1.0}$減少率

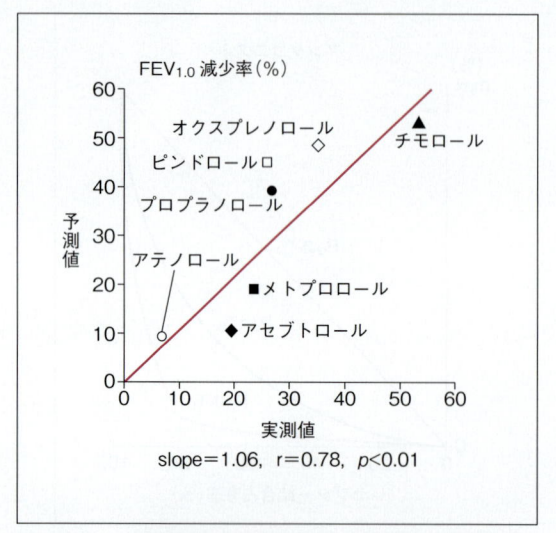

図2-77　β遮断薬の呼吸器系副作用強度の実測値と予測値との関係

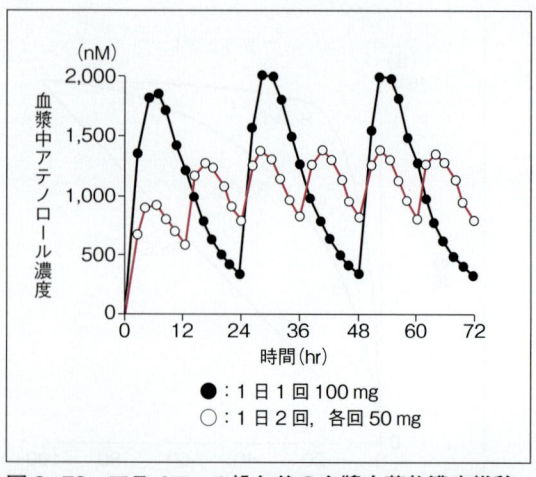

図2-78　アテノロール投与後の血漿中薬物濃度推移
(Yamada Y, Matsuyama K, Ito K, et al：Risk assessment of adverse pulmonary effects induced by adrenaline β-receptor antagonists and rational drug dosage regimen based on receptor occupancy. J Pharmacokinet Biopharm 23：463-478, 1995)

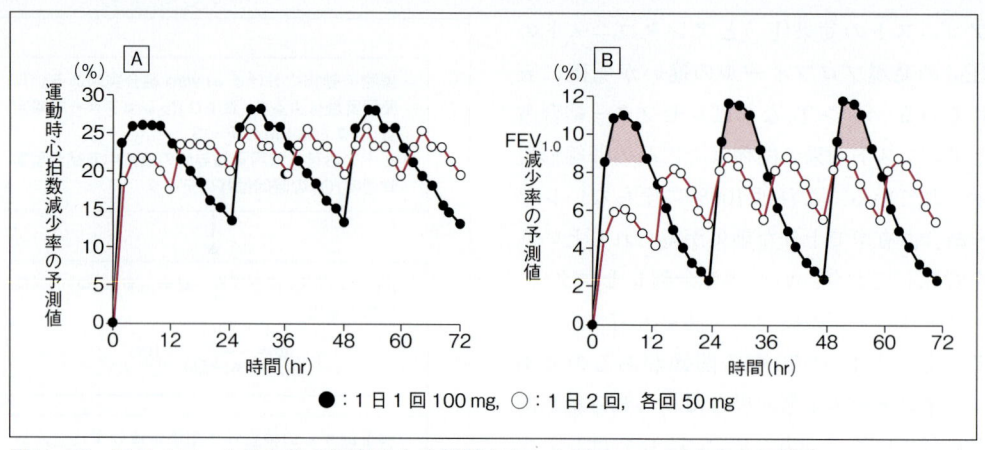

図2-79　アテノロール投与後の運動時心拍数減少率およびFEV$_{1.0}$減少率の予測値
(Yamada Y, Matsuyama K, Ito K, et al：Risk assessment of adverse pulmonary effects induced by adrenaline β-receptor antagonists and rational drug dosage regimen based on receptor occupancy. J Pharmacokinet Biopharm 23：463-478, 1995)

の予測値と実測値との間に有意な相関が得られ（相関係数：0.78，$p<0.01$），本予測法により呼吸器系副作用を良好に予測できることが示された．

e β遮断薬の呼吸器系副作用低減化に向けた処方設計支援

　β遮断薬を種々の用法用量で投与した時の血液中薬物濃度推移を入力関数とすることにより，図2-76に示した薬物作用強度の予測法を用いて，効果および副作用強度の時間推移を予測することができ，それを基に合理的な処方設計を支援することが可能になると考えられる．そこで，呼吸器系疾患患者に慎重投与とされている，β$_1$選択性のアテノロールについて，1日1回100 mg投与した時（投与法1）と1回50 mgを1日2回投与した時（投与法2）の薬物作用を考えてみよう．まず，アテノロールを各投与法で投与した後の血漿中薬物濃度推移を図2-78に示す．

図に示した血漿中薬物濃度推移からでは，薬効および副作用は評価できない．そこで，このデータを入力関数として図2-76に示した枠組みにより薬効と呼吸器系副作用を予測した結果を図2-79に示す．

図2-79Aに示すように，薬理効果である運動時心拍数抑制率は，投与法2の方が投与法1と比べて効果が安定しているものの，両投与法において大きな差はみられていない．一方，呼吸器系副作用を示す$FEV_{1.0}$減少率は，投与法2の方が投与法1と比べて，その最大値を2/3に抑えることができ（図2-79Bの色アミの部分），呼吸器系副作用誘発の危険性を低減できる．しかしながら，これは呼吸器系副作用の最大値を低減するのみの観点からの評価であるため，今後薬理効果や副作用評価のための十分な臨床試験が必要である．

J 全身動態を理解するためのフィジオロジカル薬物動態モデル

全身性に投与された薬物は，血流によって全身をめぐり，それぞれの組織に分布し，また一部の組織で消失する．フィジオロジカル薬物動態モデル（生理学的薬物動態モデル；physiologically-based pharmacokinetic model［PBPK］）とは，血流とそれにより連結された組織という視点に立って，体内における薬物の動態を表現するためのモデルである．図2-80に，フィジオロジカル薬物動態モデルの一例を示す．図2-80のように，分布や消失に寄与しているすべての臓器について分布や消失に関する生理学・薬物動態学的パラメーター（parameters；特性値）を考慮して全身薬物動態を計算するモデルをインテグレイティッドモデル（integrated model）という．

インテグレイティッドモデルでは，分布や消失に寄与するすべての臓器について考慮しなければならない．これに対して，関心の対象となる臓器における濃度推移だけを生理学的に解析する方法として，ハイブリッドモデル（hybrid model）がある．

1 インテグレイティッドモデル（integrated model）

a インテグレイティッドモデルの概要

図2-80に示したモデルは，インテグレイティッドモデルの一例であり，分布に関与する臓器として脳，肺，心臓，肝臓，脾臓，消化管，腎臓，筋肉，脂肪組織，皮膚および骨を組み入れている．そして，消失を担う臓器として肝臓と腎臓を考慮している．また，臓器分布については，脳組織への分布は遅く（膜透過律速，139ページ），その他の臓器への分布は血流律速（138ページ）である場合を仮定している．

この時の分布に関する物質収支式は，膜透過律速分布を仮定した脳と，血流律速を仮定した筋肉を例にとれば，それぞれ式(1)および式(2)のように表すことができる（詳細は「Ⅱ f. 血液，全身臓器・組織への分布」参照）．

$$V_{BR} \frac{dC_{BR}}{dt} = K_1 \cdot C_A - k_2 \cdot V_{BR} \cdot C_{BR} \cdots\cdots (1)$$

$$V_{MU} \frac{dC_{MU}}{dt} = Q_{MU}(C_A - C_{V,MU}) \cdots\cdots\cdots (2)$$

ここで，C_Aは動脈血中濃度，C_{BR}は脳中薬物濃度を，V_{BR}およびV_{MU}はそれぞれ脳および筋肉の容積を表す．また，$C_{V,MU}$は筋肉から流出する静脈血中の薬物濃度を表す．多くの場合，組織への薬物分布は線形（組織-血液薬物濃度比[K_p]は薬物濃度によらず一定）とみなすことができるので，式(2)は以下の式(2')のように書き直すことができる．

$$V_{MU} \frac{dC_{MU}}{dt} = Q_{MU}\left(C_A - \frac{C_{MU}}{K_{p,MU}}\right) \cdots\cdots (2')$$

ここで，$K_{p,MU}$は筋肉組織における組織-血液薬物濃度比を，C_{MU}は筋肉中薬物濃度を表す．

筋肉以外の血流律速分布臓器における物質収支式も，上記式(2')と同様であるが，肺においては式(3)により表される．また，Q_{LU}は原則として全身血流量に等しい．

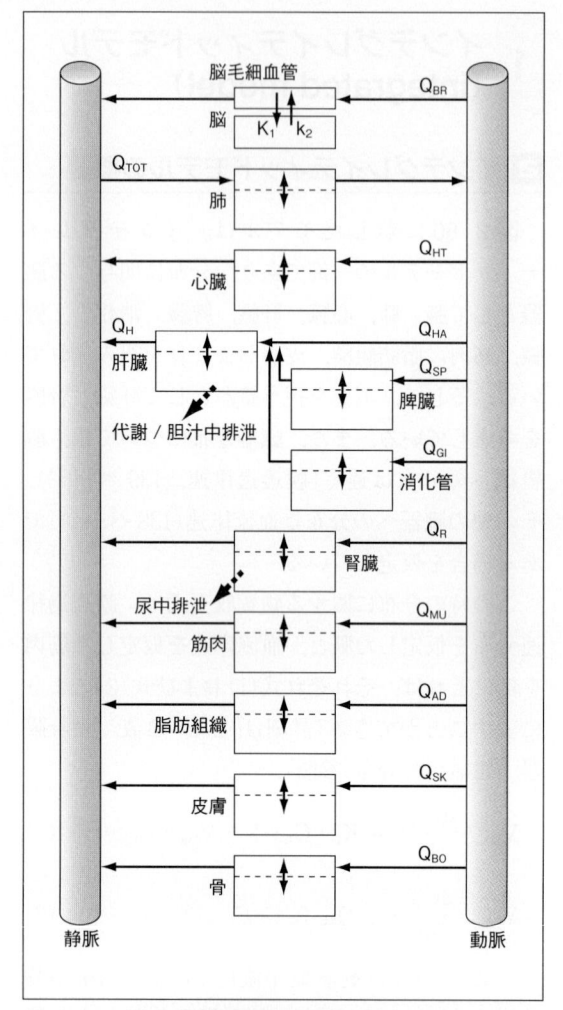

図2-80 全身の薬物動態を表現するためのフィジオロジカル薬物動態（PBPK）モデル

インテグレイティッドモデルでは，組織が血流によって連結されているという視点でモデルが構築される．各組織に関して，組織における消失の有無および組織移行の律速過程（血流律速／膜透過律速）を考慮した物質収支式をおき，それらを連立させて数値的に解く．

$$V_{LU}\frac{dC_{LU}}{dt} = Q_{LU}\left(C_V - \frac{C_{LU}}{K_{p,LU}}\right) \cdots (3)$$

ここで C_V は静脈血中濃度を表す．

一方，消失臓器である肝臓および腎臓（このモデルではいずれも分布は膜透過律速ではなく，血流律速であると仮定している）における物質収支式は，well-stirred modelを仮定すればそれぞれ式(4)および式(5)で表すことができる．

$$V_H\frac{dC_H}{dt} = Q_H \cdot C_A + Q_{SP} \cdot \frac{C_{SP}}{K_{p,SP}} + Q_{GI} \cdot \frac{C_{GI}}{K_{p,GI}}$$
$$- (Q_H + f_{u,B} \cdot CL_{int,H}) \cdot \frac{C_H}{K_{p,H}} \cdots (4)$$

$$V_R\frac{dC_R}{dt} = Q_R\left(C_A - \frac{C_R}{K_{p,R}}\right)$$
$$- f_{u,B} \cdot CL_{int,R} \cdot \frac{C_R}{K_{p,R}} \cdots (5)$$

ここで，C_H，C_R はそれぞれ肝臓中および腎臓中薬物濃度，$K_{p,H}$ および $K_{p,R}$ は肝臓および腎臓における組織-血液薬物濃度比，V_H および V_R は肝臓および腎臓の容積をそれぞれ表す．

最後に，動脈および静脈における物質収支式はそれぞれ式(6)および式(7)で表すことができる．

$$V_A\frac{dC_A}{dt} = Q_{TOT}\left(\frac{C_{LU}}{K_{p,LU}} - C_A\right) \cdots (6)$$

$$V_V\frac{dC_V}{dt} = k_2 \cdot V_{BR} \cdot C_{BR} + Q_{HT}\frac{C_{HT}}{K_{p,HT}}$$
$$+ Q_H\frac{C_H}{K_{p,H}} + Q_R\frac{C_R}{K_{p,R}} + Q_{MU}\frac{C_{MU}}{K_{p,MU}}$$
$$+ Q_{AD}\frac{C_{AD}}{K_{p,AD}} + Q_{SK}\frac{C_{SK}}{K_{p,SK}}$$
$$+ Q_{BO}\frac{C_{BO}}{K_{p,BO}} - C_V \cdot Q_{TOT} \cdots (7)$$

そして，これら式(1)〜式(7)の連立微分方程式を数値的に解くことにより，血中濃度や各組織における濃度の経時変化を算出する．

もちろん上述の一連の物質収支式は図2-80のモデルに基づく式であり，構築したモデルによって式は異なることはいうまでもない．

なお，全身にはさまざまな臓器があり，それらをすべてモデルに取り入れることは困難である．このため，体内動態を予測する上で特に重要と考えられる臓器を優先的にモデルに取り入れることになる．少なくとも，1)消失臓器，2)分布容積（$K_{p,T} \times V_T$）の大きい臓器，3)血流の大きい臓器，などはモデルに取り入れていく必要がある．参考までに，ヒトおよびラットにおける主要組織の容積および血流量を表2-27に示す．

表 2-27 ラット（体重 250 g）およびヒト（体重 70 kg）における組織容積（V_T）と組織血液流量（Q_T）

組織	ラット V_T (mL)	ラット Q_T (mL/min)	ヒト V_T (L)	ヒト Q_T (L/hr)
脂肪組織	10.0	0.4	10.0	15.6
皮膚	40.0	5.8	7.8	18.0
小腸	11.4	7.5	1.7	66.0
胃	1.1	1.1	0.2	2.3
精巣	2.5	0.5	0.04	NA
肝臓	10.3	11.8	1.7	98.8
肝動脈		(2.0)		(18.0)
門脈		(9.8)		(80.8)
肺	2.1	43	1.2	314.4
心臓	1.2	3.9	0.3	9.0
腎臓	3.7	9.2	0.3	66.0
脳	1.2	1.3	1.4	42.0
脾臓	0.6	0.6	0.2	4.6
筋肉	122	7.5	30.0	45.0
動脈血	11.3	43	1.8	314.4
静脈血	5.6	43	3.6	314.4

NA：not assessed

(Hosseini-Yeganeh M, McLachlan AJ：Physiologically based pharmacokinetic model for terbinafine in rats and humans. Antimicrob Agents Chemother 46：2219-2228, 2002 より引用)

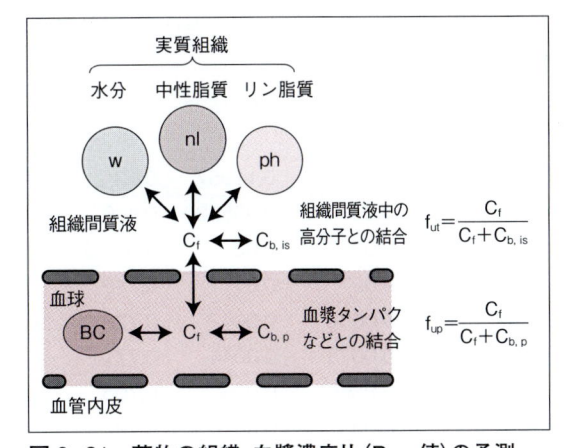

図 2-81　薬物の組織-血漿濃度比（$P_{t:p}$ 値）の予測
詳細は本文および本文中の式（8）を参照のこと．なお，式（8）右辺の分母にある血漿中の中性脂質などの容積は，実際には相当に小さい（表 2-28）ため，本図では省略してある．

b 組織-血液濃度比の推定

組織-血液濃度比（K_p）値を実験的に求める方法については，第 2 章 F（134 ページ）で解説されているので，参照されたい．

一方で，分布が線形であり，組織中と血漿中の非結合型薬物濃度が等しいと仮定した場合の組織-血漿中濃度比（$P_{t:p}$；tissue-to-plasma partition coefficient）を物理化学的性質に基づいて推定するためのアプローチも提案されている．（なお，ここでは血漿と組織の間の分布に限定して扱うため，K_p ではなく $P_{t:p}$ について述べる．全血-血漿濃度比を R_B とすれば，$K_p = P_{t:p}/R_B$ である．）

Poulin と Theil は，薬物の組織結合を脂質などへの分配と細胞間質液中の高分子（アルブミン，グロブリン，リポタンパク質など）への結合に分けて考え，前者については組織の組成と薬物の物理化学的（油水分配係数）により規定されると仮定した．そして，比較的良好に組織に移行する薬物に関して，以下の予測式を提唱した（図 2-81）．

$$P_{t:p} = \frac{P_{o:w} \times (v_{nlt} + 0.3 \cdot v_{pht}) + 0.7 \cdot v_{pht} + \dfrac{v_{wt}}{f_{ut}}}{P_{o:w} \times (v_{nlp} + 0.3 \cdot v_{php}) + 0.7 \cdot v_{php} + \dfrac{v_{wp}}{f_{up}}} \quad \cdots (8)$$

ここで，$P_{o:w}$ は分子型の水オクタノール分配係数，v は組織湿重量あたりに中性脂質（nl），リン脂質（ph），および水分（w）が占める容積で，t は組織，p は血漿を表す．また，f_{ut} と f_{up} はそれぞれ，組織間質液および血漿中の非結合型分率である．f_{ut} は，組織間質液中の結合高分子の量が血漿の 1/2 であると仮定すると，以下の式（9）により推定することができる．

$$f_{ut} = \frac{1}{1 + \dfrac{1 - f_{up}}{2 \cdot f_{up}}} \quad \cdots (9)$$

なお，脂肪組織においては，式（8）にかわり以下の式（8'）が提唱されている．

表2-28 雄性ラットおよびヒトにおける組織の組成に関する生理学的パラメーター

組織	組織容積 体重1kgあたりの容積 ラット	ヒト	組織の組成(組織湿重量あたりの容積) 水(v_w) ラット	ヒト	中性脂質(v_{nl}) ラット	ヒト	リン脂質(v_{ph}) ラット	ヒト
脂肪組織	0.0761	0.11957	0.12	0.18	0.853	0.79	0.002	0.002
骨	0.041476	0.085629	0.446	0.439	0.0273	0.074	0.0027	0.0011
脳	0.0057	0.02	0.0.788	0.77	0.0392	0.051	0.0533	0.0565
腸	0.027	0.0171	0.749	0.718	0.0292	0.0487	0.0138	0.0163
心臓	0.0033	0.0047	0.779	0.758	0.014	0.0115	0.0118	0.0166
腎臓	0.0073	0.0044	0.771	0.783	0.0123	0.0207	0.0284	0.0162
肝臓	0.0366	0.026	0.705	0.751	0.0138	0.0348	0.0303	0.0252
肺	0.005	0.0076	0.79	0.811	0.0219	0.003	0.014	0.009
筋肉	0.404	0.40	0.756	0.76	0.01	0.0238	0.009	0.0072
皮膚	0.190	0.0371	0.651	0.718	0.0239	0.0284	0.018	0.0111
脾臓	0.002	0.0026	0.771	0.788	0.0077	0.0201	0.0136	0.0198
血漿	0.0449	0.0424	0.96	0.945	0.00147	0.0035	0.00083	0.00225
血球	0.0367	0.0347	—	—	—	—	—	—

v_wは，血漿以外の組織についてはいずれも実質組織(細胞内など)の水分量であり，細胞外液(細胞間質液)の容積は含まれていない．
(Poulin P, Theil FP：A priori prediction of tissue：plasma partition coefficients of drugs to facilitate the use of physiologically-based pharmacokinetic models in drug discovery. J Pharm Sci 89：16-35, 2000 より抜粋して引用)

$$P_{t:p} = \frac{D_{vo:w} \times (v_{nlt} + 0.3 \cdot v_{pht}) + 0.7 \cdot v_{pht} + v_{wt}}{D_{vo:w} \times (v_{nlp} + 0.3 \cdot v_{php}) + 0.7 \cdot V_{php} + \frac{v_{wp}}{f_{up}}}$$
······················(8')

ここで，$D_{vo:w}$はpH 7.4における水-植物油間の見かけの分配係数である．**表2-28**に，ヒトおよびラットにおける組織の組成に関する生理学的パラメーターを示す．

c 組織-血液濃度比と分布容積

血中濃度推移の解析により算出される定常状態下の分布容積($V_{d,ss}$)は，それぞれの組織の分布容積の総和として以下の式(10)により表すことができる．

$$V_{d,ss} = V_B + \sum_i K_{p,i} \cdot V_i$$ ··············(10)

ここで，V_Bは全身循環血液量を，$K_{p,i}$，V_iはそれぞれの組織における組織-血液濃度比と組織の実容積を表す．また$V_{d,ss}$は，血漿中濃度を基準とした場合は以下の式(11)により表すことができる．

$$V_{d,ss} = V_p + V_E \cdot \frac{C_{BC}}{C_p} + \sum_i P_{t:p,i} \cdot V_i$$
··············(11)

ここで，V_pとV_Eは血漿と血球の容積，C_{BC}/C_pは血球-血漿濃度比を表す．

このようにしてPBPKモデルから算出された$V_{d,ss}$値は，コンパートメント解析などにより計算された$V_{d,ss}$値を比較して議論することができる．

d インテグレイティッドモデルの応用

インテグレイティッドモデルにはさまざまな応用が考えられるが，特に動物における体内動態実験のデータからヒトのデータを予測する場合(アニマルスケールアップ；animal scale up)や，*in vitro*データから*in vivo*における体内動態を予測する場合(IVIVE；*in vivo*-to-*in vitro* extrapolation)，正常時の体内動態から生理的擾乱時の体内動態を予測する場合など，体内動態を「予測」する場合に有用な手段であると考えられている．

アニマルスケールアップにおいては，動物で構築したインテグレイティッドモデルのうち，臓器血流量（Q_T）や臓器容積（V_T）などの生理学的パラメーターと，血液中非結合型分率（$f_{u, B}$），全血−血漿分配比（R_B）などのようにヒトにおいて実測が容易な薬物固有のパラメーターを，ヒトにおける値に置き換える．一方，$K_{p, f}$ 値（組織−血漿非結合型濃度比）などのように種差が少ないと考えられる値については，動物の値をそのまま用いる．

最も重要であり，また難しい問題を含んでいるのは，肝固有クリアランス（$CL_{H, int}$）や腎固有クリアランス（$CL_{R, int}$）の予測である．一つの方法として，式（12）によって表されるアロメトリックモデル（allometric model）*を適用するという方法がある．

$$CL_{int} = a \cdot W^b \quad \cdots\cdots\cdots\cdots (12)$$

ここで，W は体重，a と b は定数（それぞれ allometric coefficient，allometric exponent とよぶ）を示している．式（12）は，式（12'）のように書き直すとわかるように，CL_{int} と W の対数値をとってプロットすると直線関係となる．

$$\log CL_{int} = \log a + b \cdot \log W \quad \cdots\cdots (12')$$

この関係が成立すれば，体重の異なるさまざまな動物種において CL_{int} を計算し，これをもとに定数 a, b を定めれば，ヒトにおける値に外挿できることになる．なお，実際に臓器固有クリアランスに関して定数 b を算出すると，1 より小さい値が得られる．これは，体重あたりの臓器固有クリアランスは，体重の大きい動物の方が小さいことを意味している．

このアロメトリックモデルによるアプローチは，特に腎固有クリアランスの推定には有用とされている．また，クリアランス以外の特性値（分布容積，臓器の大きさなど）についても適用可能である．しかし残念ながら，肝固有クリアランスについては，アロメトリックモデルから外れる例も少なくない．そこで一部の研究者は，各動物種の潜在的最大寿命（MLP；maximum lifespan potential）

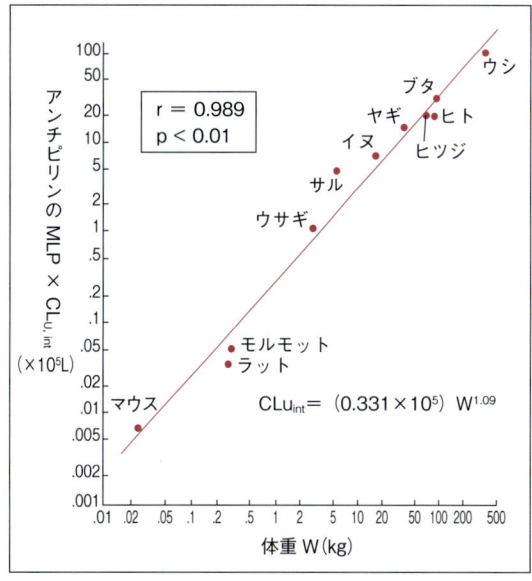

*：対数線形モデル（log-linear model）ともよばれる．

図2-82 潜在的最大寿命（MLP）あたりのアンチピリンの肝固有クリアランスと体重との関係

良好なアロメトリック関係が認められる．
（Boxenbaum H：interspecies scaling, allometry, physiological time, and the ground plan of pharmacokinetics. J Pharmacokinet Biopharm 10：201-227，1982 より）

による補正を試みた．MLP は，以下の式（13）により計算される値である．

$$MLP = 10.839 \cdot W_{Brain}^{0.636} \cdot W^{-0.225} \quad \cdots\cdots (13)$$

ここで，W_{Brain} は脳重量（g），W は体重（g）を表す．

そして，Boxenbaum は，式（14）で MLP と $CL_{H, int}$ の積（すなわち一生分の浄化容積に相当）がアロメトリック式に良好にあてはまることを示した．

$$CL_{H, int} \cdot MLP = a \cdot W^b \quad \cdots\cdots\cdots\cdots (14)$$

この式の妥当性に関しては，MLP が短い動物種では基本的な代謝活性が高いことを反映している，と説明されている．図2-82に，アンチピリンの肝固有クリアランスと MLP の積に関して，アロメトリックモデルを適用した時の関係を示す．

しかし，肝固有クリアランスを動物のデータから外挿することは困難なことも多い．このため近年では IVIVE の手法によりヒトの肝固有クリアランスを推測しようというアプローチも，盛んに展開されている．Rostami らは，母集団の生理学

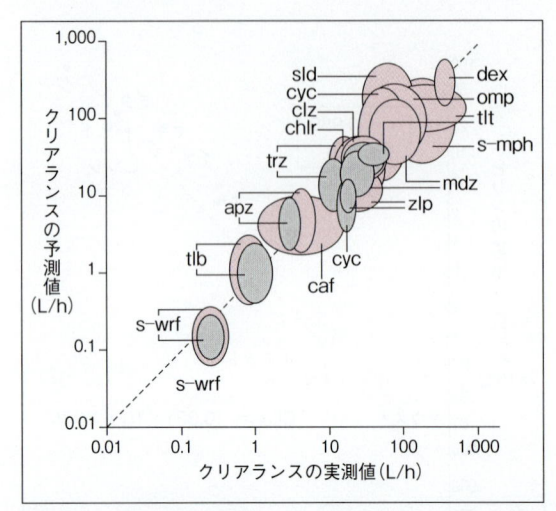

図2-83 IVIVEの手法による *in vitro* データからの全身クリアランスとその分布(個人差)の予測例

茶色は経口クリアランス,灰色は静注クリアランスを示し,楕円の大きさは値の分布(個人差)を示している.apz:アルプラゾラム,caf:カフェイン,chlr:クロルゾキサゾン,clz:クロザピン,cyc:シクロスポリン,dex:デキストロメトルファン,mdz:ミダゾラム,omp:オメプラゾール,sld:シルデナフィル,tlb:トルブタミド,tlt:トルテロジン,trz:トリアゾラム,s-mph:S-メフェニトイン,s-wrf:S-ワルファリン,zlp:ゾルピデム.
(Rostami-Hodjegan A, Tucker GT:Simulation and prediction of in vivo drug metabolism in human populations from in vitro data. Nat Rev Drug Discov 6:140-148, 2007 より)

的・酵素学的パラメーター(体格,人種,臓器容積,酵素発現量,酵素変異のアレル頻度など)とその分布(個人差)をもとに仮想的被験者母集団を生成し,そこに *in vitro* 実験により算出した各薬物固有のパラメーター(物理化学的性質や各種代謝酵素における代謝特性など)を入力することで,当該仮想母集団における *in vivo* クリアランスとその分布(個人差)を,IVIVEの手法を用いて比較的良好に推定できることを示している(図2-83).今後の進展が期待される領域の一つといえよう.

このほかに,インテグレイティッドモデルの応用としては,変動要因の予測があげられる.たとえばある条件(たとえば健常人)において薬物動態を良好に表現できるモデルとパラメーターが定まれば,種々の変動要因(たとえば病態,肥満,人種差,遺伝子多型など)が存在した場合に体内動態にどのような影響を及ぼすかは,モデル中のパラメーターの値を変えて計算することにより,推定することができる.

2 ハイブリッドモデル(hybrid model)

上述のように,インテグレイティッドモデルはさまざまな条件における体内動態の予測(アニマルスケールアップ,IVIVE,変動要因の影響の予測),解析には非常に有用である.しかし,欠点としては,モデルが複雑であること,全身の生理学的パラメーターや個々の組織における薬物のパラメーター(分布,代謝などに関して)一式が必要となること,などがあげられる.このため,関心の対象が特定の組織のみの場合は,その組織のみについて生理学的モデルを用いる一方で,血中濃度推移はコンパートメントモデルなどを用いて解析し,これを入力関数(input function)として,当該組織の濃度推移を解析するという方法が用いられる.これをハイブリッドモデルという.

たとえば,2-コンパートメントモデルに従う血中濃度推移を示す薬物を静注後の肝臓(消失臓器)での分布を考えてみよう.この場合は,静注後の動脈血液中濃度(C_A)と,肝臓における物質収支式(血流律速分布,well-stirred modelを仮定)はそれぞれ式(15),式(4)で表すことができる.

$$C_A = A \cdot e^{-\alpha \cdot t} + B \cdot e^{-\beta \cdot t} \quad \cdots\cdots (15)$$

$$V_H \frac{dC_H}{dt} = Q_H \cdot C_A + Q_{SP} \cdot \frac{C_{SP}}{K_{p,SP}} + Q_{GI} \cdot \frac{C_{GI}}{K_{p,GI}}$$

$$- (Q_H + f_{u,B} \cdot CL_{int,H}) \cdot \frac{C_H}{K_{p,H}}$$

$$\cdots\cdots (4)(再掲)$$

式(4)に式(15)を代入すれば,これは解析的に解くことができ,その解は式(16)で与えられる.

$$C_H = \frac{Q_H}{V_H} \left[\frac{A}{K-\alpha} e^{-\alpha \cdot t} + \frac{B}{K-\beta} e^{-\beta \cdot t} \right.$$

$$\left. - \left(\frac{A}{K-\alpha} + \frac{B}{K-\beta} \right) e^{-K \cdot t} \right] \cdots\cdots (16)$$

ただしここで，$K = \dfrac{Q_H + f_{u,B} \cdot CL_{int,H}}{K_{p,H} \cdot V_H}$ である．

ハイブリッドモデルは，上述のように特定の臓器の濃度推移を K_p 値をもとにシミュレーションする際に有用である．たとえば，特定の臓器における濃度と薬理作用（効果，副作用など）との関係を薬物動態・動力学的に解析する際などに，さまざまな条件での入力関数を得ることができる．

ただし，ハイブリッドモデルでは血中濃度推移は変化しないことが前提となっているので，全身の分布容積における寄与率が大きい臓器に適用した場合，K_p 値を大きく変動させたり，消失臓器において $f_{u,B}$ や CL_{int} を変化させると，それにより血中濃度推移自体が変化してしまうので注意が必要である．

応用編

Ⅱ

3 最適な用法用量の設定（疾患別）………………… 176
4 最適な用法用量の設定（患者背景別）……………… 192
5 PK に基づく相互作用の回避 ……………………… 210
6 PD に基づく相互作用の回避 ……………………… 269
7 治療効果の評価 …………………………………… 300
8 副作用・有害作用の回避 ………………………… 334

3 最適な用法用量の設定（疾患別）

1 腎障害時におけるヒスタミン H_2 遮断薬，アンジオテンシン変換酵素阻害薬の投与設計

1 ヒスタミン H_2 遮断薬の適正使用

処方の内容

処方1 73歳の男性，体重60 kg

カリメート散
　　　20 g　1日2回　朝・夕食後　14日分
ガスターD錠(20 mg)
　　　2錠　1日2回　朝・夕食後　14日分
ムコスタ錠(100 mg)
　3錠　1日3回　朝・夕食後・就寝前　14日分
カルナクリン錠(50 IU)
　　　3錠　1日3回　毎食後　14日分
アムロジン錠(5 mg)
　　　1錠　1日1回　朝食後　14日分
フェロ・グラデュメット
　　　2錠　1日2回　朝・夕食直後　14日分

背景と処方の問題点

背景

　本患者の血液検査データを確認したところ，血清クレアチニン(SCr)が2.0 mg/dLであり，腎機能が低下していることが明らかとなった．

処方の問題

　血液検査値を見るまでもなく，急性あるいは慢性腎不全の高カリウム血症に対して用いられるカリメート(ポリスチレンスルホン酸カルシウム)が処方されていることから，この患者は腎機能障害患者であると考えられる．しかし，腎障害のある高齢患者に対して「慎重投与」であるガスター(ファモチジン)が，腎機能正常患者における通常量で処方されていた．

エビデンスと処方のPK/PD解析

　ファモチジンは腎機能，クレアチニンクリアランス(C_{cr})によって用量を調節すべき薬剤である．腎機能低下症例にファモチジンを経口投与した場合では，腎排泄が遅延し，血漿中濃度が上昇する(**図3-1**)．これらのデータなどから，ファモチジンの用法用量は C_{cr} の段階ごとに次のように設定されている．

クレアチニン クリアランス (C_{cr})(mL/分)	投与法
$C_{cr} \geq 60$	1回20 mg　1日2回
$60 > C_{cr} > 30$	1回20 mg　1日1回， 1回10 mg　1日2回
$30 \geq C_{cr}$	1回20 mg　2〜3日に1回， 1回10 mg　1日1回

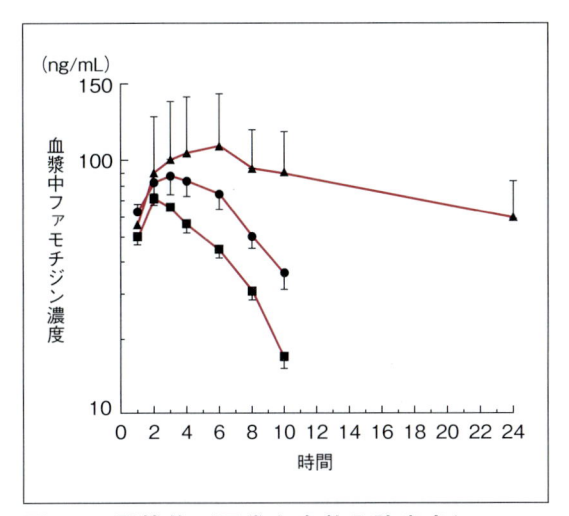

図 3-1 腎機能が正常な高齢入院患者(●, C_{cr}: 80.0 mL/分),腎機能障害を有する高齢入院患者(▲, C_{cr}: 15.2 mL/分),健常人(■, C_{cr}: 127.5 mL/分)へ 20 mg ファモチジンを経口投与後の血漿中濃度推移

(Inotsume N, Nishimura M, Fujiyama S, et al : Pharmacokinetics of famotidine in elderly patients with and without renal insufficiency and in healthy young volunteers. Eur J Clin Pharmacol 36 : 517-520, 1989)

| 透析患者 | 1回 20 mg 透析後 1回,
1回 10 mg 1日 1回 |

本患者の SCr が 2.0 mg/dL であるが,尿中クレアチニン濃度・排泄速度(蓄尿)は測定されていないため,下記の安田の推定式あるいは Cockcroft & Gault の推定式を用いて C_{cr} を推定できる.

[安田の推定式]

男性:C_{cr} = (176 − 年齢) × 体重 / (100 × SCr)

女性:C_{cr} = (158 − 年齢) × 体重 / (100 × SCr)

[Cockcroft & Gault 式]

男性:C_{cr} = (140 − 年齢) × 体重 / (72 × SCr)

女性:C_{cr} = 0.85 × (140 − 年齢) × 体重 / (72 × SCr)

C_{cr} をそれぞれの式で推定すると,安田式では 30.9 mL/分,Cockcroft & Gault 式では 27.9 mL/分と 30 mL/分前後であるので,上記に従って,ファモチジンの投与量は 1回 10 mg 1日 1回が適当と考えられる.

具体的な処方設計の支援

患者の服用する薬剤は〈処方2〉のように変更することが適当と考えられる.

処方2

カリメート散
　　　20 g　1日2回　朝・夕食後　14日分

ガスターD錠(10 mg)
　　　1錠　1日1回　夕食後　14日分

ムコスタ錠(100 mg)
　　　3錠　1日3回　朝・夕食後・就寝前　14日分

カルナクリン錠(50 IU)
　　　3錠　1日3回　毎食後　14日分

アムロジン錠(5 mg)
　　　1錠　1日1回　朝食後　14日分

フェロ・グラデュメット
　　　2錠　1日2回　朝・夕食直後　14日分

2　アンジオテンシン変換酵素阻害薬の適正使用

処方の内容

処方1　68歳の男性(体重 55 kg)

レニベース錠(5 mg)
　　　1錠　1日1回　朝食後　14日分
あるいは
エースコール錠(1 mg)
　　　1錠　1日1回　朝食後　14日分

背景と処方の問題点

背景

患者は,高血圧症であり,レニベース(エナラプリル),エースコール(テモカプリル)のどちら

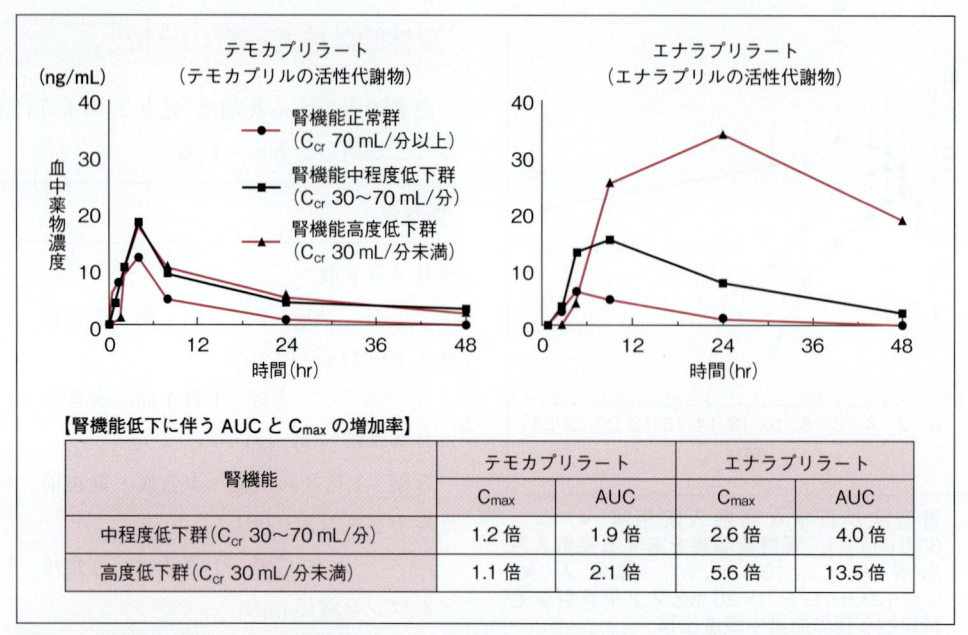

図3-2 テモカプリル1mgおよびエナラプリル5mgを経口投与した後の活性代謝物(テモカプリラートとエナラプリラート)の血中濃度推移

(Oguchi H, Miyasaka M, Koiwai T, et al：Pharmacokinetics of temocapril and enalapril in patients with various degrees of renal insufficiency. Clin Pharmacokinet 24：421-427, 1993)

【腎機能低下に伴うAUCとC_{max}の増加率】

腎機能	テモカプリラート C_{max}	テモカプリラート AUC	エナラプリラート C_{max}	エナラプリラート AUC
中程度低下群(C_{cr} 30〜70 mL/分)	1.2倍	1.9倍	2.6倍	4.0倍
高度低下群(C_{cr} 30 mL/分未満)	1.1倍	2.1倍	5.6倍	13.5倍

かの処方を考えた．腎機能の指標であるクレアチニンクリアランス(C_{cr})は50 mL/分と，正常値より低かった．

処方の問題

レニベース(エナラプリル)は腎排泄型，エースコール(テモカプリル)は，腎排泄・胆汁排泄型であるが，上記の処方量は，腎機能正常患者における通常量である．

エビデンスと処方のPK/PD解析

ACE阻害薬(アンジオテンシン変換酵素阻害薬；angiotensin converting enzyme inhibitor)は，重篤な腎(機能)障害のある患者に対して投与する場合，過度の血圧低下，血液障害あるいは腎機能悪化が起こるおそれがある．そのため，C_{cr}が30 mL/分以下，または血清クレアチニン値が3 mg/dLを超える場合には投与量を減らすか，投与間隔をのばすなど，慎重に投与するように規定されている．一方，各種腎疾患では糸球体内圧が上昇し，糸球体高血圧は腎障害を進展させるといわれており，腎疾患時の高血圧治療は，全身血圧だけではなく糸球体高血圧も考慮する必要がある．ACE阻害薬は糸球体輸出細動脈を拡張し，糸球体内圧を低下させ，腎保護作用を有するため軽度の腎障害患者の高血圧治療に有用である．しかし，腎障害時にACE阻害薬を使用する場合，血中濃度の上昇とこれに伴う副作用の発現に注意しなければならない．ACE阻害薬には腎排泄型の薬剤と腎排泄型＋肝消失型(代謝か胆汁中排泄)の薬剤とがあり，腎障害時には，この体内動態の違いという観点から薬剤を選択し，投与量や投与間隔を設定することも必要である．例えば，エナラプリルとテモカプリルを経口投与した後の血液中濃度推移について考えてみよう．テモカプリルとエナラプリルはいずれもプロドラッグであり，体内でそれぞれ活性代謝物のテモカプリラートとエナラプリラートに変換される．テモカプリルを経口投与後のテモカプリラートの血中濃度時間曲線下面積(AUC)は腎機能正常群(C_{cr}が70 mL/分

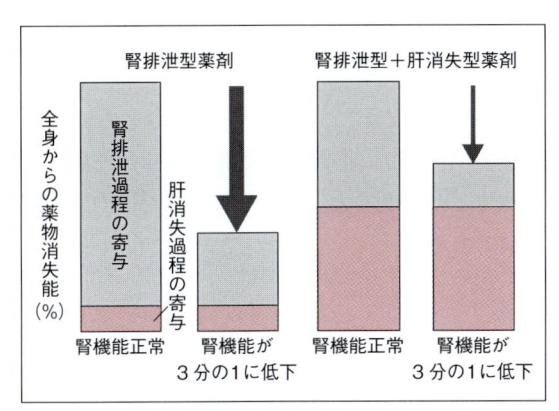

図3-3 腎機能障害が体内動態に及ぼす影響について、薬物の体内消失メカニズムごとにまとめた概念図

表3-1 ACE阻害薬を腎障害患者に経口投与した場合のAUCの増加率

一般名（主な商品名）	クレアチニンクリアランス(C_{cr}) 30 mL/分	50 mL/分
カプトプリル（カプトリル）	2〜3倍	2倍
テモカプリル塩酸塩（エースコール）	1〜3倍	1〜3倍
キナプリル塩酸塩（コナン）	2〜7倍	1〜3倍
ペリンドプリルエルブミン（コバシル）	3〜4倍	2〜3倍
エナラプリルマレイン酸塩（レニベース）	3〜9倍	1〜4倍
アラセプリル（セタプリル）	5倍	4倍
ベナゼプリル塩酸塩（チバセン）	2〜3倍	2倍
デラプリル塩酸塩（アデカット）	2〜3倍	2倍
シラザプリル（インヒベース）	3倍	2倍
リシノプリル（ロンゲス、ゼストリル）	1〜3倍	1〜2倍
イミダプリル塩酸塩（タナトリル）	9倍	5倍
トランドラプリル（オドリック、プレラン）	2倍	1〜2倍

クレアチニンクリアランス(C_{cr})が「30 mL/分」および「50 mL/分」の腎障害患者と、腎機能正常者のAUCを比較したもの。国内外の種々の文献を調べ、試験ごとに報告された倍率の平均値の範囲を筆者がまとめた（倍率は四捨五入）。ここに示した倍率をもとに、投与量の調節が可能である。

以上）と比較して腎機能中程度低下群（C_{cr}が70 mL/分未満 30 mL/分以上）と腎機能高度低下群（C_{cr}が30 mL/分未満）で約2倍に上昇した（図3-2）。

一方，エナラプリルを経口投与後のエナラプリラートのAUCは腎機能正常群と比較して腎機能中程度低下群で約4倍，高度低下群で約13倍に上昇した．エナラプリラートは、ほとんどが腎から排泄を受け、腎外クリアランスは全身クリアランスの10％程度にすぎない．一方，テモカプリラートは腎からの排泄ばかりでなく、腎外クリアランスとして肝臓からの胆汁中排泄も重要な消失経路である．テモカプリラートはOATP（organic anion transporting polypeptide）と呼ばれるトランスポーターにより血液から肝臓に取り込まれ、肝細胞からはMRP 2（multidrug resistance associated protein 2）と呼ばれるトランスポーターによって肝臓から胆汁中へと特異的に排泄される．これに対して、エナラプリラートはこのようなルートで胆汁中へと排泄される可能性は低い．したがって図3-3の概念図に示すように、全身からの消失における腎排泄の寄与が大きい薬剤は、全身クリアランスが腎障害の影響を受けやすいのに対して、腎排泄に加えて肝消失が存在する場合には、全身クリアランスは腎障害の影響を受けにくいことになる．

このような知見から、腎障害時にACE阻害薬を使用する場合、腎排泄＋肝消失型の薬剤を選択するか、腎排泄型の薬剤を使用する場合には投与量の減少、投与間隔の延長が必要となる．ただし、全身からの消失過程の中で腎排泄の寄与が少ない薬剤であっても、腎障害時には血中濃度が上昇し、腎臓への負担を招く可能性は否定できないことから、慎重な投与が必要である．

具体的な処方設計の支援

上記の患者においては、体内動態の変化からみて、エナラプリルであれば通常量の1/4〜1/2倍（1.25〜2.5 mg）、テモカプリルであれば通常量の1/2〜1倍（0.5〜1 mg）から開始して適宜増減することが望ましい．

処方2

レニベース錠（2.5 mg）　1錠　1日1回　朝食後
あるいは

レニベース錠(2.5 mg) 1/2錠　1日1回　朝食後
　あるいは
エースコール錠(1 mg)　1錠　1日1回　朝食後
　あるいは
エースコール錠(1 mg)　1/2錠　1日1回　朝食後

表3-1は，わが国で市販されているACE阻害薬について，腎障害患者(クレアチニンクリアランス30 mL/分と50 mL/分)に投与した時の活性体のAUCが，正常腎機能者に投与した場合に比べてどの程度増大するかを検討した国内外の報告値である．

2　抗血小板薬作用の持続時間と手術
Case 抗血小板薬の中止期間を十分置かないで手術が行われそうになった患者

処方の内容

処方1 65歳の男性(2月23日)

バファリン錠(81 mg)
　　　　　1錠　1日1回　朝食後　14日分
パナルジン錠(100 mg)
　　　　　2錠　1日2回　朝夕食後　14日分

処方2 (3月9日)

デパス錠(1 mg) 1錠　1日1回　就寝前　1日分

背景と処方の問題点

背景

患者への服薬指導の中で，3月12日にポリープの手術をするために，抗血小板薬の投与が中止され，術前の睡眠を確保するためにデパス(エチゾラム)が処方されたことが明らかとなった．

処方の問題

バファリン(アスピリン)とパナルジン(チクロピジン塩酸塩)を中止してから3日後に手術をすることになっている．しかし，抗血小板薬の影響を排除するためにはより長い休薬期間が必要なので，問題のある処方変更ということになる．すなわち，バファリンは手術前1週間以内の患者には慎重投与となっており，またパナルジンも手術する場合には出血を増強するおそれがあるので10〜14日前に投与を中止する必要がある(ただし，血小板機能の抑制作用が求められる場合を除く)．本症例は，両剤を中止後，2日後に手術をすることとなるので，出血などが増強する可能性があり，問題である．

エビデンスと処方のPK/PD解析

アスピリンあるいはチクロピジンによる出血の副作用の症例を以下に示す．

症例：26歳の女性(0回経妊，0回経産)．妊娠20週6日に重症妊娠中毒症にて前院入院．以後，バファリン錠81 mg/日，アダラートL錠40 mg/日の投与を受けていたが，頻回の頭痛と嘔吐，および子宮内胎児発育遅延と羊水過少が増悪したため，26週0日に病院へ緊急母体搬送された．入院当日は朝食後にバファリンを1錠服用したのちアプレゾリン(2.5 mg/時)の点滴を受けながら搬送された．午前10時に入院．胎児の状態がきわめて悪いと推測されたこと，妊娠継続によって稽留流産の可能性があること，しかし現段階で帝王切開を施行しても新生児死亡の可能性もあることなどを説明したところ，患者・家族はもうしばらくの妊娠継続を希望した．そこでアプレゾリンの点滴を中止し，マグネゾールの持続静注に変更して経過を観察した．その後再度，妊娠継続の意志

の有無についてインフォームド・コンセントを行ったところ，午後6時になって患者・家族は妊娠継続を断念して本日中の帝王切開を希望した．マグネゾールを中止し，凝固系検査でPT（プロトロビン時間），APTT（活性化部分トロンボプラスチン時間）値に異常のないことを確認したのちに午後9時より帝王切開を開始し，女児を娩出した．胎盤は200g，全体に血腫を認め，臍帯は黄染していた．術中出血量は819g（羊水含む），児娩出後に子宮切開創，腹壁切開創より凝固しにくい微量の出血が持続するため，ダグラス窩と皮下にドレーンを留置して閉腹した．術直後より子宮収縮は良好であったのにもかかわらず，ドレーンからの出血が持続した．新鮮凍結血漿3単位，濃厚赤血球4単位を輸血したが，24時間後には総計949gに達したため，縫合不全を疑って再開腹に踏み切った．開腹時所見は子宮収縮良好，子宮創部からの出血は認められず，子宮漿膜切縁，筋膜下，皮下組織の広範囲にわたってさらさらとした凝固しにくい微小出血部位を多数認めた．出血部位に電気メスにて凝固操作を加えたのち，ドレーン留置して閉腹した．アスピリン長期服用による血小板凝固機能障害による出血と判断して，血小板4単位，新鮮凍結血漿8単位，濃厚赤血球4単位を輸血したところ，術後12時間で36g，24時間で115gとドレーンからの出血量は著減し，その後まもなく止血した．

・大橋正伸，乾　昌樹，大西真砂子，他：低用量アスピリン服用患者の帝王切開後に苦慮させられた術後出血．産婦の進歩 5：155-157，2002．

症例：71歳の女性，加齢黄斑変性にて経過観察中，内科にて心筋梗塞予防のためのアスピリン（バファリン錠81mg）が開始され，3週間後に網膜下血腫が発生した．

・山崎有香里，南部裕之，高橋寛二，他：眼科診療における抗血小板剤全身投与の問題点．第53回日本臨床眼科学会・抄録集，pp1-49，1999．

症例：59歳の男性，加齢黄斑変性にて経過観察中，心筋梗塞にてバイパス手術が行われ，ワルファリン，アスピリン内服開始後約1年後に硝子体出血が生じた．どちらも抗血小板薬中止にて出血は消退した．

・山崎有香里，南部裕之，高橋寛二，他：眼科診療における抗血小板剤全身投与の問題点．第53回日本臨床眼科学会・抄録集，pp1-49，1999．

症例：88歳の女性，下肢血流障害のためのチクロピジン（パナルジン）内服中であった．球後麻酔にて白内障手術中，血液の滲出による球後出血のため，後嚢破損，硝子体出血を生じ，硝子体手術を行った．

・山崎有香里，南部裕之，高橋寛二，他：眼科診療における抗血小板剤全身投与の問題点．第53回日本臨床眼科学会・抄録集，pp1-49，1999．

症例：74歳の女性，既往歴として高血圧，脂質代謝異常症，急性腎炎，脳梗塞（アスピリン内服中）があった．初診日起床時より口腔内出血を認め近歯科医院受診．止血困難にて当科紹介により受診となる．口蓋正中部粘膜面に小孔を認め，同部より持続的な出血を認めた．X線所見によると，左側上顎前歯部に歯牙様不透過像を含む境界明瞭なX線透過像を認めた．上顎正中埋伏歯に起因する濾胞性歯嚢胞の診断の下，初診日当日は縫合および止血シーネ（上顎総義歯を調整）を使用し止血した．その後，同部からの出血がたびたびみられるため，内科主治医に照会しアスピリン内服中止とした．手術までの間出血は認められなかったため，その後局所麻酔下に嚢胞摘出術，抜歯術施行した．術後アスピリン内服再開するも，再出血は認めず現在経過良好である．口腔内出血を初発症状とし，頻回の出血および止血困難のため抗凝固剤の中止を要した濾胞性歯嚢胞の症例である．

・平松之典，山近英樹，中野　誠，他：口腔内出血を初発症状とした濾胞性歯嚢胞の1例．No.26，第31回日本口腔外科学会・中・四国地方会，2002．

　アスピリン，チクロピジンおよびシロスタゾールなどは抗血小板作用を有し，心筋梗塞や脳梗塞などの予防，慢性動脈閉塞性に基づく潰瘍，疼痛，および冷感などの虚血性諸症状の改善および血栓・塞栓症などの治療に頻用されている薬剤で

ある．血栓症の治療においては，安定した作用の維持が不可欠であるが，一方では，血栓症の患者は外科的手術の適応に移行する場合が多く，手術前の適切な休薬期間が必要とされている．したがって，各薬剤の体内動態と抗血小板作用の関係（薬物動態学と薬力学の関係）を定量的に解析することは，臨床における抗血小板薬の投与設計に重要な情報を提供できると考えられる．

＜アスピリン作用の薬物動態学(PK)/薬力学(PD)モデル解析＞

アスピリンは，組織中や血小板中に存在するシクロオキシゲナーゼ（アラキドン酸からプロスタグランジン H_2 への生成に関与する）を阻害することで，血小板および血管内皮細胞におけるプロスタグランジン類やトロンボキサン類の生成を低下させる．トロンボキサン A_2 は血小板で生成，放出されて血小板凝集を促進させるが，アスピリンはシクロオキシゲナーゼの529位のセリン残基を選択的にアセチル化することにより血小板のシクロオキシゲナーゼ活性を不可逆的に阻害し，トロンボキサン A_2 の生成を低下させることにより抗血小板作用を示すと考えられている．

アスピリンの血漿からの消失は極めて速やかであることが知られているが，一方で薬理効果の発現にはある程度の時間を要することが明らかとなっている．アスピリン1日75 mgを投与した調査では，投与開始2日目までは心筋梗塞あるいは死亡のリスク減少効果が認められなかったが，5日後にはリスクが57～69％に低下していることが報告されている．低用量（30～50 mg）のアスピリンの作用は蓄積的であり，作用が定常に達するまでに7～10日要する．一方，325 mgを1日2回服用した場合には投与初期から有効性が認められている．また抗血小板作用はアスピリン退薬後においても数日間持続する．これらの現象の説明として，アスピリンによって不活性化したシクロオキシゲナーゼを有する血小板が一定時間をかけて消失し，活性を有するシクロオキシゲナーゼを含む血小板に置換されるまでに数日要することによる．

一方で，アスピリンは血管内皮細胞のシクロオキシゲナーゼも阻害し，血小板凝集阻害物質であるプロスタサイクリンの生成を低下させるため，実際の抗血栓作用は，これらの相反する作用の和として得られると考えられている．したがって，アスピリンによる最適な抗血小板作用を得るためには，トロンボキサン A_2 の生成を十分に阻害する一方で，プロスタサイクリンの生成阻害を最小にするように投与設計する必要がある．

アスピリンを単回投与後の血漿中アスピリン濃度推移とトロンボキサン A_2 生成阻害作用，プロスタサイクリン生成阻害作用の関係を説明するために，シクロオキシゲナーゼの不可逆的阻害を考慮したPDモデルが構築されている．そして，アスピリンとシクロオキシゲナーゼの反応速度定数およびシクロオキシゲナーゼの代謝回転速度が推定された．さらに，これらのパラメーターを用いてアスピリンを反復投与時の作用を予測することで，現在臨床で使用されているアスピリンの用量の妥当性が考察できる．

モデル解析では，「アスピリンによるトロンボキサン A_2 およびプロスタサイクリン生成阻害作用は，それぞれ血小板中および血管内皮細胞中シクロオキシゲナーゼの不可逆的阻害に起因する」と仮定された（図3-4）．

なお，トロンボキサン A_2 は速やかにトロンボキサン B_2 に代謝されるため，血漿中トロンボキサン B_2 濃度の変化をトロンボキサン A_2 の変化の指標として使用している．

アスピリン単回投与後の血漿中アスピリン濃度，トロンボキサン B_2 およびプロスタサイクリン濃度の経時変化と非線形最小二乗法によってモデルフィッティングして得られたラインを図3-5に示した．

トロンボキサン B_2 とプロスタサイクリン産生に関するPDパラメーターとして，アスピリンとの反応速度定数（mL/μg/時間）は，K＝3.21（血小板），K'＝0.97（血管内皮細胞）が得られ，シクロオキシゲナーゼの消失速度定数（時間$^{-1}$）はそれぞ

血漿中アスピリン濃度とトロンボキサン A_2 およびプロスタサイクリンの生成阻害作用の関係を，血小板および血管内皮細胞のシクロオキシゲナーゼの見かけの代謝回転を含んだ PK/PD モデルにより解析した．トロンボキサン A_2 およびプロスタサイクリンの生成阻害作用は，$E/E_0(\varepsilon)$ および $E'/E'_0(\varepsilon')$ に比例すると仮定した．C_p：血漿中アスピリン濃度，K_s，K'_s：血小板および血管内皮細胞のシクロオキシゲナーゼの生成速度，E，E'：血小板および血管内皮細胞のシクロオキシゲナーゼの量，E_0，E'_0：E，E' の初期量，K，K'：アスピリンと血小板および血管内皮細胞のシクロオキシゲナーゼの反応速度定数，k_e，k'_e：血小板および血管内皮細胞のシクロオキシゲナーゼの見かけの代謝回転速度定数

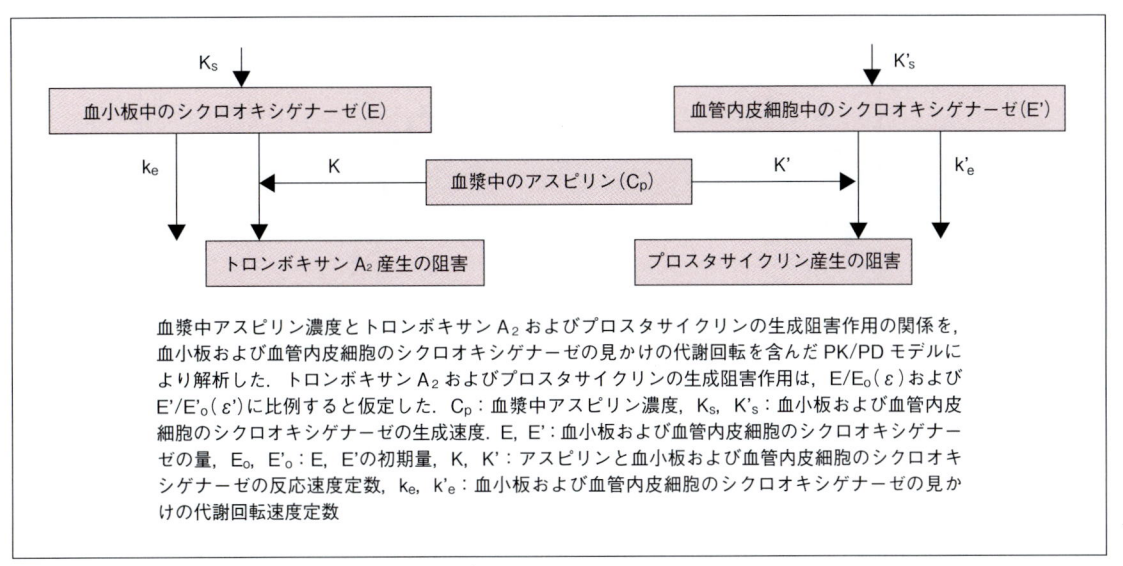

図 3-4　アスピリンの抗血小板作用の PD モデル
(Yamamoto K, Abe M, Katashma M, et al：Pharmacodynamic analysis of antiplatelet effect of aspirin in the literature modeling based on inhibition of cyclooxygenase in the platelet and the vessel wall endothelium. Jpn J Hosp Pharm 22：133-141, 1996)

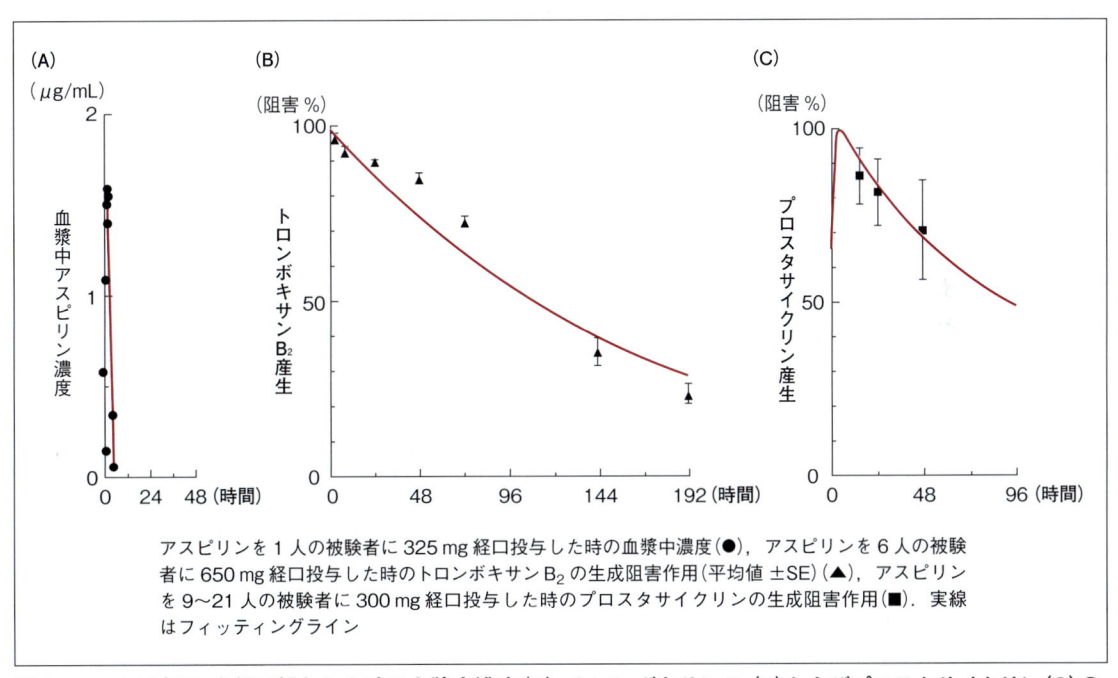

アスピリンを 1 人の被験者に 325 mg 経口投与した時の血漿中濃度(●)，アスピリンを 6 人の被験者に 650 mg 経口投与した時のトロンボキサン B_2 の生成阻害作用(平均値 ±SE)(▲)，アスピリンを 9〜21 人の被験者に 300 mg 経口投与した時のプロスタサイクリンの生成阻害作用(■). 実線はフィッティングライン

図 3-5　アスピリンを経口投与した時の血漿中濃度(A)，トロンボキサン B_2(B) およびプロスタサイクリン(C) の生成阻害作用
(Yamamoto K, Abe M, Katashma M, et al：Pharmacodynamic analysis of antiplatelet effect of aspirin in the literature modeling based on inhibition of cyclooxygenase in the platelet and the vessel wall endothelium. Jpn J Hosp Pharm 22：133-141, 1996)

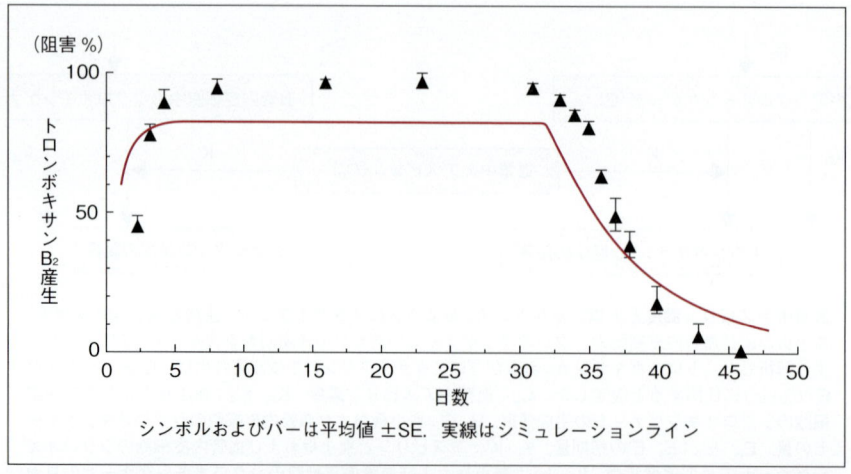

図3-6 アスピリンを 0.45 mg/kg 経口投与した時のトロンボキサン B_2 の生成阻害作用

(Yamamoto K, Abe M, Katashma M, et al: Pharmacodynamic analysis of antiplatelet effect of aspirin in the literature modeling based on inhibition of cyclooxygenase in the platelet and the vessel wall endothelium. Jpn J Hosp Pharm 22:133-141, 1996)

れ, $k_e = 0.00630$, $k'_e = 0.0100$ であった. フィッティングラインはいずれも実測データとよく一致しており, アスピリンが速やかに血漿中から消失するにもかかわらず, 作用が長時間持続することがこの PK/PD モデルによって説明できた. k_e および k'_e から計算される血小板中および血管内皮細胞中シクロオキシゲナーゼの平均滞留時間($1/k_e$ および $1/k'_e$)はそれぞれ約7日および4日と推算される. 前者は, 一般に知られている血小板の寿命(8～10日)と良好に対応している.

体重 74.8 kg のヒトにアスピリン 0.45 mg/kg を1日1回30日間反復投与した時のトロンボキサン B_2 濃度の経時変化の実測値と, 得られたパラメーターを用いて計算した本モデルによるシミュレーションラインはよく一致しており, 本モデルにより単回投与データから反復投与時の作用が予測可能であることが示された(図3-6).

アスピリンを単回投与した時のトロンボキサン B_2 およびプロスタサイクリン生成阻害作用の実測値と得られたパラメーターを用いて計算した用量作用曲線を図3-7に示した.

いずれの用量作用曲線も実測データとよく一致している. アスピリンの作用は長時間持続するため, 反復投与した時には作用の重複により用量作用関係が低用量側にシフトすることが考えられる. そこで1日1回反復投与した時の定常状態における用量作用関係をシミュレーションしたところ, トロンボキサン A_2 阻害作用は 40～80 mg, プロスタサイクリン阻害作用は 300 mg でほぼ最大に達すると推定された(図3-8).

さらに, 図3-6に示したように低投与量では作用が十分に発現するまで数日を要すること, 低用量でも投与を中止後作用が消失するまでに10日前後を要することが説明できたこと, 用量作用関係が説明できたこと(図3-7)などから, このモデルは, アスピリンによる抗血小板作用を得るための投与設計に応用できると考えられる.

一般に, 抗血小板作用を得るために必要なアスピリンの投与量としては 75～100 mg が推奨されており, この投与量で十分なトロンボキサン B_2 生成阻害作用が得られるが, 速やかに作用を得るためには初期投与量を 300～325 mg にすればよいとされている. 一方, アスピリン 10～40 mg の投与ではプロスタサイクリンの代謝物である 6-ケト-$PGF_{1\alpha}$ の尿中排泄は変化しなかったが, 80～300 mg では血管内皮細胞のプロスタサイク

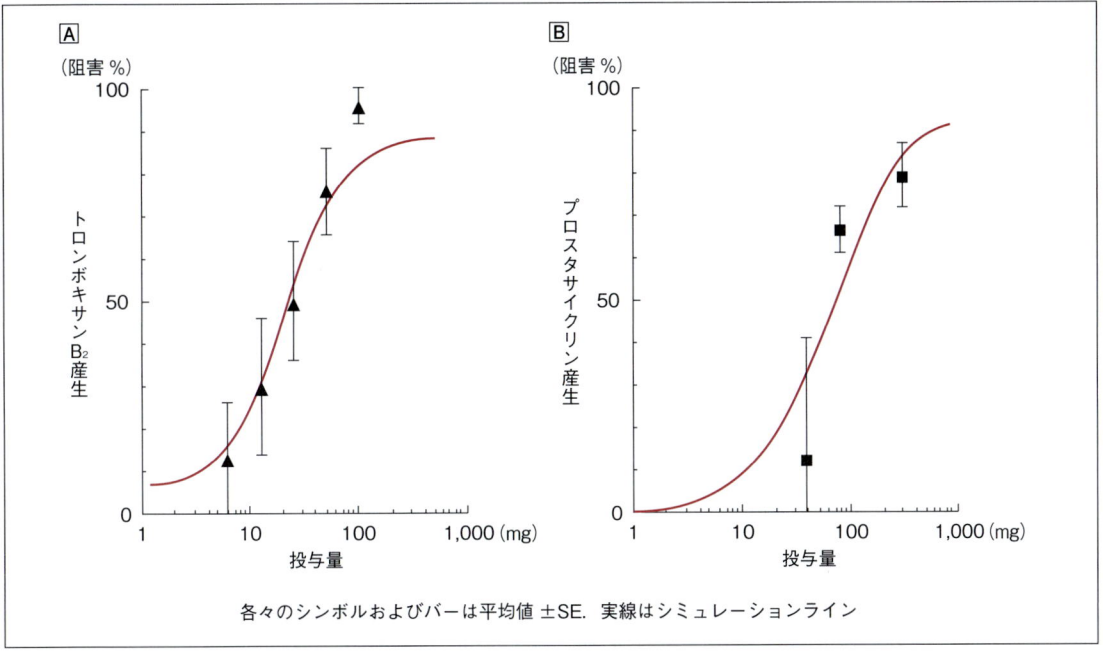

図3-7 アスピリンを単回経口投与した時のトロンボキサン B₂(投与24時間目)およびプロスタサイクリン(投与14時間目)の生成阻害作用の用量作用曲線

(Yamamoto K, Abe M, Katashma M, et al : Pharmacodynamic analysis of antiplatelet effect of aspirin in the literature modeling based on inhibition of cyclooxygenase in the platelet and the vessel wall endothelium. Jpn J Hosp Pharm 22 : 133-141, 1996)

リン生成能が低下することが示されている．これらの報告はいずれも先のシミュレーション結果と一致しており，モデル解析が妥当であることを示唆している．

なお，血小板への作用は門脈中ですぐに発現するのに対して，血管内皮細胞への作用は全身循環血中のアスピリンが関与すると考えられているが，ここで紹介したモデルではいずれの作用も全身循環血中アスピリンが関与すると仮定して解析されている．門脈血中濃度と初回通過効果を考慮した解析を行えば，2種のシクロオキシゲナーゼに対する阻害活性の差がさらに明確に説明できるかもしれない．

アスピリンの血小板中および血管内皮細胞中シクロオキシゲナーゼ阻害作用の差に関しては，シクロオキシゲナーゼの代謝回転の違いも考えられる．血小板はタンパク合成能を持たないためシクロオキシゲナーゼが不可逆的に阻害されるが，血管内皮細胞中ではシクロオキシゲナーゼが再生されるため反復投与時の阻害率が異なることが示唆

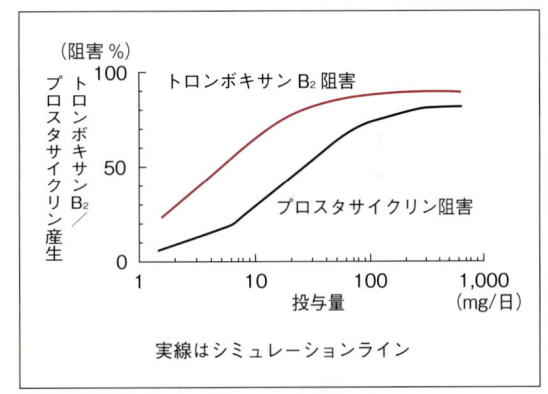

図3-8 アスピリンを15日間反復経口投与した時のトロンボキサン B₂ およびプロスタサイクリンの生成阻害作用の用量作用曲線の比較

(Yamamoto K, Abe M, Katashma M, et al : Pharmacodynamic analysis of antiplatelet effect of aspirin in the literature modeling based on inhibition of cyclooxygenase in the platelet and the vessel wall endothelium. Jpn J Hosp Pharm 22 : 133-141, 1996)

されている．しかし，モデル解析で得られたシクロオキシゲナーゼの消失速度定数(k_e および k'_e)には大きな差はなく，むしろ反応速度定数(K お

およびK')に差がみられた．したがって，両者の差は先に述べたように門脈血と全身循環血のアスピリン濃度の違いによるものである可能性が高い．

構築したモデルと得られたパラメーターを用いて，常用量（40 mg, 80 mg, 320 mg/日）のアスピリンを8日間反復投与した時の抗血小板作用（トロンボキサン B_2 生成阻害作用）をシミュレーションした（図3-9）.

40 mgのアスピリンにおいては，平均85％以上のトロンボキサン B_2 生成阻害作用が得られるが，最大効果発現までに2日間を要した．80 mgでは，40 mgよりも速やかに平均90％以上のトロンボキサン B_2 生成阻害作用が得られ，最大効果発現期間は1日間に短縮されることが示された．さらに高用量の320 mgを投与すると，トロンボキサン B_2 生成阻害作用は投与直後から十分発現することが示された．また，最終投与後に血小板凝集抑制作用が消失するまでに要する期間は，いずれの投与量においても約10日間であった.

＜チクロピジンの抗血小板作用のPK/PDモデル解析＞

チクロピジンは，1日200～600 mg（2～3回の分割投与）で有効性が認められている．チクロピジンによる抗血小板作用の発現は投与後24～48時間と遅く，定常状態に達するまでに5～6日の繰り返し投与を要することが知られている．また，チクロピジンの投与を中止した後も，その抗血小板作用は長時間（4～5日間）持続し，血漿中薬物濃度と薬理作用の間には直接的な関係はないと考えられている．チクロピジンの作用メカニズムとしては，アデニル酸シクラーゼを活性化することにより血小板内cAMP濃度を上昇させ凝集抑制作用を発現すると報告されている．また，GPⅡb/Ⅲaとフィブリノゲンの結合を阻害することなどが報告されている.

チクロピジンの詳細な作用メカニズムはいまだに明らかとなっていないため，チクロピジンの体内動態と薬理作用の関係について定量的な解析は

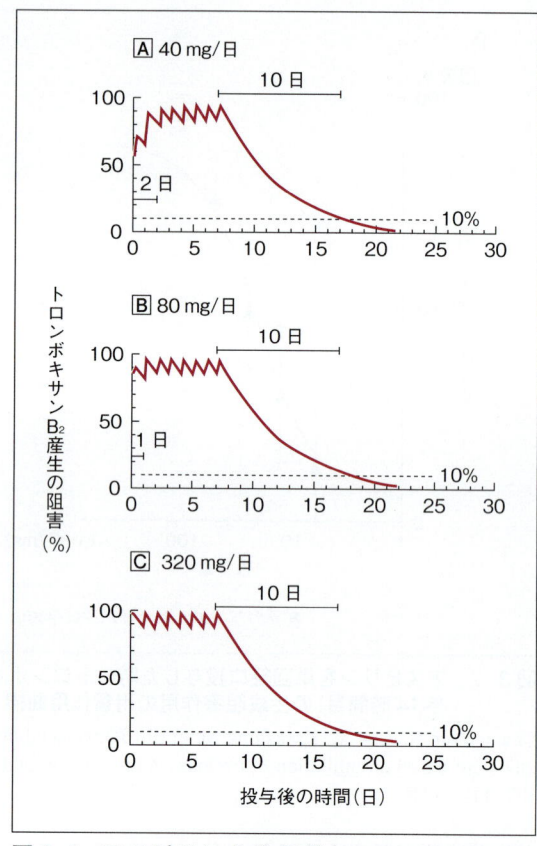

図3-9 アスピリンを常用量（40 mg, 80 mg, 320 mg/日）で8日間反復投与した後の抗血小板作用（トロンボキサン B_2 生成阻害作用）のシミュレーション

(Katashima M, Yamada Y, Yamamoto K, et al：Analysis of antiplatelet effect of ticlopidine in humans：modeling based on irreversible inhibition of platelet precursors in bone marrow. J Pharmacokinet Biopharm 27：283-296, 1999)

行われていない．ここでは，チクロピジンの血漿中濃度と血小板凝集抑制作用の関係を定量的に検討するために，チクロピジンの未成熟血小板（骨髄巨核球）への不可逆的阻害を考慮したPK/PDモデルを紹介したい（図3-10）.

まず，チクロピジン500 mgおよび1,000 mgを単回経口投与した時の血漿中濃度を図3-11に示す.

チクロピジン250 mg, 500 mg, 1,000 mgを経口単回投与した時の血小板凝集抑制作用の報告値と，先のモデルによるフィッティングラインを図3-12に示す.

チクロピジンの体内動態はこの投与量範囲にお

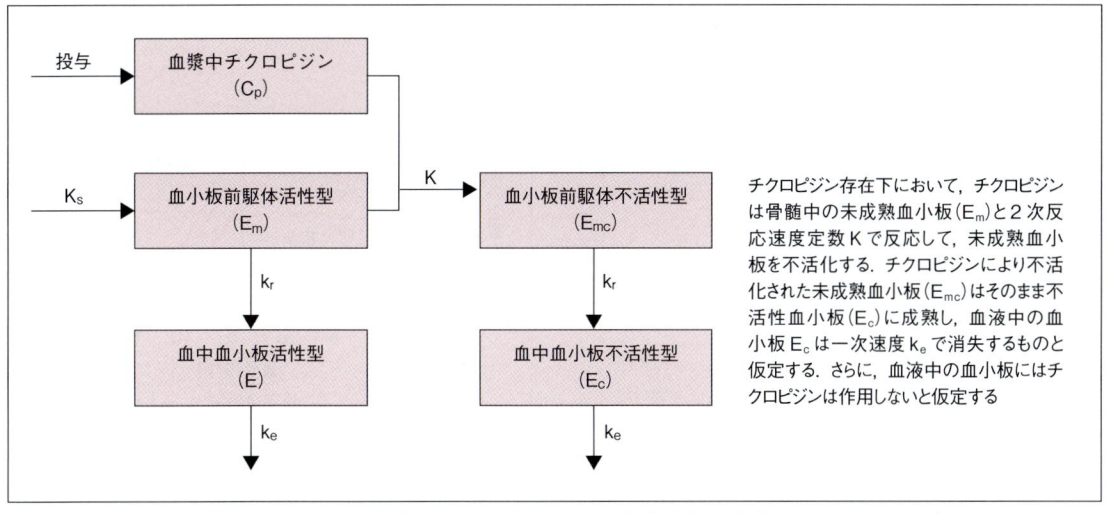

図3-10 チクロピジンの未成熟血小板（骨髄巨核球）への不可逆的阻害を考慮したPK/PDモデル
(Katashima M, Yamada Y, Yamamoto K, et al：Analysis of antiplatelet effect of ticlopidine in humans：modeling based on irreversible inhibition of platelet precursors in bone marrow. J Pharmacokinet Biopharm 27：283-296, 1999)

チクロピジン存在下において，チクロピジンは骨髄中の未成熟血小板（E_m）と2次反応速度定数Kで反応して，未成熟血小板を不活化する．チクロピジンにより不活化された未成熟血小板（E_{mc}）はそのまま不活性血小板（E_c）に成熟し，血液中の血小板 E_c は一次速度 k_e で消失するものと仮定する．さらに，血液中の血小板にはチクロピジンは作用しないと仮定する

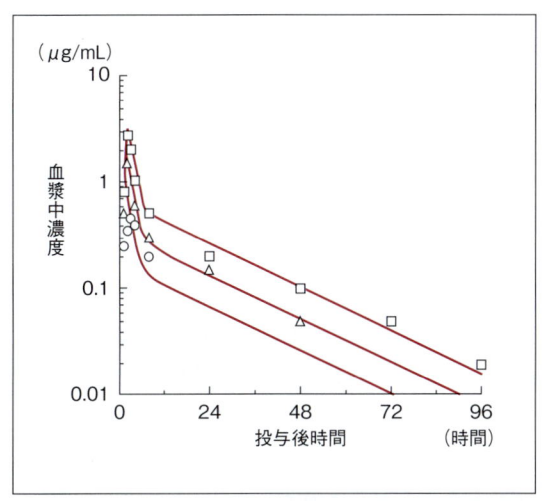

図3-11 チクロピジン250 mg，500 mgおよび1,000 mgを単回経口投与した時の血漿中濃度
(Katashima M, Yamada Y, Yamamoto K, et al：Analysis of antiplatelet effect of ticlopidine in humans：modeling based on irreversible inhibition of platelet precursors in bone marrow. J Pharmacokinet Biopharm 27：283-296, 1999)

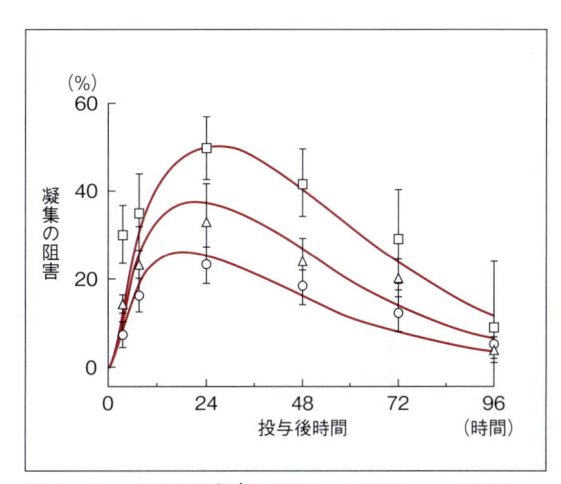

図3-12 チクロピジン250 mg，500 mg，1,000 mgを経口単回投与した時のADP惹起の血小板凝集抑制作用（凝集抑制の％）をモデル（図3-10）に当てはめたフィッティングライン
(Katashima M, Yamada Y, Yamamoto K, et al：Analysis of antiplatelet effect of ticlopidine in humans：modeling based on irreversible inhibition of platelet precursors in bone marrow. J Pharmacokinet Biopharm 27：283-296, 1999)

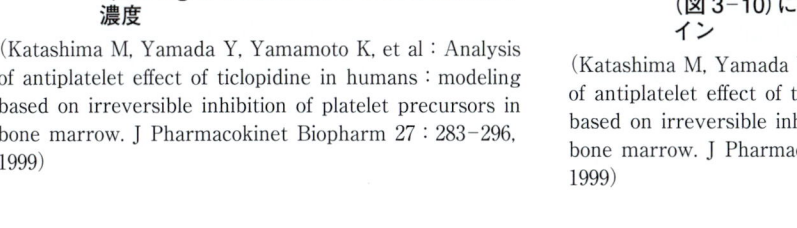

いて線形と仮定し，図3-11の解析に基づく血漿中濃度推移を入力関数として用いた．フィッティングラインはいずれも報告値とよく一致しており，チクロピジンを単回投与後の血小板凝集抑制作用は，図3-10のモデルで解析可能であった．

算出されたPK/PDパラメーターは，K（未成熟血小板とチクロピジンの二次反応速度定数）が 1.01 ± 1.08 mL・μg^{-1}・hr^{-1}，k_r が 0.265 ± 0.259 hr^{-1}，k_e が 0.0747 ± 0.0112 hr^{-1} であった．得られたパラメーターを用いてチクロピジンを種々の用量で

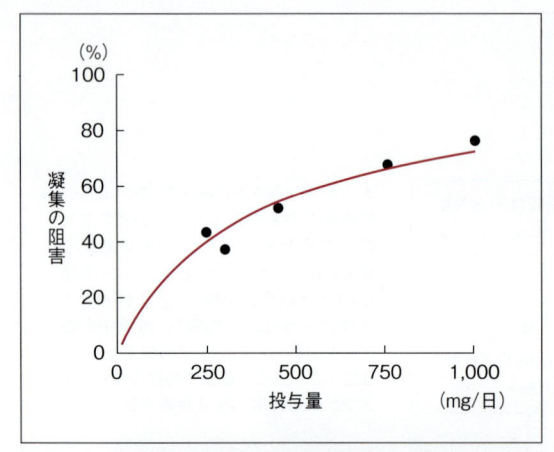

図3-13 図3-12の当てはめ解析から得られたPDパラメーターを用いてチクロピジンを種々の用量で7日間反復投与した時のADP惹起の血小板凝集抑制作用（凝集抑制の%）とシミュレーションによる用量作用曲線

(Katashima M, Yamada Y, Yamamoto K, et al：Analysis of antiplatelet effect of ticlopidine in humans：modeling based on irreversible inhibition of platelet precursors in bone marrow. J Pharmacokinet Biopharm 27：283-296, 1999)

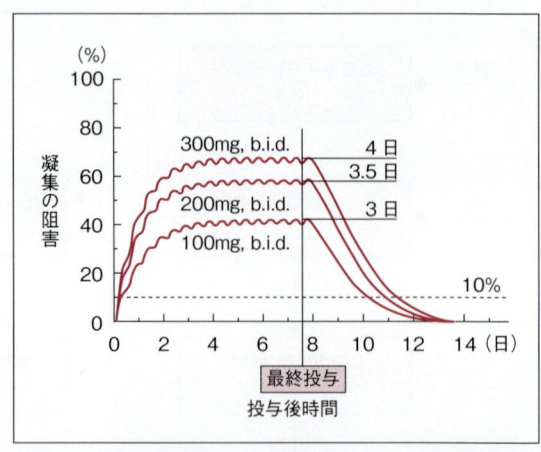

図3-14 常用量のチクロピジン（1回100 mg, 200 mgおよび300 mg 1日2回）を反復投与した時と休薬した後の血小板凝集抑制作用（凝集抑制の%）をシミュレーション

(Katashima M, Yamada Y, Yamamoto K, et al：Analysis of antiplatelet effect of ticlopidine in humans：modeling based on irreversible inhibition of platelet precursors in bone marrow. J Pharmacokinet Biopharm 27：283-296, 1999)

8日間反復投与した時の血小板凝集抑制作用を予測した（図3-13）．

シミュレーションによる用量作用曲線は，実測値とよく一致している．

チクロピジンの薬理作用が未変化体によるものか不安定な活性代謝物による可能性があるが，ここで紹介したモデルでは，チクロピジンの薬効発現機序として，未変化のチクロピジンによる骨髄の巨核球細胞への作用に着目して，PK/PDモデルを構築した．得られたパラメーターをもとに，常用量のチクロピジン（1回100 mg, 200 mgおよび300 mg 1日2回）を反復投与する時の血小板凝集抑制作用をシミュレーションすると，作用が最大効果に達するにはいずれの投与量においても3〜4日を要すること，この常用量の範囲では用量依存的に定常となる最大効果が増大すること，血小板凝集抑制作用の消失（<10%）には，3〜4日を要することが示唆された（図3-14）．

チクロピジンの投与を中止した後の抗血小板作用は4〜15日間と長時間持続することが報告されており，これはモデル解析で得られた抗血小板作用の消失より長い．しかし，チクロピジンの長期間反復投与（3〜5週間）により，チクロピジンの血漿からの消失半減期は約100時間に延長することが報告されている．そこで，血漿からの消失速度定数（k_{10}）を変動させて，血小板凝集抑制作用のシミュレーションを行った（図3-15）．

シミュレーションの結果，チクロピジンの血漿からの消失の延長に伴って血小板凝集抑制作用は延長することが示された．

すでに示したように，アスピリンの解析で得られたk_eから血小板の平均寿命（$1/k_e$）を推定すると約7日であり，これは実際の血小板の寿命とよく一致した．一方でチクロピジンを投与した時のk_eは0.0747 hr^{-1}であり血小板の寿命とは対応しなかった．この理由としては，血小板に結合したチクロピジンの一部が可逆的に解離することが考えられる．さらにチクロピジンの活性代謝物による薬効発現機序も考えられており，今後詳細な解析が行われる必要がある．

以上，持続的な抗血小板作用を発揮するアスピリンとチクロピジンにおいて，その抗血小板作用

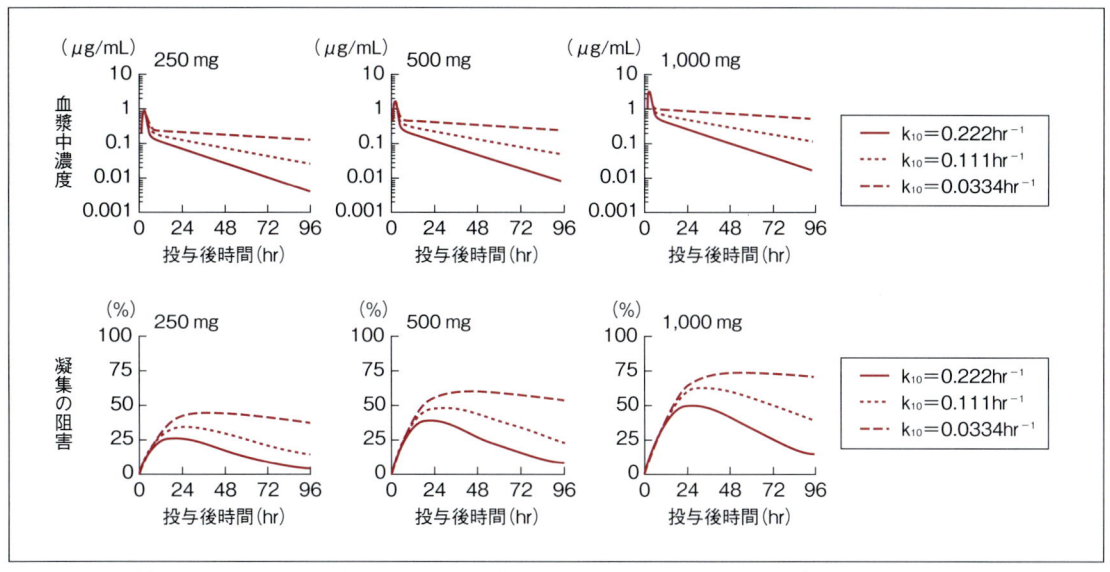

図3-15 血漿からの消失速度定数であるk_{10}を変動させて算出したチクロピジンによる血小板凝集抑制作用（凝集抑制の％）のシミュレーション

(Katashima M, Yamada Y, Yamamoto K, et al：Analysis of antiplatelet effect of ticlopidine in humans：modeling based on irreversible inhibition of platelet precursors in bone marrow. J Pharmacokinet Biopharm 27：283-296, 1999)

の発現プロフィールは両薬物で異なることが理論的に解析でき，臨床での処方設計にこれらのモデルが有用であることが示唆された．

間，パナルジンにおいては10～14日の休薬期間が必要であることを告げる必要がある．本事例においては，手術は2週間後の3月24日に変更になった．

具体的な処方設計の支援

処方医に手術前にはバファリンにおいては1週

3 肝障害時におけるセレギリンの投与設計
Case 肝障害患者へのエフピーの処方

処方の内容

処方1 58歳の男性，病院の神経内科

ネオドパストン錠（100 mg）
　　　　1錠　1日1回　朝食後　14日分
エフピー錠（2.5 mg）
　　　　1錠　1日1回　朝食後　14日分

アルサルミン錠（250 mg）
　　　　12錠　1日3回　毎食後　14日分

背景と処方の問題点

背景
　患者はこれまでレボドパ製剤のネオドパストン

での治療を受けていたが，十分な効果が得られないことから，今回，エフピー錠(セレギリン塩酸塩)が追加された．患者は肝障害であり，臨床検査結果は，ASTは50 U/L, ALTは70 U/L, APは300 U/L, γ-GTPは260 U/Lであった．

処方の問題

肝障害患者がセレギリン塩酸塩を服用した場合，血液中濃度が大きく上昇する可能性があるため，投与量を調節する．

エビデンスと処方のPK/PD解析

セレギリンはパーキンソン病に効能を有する薬剤であり，作用メカニズムとしては不可逆的で選択的なB型モノアミン酸化酵素(MAO-B)を阻害する．セレギリンは経口投与後，消化管からの吸収は迅速でかつ完全である．しかし，経口バイオアベイラビリティーは10%と小さく，肝初回通過効果を大きく受ける．セレギリンは，主に，デスメチルセレギリンとl-メタンフェタミンに代謝され，さらにl-アンフェタミンへ代謝される(図3-16)．

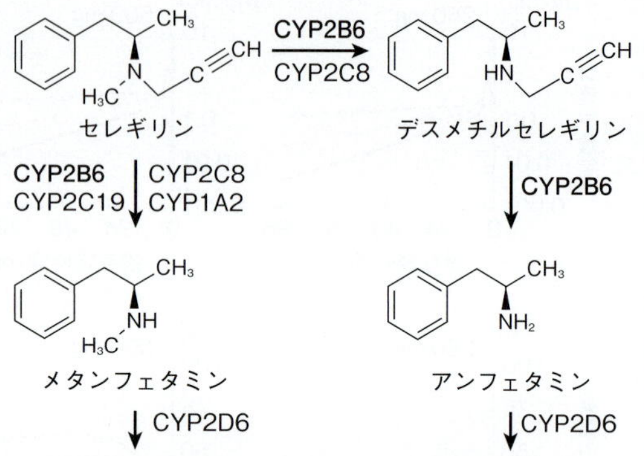

セレギリンのデスメチルセレギリンとl-メタンフェタミンへの代謝は，主にCYP2B6(さらに一部はCYP3A4, CYP2A6)によって代謝されることが知られている．

セレギリンの主作用は，MAO-B阻害作用であるが，血小板MAO活性(90%以上がB型)に対する阻害効果が比較されている．デスメチルセレギリンは，1 μM以下では阻害を認めないが，100 μMの高濃度ではセレギリンと同程度まで阻害した．l-メタンフェタミンでは100 μMまでヒトの血小板のMAO活性を阻害しなかった．セレギリン塩酸塩の2.5 mg(通常投与量)を投与した後の未変化体の血中濃度は8 nMであることから，薬物作用は主に未変化体によって引き起こされると考えられる．

肝障害患者(AST, ALT, AP活性は2〜3倍程度，γ-GTPは10倍の増加)においては，肝機能正常者と比較してセレギリンの血清中濃度は大きく上昇する(C_{max}で7倍，AUCで18倍の増加)(図3-17)．

代謝物であるデスメチルセレギリン，l-メタンフェタミン，l-アンフェタミンは肝障害によって血中濃度の若干の低下が観測されている(図3-3-2)．本来セレギリンからこれら代謝物へ移行する過程が障害を受けてセレギリンの血中濃度が大きく増加することからこれら代謝物の濃度も大きく低下するはずであるが，実際には，これら代謝物からさらに続く代謝過程が肝障害によって障害を受けているためと考えられる．

具体的な処方設計の支援

肝障害によってセレギリンの血中濃度が高濃度になると，不眠，ジスキネジア，眩暈，悪心・嘔吐，起立性低血圧などの副作用が増強される可能性がある．したがって，肝障害患者においては，セレギリンの投与量の調節が必要である．血中濃度の増加率を考慮すると，まずは1/10錠から投与することがすすめられる．

図3-16　ヒトにおけるセレギリンの代謝過程
(Anttila M, Sotaniemi EA, Pelkonen O, et al：Marked effect of liver and kidney function on the pharmacokinetics of selegiline. Clin Pharmacol Ther 77：54-62, 2005)

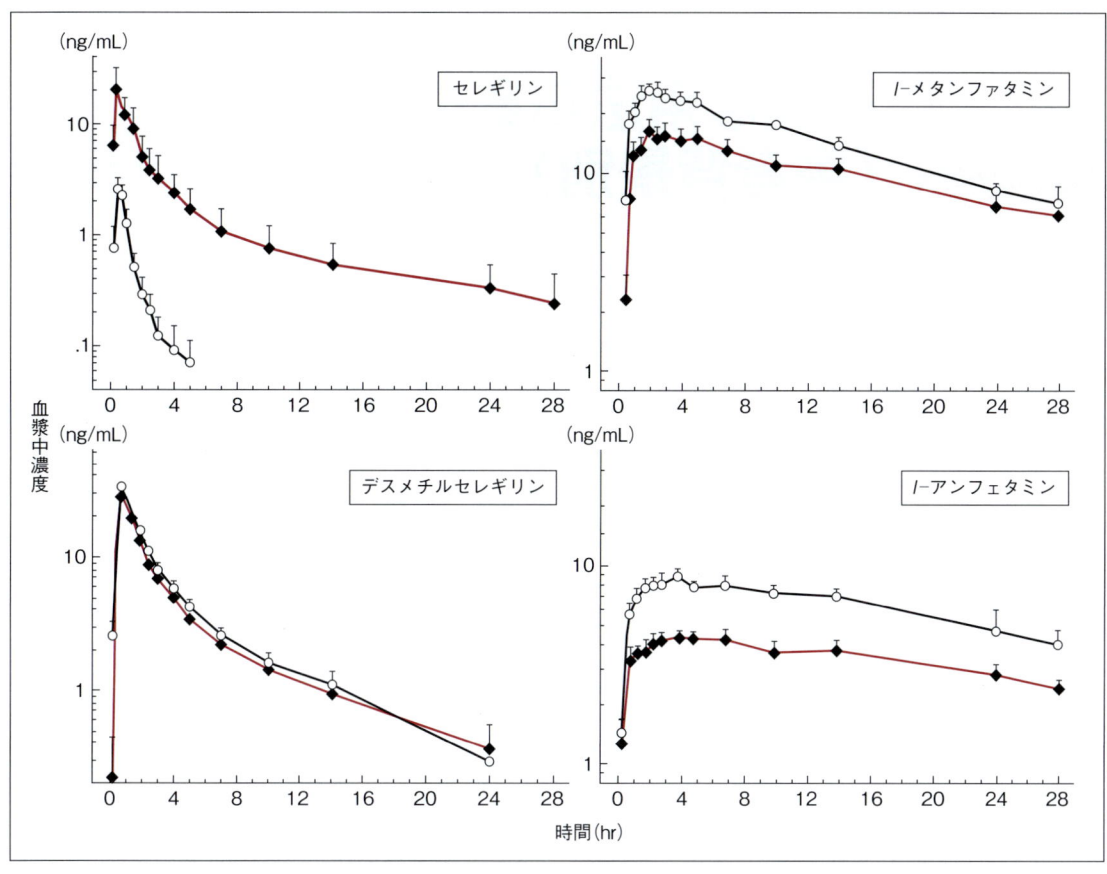

図3-17　セレギリン塩酸塩を肝機能正常者(○)と肝機能障害患者(◆)に経口投与(20 mg)した後の血液中セレギリン，デスメチルセレギリン，l-メタンフェタミン，l-アンフェタミンの濃度推移

(Anttila M, Sotaniemi EA, Pelkonen O, et al：Marked effect of liver and kidney function on the pharmacokinetics of selegiline. Clin Pharmacol Ther 77：54-62, 2005)

処方2　58歳の男性，病院の神経内科

ネオドパストン錠(100 mg)
　　　　　1錠　1日1回　朝食後　14日分
アルサルミン錠(250 mg)
　　　　　12錠　1日3回　毎食後　14日分
エフピー錠(2.5 mg)
　　　　　1/10錠　1日1回　朝食後　14日分
エフピー錠は粉砕して賦形してください

しかし，すべての肝障害患者においてセレギリンの血中濃度が増大するわけではなく，患者によっては肝機能正常者と相違しない例も報告されている．したがって，投与量を減量した場合には，治療効果と副作用をモニターしながら投与量を微細に調節する．

4 最適な用法用量の設定（患者背景別）

1 服薬ノンコンプライアンスと対処法
Case 過量服用してしまった患者

処方の内容

a) セフジニル（セフゾン）の過量投与

処方1 82歳の男性，病院の内科病棟

セフゾンカプセル（100 mg）
　　　　3 Cap　1日3回　毎食後　5日分
ユベラNソフトカプセル（200 mg）
　　　　3 Cap　1日3回　毎食後　14日分

b) セチリジン（ジルテック）の過量投与

処方2 58歳の男性，処方オーダーリング，病院の皮膚科

ジルテック錠（10 mg）
　　　　1錠　1日1回　夕食後　14日分

c) リバビリン（レベトール）の過量投与

処方3 50歳の男性，病院の内科病棟

レベトールカプセル（200 mg）
　　　　4 Cap　1日2回　朝夕食後　7日分

背景と処方の問題点

a) セフジニルの過量投与
背景

患者は入院中であり，明朝から〈処方1〉の薬剤を服用することになった．薬剤師は，「5月9日朝食後より　1日3回　毎食後　5日分　1カプセルずつ服用」と薬袋に記入し，前日に服薬指導をして患者に渡した．この時，薬剤師は，本患者は服薬に関して自己管理できると判断していた．ところが，翌日の朝8時30分頃，セフゾン3カプセルを一度に服用してしまった．

処方の問題

本服薬ノンコンプライアンスを聞いた薬剤師は，添付文書に記載されているセフゾンの血液中濃度推移より感覚的に予測して，5月9日の就寝前（午後9時）にもう1度服用することがよいと考えて医師に進言した．

b) セチリジンの過量投与
背景

薬局の窓口で，薬剤師は患者が3日間服薬ノンコンプライアンスであることを見出した．そのため当該薬剤師は，患者に対してきちんと服用するように注意を促した．患者は，その後，会計時にドリンク剤を購入していた．ドリンク剤を飲み終わった後のカウンターを見るとジルテック錠のPTPのかけらが3錠分転がっているのを発見し

た．すなわち，患者はジルテック錠を1度にまとめて3錠服用したのである．本人になぜそのようなことをしたのかと聞くと「薬が体に切れてたから，飲まなかった分を今飲んだ．これで追いついた」と述べた．

処方の問題

当日の処方通りの夕方の服用は中止するように指示した．しかし，翌日の夕方の服用については，医師との協議の結果，通常通り1錠服用するようにと指示した．

c） リバビリンの過量投与

背景

その他にイントロンA注〔インターフェロンα-2b（遺伝子組換え）〕が1日1回600万IUで筋肉内投与されている．病棟薬剤師が，上記処方の後4日経過して，5日目の夕食後に残薬確認とともに服薬指導を行っていたところレベトールの数が足りなくなっていたことが判明した．これまではウルソ錠（100 mg）（1日3錠を1日3回に分けて毎食後服用）が処方されていたが，〈処方3〉が開始された後は中止となっていた．朝夕食後に2回服用すべきレベトールを，5日間にわたって毎食後3回服用していたことが発覚した（ウルソの服用方法に引きずられたものと考えられる）．

処方の問題

医師との協議の結果，薬剤師は，次の日の朝から通常通り，朝夕食後服用するようにと指示した．

エビデンスと処方のPK/PD解析

上記処方において問題となっているセフゾン（セフジニル），ジルテック（セチリジン），レベトール（リバビリン）を過量服用した場合，次回服用以降の用法用量などをどのように変更したらよいのであろうか？　まず，セフジニル，セチリジン，リバビリンの通常投与に関する用法用量の一部を示す．

用法用量

セフジニル

通常，セフジニルとして成人1回100 mg（力価）を1日3回経口投与する．なお，年齢および症状に応じて適宜増減する．

セチリジン

通常，成人にはセチリジン塩酸塩として1回10 mgを1日1回，就寝前に経口投与する．なお，年齢，症状により適宜増減するが，最高投与量は1日20 mgとする．

リバビリン

通常，成人には，リバビリンとして1日600〜1,000 mgを1日2回に分けて連日朝夕食後経口投与する．体重60 kg以下の場合は1日600 mg，また体重60 kgを超え80 kg以下の場合は1日800 mg，80 kgを超える場合は1日1,000 mgとする．なお，投与量を1日600 mgとする場合は朝食後200 mg，夕食後400 mgを経口投与する．

過量服用してしまった後に，上記用法用量時の血中濃度，治療効果へもっていくためにはどのようにすればよいのであろうか．セフジニル，セチリジン，リバビリンそれぞれの過量投与時の対処法について，PKに基づく解析が有用である．以下にそれぞれの薬剤ごとに解析結果を示す．

セフジニル

事例において，薬剤師が判断した就寝前（午後9時）に1カプセル服用で問題ないのであろうか？　図4-1は正しく1回1カプセルを1日3回服用した場合の本来あるべきセフジニルの血漿中濃度推移（a）と患者が朝に3カプセルまとめ飲みした場合の推移（b）である．

そこで表4-1にあるように，その日の昼と夕方に1カプセルずつを，夕食後にのみ1カプセルを，そして寝る前のみに1カプセル服用した場合の血漿中濃度推移をシミュレーションした．

図4-2は，（a）セフゾンを1カプセルずつ朝・昼・夕と服用した場合（標準），（b）3カプセル朝まとめ飲みした場合，（c）3カプセル朝まとめ飲

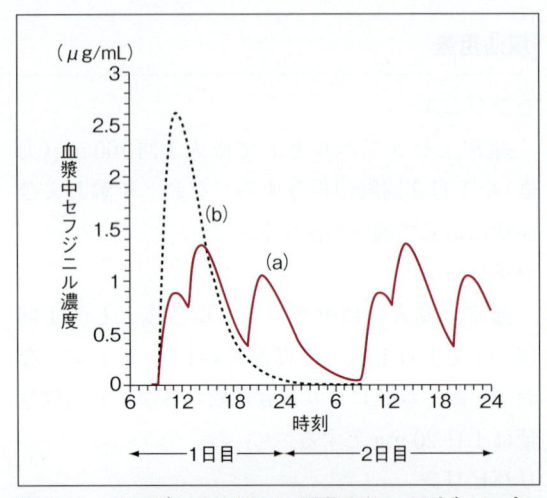

図 4-1 セフジニルを正しい服薬を行った時〔1 カプセルを朝, 昼, 夕食後に服用した時 (a)〕と誤服薬した時〔3 カプセルを朝にまとめ飲みした時 (b)〕の血漿中セフジニル濃度推移

(島田馨, 宍戸亮, 角尾道夫:Cefdinir の第 I 相臨床試験. Chemotherapy 37(S-2):208-245, 1989 のデータを使用してシミュレーション)

表 4-1 セフジニルの投与法(服用時間と投与量)

投与方法	朝 8:30	昼 12:00	夕 19:00	寝る前 21:00
(a)	1	1	1	0
(b)	3	0	0	0
(c)	3	1	1	0
(d)	3	0	1	0
(e)	3	0	0	1

表中の数字は服用するカプセル(100 mg)の個数.

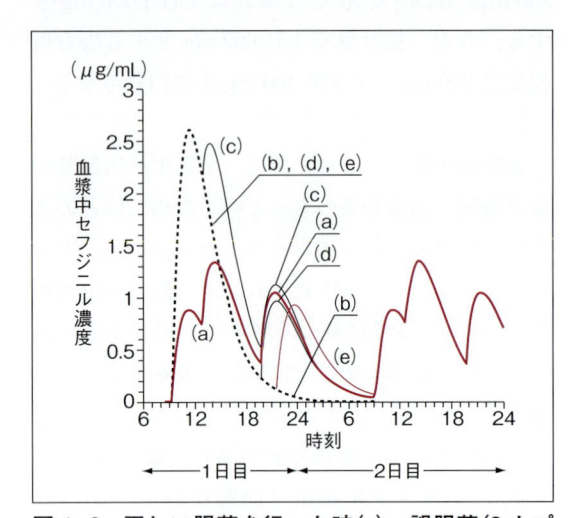

図 4-2 正しい服薬を行った時 (a), 誤服薬(3 カプセルまとめ飲み)した (b) 後に昼, 夕に服薬した時 (c), 夕に服薬した時 (d), 寝る前に服薬した時 (e) の血漿中セフジニル濃度推移

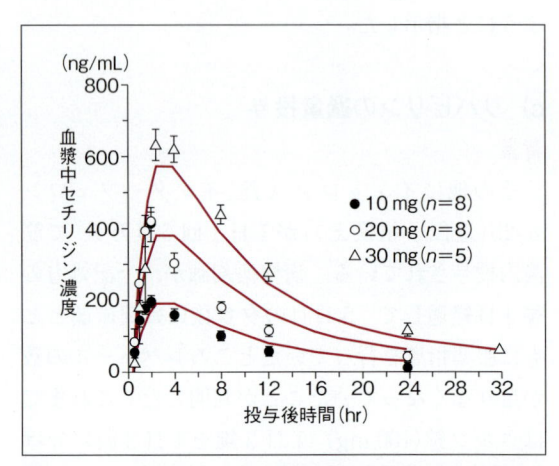

図 4-3 セチリジンを 3 種の投与量(10 mg, 20 mg, 30 mg)で単回投与した時の血漿中濃度推移

図中のラインは PK モデルに基づくフィッティングラインを示す.

(笹征史, 内藤益一, 児島豊明:新規抗アレルギー薬 Cetirizine の単回および反復投与時の薬物動態ならびに安全性の検討. 臨床薬理 26:509-522, 1995)

みして昼と夕に 1 カプセルずつ服用した場合, (d) 3 カプセル朝まとめ飲みして夕に 1 カプセル服用した場合, (e) 3 カプセル朝まとめ飲みして就寝前に 1 カプセル服用した場合の血漿中濃度を 48 時間にわたってシミュレーション(2 日目は正しく朝・昼・夕 1 回 1 カプセル服用したとする)して比較したものである.

セチリジン

事例のような過量服用(午後 1 時に 3 錠まとめ飲み)した後の対処法はどうしたらよいのであろうか? もちろん中毒が現れるような過剰量投与ではないので, そのための治療は行う必要はないであろう. しかし, 問題となるのは, 次回の服用はどのようにしたらよいのかである.

図 4-3 はセチリジンの 10 mg, 20 mg, 30 mg を単回投与された場合の血漿中濃度推移を図 4-4 の 2-コンパートメントモデルに従ってフィッティングを行った時の予測曲線である.

このような線形動態モデルでよくフィットしていることがわかる. 得られた PK パラメーターを

A

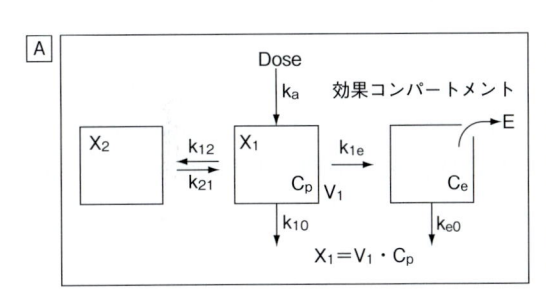

【経口投与2-コンパートメントモデル＋効果コンパートメント】
ここで，C_p，C_e，k_{e0} はそれぞれ血漿中薬物濃度，効果コンパートメント中薬物濃度および効果コンパートメントからの消失速度定数を示す．
また，効果コンパートメント中濃度（C_e）と薬理効果の関係は（式3）に示す E_{max} モデルを仮定した．ここで EC_{50} は最大効果の 50% の作用を与える効果コンパートメント中の薬物濃度を表す．

B

(式1)　$C_p = -H \cdot \exp[-k_a \cdot (t-tlag)] + I \cdot \exp[-\alpha \cdot (t-tlag)] + J \cdot \exp[-\beta \cdot (t-tlag)]$

$H = \dfrac{F \cdot D \cdot k_a \cdot (k_a - k_{21})}{V_1 \cdot (\alpha - k_a) \cdot (\beta - k_a)}$　　$I = \dfrac{F \cdot D \cdot k_a \cdot (k_{21} - \alpha)}{V_1 \cdot (k_a - \alpha) \cdot (\beta - \alpha)}$　　$J = \dfrac{F \cdot D \cdot k_a \cdot (k_{21} - \beta)}{V_1 \cdot (k_a - \beta) \cdot (\alpha - \beta)}$

(式2)　$C_e = \dfrac{F \cdot D \cdot k_a \cdot k_{e0}}{V_1} \left[\dfrac{(k_{21} - \alpha) \cdot \exp[-\alpha \cdot (t-tlag)]}{(\beta - \alpha) \cdot (k_a - \alpha) \cdot (k_{e0} - \alpha)} + \dfrac{(k_{21} - \beta) \cdot \exp[-\beta \cdot (t-tlag)]}{(\alpha - \beta) \cdot (k_a - \beta) \cdot (k_{e0} - \beta)} \right.$
$\left. + \dfrac{(k_{21} - k_a) \cdot \exp[-k_a \cdot (t-tlag)]}{(\alpha - k_a) \cdot (\beta - k_a) \cdot (k_{e0} - k_a)} + \dfrac{(k_{21} - k_{e0}) \cdot \exp[-k_{e0} \cdot (t-tlag)]}{(\alpha - k_{e0}) \cdot (\beta - k_{e0}) \cdot (k_a - k_{e0})} \right]$

(式3)　$E = \dfrac{E_{max} \cdot C_e}{EC_{50} + C_e}$

図4-4　セチリジンのためのPKモデルとPDモデル（A）とそれぞれの解析式（B）

表4-2　セチリジンのPKとPDパラメーター

PK パラメーター		PD パラメーター	
k_{12}	0.0491 [hr^{-1}]	k_{e0}	0.19±0.11 [hr^{-1}]
k_{21}	0.0789 [hr^{-1}]	EC_{50}	39.6±1.47 [ng/mL]
k_{10}	0.1042 [hr^{-1}]		
$F \cdot D/V_1$	299.51 [ng/mL]		
α	0.1886 [hr^{-1}]		
β	0.0436 [hr^{-1}]		
k_a	0.6491 [hr^{-1}]		
tlag	0.4157 [hr]		

各パラメーターの内容は図4-4に記載されている．

表4-2に示す．

図4-5は本事例の患者において本来あるべき血漿中セチリジン濃度推移と過量投与した場合の推移を表4-2のPKパラメーターを使用してシミュレーションした結果である．

次にヒスタミンを皮下注射した際の皮膚反応のセチリジンによる抑制効果を例にとり，セチリジンの血漿中濃度推移と皮膚反応抑制効果との関係を，定量的に解析した．図4-6は血漿中濃度と皮膚反応抑制効果の時間推移を同じグラフの上にプロットしたものである．

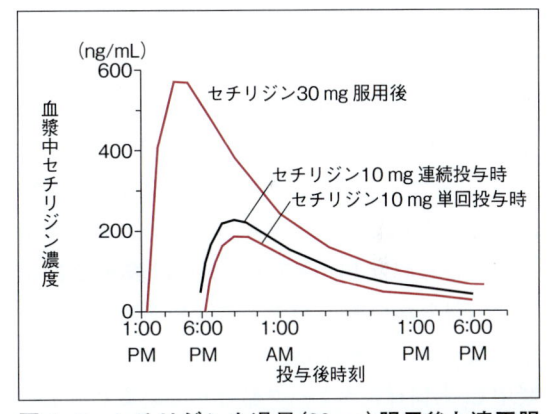

図4-5　セチリジンを過量（30 mg）服用後と適正服用後（10 mg）のセチリジンの血漿中濃度推移

10 mg 服用時においては単回投与，連続投与時の推移が示されている．

血漿中濃度が速やかに消失しているがヒスタミン誘発皮膚反応抑制効果には遅れが観測されピークは3時間後にあり，また血漿中濃度が大きく低下しても効果は持続していることが示されている．これは血漿中薬物濃度と薬理効果の間の関係の時間推移に反時計回りのヒステリシスが認められることを意味している．これらの体内動態と作

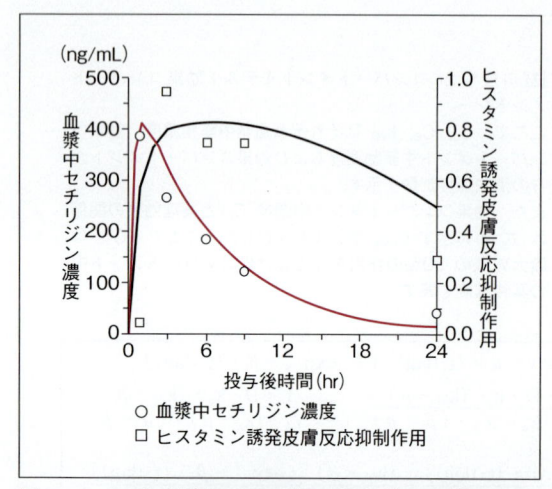

図 4-6 セチリジン 10 mg 経口投与後の血漿中セチリジン濃度推移とヒスタミン誘発皮膚反応の抑制作用の推移

(Simons FE, Murray HE, Simons KJ : Quantitation of H₁-receptor antagonists in skin and serum. J Allergy Clin Immunol 95 : 759-764, 1995)

用のデータに対して，**図 4-4** に示す効果コンパートメントモデルを用いて PK/PD 解析を行った．また，効果コンパートメント中濃度と効果の関係は最大効果を 100％とする E_{max} モデルを仮定し，効果コンパートメントからの消失速度定数 k_{e0} と，最大反応の半分の薬理反応を与える薬物濃度である EC_{50} を，モデル当てはめにより算出した．得られた PD パラメーターは**表 4-2** に示した．得られた EC_{50} 値を非結合型薬物濃度を基準に変換すると 8.15 nM となる（C_e においても血漿中 C_p と同様にタンパク結合していると仮定して，すなわち EC_{50} 値を単位変換し，これに血漿中非結合型分率 0.08 を乗ずる）．これはヒト H₁ レセプター発現系〔cDNA を Chinese hamster ovary cells（CHO）細胞に導入し発現させたもの〕への〔³H〕メピラミンの結合を阻害する実験から得られた阻害定数（3.7 nM）と同等であった．

リバビリン

事例のような服用間違い（1 日 2 回服用すべきところを 1 日 3 回服用）の場合，対処はどうしたらよいのであろうか？ もちろん中毒が現れるような過剰量投与ではないので，そのための治療は行う必要はないであろう．しかし，問題となるのは，次回の服用である．まず，リバビリンの PK パラメーターを算出する必要がある．C 型慢性肝炎患者にインターフェロンα-2b 週 3 回筋肉内投与との併用下でリバビリン 400 mg を食後に単回経口投与後，2 日間の休薬期間をおいて，400 mg を 1 日 2 回 24 週間（800 mg/日），朝夕食後に反復経口投与した際の初回，定常状態に至る過程（C_{min}，トラフ濃度）および最終投与後のウォッシュアウト過程での血清中濃度が測定された（**図 4-7**）．

血清中未変化体濃度は連続投与開始後 8 週間までに定常状態に到達した．初回投与時の半減期は 29.3 時間であったが，定常状態後のウォッシュアウトにおける消失半減期は 291 時間であった．これらの知見からリバビリンの体内での消失速度はきわめて遅いことが考えられる．初回投与時のデータと連続投与時の定常状態に至る過程のトラフ濃度（C_{min}）の推移，それに定常状態からウォッシュアウトする過程における血清中濃度を同時に 2-コンパートメントモデルに従って解析した．しかし，詳細な結果は示さないが，これでは十分なフィッティングを得ることができず，3-コンパートメントモデルで解析したところ，**図 4-7** のラインに示すように満足できるフィッティングが得られた．これによると，消失相（γ 相）の速度定数としては 0.00249 hr⁻¹ ときわめて小さい値（半減期にすると 278.4 hr ときわめて大きな値）が得られ，初回投与のデータからだけのフィッティングでは把握できないことが明らかとなった．

具体的な処方設計の支援

セフジニル，セチリジン，リバビリンそれぞれの具体的な処方変更例を以下に示す．

セフジニル

正しく服用した際に想定される血漿中濃度推移（標準）に最も近いのは夕食後 1 カプセル服用である（**図 4-2**）．事例において薬剤師が行った対処法（就寝前）では濃度が若干低くなる時間帯が生じる．したがって，最も適切な対処法は，夕食後 1

図4-7

C型慢性肝炎患者におけるリバビリン投与後の血清中濃度推移

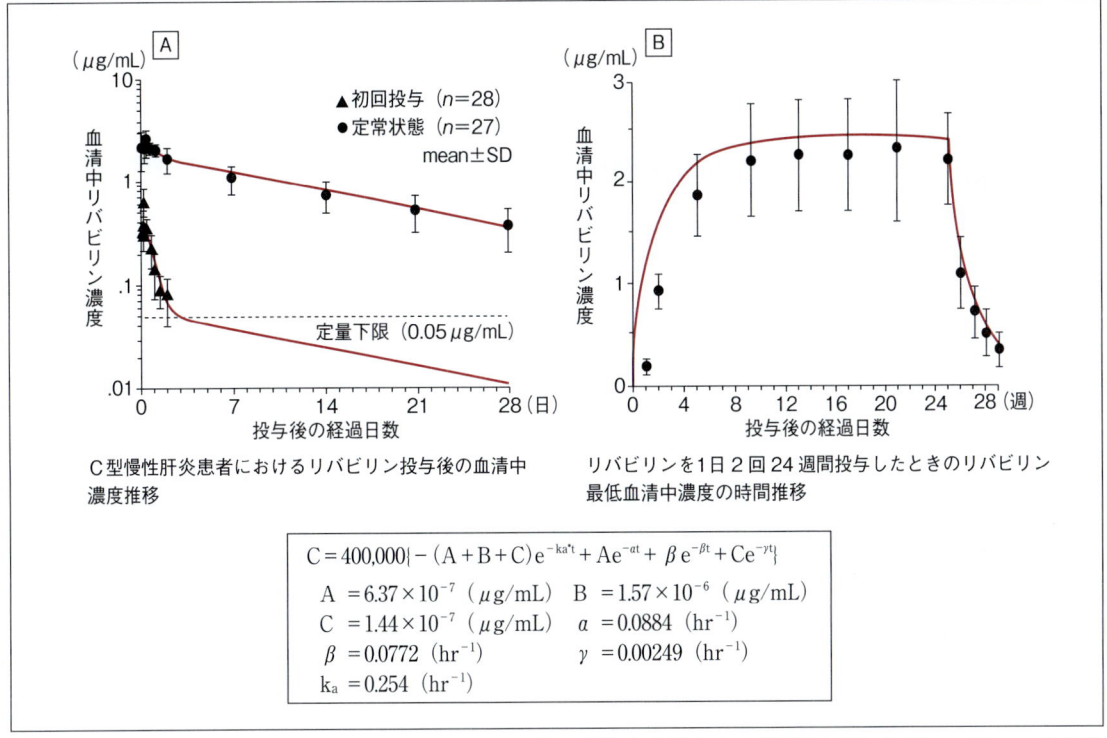

リバビリンを1日2回24週間投与したときのリバビリン最低血清中濃度の時間推移

$$C = 400,000\{-(A+B+C)e^{-k_a t} + Ae^{-\alpha t} + \beta e^{-\beta t} + Ce^{-\gamma t}\}$$

$A = 6.37 \times 10^{-7}$ (μg/mL)　$B = 1.57 \times 10^{-6}$ (μg/mL)
$C = 1.44 \times 10^{-7}$ (μg/mL)　$\alpha = 0.0884$ (hr^{-1})
$\beta = 0.0772$ (hr^{-1})　$\gamma = 0.00249$ (hr^{-1})
$k_a = 0.254$ (hr^{-1})

図4-7 C型慢性肝炎患者にインターフェロンα-2b 週3回筋肉内投与との併用下でリバビリン400 mgを食後に単回経口投与後，2日間の休薬期間をおいて，400 mgを1日2回24週間(800 mg/日)，朝夕食後に反復経口投与した際の初回，定常状態に至る過程(C_{min}，トラフ濃度推移)および最終投与後のウォッシュアウト過程での血清中濃度推移の実測値と3-コンパートメントモデルによって解析されたフィッティングライン

A：連続投与試験における初回投与時，定常状態達成後のウォッシュアウト時の血清中濃度推移，
B：連続投与時のC_{min}，トラフ濃度推移．
(「抗ウイルス剤　レベトールカプセル200 mg」インタビューフォーム，シェリング・プラウ株式会社)

カプセル服用ということになる．この場合，抗菌薬なのでこれほど細かい解析は必要ないと考えられるが，薬剤の種類によっては大きな影響(十分な治療効果が得られない，副作用・有害事象が発生するなど)が出る場合があるので，なんらかの理由によって薬剤を過量に服用しすぎた場合などにおいては，上述のように血漿中濃度推移シミュレーションによって，定量的に対処法を構築することが必要である．

セチリジン

表4-2のPKパラメーターならびに前述のPDパラメーターを使用して，事例の状況をシミュレーションすることにより，過量服用した後の当日午後6時，また翌日の午後6時にどのような用法用量にすればよいかを推定した．**図4-5**に示すように当日の午後6時には服用する必要がないことは明白である．**図4-8**は血漿中濃度を基盤とした翌日の用量に関する対処法について示したものである．

セチリジンを単回投与した場合，連続投与していた場合に分けてシミュレーションを行った．赤い破線は過量投与した後の翌日の午後6時からのセチリジンの血漿中濃度推移である．赤い実線はセチリジン10 mgを服用した時の理想的な血漿中濃度推移である．単回投与時においては5 mgと7.5 mgの間，連続投与時には7.5 mgと10 mgの間に最もフィットすることが示されている．しかし血中濃度と薬理効果に時間的遅れなどの乖離がある時には，適正な薬理効果が得られるような用法用量設定を行う必要がある．これらの観点か

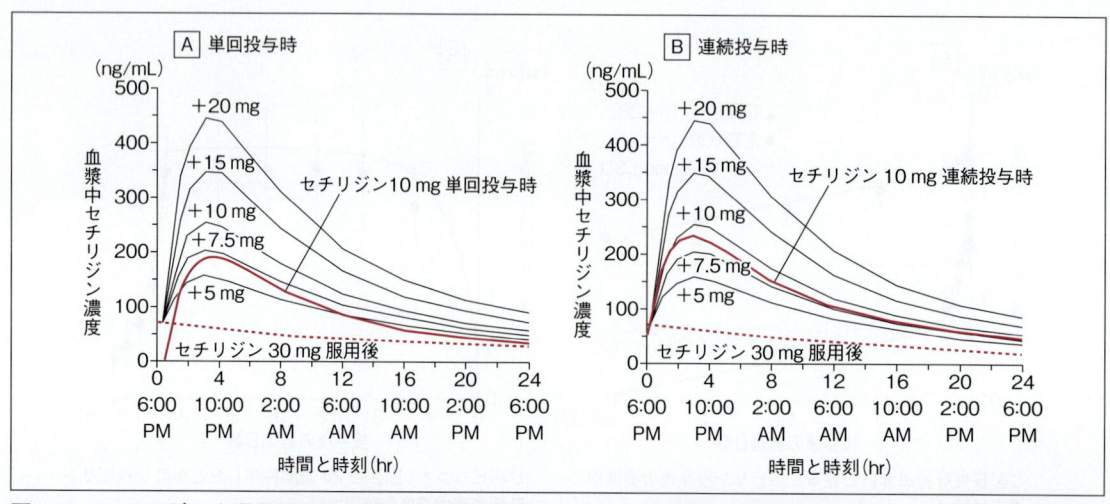

図4-8 セチリジンを過量服用した翌日の午後6時にセチリジンを服用した後のセチリジンの血漿中濃度推移
赤い実線はセチリジン10 mg投与時の濃度推移，赤い破線はセチリジン30 mgを過量服用した後のセチリジンの翌日の濃度推移．黒い実線はそれぞれの量で投与した後のセチリジン濃度推移．

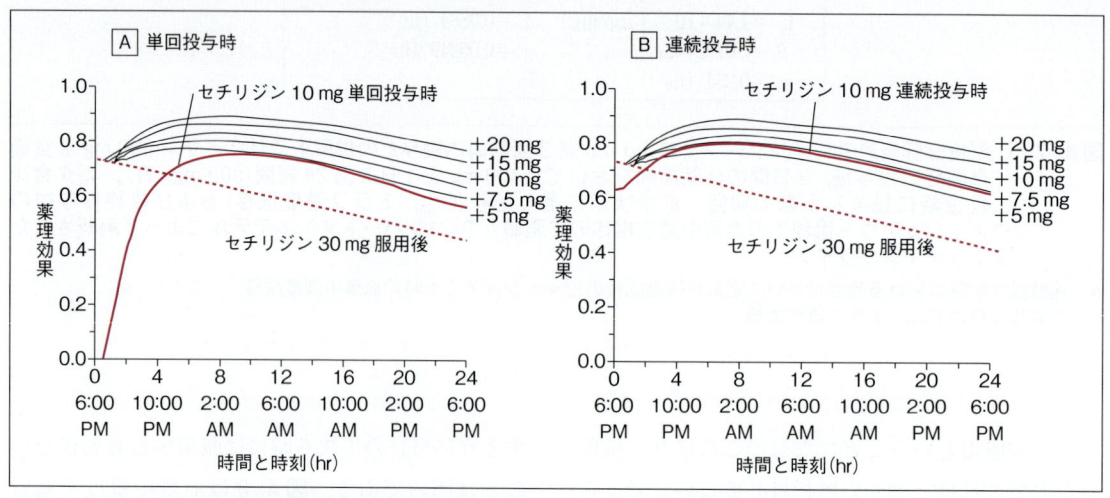

図4-9 セチリジンを過量服用した翌日の午後6時にセチリジンを服用した後のセチリジンの薬理効果（ヒスタミン誘発皮膚反応の抑制作用）の推移
赤い実線はセチリジン10 mg投与時の薬理効果の推移，赤い破線はセチリジン30 mgを過量服用した後のセチリジンの翌日の薬理効果の推移．黒い実線はそれぞれの量で投与した後のセチリジンの薬理効果の推移．

ら薬理効果（ヒスタミンを皮下注射した際の皮膚反応のセチリジンによる抑制効果）の経時推移をシミュレーションして図4-9と同様な考察を行った．

単回では5 mg，連続投与では7.5 mgが最も10 mg投与時にフィットしていることがわかる．これらの結果から，翌日の服用量は5 mgにするか7.5 mgにするか，10 mgのままでよいのかを判断することは一般論として議論することは困難

であり，個々の患者を対象にこれらの情報を基に薬剤師と医師との具体的協議によって決定することになる．

リバビリン

図4-7のPKパラメーターを使用して以下の服薬ノンコンプライアンスの対処方法を考えてみよう．

1) 事例にあるように，リバビリンを1日2回（朝夕）服用すべきところを1日3回（朝昼夕）服用

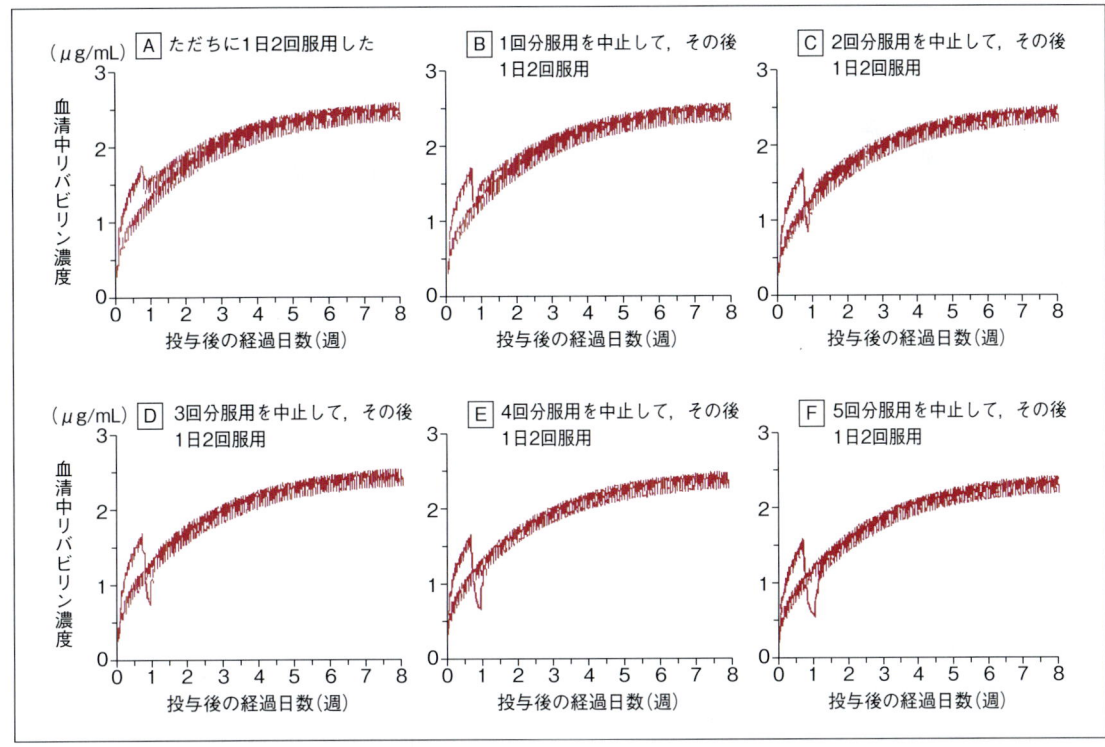

図4-10 リバビリンを1日2回(朝夕)服用すべきところを1日3回(朝昼夕)服用してしまったことが初回投与から5日続いていることが発覚した場合の血漿中濃度推移と,正しい服用時における濃度推移(滑らかに右上がりに推移している曲線).さらに誤服薬後において正しい服用時に近づけるための投与量調節を行った時の濃度推移(一度上昇して急激に低下している曲線)

し,初回投与から5日続けていることが発覚した場合,6日目の朝の服用量はどうしたらよいのか?
2)定常状態が維持されている時に,1日2回服用のリバビリンを1回分(夕食後)飲み忘れた場合に次の日の朝食後服用の投与量をどのようにしたらよいか?
3)定常状態が維持されている時に,1日2回服用のリバビリンを2回分(夕食後と朝食後の服用分)飲み忘れた場合,その日の夕食後の投与量をどのようにしたらよいか?
4)定常状態が維持されている時に,誤って1度(夕食後服用分)に2回分を服用した場合,次の日の朝食後服用の投与量をどのようにしたらよいか?

1)の場合,図4-10Aに示すように,1日3回服用した場合には正しい服用(1日2回)に比べて大きく増加していることがわかる.

その後,1回分服用を中止(B),2回分服用を中止(C),3回分服用を中止(D),4回分服用を中止(E),5回分服用を中止(F)し,その後1日2回服用を行った場合を比較したところ,正しい服用時の推移に近いのは1回分服用を中止(B),2回分服用を中止(C)した場合であろう.

図4-11Aはリバビリンを1日2回服用開始してから連続投与している間の血清中リバビリン濃度推移である.

8週目以降でほぼ定常状態に達していると考えられる.この定常状態下において,飲み忘れ,飲み過ぎに対応して,適正なラインにできるだけ早急に近づけるために,2)の場合にはおいては次の日の朝2回分服用すること(図4-11B),3)の場合においてはその日の夜に2回分服用すること(図4-11C),4)の場合においては次の日の朝は服用しないこと(図4-11D),が適当と考えられた.

以上の3事例の対処法に関する結果を一般論と

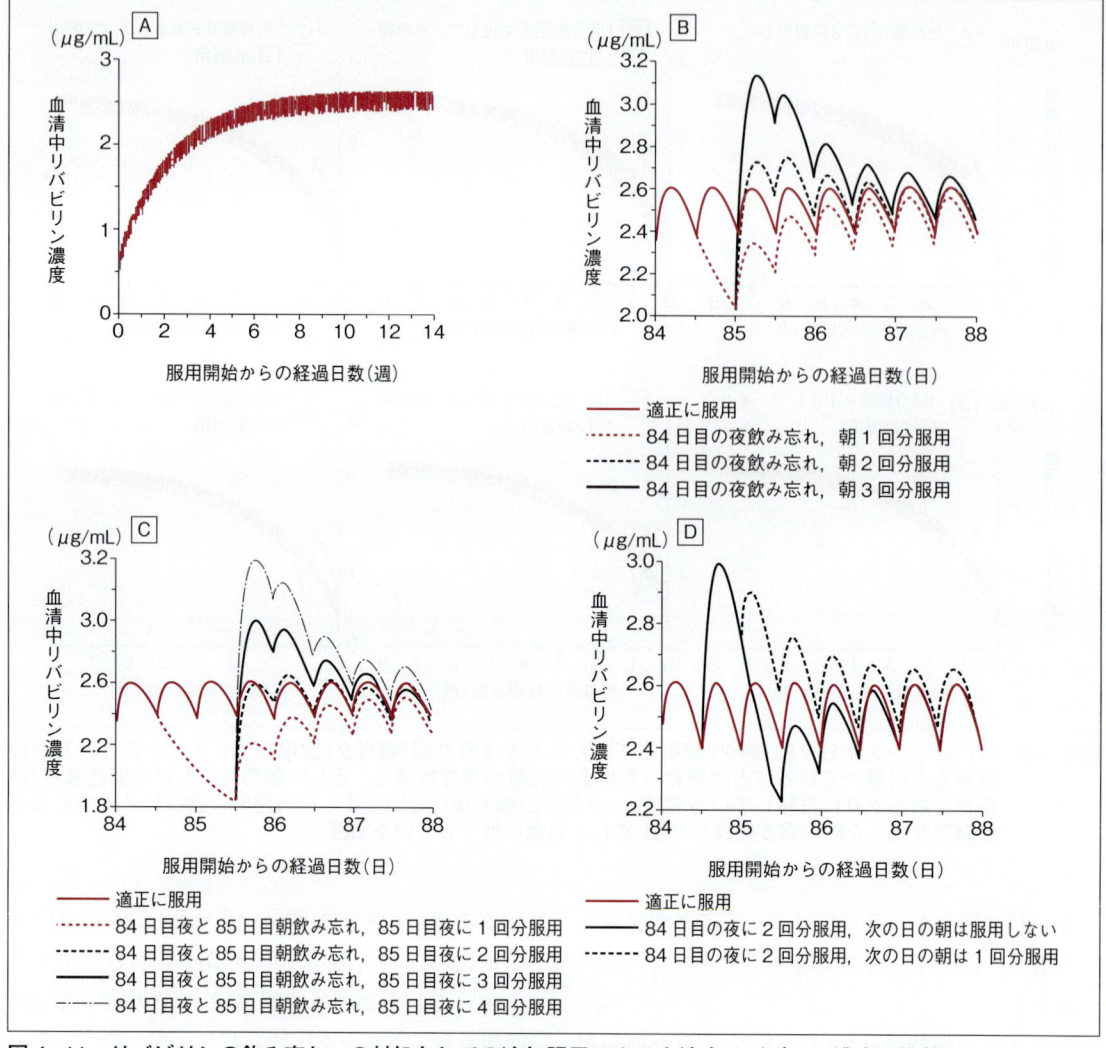

図4-11 リバビリンの飲み忘れへの対処としての追加服用による血清中リバビリン濃度の推移
A：リバビリンを1日2回服用した時のリバビリンの血清中濃度推移．
B：定常状態が維持されている時に，1日2回服用のリバビリンを1回分（夕食後）飲み忘れた場合に次の日の朝食後服用の投与量の調節．
C：定常状態が維持されている時に，1日2回服用のリバビリンを2回分（夕食後と朝食後の服用分）飲み忘れた場合にその日の夕食後の投与量の調節．
D：定常状態が維持されている時に，誤って1度（夕食後服用分）に2回分を服用した場合の翌日朝食後服用の投与量の調節．

してすべての患者に適用することは問題である．これらの情報を参考に，患者ごとに，薬剤師と医師との協議によって対処のための具体的な用法用量を決定することになる．薬剤師の職責としては，医師にこのような定量的な情報を提供することにきわめて重要な意義がある．

医療現場においては，今回の多くの事例で示したように，患者の飲み過ぎ，飲み忘れは頻繁に起こっている．その時に，どのような対応をとったらベター，ベストであるかを判断するにあたっては，少なくとも薬物の血中濃度時間推移のPKに基づくシミュレーションを行うことが必須である．また薬物の血中濃度時間推移と薬理効果の時間推移の間に，時間的遅れなどの乖離が存在するならば，PKモデルだけではなくPDモデルを構築して，薬理効果の時間推移を予測することが必要となるであろう．

2 ニューキノロン系抗菌薬の母乳中移行と哺乳開始時期

Case シプロキサンの服用終了後いつから授乳を再開できるか？

処方の内容

処方 30歳の女性，病院の産婦人科

シプロキサン錠（100 mg）
　　　　2錠　1日2回　朝夕食後　4日分

背景と処方の問題点

背景

患者は出産後に尿路感染症になった授乳婦である．医師からは，服薬中の授乳は禁止されていた．服用開始後4日目に症状が改善し，服薬を終了した（4日目の夕食後）．しかし患者は，体の中に薬が残っているのではないかと心配になり，電話で「いつから授乳を再開してよいのか」と薬剤師に質問した．

処方の問題

乳汁移行性が確認されている薬剤を授乳婦が服用する場合，乳汁を介して薬剤が乳児に移行する可能性を配慮し，「服薬中は授乳をしないでください」という指導が一般に行われている．例えば，本例で処方されているシプロフロキサシン（シプロキサンほか）をはじめ，ほとんどのニューキノロン系抗菌薬は，乳汁中への移行が報告されており，しかも小児に対しては投与禁忌となっている．したがって，治療上の必要でやむをえず授乳婦に投与する場合には，授乳を避けるように指導することになる．しかし，シプロフロキサシンなどの抗菌薬のように短期間のみ服用する薬剤の場合，服薬期間終了後，いつから授乳を再開させてよいのかという指導上の課題がある．

エビデンスと処方のPK/PD解析

まず，シプロフロキサシンのヒト乳汁への移行量などについて検証する．海外で24歳の急性腎不全の女性（出産後17日目）に，尿路感染症の治療のためにシプロフロキサシン500 mgが投与されたケースでは，投与後4時間間隔で16時間まで母乳中濃度が測定された．乳汁中シプロフロキサシン濃度は，服用後12時間まで3.0 mg/L（9.1 μmol/L）であった．**表4-3**に示すように，それぞれの時間で乳児が40 mLの母乳を飲んだとすると，累計0.44 mg（1.331 μmol）が乳汁を介して乳児に経口投与されたことになる．

成人におけるシプロキサンの通常投与量は，1日200～600 mgである．この乳児の体重を3 kg，成人標準体重を65 kgと仮定すると，体重当たりの摂取量は0.15 mg/kgとなり，成人常用量の3.08～9.23 mg/kgと比べて，母乳を介して乳児が摂取する薬剤量は，かなり少ないことがわかる．

別の研究では，会陰側切開術部位の感染症のため，シプロフロキサシン500 mgを1日1回，10日間，午前0時ごろに経口投与された32歳の授乳婦のケースが報告されている．この患者は，最後の服用から8時間後（午前8時）に，乳児（生後4か月の女児で体重は6.1 kg）に授乳をし，午前10時40分に採取した母親血清中シプロフロキサシン濃度は0.21 μg/mL，母乳中濃度は0.98 μg/mL，乳児血清中濃度は検出限界以下であった．一般に，乳児は母乳を145～190 mL/kg/日で摂取することが知られている．そこで，母乳摂取量を150 mL/kg/日，母乳中濃度が1 μg/mLであるとすると，乳児の1日摂取量は，前の症例と同じ0.15 mg/kgとなる．

このように，実際には，母乳を介した乳児への薬剤移行量は，意外に少ないと推測される．また別の研究で，シプロフロキサシン投与の後，母乳

表4-3 シプロフロキサシン経口投与後の母乳中濃度

投与後時間 (時間)	摂取した母乳量(mL)	母乳中濃度 (μmol/L)	乳児への投与量 (μmol)
4	40	9.1	0.363
8	40	9.1	0.363
12	40	9.1	0.363
16	40	6.0	0.242
乳児への累積投与量			1.331

24歳の急性腎不全の女性(出産後17日目)に,尿路感染症治療のためにシプロフロキサシン500 mgを投与.4時間間隔で16時間まで母乳中シプロフロキサシン濃度を測定した.

(Cover DL, Mueller BA : Ciprofloxacin penetration into human breast milk : a case report. DICP 24 : 703-704, 1990)

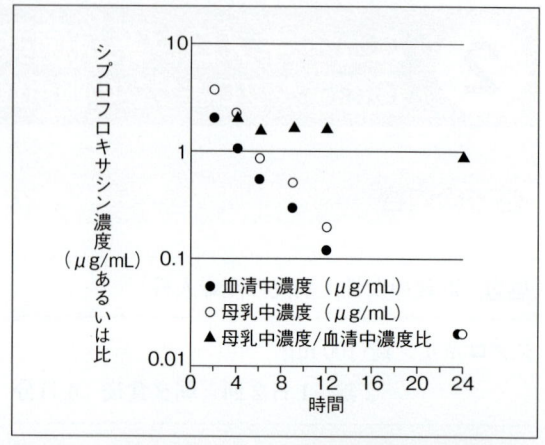

図4-12 シプロフロキサシン経口投与後の血清中および母乳中濃度,母乳中/血清中濃度比

10人の授乳婦にシプロフロキサシン750 mgを12時間ごとに3回経口投与し,最終投与の2時間から24時間まで,経時的に母親の血清中および母乳中のシプロフロキサシン濃度を測定.その推移と母乳中/血清中濃度比の推移をみたもの.

(Giamarellou H, Kolokythas E, Petrikkos G, et al : Pharmacokinetics of three newer quinolones in pregnant and lactating women. Am J Med 87 : 49S-51S, 1989)

中濃度は概算4時間目にピーク濃度を迎え,投与後36～48時間に定量限界以下になるとの報告がある.このことから,同報告では,シプロフロキサシン経口投与後,48時間以上経過すれば授乳が可能であると結論している.

次に,薬剤の母乳中移行量から乳児の摂取量を予測し,さらに乳児における血清中薬物濃度をシミュレートすることで,授乳再開がいつから可能かを検討してみよう.まず,解析に必要なデータの1つが,母親の血清中薬物濃度と母乳中濃度の関係である.10人の授乳婦にシプロフロキサシン750 mgを12時間ごとに3回経口投与し,最終投与の2時間後から24時間後まで,経時的に血清中と母乳中のシプロフロキサシン濃度を測定した研究がある(図4-12).

その結果,両濃度の推移はほぼ平行であった.つまり,血液から母乳へのシプロフロキサシンの移行は速く,同じコンパートメントに属すると仮定できる.また,母乳中/血清中濃度比は1.6～2.1(平均1.79)で,服用後の時間によって大きく変化しないことが明らかになっている.

次に,乳児がシプロフロキサシンを経口摂取した場合の血清中濃度推移やPKパラメーターが必要となるが,これには,生後5～14週の乳児と,1～5歳の小児にシプロフロキサシン15 mg/kgを経口投与した後の各種測定結果が報告されている.ちなみに,図4-13に示すように,5～14週齢の乳児と1～5歳の乳児で比較すると,C_{max}は有意ではないものの乳児で大きく,$t_{1/2}$とAUCは小児よりも乳児が有意に大きいことがわかっている.

これ以外については,次のように仮定する.乳児の母乳摂取量は,1日150 mL/kgとする.この量を,1～4週齢児は,1日12回すなわち2時間間隔で摂取し,1～6月齢児は,1日8回すなわち3時間間隔で摂取したとする.また乳児の体重は,1週,2週,3週,4週,2か月,3か月,4か月,5か月,6か月でそれぞれ,3.04 kg,3.37 kg,3.70 kg,4.03 kg,5.27 kg,6.14 kg,6.78 kg,7.27 kg,7.67 kgとした.

解析の手順は,まず,母親が服薬を終了した後の血清中薬物濃度をシミュレーションし,その時の母乳中シプロフロキサシン濃度を図4-12(母乳中濃度/血清中濃度比=1.79)から推定する.これによって,1回の授乳で乳児が摂取する薬物量が決定される.その後,図4-13で得たPKパラメーターを用いて,母乳摂取後の乳児における血清中シプロフロキサシン濃度の推移を予想した(今回の解析では,図4-13の「5週～14週」のパ

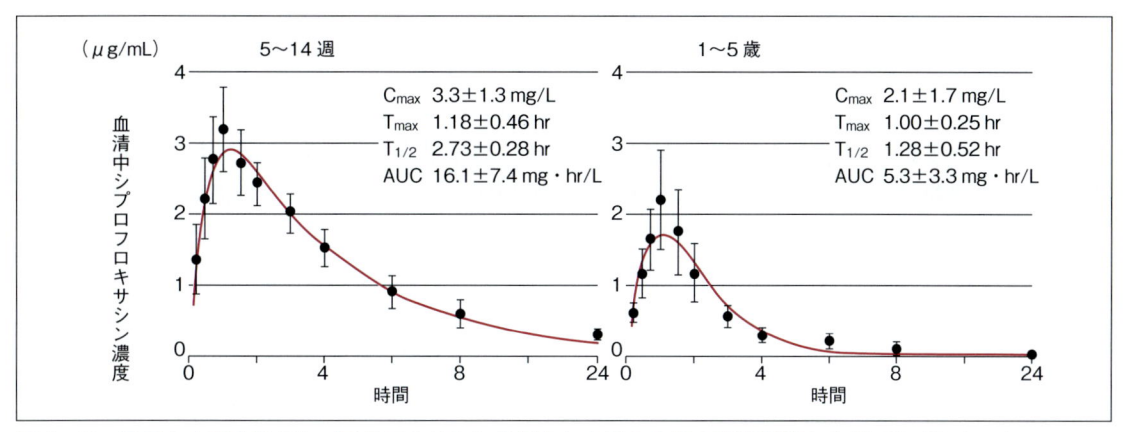

第4章　最適な用法用量の設定(患者背景別)／2　ニューキノロン系抗菌薬の母乳中移行と哺乳開始時期　　203

図4-13　乳児および小児にシプロフロキサシンを投与した後の血清中濃度推移およびPKパラメーター
生後5〜14週の乳児と，1〜5歳の小児にシプロフロキサシン15 mg/kgを経口投与した．
(Peltola H, Väärälä M, Renkonen OV, et al：Pharmacokinetics of single-dose oral ciprofloxacin in infants and small children. Antimicrob Agents Chemother 36：1086-1090, 1992)

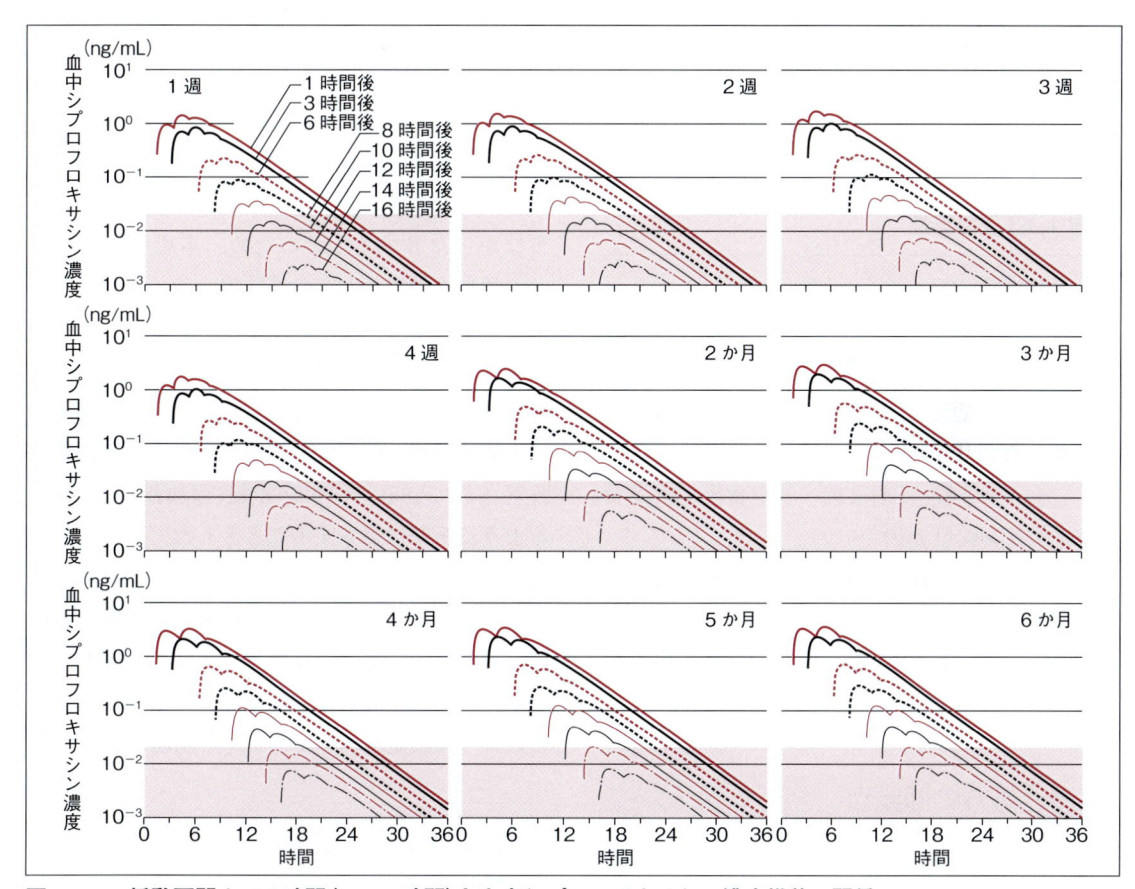

図4-14　授乳再開までの時間(0〜16時間)と血中シプロフロキサシン濃度推移の関係
週齢・月齢別にシミュレーションした．母親が4日間連日服用したシプロフロキサシン(1日200 mg)を飲み終えた後，授乳するまでの時間を1時間後から16時間後に設定し，血中濃度推移をみた．赤の影のエリアは臨床最高血中濃度の100,000分の1以下を示す．

具体的な処方設計の支援

乳児における血清中シプロフロキサシンの濃度が，臨床最高血中濃度（$2\,\mu g/mL$）の100,000分の1（$0.02\,ng/mL$）以下であれば問題ないとすると，図4-14において，血中濃度曲線が赤色の影のエリア内に収まっていればよい．したがって，1〜4週なら12時間以上，2か月〜6か月なら14時間以上経過していれば，授乳が再開可能と結論できる．

このようにして得られたのが，図4-14である．

1週から6か月までの乳児において，冒頭にあげたケースの母親が，シプロフロキサシンの服用を終了（4日目の午後6時）してから，1時間後，3時間後，6時間後，8時間後，10時間後，12時間後，14時間後，16時間後に授乳した場合の，乳児の血清中シプロフロキサシン濃度推移を示している．

3 バルプロ酸普通錠からバルプロ酸徐放錠への切替
Case 服薬コンプライアンス不良で一包化のためデパケン錠からデパケンR錠へ変更

処方の内容

処方1 63歳の男性

パナルジン錠（100 mg）
　　　　　　2錠　1日2回　朝夕食後　14日分
デパケン錠（200 mg）
　　　　　　4錠　1日2回　朝夕食後　14日分
ガスターD錠（20 mg）
　　　　　　2錠　1日2回　朝夕食後　14日分
ワーファリン錠（1 mg）
　　　　　　5錠　1日1回　朝食後　14日分
コバシル錠（4 mg）
　　　　　　1錠　1日1回　朝食後　14日分

背景と処方の問題点

背景

数か月間にわたって患者は上記の〈処方1〉をすでに服用している．患者は散剤や細粒剤などは飲みにくいので錠剤を希望している．最近，患者へのインタビューから，服薬コンプライアンスが悪いことがわかった．服薬回数の違い（1日1回と1日2回）から薬剤によって飲み忘れや飲み過ぎが起こることがある．たとえば，1日1回の薬を1日2回飲んだり，1日2回の薬を1日1回しか飲まなかったりする．このため，本患者においては，朝食後服用分と夕食後服用分の一包化調剤にすることとした．しかし，デパケン錠（普通錠）は吸湿性が強く，服用直前までPTPシートから取り出さないこととなっているため，一包化調剤には不適である．そこで，デパケン錠を，吸湿性が改善されているデパケンR錠（徐放錠）に変更するように医師に提案することとした．

処方の問題

デパケン錠からデパケンR錠に切り替える時に，可能な限り血中濃度プロフィールが変わらないようにするためには，切り替え後の用法用量をどのように設定すべきであるかが問題となった．

エビデンスと処方のPK/PD解析

処方設計のメニューとして，以下の3通りが考えられる．

1) デパケン錠連続使用時のピーク濃度を維持するように投与設計する（変更後の初回投与を400〜800 mgとして，その後は1回400 mg投

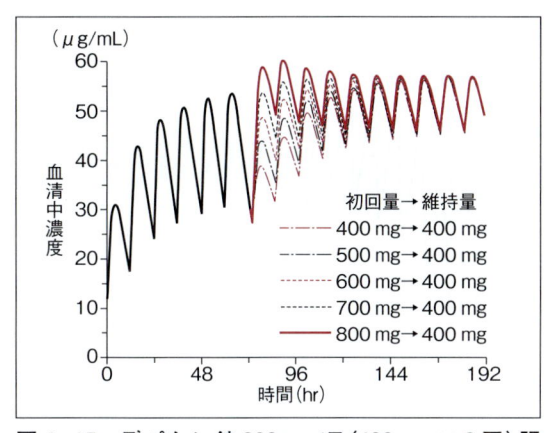

図4-15 デパケン錠800 mg/日(400 mg×2回)服用をデパケンR錠に変更した場合の処方設計(初回量→維持量)と予測される血清中濃度推移

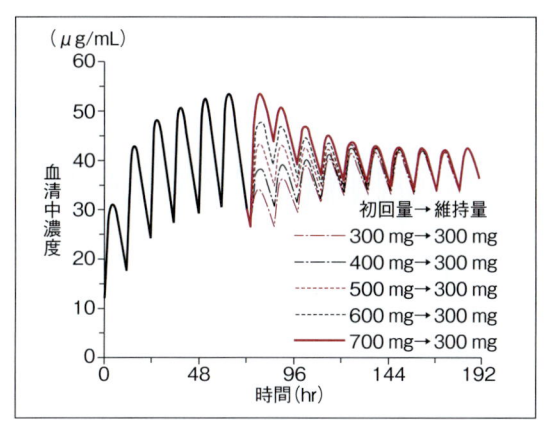

図4-16 デパケン錠800 mg/日(400 mg×2回)服用をデパケンR錠に変更した場合の処方設計(初回量→維持量)と予測される血清中濃度推移

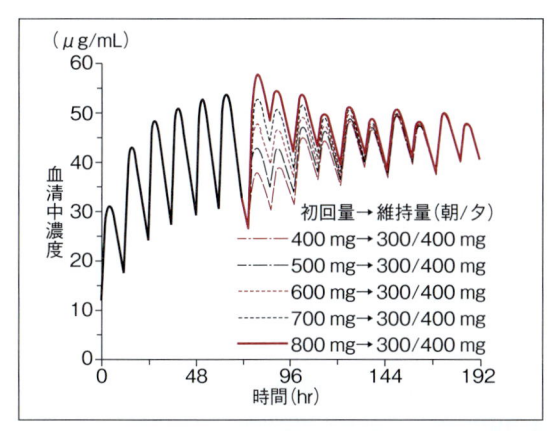

図4-17 デパケン錠800 mg/日(400 mg×2回)服用をデパケンR錠に変更した場合の処方設計(初回量→朝服用量/夜服用量)と予測される血清中濃度推移

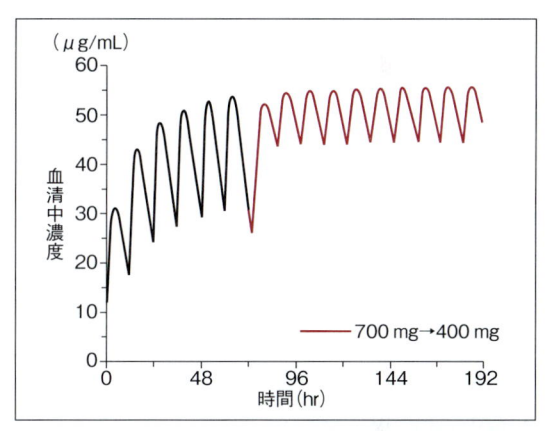

図4-18 デパケン錠800 mg/日(400 mg×2回)服用をデパケンR錠に変更した場合の処方設計(初回量→維持量)と予測される血清中濃度推移

与して迅速に定常状態にする:図4-15).
2) デパケン錠連続使用時のトラフ濃度を維持するように投与設計する(変更後の初回投与を300〜700 mgとして,その後は1回300 mg投与して迅速に定常状態にする:図4-16).
3) デパケン錠連続使用時の平均濃度を維持するように投与設計する(変更後の初回投与を400〜800 mgとして,その後は1回300 mg投与と400 mg投与を交互に行って迅速に定常状態にする:図4-17).

図4-15〜4-17の予想濃度推移を基に考えると,最終的には,以下のような投与設計がベスト

である.
1)の場合には,初回投与量を700 mg(図4-18)
2)の場合には500 mg(図4-19)
3)の場合には600 mg(図4-20)

以下には,参考までに,両剤を単回投与後の実測値の経時変化にPKモデル式を非線形最小二乗法を用いて当てはめることで算出されたPKパラメーターを示す.図4-15〜4-20は,これらのパラメーターとモデルを用いてシミュレーションを行った結果である.

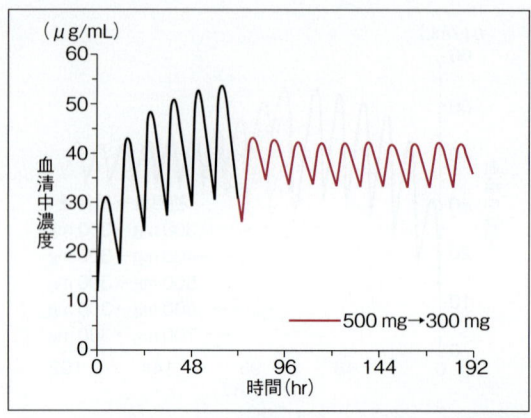

図4-19 デパケン錠800 mg/日（400 mg×2回）服用をデパケンR錠に変更した場合の処方設計（初回量→維持量）と予測される血清中濃度推移

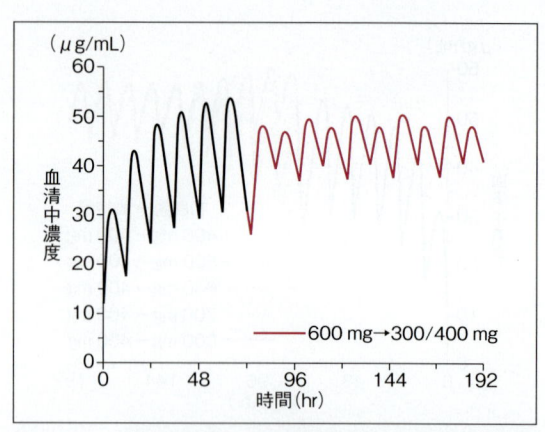

図4-20 デパケン錠800 mg/日（400 mg×2回）服用をデパケンR錠に変更した場合の処方設計（初回量→朝服用量／夜服用量）と予測される血清中濃度推移

（デパケン錠）一次吸収2-コンパートメントモデル（吸収待ち時間なし）

$$C_p = \text{Dose} \cdot (-(A+B) \cdot \exp(-k_a \cdot t) + A \cdot \exp(-\alpha \cdot t) + B \cdot \exp(-\beta \cdot t))$$

$k_a = 0.2788 \text{ hr}^{-1}$,
$\alpha = 0.2367 \text{ hr}^{-1}$,
$\beta = 0.04465 \text{ hr}^{-1}$,
$A = 0.9558 \text{ L}^{-1}$,
$B = 0.04053 \text{ L}^{-1}$

（デパケンR錠）一次吸収1-コンパートメントモデル（吸収待ち時間あり）

$$C_p = \text{Dose}/(V/F) \cdot k_a/(k_a - k_e) \cdot (\exp(-k_e \cdot (t - t_{lag})) - \exp(-k_a \cdot (t - t_{lag})))$$

$V/F = 14.69 \text{ L}$,
$k_a = 0.3777 \text{ hr}^{-1}$,
$k_e = 0.04385 \text{ hr}^{-1}$,
$t_{lag} = 2.417 \text{ hr}$

・武田明夫，稲熊順子，清水章子，他：徐放性バルプロ酸ナトリウム製剤（KW-6066N）の薬物動力学的検討―単回投与試験およびバルプロ酸の吸収に対する食餌の影響．てんかん研究 6：196, 1988.

具体的な処方設計の支援

医師には，上述のように，変更前のバルプロ酸の血液中濃度のピーク濃度，トラフ濃度，平均濃度を合わせるための3通りの投与設計を提案することが望ましいだろう．

今回はその中で，トラフ濃度を可能な限り迅速に一致させる投与計画が採用された（図4-16，図4-19）．

処方2（デパケン以外の製剤を省略している）

（1日目の朝食後投与時）
デパケンR錠（100 mg）　5錠1日1回　朝食後
（1日目の夕食後投与以降）
デパケンR錠（100 mg）　6錠1日2回　朝夕食後

・この処方について，デパケンR錠も含めた一包化調剤を行った．

製剤の切り替え後は，バルプロ酸の血中濃度モニタリング（TDM）をきめ細かく行うとともに，十分な治療効果が得られているか，副作用は惹起していないかをチェックする必要がある．

4 高齢者におけるベンゾジアゼピン系睡眠薬
Case 高齢者にハルシオンを投与する場合の投与量は？

処方の内容

処方1 75歳の女性，病院の内科

メバロチン錠(5 mg)
　　　2錠　1日2回　朝夕食後　14日分
セルベックス細粒(10%)
　　　1.5 g(製剤量)　1日3回　毎食後　14日分
ハルシオン錠(0.25 mg)
　　　1錠　1日1回　就寝前　7日分

背景と処方の問題点

背景

患者は，最近，ベッドに入ってもなかなか眠りに入ることができず，今回からハルシオン(トリアゾラム)が処方追加された．

処方の問題

トリアゾラムは，不眠症に対して，通常成人には0.25 mgを就寝前に経口投与し，高度な不眠症には0.5 mgを投与することができる．なお，年齢・症状・疾患などを考慮して適宜増減するが，高齢者には1回0.125～0.25 mgまでとする．さらに，高齢者では，運動失調等の副作用が発現しやすいので少量から投与を開始する必要がある．したがって，75歳の高齢者に0.25 mg錠を初回に処方することは問題である．

エビデンスと処方のPK/PD解析

トリアゾラムは同じ用量を服用しても若年者に比べて高齢者のほうが血中薬物濃度が高く，その結果として薬理効果が増大するとともに副作用が発現しやすい．トリアゾラムを高齢者と若年者に同量を服用させて血中濃度と精神運動活性(トリアゾラムの作用)を測定した臨床試験結果が報告

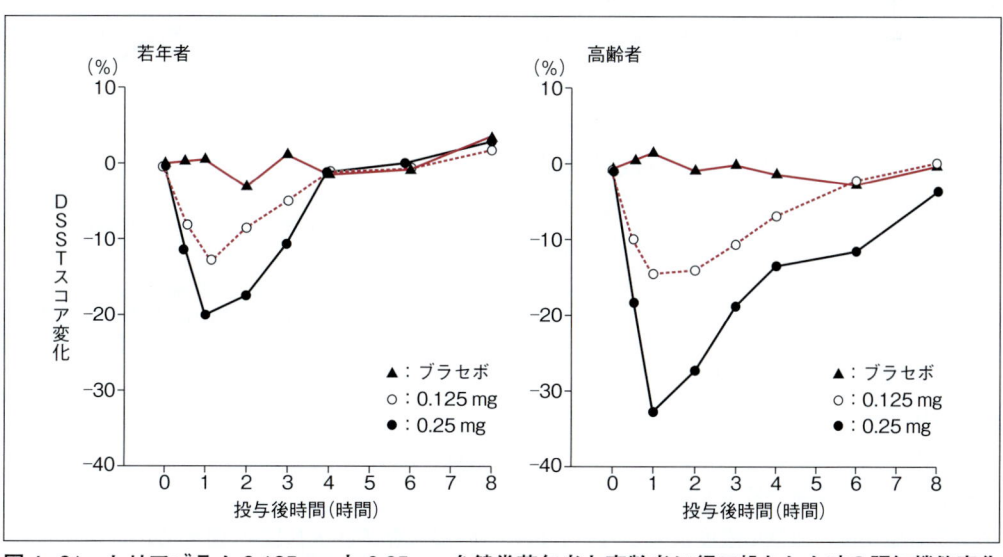

図4-21　トリアゾラム0.125 mgと0.25 mgを健常若年者と高齢者に経口投与した時の認知機能変化(DSSTスコア変化)の経時変化

(Greenblatt DJ, Harmatz JS, Shapiro L, et al：Sensitivity to triazolam in the elderly. N Engl J Med 324：1691-1698，1991)

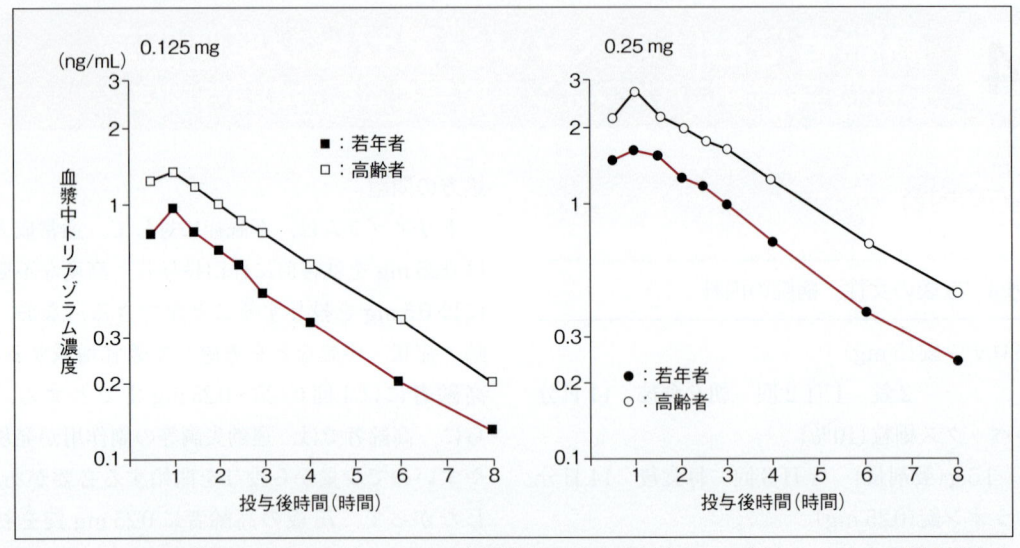

図4-22 トリアゾラム 0.125 mg と 0.25 mg を健常若年者と高齢者に経口投与した時の血漿中濃度の経時変化

(Greenblatt DJ, Harmatz JS, Shapiro L, et al：Sensitivity to triazolam in the elderly. N Engl J Med 324：1691-1698, 1991)

されている．**図4-21**は，トリアゾラムの 0.125 mg あるいは 0.25 mg を若年者（平均30歳）と高齢者（平均69歳）に経口投与した後の，Digit-Symbol Substitution Test（DSST：認知機能試験）スコアの時間推移を示したものである．

ここでDSSTとは，9つの数字とそれに相応したシンボルが用意されていて，1分間で8行のシンボルと数字をいくつ対応できるか測定するものである．DSSTスコアは薬剤投与後，速やかに低下していることがわかる．さらに，高齢者に 0.125 mg 投与した時と若年者に 0.25 mg 投与した時のスコア変化がほぼ等しくなっている．したがって，高齢者ではトリアゾラムの投与量は若年者の半分程度で十分な作用が得られることを示している．一方，同じ臨床試験で，トリアゾラムの血漿中濃度が測定されている（**図4-22**）．

高齢者に 0.125 mg 投与した時と若年者に 0.25 mg 投与した時の血漿中濃度がほぼ等しい．すなわち，高齢者では肝代謝能が低下するため，同量のトリアゾラム服用後の血漿中濃度は若年者の2倍以上になることを意味している．これらの現象をより明確にするために，若年者，高齢者の両者において，トリアゾラムの血漿中濃度とスコア変化

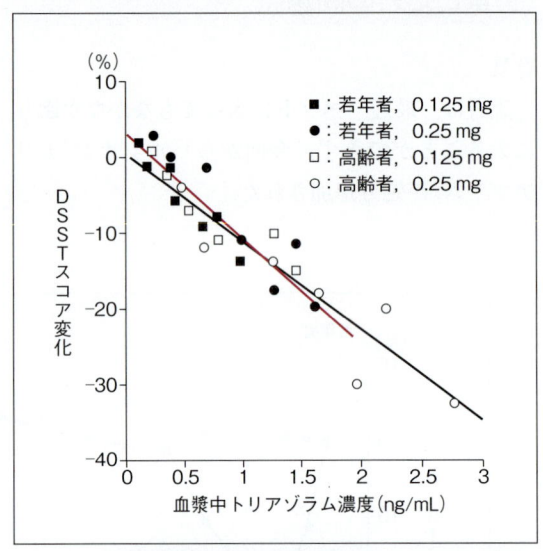

図4-23 健常若年者と高齢者にトリアゾラム 0.125 mg と 0.25 mg を投与した時の血漿中濃度と認知機能変化（DSST スコア変化）との関係

(Greenblatt DJ, Harmatz JS, Shapiro L, et al：Sensitivity to triazolam in the elderly. N Engl J Med 324：1691-1698, 1991)

の関係をプロットした（**図4-23**）．

若年者，高齢者にかかわらず，また投与量にかかわらず，両者の関係は，ほぼ同一線上に乗っていることがわかる．さらに，濃度の上昇とともに

スコア変化は大きくなっている．すなわち，トリアゾラムの固有な中枢作用には若年者と高齢者の間に差がなく，良好な薬物濃度依存性が存在していることが明らかとなった．以上より，高齢者が見かけ上，若年者と比較してトリアゾラムの作用の感受性が高い原因は，加齢に伴う肝機能の低下によるトリアゾラムの血漿中濃度の上昇によるものである．

具体的な処方設計の支援

高齢不眠患者への初回のトリアゾラムの投与は，以下の〈処方2〉のように0.125 mgから開始する．

処方2

メバロチン錠（5 mg）
　　　　　2錠　1日2回　朝夕食後　14日分
セルベックス細粒（10％）
　　　1.5 g（製剤量）　1日3回　毎食後　14日分
ハルシオン錠（0.125 mg）
　　　　　　　　1錠　1日1回　就寝前　7日分

5　PKに基づく相互作用の回避

1　ニューキノロン系抗菌薬と金属カチオン含有消化性潰瘍用薬の相互作用
Case シプロフロキサシンと酸化マグネシウム・水酸化アルミニウムゲル製剤の相互作用

処方の内容

処方 60歳の男性　病院の内科

シプロキサン錠（100 mg）
　　　　3錠　1日3回　毎食後　4日分
コランチル顆粒（1 g）
　　　　4包　1日4回　毎食後・就寝前　4日分

背景と処方の問題点

背景
　患者は，本病院において高血圧症のために定期的に診察を受けているが，今回，感冒のため扁桃腺炎となり内科にかかった．医師はニューキノロン系抗菌薬と酸化マグネシウム，水酸化アルミニウムのような金属カチオン含有医薬品との相互作用については，学生時代の臨床薬理学の講義で知っていたという．しかし，コランチルに金属カチオンが含まれていることをまったく認識しておらず併用にはまったく問題ないと思いこんでいた．

処方の問題点
　ニューキノロン系抗菌薬であるシプロフロキサシンと金属カチオン含有消化性潰瘍用薬であるジサイクロミン，酸化マグネシウム・水酸化アルミニウムゲルを同時に服用すると，前者の消化管吸収が減弱するため注意が必要である．

エビデンスと処方のPK/PD解析

●相互作用症例報告
　まず，各種ニューキノロン系抗菌薬と金属カチオン含有製剤との相互作用によって治療に失敗した症例を紹介する．

ノルフロキサシンと水酸化マグネシウム/アルミニウム懸濁液との相互作用

症例1：75歳の女性患者．当初，逆流性食道炎治療のため，経鼻管から2時間ごとに30 mLの水酸化マグネシウム/アルミニウム懸濁液（マーロックス）を投与されていた．入院後7日目に，尿検査によって緑膿菌が検出された．この患者に対して，ニューキノロン系抗菌薬による治療が開始された．12時間ごとに400 mgのノルフロキサシンが経鼻管を通して投与されたが，その後3日を経過しても39度の熱が持続し，9～10日目の尿からも緑膿菌が検出された．さらに，10日目の血液でも緑膿菌の陽性反応が現れ，疾患の治癒の兆しはみられなかった．本ケースでは，耐性菌の問題はないと考えられていたので，当初，このニューキノロン系抗菌薬が有効でなかった原因は不明であった．その後の検討の結果，経鼻管を通してノルフロキサシン錠を投与する時に，看護師が，服薬をスムーズにするために錠剤を制酸剤と

混ぜて粉砕し，経鼻管へと注入していたことがわかった．結果として，ノルフロキサシンとマグネシウム/アルミニウム含有制酸剤が同時併用されたことになり，強い相互作用のため吸収が阻害され，十分な血漿中，尿中濃度が得られなかったと考えられる．

・Noyes M, Polk RE : Norfloxacin and absorption of magnesium-aluminum. Ann Intern Med 109 : 168-169, 1988.

シプロフロキサシンとスクラルファートの相互作用

症例2：39歳の男性患者．前立腺炎のために抗菌薬であるシプロフロキサシン，胃炎のため胃粘膜保護薬（スクラルファート）が同時に処方され，服用した．処方内容は，「スクラルファート1gを1日4回，シプロフロキサシン750 mgを1日2回経口投与」で朝と夜に両剤は同時に服用された．薬物治療を開始して3日後，感染症に基づくと考えられる排尿障害，右側腹部圧痛，硬直などの症状が強く現れた．シプロフロキサシンの経口投与を静脈内投与へ切り替えたところ諸症状はかなり改善した．

・Spivey JM, Cummings DM, Pierson NR : Failure of prostatitis treatment secondary to probable ciprofloxacin-sucralfate drug interaction. Pharmacotherapy 16 : 314-316, 1996.

シプロフロキサシンとグルクロン酸鉄との相互作用

症例3：62歳の男性．慢性腎不全のため血液透析を受けていた．骨髄炎のため入院していたが，シプロフロキサシンとクリンダマイシン（ダラシン）を処方されて退院した．退院11日後，患者は呼吸困難，発熱，咳，左腰の痛みを訴え再入院となり，シプロフロキサシンとクリンダマイシンの脈内投与が開始された．胸部X線から肺炎が疑われ，腰仙椎MRIでは骨髄炎に付随する脊椎の損傷がみられた．問診の結果，抗菌薬による胸焼けを軽減するため水酸化マグネシウムおよび炭酸カルシウムを自宅で併用しており，さらに朝にシプロフロキサシンを服用する際にグルクロン酸鉄を含む鉄のサプリメントを併用していたことが判明した．19日間の入院後，シプロフロキサシンとクリンダマイシンおよび抗菌薬による胸焼け治療のためにファモチジンが処方され退院となった．鉄剤や総合ビタミン剤は，シプロフロキサシンが終了するまで服用しないことになった．

・Suda KJ, Garey KW, Danziger LH : Treatment failures secondary to drug interactions with divalent cations and fluoroquinolone. Pharm World Sci 27 : 81-82, 2005.

レボフロキサシンと水酸化アルミニウム/炭酸カルシウムとの相互作用

症例4：61歳の女性．重度の腎障害があり血液透析を受けており，細菌性腹膜炎および*Enterobacter agglomerans*による菌血症のために入院した．*E. agglomerans*は，レボフロキサシンに感受性をもっており腹膜と血液培養において陰性になるまで，レボフロキサシンの静注による治療が行われた．その後患者は，経口のレボフロキサシンを処方され退院となった．退院15日後，細菌性の腹膜炎の兆候，症状を示したため再入院となった．腹膜穿刺の結果，WBCが7,520であり，セフトリアキソン（ロセフィン）を単回静注され，その後経口のレボフロキサシンが投与された．問診の結果，自宅においては，朝にレボフロキサシンを服用する際に水酸化アルミニウムおよび炭酸カルシウムを併用していたことが判明した．患者は，レボフロキサシンは朝に，金属カチオン系のサプリメントは夜に服用するように指導を受け退院した．

・Suda KJ, Garey KW, Danziger LH : Treatment failures secondary to drug interactions with divalent cations and fluoroquinolone. Pharm World Sci 27 : 81-82, 2005.

レボフロキサシンと炭酸カルシウム/酸化マグネシウムとの相互作用

症例5：60歳の男性．肺癌のため入院したが，*Pseudomonas aeruginosa*（緑膿菌）による蓄膿症が悪化した．レボフロキサシンはこの菌に感受性

表5-1 わが国で発売されているニューキノロン系抗菌薬と金属カチオンとの相互作用に関する医療用添付文書の記載

	商品名	相互作用を起こす金属カチオン含有医薬品	臨床症状・措置方法	機序・危険因子
ノルフロキサシン NFLX	アスデュフェ錠, ウナセラ錠, キサフロール錠, シーヌン錠, シンノルフ錠, ストバニール錠, トーワキサン錠, ノトラー錠, ノフキサン錠, ノフロキサン錠, ノルフロキサシン錠, バクシダール錠, 小児用バクシダール錠, バスティーン錠, バフロキサール錠, バロクール錠, ブレマラート錠, ミタトニン錠	アルミニウムまたはマグネシウム含有の製剤(制酸剤等)(ケイ酸アルミニウム, 水酸化アルミニウムゲル・水酸化マグネシウム, スクラルファート等), 鉄剤, カルシウム含有の製剤	本剤の効果が減弱するおそれがある. 本剤を服用後, 2時間以上間隔をあけて制酸剤等を服用する等注意する	金属イオンとキレートを形成し, 吸収が阻害される
エノキサシン ENX	フルマーク錠	アルミニウムまたはマグネシウム含有の製剤(制酸剤等)(水酸化アルミニウムゲル・水酸化マグネシウム, スクラルファート等), 鉄剤(硫酸鉄等)	本剤の効果が減弱するおそれがある. 本剤を服用後, 2時間以上間隔をあけて, これらの薬剤を服用するなど注意する	金属イオンとキレートを形成し, 本剤の吸収が阻害される
オフロキサシン OFLX	オーハラキシン錠, オフロキサシン錠, タツミキシン錠, タリザート錠, タリビッド錠, タリフロン錠, フロキン錠, リビゲット錠	アルミニウムまたはマグネシウム含有の制酸剤等, 鉄剤	本剤の効果が減弱するおそれがある. 制酸剤は本剤投与1〜2時間後に投与する	これらの薬剤とキレートを形成し, 本剤の吸収が低下すると考えられている
レボフロキサシン LVFX	クラビット錠・細粒	アルミニウムまたはマグネシウム含有の制酸剤等, 鉄剤	本剤の効果が減弱するおそれがある. 制酸剤は本剤投与1〜2時間後に投与する	これらの薬剤とキレートを形成し, 本剤の吸収が低下すると考えられている
ガチフロキサシン GFLX	ガチフロ錠	アルミニウムまたはマグネシウム含有の製剤(制酸剤等), 鉄剤	本剤の効果が減弱するおそれがある. 本剤を服用後, 2時間以上間隔をあけて制酸剤等を服用する等注意する	金属イオンとキレートを形成し, 吸収が阻害されると考えられている
シプロフロキサシン CPFX	シバスタン錠, シフロキノン錠, シフロサシン錠, シプキサノフ錠, シプロキサン錠, ジスプロチン錠, フロキシール錠, プリモール錠, ベンジング錠, ペイトン錠	アルミニウムまたはマグネシウム含有の制酸剤等(ケイ酸アルミニウム, 水酸化アルミニウムゲル・水酸化マグネシウム, スクラルファート等), 鉄剤, カルシウム含有の製剤	本剤の吸収が低下し, 効果が減弱されるおそれがあるので, 本剤服用後2時間以上あけるなど注意する	多価金属イオン含有製剤を併用した場合, 難溶性のキレートを形成し, 本剤の消化管からの吸収を減少させ, 血中濃度を低下させるためと考えられている
		カルシウムを多量に含有する飲料(牛乳等)	本剤を空腹時にカルシウムを多量に含有する飲料と同時に服用すると, 本剤の吸収が低下し, 効果が減弱されるおそれがある	多価金属イオンと難溶性のキレートを形成し, 本剤の消化管からの吸収を減少させ, 血中濃度を低下させるためと考えられている

表 5-1 （つづき）

	商品名	相互作用を起こす金属カチオン含有医薬品	臨床症状・措置方法	機序・危険因子
ロメフロキサシン LFLX	バレオンカプセル・錠, ロメバクトカプセル	アルミニウムまたはマグネシウム含有の製剤（制酸剤等），水酸化アルミニウムゲル・水酸化マグネシウム（配合剤），乾燥水酸化アルミニウムゲル，スクラルファート等	本剤の吸収が低下し，効果が減弱されるおそれがある．本剤服用後，2時間以上間隔をあけて制酸剤等を服用するなど注意すること	アルミニウムイオン，マグネシウムイオンと不溶性のキレートを形成するため，本剤の消化管からの吸収が阻害され，血中濃度が低下すると考えられている
トスフロキサシン TFLX	オゼックス錠，トスキサシン錠	アルミニウムまたはマグネシウム含有の制酸剤，鉄剤，カルシウム含有の製剤	本剤の効果が減弱されるおそれがある．同時投与を避けるなど注意すること	金属カチオンと難溶性の錯塩を形成し，本剤の消化管からの吸収が低下することが報告されている
フレロキサシン FLRX	バルトネール錠，フルミコシン錠，フレメガシン錠，メガキサシン錠	記載なし		
スパルフロキサシン SPFX	スパラ錠	アルミニウムまたはマグネシウム含有の製剤（制酸剤等）（水酸化アルミニウムゲル・水酸化マグネシウム，スクラルファート等），鉄剤（硫酸鉄等）	本剤の効果が減弱するおそれがある．本剤を服用後，2時間以上間隔をあけてこれらの薬剤を服用するなど注意する	金属イオンとキレートを形成し，本剤の吸収が阻害される
プルリフロキサシン PUFX	スオード錠	アルミニウムまたはマグネシウム含有の制酸剤，鉄剤，カルシウム含有の製剤	本剤の効果が減弱されるおそれがある．これらの薬剤を投与する場合は，本剤投与後2時間以上あけるなど注意すること	これらの薬剤の金属イオンとキレートを形成し，吸収を阻害すると考えられる
モキシフロキサシン MFLX	アベロックス錠	アルミニウムまたはマグネシウム含有の制酸剤等，鉄剤	本剤の吸収が低下し，効果が減弱するおそれがあるので，本剤服用後2時間以上あけるなど注意すること	多価の金属イオン含有製剤を併用した場合，難溶性のキレートを形成し，本剤の消化管からの吸収を減少させ，血中濃度を低下させるためと考えられている
ガレノキサシン GRNX	ジェニナック錠	アルミニウム，マグネシウム，カルシウム，鉄，亜鉛含有の製剤（制酸剤，ミネラル入りビタミン剤等）	本剤の効果が減弱するおそれがあるので，本剤服用後2時間以上あけるなど注意すること．	金属イオンと難溶性のキレートを形成し，吸収が阻害されると考えられている．
シタフロキサシン STFX	グレースビット錠・細粒	アルミニウムまたはマグネシウム含有の制酸剤等，カルシウム剤，鉄剤	本剤の効果が減弱するおそれがある．これらの薬剤は本剤投与後2時間以上あけて投与する．	これらの薬剤とキレートを形成し，本剤の吸収が低下すると考えられている．

各種医療用添付文書より引用．ガチフロキサシン（ガチフロ錠）については，平成21年3月末日までの経過措置品目になっている．

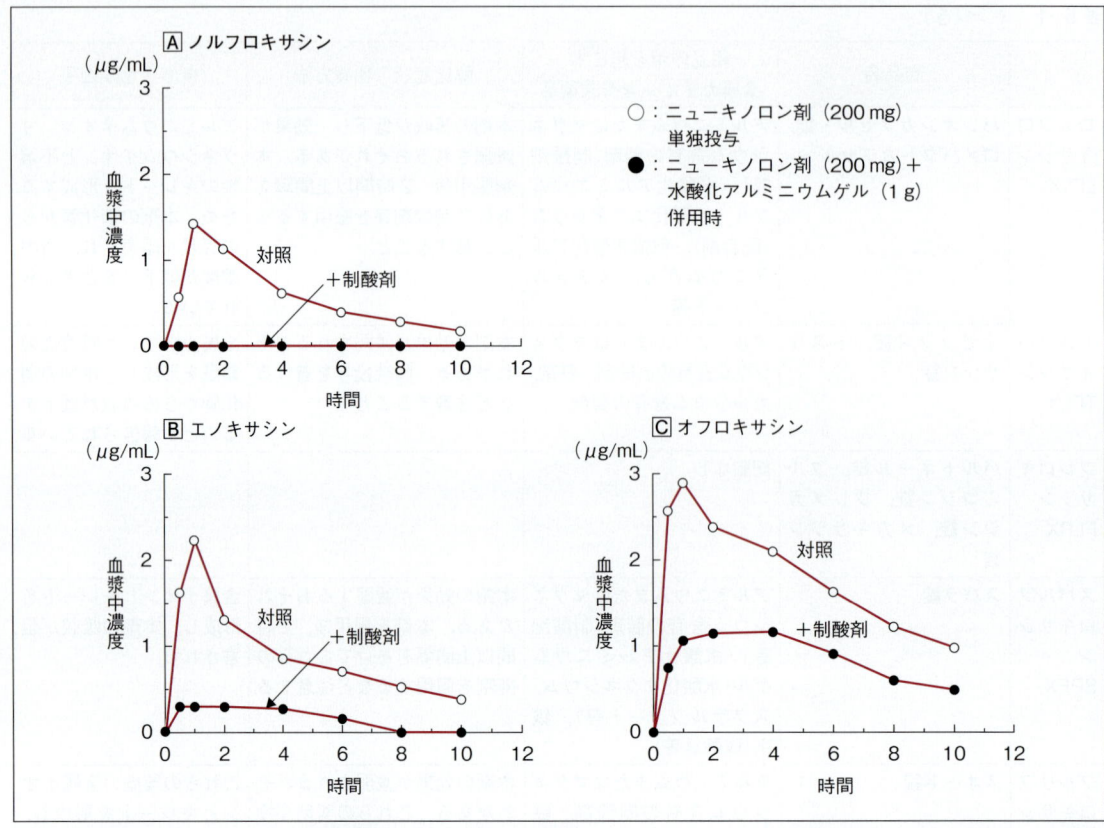

図5-1 各種ニューキノロン系抗菌薬（NQ）服用時に水酸化アルミニウムゲルが同時投与された時のNQの血漿中濃度推移

(Shiba K, Saito A, Miyahara T, et al : Effects of aluminium hydroxide, an antacid, on the pharamcokinetics of new quinolones in humans. Xenobio Metabol Dispos 3：717-722, 1988)

をもっているため，退院して別の診療所で経口のレボフロキサシンによる治療が開始となった．3週間後，患者は呼吸困難，発熱，悪寒，体重減少を訴えて再入院となった．病院での検査の結果，レボフロキサシンに感受性のある *Acinetobacter baumannii* や *Pseudomonas aeruginosa*（緑膿菌）に感染していることが判明した．そこで，アミカシン，セフェピム，およびクリンダマイシンの静注による治療が行われた．ほかの診療所の記録によると，朝8時にレボフロキサシンを服用後，朝9時に炭酸カルシウムと酸化マグネシウムを服用していたことがわかった．新しい抗菌薬の処方になってからは，そのような服用法は改善された．

・Suda KJ, Garey KW, Danziger LH：Treatment failures secondary to drug interactions with divalent cations and fluoroquinolone. Pharm World Sci 27：81-82, 2005.

●相互作用の臨床試験

表5-1に医療用添付文書において金属カチオンとの相互作用に関して記載された内容をまとめた．

フレロキサシン以外のすべてのニューキノロン系抗菌薬において金属カチオンとの併用注意の記載がなされている．

次に，具体的な相互作用臨床試験の内容と相互作用メカニズムについてまとめる．図5-1と図5-2に示すように，ノルフロキサシン，エノキサシン，オフロキサシン，シプロフロキサシンなどのニューキノロン剤と水酸化アルミニウムゲル（マーロックスなどに含有）やスクラルファート（アルサルミンなど）を同時に服用すると，顕著な吸収阻害が起こり，期待した血漿中濃度が得られない．

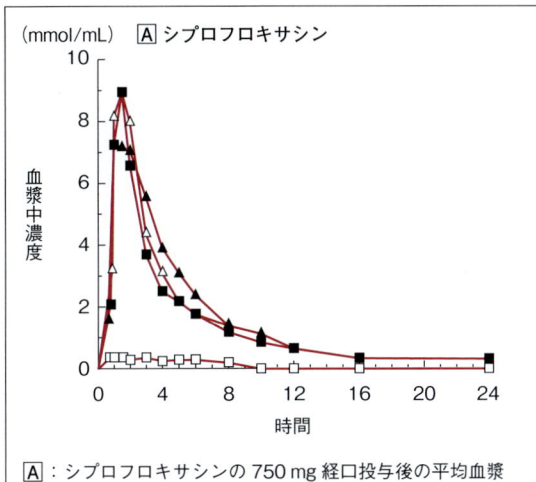

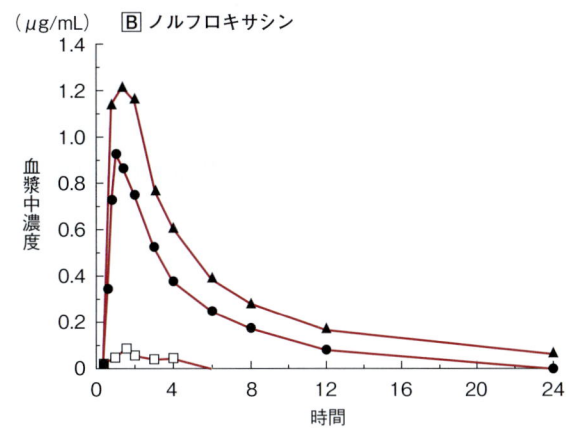

図5-2　スクラルファートと各種ニューキノロン系抗菌薬(NQ)が投与された時のNQの血漿中濃度推移
(Van Slooten AD, Nix DE, Wilton JH, et al：Combined use of ciprofloxacin and sucralfate. DICP 25：578-581, 1991)
(Parpia SH, Nix DE, Hejmanowski LG, et al：Sucralfate reduces the gastrointestinal absorption of norfloxacin. Antimicrob Agents Chemother 33：99-102, 1989)

A：シプロフロキサシンの750 mg 経口投与後の平均血漿中シプロフロキサシン濃度推移
シプロフロキサシン単独投与（▲），スクラルファート2gと同時投与（□），先にシプロフロキサシンを投与し，2時間後にスクラルファート2g投与（■），先にシプロフロキサシンを投与し6時間後にスクラルファート2g投与（△）．

B：ノルフロキサシンの400 mg 経口投与後の平均血漿中ノルフロキサシン濃度推移
ノルフロキサシン単独投与（▲），スクラルファート1gと同時に投与（□），先にスクラルファート1gを投与し2時間後にノルフロキサシンを投与（●）．

特にノルフロキサシンは，アルミニウムゲルと併用すると，血漿中にほとんど検出できなくなる．その他，ロメフロキサシン，トスフロキサシン，スパルフロキサシン，フレロキサシン，レボフロキサシン，ガチフロキサシン，プルリフロキサシンでも程度に違いはあるものの，同様の阻害効果が報告されている．さらにシプロフロキサシンやノルフロキサシンを炭酸カルシウム，あるいは硫酸第一鉄と同時に服用すると，やはり吸収阻害が起こり，それらニューキノロン剤血漿中濃度が十分得られないことも報告されている．ガチフロキサシン，プルリフロキサシン，モキシフロキサシン，シタフロキサシンと，水酸化アルミニウム，マーロックス（水酸化アルミニウム・水酸化マグネシウム製剤），重質酸化マグネシウム，沈降炭酸カルシウム，スクラルファート，硫酸鉄などとの相互作用について血液中濃度推移の変化を図5-3～図5-10に示した．また，ガレノキサシンを制酸剤(水酸化アルミニウムおよび水酸化マグネシウムを含有)と同時投与，制酸剤投与の2時間後投与，4時間後投与した結果，ガレノキサシンAUCはそれぞれ58%, 22%, 15.5%低下し，また制酸剤の4時間前投与では本剤の吸収に影響はなかったが，2時間前投与により本剤の吸収が11.6%低下していたと報告されている．

●相互作用メカニズム

メカニズムとしては，ニューキノロン系抗菌薬と金属カチオン(アルミニウム，マグネシウム，鉄，カルシウムイオンなど)がキレートを形成して，消化管吸収が低下すると考えられている(図5-11)．

制酸剤によるニューキノロン薬の物理吸着も，吸収低下に関与している可能性もある．水酸化アルミニウムへの吸着率は，ノルフロキサシン＞エノキサシン＞オフロキサシンの順であり，図5-1の吸収阻害の程度とほぼ一致しているという．また，制酸剤による胃内pH上昇による，ニュー

キノロン薬の溶解性低下による吸収の低下も考えられる．ラニチジンを静脈内投与して消化管 pH を上昇させると，エノキサシンの吸収率が低下することが報告されている．以上の知見より，金属カチオンによるニューキノロン系抗菌薬の吸収阻害のメカニズムとしては，金属キレートの形成，制酸剤への物理吸着と胃内 pH の上昇などが考えられる．

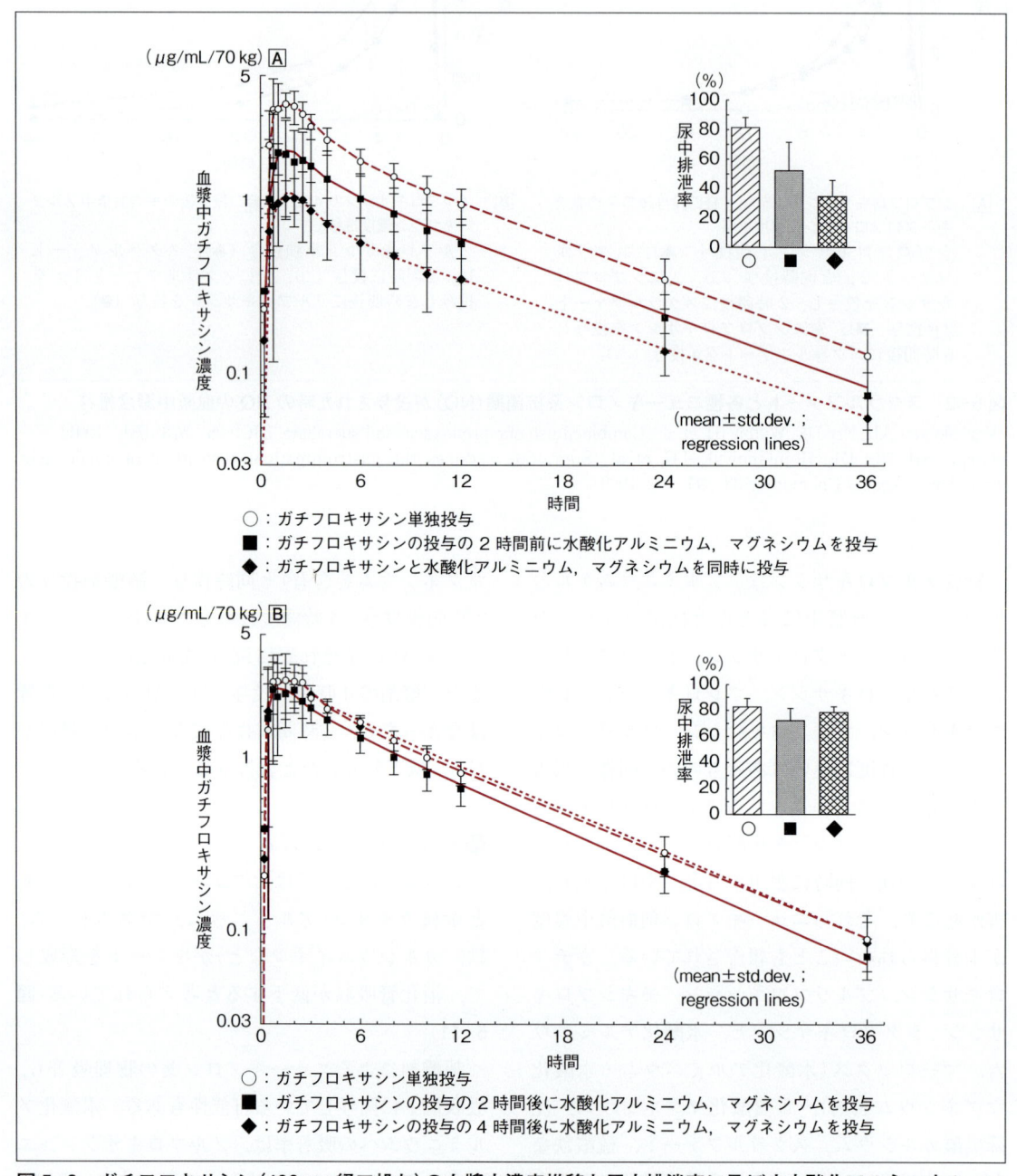

図5-3 ガチフロキサシン（400 mg 経口投与）の血漿中濃度推移と尿中排泄率に及ぼす水酸化アルミニウム，マグネシウム服用の効果

(Lober S, Ziege S, Rau M, et al：Pharmacokinetics of gatifloxacin and interaction with an antacid containing aluminum and magnesium. Antimicrob Agents Chemother 43：1067-1071, 1999)

●相互作用の回避法

次に，本相互作用の回避方法について述べる．ニューキノロン系抗菌薬の腸管吸収は比較的速く，ニューキノロン剤の投与後1～2時間程度（スパルフロキサシンでは4時間程度）で最高血漿中濃度（T_{max}）が得られている（表5-2）．

また胃・小腸内容物排出・移動時間は4時間程度であり，さらに，制酸剤，消化性潰瘍用剤中の金属カチオンは胃・腸管からはほとんど吸収されないので，比較的長時間にわたって腸管内に残存していると考えられる（図5-12）．

これらの点から考えると，ニューキノロン系抗菌薬の投与から2時間以上経過すれば，制酸剤などを服用してもニューキノロン系抗菌薬の吸収は影響を受けないと考えられる．また先に制酸剤を

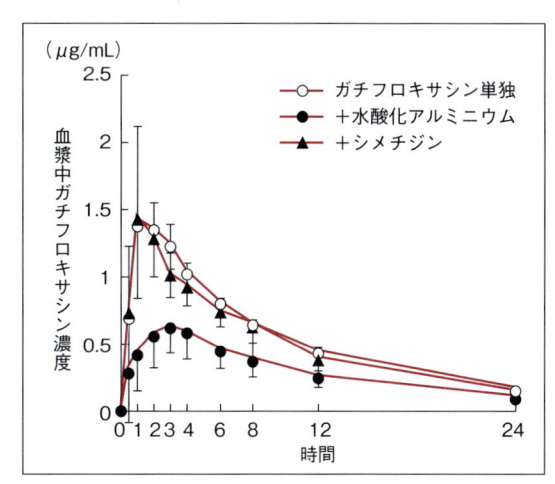

図5-4 ガチフロキサシン（200 mg経口投与）の血漿中濃度推移に及ぼす水酸化アルミニウム（1 g）あるいはシメチジン（200 mg）服用の効果

シメチジンはガチフロキサシン投与の1時間前に投与された．
（柴孝也：健常成人における gatifloxacin の体内動態に及ぼす水酸化アルミニウム及びシメチジンの影響，日本化学療法学会雑誌 47（S-2）：218-223，1999）

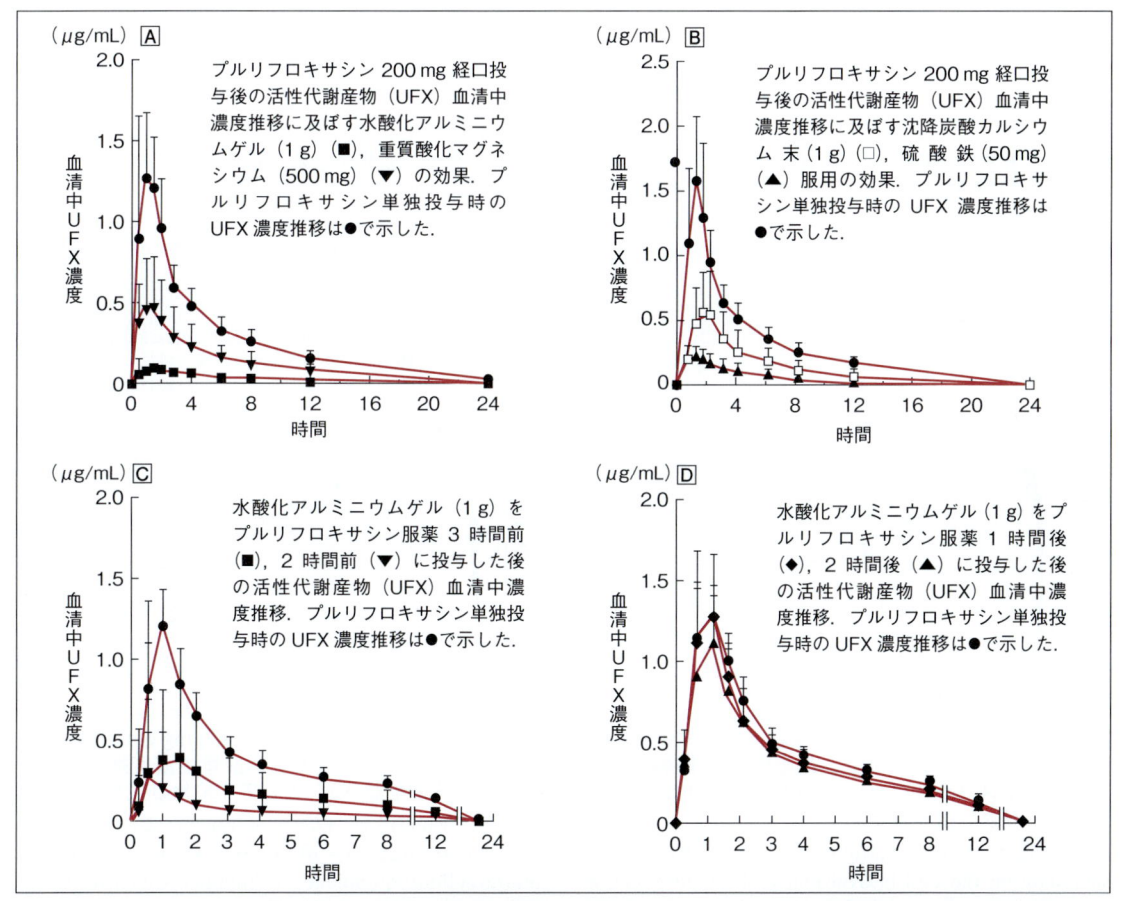

図5-5 プルリフロキサシン 200 mg 経口投与後の活性代謝産物（UFX）の血清中濃度推移に及ぼす水酸化アルミニウム，沈降炭酸カルシウム，硫酸鉄服用の効果

（柴孝也，吉田正樹，酒井紀，他：NM441 に関する基礎的・臨床的検討．日本化学療法学会雑誌 44（S-1）：263-278，1996）

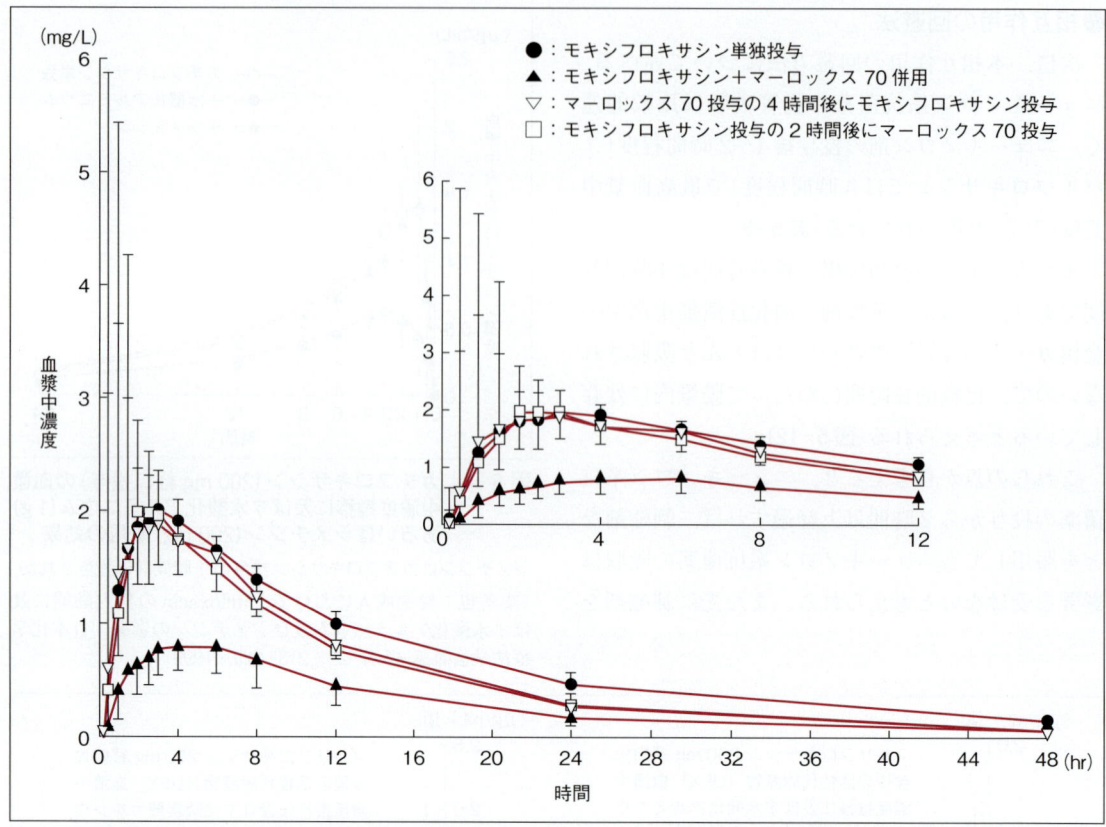

図5-6 モキシフロキサシン 400 mg 経口投与後のモキシフロキサシン血漿中濃度推移に及ぼすマーロックス 70（水酸化アルミニウム 900 mg ＋水酸化マグネシウム 600 mg/5 mL）10 mL 投与の効果

(Stass H, Bottcher MF, Ochmann K：Evaluation of the influence of antacids and H_2 antagonists on the absorption of moxifloxacin after oral administration of a 400 mg dose to healthy volunteers. Clin Pharmacokinet 40(Suppl 1)：39-48, 2001)

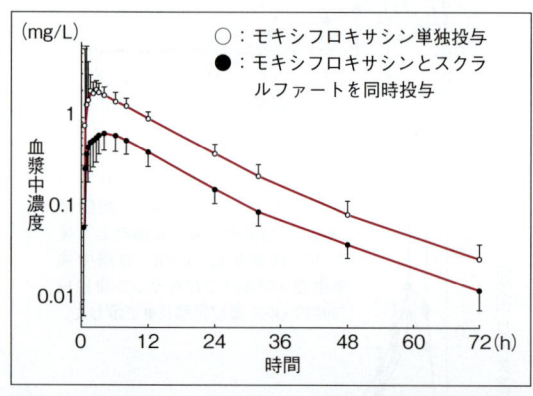

図5-7 モキシフロキサシン 400 mg 経口投与後のモキシフロキサシン血漿中濃度推移に及ぼすスクラルファート（Al^{3+} として 190 mg）繰り返し投与の効果

(Stass H, Schuhly U, Moller JG, et al：Effects of sucralfate on the oral bioavailability of moxifloxacin, a novel 8-methoxyfluoroquinolone, in healthy volunteers. Clin Pharmacokinet 40(Suppl 1)：49-55, 2001)

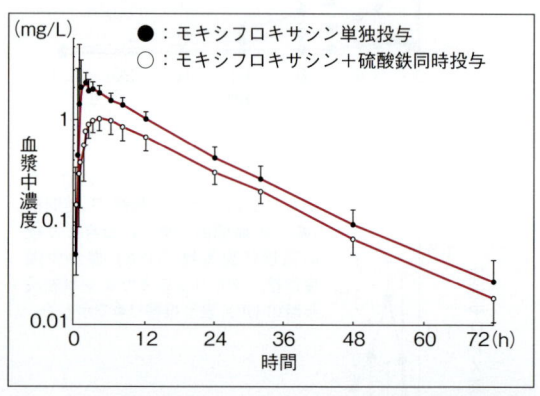

図5-8 モキシフロキサシン 400 mg 経口投与後のモキシフロキサシン血漿中濃度推移に及ぼす硫酸鉄（Fe^{2+} として 100 mg）投与の効果

(Stass H, Kubitza D：Effects of iron supplements on the oral bioavailability of moxifloxacin, a novel 8-methoxyfluoroquinolone, in humans. Clin Pharmacokinet 40(Suppl 1)：57-62, 2001)

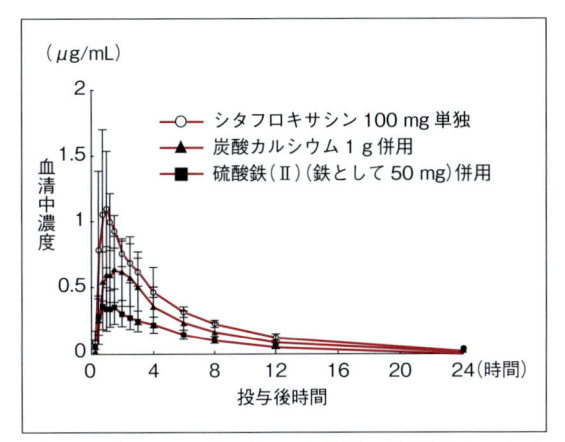

図5-9 シタフロキサシンの動態に及ぼすカルシウム剤もしくは鉄剤併用の影響

健康成人男性,平均±標準偏差
(柴 孝也,Sitafloxacinの体内動態に及ぼす金属イオン含有製剤の影響.日本化学療法学会雑誌56(S-1):25-31, 2008)

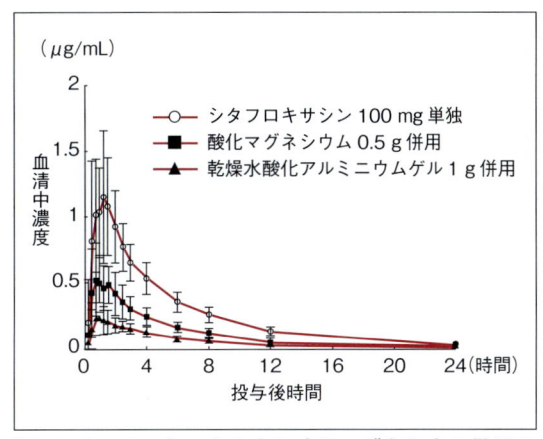

図5-10 アルミニウムもしくはマグネシウム併用の影響

健康成人男性,平均±標準偏差
(柴 孝也,Sitafloxacinの体内動態に及ぼす金属イオン含有製剤の影響.日本化学療法学会雑誌56(S-1):25-31, 2008)

表5-2 ニューキノロン系抗菌薬の体内動態パラメータ

薬物	投与量(mg)	C_{max} (μg/mL)	T_{max} (時間)	$t_{1/2}$ (時間)
ノルフロキサシン	100(食後3時間目)	0.39	約1	4〜5
	200(食後3時間目)	0.97	約1	4〜5
	400(食後3時間目)	1.37	約1	4〜5
	200(空腹時)	0.78	2.0	4.6
	200(食後)	0.72	2.8	4.3
エノキサシン	200(食後)	2.20	1.01	5.91
	400(空腹時)	2.97	1.33	5.92
	400(食後)	3.68	1.13	4.87
オフロキサシン	100(食後)	0.95	1.90	3.59
	300(空腹時)	3.86	1.44	5.83
	300(食後)	2.65	2.09	5.51
シプロフロキサシン	200(空腹時)	1.40	1.06	3.32
	200(食後)	0.75	1.80	4.00
ロメフロキサシン	200(空腹時)	1.89	1.23	8.48
	200(食後)	1.57	2.13	8.31
トスフロキサシン	150(空腹時)	0.37	1.9	3.77
	150(食後)	0.60	1.5	3.59
スパルフロキサシン	100(空腹時)	0.39	2.3	15.8
	200(空腹時)	0.62	3.5	15.8
	200(食後)	0.72	4.5	16.4
フレロキサシン	100(空腹時)	1.58	1.2	10.6
	200(空腹時)	2.92	1.8	9.9
	400(空腹時)	5.06	2.0	10.1
	200(食後)	2.73	1.8	10.6

薬物	投与量(mg)	C_{max} (μg/mL)	T_{max} (時間)	$t_{1/2}$ (時間)
レボフロキサシン	50(食後)	0.57	2.41	4.34
	100(空腹時)	1.36	0.82	5.12
	100(食後)	1.22	0.92	3.96
	200(食後)	2.04	1.48	5.97
ガチフロキサシン	100(空腹時)	0.87	1.6	6.9
	200(空腹時)	1.71	1.4	7.1
	200(食後)	1.65	1.0	6.5
プルリフロキサシン	132.1(空腹時)	0.68	1.3	7.7
	264.2(空腹時)	1.09	0.7	8.9
	528.4(空腹時)	1.88	0.7	7.9
	264.2(食後)	0.81	2.1	7.4
モキシフロキサシン	400(空腹時)	4.13	1.8	13.9
	200(食後)	2.07	1.5	15.4
	200(空腹時)	2.37	1.5	15.3
シタフロキサシン	100(空腹時)	1.00	1.2	5.7
	100(食後)	0.88	2.0	5.5
	50(空腹時)	0.51	1.2	6.2
ガレノキサシン	400(空腹時)	7.19	2.0	11.0
	400(食後)	6.27	2.1	11.2

C_{max}:最高血漿中濃度,T_{max}:最高血漿中濃度に至る投与後時間,$t_{1/2}$:血漿中濃度の消失半減期,プルリフロキサシン(PUFX)はプロドラッグであり,活性本体はUFXである.C_{max}, T_{max}, $t_{1/2}$はUFXのデータである.投与量はPUFXとしての量である.

図5-11 金属カチオンとニューキノロン系抗菌薬とのキレート（金属複合体）の構造
(Okabayashi Y, Hayashi F, Terui Y, et al : Studies on the interaction of pyridone carboxylic acids with metals. Chem Pharm Bull 40 : 692-696, 1992)

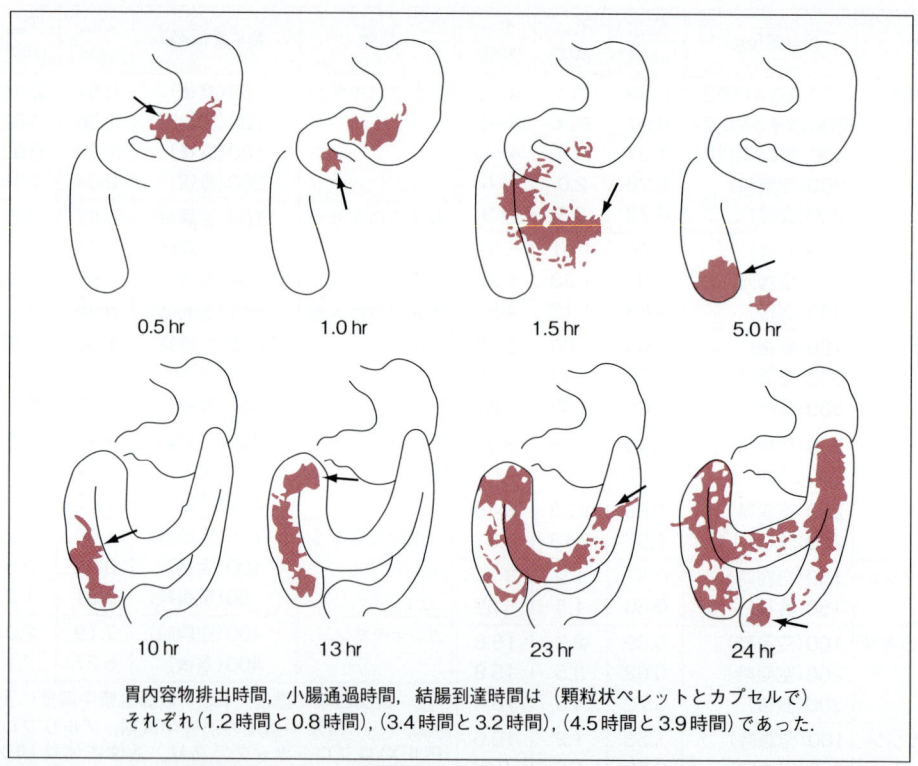

胃内容物排出時間，小腸通過時間，結腸到達時間は（顆粒状ペレットとカプセルで）それぞれ（1.2時間と0.8時間），（3.4時間と3.2時間），（4.5時間と3.9時間）であった．

図5-12 ヒトに放射性ラベルした顆粒状ペレット（カチオン樹脂；0.5〜0.8 mm）とカプセル（9 × 25 mm）を投与した後の消化管内移動のシンチグラフィ像
(Hardy JG, Wilson CG, Wood E : Drug delivery to the proximal colon. J Pharm Pharmacol 37 : 874-877, 1985)

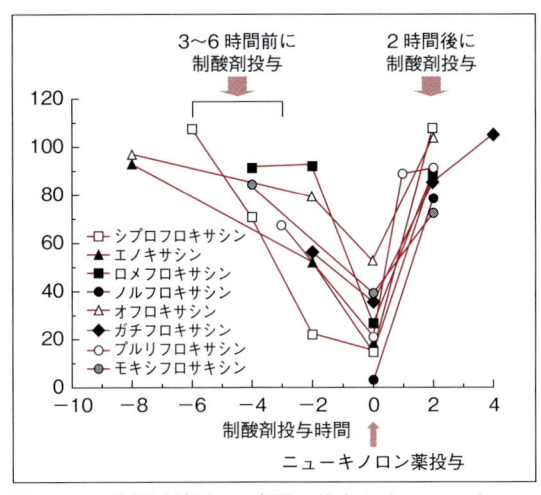

図5-13 制酸剤投与の時間に依存したニューキノロン系抗菌薬の相対的バイオアベイラビリティ（吸収率など）の変化

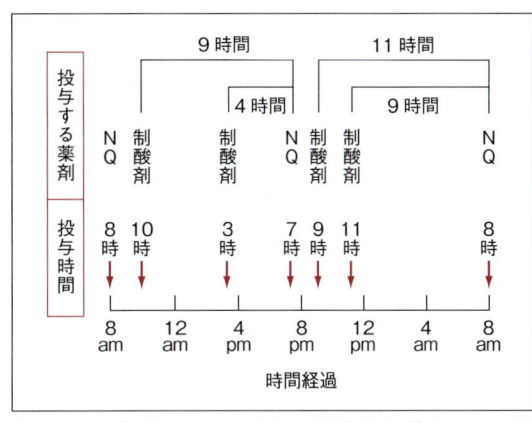

図5-14 金属カチオン含有の制酸剤などを1日4回とニューキノロン系抗菌薬（NQ）を1日2回服用する場合の処方設計

服用した場合は，4時間程度以上待ってニューキノロン系抗菌薬を投与する必要がある．本相互作用を回避するために，次の方法がある．

・両剤の服薬時間を調節する．
・金属カチオンを含有しない消化性潰瘍用薬に変更する．
・相互作用の少ないニューキノロン系抗菌薬に変更する．

以下，それぞれの方法について詳細に述べる．

a）両剤の服薬時間を調節する方法

図5-13は種々のニューキノロン系抗菌薬と制酸剤投与の時間間隔によって，ニューキノロンのバイオアベイラビリティ（吸収率など）がどのように変化するかをまとめたものである．

7種類のニューキノロン系抗菌薬はいずれも，制酸剤を同時（図中では横軸の0時間）に服用すると，バイオアベイラビリティは最も低くなる．しかしニューキノロン系抗菌薬を投与する3～6時間前に制酸剤を投与した場合（図中では横軸の－3～－6時間），あるいはニューキノロン系抗菌薬を投与してから2時間後に制酸剤を投与した場合（図中では横軸の＋2時間）には，バイオアベイラビリティは良好である．したがって，次の基本的考え方が成立する．

・最初にニューキノロン系抗菌薬を投与した場合は，金属カチオン含有の制酸剤・消化性潰瘍用剤は2時間後に投与する．
・最初に金属カチオン含有の制酸剤・消化性潰瘍用剤を投与した場合は，ニューキノロン系抗菌薬は3～6時間後に投与する．

ニューキノロン系抗菌薬を1日2～3回投与し，制酸剤などを1日4回投与することを想定して，処方設計（1）を考えてみよう．図5-14はニューキノロン系抗菌薬を1日2回（朝・夕食後）服用し，制酸剤を1日最大4回（朝・昼・夕食間および就寝前）服用する場合を示したものである．

制酸剤を朝・夕・就寝前の3回服用するケースでは，制酸剤の服用と次のニューキノロン系抗菌薬の服用との間隔は，朝（制酸剤：午前10時）→夕（ニューキノロン系抗菌薬：午後7時）で9時間，夕・就寝前（制酸剤：午後9時と午後11時）→朝（ニューキノロン系抗菌薬：午前8時）で11時間と9時間ということになる．これらの間隔があれば，図5-13に示すように，ニューキノロン系抗菌薬投与の時点では制酸剤の影響はすでに消失していると考えられるので，問題ないであろう．この場合，ニューキノロン系抗菌薬と制酸剤の服用回数は，合計で1日5回となる．一方，図5-14

表5-3 金属カチオン含有の制酸剤などを1日4回とニューキノロン系抗菌薬(NQ)を1日2回服用する場合の処方記載例

```
〈処方〉
シプロキサン錠(100 mg)
         2錠  1日2回  朝夕後服用  4日分
コランチル顆粒(1 g)
         4包  1日4回  毎食間・就寝前服用  4日分
```

表5-4 金属カチオン含有の制酸剤などを1日4回とニューキノロン系抗菌薬(NQ)を1日3回服用する場合の処方記載例

```
〈処方〉
シプロキサン錠(100 mg)
         3錠  1日3回  毎食後服用  4日分
コランチル顆粒(1 g)
         4包  1日4回  毎食間・就寝前服用  4日分
```

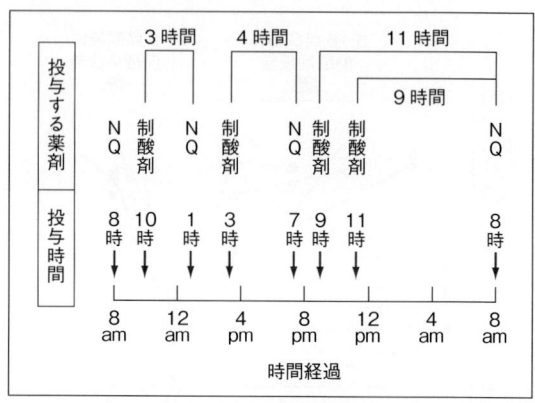

図5-15 金属カチオン含有の制酸剤などを1日4回とニューキノロン系抗菌薬(NQ)を1日3回服用する場合の処方設計

に示すように制酸剤を昼食間にも服用するとなると，夕食後のニューキノロン系抗菌薬服用との間隔はせいぜい4時間となる．この場合，夕食後のニューキノロン系抗菌薬の吸収は，昼食間に服用した制酸剤の影響を受ける可能性がある(図5-13，-3時間と-4時間での値を参照)．すなわち，この程度の間隔では吸収阻害を完全に回避することはできず，部分的な回避ということになる．しかしそれでも，同時服用よりはるかによい．とくにオフロキサシンやロメフロキサシンでは，この程度の間隔でも90％以上の良好なバイオアベイラビリティが得られているので，問題はないと考えられる．なお，以前まで同時服用させていた場合，上述の時間差服用に切り替えると，ニューキノロン系抗菌薬の血中濃度がかなり上昇すると予想されるので，その点を考慮する必要がある．設計(1)のための処方記載例を表5-3に示す．

図5-15はニューキノロン系抗菌薬を1日3回(朝・昼・夕食後)服用し，制酸剤を1日最大4回(朝・昼・夕食間および就寝前)服用する場合を示したものである．

制酸剤の服用と，次のニューキノロン系抗菌薬の服用との間隔は朝(制酸剤：午前10時)→昼(ニューキノロン系抗菌薬：午後1時)で3時間，昼(制酸剤：午後3時)→夕(ニューキノロン系抗菌薬：午後7時)で4時間，夕・就寝前(制酸剤：午後9時と午後11時)→朝(ニューキノロン系抗菌薬：午前8時)で11時間と9時間ということになる．夕(あるいは就寝前)→朝は前述の通り問題ないであろう．一方，朝(制酸剤)→昼(ニューキノロン系抗菌薬)と昼(制酸剤)→夕(ニューキノロン系抗菌薬)の間で，ニューキノロン系抗菌薬の吸収がその前に服用した制酸剤の影響を受ける可能性がある(図5-13，-3時間と-4時間での値を参照)．すなわち，この程度の間隔では吸収阻害を完全に回避することはできず，部分的な回避ということになる．しかしそれでも，同時服用よりはるかによい．とくにオフロキサシンやロメフロキサシンでは前述のように，問題はないと考えられる．設計(2)のための処方記載例を表5-4に示す．

b) 金属カチオンを含有しない消化性潰瘍用剤などを代替薬剤として使用する方法

疾患の治療上の理由，薬剤による胃腸障害の回避のため，あるいは患者の服薬ノンコンプライアンス〔前項a)の回避法では1日の服用回数が6回，7回ということになる〕を回避するために，ニューキノロン系抗菌薬と制酸剤・消化性潰瘍用剤を同時服用としたい場合もあるだろう．その場合は，

表5-5 代替薬剤として考えられる金属カチオンを含有しない消化性潰瘍用剤

攻撃因子抑制薬	
商品名	成分名
ヒスタミンH₂拮抗薬	
タガメット錠/細粒	シメチジン
カイロック錠/細粒	
ザンタック錠	ラニチジン塩酸塩
ガスター錠/散	ファモチジン
アルタットカプセル	ロキサチジン酢酸エステル塩酸塩
アシノンカプセル	ニザチジン
プロテカジン錠	ラフチジン
ストガー錠	
プロトンポンプ阻害薬	
オメプラジン錠	オメプラゾール
オメプラール錠	
タケプロンカプセル	ランソプラゾール
パリエット錠	ラベプラゾールナトリウム
選択的ムスカリンレセプター拮抗薬	
ガストロゼピン錠/細粒	ピレンゼピン塩酸塩
ピレンゼール液/錠	
抗ガストリン薬	
プロミド錠	プログルミド
ウガロンカプセル	ウロガストロン
ホモガロールカプセル	
粘膜強化剤	
マーズレンS顆粒	アズレンスルホン酸ナトリウム＋L-グルタミン
アズノール錠/細粒	アズレンスルホン酸ナトリウム
ノズレン細粒	

攻撃因子抑制薬	
商品名	成分名
アズロキサ顆粒	エグアレンナトリウム
ゲファニールカプセル/ソフトカプセル/細粒	ゲファルナート
アスパロンカプセル	生薬エキス製剤
グルミン顆粒	L-グルタミン
ガストローム顆粒	エカベトナトリウム
アルロイドG内服液	アルギン酸ナトリウム
粘液産生・分泌促進剤	
セルベックスカプセル/細粒	テプレノン
ケルナックカプセル/細粒	プラウノトール
アロカカプセル	オルノプロスチル
ロノックカプセル	
カムリードカプセル	エンプロスチル
サイトテック錠	ミソプロストール
ムコスタ錠/顆粒	レバミピド
胃粘膜微小循環改善薬	
ノイエルカプセル/細粒	セトラキサート塩酸塩
ソロンカプセル/細粒/錠	ソファルコン
アビリット錠/カプセル/細粒	スルピリド
ドグマチール錠/カプセル/細粒	
ベタマックT錠	
ミラドール錠/カプセル/細粒	
アプレース錠/細粒	トロキシピド
クラスト錠	クレボプリドリンゴ酸塩
ウルグートカプセル	ベネキサート塩酸塩ベータデクス
ロンミールカプセル	
ガスロンN錠/細粒	イルソグラジンマレイン酸塩

相互作用が起こらないように，金属カチオンを含まない制酸剤・消化性潰瘍用剤に変更する必要がある．表5-5は考えられる代替薬剤の候補である．

例として図5-16にオフロキサシンの血漿中濃度に及ぼすアズレンスルホン酸ナトリウム/L-グルタミン合剤（マーズレンS顆粒）の影響を示す．

同時服用でもオフロキサシンの吸収はまったく低下しないことから，マーズレンSは代替薬として有用と考えられる．その他に相互作用を回避できるということで，ベネキサート塩酸塩β-シクロデキストリン包接化合物（ウルグート），トロ

キシピド（アプレース），セトラキサート塩酸塩（ノイエル），テプレノン（セルベックス）の有用性も報告されている．制酸剤としての重曹（炭酸水素ナトリウム）は代替薬剤の1つとして考えられるが，胃酸が中和されニューキノロン系抗菌薬が不溶性となり，かえってニューキノロン系抗菌薬のバイオアベイラビリティが低下する原因となる可能性もある．マーロックスなどの制酸剤の代替薬剤として，ヒスタミンH₂レセプター遮断薬の同時服用が考えられている．ただし，シメチジンはニューキノロン系抗菌薬の代謝を阻害し，血中濃度を上昇させる可能性がある．なお，ラニチジ

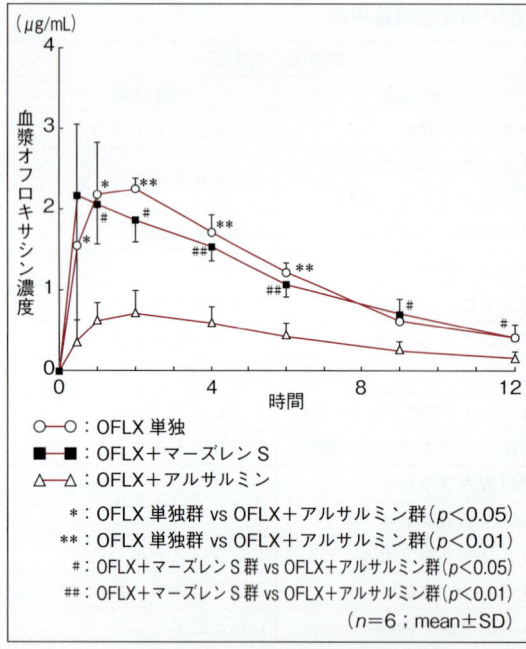

図5-16 オフロキサシンの血漿中濃度推移に及ぼすアルサルミンあるいはマーズレンSの効果

(Kawakami J, Kotaki H, Sawada Y, et al：Effect of food intake on ofloxacin and antigastrointestinal ulcer agents interaction. Eur J Clin Pharmacol 47：67-69, 1994)

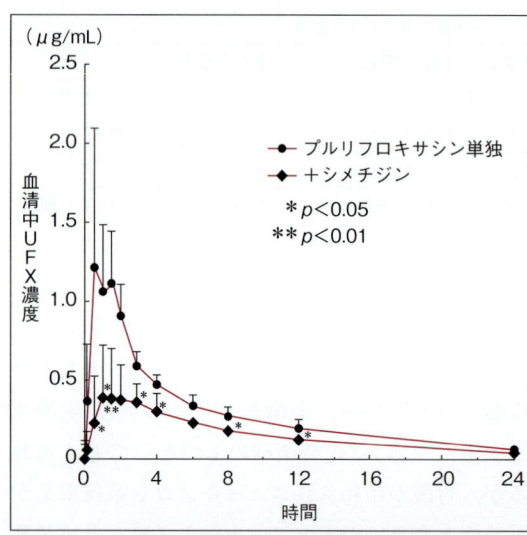

図5-17 プルリフロキサシン200 mg経口投与後の活性代謝産物(UFX)血中濃度推移(◆)に及ぼすシメチジン服用(200 mg経口投与)の効果

プルリフロキサシン単独投与時のUFX濃度推移は●で示した。

(柴孝也, 吉田正樹, 酒井 紀, 他：NM441に関する基礎的・臨床的検討. 日本化学療法学会雑誌 44(S-1)：263-278, 1996)

表5-6 ニューキノロン系抗菌薬とヒスタミンH_2レセプター遮断薬の相互作用

一般名(商品名)	シメチジン	ラニチジン	ファモチジン
シプロフロキサシン(シプロキサン)	ND	変化なし	ND
エノキサシン(フルマーク)	$t_{1/2}$増加, CL低下	AUC低下/変化なし	ND
ノルフロキサシン(バクシダール)	ND	ND	ND
オフロキサシン(タリビッド)	ND	変化なし	ND
ペフロキサシン	AUC増加, $t_{1/2}$増加, CL低下	ND	ND
テマフロキサシン	AUC増加, $t_{1/2}$増加	ND	ND
ロメフロキサシン(ロメバクト, バレオン)	ND	変化なし	ND
トスフロキサシン(オゼックス, トスキサシン)	ND	ND	変化なし
レボフロキサシン(クラビット)	CL低下, AUC増加	変化なし	ND
ガチフロキサシン(ガチフロ)	変化なし	ND	ND
プルリフロキサシン(スオード)	AUC低下, C_{max}低下	ND	ND
スパルフロキサシン(スパラ)	変化なし	ND	ND
フレロキサシン(フルミコシン, フレメガシン, メガキサシン)	$t_{1/2}$増加, CL_{NR}増加	ND	ND
モキシフロキサシン(アベロックス)	ND	変化なし	ND

ND：決定されていない. CL：全身クリアランス, AUC：血中濃度下面積, $t_{1/2}$：血中濃度推移の半減期, CL_{NR}：腎外クリアランス

ンは多くのニューキノロン系抗菌薬のバイオアベイラビリティに影響を与えないことがわかっている(表5-6).

ガチフロキサシンは，シメチジンを同時投与しても血中濃度はあまり変化しないが，プルリフロキサシンは，図5-17に示すように，シメチジンの同時投与によりC_{max}が1/3に，AUCが1/2弱に低下する.

これは，シメチジンにより胃内pHが上昇し，プルリフロキサシンの溶解性が低下した結果，吸収が低下したためと考えられる．その他のH_2レ

第5章 PKに基づく相互作用の回避／1 ニューキノロン系抗菌薬と金属カチオン含有消化性潰瘍用薬の相互作用

表5-7 各種ニューキノロン系抗菌薬の血清中濃度と尿中排泄率に及ぼす水酸化アルミニウム製剤の効果

薬物群	投与量(mg)	C_{max}(μg/mL)		T_{max}(h)	$t_{1/2}$(h)	AUC 0〜24 hr (μg・hr/mL)		UER[a] 0〜24 hr (% of 投与量)	
OFLX OFLX + AL	200 200/1,000	3.23 1.31	↓	1.10 2.40	5.08 6.03	23.8 12.4	↓	87.0 55.7	↓
ENX ENX + AL	200 200/1,000	2.26 0.46	↓↓	0.80 1.60	3.89 ND[b]	11.4 1.76	↓↓↓	59.4 21.6	↓↓
NFLX NFLX + AL	200 200/1,000	1.45 <0.1	↓↓↓	1.20 ND	2.91 ND	6.73 0.18	↓↓↓	40.2 4.55	↓↓↓
CPFX CPFX + AL	200 200/990	1.26 0.14	↓↓↓	1 1	2.39 3.33	6.35 0.76	↓↓↓	48.0 6.31	↓↓↓
TFLX TFLX + AL	200 200/990	0.28 0.06	↓↓	2 3	3.71 7.00	2.44 0.66	↓↓	14.0 5.51	↓↓
LFLX LFLX + AL	200 200/990	1.45 0.92	↓	2 1	4.89 6.44	13.5 8.82	↓	68.8 43.7	↓
SPFX[c] SPFX + AL[c]	200 200/1,000	0.87 0.68	↓	5.3 4.0	14.7 14.0	21.1[d] 13.7[d]	↓	35.1[e] 27.3[e]	
FLRX FLRX + AL	200 200/1,000	2.37 1.81	↓	0.75 1.33	10.9 10.2	32.6 27.0	↓	64.8 60.8	↓
LVFX LVFX + AL	100 100/1,000	1.82 0.64	↓	0.8 1.5	6.44 7.05	9.29 5.11	↓	74.4 53.3	↓
GFLX GFLX + AL	200 200/1,000	1.71 0.75	↓	1.5 2.08	6.88 7.50	14.4 7.79	↓	72.5 42.3	↓
UFX(PUFX) UFX(RUFX) + AL	200 200/1,000	1.52 0.10	↓↓↓	1.17 1.75	6.58 8.64	6.89 1.82	↓↓↓	42.61 2.97	↓↓
MFLX MFLX + AL + MG	400 400/10 mL	2.57 1.00	↓	1.75 4.5	12.3 10.3	36.2 14.7	↓	20.7 9.6	↓
STFX STFX + AL	100 100/500	1.42 0.27	↓↓	5.7 7.3	1.1 1.2	6.30 1.56	↓↓	50.1 15.3	↓↓
GRNX GRNX + AL + MG	600 600/900/800					58% 低下	↓		

[a] 尿中回収率，[b] 定量限界以下，[c] 朝食後30分に服用した，[d] AUC 0〜∞，[e] UER 0〜48 hr
OFLX：オフロキサシン　ENX：エノキサシン　NFLX：ノルフロキサシン　CPFX：シプロフロキサシン
TFLX：トスフロキサシン　LFLX：ロメフロキサシン　SPFX：スパルフロキサシン　FLRX：フレロキサシン
LVFX：レボフロキサシン　GFLX：ガチフロキサシン　PUFX：プルリフロキサシン　UFX：PUFX＋活性本体
MFLX：モキシフロキサシン　STPX：シタフロキサシン，GRNX：ガレノキサシン　AL：Al(OH)$_3$　MG：Mg(OH)$_2$

セプター遮断剤(たとえばファモチジンやニザチジンなど)が代替薬として考えられるが，現時点ではトスフロキサシントシル酸塩の吸収に及ぼすファモチジンの同時服用の効果が検討されているのみである．トスフロキサシンの体内動態はファモチジンによって有意な影響を受けない．

また，ニューキノロン薬とH$_2$レセプター遮断薬はともに痙攣誘発性を有しているため，高齢者や腎機能低下患者への併用投与には注意が必要である．

以上のように，金属カチオンを含まない制酸剤・消化性潰瘍用剤に変更した場合，1日の服用回数は最大3回と，服用回数を最小にできる．

c) 金属カチオンとの相互作用が少ないニューキノロン系抗菌薬を選択する

ニューキノロン剤と水酸化アルミニウム製剤の相互作用には，薬物間で大きな違いがある(表5-7)．

すなわちスパルフロキサシン，フレロキサシン

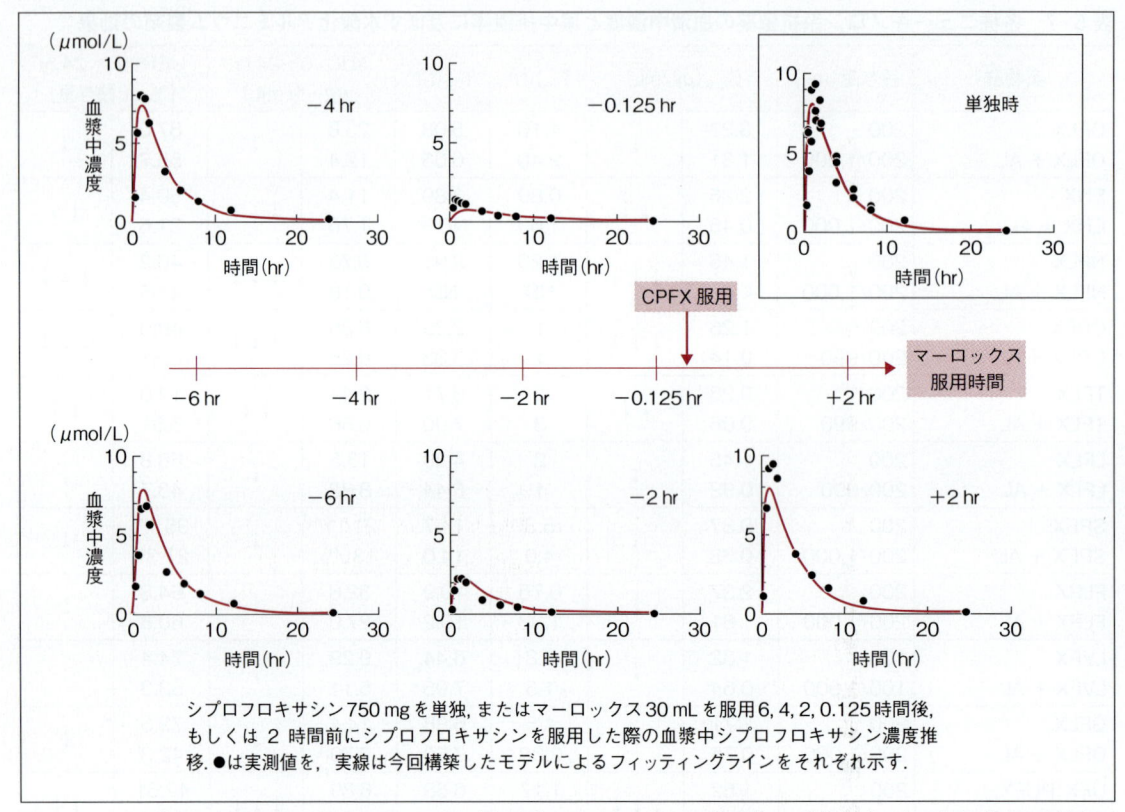

図5-18 シプロフロキサシンとマーロックス（水酸化アルミニウム＋水酸化マグネシウム）の相互作用に関するファーマコキネティクス解析

(Nix DE, Watson WA, Lener ME, et al：Effects of aluminum and magnesium antacids and ranitidine on the absorption of ciprofloxacin. Clin Pharmacol Ther 46：700-705, 1989)

は相互作用が比較的弱く，オフロキサシン，ロメフロキサシン，トスフロキサシン，レボフロキサシン，ガチフロキサシンでは中程度，エノキサシン，シプロフロキサシン，ノルフロキサシン，プルリフロキサシンでは非常に強いことがわかる．したがって，どうしてもニューキノロン系薬と水酸化アルミニウム製剤を服用しなければならない場合は，スパルフロキサシン，フレロキサシン（オフロキサシン，ロメフロキサシン，レボフロキサシン，ガチフロキサシンがこれに続く）を選択することになる．ただし，吸収阻害がないわけではないので，すでに示した時間差服用としたほうがよいだろう．

●**薬物相互作用の薬物動態学**

次に，ニューキノロン系抗菌薬と金属カチオン含有製剤との相互作用を定量的に予測するための薬物動態(PK)解析の例を示そう．両剤の服用時期をずらした場合，ニューキノロン系抗菌薬のバイオアベイラビリティがどのように変化するかについては，多くの臨床試験が行われている．その結果（AUCの減少率）は**図5-13**にすでに示した．

図5-18は，その中で，シプロフロキサシン(750 mg, 2.3 mmol)とマーロックス(17.3 mmol Al^{3+}, 20.6 mmol Mg^{2+}/30 mL)の併用に関する臨床試験の結果（血液中濃度推移の変化）を示したものである．

この血液中濃度推移の変化を，両剤の消化管内移動と吸収を考慮に入れたPKモデル（**図5-19**）によって解析した．

ニューキノロン系抗菌薬と金属カチオンはγ：1の化学量比で，ニューキノロン系抗菌薬の種類

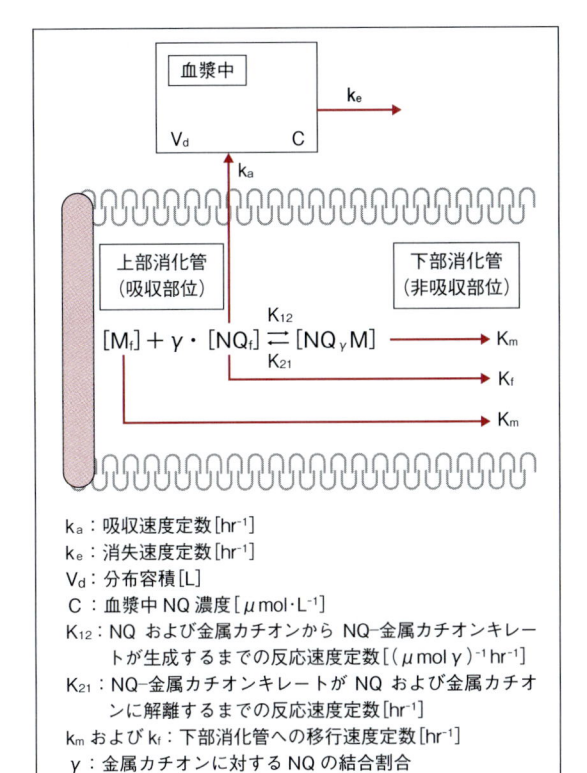

図5-19 ニューキノロン系抗菌薬と金属カチオンの相互作用を表すPKモデル

k_a：吸収速度定数[hr^{-1}]
k_e：消失速度定数[hr^{-1}]
V_d：分布容積[L]
C：血漿中NQ濃度[μmol·L^{-1}]
K_{12}：NQおよび金属カチオンからNQ-金属カチオンキレートが生成するまでの反応速度定数[(μmol γ)$^{-1}$hr^{-1}]
K_{21}：NQ-金属カチオンキレートがNQおよび金属カチオンに解離するまでの反応速度定数[hr^{-1}]
k_mおよびk_f：下部消化管への移行速度定数[hr^{-1}]
γ：金属カチオンに対するNQの結合割合

(Miyata K, Ohtani H, Tsujimoto M, et al：Antacid interaction with new quinolones：dose regimen recommendations based on pharmacokinetic modeling of clinical data for ciprofloxacin, gatifloxacin and norfloxacin and metal cations. Int J Clin Pharmacol Ther 45：63-70, 2007)

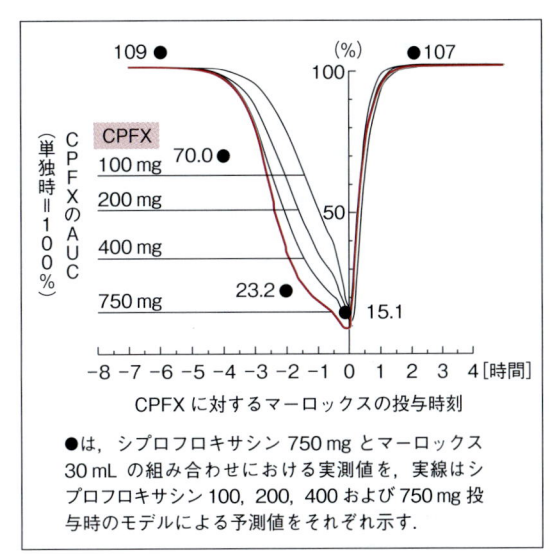

図5-20 シプロフロキサシンと金属カチオンの相互作用の程度に及ぼす投与間隔およびシプロフロキサシン投与量の影響(マーロックス量は一定；30 mL)

●は，シプロフロキサシン750 mgとマーロックス30 mLの組み合わせにおける実測値を，実線はシプロフロキサシン100, 200, 400および750 mg投与時のモデルによる予測値をそれぞれ示す．

(Miyata K, Ohtani H, Tsujimoto M, et al：Antacid interaction with new quinolones：dose regimen recommendations based on pharmacokinetic modeling of clinical data for ciprofloxacin, gatifloxacin and norfloxacin and metal cations. Int J Clin Pharmacol Ther 45：63-70, 2007)

に依存した反応速度定数k_{12}およびk_{21}により可逆的に非吸収性の複合体を形成すると仮定した．得られたパラメーターで計算したシミュレーション曲線は，実測値とよく一致している（図5-18中のライン）．また，算出したAUCの減少率についても実測値とよく一致している（図5-20）．

ここで，投与するニューキノロン系抗菌薬の量をいろいろ変えてAUC減少率のシミュレーションを試みた．ニューキノロン系抗菌薬の投与量が大きくなるにつれて，AUCの減少率が大きくなっている（図5-20）．得られたγが1以上（2～3程度）であることから，ニューキノロン系抗菌薬量が多いほど，金属カチオンと複合体を形成しやすくなるためと考えられる．一方，金属カチオンの投与量が大きくなった場合も，AUC減少率は大きくなる（図5-21）．

●両剤の相互作用に及ぼす食事の影響

今まで示した相互作用のほとんどは，空腹時における臨床試験データに基づいたものである．では，食後における相互作用の程度はどのようなものであろうか．この点について，オフロキサシンとスクラルファートの相互作用を例にとると，空腹時にはオフロキサシンのAUCはスクラルファートによって61％減少したが，食後30分に両剤を同時投与したところ，オフロキサシンのAUCは32％の低下にとどまった（図5-22）．

この相互作用減弱の原因は不明であるが，食事によって薬剤間の相互作用（キレート形成など）の程度が減弱したことなどが考えられる．以上の知見より，オフロキサシンのスクラルファートによる血漿中濃度の低下率は食事により約半分に低下することがわかる．とはいっても，いまだスクラ

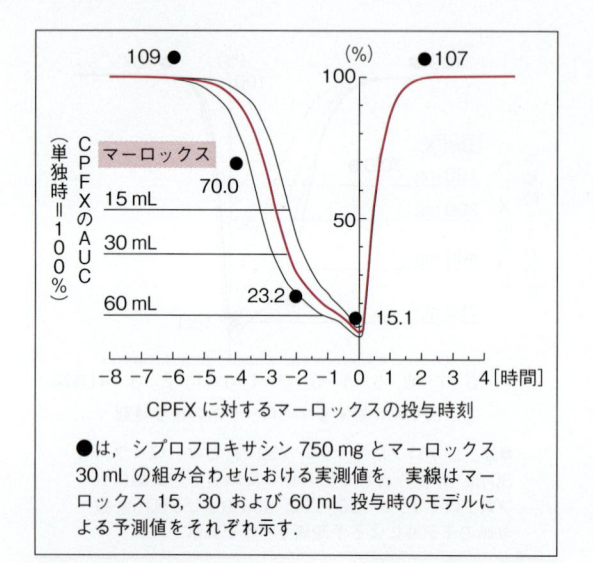

図5-21 シプロフロキサシンと金属カチオンの相互作用の程度に及ぼす投与間隔およびマーロックス投与量の影響（シプロフロキサシンは一定；750 mg）

(Miyata K, Ohtani H, Tsujimoto M, et al：Antacid interaction with new quinolones：dose regimen recommendations based on pharmacokinetic modeling of clinical data for ciprofloxacin, gatifloxacin and norfloxacin and metal cations. Int J Clin Pharmacol Ther 45：63-70, 2007)

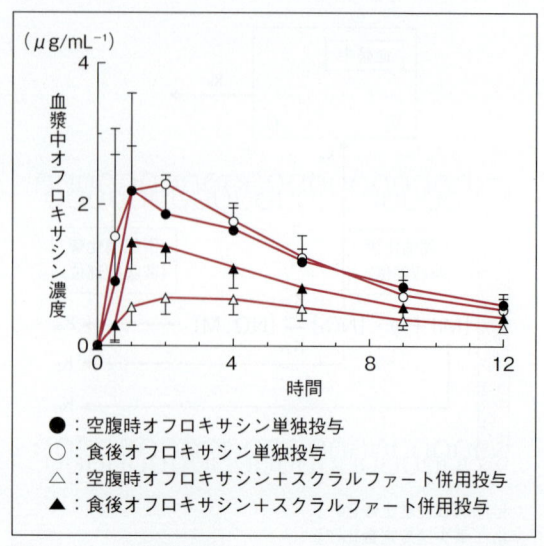

図5-22 オフロキサシンとスクラルファートの消化管吸収過程における相互作用に及ぼす食事摂取の効果

食事摂取の影響を検討する時には，両薬剤は食後30分に経口投与された．
(Kawakami J, Kotaki H, Sawada Y, et al：Effect of food intake on ofloxacin and antigastrointestinal ulcer agents interaction. Eur J Clin Pharmacol 47：67-69, 1994)

ルファートの吸収阻害効果は無視できるものではないことを示している．時間差服用や金属カチオンを含まない制酸剤・消化性潰瘍用剤への変更が必要であろう．

●一般用医薬品（大衆薬，OTC），医薬部外品，サプリメント中の金属カチオン

医師，薬剤師がニューキノロン系抗菌薬を含む処方を設計あるいは鑑査する場合，金属カチオンを含有する制酸剤・消化性潰瘍用剤が同時に投与されないように注意する．しかし，患者が勝手に町の薬局などで金属カチオンを含有する一般用医薬品（大衆薬）を購入して，同時服用してしまう可能性がある．むしろ使用量の多さから考えると，一般用医薬品とニューキノロン系抗菌薬との相互作用に関しては一層の注意を払う必要がある．

たとえば一般用医薬品である新三共胃腸薬には，1回量として，メタケイ酸アルミン酸マグネシウム320 mg，沈降炭酸カルシウム225 mgが含まれている．また，同じく一般用医薬品であるマルチビタミンゴールドAには，2錠（大人1日量）中，沈降炭酸カルシウム86.4 mg，炭酸マグネシウム120.2 mg，フマル酸第一鉄30 mgが含まれている．以下に，海外において別のマルチビタミンで報告された症例を紹介する．

ガチフロキサシンとミネラル含有のマルチビタミンの相互作用

症例：77歳の女性．院内感染による肺炎のためにガチフロキサシン（400 mg/日，10日分）が処方された．患者はまた，炭酸カルシウム（500 mg/日），ミネラルを含有するマルチビタミン（鉄15 mg，マグネシウム100 mg，亜鉛15 mg）を服用していた．ガチフロキサシンを開始して3日経過しても発熱と咳が続き，臨床的には改善がみられなかった．看護師は，ガチフロキサシンとマルチビタミンを同時に投与していることを見出した．そこで，ガチフロキサシンをマルチビタミン

投与後6時間経過してから投与したところ，2日後に臨床的に改善がみられた．

・Mallet L, Huang A.：Coadministration of gatifloxacin and multivitamin preparation containing minerals：potential treatment failure in an elderly patient. Ann Pharmacother 39：150-152, 2005

　ニューキノロン系抗菌薬を処方した場合には，患者に対して金属カチオンを含有する一般用医薬品，サプリメントを同時に服用しないように，あるいは服用させるにしても指定した服用間隔（ニューキノロン剤服用後2時間してから服用することなど）を遵守するように説明する必要がある．

具体的な処方設計の支援

　医師に疑義照会を行って，本件の相互作用に関する以下のような情報をいろいろと提供する必要がある．
1）シプロキサンは食後服用とし，コランチルは食間服用に変更する．
2）コランチルを金属カチオンを含有しない消化性潰瘍用剤（マーズレンSなど）に変更する．
3）シプロキサンを金属カチオン含有医薬品（水酸化アルミニウム製剤など）と相互作用の比較的弱いフレロキサシンなどに変更する．

2 トリアゾラムとイトラコナゾールの相互作用
Case トリアゾラムとイトラコナゾールの時間依存的な相互作用

処方の内容

| 処方1 | 45歳の男性，A皮膚科医院，1月9日（翌朝から服用） |

イトリゾールカプセル（50 mg）
　　　8 Cap　1日2回　朝夕食直後　7日分

| 処方2 | B内科病院，1月17日（当日就寝前から服用） |

ハルシオン錠（0.25 mg）
　　　1錠　1日1回　就寝前　7日分

背景と処方の問題点

背景
　〈処方2〉に示すように，睡眠導入薬であるハルシオンが処方された本患者に対して服薬指導を行った．その患者インタビューの中で，近隣の皮膚科医院において爪白癬の治療を受けており，〈処方1〉のようにイトリゾールによるパルス療法（1か月に1週間服用する）の1サイクル目が終了したばかりであることが明らかとなった．

処方の問題点
　処方では，1月16日の夕方に最後のイトリゾールを服用し，次の日（17日）の就寝前にハルシオンを服用することになる．この場合，イトリゾールとハルシオンの服用は同時ではなく，少なくとも24時間の服用間隔があると考えられる．しかし，たとえ同時服用（これは医療用添付文書上禁忌となっている）でなくても，この程度の時間間隔ではいまだに両剤の相互作用が起こる可能性があるので，ハルシオンの使用は避ける必要がある．

エビデンスと処方のPK/PD解析

　アゾール系抗真菌剤であるイトリゾール（イトラコナゾール）とハルシオン（トリアゾラム）の同時併用によって，トリアゾラムの血漿中濃度は大きく上昇することが知られている（図5-23）．

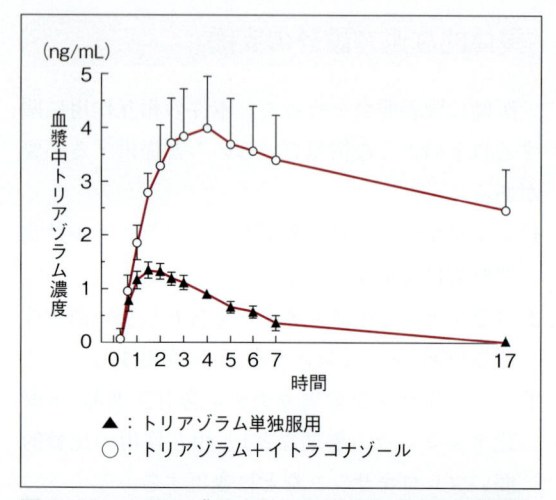

図5-23 トリアゾラムとイトラコナゾールを併用した時のトリアゾラムの血漿中濃度推移の変化

イトラコナゾールを1日200 mg 4日間経口投与した後にトリアゾラム0.25 mgを経口投与した.
(Varhe A, Olkkola KT, Neuvonen PJ：Oral triazolam is potentially hazardous to patients receiving systemic antimycotics ketoconazole or itraconazole. Clin Pharmacol Ther 56：601-607, 1994)

イトラコナゾールによるチトクローム P450（CYP）の阻害は，イトラコナゾールのイミダゾール環の窒素の部分がCYP分子のヘム鉄の第6配位座に配位して起こるとされている．CYPはどの分子種でもヘム鉄をもっているので，イトラコナゾールはどの分子種で代謝される薬物でも非特異的に阻害する可能性があるが，消化管や肝臓に存在するCYP3A4に対する阻害作用が最も強いと考えられている．トリアゾラムは主にCYP3A4によって代謝されるため，イトラコナゾールを併用すると，CYP3A4を介したトリアゾラムの代謝が抑制され，血中濃度が大幅に上昇するのである．このようなことから，トリアゾラムとイトラコナゾールの併用は禁忌となっている．

では両剤の服用の時間をずらせば大丈夫かというと，そうではない．イトラコナゾールの血液中消失半減期は30時間と長く，また代謝部位である肝臓への蓄積性も高いために，イトラコナゾー

○：トリアゾラム（0.25 mg）を単独経口投与された．
▲：トリアゾラムとイトラコナゾール（200 mg）が昼食後の3時間目に同時投与された
●：イトラコナゾールが昼食後に投与された後，3時間目にトリアゾラムが投与された．
△：イトラコナゾールがおやつとともに投与された後，12時間目にトリアゾラムが投与された．
■：イトラコナゾールがおやつとともに投与された後，24時間目にトリアゾラムが投与された．

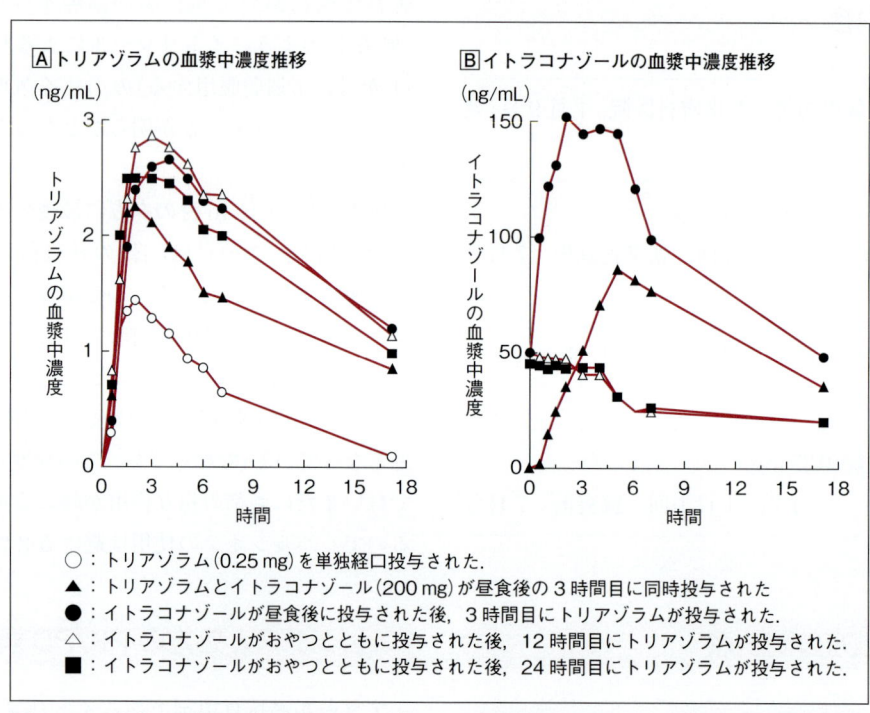

図5-24 トリアゾラムとイトラコナゾールの相互作用に及ぼす両剤の服用間隔の影響．トリアゾラムとイトラコナゾール併用時におけるトリアゾラムとイトラコナゾールの血漿中濃度推移

(Neuvonen PJ, Varhe A, Olkkola KT：The effect of ingestion time interval on the interaction between itraconazole and triazolam. Clin Pharmacol Ther 60：326-331, 1996)

ル中止後も数日間は相互作用が惹起する可能性があり，注意が必要である．実際，イトラコナゾール最終服用後24時間にトリアゾラムを投与した場合でも，トリアゾラムの血中濃度はイトラコナゾール非併用時に比較してAUCにして3.8倍も上昇すると報告されている（図5-24）．

ここで，トリアゾラムとイトラコナゾールの相互作用を表現するモデルを構築し，さらにイトラコナゾール服用中止後のトリアゾラムの適正使用法について述べる．図5-24のデータをPKの手法によって定量的に解析し，イトラコナゾール服用中止後にトリアゾラムを服用する場合，相互作用回避にはどの程度の期間が必要かを明確にするため，詳細な解析を紹介しよう．この際，イトラコナゾールの主代謝物であるヒドロキシイトラコナゾール（OH-イトラコナゾール）も未変化体とほぼ同じ強度でCYP3A4を阻害することを考慮に入れなければならない．トリアゾラムの代謝に対するイトラコナゾールとOH-イトラコナゾールの阻害定数（K_i値）はそれぞれ113 ng/mL，144 ng/mLと強い阻害能が示されている．

図5-25は，イトラコナゾールをパルス療法によって投与した場合の，イトラコナゾールとOH-イトラコナゾールの血漿中濃度推移（体内動態からのシミュレーション）である．

解析に使用するPKモデルを図5-26に示した．

図5-24には，トリアゾラムとイトラコナゾールをさまざまな投与間隔で併用した際のトリアゾラム血漿中濃度推移，および阻害薬としてのイトラコナゾール血漿中濃度推移を示す．これに，構築したモデルを当てはめた．阻害薬濃度としては，末梢血中の濃度ではなく，門脈中の予測濃度を使用した（第1章H参照）．解析の結果，構築したモデルは，さまざまな投与間隔でイトラコナゾールと併用した際のトリアゾラム血漿中濃度の経時変化を良好に表現することができた（図5-27中のシミュレーションラインと実測値の比較）．

また，構築したモデルならびに得られたパラメーターを用いて，イトラコナゾール療法終了後にトリアゾラムを服用した際の，トリアゾラム血漿中濃度推移のシミュレーションを行った（図5-28）．

さらに，イトラコナゾール最終経口投与後トリ

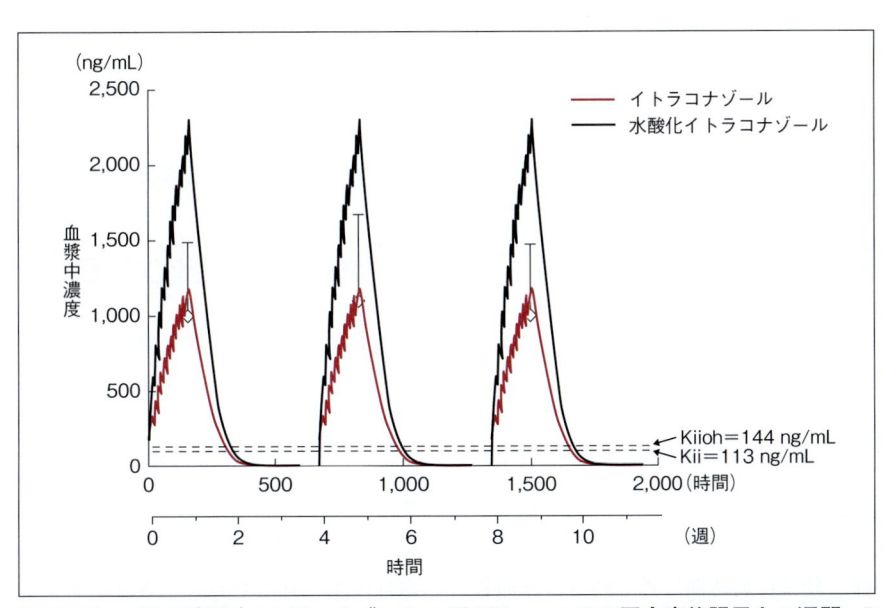

図5-25　パルス療法（イトラコナゾール1回200 mg 1日2回食直後服用を1週間，3週間休薬）時のイトラコナゾールおよびOH-イトラコナゾールの血漿中濃度推移のシミュレーションカーブ

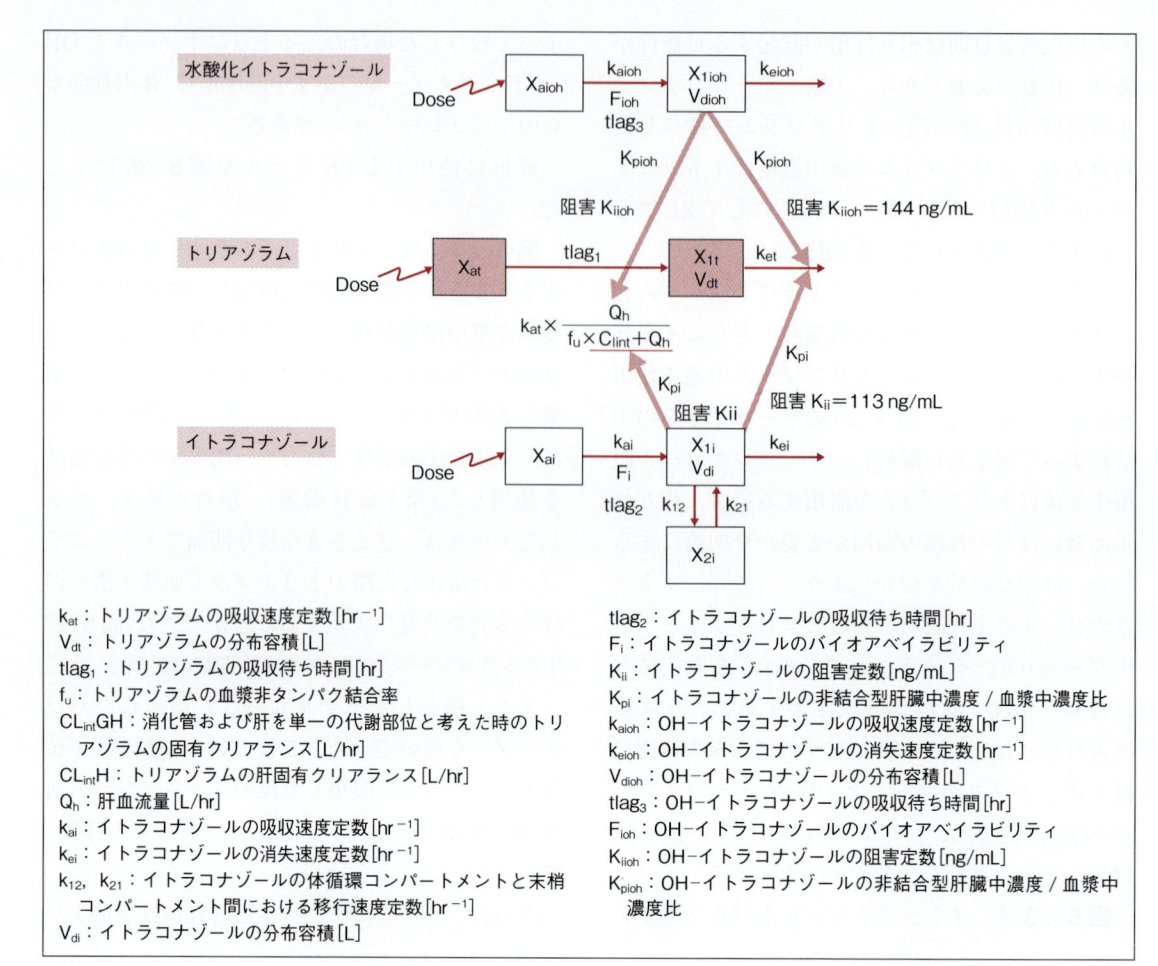

図 5-26 イトラコナゾールとその代謝物(OH-イトラコナゾール)によるトリアゾラム代謝阻害モデル

アゾラム服用までの時間(日)と,トリアゾラムの推定効果持続時間の関係について検討を行った(図 5-28).推定効果持続時間は,トリアゾラム単独単回経口投与 8 時間後の血漿中濃度(0.52 ng/mL)を下回るまでの時間とした.その結果,イトラコナゾールパルス療法終了後トリアゾラム服用まで 11 日程度あけることで,トリアゾラム血漿中濃度推移および推定効果持続時間は単独時とほぼ同程度になることが示された.また,図には示さないがイトラコナゾールを 1 日 1 回 3 週間連続経口投与後は,トリアゾラム服用まで 9 日程度あけることでトリアゾラム血漿中濃度推移および推定効果持続時間は単独時とほぼ同程度になることが示された.よって,イトラコナゾールパルス療法後は 2 週間程度以上,イトラコナゾール連続経口投与(1 日 1 回 3 週間)後は 10 日程度以上経過してからでないとトリアゾラムを服用すべきではないと考えられた.

具体的な処方設計の支援

イトラコナゾール最終服用後は念のために 2 週間程度トリアゾラムを休薬することがベターである.また,トリアゾラムの代替薬としては,ロルメタゼパム(エバミール錠,ロラメット錠)などが考えられる.なぜなら,これらの薬物は,解毒代謝に CYP3A4 の寄与がなく,主にグルクロン酸抱合代謝されるため,イトラコナゾールとの相互作用は強くないと考えられるからである.

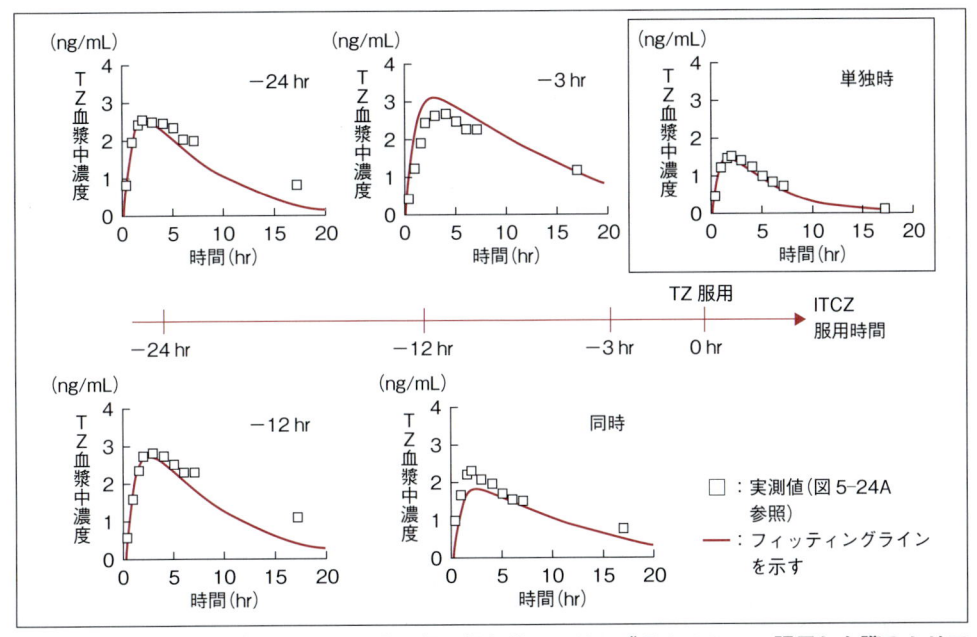

図5-27 イトラコナゾール200mg単回経口投与後にトリアゾラム0.25 mg服用した際のトリアゾラム(TZ)の血漿中濃度推移のフィッティング結果

(Neuvonen PJ, Varhe A, Olkkola KT：The effect of ingestion time interval on the interaction between itraconazole and triazolam. Clin Pharmacol Ther 60：326-331, 1996)

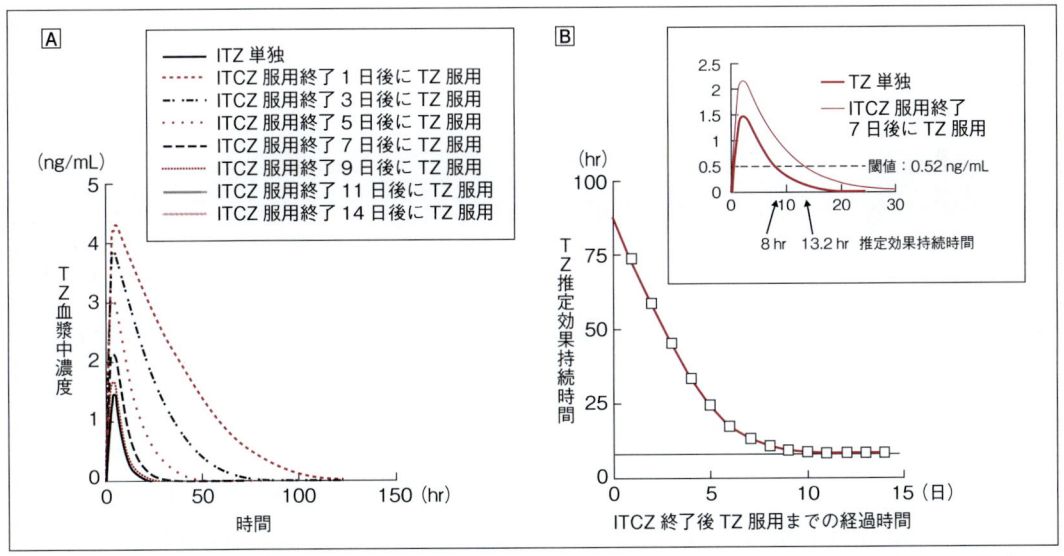

図5-28 イトラコナゾール(ITCZ)パルス療法後にトリアゾラム(TZ)を時間差服用した時のトリアゾラム血漿中濃度推移のシミュレーションと効果持続時間の予測

A：トリアゾラムの血漿中濃度推移．B：イトラコナゾール服用終了後のトリアゾラム服用までの経過時間(日数)とトリアゾラム効果持続時間の関係．インセットグラフ：トリアゾラム単独投与時の効果が消失する時の血漿中濃度を0.52 ng/mLとした場合の効果持続時間の見積もり．

処方3 B内科病院，1月17日（本日から服用）

ロラメット錠（1 mg）
　　　　　1錠　1日1回　就寝前　7日分

処方4 B内科病院，1月31日

ハルシオン錠（0.25 mg）
　　　　　1錠　1日1回　就寝前　7日分

　イトラコナゾールの医療用添付文書の相互作用欄には，パルス療法中の患者において休薬期間中に新たにほかの薬剤を併用する場合にも，患者の状態を十分に観察し，慎重に投与すること，との記載がある．以下に示す薬剤に関しては，トリアゾラムと同様の処方設計を考慮する必要がある．

併用禁忌

ピモジド（オーラップ），キニジン（硫酸キニジン），ベプリジル（ベプリコール），トリアゾラム（ハルシオン），シンバスタチン（リポバス），アゼルニジピン（カルブロック），ニソルジピン（バイミカード），エルゴタミン（カフェルゴット等），ジヒドロエルゴタミン（ジヒデルゴット），バルデナフィル（レビトラ），エプレレノン（セララ），ブロナンセリン（ロナセン），シルデナフィル（レバチオ）

併用注意

アトルバスタチン，ビンカアルカロイド系抗悪性腫瘍薬（ビンクリスチン等），メチルプレドニゾロン，デキサメタゾン，ブデソニド，ミダゾラム，ブロチゾラム，アルプラゾラム，シクロスポリン，タクロリムス水和物，ドセタキセル水和物，サキナビル，セレギリン，セリバスタチン，エバスチン，ゲフィチニブ，フェンタニル，シルデナフィル，ワルファリン，ジヒドロピリジン系Ca拮抗薬（ニフェジピン，ニルバジピン，フェロジピン等），ベラパミル，クラリスロマイシン，リトナビル，エリスロマイシン，インジナビル，ダルナビル，カルバマゼピン，エトラビリン

3　チザニジンとフルボキサミンあるいはシプロフロキサシンの相互作用
Case 同時服用ではないチザニジンとフルボキサミンの併用の安全性

処方の内容

処方 40歳代の男性

ノルバスク錠（5 mg）
　　　　　1錠　1日1回　朝食後　28日分
ブロプレス錠（8 mg）
　　　　　1錠　1日1回　朝食後　28日分
テルネリン錠（1 mg）
　　　　　1錠　1日1回　朝食後　28日分
ルボックス錠（25 mg）
　　　　　1錠　1日1回　夕食後　28日分

背景と処方の問題点

背景
　テルネリンは通常1日3回，ルボックスは1日2回服用となっているが，本例では，テルネリンは朝1回，ルボックスは夕1回服用となっている．
処方の問題点
　チザニジン（テルネリンなど）とフルボキサミン（ルボックス，デプロメール）を併用すると，チザニジンの血中濃度（AUC）が平均33倍程度上昇するという臨床試験結果が報告されている（**図5-29**）．

　この報告では，チザニジンの服用時期はフルボ

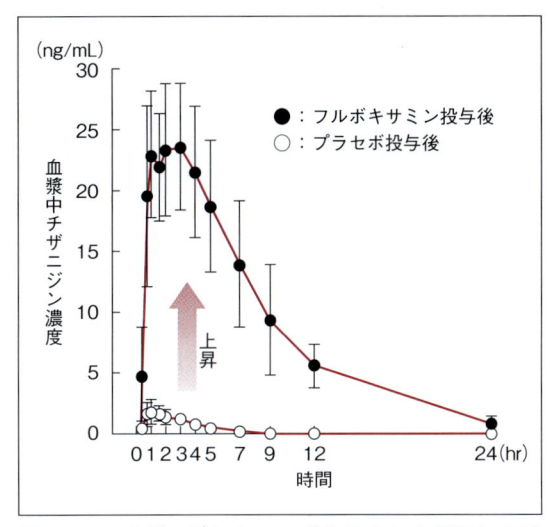

図5-29 チザニジンとフルボキサミンを併用した時のチザニジンの血漿中濃度推移の変化

10人の健常人ボランティアにおいて，プラセボあるいは100 mgフルボキサミンを1日1回×4日前投与した後，チザニジン4 mgが単回経口投与された.

(Granfors MT, Backman JT, Neuvonen M, et al：Fluvoxamine drastically increases concentrations and effects of tizanidine：a potentially hazardous interaction. Clin Pharmacol Ther 75：331-341, 2004)

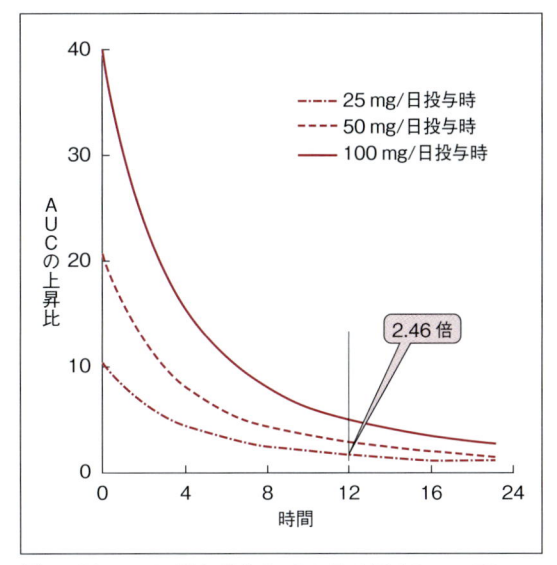

図5-30 フルボキサミンを1日1回25 mg，50 mg，100 mgを繰り返し投与した後，種々時間経過後にチザニジンを服用した際に予測されるチザニジンのAUC上昇率(R)

エビデンスと処方のPK/PD解析

フルボキサミンによってチザニジンの血液中濃キサミン服用の1時間後であった〔臨床試験概要：10人の健常人，100 mgのフルボキサミンを4日間朝8時に服用，4日目の朝9時にチザニジン4 mgを服用（空腹時）〕．これに対し，本事例では，「フルボキサミンを20時頃服用し，チザニジンを朝8時頃服用する」と投薬時に患者自身が述べていたことから，同時併用ではなく約12時間投与間隔があいている．また，上記報告でのフルボキサミンの服用量は100 mgであったが，本例の患者では25 mgと低用量であった．以上の2点から，本例において，薬物相互作用の問題が生じるかどうか評価する必要がある．また併用に問題がある場合，チザニジンの代替薬としてはどのような薬剤が考えられるか提案することが必要である．

度が何倍に上昇するか（増加率をRとする）を推定するためには，次式を使用する．

$$R = 1 + \frac{C_f}{K_i} \quad \cdots\cdots (1)$$

ここで，C_fは阻害薬であるフルボキサミンの非結合型薬物濃度，K_i値はチザニジンの代謝に対するフルボキサミンの阻害定数である．まず，阻害薬となるフルボキサミンを経口投与した後の門脈中濃度（C_f）を予測する．ここで，門脈中濃度の推定法は，第1章Hに詳細を記載した．さらに，チザニジン代謝に対するフルボキサミンの阻害定数（K_i）は，報告されている臨床試験の文献値から推算し，3.9 nMを得た．これらの結果から，さまざまなフルボキサミンの投与条件における，チザニジンの血液中濃度の上昇率Rが推算可能となる．フルボキサミンの投与量を3段階仮定し，フルボキサミン服用終了後に経時的にチザニジンを服用した後のチザニジンの血中濃度（AUC）の上昇率Rと服用間隔との関係を図5-30に示した．

その結果，フルボキサミン服用後12時間経過してから，チザニジンを服用しても，その血中濃

具体的な処方設計の支援

本例においては，フルボキサミン 25 mg を服用した後，12 時間後テルネリンを服用することになっている．そこから予測した門脈中フルボキサミン濃度は，0.123 μM であり，チザニジンの血液中濃度上昇率 R は 2.46 倍と予測された．したがって，本事例においては，併用は避けたほうがよいと考えられる．どうしても併用する場合には，チザニジンの投与量を 1/3 程度に減量する必要があろう．

チザニジンの代替薬としては何が適切であろうか．中枢性筋弛緩薬でチザニジンと同じような適応をもつ代替薬としては下記があげられる．

○バクロフェン（ギャバロン，リオレサール）：代謝に関与する酵素の分子種に関しては不明であるが，肝代謝の寄与は 15% と比較的低く，残りは未変化体として腎臓から尿中に排泄されるため，肝代謝阻害の影響は少ないと思われる．しかし，頸肩腕症候群，腰痛症による筋緊張状態の改善には適応がない．

○クロルフェネシン（リンラキサー）：投与量の 84% がグルクロン酸抱合体として尿中に排泄されると報告されており，CYP 代謝阻害の影響はないと思われる．しかし，脳血管障害，痙性脊髄麻痺などによる痙性麻痺には適応がない．

○アフロクアロン（アロフト）：消失における肝代謝の寄与を示す詳しい資料はない．テルネリンの適応症はほぼ網羅している．

○エペリゾン（ミオナール）：動物において ω−1 水酸化を消化管の CYP が担っている（主に CYP1）という報告があるが詳細は不明．適応症はテルネリンと同じ．

4 ワルファリンとミコナゾールの相互作用
Case ワーファリン使用患者にフロリードゲル経口用が処方された

処方の内容

処方 1 70 歳の男性

ワーファリン錠（1 mg）
　　　　　1 錠　1 回　朝食後　14 日分

処方 2

フロリードゲル経口用（2%）
　　　　　10 g　1 日 4 回　毎食後・就寝前
　　　口腔内にできるだけ長く含んだ後嚥下する
　　　　　　　　　　　　　　　　14 日分

背景と処方の問題点

背景

心原性脳塞栓症であり，〈処方 1〉のワルファリンを服用している．この数か月，INR 2.0 を目安として治療が行われている．

処方の問題

最近，口腔内カンジダ症が認められたため〈処方 2〉が処方された．医師に対して，フロリードゲル経口用とワーファリンの相互作用に関する情報を提供して疑義照会を行ったところ，医師から「フロリードゲル経口用は口腔内の局所作用を目的として投与するのであるから，ワーファリンの全身作用には影響しないのではないか？」との返答があった．確かに，フロリードゲル経口用のインタビューフォームには「ミコナゾールの血漿中

濃度は検出限界以下であった」とある．しかし，フロリードゲル経口用（ミコナゾール）投与後の血漿中濃度は0ではないのでとワルファリン（ワーファリン）との併用によって，チトクロム P450 によるワルファリンの代謝が阻害され，結果として抗凝固作用が増強され，出血をきたす可能性は否定できない．

エビデンスと処方の PK/PD 解析

ワルファリンとミコナゾールゲル，腟坐剤，クリームの併用により顕著に INR が上昇した症例を表5-8にまとめた．

多くの場合，約1～2週間の併用で，INR が顕著に上昇し，皮下出血，斑状出血，鼻血などの有害事象が観察されている．また，併用中止後，INR が正常に戻るのに約1週間程度かかった例も多く，この事実は本相互作用が重篤であることを示している．以下に代表的症例を記載する．

症例：52歳の男性．弁置換術後にワルファリンを服用していた．うっ血性心不全と気管支喘息などに対し，ジピリダモール 150 mg/日，トリアムテレン 50 mg/日，フロセミド 20 mg/日，ジゴキシ

表5-8 ミコナゾールとの併用によってワルファリンの作用が増強したという報告のリスト

	患者	ミコナゾール投与量 (mg/日)	ワルファリン投与量 (mg/日)	併用期間 (日)	併用前 INR	併用後 INR	使用中止後 INR 安定までの期間（日）
1	71歳男	20mL(500)	1	10	2.5	17.9	不明
2	75歳女	500	維持量	15	2.6	5.78(全身の点状および斑状出血)	不明
3	65歳男	500	維持量	10	2.48	10(症状なし)	不明
4	57歳女	375	維持量	7	2.19	8.69(血尿)	不明
5	73歳男	20 mL(500)	1.0～3.0	14	1.5	>10	14
6	54歳女	500	6	10	3.4	>17(殿部に斑状出血．続いて広範囲に皮下出血)	10
7	65歳男	500	維持量	14	安定	顕著に増加(口蓋に点状出血)	不明
8	52歳男	300～400	6	15	2	>10(口腔内出血)	14
9	69歳女	用量不明, 2%のゲルを1日5回*(D)	維持量	14	安定	20(皮下出血, 左ふくらはぎ筋内血腫)	不明
10	63歳女	全量で6g*(D)	維持量	不明	安定	11.4(皮下出血)	不明
11	57歳男	100	10	7	2.0～3.0	10(腹膜後出血)	不明
12	82歳女	記載なし*(D)	5	15	1.7	9.7(皮下出血)	不明
13	69歳男	記載なし*(D)	3.5	13	2.2	18.0(肘関節内出血)	不明
14	47歳女	記載なし*(D)	4	7	安定	12(鼻出血)	不明
15	70歳女	記載なし*(D)	1	14	安定	7.5	不明
16	43歳女	15 g	7～8	11	2.1	13.1(大腿部打ち身)	約3週間
17	66歳女	記載なし 3～4回/日	2～4	7	2.9	15	3
18	80歳男	クリーム鼠径部に塗布	6	14	2.2～3.1	21.6(症状なし)	6
19	53歳女	200 (坐剤)	45 mg/週	6	2.69	9.77(手足に斑状出血)	数週間
		数週間後 100 (坐剤)	32.5 mg/週			2.59～3.41	
		1年後 100 (坐剤)	36.5 mg/週	5	2.59～3.41	7.13(症状なし)	6

多くの文献より著者がまとめたもの．D はミコナゾールの一般用医薬品 Daktarin〔本邦未発売：5 mL 中(1匙)に 124 mg のミコナゾールを含有しており，通常 2.5 mL を1日4回(248 mg/日)服用する〕を表す．

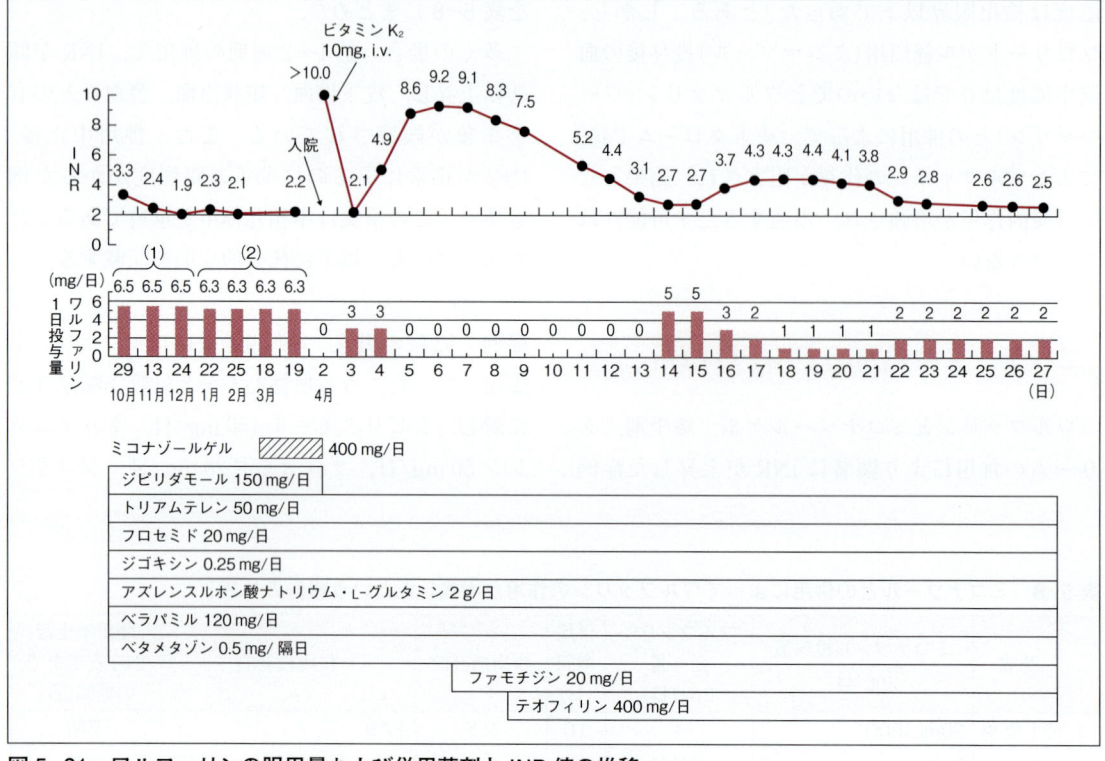

図 5-31 ワルファリンの服用量および併用薬剤と INR 値の推移
1) 1 日，6 mg，7 mg の繰り返しで服用，2) 1 日，6 mg，7 mg，7 mg の繰り返しで服用
(Igarashi M, Kuroiwa A, Hayashi M, et al : Serious interaction between miconazole gel and warfarin. Jpn J Hosp Pharm 26：207-211, 2000)
(五十嵐正博，黒岩朝子，他：ミコナゾールゲルとワルファリンとの重篤な相互作用，病院薬学 26(2)：207-211, 2000)

ン 0.25 mg/日，アズレンスルホン酸ナトリウム・L-グルタミン合剤 2 g/日，ベラパミル 120 mg/日，ベタメタゾン 0.5 mg/隔日を服用していた．INR は 2.0 付近と安定していた(治療域は 2.0〜2.5)(図 5-31)．

3 月 18 日，喘息に対して服用していたステロイド剤による口腔カンジダ症に対し，フロリードゲル経口用 300〜400 mg(ミコナゾールとして)/日の服用を開始した．3 月 19 日の外来では，INR は 2.2 と治療域であったが，4 月 1 日夜から口腔内の出血が止まらなくなった．このため 4 月 2 日に来院したところ，INR は測定不能(10 以上)であることが判明した(図 5-31)．このため，ただちにビタミン K を 10 mg 静注，相互作用の疑われたフロリードゲル経口用とワルファリンを中止し緊急入院となった．入院時，血液凝固系以外の検査値には特に異常は認められなかった．入院 2 日目，INR は 2.1 まで低下したため，入院前の約半量であるワルファリン 3 mg を開始した．とこ ろが，INR は入院 3 日目に 4.9，4 日目に 8.6 と上昇したため，4 日目以降ワルファリンを再度中止した．入院 13 日目(4 月 14 日)に INR は 3 未満となったため，ワルファリンを再開した．その後，入院前の約 1/3 の量である 1 日 2 mg の処方で 26 日目に退院となった(図 5-31)．退院日はフロリードゲル経口用中止後約 4 週間経過していたが，ワルファリンの投与量は併用前の 3 分の 1 以下であったため，退院後も外来での慎重な経過観察を行うこととなった．その後の 1〜2 週間おきの外来受診によりワルファリンの投与量は徐々に増量され，7 月 2 日の外来受診時に，入院前とほぼ同じワルファリン 1 日 6 mg に戻った．した

がって，この症例においてフロリードゲル経口用中止からワルファリン投与量が併用前の投与量で安定するまでの期間は，約3か月要したことになる．

・Igarashi M, Kuroiwa A, Hayashi M, et al：Serious interaction between miconazole gel and warfarin. Jpn J Hosp Pharm 26：207-211, 2000

フロリードゲル経口用とワーファリンの相互作用に関する医療用添付文書の記載を以下に示す．

ワーファリン

相互作用（併用注意）：ワーファリン（ワルファリン）はイトラコナゾール，フルコナゾール，ミコナゾールとの併用により，ワーファリンの作用が増強することがあるので，併用する場合には凝血能の変動に十分注意しながら投与すること．また，併用薬剤の治療で患者の病態が変化し，ワーファリンの作用に影響することもある．

フロリードゲル経口用

重要な基本的注意：フロリードゲル経口用（ミコナゾール）とワルファリンとの併用において，ワルファリンの作用が増強され，出血をきたした症例が報告されている．ワルファリンと併用する場合は，プロトロンビン時間測定およびトロンボテストの回数を増やすなど慎重に投与すること．ミコナゾールと経口血糖降下剤（グリベンクラミド，グリクラジド，アセトヘキサミド等）との併用において，経口血糖降下剤の作用が増強され，低血糖症状をきたした症例が報告されている．これらと併用する場合は，血糖値その他患者の状態を十分観察しながら慎重に投与すること．

相互作用（併用注意）：フロリードゲル経口用（ミコナゾール）は経口血糖降下剤（グリベンクラミド，グリクラジド，アセトヘキサミド等），フェニトイン，カルバマゼピン，ワルファリンの代謝酵素であるチトクローム P450 を阻害することによってそれら薬剤の作用を増強することがある．ミコナゾールはチトクローム P450（3A，2C9）と親和性を有するため，これらで代謝される薬剤の代謝を阻害し，血中濃度を上昇させる可能性がある．

ミコナゾールは，Candida albicans などの真菌に対し強い抗菌活性を示す抗真菌薬として開発された，イミダゾール系の深在性抗真菌薬である．ミコナゾール製剤は世界各国で複数の剤形で広く使用されており，口腔カンジダ，食道カンジダに適応のある経口ゲル剤のほか，外用クリーム剤やローション剤，腟坐剤などが用いられている．ミコナゾールゲルは海外では一般用医薬品としても販売され，成人では1回にミコナゾールとして62 mg（添付の5 mL スプーンの半量）を1日4回，口腔カンジダに対しては口腔内に塗布してできるだけ長時間含んだ後嚥下し，食道カンジダに対しては口腔内に含んだ後，少量ずつ嚥下するというのが一般的な用法である．日本では，処方薬として1日 200〜400 mg を4回に分服する．ミコナゾールの経口投与におけるバイオアベイラビリティは 27％ と低く，経口用ゲルやその他の外用剤ではさらに血中濃度は低く，さらに血漿タンパク結合率は 90.7〜93.1％ と高いことから，全身作用が惹起しにくい安全性の高い薬物であるとされてきた．しかし，最近になって，すでに示したようにミコナゾールゲルとワルファリンとの相互作用が多く報告され，問題になり始めている．

ワルファリンは経口抗凝固薬として最も使用頻度の高い薬物である．ビタミンKに拮抗し，プロトロンビン，第Ⅶ，Ⅸ，Ⅹ因子生合成を抑制するが，ワルファリン過量投与により過剰の抗凝固効果を発現し，皮膚の小創傷や歯肉および口腔粘膜，痔からの出血，血尿などを生じる．臨床的に使用されるワルファリンは光学異性体を等量含有するラセミ体である．ワルファリンの光学異性体のうち，S 体は R 体よりも 3〜5 倍抗凝固作用の力価が高いため，抗凝固作用に関与するのは主として S 体であると報告されている．

ワルファリンは肝代謝が主な消失経路で，抗凝固作用の力価の高い S-ワルファリンの肝代謝に関与する主要な薬物代謝酵素は，チトクローム P450 2C9（CYP2C9）である．一方，ミコナゾールは強力な CYP2C9 の阻害薬であり，S-ワルファリンの7位の水酸化に対する阻害定数 K_i 値は

0.5 μM と低値であった．R-ワルファリンの6位の水酸化（CYP1A2，CYP3A4，CYP2C19 などが関与）に対してはミコナゾールは K_i 値として 4 μM で阻害することが知られている．CYP2C9 は，S-ワルファリン7位の水酸化の80%以上を担っているため，CYP2C9 の阻害によりワルファリンの血中濃度の上昇が予想される．実際に，ミコナゾールゲルの併用によりワルファリンの作用が顕著に増強し INR が上昇した症例が十数例報告されている（表5-8）．副作用発現症例中には皮内出血，斑状出血，鼻出血を伴う事例も見受けられる．さらに，ミコナゾールクリームや腟坐剤，腟カプセルとの併用によってもワルファリンの作用が増強した症例が報告されている（表5-8）．

「ミコナゾールゲル内服後のミコナゾールの血中濃度が低く安全だ」と考えられてきたこと，一方で「ミコナゾールとワルファリンとの相互作用症例が報告されている」こと，この両者の矛盾についてミコナゾールゲル／ワルファリン間の相互作用の定量的解析を試みた．すなわち，ミコナゾールゲルとワルファリンとの相互作用の危険性を定量的に予測した．ミコナゾールの循環血液中最大薬物濃度は，200 mg/日投与時 0.1 μM，400 mg/日投与時 0.2 μM であった．さらに消化管からの吸収に由来する，肝流入門脈血中最大薬物濃度は 200 mg/日投与時 0.12 μM，400 mg/日投与時 0.23 μM と推算された（第1章H，63ページ参照）．これらの和から，200 mg/日投与時，400 mg/日投与時の，肝動脈血と門脈血が合流して肝臓に流入するミコナゾールの最大血液中非結合型濃度（C_f）はそれぞれの投与量において，0.033 μM，0.064 μM と推算された．肝臓におけるトランスポーターなどによる能動輸送による10倍程度の濃縮的取り込みなどがある場合を想定すると，200 mg/日，400 mg/日投与時の肝酵素近傍におけるミコナゾール濃度の計算値は，各々 0.33 μM，0.64 μM となった．したがって，予測される血中濃度の増加率（R）は，200 mg/日投与時ではS体では1.03〜1.64，R体では1.01〜1.08，400 mg/日投与時のS体では1.13〜2.29，R体では1.02〜1.16 であると推算された．

$$R = 1 + \frac{C_f}{K_i} \quad \cdots\cdots\cdots\cdots (1)$$

増加率（R）が1.5以上であれば，*in vivo* においてかなり強い阻害が生じる危険性があると予測できるため，今回の解析によって，抗凝固活性の強いS体の代謝がミコナゾールゲルの併用により強力に阻害されることが明らかとなった．R体はS体に比して抗凝固作用も弱く，ミコナゾールによる阻害の程度も大きくないため，ワルファリンの作用増強に対する寄与は少ないと考えられる．表5-8において，ミコナゾール（300 mg/日）の併用によりワルファリン濃度は 2.6 μg/mL と約2倍程度に上昇するという症例が報告されている（ミコナゾール非併用時においては 1.3 μg/mL 程度）．この実測増加率はわれわれの予測増加率に匹敵するものであり興味深い．すなわち，循環血薬物濃度のみならず消化管から門脈を経由して肝臓に流入する薬物濃度が低くてもS-ワルファリンの7位の水酸化に対する阻害定数（K_i 値 0.5 μM）が低いため，*in vivo* においてワルファリンの血中濃度が上昇するものと考えられる．O'Reilly らの健常人を対照とした試験の結果からも，ワルファリンとミコナゾール錠（試験用に作成されたもの）の併用により，S-ワルファリンの半減期が35時間から135時間に延長し，S-ワルファリンのクリアランスが約80%低下し，さらにプロトロンビン時間は，併用前の約5倍（平均）となったと報告されている〔この時点で測定されているミコナゾールの血中濃度は服用24時間後のトラフ値であり，3〜26 ng/mL（7.21〜62.5 nM）と低い値を示したが，平均濃度はさらに高いと予測される〕．

以上の結果より，ワルファリンとミコナゾールゲル経口用を併用した際の相互作用に基づくワルファリンの血中濃度上昇率は高く，重篤な副作用を惹起する可能性があるため，添付文書上併用禁忌にはなっていないが，両者の併用は避けるべきであると考える．

具体的な処方設計の支援

「フロリードゲル経口用は局所作用薬であるから全身系に移行しない」、また「フロリードゲル経口用の服用によって血漿中濃度が検出限界以下であった」ということなどから、ミコナゾールの全身移行は無視できると判断することは危険である。

フロリードゲル経口用服用後の血漿中濃度は検出限界以下であるとはいえ、ミコナゾールとワーファリンの併用による相互作用症例が多く報告されていることから、検出限界以下であってもその濃度は無視できないのではないかと考えられる。また、この相互作用のメカニズムがチトクロームP450の阻害によるワルファリンの代謝阻害にあるとすれば、その阻害の強さ(K_i値)が問題となるのではないかと考えられ、早急な相互作用の定量的解析が必要であると思われた。

ワーファリンとミコナゾールの相互作用を回避するためには、INRなどを綿密にモニターしながらワルファリンの投与量を調節することが必要である。一方、ミコナゾールゲル経口用の代替薬としては、治療上可能ならばファンギゾンシロップなどが考えられる(〈処方3〉)。

処方3

ファンギゾンシロップ　3 mL　1日3回　毎食後
　　口腔内にできるだけ長く含んだ後嚥下する
　　　　　　　　　　　　　　　　　　14日分

5 トリアゾラムとリファンピシンの相互作用
Case リファジン投与終了後もハルシオンの服用は注意

処方の内容

処方1 55歳の女性、病院の一般内科、6月16日

ハルシオン錠(0.25 mg)
　　　　　1錠　1日1回　就寝前　7日分

処方2 病院の感染症内科、6月1日

リファジンカプセル(150 mg)
　　3 Cap　1日1回　朝食前空腹時　14日分
イスコチン錠(100 mg)
　　　　3錠　1日1回　朝食後　14日分
エブトール錠(250 mg)
　　　　3錠　1日1回　朝食後　14日分
ピラマイド末(99%以上)
　　　　1.2 g　1日2回　朝夕食後　14日分

背景と処方の問題点

背景

患者は肺結核であり、〈処方2〉に示す薬剤を2回、4週間にわたって服用していたが、このたびほぼ治療が終了し、リファジン(リファンピシン)などは中止された。一方、最近、夜眠れないということから一般内科から、〈処方1〉のように〈処方2〉の中止翌日の就寝前から服用するためのハルシオン(トリアゾラム)が処方された。

処方の問題

リファンピシンはCYP3A4を酵素誘導することが知られている。したがって、リファンピシンを投与中止しても、その直後においては誘導が解除されていないことから、通常のトリアゾラム投与量では必要な血中濃度が得られず、十分な治療効果が得られないと考えられる。

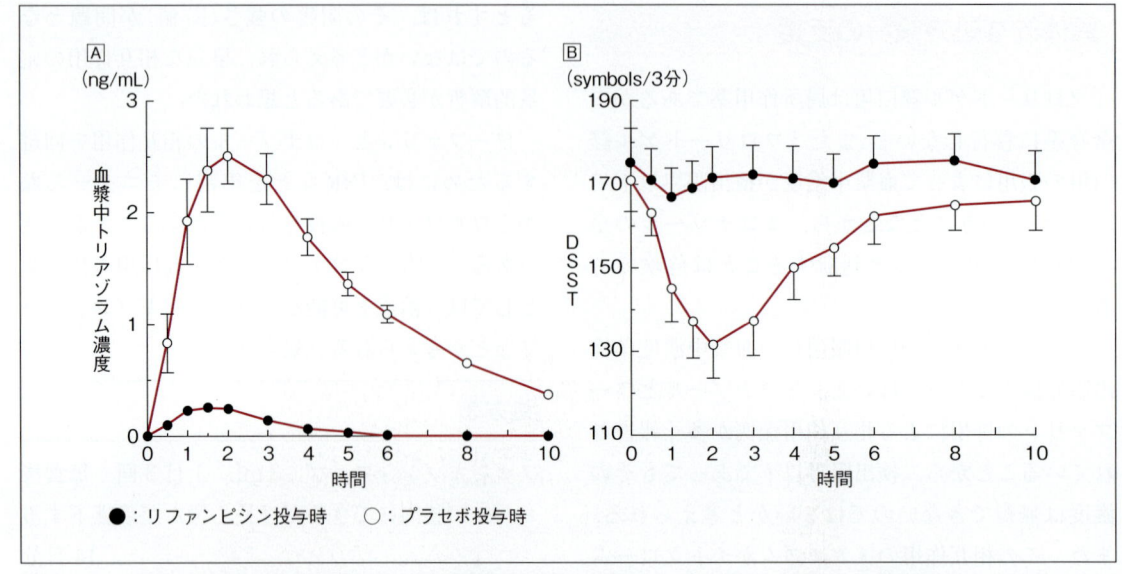

図5-32 リファンピシンを600 mg/日 5日間経口投与した後にトリアゾラムを0.5 mg経口投与した後のトリアゾラムの血漿中濃度の変化(A)とDigit Symbol SubstitutionTest(DSST)値の変化(B)
(Villikka K, Kivisto KT, Backman JT, et al : Triazolam is ineffective in patients taking rifampin. Clin Pharmacol Ther 61 : 8-14, 1997)

エビデンスと処方のPK/PD解析

　トリアゾラムのC_{max}とAUCは，リファンピシンによって，それぞれ12％，5％にまで大きく低下した(図5-32A)．また，薬物作用としてのDSST(digit symbol substitution test)値も，プラセボ服用時には大きな効果が観測されたのに対して，リファンピシン処理群では，ほとんど効果はみられていない(図5-32B)．

　リファンピシンを服用中は酵素誘導が徐々に起こることが知られている．図5-33は，酵素誘導を6β水酸化コルチゾール/遊離型コルチゾールの尿中排泄比(朝7時の時点での排泄尿を採取)から評価した結果である(図5-33)．

　徐々に尿中排泄比は増加し，処理開始後6日目で定常状態に達していることがわかる．その後，リファンピシン服用を中止した場合，最初の4日間はベースラインに比べていまだ高いことが示され，中止後11日程度でやっと元のレベルに戻ることがわかる．

具体的な処方設計の支援

　リファンピシンによる代謝酵素の誘導は，投与中止後1週間以上持続すると考えられるため，トリアゾラムの使用は控えたほうがよいかもしれない．トリアゾラムを増量して投与することも考えられるが，具体的な投与量を設定できないために現実的ではないだろう．

　リファンピシンによって，アセトアミノフェンやプロパフェノンのグルクロン酸抱合代謝が促進されるとの報告がなされている．しかし，グルクロン酸抱合代謝されると考えられているテマゼパムの体内動態は，リファンピシンによって影響を受けないとの報告もある．したがって，グルクロン酸抱合で代謝される睡眠薬であるロルメタゼパムもリファンピシンによる酵素誘導を受けない可能性も考えられる．しかし，不明確な部分も多く，今後の詳細な臨床試験が必要である．

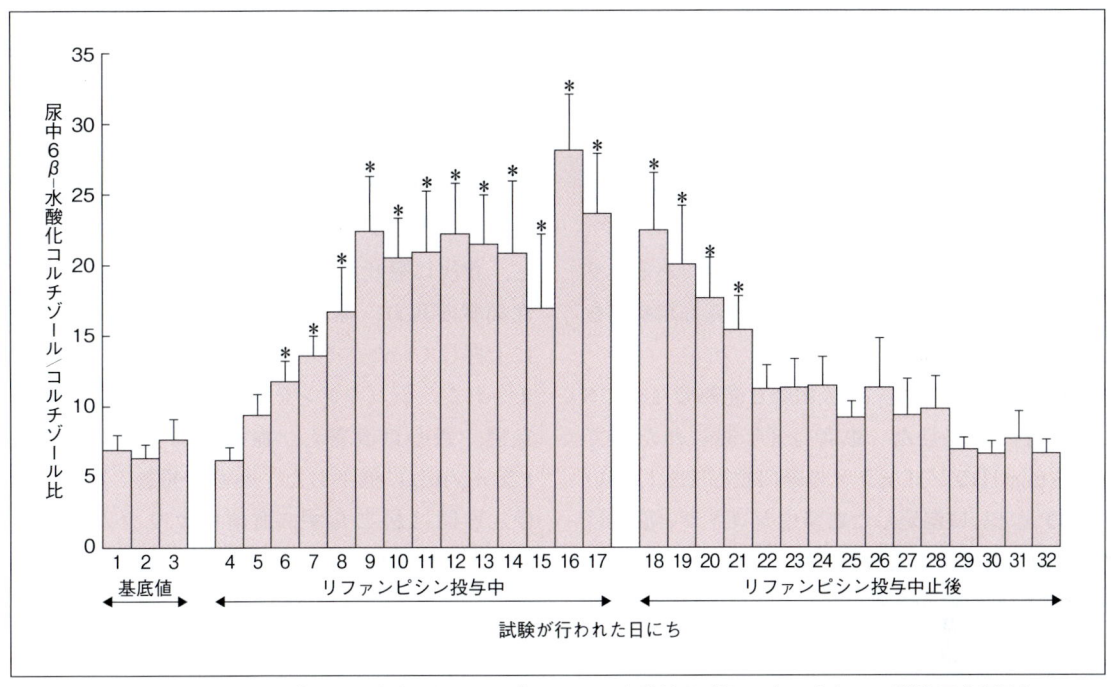

図5-33 6β水酸化コルチゾール/遊離型コルチゾールの尿中排泄比（朝7時の時点での排泄尿を採取）のタイムコース

リファンピシンは600 mg/日が4日目から17日目まで経口投与された．
＊：ベースラインと比較して有意差あり（$p<0.01$）．
(Tran JQ, Kovacs SJ, McIntosh TS, et al：Morning spot and 24-hour urinary 6 beta-hydroxycortisol to cortisol ratios：intraindividual variability and correlation under basal conditions and conditions of CYP3A4 induction. J Clin Pharmacol 39：487-494, 1999)

6 ジゴキシンとクラリスロマイシンの相互作用
Case クラリスロマイシンの追加によりジゴキシンの血中濃度が上昇する可能性

処方の内容

処方1　55歳の女性　病院の内科

ラシックス錠（20 mg）
　　　1錠　1日1回　朝食後服用　14日分
ジゴシン錠（0.25 mg）
　　　1錠　1日1回　朝食後服用　14日分
スローケー（600 mg）
　　　4錠　1日2回　朝夕食後服用　14日分

処方2

クラリス錠（200 mg）
　　　2錠　1日2回　朝夕食後服用　14日分

背景と処方の問題点

背景

　慢性心不全のために〈処方1〉で治療がなされており，安定した血中ジゴキシン濃度が維持されていた．ある時，同じ医師から，扁桃腺炎のために〈処方2〉が追加された．

処方の問題

クラリスロマイシンによりジゴキシンの血中濃度が上昇する可能性がある．

エビデンスと処方の PK/PD 解析

まず，以下にマクロライド系抗菌薬であるクラリスロマイシンとジゴキシンとの相互作用症例をまとめる．

症例1：61歳の男性．呼吸困難と発熱のために8月27日に入院した．患者は8年間にわたって0.125 mg/日のジゴキシンの経口投与を受けていた．9月2日に測定した血清中ジゴキシン濃度は0.36 ng/mLであった（図5-34）．

肺炎の可能性があるために，9月4日にレボフロキサシンはクラリスロマイシン（200 mg，1日2回投与）に変更され，その翌日にはジゴキシンが0.25 mg/日に増量されるとともに，50 mg/日のスピロノラクトンの経口投与が開始された．その結果，クラリスロマイシンの併用が開始されて5日後に血清中ジゴキシン濃度は急激に1.53 ng/mLに上昇し，9月11日には心電図上，不整脈が観測された．9月13日には，血清中ジゴキシン濃度はさらに2.49 ng/mLにまで上昇したため，ジゴキシンとクラリスロマイシンは中止された．ジゴキシンの血清中濃度は中止後4日経過して，0.69 ng/mLに低下した．9月18日に，ジゴキシンの投与（0.125 mg/日）を再開したが，6日後の濃度は0.44 ng/mLであった．9月11日前後には，腎機能の悪化も観測された．

症例2：62歳の男性．呼吸困難と持続する発熱のために入院した．患者には心筋梗塞の既往歴があり，心不全の臨床症状がみられた．種々の薬物で治療されていたが，入院翌日（4月24日）にジゴキシン 0.25 mg/日の経口投与が開始され，4日後の血清ジゴキシンのトラフ濃度は0.93 ng/mLであった（図5-35）．

4月29日に，マイコプラズマ肺炎の可能性があるために，イミペネム・シラスタチンナトリウムの代わりにセフォゾプラン1 g（12時間ごと）の点滴とクラリスロマイシン（200 mg 1日2回）の経口投与が開始された．経口で栄養を摂取することが困難なために，ブドウ糖やマルチビタミン剤などを含む輸液の点滴が開始された．患者は全身倦怠，口渇，下痢などを呈した．5月2日には，血清ジゴキシントラフ濃度は2.41 ng/mLに上昇し，食後に嘔吐した．心電図上，4.4秒間，心室性頻脈が現れ，血清カリウム濃度は5.4 mEq/Lに上昇していた．その後，ジゴキシンの投与は中止された．ジゴキシンを中止して4日後，全身倦怠感，悪心は改善し，血清ジゴキシン濃度は1.26 ng/mLに低下した．心室性頻脈，期外収縮は4日間は起こらず，血清中カリウム濃度は4.8 mEq/Lに低下した．5月6日，電解質とセフォゾプランの投与は中止された．5月9日に患者の食欲が回復し，血清中ジゴキシン濃度は0.78 ng/mLに低下した．ジゴキシン治療は0.125 mg/日の投与量で再開された．ジゴキシンの消失半減期は4.3日であった．5月12日にクラリスロマイシン投与は中止された．血清中ジゴキシンのトラフ濃度はジゴキシン治療を開始して10日目には0.59 ng/mLに，5週間目には0.55 ng/mLとなった．

ほかのマクロライド系抗菌薬（エリスロマイシン，ロキシスロマイシン，アジスロマイシン）についても，ジゴキシンとの併用による相互作用症例が報告されており，ジゴキシンの血中濃度が上昇し，ジゴキシン中毒と考えられる副作用が惹起している．

ジゴキシンと各種マクロライド系抗菌薬との相互作用については医療用添付文書上に記載されている．その相互作用機構としては，腸内細菌叢によるジゴキシンの代謝をマクロライド系抗菌薬が阻害すると記載されている．

また，ジゴキシンとマクロライド系抗菌薬との相互作用機構としては，ほかにもジゴキシンの腎尿細管分泌阻害，ジゴキシンの消化管での吸収促進，ジゴキシンの腎臓以外における解毒阻害作用などが考えられている．実際には，特に腎臓，小腸，肝臓などに発現しているP糖タンパク質を

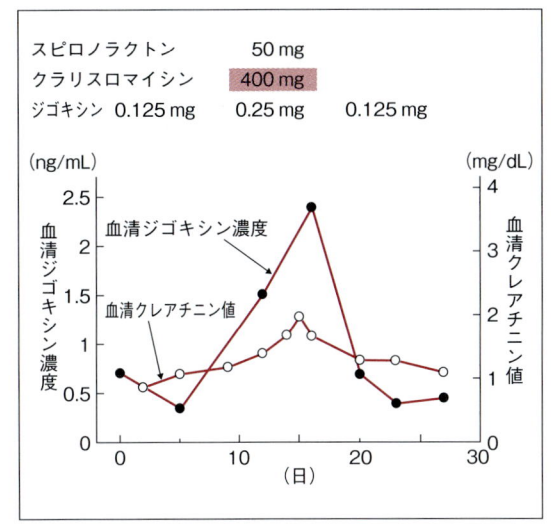

図5-34 ジゴキシンとクラリスロマイシンの相互作用が疑われた患者における臨床コース（症例1）

(Wakasugi H, Yano I, Ito T, et al：Effect of clarithromycin on renal excretion of digoxin：interaction with P-glycoprotein. Clin Pharmacol Ther 64：123-128, 1998)

(若杉博子，乾　賢一：クラリスロマイシン併用によるジゴキシン血中濃度の上昇とジゴキシン中毒重篤化の回避，「薬剤師による医薬品適正使用症例集(1)」．月刊薬事 42：96-104, 2000)

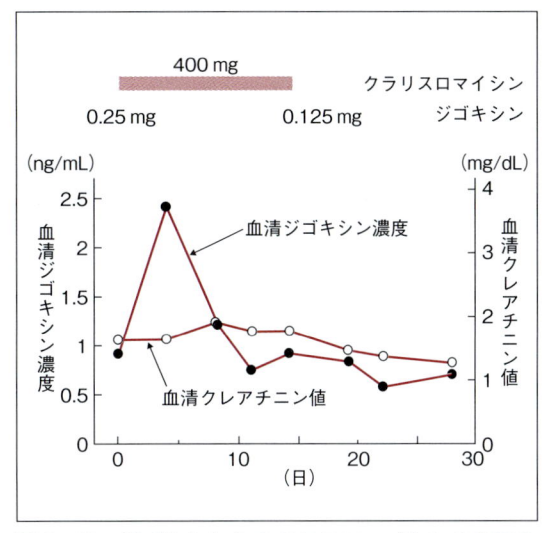

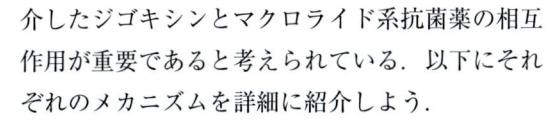

図5-35 ジゴキシンとクラリスロマイシンの相互作用が疑われた患者における臨床コース（症例2）

(Wakasugi H, Yano I, Ito T, et al：Effect of clarithromycin on renal excretion of digoxin：interaction with P-glycoprotein. Clin Pharmacol Ther 64：123-128, 1998)

(若杉博子，乾　賢一：クラリスロマイシン併用によるジゴキシン血中濃度の上昇とジゴキシン中毒重篤化の回避，「薬剤師による医薬品適正使用症例集(1)」．月刊薬事 42：96-104, 2000)

介したジゴキシンとマクロライド系抗菌薬の相互作用が重要であると考えられている．以下にそれぞれのメカニズムを詳細に紹介しよう．

腸内細菌活性阻害

マクロライド系抗菌薬とジゴキシンの相互作用の機構の一つとして，添付文書にも記載されているように，マクロライド系抗菌薬が腸内細菌（*Eubacterium lentum* などが考えられる）に影響を与える可能性が提唱されている．ジゴキシンを内服している患者のおおむね10％では，経口投与されたジゴキシンの30〜40％が心臓作用のないジゴキシン還元代謝物（DRPs）へ変換されることが知られている（DRPsとジゴキシンの尿中排泄比から計算）．ジゴキシンを4週間にわたって毎日服用している被験者において，ジゴキシンの錠剤，エリキシル剤，注射剤を投与した後のDRPsの尿中排泄率を比較したところ，バイオアベイラビリティの悪い錠剤においてDRPsの尿中排泄率が高いことが明らかとなった（図5-36）．

また，便の *in vitro* 培養実験（ジゴキシンのDRPsへの変換を測定）で，ジゴキシンを経口投与後にDRPsの尿中排泄率が高かった被験者の便では，ジゴキシンからDRPsへの変換がよく起こるのに対して，DRPsの尿中排泄率があまり高くなかった被験者の便では，その変換があまりみられなかったという．被験者に22〜29日にわたってジゴキシンの錠剤を投与し続け，その間5日間エリスロマイシンあるいはテトラサイクリンを併用した場合，尿中と糞中のDRPsは大きく低下し続けた（図5-37）．

この時，血清中ジゴキシン濃度は抗菌薬投与後，2倍程度に上昇している（表5-9）．

以上の臨床試験の結果から，一部の患者においてジゴキシンは腸内細菌によってDRPsへと不活性化されているため，そこにエリスロマイシンなどの抗菌薬が投与された時には，腸内細菌叢が

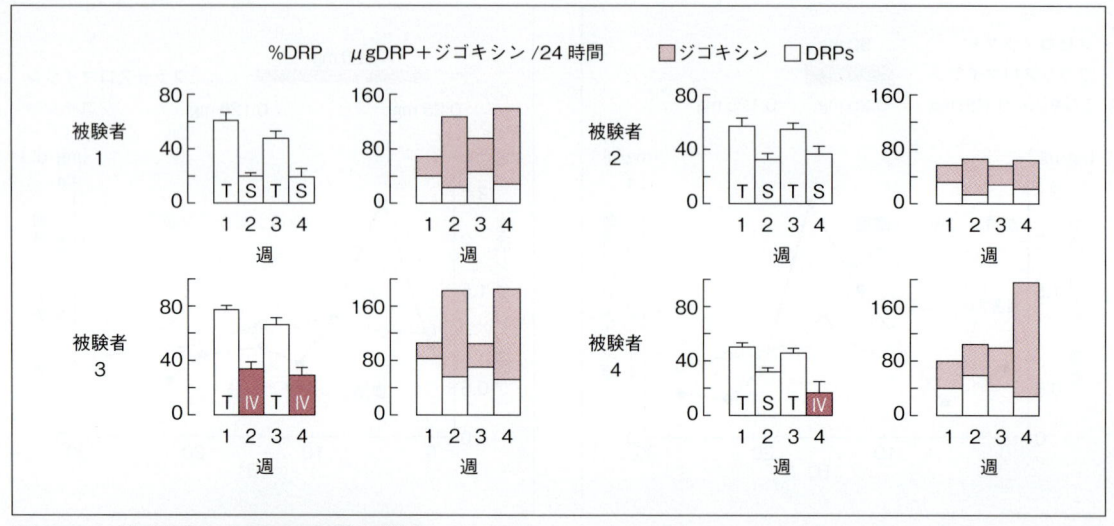

図5-36 ジゴキシンとDRPsの尿中排泄
ジゴキシンの投与量はそれぞれの製剤でともに0.25 mgである．左は尿中のDRP排泄率(%)，右はジゴキシンとDRPsの1日における全平均排泄量である．Tはバイオアベイラビリティの悪い錠剤，Sはエリキシル剤，IVは静脈内投与製剤である．
(Lingenbaum J, Rund DG, Butler VP, et al : Inactivation of digoxin by the gut flora : reversal by antibiotic therapy. N Engl J Med 305 : 789-794, 1981)

変化し，ジゴキシンの血清中濃度が上昇して副作用が惹起したものと考えられる．抗菌薬による腸内細菌叢の影響は抗菌薬投与の48時間以内にみられる．さらに，抗菌薬を中止しても，DRPsはいまだ低下し続けており，場合によっては数週間続いていることがわかる．すなわち抗菌薬の投与が終了した後，数週間以内にジゴキシン治療を開始する時は，過量投与となる可能性があるので注意が必要である．またジゴキシン治療が確立して投与設計が維持されている患者において，抗菌薬治療が開始される場合には，血中濃度をモニターするとともに，必要に応じてジゴキシンを減量するなどの措置が必要である．

腎排泄阻害

［症例2］においては，クラリスロマイシンによる治療を行っている間とクラリスロマイシン治療終了後におけるジゴキシンの腎排泄クリアランスが測定されている（表5-10）．

4月29日（表中では5月9日）から5月12日はクラリスロマイシンが併用された期間であり，ジゴキシンの腎クリアランスは低く，クレアチニンクリアランスに対する比率（クリアランス比）も低い．しかし，クラリスロマイシンの中止後（5月17日）は，ジゴキシンの腎クリアランスやクリアランス比は上昇している．このことから，ジゴキシンの血清中濃度上昇の原因の1つとしてジゴキシンの腎排泄クリアランス，とりわけ尿細管における分泌クリアランスの低下が考えられる．このメカニズムを解明するために*in vitro*の試験が行われている．

ジゴキシンは腎臓において尿細管からP糖タンパク質によって血液中から尿細管管腔へと分泌される．クラリスロマイシンはこの分泌過程を阻害すると考えられる．そこで，LLC-PK1細胞（ブタの腎臓の上皮細胞が癌化した細胞株）にヒトのP糖タンパク質の遺伝子である*MDR1*のcDNAを導入してP糖タンパク質を過剰発現させた細胞であるLLC-GA5-COL 150細胞を単層培養した実験系を用いて，P糖タンパク質を介したジゴキシンの輸送に及ぼすクラリスロマイシンの効果が検討された．図5-38に示すように，クラリスロマイシンが存在していない時には，ジゴキシンは

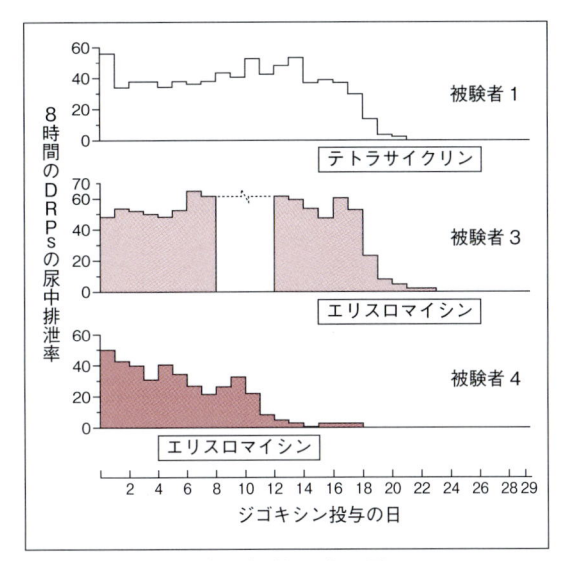

図5-37 深夜0時と午前8時の間の1日DRPsの尿中排泄率の経日変化

(Lingenbaum J, Rund DG, Butler VP, et al：Inactivation of digoxin by the gut flora：reversal by antibiotic therapy. N Engl J Med 305：789-794, 1981)

単層細胞層の側底膜側から刷子縁膜側への輸送は，逆方向の輸送より速いことがわかる．

この現象はジゴキシンの血液から尿細管管腔側への分泌現象を再現している．ここで，クラリスロマイシン500 μM存在下では，この分泌輸送は阻害され，逆の刷子縁膜側から側底膜側への輸送は促進されていることがわかる．これらの知見は，ジゴキシンはP糖タンパク質によって分泌されるが，クラリスロマイシンによってその過程は阻害されることを示している．クラリスロマイシンによるジゴキシンの分泌の低下が，症例でみられたようなジゴキシンの血中濃度上昇の一因となっている可能性を示している．

消化管吸収促進

Kurataらは15名の日本人健常者を対象として，ジゴキシンの体内動態に及ぼすクラリスロマイシン経口投与（400 mg/日を8日間経口投与）の効果を詳細に検討した．すなわち，ジゴキシン（単独投与時には0.5 mg，クラリスロマイシン経口投与時には0.25 mg）を静脈内あるいは経口投与した後の血中濃度推移と尿中排泄速度から，ジゴキシンのバイオアベイラビリティと腎クリアラ

表5-9 抗菌薬治療前と治療後の血清中ジゴキシン濃度

被験者番号	血清中ジゴキシン濃度(ng/mL)	
	抗菌薬投与前	抗菌薬投与後
1	0.72(0.55～0.80)	1.03(1.00～1.10)
3	0.76(0.57～0.95)	1.33(1.10～1.70)
4	0.37(0.30～0.45)	1.80(0.74～0.85)

濃度は平均値と（ ）内で範囲で表してある．被験者1はテトラサイクリン，被験者3，4はエリスロマイシンで処置されている．

(Lingenbaum J, Rund DG, Butler VP, et al：Inactivation of digoxin by the gut flora：reversal by antibiotic therapy. N Engl J Med 305：789-794, 1981)

表5-10 クラリスロマイシン併用によるジゴキシンの体内動態の変動

	5/9	5/12	5/17	5/20	5/26
血清中ジゴキシン濃度(ng/mL)	0.78	0.94	0.85	0.59	0.70
血清中クレアチニン濃度(mg/dL)	1.78	1.78	1.49	1.40	1.30
尿量(mL/24 hr)	1,098	1,153	972	863	1,393
尿中ジゴキシン濃度(ng/mL)	29.4	25.0	51.0	64.0	43.0
尿中クレアチニン濃度(mg/dL)	91.6	74.2	77.1	99.2	66.3
ジゴキシン腎クリアランス(mL/min)	28.7	21.3	40.5	65.0	59.4
クレアチニンクリアランス(mL/min)	39.2	33.4	34.9	42.5	49.3
クリアランス比	0.73	0.64	1.16	1.53	1.20

クリアランス比：ジゴキシン腎クリアランス／クレアチニンクリアランス．図5-35の赤い部分：クラリスロマイシン服用時(4/29～5/12に200 mg 1日2回経口投与した)．ジゴキシンは4/24から5/2まで1日0.25 mg経口投与した．5/10に1日0.125 mgで再開した．

(Wakasugi H, Yano I, Ito T, et al：Effect of clarithromycin on renal excretion of digoxin：interaction with P-glycoprotein. Clin Pharmacol Ther 64：123-128, 1998)
(若杉博子，乾 賢一：クラリスロマイシン併用によるジゴキシン血中濃度の上昇とジゴキシン中毒重篤化の回避，「薬剤師による医薬品適正使用症例集(1)」，月刊薬事 42：96-104, 2000)

ンスが測定された．臨床試験の被験者としては，MDR1（P糖タンパク質をコードする遺伝子）の1塩基変異（SNPs）において，連鎖不均衡が報告されている2677位と3435位の遺伝子型がともに野生型ホモ（2677GG/3435CC）である被験者が選ば

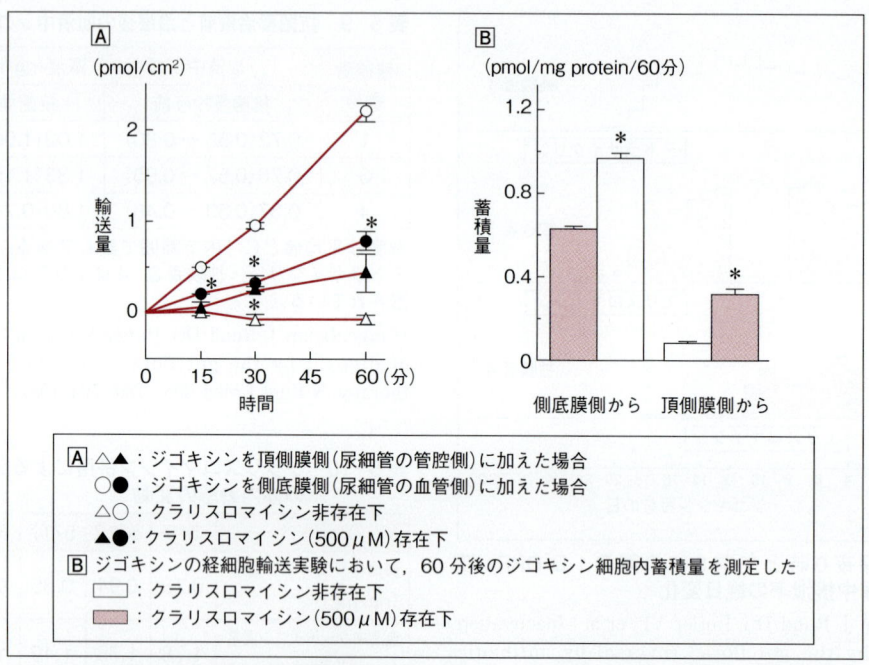

図 5-38 LLC-GA5-COL150 細胞によるジゴキシンの経細胞輸送と細胞内蓄積に及ぼすクラリスロマイシンの効果

A △▲：ジゴキシンを頂側膜側（尿細管の管腔側）に加えた場合
○●：ジゴキシンを側底膜側（尿細管の血管側）に加えた場合
△○：クラリスロマイシン非存在下
▲●：クラリスロマイシン（500 μM）存在下
B ジゴキシンの経細胞輸送実験において，60 分後のジゴキシン細胞内蓄積量を測定した
□：クラリスロマイシン非存在下
▨：クラリスロマイシン（500 μM）存在下

(Wakasugi H, Yano I, Ito T, et al：Effect of clarithromycin on renal excretion of digoxin：interaction with P-glycoprotein. Clin Pharmacol Ther 64：123-128, 1998)
(若杉博子，乾 賢一：クラリスロマイシン併用によるジゴキシン血中濃度の上昇とジゴキシン中毒重篤化の回避，「薬剤師による医薬品適正使用症例集(1)」．月刊薬事 42：96-104，2000)

れた．その結果，図 5-39，表 5-11 に示すように，ジゴキシンを静脈内投与した後の全身クリアランス（CL）にはクラリスロマイシンの影響はみられなかったのに対して，ジゴキシンを経口投与した後の全身クリアランス（CL/F）は，クラリスロマイシンにより有意に低下していた．

したがって，それらのパラメーターから算出されたバイオアベイラビリティ（F）は，クラリスロマイシン併用によって有意に上昇している．さらに，ジゴキシンの腎クリアランスは，静脈内投与した場合（$CL_{r\ iv}$），経口投与した場合（$CL_{r\ oral}$）ともにクラリスロマイシン併用下で変化はみられず，また，クレアチニンクリアランス（$CL_{cr\ iv}$，$CL_{cr\ oral}$）で補正した尿細管分泌クリアランス（$CL_{sec\ iv}$，$CL_{sec\ oral}$）についても変化はみられなかった．これらの知見は，ジゴキシンの消化管吸収がクラリスロマイシンにより亢進した可能性を支持するものである．すなわち，小腸上皮細胞に発現する P 糖タンパク質を介したジゴキシンの分泌が，クラリスロマイシンによって阻害されたことを示唆する．一方で，腎臓での分泌過程がクラリスロマイシン併用によって阻害されなかったという結果は，先の Wakasugi らの報告（ジゴキシンの腎クリアランスの低下）と相違している．この相違の原因は不明であるが，図 5-38 に示した P 糖タンパク質による輸送（分泌）阻害は，500 μM という高濃度のクラリスロマイシンにおいて検討されているものの，実際に常用量（400 mg）のクラリスロマイシンを単回経口投与後の最高血中濃度（C_{max}）は 3 μM 程度にすぎず，これでは十分な阻害をもたらさないのかもしれない．Wakasugi らの報告におけるクラリスロマイシンの血中濃度は不明だが，仮に高い濃度であれば阻害作用が起こる可能性も否定できない．しかし，小腸における P 糖タンパク質は，消化管内の高濃度のクラリスロマイシンにさらされるため，小腸では阻害

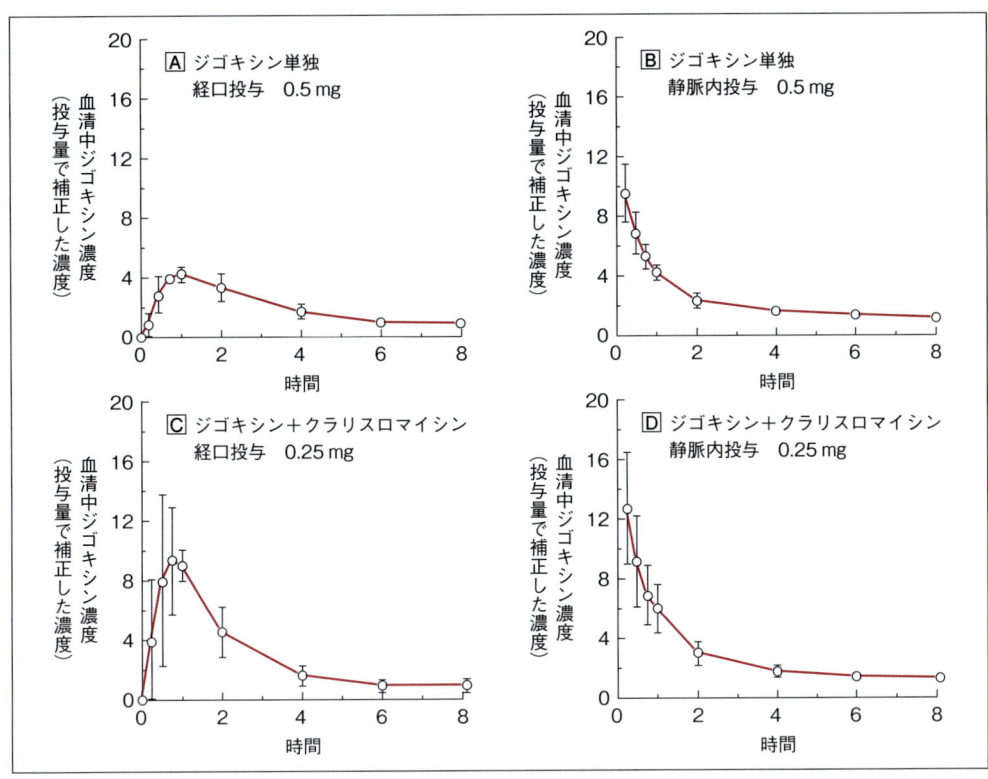

図5-39 クラリスロマイシン投与前，投与後においてジゴキシンを経口投与あるいは静脈内投与した後の血清中ジゴキシン濃度推移

(Kurata Y, Ieiri I, Kimura M, et al：Role of human MDR1 gene polymorphism in bioavailability and interaction of digoxin, a substrate of P-glycoprotein. Clin Pharmacol Ther 72：209-219, 2002)

表5-11 クラリスロマイシン投与前，投与後においてジゴキシンを経口投与あるいは静脈内投与した後の血清中ジゴキシン濃度推移から算出した各種薬物動態パラメーター

処置*	AUC_{iv} (ng・hr/mL)	AUC_{oral} (ng・hr/mL)	CL (mL/分/kg)	CL/F (mL/分/kg)	$[CL_r]_{iv}$ (mL/分/kg)
ジゴキシン単独	32.6 ± 2.7	20.6 ± 1.5	3.8 ± 0.6	6.1 ± 1.1	2.8 ± 0.3
ジゴキシン＋クラリスロマイシン	18.7 ± 3.4	15.3 ± 3.3	3.4 ± 0.7	4.4 ± 0.7 **	2.6 ± 1.0

$[CL_r]_{oral}$ (mL/分/kg)	$[CL_{cr}]_{iv}$ (mL/分/kg)	$[CL_{cr}]_{oral}$ (mL/分/kg)	$[CL_{sec}]_{iv}$ (mL/分/kg)	$[CL_{sec}]_{oral}$ (mL/分/kg)	$[CL_{nr}]$ (mL/分/kg)	F(%)†
3.1 ± 0.6	1.3 ± 0.3	1.4 ± 0.3	1.3 ± 0.2	1.7 ± 0.3	1.2 ± 0.2	67.6 ± 4.3
2.6 ± 0.4	1.3 ± 0.2	1.3 ± 0.3	1.3 ± 0.6	1.5 ± 0.2	0.8 ± 0.3 **	85.4 ± 6.1 **

AUC：血清中濃度下面積，CL：全身クリアランス，CL_{cr}：クレアチニンクリアランス，CL_{nr}：腎外クリアランス，CL_r：腎クリアランス，CL_{sec}：見かけの尿細管分泌クリアランス，F：経口バイオアベイラビリティ．
*：クラリスロマイシン投与前のジゴキシン投与量は0.5 mg，クラリスロマイシン投与後のジゴキシン投与量は0.25 mg．
†：経口バイオアベイラビリティ(F)は AUC_{oral}/AUC_{iv} により算出された． **：$p<0.05$ で有意差あり．

(Kurata Y, Ieiri I, Kimura M, et al：Role of human MDR1 gene polymorphism in bioavailability and interaction of digoxin, a substrate of P-glycoprotein. Clin Pharmacol Ther 72：209-219, 2002)

が惹起した可能性が高いと考えられる．
　ほかに，ジゴキシンを静脈内投与後のジゴキシンの体内動態に及ぼすエリスロマイシン，クラリスロマイシン併用(経口投与)の効果が検討された．両マクロライド系抗菌薬併用によってジゴキシンの全身クリアランス(CL)には変化はみられ

表5-12 ジゴキシン静脈内投与後のジゴキシンの体内動態，クレアチニンクリアランスに及ぼすエリスロマイシンあるいはクラリスロマイシン経口投与の効果

	ジゴキシン	ジゴキシン + エリスロマイシン	ジゴキシン + クラリスロマイシン	p値
C_{max}(ng/mL)	9.1 ± 1.0	9.0 ± 1.2	9.0 ± 1.2	ns
$AUC_{0-\infty}$(ng・hr/mL)	60.0 ± 5.3	57.3 ± 13.5	58.8 ± 12.0	ns
$t_{1/2}$(hr)	56.1 ± 8.5	50.0 ± 8.1	50.7 ± 8.4	ns
Vd_{area}(L)	684.0 ± 148.1	642.5 ± 82.0	631.8 ± 89.0	ns
CL(mL/分)	140.0 ± 13.1	152.7 ± 35.4	147.7 ± 33.4	ns
CL_r(mL/分)	98.4 ± 41.3	137.3 ± 45.0 *	133.6 ± 34.5 *	0.020
CUF_{0-96}(%of dose)	47.8 ± 12.7	64.9 ± 13.4 *	65.8 ± 12.1 *	0.001
CL_{cr}(mL/分)	94.8 ± 17.5	89.6 ± 13.2	94.2 ± 19.8	ns

*：$p < 0.05$ で有意差あり．
(Tsutsumi K, Kotegawa T, Kuranari M, et al：The effect of erythromycin and clarithromycin on the pharmacokinetics of intravenous digoxin in healthy volunteers. J Clin Pharmacol 42：1159-1164, 2002)

ないものの，腎クリアランス(CL_R)は有意に増大している(クレアチニンクリアランス CL_{CR} には変化はみられない)との結果が報告されている(表5-12)．

このマクロライド系抗菌薬併用による腎クリアランスの増大の原因は不明であるが，少なくともWakasugiらが示した腎クリアランスの低下は観測されていない．

したがって，相互作用部位は腎臓からの排泄過程以外の消化管吸収過程あるいは次に述べる肝臓内移行過程である可能性が高い．

以上のように，クラリスロマイシンは，ジゴキシンの排泄過程には影響を与えないものの，消化管吸収を亢進すると結論づけられる．

腎外クリアランス阻害

ジゴキシンは腎臓から糸球体濾過と分泌(P糖タンパク質によると考えられる)によって排泄される一方，腎外クリアランスとしては胆汁中排泄，肝臓などでの代謝，小腸からの分泌などの寄与が考えられている．**表5-12**からわかるように，全身クリアランスから腎クリアランスを差し引いた腎外クリアランスは，腎クリアランスの1/2程度にのぼる．そしてこの腎外クリアランスは，クラリスロマイシン併用によって有意に低下している．この機構として，ジゴキシンの肝臓への取り込み過程，胆汁中への排泄過程，肝臓での代謝過程，小腸からの分泌過程のいずれがどの程度阻害されたのかは現時点では不明である．Hedmanらはジゴキシンの胆汁中排泄をキニジンとキニーネがともに阻害することを直接示した(**図5-40**)．

一方，腎クリアランスにおいては，キニジンのみが阻害効果を示した．この胆汁排泄クリアランスの低下は，肝臓への取り込み過程が阻害されたためなのか，肝臓から胆汁中への排泄過程が阻害されたためなのかは不明である．しかし，動物実験においては，キニーネは，ジゴキシンの胆汁中排泄過程や肝代謝過程ではなく，血液から肝細胞への取り込み過程を阻害している可能性が示唆された．

その他の薬剤とジゴキシンとの相互作用について述べると，ジゴキシンの胆汁中排泄はベラパミル，イトラコナゾールで阻害されるもののプロベネシド，スピロノラクトンでは阻害されないことがヒト，動物で示されている．ヒトにおけるジゴキシンの胆汁排泄に及ぼす種々薬物の効果を**表5-13**にまとめた．

なお，キニジン，キニーネ，ベラパミル，プロベネシド，スピロノラクトンのいずれも，胆汁中へのジゴキシン代謝物の排泄に有意な影響を及ぼさなかった．

ジゴキシンを血液から肝臓へ取り込むトランス

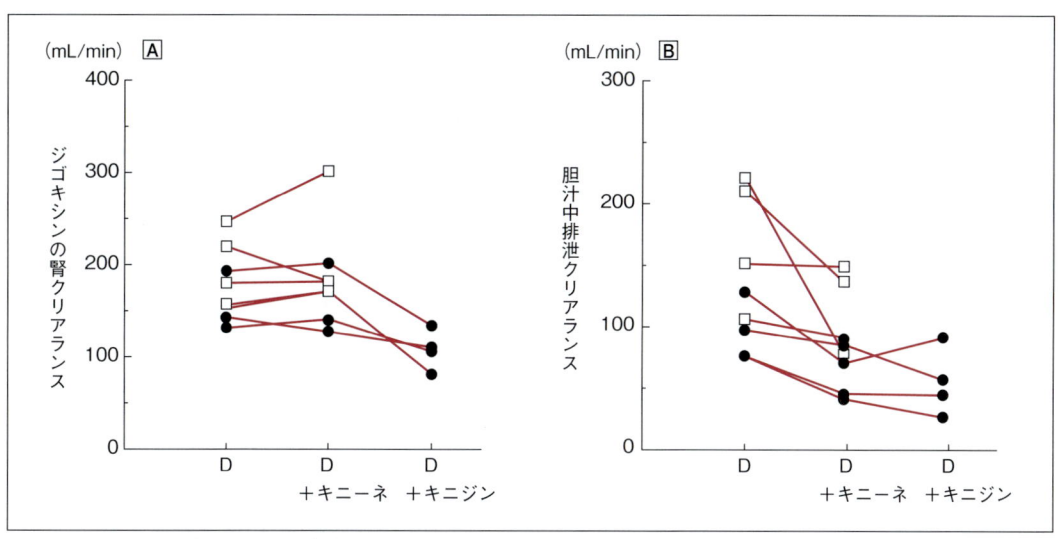

図5-40　A：健常者におけるジゴキシンの腎クリアランスに及ぼすキニーネあるいはキニジン併用の効果．
B：健常者におけるジゴキシンの胆汁中排泄クリアランスに及ぼすキニーネあるいはキニジン併用の効果．個々のシンボルは各被験者を示す

(Hedman A, Angelin B, Arvidsson A, et al：Interactions in the renal and biliary elimination of digoxin：stereoselective difference between quinine and quinidine. Clin Pharmacol Ther；47：20-26, 1990)

表5-13　ジゴキシンの胆汁中排泄クリアランス，胆汁中に排泄される代謝産物のクリアランスに及ぼす種々薬物併用の効果

Concomitant treatment	胆汁中排泄クリアランス ジゴキシン単独	併用	胆汁中への代謝物の排泄クリアランス ジゴキシン単独	併用
キニジン(n=8)	82(24)	35(11)$p<0.001$	19(14)	18(7) ns
キニーネ(n=8)	118(50)	66(32)$p<0.01$	17(18)	21(15)ns
ベラパミル(n=6)	146(50)	79(41)$p<0.01$	41(54)	22(22)ns
プロベネシド(n=5)	88(35)	87(35)ns	18(10)	23(21)ns
スピロノラクトン(n=5)	88(35)	88(35)ns	18(10)	14(16)ns

n：被験者の数，$p<0.01$，$p<0.001$ は有意差あり，ns は有意差なしを示す．
(Hedman A：Inhibition by basic drugs of digoxin secretion into human bile. Eur J Clin Pharmacol 42：457-459, 1992)

ポーターとして，ラットにおいては organic anion transporting polypeptide(oatp)2が，ヒトにおいてはOATP8(あるいはLST-2)が候補としてあげられている．NoeらはラットOatp2は肝臓に存在し，タウロコール酸のほかに強心配糖体を輸送することを示した．またKullak-UblickらはOATP-A，OATP-B，OATP-Cはウアバインやジゴキシンをほとんど輸送しないものの，OATP8は高い輸送活性でジゴキシンを輸送することを示している(表5-14)．

最近，Kodawaraらは，oatp2を介したジゴキシンの輸送はイトラコナゾールによっては阻害されないものの，アミオダロンによっては比較的強く(K_i値＝1.8 μM)阻害されることを示した(図5-41)．

イトラコナゾール，アミオダロンともにジゴキシンの血清中濃度を上昇させることが報告されており，これら薬物で相互作用メカニズムの違いが示された興味深い結果である．

ジゴキシンの肝移行動態にクラリスロマイシンなどのマクロライド系抗菌薬がどのような影響を与えるかどうかについては現時点では不明である．すなわち，ジゴキシンの血液から肝臓への取り込み過程，肝臓内での代謝過程，肝臓から胆汁

表5-14 アフリカツメガエル卵母細胞におけるOATP-A, OATP-B, OATP-C, OATP8発現系を用いた種々物質の取り込み特異性

基質	取り込み比			
	OATP-A	OATP-B	OATP-C	OATP8
タウロコール酸	9.5*	3.5*	5.0*	8.9*
ウアバイン	1.5*	1.0	1.0	5.9*
ジゴキシン	0.7	1.3	0.7	2.4*

示した取り込み比は，水注入卵における取り込み量に対するOATPcRNA注入卵における取り込み量の比.
*は1と比べて有意差あり($p < 0.05$)
(Noe B, Hagenbuch B, Stieger B, et al：Isolation of a multispecific organic anion and cardiac glycoside transporter from rat brain. Proc Natl Acad Sci USA 94：10346-10350, 1997)

図5-41 アフリカツメガエル卵母細胞におけるoatp2発現系を用いたジゴキシンの取り込みに及ぼすアミオダロンの効果

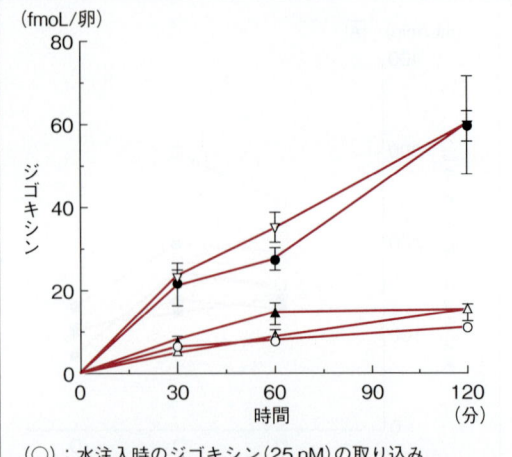

(○)：水注入時のジゴキシン(25 nM)の取り込み
(●)：oatp2cRNA注入時のジゴキシン(25 nM)の取り込み
(△)：oatp2cRNA注入時で非標識ジゴキシン存在下
(▲)：oatp2cRNA注入時でアミオダロン存在下
(▽)：oatp2cRNA注入時でイトラコナゾール存在下

(Kodawara T, Masuda S, Wakasugi H, et al：Organic anion transporter oatp2-mediated interaction between digoxin and amiodarone in the rat liver. Pharm Res 19：738-743, 2002)

への排泄過程のどの部分に阻害効果を示すかは今後の検討結果を待たなければならない．

種々のマクロライド系抗菌薬によるP糖タンパク質阻害効果

　前述のように，クラリスロマイシンによるジゴキシンの消化管吸収（バイオアベイラビリティ）亢進は，小腸上皮細胞に発現するP糖タンパク質の機能阻害によると考えられる．したがって，種々のマクロライド系抗菌薬によってジゴキシンのP糖タンパク質による輸送が阻害されるかどうかを明らかにすることは興味深い．筆者らは，ブタ腎由来LLC-PK1細胞にヒト*MDR1*cDNAをトランスフェクトしたLLC-GA5-COL 150細胞におけるジゴキシンの経細胞輸送実験を行った．その結果，ジゴキシンの基底膜側から頂膜側への輸送は，500 μMのクラリスロマイシンおよびジョサマイシンによって顕著に阻害された（図5-42）．

　一方，同濃度のエリスロマイシン，ロキシスロマイシンおよびアジスロマイシンは有意な阻害作用を示さなかった．ジョサマイシンは，臨床においてジゴキシンの血中濃度を上昇させることが報告されている．クラリスロマイシンに匹敵する阻害効果を示したことから，ジョサマイシンに関してもP糖タンパク質の阻害を介したジゴキシンとの相互作用が起こり，その血中濃度を上昇させうると推察される．エリスロマイシン，アジスロマイシンおよびロキシスロマイシンはP糖タンパク質を介したジゴキシンの輸送を阻害しなかったことから，これらマクロライド系抗菌薬はクラリスロマイシンの場合と異なるメカニズムによりジゴキシンの血中濃度を上昇させると考えられる．すなわち，消化管のP糖タンパク質阻害ではなく，前述のような，腸内細菌によるジゴキシンの代謝をこれらマクロライド系抗菌薬が抑制すること，あるいは，ジゴキシンの肝への取り込み過程をマクロライド系抗菌薬が阻害することが原因ではないかと考えられる．

　以上のように，ジゴキシンとマクロライド系抗菌薬との併用によるジゴキシンの血清中濃度上昇にはいろいろな機構が考えられる．またジゴキシンの体内動態を決定する各種トランスポーター（P糖タンパク質，OATPなど）の遺伝子多型が相互作用にどのような影響を与えるのかなど，今後解明すべき問題は多い．

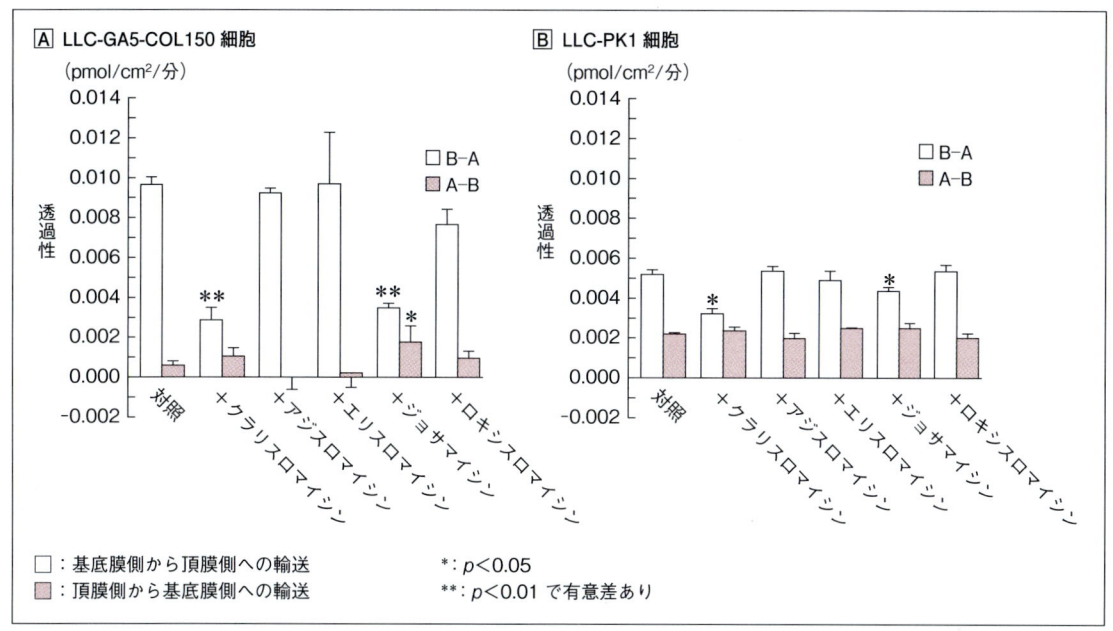

図5-42 LLC-GA5-COL150細胞(A)とLLC-PK1細胞(B)によるジゴキシンの経細胞輸送に及ぼすクラリスロマイシン，アジスロマイシン，エリスロマイシン，ジョサマイシン，ロキシスロマイシンの効果
(Ito S, et al：Effect of macrolide antibiotics on uptake of digoxin into rat liver. Biopharm Drug Dispos 28：113-123, 2007)

具体的な処方設計の支援

　少なくとも一部の患者においては，ジゴキシンは腸内細菌によって不活性化されるために，抗菌薬の併用により腸内細菌叢が変化し，ジゴキシンの血清中濃度，副作用の発現強度が変化すると考えられる(もちろんP糖タンパク質が関係した消化管や腎臓でも分泌過程への影響も考慮する必要があるだろう)．

　抗菌薬による腸内細菌叢の変化は抗菌薬投与の48時間以内に生じ，その効果は抗菌薬中止後数週間続く．このため，抗菌薬の投与が終了した後，2週間以内にジゴキシン治療が開始されるケースでは注意が必要である．またジゴキシン治療が確立して投与設計が維持されている患者において，抗菌薬治療が開始される場合も注意が必要である．以上，ジゴキシンを服用している患者において抗菌薬を開始する時はジゴキシン中毒の可能性を念頭に置き，ジゴキシンの減量(1/2程度)や血液中濃度モニタリング(TDM)を綿密に行う必要がある．これは血清中ジゴキシン濃度を保つために高投与量のジゴキシンを必要としている患者において，特に重要である．

7 フッ化ピリミジン系配合剤間の相互作用
Case 5-フルオロウラシルとギメラシルの相互作用

処方の内容

処方1 70歳の男性，12月5日，大学病院の消化器外科

1) ヨーデルS糖衣錠-80
　　　1錠　1日1回　就寝前　14日分
2) 重質酸化マグネシウム
　　　1g　1日3回　毎食後　14日分
3) ティーエスワンカプセル20
　　　2Cap　1日2回　朝夕食後　14日分

処方2 12月19日

1) ヨーデルS糖衣錠-80
　　　1錠　1日1回　就寝前　14日分
2) 重質酸化マグネシウム
　　　1g　1日3回　毎食後　14日分
3) ユーエフティE顆粒
　　　1.5g　1日3回　毎食後　14日分

背景と処方の問題点

背景
　患者は胃癌であり，これまで〈処方1〉の薬剤を服用していたが，今回，患者の経済的な問題もあり，ティーエスワン（テガフール・ギメラシル・オテラシルカリウム配合剤）より安価なユーエフティ（テガフール・ウラシル配合剤）〈処方2〉に処方変更された．

処方の問題
　ティーエスワン服用中止後，休薬期間を置かずユーエフティを服用するように処方変更されている．このような処方変更は，ティーエスワンに含まれるギメラシルとユーエフティに含まれるテガフール（これから生成する5-フルオロウラシル）との相互作用が惹起する可能性があり危険である．したがって，ティーエスワン中止後ある程度の休薬期間を置いてからユーエフティへ切り替える必要がある．

エビデンスと処方のPK/PD解析

　ティーエスワンとユーエフティはいずれもフッ化ピリミジン系抗癌剤である．また，ティーエスワンに含有されるギメラシルは5-フルオロウラシルの代謝酵素であるジヒドロピリミジンデヒドロゲナーゼ（DPD）を阻害する．このため，同時併用は禁忌となっている．
　ラットの試験において，ティーエスワン単独あるいはほかの各種フッ化ピリミジン系薬剤併用7日間反復経口投与の最終投与2時間後の血漿中5-フルオロウラシル濃度を測定した．その結果，血漿中5-フルオロウラシル濃度は単独投与に比較して5-フルオロウラシル併用では4.1倍，テガフール併用では8.1倍，テガフール・ウラシル併用では2.8倍，カルモフール併用では5.7倍，ドキシフルリジン併用では6.9倍，フルシトシン併用では2.3倍と，相乗的な濃度上昇が観測されている．これはティーエスワンに含まれるギメラシルによって，併用したフッ化ピリミジン系薬剤のDPDを介した解毒代謝が可逆的に阻害されたためと考えられる．
　したがって，重要なポイントとして，ティーエスワンの投与中止後も少なくとも7日間の休薬期間を置いてからでなければ，ほかのフッ化ピリジン系抗癌剤を投与することはできない．しかし，本処方では，ティーエスワンからユーエフティへの切り替えが直ちに行われるようになっている．ギメラシルが体内に残存している時にほかのフッ化ピリミジン系抗癌剤を投与すると，5-フルオロウラシルの濃度が上昇する可能性があり危険で

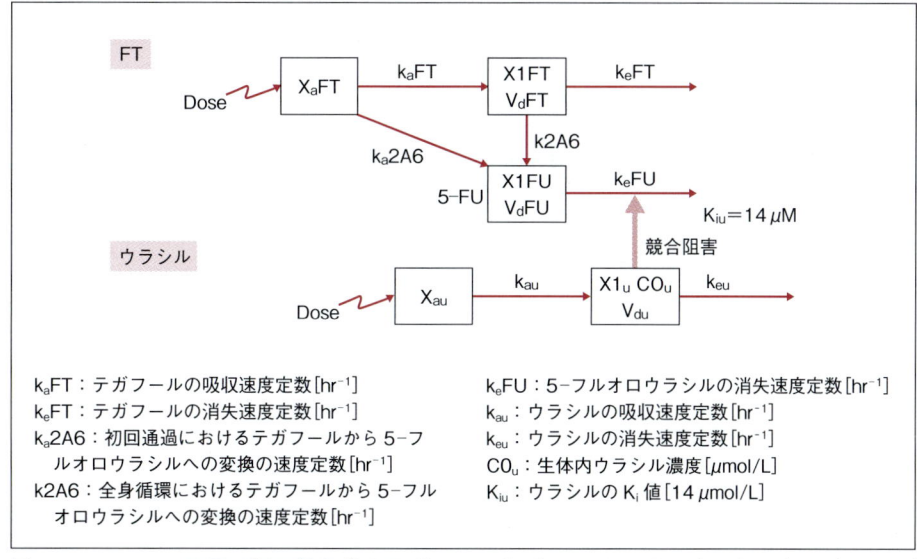

図5-43 ユーエフティ経口投与後のテガフール(FT)，5-フルオロウラシル(5-FU)およびウラシルの体内動態を表現する PK モデル

ある．そこで，どの程度の休薬期間をおけば相互作用を回避できるか知ることは重要である．特に，ギメラシルは腎排泄型の薬剤であり，腎機能障害時には，その体内からの消失が遅延するため，時間をおいてフッ化ピリミジン系抗癌剤を投与しても相互作用を回避できない可能性がある．ここでは，さまざまな程度の腎機能を有する患者における，両剤投与の最適な時間間隔について検討した報告を示そう．

図5-43と図5-44はそれぞれ，テガフールとウラシルの相互作用モデル，テガフールとウラシル・ギメラシルの相互作用に関する PK モデルである．

これらのモデルでは，テガフール(プロドラッグ)からチトクローム P450(CYP)2A6 によって5-フルオロウラシルが生成した後，5-フルオロウラシルが DPD によって代謝される過程と，DPD による代謝がウラシルあるいはギメラシルによって競合阻害される過程が表現されている．ウラシルとギメラシルの DPD に対する阻害定数はそれぞれ 14 μM と 78 nM であり，ウラシルと比べた時にギメラシルの阻害能がきわめて高いことがわかる．ティーエスワンを腎機能正常者あるいは腎障害患者に投与した後のテガフール，5-フルオロウラシル，ギメラシル濃度推移の実測値(図5-45)をこれらモデルに当てはめてモデル中の各速度パラメーターを算出した．

これらパラメーターを使用して，種々腎機能患者における，ティーエスワンからユーエフティへ切り替えた場合の5-フルオロウラシルの血液中濃度の変化を各モデルを用いてシミュレーションした．図5-46は，ティーエスワン投与終了12時間後から12時間ごとにユーエフティを投与した後の5-フルオロウラシル濃度をシミュレーションした結果である．

ティーエスワン服用中止後にユーエフティを使用する場合，ユーエフティ単独投与時の5-フルオロウラシル濃度推移を得るためには，腎機能正常時(クレアチニンクリアランス CL_{cr} : 120 mL/分)においては，1日間休薬，CL_{cr} : 80 mL/分，CL_{cr} : 50 mL/分，CL_{cr} : 30 mL/分においては，それぞれ2日間，2日間，3日間休薬が必要であることが示されている．

実際には，ティーエスワンの投与制限毒性である骨髄機能抑制の回復までに要する期間(おおむね1週間)を考慮して，腎機能が正常であっても

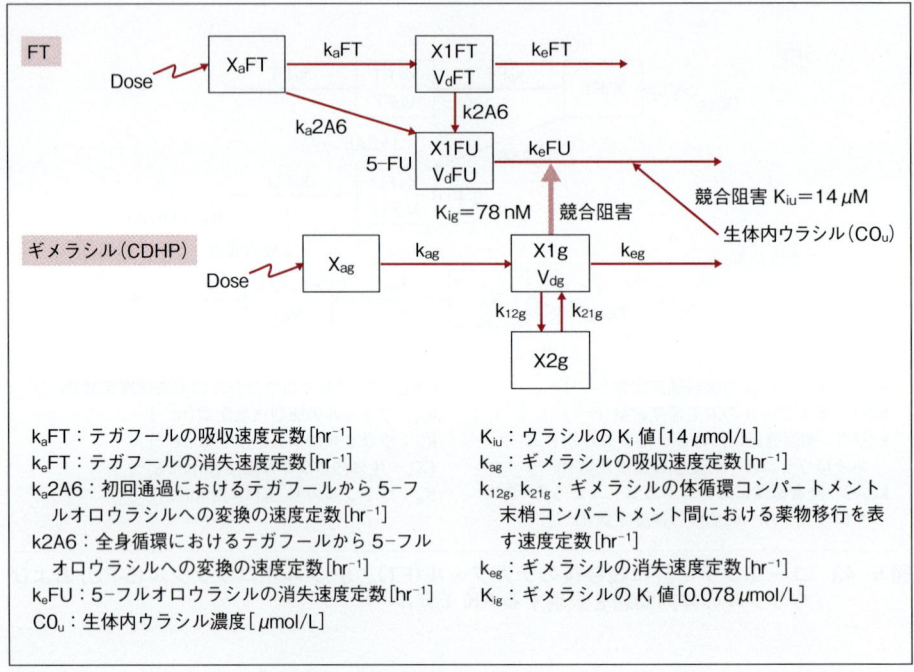

図5-44 ティーエスワン経口投与後のテガフール(FT), 5-フルオロウラシル(5-FU)およびウラシル, ギメラシルの体内動態を表現するPKモデル

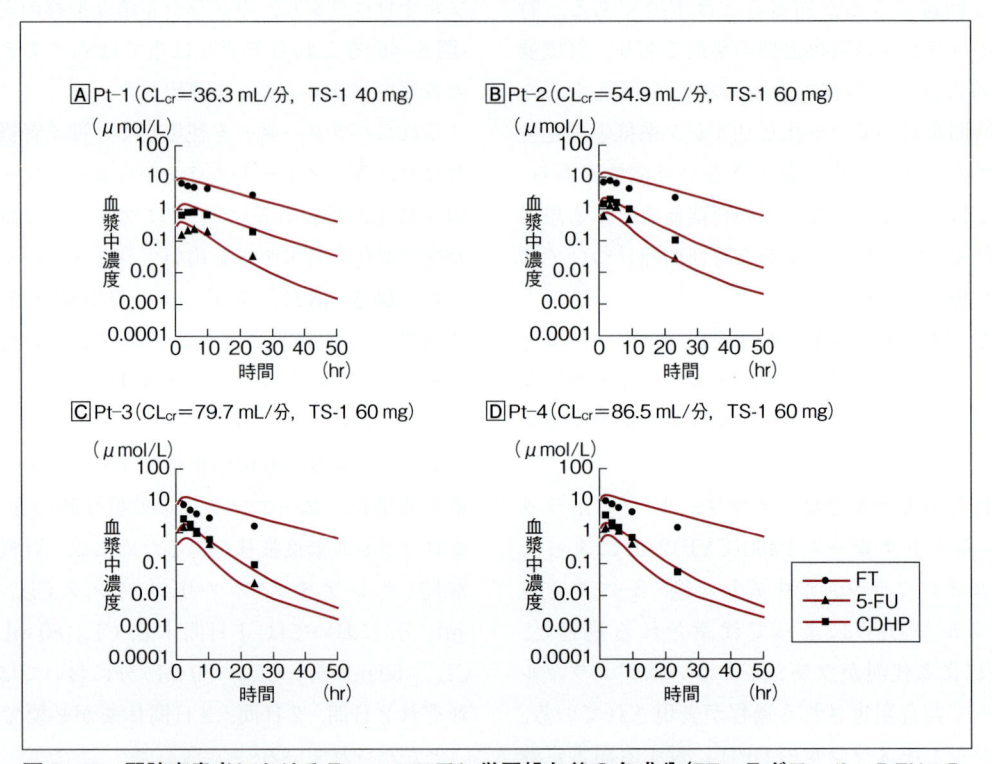

k_aFT：テガフールの吸収速度定数[hr^{-1}]
k_eFT：テガフールの消失速度定数[hr^{-1}]
k_a2A6：初回通過におけるテガフールから5-フルオロウラシルへの変換の速度定数[hr^{-1}]
k2A6：全身循環におけるテガフールから5-フルオロウラシルへの変換の速度定数[hr^{-1}]
k_eFU：5-フルオロウラシルの消失速度定数[hr^{-1}]
$C0_u$：生体内ウラシル濃度[μmol/L]

K_{iu}：ウラシルのK_i値[14μmol/L]
k_{ag}：ギメラシルの吸収速度定数[hr^{-1}]
k_{12g}, k_{21g}：ギメラシルの体循環コンパートメント末梢コンパートメント間における薬物移行を表す速度定数[hr^{-1}]
k_{eg}：ギメラシルの消失速度定数[hr^{-1}]
K_{ig}：ギメラシルのK_i値[0.078μmol/L]

図5-45 腎障害患者におけるティーエスワン単回投与後の各成分(FT：テガフール, 5-FU：5-フルオロウラシル, CDHP：ギメラシル)の血漿中濃度推移とPKモデルによるシミュレーション

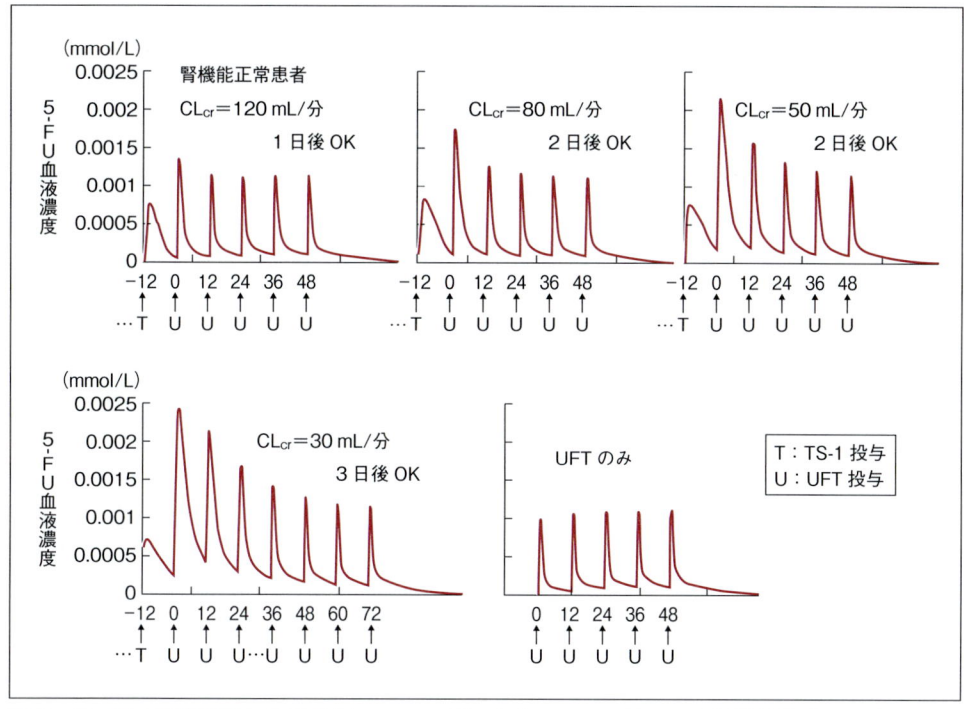

図5-46 種々腎機能時におけるティーエスワンからユーエフティへの切り替え時における5-フルオロウラシル(5-FU)血液中濃度推移のシミュレーション
ティーエスワン投与終了12時間後から12時間ごとにユーエフティ200 mgが投与された．

ティーエスワンの投与中止後も7日間以上は，フッ化ピリミジン系薬剤の投与を避ける必要があるというのが一般的である．

具体的な処方設計の支援

本事例においては，〈処方3〉のように，ユーエフティの投与は避ける必要がある．ティーエスワンを中止して1週間経過してからユーエフティの投与を開始することがベターであると考えられる（〈処方4〉）．

処方3 12月19日

1）ヨーデルS糖衣錠-80
　　　　1錠　1日1回　就寝前　7日分
2）重質酸化マグネシウム
　　　　1g　1日1回　毎食後　7日分

処方4 12月26日

1）ヨーデルS糖衣錠-80
　　　　1錠　1日1回　就寝前　14日分
2）重質酸化マグネシウム
　　　　1g　1日3回　毎食後　14日分
3）ユーエフティE顆粒
　　　　1.5g　1日3回　毎食後　14日分

8 カルシウム拮抗薬とグレープフルーツ（ジュース）
Case ニソルジピンとグレープフルーツジュースの相互作用

処方の内容

処方1 60歳の男性，2月23日

バイミカード錠（10 mg）
　　　　1錠　1日1回　朝食後　14日分

背景と処方の問題点

背景
患者には，初めてバイミカード（ニソルジピン）が処方された．ニソルジピンに関する通常の服薬指導を行っていたところ，患者はすでにグレープフルーツジュースを前日に飲んだことが明らかとなった．

処方の問題
グレープフルーツジュースによるニソルジピンの消化管での代謝阻害効果は数日間続くとの報告があり，用量が〈処方1〉のような通常の投与量でよいか疑問がもたれた．

エビデンスと処方のPK/PD解析

ニソルジピンなどのカルシウム拮抗薬の消化管，肝臓での代謝を担っている酵素はCYP3A4である．グレープフルーツジュースに含まれる阻害成分であるフラノクマリン誘導体（図5-47）は消化管でCYP3A4を不可逆的に不活性化することが知られている．

メカニズムとしては，フラノクマリン誘導体の有するフラン基がCYPによって不安定なエポキシド中間体に代謝され，CYPのタンパク質側鎖かヘム部に属する窒素原子による親核的アタックによってクエンチされると考えられている（図5-48）．

したがって，この状態が続けばCYP3A4の代謝能は低下したままと考えられ，新たにCYP3A4が消化管で生成されるまでは，代謝活性は回復しない．

このことは，ニソルジピンとグレープフルーツジュースとの相互作用に関する臨床試験によって明確にされている．ニソルジピン単独投与時（コントロール実験），ニソルジピンとグレープフルーツジュース（1回）同時摂取時（G0），グレープフルーツジュースを1日3回7日間摂取した後の14時間後（G14），38時間後（G38），72時間後（G72），96時間後（G96）にニソルジピンを経口投与した後のニソルジピンの血漿中濃度推移が比較された（図5-49）．

コントロール実験と比較しG0からG72まで有意に血漿中濃度が上昇している．すなわち，グレープフルーツジュースの阻害効果は時間依存的に減弱するものの，飲用後少なくとも3日間は持続することがわかる．

次に，本臨床試験の結果を図5-50に示すニソルジピンとグレープフルーツジュース相互作用に関するPKモデル（酵素不可逆阻害モデル）を用いて解析した．

グレープフルーツジュース成分とCYP3A4の反応速度定数やCYP3A4の消失速度定数（k）などが推定されたが，特に，kとして0.0237 hr^{-1}（半減期としては30時間）が得られた．したがって，CYP3A4が元の状態の9割，8割，7割に回復するのにそれぞれ，約4日間，約3日間，約2日間を要することになる．

具体的な処方設計の支援

ここで，処方にあるようにグレープフルーツジュースを摂取している患者が新規にニソルジピンを服用開始する場合の対処法について考えてみ

図5-47 グレープフルーツジュースに含まれるフラノクマリン誘導体

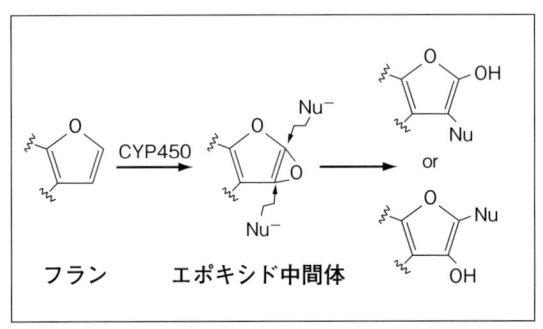

図5-48 フラン環を有するフラノクマリン誘導体のCYPによる代謝

よう．**表5-15**は，グレープフルーツジュース飲用中止後の日数と最適なニソルジピン服用比率（通常投与量を1とした場合）の関係を示したものである．

たとえば，グレープフルーツジュース摂取中止後1日以上～2日未満であれば，当日は0.34，翌日は0.62，2日後は0.78にニソルジピンの服用量を調節（減量）する必要があることを意味している．

服用量を調節する場合，割線を有する錠剤では，分割が可能である．しかし割線のない錠剤や，体内動態の異なる多種類の顆粒が封入されたカプセル剤では，分割や粉砕により問題が発生する可能性がある．具体的には，錠剤を粉砕あるいは分割した場合は，光や湿気などによって成分が分解するおそれがある．また，徐放性顆粒と速放性顆粒が混合された製剤の場合には，分割後に製剤分布状態が不均一になってしまう可能性がある．さらに，割線などがあり，粉砕や分割が問題なく行える製剤であっても，患者自身，あるいは患者の家族がそれを実行すること（これは薬剤師以外の者が調剤するという行為になる）は，不完全，不適切な粉砕や分割になりかねないので，推奨できない．このような点を考慮すると，例えば，グレープフルーツジュース飲用後の血漿中濃度推移下面積（AUC）の増加率が1.2倍以上，すなわち**表5-15**でいえば0.833以下（この値は仮に決めたもので，患者の状態により変化する）になる時間帯においては，服用を中止させるといった方法も一つの考え方である．

たとえばニソルジピンの場合，グレープフルーツジュースを飲用したのが薬剤服用の当日，翌日，2日後，3日後ならば服用せず，4日後から

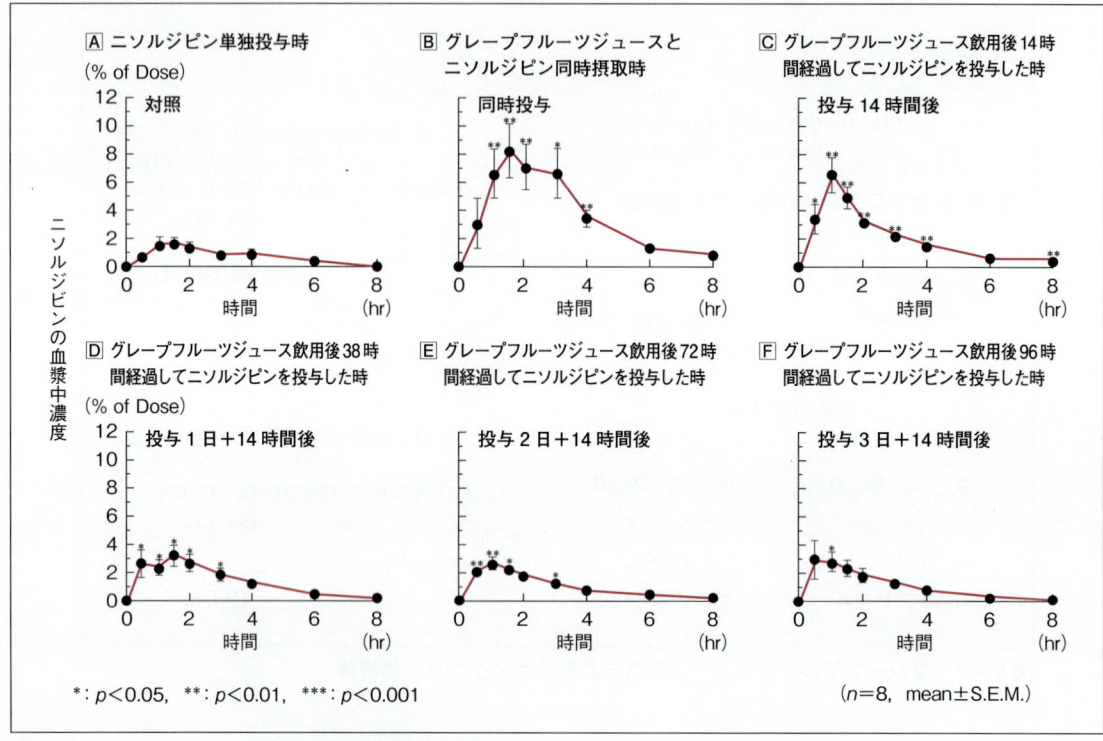

図 5-49　ニソルジピンの血漿中濃度推移に及ぼすグレープフルーツジュース飲用の効果
縦軸は血漿中濃度を投与量で除した値である．
*$p < 0.05$, **$p < 0.01$, ***$p < 0.001$ で有意差あり．
(Takanaga H, Ohnishi A, Murakami H, et al : Relationship between time after intake of grapefruit juice and the effect on pharmacokinetics and pharmacodynamics of nisoldipine in healthy subjects. Clin Pharmacol Ther 67 : 201-214, 2000)

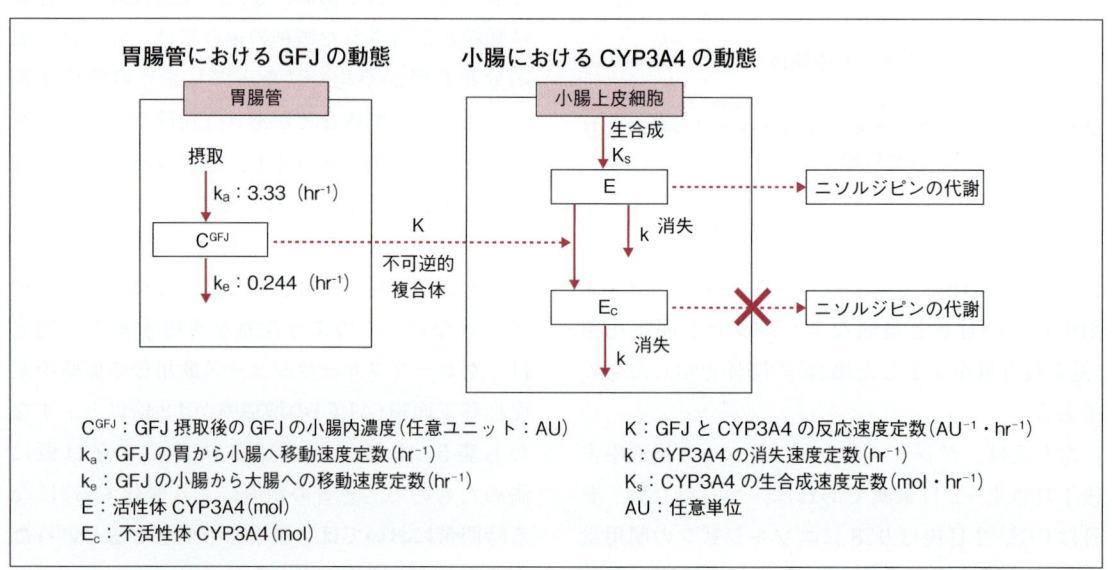

C^{GFJ}：GFJ 摂取後の GFJ の小腸内濃度（任意ユニット：AU）
k_a：GFJ の胃から小腸へ移動速度定数(hr^{-1})
k_e：GFJ の小腸から大腸への移動速度定数(hr^{-1})
E：活性体 CYP3A4 (mol)
E_c：不活性体 CYP3A4 (mol)
K：GFJ と CYP3A4 の反応速度定数($AU^{-1} \cdot hr^{-1}$)
k：CYP3A4 の消失速度定数(hr^{-1})
K_s：CYP3A4 の生合成速度定数($mol \cdot hr^{-1}$)
AU：任意単位

図 5-50　グレープフルーツジュース(GFJ)とカルシウム拮抗薬(ニソルジピンなど)の相互作用を解析するための PK モデル

(Takanaga H, Ohnishi A, Murakami H, et al : Relationship between time after intake of grapefruit juice and the effect on pharmacokinetics and pharmacodynamics of nisoldipine in healthy subjects. Clin Pharmacol Ther 67 : 201-214, 2000)

表 5-15 グレープフルーツジュースを飲用した後の種々時間に服用すべきニソルジピン量の比率

GFJ の飲用からの日にち	当日	翌日	2 日後	3 日後	4 日後
4 日以上	1	1	1	1	1
3 日以上〜4 日未満	0.78	1	1	1	1
2 日以上〜3 日未満	0.62	0.78	1	1	1
1 日以上〜2 日未満	0.34	0.62	0.78	1	1
1 日未満	0.13	0.34	0.62	0.78	1

各カルシウム拮抗薬の通常投与量を 1.0 とした時に，グレープフルーツジュース飲用後，各カルシウム拮抗薬の血漿中濃度を増加させない時の投与量比．
(Takanaga H, Ohnishi A, Murakami H, et al：Relationship between time after intake of grapefruit juice and the effect on pharmacokinetics and pharmacodynamics of nisoldipine in healthy subjects. Clin Pharmacol Ther 67：201-214, 2000)

服用開始するといった処方変更が提案されることになる．なお，服用量の調節は処方の変更にほかならない．それぞれの患者の状況（グレープフルーツジュース飲用のタイミング，カルシウム拮抗薬服用のタイミング，病状，服薬コンプライアンス，説明に対する理解力など）に対応した服薬指導を，医師と協議した上で実施する必要があることは，言うまでもない．本事例では，3 日後から通常量を服用することとして，それまでは，服用しないこととした（〈処方 2〉）．

処方 2 60 歳の男性，2 月 26 日

バイミカード錠（10 mg）
　　　　1 錠　1 日 1 回　朝食後　14 日分

9 シクロスポリンとセント・ジョーンズ・ワートの相互作用
Case 生体腎移植前にセント・ジョーンズ・ワートを摂取していた患者

処方の内容

処方 1 45 歳の女性，体重 50 kg（4 月 10 日）

イムラン錠（50 mg）
　　　　1 錠　1 日 1 回　朝食後　1 日分
メドロール錠（4 mg）
　　　　3 錠　1 日 3 回　毎食後　1 日分
ネオーラル 50 mg カプセル
　　　　10 カプセル　1 日 2 回　朝夕食後　1 日分

背景と処方の問題点

背景
〈処方 1〉は，生体腎移植手術の前日に予定している処方である．ほかに，注射剤としてアールブリン（抗ヒトリンパ球ウマ免疫グロブリン）1,000 mg が使用されている．

処方の問題
入院時の薬剤師による服薬指導時において，これまでの使用薬剤，健康食品などについてインタビューしていたところ，患者は 1 か月前より，イライラ防止の目的でサトウ製薬のセント・ジョーンズ・ワート（サトウセントジョーンズワート：1

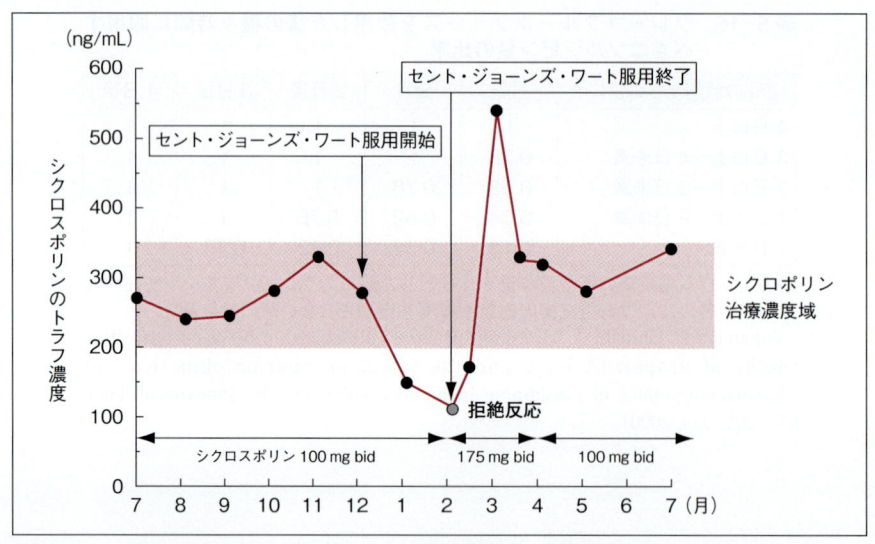

図5-51 セント・ジョーンズ・ワートを自己摂取した患者におけるシクロスポリントラフ濃度の推移

色アミ領域はシクロスポリンの治療濃度域を示す．セント・ジョーンズ・ワート開始後，徐々にシクロスポリン濃度は低下し，中止後徐々に増加している．

(Barone GW, Gurley BJ, Ketel BL, et al：Drug interaction between St. Johne's wort and cyclosporine. Ann Pharmacother 34：1013-1016, 2000)

粒に300 mgのセイヨウオトギリソウエキスが入っている）を1日3粒摂取していることがわかった．セント・ジョーンズ・ワートはCYP3A4やP糖タンパク質を誘導することから，それらの解毒機能が高まっているのではないかと考えられた．したがって，初回投与量は従来の量よりも多く投与しなければならないと思われた．さらに，本患者においてセント・ジョーンズ・ワートは中止することになるが，その後の誘導の解除に時間（日数）がかかるのではないかと思われた．したがって，セント・ジョーンズ・ワートによって誘導されている間は，ネオーラル（シクロスポリン）を増量する必要があるが，その後，徐々に減量する必要があるのではないかと考えられた．

エビデンスと処方のPK/PD解析

まず，シクロスポリンとセント・ジョーンズ・ワートとの相互作用症例を以下に示そう．

症例：29歳の女性，腎臓と膵臓の移植を受けている．移植後，免疫抑制剤としてシクロスポリン（100 mg 1日2回）とプレドニゾロンが投与された．患者の血液中シクロスポリンのトラフ濃度は250～300 ng/mLと安定していた（治療濃度域は200～350 ng/mLである）（**図5-51**）．

その後4～5年間は膵臓と腎臓の機能は安定していた．ある時，患者が自らの判断でセント・ジョーンズ・ワート（300～600 mg/日）の摂取を開始したところ，シクロスポリンの血液中トラフ濃度は30日間で155 ng/mLまで，さらに3週間で97 ng/mLまで低下した．この時点で，血清中アミラーゼ濃度は314 U/Lと上昇していた（基準値は60～90 U/L）．さらに血清中クレアチニンレベルは1.1 mg/dLから1.3 mg/dLに上昇した．また膵臓領域に痛みを感じた．腎生検の結果，中程度から重篤な拒絶反応が認められ，コルチコステロイドなどによる処置が行われた．セント・ジョーンズ・ワートは続いて2週間摂取されたが，その後中止された．シクロスポリンの投与量は175 mg 1日2回に増量された．その結果，血液中シクロスポリンのトラフ濃度は次の2週間で510 ng/mLにまで上昇した．このためシクロス

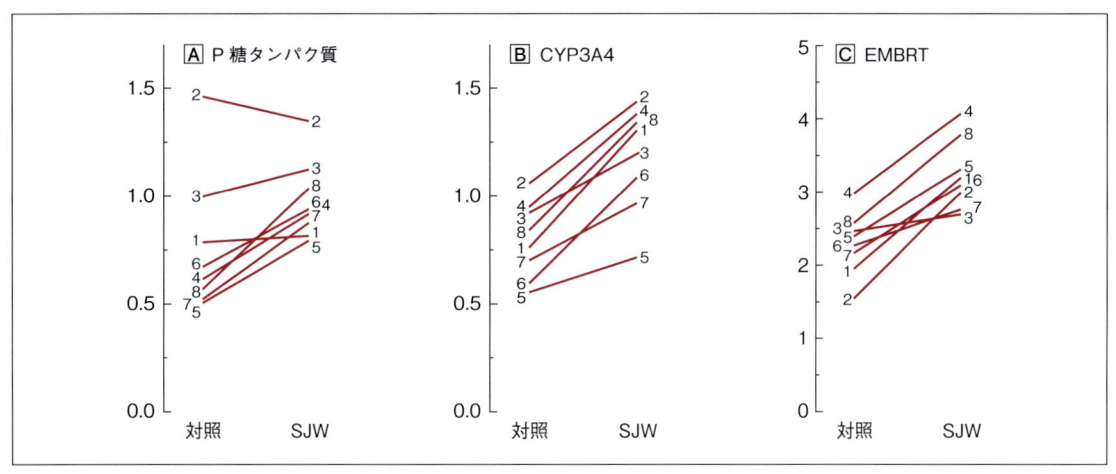

図5-52 8人の健常者にセント・ジョーンズ・ワート(SJW)を14日間投与する前後における小腸のP糖タンパク質(P-gp)とCYP3A4の発現量とエリスロマイシン・ブレステスト(EMBRT)
十二指腸生検サンプル中のP糖タンパク質(A),CYP3A4(B)の発現量は,両タンパク質およびvillinタンパク質の発現をウエスタンブロットにより検出し,villinタンパク質との比により表した.
(Durr D, Stieger B, Kullak-Ublick GA, et al：St John's Wort induces intestinal P-glycoprotein/MDR1 and intestinal and hepatic CYP3A4. Clin Pharmacol Ther 68：598-604, 2000)

ポリンを100mg 1日2回に減量したところ,濃度は治療域にまで低下した.

・Barone GW, Gurley BJ, Ketel BL, et al：Drug interaction between St. Johne's wort and cyclosporine. Ann Pharmacother 34：1013-1016, 2000

本患者は,その後,血清クレアチニン濃度も正常値に戻ったが,血清アミラーゼ濃度は上昇したままであった.不幸なことに,その後,腎透析を受けることになり,移植臓器の拒絶反応も遷延した.

シクロスポリンやタクロリムスの血液中濃度が低下する原因としては,セント・ジョーンズ・ワート中に含まれるヒペルフォリンなどが,主に消化管上皮細胞,肝臓に存在するチトクロームP450(CYP)3A4やP糖タンパク質の誘導(含量増加)を惹起し,代謝や排出(分泌)が促進されたものと考えられている.8名の健常者男性で行った臨床試験において,1日3回300mgのセント・ジョーンズ・ワートを14日間服用の前後で,十二指腸生検のP糖タンパク質とCYP3A4の発現量の測定,ならびにエリスロマイシン・ブレステスト(肝臓のCYP3A4やP糖タンパク質の機能を反映するといわれている)の測定が行われた.セント・ジョーンズ・ワート服用前と比べて,ヒト十二指腸のP糖タンパク質とCYP3A4の発現量は,それぞれ,1.4倍と1.5倍に有意に増加し,エリスロマイシンの脱メチル化活性は,1.4倍に増加した(図5-52).

これらの知見は,セント・ジョーンズ・ワートは,消化管や肝臓のCYP3A4の活性,P糖タンパク質の活性を亢進させることを示唆するものである.以上より,セント・ジョーンズ・ワートは,消化管のP糖タンパク質,消化管と肝臓のCYP3A4を誘導し,シクロスポリンやタクロリムスなどのP糖タンパク質とCYP3A4の共通の基質となる薬物の吸収低下や消失促進に寄与する可能性を示すものである.これらの相互作用は,リファンピシンによるCYP3A4とP糖タンパク質の誘導効果ときわめて類似している.CYP3A4やP糖タンパク質(MDR1)のリファンピシンなどによる誘導現象には,核内受容体であるpregnane X receptor(PXR)が関与することが明らかとなっている.セント・ジョーンズ・ワートに含有されるヒペルフォリンも,リファンピシンと同様にPXRのリガンドとしてそれを活性化し,CYP3A4やP糖タンパク質(MDR1)の誘導を促進(すなわち転写活性促進)すると考えられている.

```
┌─────────────────────────────────────────────────────────────────────┐
│   ┌──────────┐                        ┌──────────────┐              │
│   │   SJW    │ ──── K_s               │ シクロスポリン │              │
│   │ (投与量 X)│                        │  (投与量 D)   │              │
│   └──────────┘    ┌──────────────┐    └──────────────┘              │
│                   │ 解毒機能タンパク質│ ─── C=D/(α・P)                  │
│                   │      P       │                                  │
│       dP         └──────────────┘        ┌─────────┐                │
│      ── = K_s − k_e・P    │ k_e           │シクロスポリン│              │
│       dt                                 │ 血中濃度 C  │              │
│                  I_max・X                └─────────┘                │
│   K_s = K_s0・(1 + ───────)                                         │
│                   X + K_m                                           │
└─────────────────────────────────────────────────────────────────────┘
```

K_s：解毒タンパク質の生成速度 (AU/日)
k_e：解毒タンパク質の消失速度定数 (/日)
P：解毒タンパク質の量 (AU)
D：シクロスポリンの投与量 (mg/日)
C：シクロスポリンのトラフ血中濃度 (ng/mL)
K_{s0}：セント・ジョーンズ・ワート非摂取時の解毒タンパク質の生成速度 (AU/日)
I_{max}：解毒タンパク質に対するセント・ジョーンズ・ワートによる最大誘導能
K_m：最大誘導の1/2の誘導を与えるセント・ジョーンズ・ワートの1日摂取量 (mg/日)
X：セント・ジョーンズ・ワートの摂取量 (mg/日)
$α$：定数〔(mg/日)/(ng/mL)/AU〕

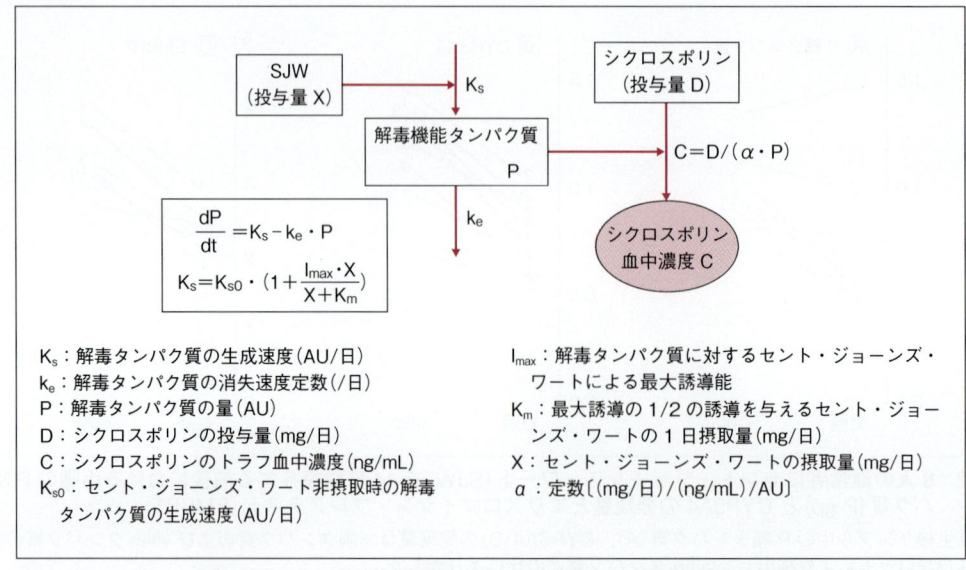

図5-53 セント・ジョーンズ・ワート(SJW)とシクロスポリンの相互作用を表現するためのPKモデル(解毒機能タンパク質としてCYP3A4とP糖タンパク質を考えている)
(Murakami Y, Tanaka T, Murakami H, et al：Pharmacokinetic modelling of the interaction between St John's wort and ciclosporin A. Br J Clin Pharmacol 61：671-676, 2006)

さて，先の事例で問題となったのは，患者が長期にわたってセント・ジョーンズ・ワートを摂取している場合にそれを中止した時，誘導がどのような時間推移で元の状態に回復するかである．これが明確にならないとシクロスポリンの投与量の調節方法，あるいはシクロスポリンを開始する時期などを決定することはできない．誘導回復期だけではなく，セント・ジョーンズ・ワート摂取中の誘導現象が進行中の時間推移も明確にする必要がある．そこでセント・ジョーンズ・ワートによるシクロスポリンの血中濃度低下の経日変化を予測するために，PKモデルを構築する必要がある．**図5-53**は，解毒タンパク質(CYP3A4とP糖タンパク質を想定)のターンオーバーを考慮に入れたモデルである．

セント・ジョーンズ・ワートの摂取量依存的に解毒タンパク質の生成速度が増加すること，さらにシクロスポリンのトラフ血中濃度−投与量比(C/D比)は解毒タンパク質の量に反比例すると仮定した．モデル解析においては，セント・ジョーンズ・ワートとシクロスポリンの相互作用の症例が掲載されている報告(**図5-52**など)より，セント・ジョーンズ・ワート摂取量と血中濃度低下率との関係を得ることができた．解毒タンパク質の最大誘導力(I_{max})として2.61倍，消失速度定数(k_e)として4.72(/月)，最大誘導の1/2の誘導を与えるセント・ジョーンズ摂取量(K_m)として428(mg/日)が算出された．セント・ジョーンズ・ワートによる解毒タンパク質の誘導は摂取量に対して飽和性が示されている(**図5-54**)．

また，解毒タンパク質の消失速度定数から算出される消失半減期は約4.4日であることから，セント・ジョーンズ・ワート摂取中止後も，約2週間程度はシクロスポリンの投与量を調節する必要があると示唆される．

具体的な処方設計の支援

患者にはセント・ジョーンズ・ワートの摂取をただちに中止するように指導する必要がある．解毒タンパク質の誘導がかかっている状況下ではシクロスポリンの初回投与量はかなり高量となる．**表5-16**は，シクロスポリンを通常濃度に維持するためのシクロスポリンの投与量の経日推移を示

第5章 PKに基づく相互作用の回避／10 オランザピンとタバコの相互作用

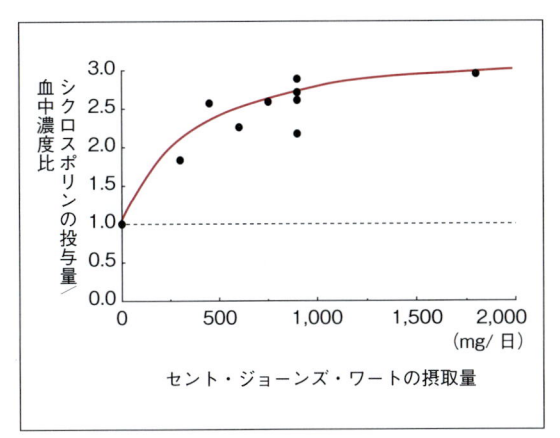

図5-54 セント・ジョーンズ・ワート摂取後のシクロスポリンの投与量(D)／シクロスポリン血中濃度(C)比の変化とセント・ジョーンズ・ワート摂取量(mg/日)の関係

(Murakami Y, Tanaka T, Murakami H, et al：Pharmacokinetic modelling of the interaction between St John's wort and ciclosporin A. Br J Clin Pharmacol 61：671-676, 2006)

表5-16 セント・ジョーンズ・ワート摂取中止後のシクロスポリンの投与設計

日程	SJW 900 mg/日摂取時	SJW 300 mg/日摂取時
移植前日（SJWを中止した日）	2.70	2.10
移植日（1日目）	2.45	1.95
2日目	2.25	1.80
3日目	2.05	1.70
4日目	1.90	1.55
5日目	1.75	1.50
6日目	1.65	1.40
7日目	1.55	1.35
8日目	1.45	1.30
9日目	1.40	1.25
10日目	1.35	1.20
11日目	1.30	1.20
12日目	1.25	1.15
13日目	1.20	1.15
14日目以降	1.15	1.10
15日目以降	1.00	1.10

SJW：セント・ジョーンズ・ワート
酵素誘導がかかっていない通常時の投与量を1とした

した（セント・ジョーンズ・ワート摂取量が900 mg/日，300 mg/日が想定された）．

しかし，個人差の問題もあり投与量のこのような調節は可能ではないと考えられる．したがって，解毒能が正常に回復するためには2週間は手術を控え，ほかの治療法を行うことが必要だろう．手術施行後は，シクロスポリンの投与量の調節のためにきめ細かいTDMを行うことも必要である．たとえば以下のようになる．

処方2 45歳の女性，体重50 kg（4月24日）

イムラン錠（50 mg）
　　　　1錠　1日1回　朝食後　1日分
メドロール錠（4 mg）
　　　　3錠　1日3回　毎食後　1日分
ネオーラル50 mgカプセル
　　10カプセル　1日2回　朝夕食後　1日分

10　オランザピンとタバコの相互作用
Case ジプレキサ服用患者が禁煙を決意したらどうするか？

処方の内容

処方1 65歳の男性　病院の精神科

ジプレキサ錠（10 mg）
　　　　2錠　1日1回　朝食後　14日分

背景と処方の問題点

背景

総合病院の精神科で1年間にわたって診察を受けている．ここ数か月はジプレキサ（オランザピン）が処方されている．患者はかなりのヘビースモーカーで，家族や担当の医師から禁煙するよう

に言われているという．本人は今日から思い切って禁煙するつもりであると言った．

処方の問題

ジプレキサの医療用添付文書によると，喫煙は肝薬物代謝酵素(CYP1A2)を誘導するため本剤のクリアランスを増加させ，血漿中濃度を低下させるとある．したがって，禁煙による誘導の解除によって代謝能が低下した場合，このままの投与量では過剰投与となるのではないかと考えられた．

エビデンスと処方のPK/PD解析

まず，喫煙の中でオランザピンを服用している患者が禁煙を行って，オランザピンの有害事象が発生した症例を紹介しよう．

症例：患者は25歳の男性．21歳から双極性障害のため治療を受けている．数か月前に，オランザピン30 mg/日による治療を開始したが，特にこれといった副作用は起きていなかった．だが，その後，患者が突然，喫煙量をそれまでの40本/日から10本/日に減量することを決意し，実行した．すると，その4日後，患者はアカシジア(静座不能)を発現．その後，アキネジア(運動不能症)などが現れるようになった．処方医がオランザピンの投与量を20mg/日に減量したところ，症状は改善した．

・Zullino DF, Delessert D, Eap CB, et al：Tobacco and cannabis smoking cessation can lead to intoxication with clozapine or olanzapine. Int Clin Psychopharmacol 17：141-143, 2002

症例は，禁煙あるいは喫煙量の減少により，服用していた薬剤の副作用が出現したケースである．オランザピンなどの主としてチトクロームP450(CYP)1A2により代謝される薬剤は，喫煙によって薬効が低下することが知られている．タバコの煙に含まれている種々の多環芳香族炭化水素の肝臓への作用によってCYP1A2が誘導されるためで，喫煙習慣は，これらの薬剤の代謝を亢進し，薬効を減弱させる．**図5-55**は，オランザピンについて，喫煙健常者と非喫煙健常者に経口

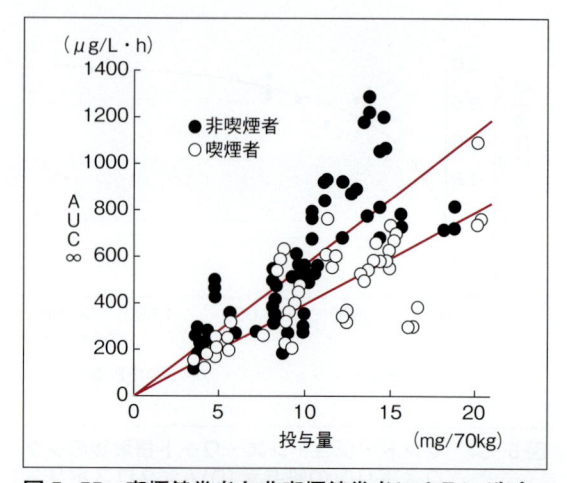

図5-55 喫煙健常者と非喫煙健常者にオランザピンを種々の量で経口投与した後のAUCと投与の量の関係

(Callaghan JT, Bergstrom RF, Ptak LR, et al：Olanzapin：phamacokinetic and pharmacodynamic profile. Clin Pharmacokinet 87：177-193, 1999)

投与した後のAUCと投与量の関係を示したものである(**図5-55**)．

喫煙者は非喫煙者に比較して，オランザピンのクリアランスが58～92％増加している．

では，CYP1A2により代謝される薬剤を服用している患者が禁煙する際には，どのように服用量を調節すべきなのか．喫煙や禁煙によって，どのような時間経緯でCYP含量が変化するのかなどの情報はいまだ明確になっていない．ただし，多環芳香族炭化水素の肝臓への作用は3～6時間以内に起こり，24時間以内に最大効果に至ることが報告されている．CYPを誘導する化合物としては，多環芳香族炭化水素のほかにも，フェノバルビタール(フェノバールほか)やカルバマゼピン(テグレトールほか)などの抗てんかん薬，抗結核剤のリファンピシン(リファジンほか)などが知られている．酵素誘導の程度は化合物ごとに異なるが，誘導には，リファンピシンで2日，フェノバルビタールで7日，カルバマゼピンで2週間かかるといわれている．これらと比較すると，多環芳香族炭化水素による酵素誘導は，比較的早いことがわかる．一方，禁煙した場合に，CYP1A2活性が非喫煙状態に回復するのに要する期間は，

表5-17 オランザピンの減量スケジュールの一例（ジプレキサ錠2.5 mg, ジプレキサ錠5 mg, ジプレキサ錠10 mg）

禁煙後日数	R値	理想的1日投与量 mg	実際の1日服用錠数 10 mg錠個	5 mg錠個	2.5 mg錠個	実際の1日投与量 mg
0	1.00	20.0	2	0	0	20.0
1	0.86	17.2	1	1	1	17.5
2	0.76	15.2	1	1	0	15.0
3	0.69	13.7	1	0	1	12.5
4	0.63	12.7	1	0	1	12.5
5	0.60	11.9	1	0	1	12.5
6	0.57	11.4	1	0	1	12.5
7	0.55	11.0	1	0	0	10.0

誘導が定常状態に達した後に誘導が解除されてからt日目における酵素量〔E(t)〕を以下のようにする．

$$E(t) = E0 \cdot \{1 + (n-1) \cdot \exp(-\alpha \cdot t)\}$$

ここで，E0は誘導がかかる前（誘導が完全解除された時）の基底状態の酵素量，nは誘導が定常状態に達した時の酵素量が基底状態のE0に比べて何倍であったかを示す倍数，αは酵素量が減衰する一次速度定数とする．さらに，薬物の血液中濃度が薬物の投与量，酵素量に比例すると仮定し，禁煙開始後のどの時間(t)においても血液中濃度(C)を維持するために次の関係式を得ることができる．

$$C \propto \frac{D(t)}{E(t)} = \frac{D(0)}{[E(0)]}$$

ここでD(0), E(0)は禁煙開始前(t=0)の投与量，酵素量（すなわちn・E0）である．したがって投与量の減少率(R)は次式のようになる．

$$\frac{D(t)}{D(0)} = R = \frac{\{1+(n-1) \cdot \exp(-\alpha \cdot t)\}}{n}$$

喫煙によって酵素量が2倍（すなわちn＝2）に増加し，禁煙開始後1週間で非喫煙時の酵素量の1.1倍まで回復する薬物では，α＝0.320(/日)となり，したがって次式を得ることができる．

$$R = \frac{\{1+\exp(-0.320 \cdot t)\}}{2}$$

薬剤の種類ごとに異なる．先の症例では，4日である．クロザピンでは，同剤を服用していて，5年間にわたって1.5箱/日の喫煙を行っていた患者が禁煙したところ，3週間経過後に，クロザピンの副作用である大発作痙攣が出現したとの報告がある．さらに，同じ種類の薬剤であっても酵素誘導の持続時間には，個人差があることが知られている．特にテオフィリンに関しては，3か月〜2年間の幅があるという報告もある．これほどまでにばらつきがみられるのは，タバコの種類や喫煙量，また年齢や合併症，併用薬物などさまざま

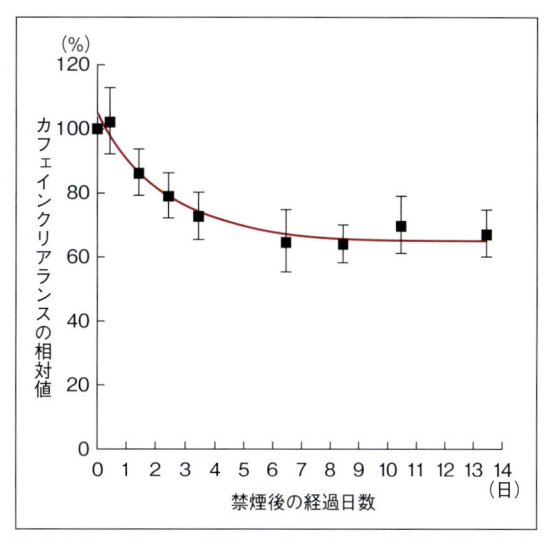

図5-56 禁煙後のカフェインクリアランスの経日変化

値は幾何平均と，観測値の対数に基づく95%信頼区間を示す．禁煙前(0日)におけるカフェインクリアランスを100%として表した．曲線はモデル解析によるフィッティングラインを表す．
(Faber MS, Fuhr U：Time response of cytochrome P450 1A2 activity on cessation of heavy smoking. Clin Pharmacol Ther 76：178-184, 2004)

な変動要因があることに加え，酵素誘導の程度に個人差があるためと考えられている．

具体的な処方設計の支援

禁煙時の対処法として，服用量の調節を図る場合，酵素誘導の持続期間に関する正確なシミュレーションデータを基にスケジュールを立てるのが理想的である．しかし，このようにさまざまな要因で個人差が出現しうるため，具体的なスケジュールを個々のケースで決定することは難しい．そこでわれわれは，CYP1A2活性が非喫煙状態に回復するのにおおよそ1週間以上要することを踏まえ，禁煙開始後に1週間程度で誘導状態が9割方回復している（非喫煙時の酵素量の1.1倍まで回復している）と仮定して，オランザピンの服用量の調節法をまとめた（表5-17）．

なお，ここでは，喫煙時の服用量として，常用量の2倍が投与されていたものと設定している．

本仮定は，図 5-56 に示すように，喫煙中止後のカフェイン（CYP1A2 で代謝される）のクリアランスの減少推移からみても妥当と考えられる．

この減量スケジュールは，1 週間という短い期間で誘導が解除される場合を想定しており，このように減量すれば少なくとも過量投与の状態を避けることは可能であろう．だが，十分な治療効果が得られないなら，減量を遅らせることなども検討しなければならない．

6 PDに基づく相互作用の回避

1 ニューキノロン系抗菌薬と非ステロイド性消炎鎮痛薬の相互作用
Case フルマークとボルタレンが処方された

処方の内容

処方1 49歳の男性，A病院，処方オーダリング

フルマーク錠（100 mg）
　　　　　3錠　1日3回　毎食後　4日分
ボルタレン錠（25 mg）
　　　　　3錠　1日3回　毎食後　4日分

背景と処方の問題点

背景

患者は発熱があり，また体がだるく関節の節々が痛いということで近医を受診した．

処方の問題

ニューキノロン系抗菌薬（NQs）のフルマーク（エノキサシン）と非ステロイド性消炎鎮痛薬（NSAIDs）のボルタレン（ジクロフェナク）が同時に処方されているが，両者の併用は中枢性痙攣誘発の可能性があるために，医療用添付文書において併用注意となっている．併用注意に関して，医師に疑義照会を行ったところ，「フルマークとナパノール（2002年発売中止）のような組み合わせは併用禁忌であることは知っているが，このケースではそれほど気にすることがないのではないか？」という質問を受けた．

エビデンスと処方のPK/PD解析

まず，エノキサシン単独，ならびにエノキサシンとフェンブフェン（フェルビナクのプロドラッグであり，経口製剤は現在発売中止となっている）との併用によって起こった中枢性痙攣の症例を以下に示そう．

エノキサシン単独

症例：37歳の女性，1986年10月1日，呼吸困難を主訴として近医を受診，腎不全の診断を受け入院治療中であったが，10月5日うっ血性心不全の徴候が現れたため，透析治療目的にて救命救急センターに搬送された．入院後の生化学検査値は，BUN 135 mg/dL，血清クレアチニン値12.1 mg/dLであり，慢性腎不全の診断のもとにダブルルーメンカテーテルにより連日の血液透析が開始された．これにより腎機能も改善し，うっ血性心不全も改善がみられた．その後は順調に経過していたが，10月17日，18日と軽度の発熱を認めたため，カテーテルからの感染を疑い，10月19日よりエノキサシン600 mg/日の投与を開始，21日には高熱が続くため1,200 mg/日と増量した．ところが，23日になって四肢の痙攣，しびれ，耳鳴りが始まった．このため腎不全の悪化もしくはエノキサシンによる薬剤中毒を疑い5時間の血液透析（HD）を施行したが，症状の軽快はみられなかった．次に血液濾過（HF）を施行した

ところ症状の消失を認めた．以後は症状の発現は認められなかった．エノキサシンの血中濃度は透析前の 14.1 μg/mL に対して，透析後は 16.8 μg/mL と低下を認めなかったが，血液濾過後は 13.0 μg/mL から 6.98 μg/mL へと著明な低下を認めた．

・千代孝夫，赤池道也，北沢康秀，他：ニューキノロン系抗菌剤による中枢神経毒性．救急医学 13：763-768, 1989

エノキサシンとフェンブフェンの併用

症例：42 歳の男性．1987 年 1 月 12 日ころより咽頭痛，発熱，咳嗽のため近医受診し，リンコマイシン，スルピリンの筋注後，エノキサシン 3 錠，フェンブフェン 6 錠，プロナーゼ 3 錠，カルベタペンテン 3 錠それぞれ 3 日分の投薬を受けた．翌日より眩暈が出現したため 14 日再受診し，重曹の注射とジフェニドールの追加投薬を受けた．帰宅して服薬した後，夜 7 時ごろまでテレビを見ていたところ，突然全身痙攣が出現した．名前を呼んでも反応がなく，フェノバルビタールの静注が行われたが効果がないため，救急センターに紹介された．入院時，全身性の強直性間代性痙攣を認めた．この時点で痙攣の原因は不明であったため，対症療法として重曹投与やチアミラールによる鎮静および人工換気を施行した．入院時より乏尿傾向にあり，翌日より CPK，血清クレアチニン値，BUN の急激な上昇がみられた．また血中，尿中ミオグロビンの高値を認め，横紋筋融解とともに急性腎不全を併発した．第 7 病日より血液透析を開始し，第 12 病日で離脱することができた．その後，痙攣の原因はエノキサシンとフェンブフェンの併用によるものであることが判明した．

・森田大，前村憲太郎，酒井泰彦，他：Enoxacin と fenbufen 併用服薬により全身けいれんと意識障害をきたし，急性腎不全を合併した 1 例．日本内科学会誌 77：744-745, 1988

上記のように，臨床においてニューキノロン系抗菌薬（NQ）単独あるいは，NQ と非ステロイド性消炎鎮痛薬（NSAIDs）との併用により，重篤な間代性・強直性痙攣を惹起した症例が少なからず報告されている．その主な毒性発現機序は，NQ が有する GABA$_A$ レセプター阻害作用（GABA$_A$ レセプター応答抑制作用）を NSAIDs が増強するというものであり，いわゆる薬力学（PD）に基づく相互作用と考えられる．

ここで問題になるのが，どのような NQ と NSAIDs の間でどの程度の相互作用が惹起するかを推定することである．これまで種々 NQ と NSAIDs の組み合わせにおいて，**表 6-1** に示すように危険性（併用禁忌，慎重併用）がランク付けされている（医療用添付文書の記載をまとめた）．

しかしながら，相互作用の定量的評価は倫理的な問題があってヒトにおける臨床試験は行えない．したがって，非臨床試験の結果から *in vivo* における相互作用の重篤性を推定する方法が考えられている．

筆者らによって開発された PD モデルを**図 6-1** に示す．

このモデルは，GABA$_A$ レセプター（R）と NQ と NSAIDs の相互作用を表現したものである．すなわち，NQ 単独での GABA$_A$ レセプターアゴニスト（実験ではアゴニストとして ^{3}H-muscimol がよく使用される）の結合阻害定数を K$_i$，NSAIDs 存在下でのそれを K$'_i$ として示されている．また K$_d$ は GABA$_A$ レセプターに対する NSAIDs の結合親和性を示す定数である．ここで，NSAIDs が存在すると，NQ の GABA$_A$ レセプターへの結合は増強されることになる（すなわち K$'_i$ < K$_i$）．

次に，K$_i$，K$'_i$，K$_d$ などの PD パラメーターを非臨床試験により算出する方法を示そう．GABA$_A$ レセプターを含む試料としては，ラット脳から調製したシナプス膜を使用し，NQ としては，シプロフロキサシン（CPFX），エノキサシン（ENX），フレロキサシン（FLRX），ガチフロキサシン（GFLX），レボフロキサシン（LVFX），ロメフロキサシン（LFLX），ノルフロキサシン（NFLX），オフロキサシン（OFLX），パズフロキサシン（PZFX），プルリフロキサシン（PUFX），

表6-1 ニューキノロン系抗菌薬と非ステロイド性消炎鎮痛薬の相互作用に関する医療用添付文書の記載

化合物名(商品名)	添付文書記載内容
エノキサシン(フルマーク錠) ロメフロキサシン(ロメパクトカプセル，バレオンカプセル・錠) ノルフロキサシン(バクシダール錠・小児用錠など) プルリフロキサシン(スオード錠)	フェンブフェン(ナパノール錠など)，フルルビプロフェンアキセチル(ロピオン注)，フルルビプロフェン(フロベン錠・顆粒など)(禁忌) 他のフェニル酢酸・プロピオン酸系の非ステロイド性消炎鎮痛剤(慎重投与)など
シプロフロキサシン(シプロキサン錠など)	ケトプロフェン(カピステンカプセル，カピステン注，オルヂスカプセル，オルヂス坐剤，メナミンカプセル，メナミン筋注，メナミン坐剤，エパテック坐剤，アネオール坐剤，オルヂスSRカプセル，メナミンSRカプセル)(禁忌) 他のフェニル酢酸・プロピオン酸系の非ステロイド性消炎鎮痛剤(慎重投与)
レボフロキサシン(クラビット細粒・錠) オフロキサシン(タリビッド錠など) ガチフロキサシン(ガチフロ錠) トスフロキサシン(トスキサシン錠，オゼックス錠) モキシフロキサシン(アベロックス錠)	フェニル酢酸・プロピオン酸系の非ステロイド性消炎鎮痛剤(慎重投与)
フレロキサシン(メガキサシン錠など) スパルフロキサシン(スパラ錠)	類似化合物で非ステロイド性消炎鎮痛剤の併用による痙攣の報告がある.
ガレノキサシン(ジェニナック錠) シタフロキサシン(グレースビット錠・細粒)	他のキノロン系抗菌薬で，痙攣を起こすとの報告がある

1. NQsとGABA_Aレセプターの結合
2. NSAIDsとGABA_Aレセプターの結合
3. NQsとNSAIDs-GABA_Aレセプター複合体の結合

NQのGABA_A受容体に対する親和性が増大

$$\Phi = \frac{[Q] \cdot (K'_i \cdot K_d{}^\gamma + K_i \cdot [S]^\gamma)}{K'_i \cdot K_d{}^\gamma \cdot ([Q]+K_i) + K_i \cdot [S]^\gamma \cdot ([Q]+K'_i)} \times 100\%$$

R：GABA_A受容体
NQ：ニューキノロン系抗菌薬
NSAIDs：非ステロイド性消炎鎮痛薬

Q：ニューキノロン系抗菌薬濃度(μM)
S：非ステロイド性消炎鎮痛薬濃度(μM)
K_i：GABA_Aレセプターに対するNQの阻害定数(μM)
K_d：GABA_Aレセプターに対するNSAIDsの結合解離定数(μM)
K'_i：NSAIDs-GABA_Aレセプターに対するNQの阻害定数(μM)
γ：GABA_AレセプターとNSAIDsの相互作用におけるNSAIDsの分子数
Φ：GABA_Aレセプターへの結合占有率(遮断率)(%)

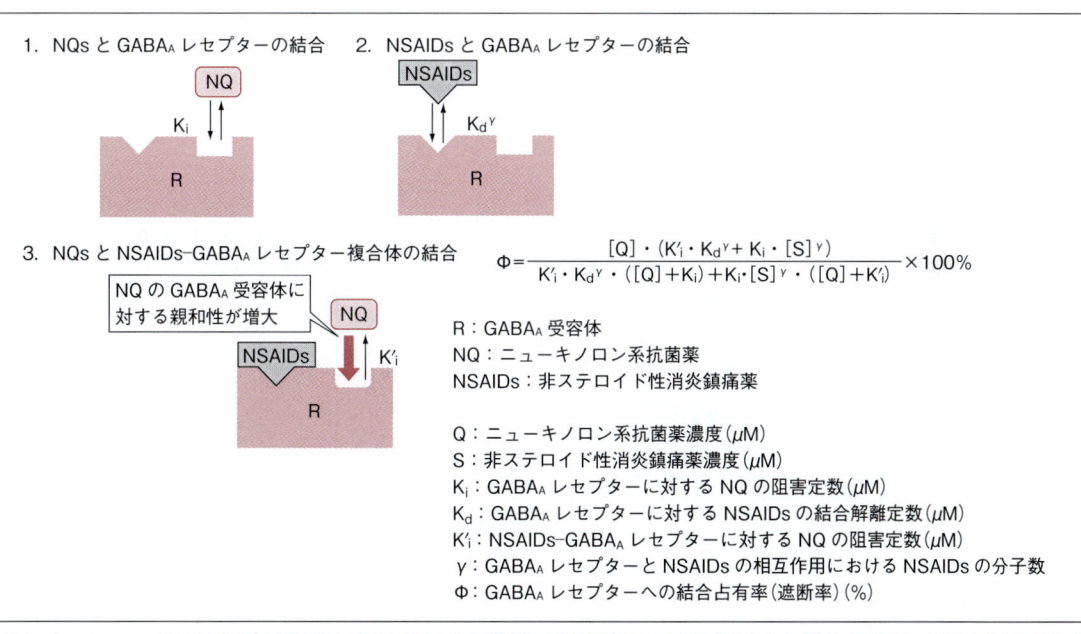

図6-1 ニューキノロン系抗菌薬と非ステロイド性消炎鎮痛薬の併用に基づく中枢作用増強を定量的に表現するためのPDモデル

スパルフロキサシン(SPFX)，トスフロキサシン(TFLX)，NSAIDsとしては，フェンブフェン(フェルビナクのプロドラッグ)，ロキソプロフェン，ザルトプロフェン，ロルノキシカム，ジクロフェナクを使用する．シナプス膜への ^{3}H-muscimolのGABA_Aレセプターへの特異的結合に及ぼすNQとNSAIDsによる阻害効果が検討された．図6-2，図6-3はフェルビナク存在

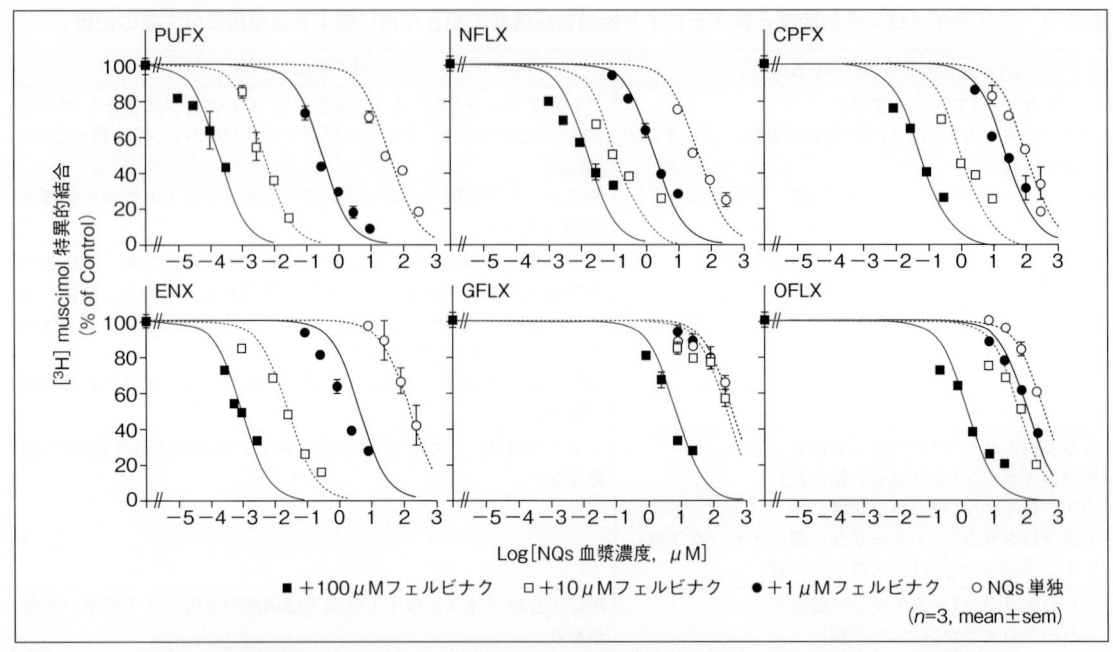

図 6-2　フェルビナク存在下 (1 μM, 10 μM, 100 μM)，非存在下における，マウス脳シナプス膜への ^{3}H-muscimol 特異的結合に及ぼす NQ の阻害効果

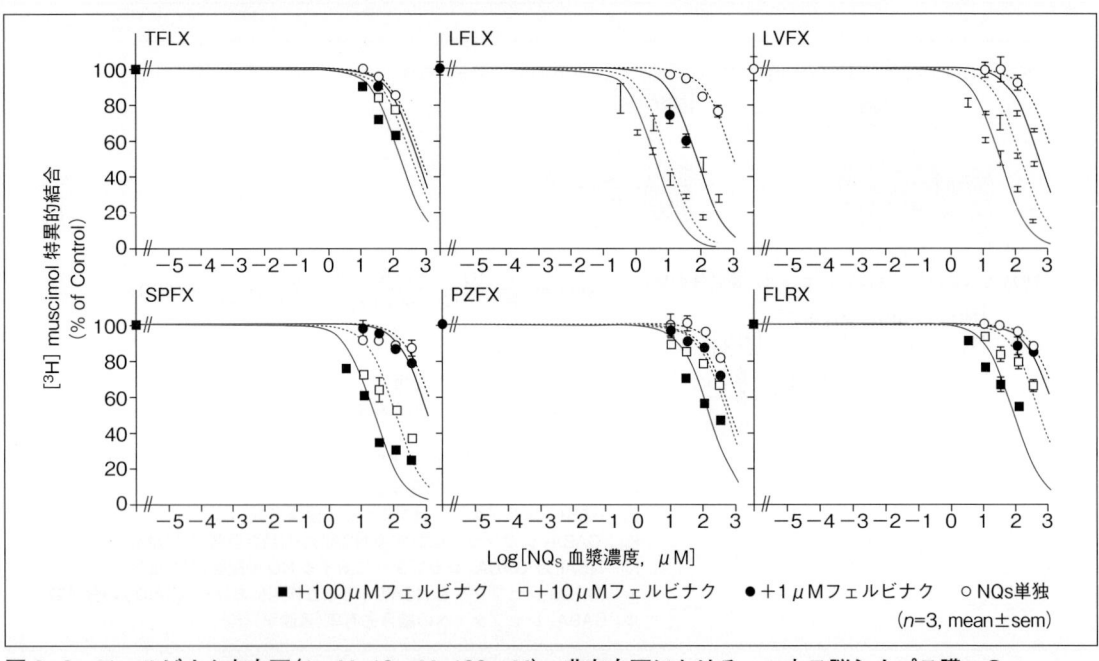

図 6-3　フェルビナク存在下 (1 μM, 10 μM, 100 μM)，非存在下における，マウス脳シナプス膜への ^{3}H-muscimol 特異的結合に及ぼす NQ の阻害効果

下 (1 μM, 10 μM, 100 μM)，非存在下における各種 NQ による GABA$_A$ レセプター結合阻害の NQ 濃度依存性を示したものである．

PUFX, NFLX, CPFX, ENX は強い阻害活性を示したのに対して，LFLX, GFLX, OFLX, TFLX, LVFX, SPFX, PZFX, FLRX は，中程度〜低い阻害能しか示さなかった．すなわち，阻害活性は NQ によって大きく相違していること

表6-2 フェルビナク存在下，非存在下における，マウス脳シナプス膜への³H-muscimol 特異的結合パラメーター（K_i，K'_i）と K_i/K'_i 比のリスト

	$K_i(\mu M)$	$K'_i(\mu M)$	K_i/K'_i
NFLX	42.6	0.00170	25,500
PUFX(NM394)	60.4	0.000170	355,000
CPFX	140	0.0200	6,990
ENX	188	0.000108	1,770,000
GFLX	504	3.35	150
OFLX	501	1.02	491
TFLX	550	128	4.30
LFLX	735	0.0677	10,900
LVFX	1,190	26.8	45.6
SPFX	1,360	17.6	74.5
PZFX	1,480	71.0	20.7
FLRX	2,090	79.8	26.2

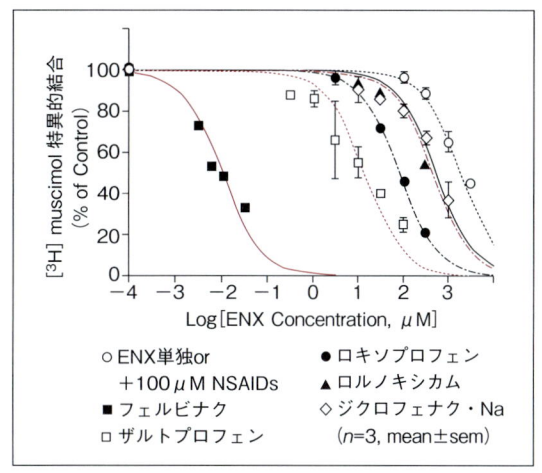

図6-4 種々NSAIDs 存在下，非存在下における，マウス脳シナプス膜への³H-muscimol 特異的結合に及ぼす ENX の阻害効果

がわかる．これらのデータを用いて図6-1のモデルに当てはめることによって K_i，K'_i，K_i/K'_i 比（増幅比）が算出された（表6-2）．

PUFX，NFLX，CPFX，ENX，LFLX などにおいては K_i/K'_i 比は数千倍以上になっており，フェルビナク存在下で GABA_A レセプターへの阻害効果が顕著に増強されていることがわかる．それ以外の NQ においては，阻害作用の増強は比較的弱いことが示されている．図6-4に，ENX の阻害作用に及ぼす各種 NSAIDs（フェルビナク，ロキソプロフェン，ザルトプロフェン，ロルノキシカム，ジクロフェナク）の効果を示す．

最も阻害作用の増強能が強いのはフェルビナクであり，ザルトプロフェン，ロキソプロフェン，ロルノキシカム，ジクロフェナクの順で阻害作用の増強能が弱くなることがわかる．

具体的な処方設計の支援

さて上記のような in vitro 結合阻害実験により得られたデータを，実際の処方設計（NQ と NSAIDs 併用）にどのように活用すればよいのであろうか？　まず，ヒトにおける脳内濃度（$C_{brain, f}$）を予測する必要がある．表6-3は，予測の流れを具体的なデータを用いて示している．

これには，ヒトにおける各薬剤の1日投与量（Dose/日）を投与した時の定常状態における最高血漿中濃度（C_{max}，$\mu g/mL$）を測定する．次に，ヒトとマウスの間では，各 NQ や NSAIDs の脳内濃度/血漿中濃度比（K_p）や脳内非結合型分率（f_T）が違わないと仮定して，マウスにおける K_p と f_T の値を用いて，ヒトにおける脳内非結合型薬物濃度（$C_{brain, f}$：$\mu g/g$ brain）を推定する．ここで得られた $C_{brain, f}$（NQ については Q，NSAIDs においては S），表6-2の K_i，K'_i 値（γ は省略）を図6-1の式に代入して，Φ（レセプター占有率，遮断率）を求める．このようにして算出した，NQ と NSAIDs の種々組合せにおけるΦ値を表6-4に示した．

〈処方1〉のケースでは，Φ は 0.038 である．これよりも小さいΦとなる NQ は LFLX，OFLX，PZFX，GFLX，LVFX，SPFX，TFLX などである．したがって，NQ として ENX よりもより安全性が高い薬剤を選択する場合には，以下のような処方が推奨される（3処方例のみを示す）．

処方 2

クラビット錠（100 mg）

　　　　　　　3錠　1日3回　毎食後　4日分

表6-3 各種NQとNSAIDsのヒトにおける投与量と血漿中濃度，マウスにおける脳内移行性パラメーターと予測されたヒトにおける脳内非結合型薬物濃度

	Dose/日	$C_{SS(max)}$ (μg/mL)	K_p	f_T	$C_{brain, f}$ (μg/g brain)
CPFX	250 mg×3	1.35	0.071	0.170	0.016
ENX	200 mg×2	1.97	0.077	0.151	0.023
FLRX	200 mg×2	4.32	0.308	0.456	0.607
GFLX	200 mg×2	1.78	0.122	0.107	0.023
LVFX	200 mg×3	3.15	0.061	0.140	0.027
LFLX	200 mg×3	2.83	0.126	0.111	0.040
NFLX	200 mg×3	1.05	0.057	0.113	0.007
OFLX	200 mg×3	3.33	0.054	0.164	0.029
PZFX	500 mg×2	10.9	0.048	0.126	0.066

	Dose/日	$C_{SS(max)}$ (μg/mL)	K_p	f_T	$C_{brain, f}$ (μg/g brain)
PUFX(NM394)	200 mg×2	1.14	0.090	0.247	0.025
SPFX	200 mg×2	1.38	0.111	0.165	0.025
TFLX	50 mg×3	0.72	0.122	0.101	0.009
フェルビナク*	200 mg×3	4.41	0.145	0.097	0.046
ジクロフェナク	2 mg×3	0.28	0.063	0.061	0.001
ロキソプロフェン	60 mg×2	5.00	0.052	0.275	0.011
ロルノキシカム	8 mg×2	0.82	0.024	0.294	0.006
ザルトプロフェン	80 mg×2	3.60	0.027	0.069	0.007

*フェンブフェンとして投与

$C_{brain, f} = C_{SS(max)} \cdot K_p \cdot f_T$
$C_{SS(max)}$：定常状態下における最大濃度
f_T：マウスにおける脳内非結合型分率
Dose/日：1日投与量
K_p：マウスにおける脳内濃度／血漿中濃度比
$C_{brain, f}$：ヒトにおける予測された脳内非結合型薬物濃度

表6-4 ヒトにおける各種NQとNSAIDs併用時の両薬剤の脳内非結合型濃度（QとS）とGABA$_A$レセプター結合占有率（遮断率）（Φ）

	$C_{brain, f}$ (μM) [Q]/[S]	NQs 単独 Φ_{pred}(%)	フェルビナク Φ_{pred}(%)	ザルトプロフェン Φ_{pred}(%)	ロキソプロフェン Φ_{pred}(%)	ロルノキシカム Φ_{pred}(%)	ジクロフェナク Φ_{pred}(%)
		0.000	0.219	0.022	0.046	0.016	0.004
PUFX(NM394)	0.088	0.145	1.920	0.144	0.146	0.146	0.146
ENX	0.072	0.038	0.481	0.038	0.039	0.038	0.038
NFLX	0.021	0.048	0.264	0.051	0.051	0.051	0.051
FLRX	1.643	0.078	0.079	0.077	0.079	0.079	0.079
CPFX	0.054	0.038	0.057	0.038	0.038	0.038	0.038
LFLX	0.113	0.015	0.018	0.013	0.016	0.015	0.016
OFLX	0.082	0.016	0.018	0.016	0.016	0.016	0.017
PZFX	0.062	0.014	0.013	0.014	0.014	0.015	0.015
GFLX	0.207	0.014	0.014	0.014	0.014	0.014	0.014
LVFX	0.074	0.006	0.006	0.006	0.006	0.006	0.006
SPFX	0.064	0.005	0.005	0.005	0.005	0.005	0.005
TFLX	0.020	0.004	0.004	0.004	0.004	0.004	0.004

ボルタレン錠（25 mg）
　　　3錠　1日3回　毎食後　4日分

処方3

スパラ錠（100 mg）
　　　2錠　1日2回　朝夕食後　4日分
ボルタレン錠（25 mg）
　　　3錠　1日3回　毎食後　4日分

処方4

オゼックス錠（150 mg）
　　　3錠　1日3回　毎食後　4日分
ボルタレン錠（25 mg）
　　　3錠　1日3回　毎食後　4日分

2 多剤併用による薬剤性パーキンソニズム

Case 薬剤性パーキンソニズムを惹起する薬剤が複数処方された

処方の内容

処方 1 68歳の女性

アスペノンカプセル(20 mg)
　　　　　3 Cap　1日3回　毎食後　14日分
カルスロット錠(5 mg)
　　　　　1錠　1日1回　朝食後　14日分
セルテクト錠(30 mg)
　　　　　2錠　1日2回　朝夕食後　14日分
プリンペラン錠(5 mg)
　　　　　3錠　1日3回　毎食後　14日分

背景と処方の問題点

背景

近医にて55歳ごろより高血圧を指摘され，薬物療法開始．現在は当院にてカルスロット錠5mg(マニジピン)が処方され，1日1回毎朝食後投与で，120/80 mmHgにコントロールされている．また，62歳ごろより動悸を自覚するようになり，心電図検査などにより頻脈性不整脈と診断された．現在は当院にてアスペノンカプセル20 mg(アプリンジン)を1日3回毎食後投与で，動悸等の発現なくコントロールされている．さらに，3年前の春より，頻繁に鼻炎を起こすようになり，当院にて処方されたセルテクト錠30 mg(オキサトミド)を1日2回朝夕食後服用している．1週間前より，胸焼け，腹部膨満感，悪心が続くため当院を受診した．内視鏡検査により胃炎と診断され，今回からプリンペラン錠5 mg(メトクロプラミド)を1日2回朝夕食前に投与することとした．

処方の問題

今回，新たにプリンペランが追加されことにより，薬剤性パーキンソニズムのような錐体外路症状などが顕在化する可能性が出てきた．このような同一処方上の副作用の重なり(集積)について，処方医は認識していなかった．

エビデンスと処方のPK/PD解析

〈処方1〉の薬剤すべてに薬剤性パーキンソニズム，錐体外路系副作用などの報告がなされている．またドンペリドンにおいても錐体外路系副作用の症例が報告されている．以下に，アプリンジン，マニジピン，メトクロプラミドの代表的な症例を示そう．

アプリンジンによるパーキンソニズム

症例：78歳の女性，心房細動，心不全，腎不全にて入院した．食思不振に対してスルピリドが，心房細動に対してアプリンジン塩酸塩(40 mg/日)が処方された後より，手指振戦，動作緩慢，姿勢反射障害が出現した．スルピリド中止後も症状は持続し，誤ってアプリンジン塩酸塩が倍量(80 mg/日)服用され，症状は一段と増悪した．アプリンジン中止後，症状は比較的速やかに消失した．以上の症例のパーキンソニズムはアプリンジンによるものと考えられた．

・伊藤陽一，佐藤伸彦，稲富雄一郎，他：塩酸アプリンジンによる薬剤性パーキンソニズムの1例．神経内科 44：72-76, 1996

マニジピンによるパーキンソニズム

症例：71歳の女性，高血圧にて当院内科よりマニジピン塩酸塩10 mg/日を処方されていた．服用2か月後より寡動および四肢の筋固縮が出現，症状はしだいに増強したが振戦はみられなかった．アンジオテンシン変換酵素阻害薬への処方変更により約1か月で症状は消失した．本例におけ

るパーキンソニズムの原因として，マニジピンによるドパミン D_2 レセプターの遮断や，脳内ドパミン代謝への影響が推測された．

また，ほかのカルシウム拮抗薬であるアムロジピンによりパーキンソニズムが発現したという症例も報告されている．

・藍山博司，山田幸司，森若文雄，他：塩酸マニジピンに起因したと思われるパーキンソン症候群の一例．臨床神経学 34：518，1994

メトクロプラミドによるパーキンソニズム

症例：72歳の男性．若いころから胃腸が弱く，慢性胃炎として治療されていた．1982年1月ごろから両上肢の振戦，動作が緩慢になってきたので来院した．振戦(++)，固縮(+)，仮面様顔貌(+)．当初，レボドパ/カルビドパ300 mg/30 mg/日の投与で症状の軽減がみられたが，他院でメトクロプラミド塩酸塩30 mg/日の経口投与を約2年半前から受けていたことが判明したので中止させた．その結果，症状は急速に改善し，1983年1月からはレボドパを中止しても症状の再燃はみられなかった．

・小川紀雄，高山晴彦，黒田広生，他：metoclopramide によるパーキンソニズムの発症率に関する研究．日本老年医学会雑誌 23：453-456，1986

さらに，複数の薬剤の併用（スルピリドとチアプリドの併用，ハロペリドール，スルピリドとドンペリドンの併用，メトクロプラミドとスルピリドの併用）によって薬剤性パーキンソニズムが惹起したとの症例報告も，いくつかなされている．その代表例を以下に示そう．

ハロペリドール，スルピリド，ドンペリドン併用中に起こったパーキンソニズム

症例：55歳の男性．47歳の時(1984年)に胃潰瘍穿孔のため胃摘出術を受けた後，腹痛が持続するようになった．1991年1月に精神科にてうつ病と診断され投薬が開始された．同年6月より起き上がりや方向転換が不自由となり転倒するようになった．顔つきが無表情になった．箸は持てず，小声で口もめったに聞かなくなった．自発語に乏しく，口数は少なく，仮面様顔貌，強い精神抑制はあったが認知症ではなかった．小声で，頸部，四肢に筋固縮を認め，協調運動は拙劣であった．自力では起立や歩行はできず，介助する時きわめて遅い動作で小刻みに歩いた．この患者はうつ病に対して，ハロペリドール4.5 mg，スルピリド150 mg，ドンペリドン15 mg，ブロマゼパム6 mg が投与されていた．前3者はパーキンソニズム誘発の可能性があり，中止した．その後1週間後から起立や歩行は自力でできるようになった．その後，パーキンソニズムはほぼ消失した．

・葛原茂樹：薬物の副作用による疾患を見落とさないように—薬物性パーキンソニズム．精神科治療学 8：613-619，1993

パーキンソニズムは，高齢者に比較的高頻度で発症し，筋肉の振戦や硬直などの運動機能障害を呈する神経疾患であり，QOL(quality of life)を著しく損なうために，その予防と治療は臨床上きわめて重要な課題とされている．その原因の1つに，医薬品の副作用，すなわち薬剤性パーキンソニズムがあるが，その発症頻度は，本態性パーキンソニズムと比較しても無視できないほど高いとされている．薬剤性パーキンソニズムは多くの場合，抗精神病薬の投与により発症することが多く，本態性パーキンソニズムと比較すると，いくつかの相違点が指摘されている．しかし，両者の鑑別は容易ではなく，最終的な鑑別は，原因と思われる薬物の投与を中止することにより可能となる．また，薬剤性パーキンソニズムを契機に本態性パーキンソニズムへと移行する例も少なくないとされる．さらに，薬剤性パーキンソニズムは高齢者に多いが，現実的に多くの高齢者は複数の薬剤を投与されているため，こうした複数薬剤併用時の薬剤性パーキンソニズムの危険性を推定し，また，薬剤性パーキンソニズムが発症してしまった場合にその原因薬剤を特定することは，きわめて重要な課題であるといえる．すなわち，薬剤性パーキンソニズム発現の初期段階で原因薬物を特定することは，副作用の軽減あるいは回避に直結

表6-5 薬剤性パーキンソニズムなどを惹起させることが報告されている医薬品群〔（ ）内は商品名〕

抗精神病薬
フェノチアジン系
クロルプロマジン（ウインタミン錠など）
レボメプロマジン（ヒルナミン錠など）
プロクロルペラジン（ノバミン錠など）
ペルフェナジン（トリラホン錠など）
トリフロペラジン（トリフロペラジン錠など）
フルフェナジン（フルメジン錠など）
チオキサンチン系
クロルプロチキセン（クロチキセン錠など）
チオチキセン（ナーベン錠など）
ブチロフェノン系
ハロペリドール（セレネース錠など）
チミペロン（トロペロン錠など）
ブロムペリドール（インプロメン錠など）
抗うつ薬
スルピリド（ドグマチール錠など）
イミプラミン（トフラニール錠など）
アミトリプチリン（トリプタノール錠など）
アモキサピン（アモキサンカプセルなど）
フルボキサミン（デプロメール錠など）
消化器用剤（抗潰瘍剤，制吐剤，消化管機能調整剤）
スルピリド（ドグマチール錠など）
メトクロプラミド（プリンペラン錠など）
プロクロルペラジン（ノバミン錠など）
シサプリド（アセナリン錠など）
ドンペリドン*（ナウゼリン錠など）
ペルフェナジン（トリラホン錠など）
オンダンセトロン*（ゾフラン錠など）
トリメブチン（セレキノン錠など）
イトプリド*（ガナトン錠）

降圧剤
レセルピン（アポプロン錠など）
α-メチルドパ（アルドメット錠など）
ジルチアゼム（ヘルベッサー錠など）
マニジピン**（カルスロット錠など）
アムロジピン（ノルバスク錠など）
脳循環代謝改善薬，頭痛薬
チアプリド（グラマリール錠など）
イデベノン（アバン錠など）
抗不整脈薬
アミオダロン（アンカロン錠）
アプリンジン（アスペノンカプセルなど）
ベラパミル（ワソラン錠など）
抗アレルギー薬
オキサトミド*（セルテクト錠など）
抗癌剤
シクロホスファミド（エンドキサン注など）
局所麻酔薬
プロカイン（プロカイン塩酸塩注など）
泌尿器用薬
プロピベリン（バップフォー錠など）

*：錐体外路症状，**：パーキンソン症状の顕在化を含む

するのである．特に，処方の作成段階でその危険性が予測できれば，薬剤性パーキンソニズムは効果的に回避できると考えられる．

薬剤性パーキンソニズムはドパミンレセプターアンタゴニストである抗精神病薬の副作用として広く知られているが，抗精神病薬以外にも脳循環代謝改善薬，高血圧症治療薬などのカルシウム拮抗作用を有する末梢作用薬物によっても，パーキンソン病の悪化やパーキンソニズムが起こることが報告されている．また抗不整脈薬あるいは局所麻酔薬などでもその発現が報告されており，さまざまな薬剤にパーキンソニズム誘発の危険性が潜んでいる（表6-5）．

薬物の化学構造と薬剤性パーキンソニズムの関係も検討されている．代表的なパーキンソニズム誘発薬物であるハロペリドールは，その分子内に「ジエチルアミノメチル基」を有しており，パーキンソニズムを誘発するその他の多くの薬物についても，分子内に同様の構造が含まれていることが見出されている（図6-4）．

錐体外路症状を定量的に評価するための動物モデルとしては，マウスにおけるカタレプシーやポールテストなどが広く用いられている．特に，カタレプシーはパーキンソニズムの動物モデルとして最も広く用いられている．カタレプシーとは，筋弛緩，あるいは意識の消失を伴わずに強制された不自然な姿勢を保持している状態と定義され，これは黒質・線条体のドパミン作動性神経系

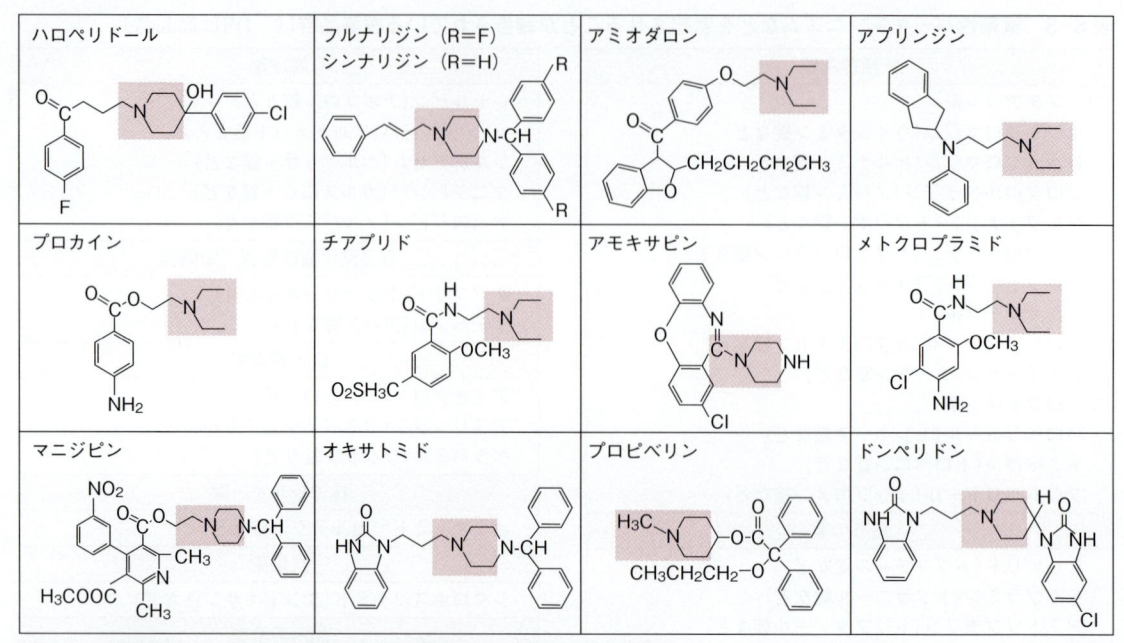

図6-4 薬剤性パーキンソニズムなどを惹起させる薬剤の化学構造
色の部分は共通の〔C-N(C₂H₄-)(C₂H₄-)〕構造を表す．

の抑制によるコリン作動性神経系の活動亢進により発現すると考えられている．事実，ほとんどの定型抗精神病薬はマウスにおいてカタレプシーを誘発することが知られている．

　薬剤性パーキンソニズムの発現リスクは，さまざまなレセプターにより影響を受けるが，特に，ドパミン D_1 レセプターおよび D_2 レセプターやムスカリニックアセチルコリンレセプター（mAChレセプター）が重要な役割を果たしていると考えられている．ドパミン D_1 レセプターおよび D_2 レセプターの遮断は相乗的にカタレプシーを増強するのに対して，mAChレセプターの遮断はそれを減弱することが知られている．図6-5は，マウスにおけるこれら3種のレセプターに対する結合占有率（遮断率）とカタレプシー強度との関係を示すPDモデルと，カタレプシー強度を定量的に推定するための検量面と検量線である．

　カタレプシーとパーキンソニズムは相関性があることから，本PDモデルを，ヒトにおける薬剤性パーキンソニズム誘発危険性の定量的予測法として使用する．まず，ドパミン D_1，D_2 および

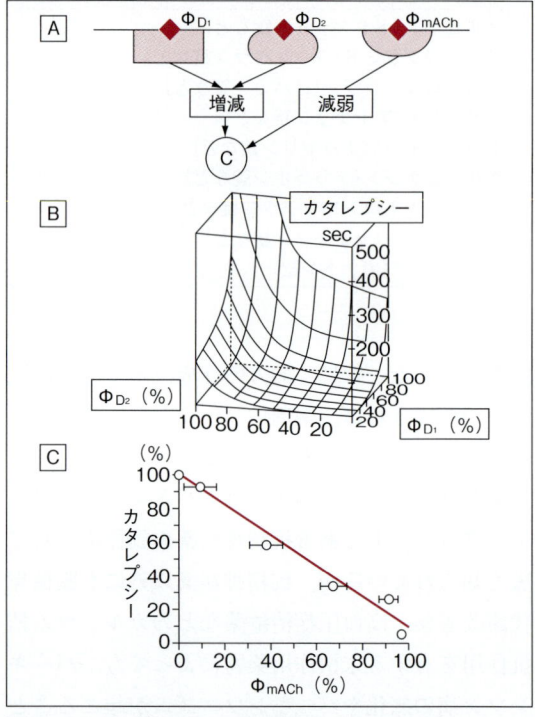

図6-5 ドパミン D_1 レセプター，D_2 レセプター，ムスカリニックアセチルコリンレセプターの結合占有率とカタレプシー強度の関係

A：カタレプシー強度の増幅，減弱の概念図．
B：ドパミン D_1 レセプター，D_2 レセプターの結合占有率とカタレプシー強度の関係．
C：ムスカリニックアセチルコリンレセプターの結合占有率とカタレプシー強度減弱の関係．

表6-6 種々薬剤の通常量をヒトに投与した後の血漿中薬物濃度(C_p)，血漿中非結合型分率(f_u)と血漿中非結合型薬物濃度($C_{f,brain}$).

薬物	投与量 mg/日	C_p (nM)	f_u	$C_{f,brain}$ (nM)	薬物	投与量 mg/日	C_p (nM)	f_u	$C_{f,brain}$ (nM)
ハロペリドール	6	5.11	0.0800	0.409	ペントキシベリン	120	ND	ND	ND
アモキサピン	50	119	0.706	84.0	メトクロプラミド	20	180	0.700	10.6 [3]
スルピリド	200	878	0.600	42.1 [1]	シサプリド	20	171	0.0250	4.28
フルナリジン	10	216	0.0726	15.7	トリメブチン	600	504	0.230	116
シンナリジン	50	323	0.0100	3.23	プロピベリン	40	225	0.0880	19.8
チアプリド	150	985	0.914	67.5 [2]	オキシブチニン	3	9.29	0.162	1.50
ベラパミル	240	175	0.0630	11.1	オキサトミド	60	93.8	0.0400	3.75
ジルチアゼム	60	59.3	0.325	19.3	ホモクロルシクリジン	20	37.2	1.00 [5]	37.2
アムロジピン	5	12.3	0.0290	0.359	メクリジン	75	ND	ND	ND
マニジピン	20	12.6	0.00700	0.0882	ヒドロキシジン	50	207	1.00 [5]	207
エタフェノン	60	ND	ND	ND	シクロホスファミド	120 [4]	1,790	0.820	1,467
アミオダロン	400	1750	0.0400	70.0	プロカイン	600	ND	ND	ND
アプリンジン	50	334	0.0470	15.7	ドンペリドン	30	25.8	0.082	0.00212 [6]

[1] ラットにおける C_{csf}/C_f=0.080 から計算された
[2] ラットにおける C_{csf}/C_f=0.075 から計算された
[3] ヒトにおける C_{csf}/C_f=0.084 から計算された
[4] 静脈内投与データ
[5] 1.00 と仮定された
[6] C_{brain}(脳内濃度)/C_p=0.001，f_u = f_{brain}(脳中非結合型分率) と仮定された

mAChレセプターへの結合占有率を算出するためには，脳内非結合型薬物濃度($C_{f,brain}$)のデータが必要である．$C_{f,brain}$は，ヒトにおける常用量投与時の血漿中濃度(C_p)，ヒトにおける血漿中タンパク非結合型分率(f_u)から算出される血漿中非結合型薬物濃度と薬剤の中枢移行性($Kp_{f,brain}$；脳内/血漿中非結合型薬物濃度比)から計算できる．実際にこのようにして計算した各薬剤の臨床用量における $C_{f,brain}$ を表6-6に示す．

次に，in vitro 実験により得られた各薬物のドパミン D_1，D_2 および mACh レセプターに対する結合阻害定数(K_i値)のデータを表6-7に示す．

続いて，得られた各薬剤の各レセプターに対する K_i 値（表6-7）と $C_{f,brain}$（表6-6）から，レセプター結合占有率（Φ）を算出することができる（Φ = $C_{f,brain}$ / (K_i + $C_{f,brain}$) × 100%）．このようにして得られた各レセプターの占有率Φ（$Φ_{D1}$，$Φ_{D2}$ および $Φ_{mACh}$）を，先のPDモデル（図6-5）の検量面および検量線に代入することにより，ヒトにおけるカタレプシー強度評価値（C_{drug}：sec）を算出することができる（表6-8）．

この値をハロペリドール常用量投与時のカタレプシー誘発強度値に対する相対値（$C_{relative}$）とし，これをヒトにおける薬剤性パーキンソニズムの危険度とした．表6-8には，同時に各薬物の臨床試験段階における薬剤性パーキンソニズムおよび錐体外路症状の実際の発症率，ならびに現在までの臨床症例の有無を併せて示した．図6-6には，これら実際の症例と，推定されたパーキンソニズムの危険度 $C_{relative}$ との関係を図示した．

両者の間には比較的良好な関係が認められ，今回構築した方法により，ヒトにおける薬剤性パーキンソニズムの危険度を，各薬物の体内動態とドパミン D_1，D_2 および mACh レセプターに対する親和性から予測可能であることが示唆された．

次に，複数薬剤による薬剤性パーキンソニズムの定量的予測法について示そう．臨床においては，〈処方1〉に示したように複数の薬剤を同時に投与されるケースが多い．このような場合，単独では薬剤性パーキンソニズムの誘発危険性が低い薬剤であっても，それらを複数種類併用することにより，その危険性が累積的に高まる可能性がある．こうした複数の薬物が併用されるケースを考慮して，複数の薬剤を含む処方について，処方全体としての薬剤性パーキンソニズム誘発危険性を

表6-7 種々薬剤のドパミン D_1 レセプター，D_2 レセプター，ムスカリニックアセチルコリンレセプターへの結合親和性（阻害定数）

薬物	K_{iD1} (nM)	K_{iD2} (nM)	K_{imACh} (nM)	薬物	K_{iD1} (nM)	K_{iD2} (nM)	K_{imACh} (nM)
ハロペリドール	60	0.515	>10,000	ペントキシベリン	>10,000	419	88.6
アモキサピン	200	58.4	379	メトクロプラミド	>10,000	28.8	>10,000
スルピリド	>10,000	44.9	>10,000	シサプリド	>10,000	121	>10,000
フルナリジン	905	71	3,513	トリメブチン	>10,000	8,540	>10,000
シンナリジン	2,900	76.4	290	プロピベリン	6,520	4,150	2,780
チアプリド	>10,000	49.1	>10,000	オキシブチニン	>10,000	376	1.22
ベラパミル	>10,000	1,778	>10,000	オキサトミド	>10,000	25	>10,000
ジルチアゼム	7,968	>10,000	>10,000	ホモクロルシクリジン	1,840	157	102
アムロジピン	>10,000	7,304	7,070	メクリジン	>10,000	109	>10,000
マニジピン	124	117	>10,000	ヒドロキシジン	>10,000	378	>10,000
エタフェノン	2,430	3,920	184	シクロホスファミド	>10,000	>10,000	>10,000
アミオダロン	>10,000	4,000	2,850	プロカイン	>10,000	>10,000	9,430
アプリンジン	1,400	1,220	860	ドンペリドン	825	0.37	3,970

ドパミン D_1 レセプター，D_2 レセプター，ムスカリニックアセチルコリンレセプターへの *in vitro* 結合親和性測定のためにそれぞれ ^{3}H-SCH23390，^{3}H-raclopride，^{3}H-QNB が使用された．

表6-8 種々薬剤の通常量をヒトに投与した後のドパミン D_1 レセプター，D_2 レセプター，ムスカリニックアセチルコリンレセプターの結合占有率（Φ）の予測値，予測されたカタレプシー強度〔C_{drug}(sec)〕，相対強度（$C_{relative}$），薬剤性パーキンソニズムなどの発現率(frequency)，臨床報告の有無(case report)

薬物	$Φ_{D_1}$%	$Φ_{D_2}$%	$Φ_{mACh}$%	C_{drug}(sec)	$C_{relative}$	frequency %	case report
ハロペリドール	0.677	44.3	0.00251	3.70	1	312/612 [1]	○
アモキサピン	11.6	31.1	6.49	5.02	1	0.952(64/6,717) [2]	○
スルピリド	0.0	48.4	0.0	4.08	1	—	○
フルナリジン	1.71	18.1	0.445	1.28	0.4	0.025(1/3926) [3]	○
シンナリジン	0.111	4.06	1.10	0.179	0.05	—	○
チアプリド	0.0876	57.9	0.0587	6.64	2	1.51(98/6,485) [4]	○
ベラパミル	0.0	0.618	0.0	0.0225	0.006	0(0/5,069)	○
ジルチアゼム	0.241	0.0	0.0	0.0247	0.007	—	○
アムロジピン	0.0	0.00490	0.00506	0.000177	0	0(0/1,103)	○
マニジピン	0.0711	0.0753	0.0	0.0111	0.003	0(0/865)	△ [1]
エタフェノン	ND	ND	ND	ND	ND	—	—
アミオダロン	0.580	1.72	2.40	0.153	0.04	0.505(3/594) [5]	○
アプリンジン	1.11	1.27	1.79	0.203	0.06	—	○
ペントキシベリン	ND	ND	ND	ND	ND	0(0/469)	—
メトクロプラミド	0.0608	23.1	0.0157	1.179	0.3	—	○
シサプリド	0.163	3.40	0.0	0.161	0.04	<1.0	○
トリメブチン	0.0	1.34	0.750	0.0491	0.01	0(0/62,761)	○
プロピベリン	0.303	0.475	0.707	0.0573	0.02	0(0/932)	○
オキシブチニン	0.0	0.399	55.2	0.0144	0.004	0.018(1/5,459) [6]	—
オキサトミド	0.0	13.1	0.0	0.557	0.2	0.014(1/7,302) [7]	○
ホモクロルシクリジン	1.98	19.2	26.7	1.42	0.4	—	—
メクリジン	ND	ND	ND	ND	ND	—	—
ヒドロキシジン	0.0	35.4	0.0	2.21	0.6	—	—
シクロホスファミド	0.0	0.0	0.0	0.0	0	0(0/5,021)	○
プロカイン	ND	ND	N.D.	N.D.	N.D.	—	○
ドンペリドン	0.0	0.562	0.0	0.0213	0.006	0.03(30,107人中)	○

[1]錐体外路症状，[2]パーキンソニズム，運動失調，静座不能，歩行困難，運動障害，[3]歩行困難，運動障害，[4]静座不能，振戦，錐体外路症状，パーキンソン病，パーキンソニズムの悪化，筋固縮，ジストニア，運動障害，動作緩慢，歩行困難，[5]振戦，[6]手指振戦，[7]錐体外路症状，ND：不明，—：報告なし，○：パーキンソニズムの誘発，△：パーキンソニズムの悪化

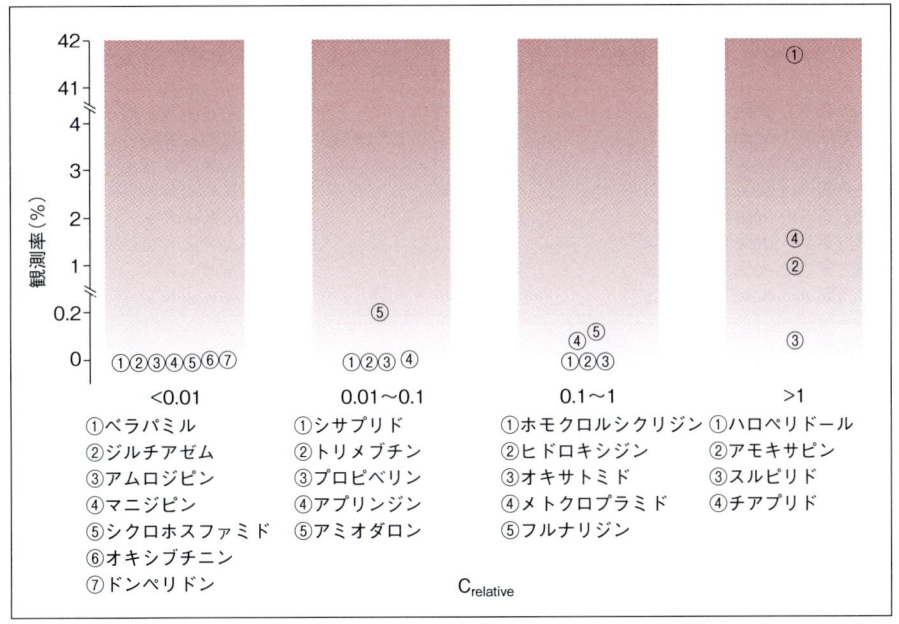

図6-6 パーキンソニズムの予測されたリスク（$C_{relative}$）と臨床試験時の間に観測されたパーキンソニズムなどの発現率の間の関係

定量的に評価する方法がある．複数の薬剤が投与された場合においても，これらの薬物のレセプターにおける競合的結合を考慮することにより，ドパミン D_1，D_2 および mACh レセプターの結合占有率を推定することが可能となる．n 種類の薬剤が併用された場合，各薬物のドパミン D_1，D_2 および mACh レセプターに対する結合親和性をそれぞれ K_{dn}，K_{dn}'，K_{dn}'' とし，各薬物の脳中非結合型薬物濃度を C_{fn} とすると，この処方による処方ドパミン D_1，D_2 および mACh レセプターへの結合占有率 Φ_{D1}，Φ_{D2} および Φ_{mACh} はそれぞれ，**図6-7**に示した式によって表すことができる．

この Φ_{D1}，Φ_{D2} および Φ_{mACh} を**図6-5**の検量面および検量線に適用することにより，処方全体としての薬剤性パーキンソニズム誘発危険性を算出できる．そこで〈処方1〉について各薬物によるドパミン D_1，D_2 および mACh レセプターのレセプター占有率および処方全体としての占有率，並びにそこから得られる薬剤性パーキンソニズムの危険度（C_{drug}：カタレプシー強度評価値，sec）を**表6-9**に示した．

個々の薬剤での C_{drug} (sec) は 0.0026～0.533 であるが，処方全体としては 1.701 になることが示されている．

具体的な処方設計の支援

〈処方1〉による薬剤性パーキンソニズム発現の可能性をできるだけ小さくするためにはどのようにすればよいのであろうか？　一つの方法として薬剤性パーキンソニズム発現強度が高いと考えられるメトクロプラミドの代替薬を選択することが考えられる．メトクロプラミドを同じ効能効果を有するドンペリドンに変更する場合を考えてみよう．ドンペリドンはドパミン D_2 レセプター遮断能が高いものの（**表6-7**），その脳内への移行がきわめて悪く，薬剤性パーキンソニズム発現の可能性が低いと考えられる．脳内移行性が低い原因は，血液脳関門に発現している P 糖タンパク質の基質であることが原因している．ドンペリドンの脳内移行性，3種のレセプターの K_i 値を加味して算出した累計のカタレプシー強度評価値は 0.993 であり，メトクロプラミドの時より小さい

	投与量	血清中濃度	血清中非結合型 あるいは脳中非結合型濃度	D_1, D_2, mAChレセプター結合親和性
処方薬 A_1	dose 1	C_1	C_{f1}	$K_{d1}, K'_{d1}, K''_{d1}$
処方薬 A_2	dose 2	C_2	C_{f2}	$K_{d2}, K'_{d2}, K''_{d2}$
処方薬 A_3	dose 3	C_3	C_{f3}	$K_{d3}, K'_{d3}, K''_{d3}$
処方薬 A_4	dose 4	C_4	C_{f4}	$K_{d4}, K'_{d4}, K''_{d4}$
処方薬 A_5	dose 5	C_5	C_{f5}	$K_{d5}, K'_{d5}, K''_{d5}$
処方薬 A_6	dose 6	C_6	C_{f6}	$K_{d6}, K'_{d6}, K''_{d6}$
処方薬 A_7	dose 7	C_7	C_{f7}	$K_{d7}, K'_{d7}, K''_{d7}$
処方薬 A_8	dose 8	C_8	C_{f8}	$K_{d8}, K'_{d8}, K''_{d8}$

$$\Phi_{D_1} = \sum_{i=1}^{8} \frac{C_{fi}}{K_{di}(1+\cdots+C_{fi-1}/K_{di-1}+C_{fi+1}/K_{di+1}\cdots)+C_{fi}} \times 100(\%)$$

$$\Phi_{D_2} = \sum_{i=1}^{8} \frac{C_{fi}}{K'_{di}(1+\cdots+C_{fi-1}/K'_{di-1}+C_{fi+1}/K'_{di+1}\cdots)+C_{fi}} \times 100(\%)$$

$$\Phi_{mACh} = \sum_{i=1}^{8} \frac{C_{fi}}{K''_{di}(1+\cdots+C_{fi-1}/K''_{di-1}+C_{fi+1}/K''_{di+1}\cdots)+C_{fi}} \times 100(\%)$$

K_{di}：処方薬 A_i のドパミン D_1 レセプター結合親和性
K'_{di}：処方薬 A_i のドパミン D_2 レセプター結合親和性
K''_{di}：処方薬 A_i の mACh レセプター結合親和性

ドパミン D_1 レセプター or
ドパミン D_2 レセプター or
mACh レセプター

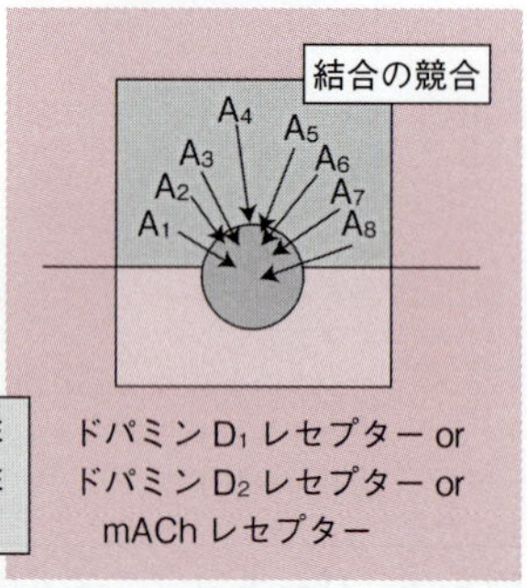

図6-7 多剤併用されている処方せん中のドパミン D_1 レセプター，D_2 レセプター，ムスカリニックアセチルコリンレセプターの結合占有率（Φ_{D_1}，Φ_{D_2} および Φ_{mACh}）の予測計算式
8剤が処方されている場合が想定されている．

表6-9 処方された個々薬剤（アプリンジン，メトクロプラミド，マニジピン，オキサトミド）と処方全体（累計）としてのドパミン D_1 レセプター，D_2 レセプター，ムスカリニックアセチルコリンレセプターの結合占有率と予測されたカタレプシー強度（C_{drug}）

	アプリンジン	メトクロプラミド	マニジピン	オキサトミド	処方全体（累計）
$\Phi_{D_1}(\%)$	1.33	0.0315	0.0175	0.0	1.38
$\Phi_{D_2}(\%)$	1.17	11.9	0.0142	11.3	24.4
$\Phi_{mACh}(\%)$	2.14	0.00807	0.0	0.0	2.15
$C_{drug}(sec)$	0.235	0.533	0.0026	0.492	1.701

表6-10 処方された個々薬剤（アプリンジン，ドンペリドン，マニジピン，オキサトミド）と処方全体（累計）としてのドパミン D_1 レセプター，D_2 レセプター，ムスカリニックアセチルコリンレセプターの結合占有率と予測されたカタレプシー強度（C_{drug}）

	アプリンジン	ドンペリドン	マニジピン	オキサトミド	処方全体（累計）
$\Phi_{D_1}(\%)$	1.33	0.0	0.0175	0.0	1.35
$\Phi_{D_2}(\%)$	1.32	0.483	0.0161	12.81	14.63
$\Phi_{mACh}(\%)$	2.14	0.0	0.0	0.0	2.14
$C_{drug}(sec)$	0.244	0.018	0.0026	0.567	0.993

値であった〔ここではドンペリドンの脳内への移行性（脳内濃度／血漿中濃度）は0.001であり，脳内非結合型分率は血漿中非結合型分率と同じであると仮定している（**表6-10**）〕．

以上の知見より，メトクロプラミドの代替薬としては以下の処方のようにドンペリドン（ナウゼリン）が推奨される．

処方2

アスペノンカプセル（20 mg）
　　　　　　3 Cap　1日3回　毎食後　14日分
カルスロット錠（5 mg）
　　　　　　1錠　1日1回　朝食後　14日分
セルテクト錠（30 mg）
　　　　　　2錠　1日2回　朝夕食後　14日分
ナウゼリン錠（5 mg）
　　　　　　3錠　1日3回　毎食前　14日分

3 プロピベリンとモサプリドの相互作用
Case ポラキスでガスモチンの作用減弱？

処方の内容

処方1 52歳の女性

ガスモチン錠(5 mg)
　　　　　3錠　1日3回　毎食後　14日分
ポラキス錠(3 mg)
　　　　　3錠　1日3回　毎食後　14日分

背景と処方の問題点

背景
　以前からガスモチン(モサプリドクエン酸塩)を服用している患者であるが，尿失禁治療のためにポラキス(オキシブチニン塩酸塩)が追加されることとなった．

処方の問題
　ガスモチンは抗コリン作用を有する薬剤と併用する場合には注意する必要があるが，本処方では毎食後同時服用となっていた．
　ガスモチンは，慢性胃炎に伴う消化器症状の治療に使用されるセロトニン 5-HT_4 レセプター作用薬である．本剤の消化管運動促進作用は，コリン作動性神経の賦活による．このため，抗コリン作用を有する尿失禁治療剤であるポラキスとの併用により本剤の作用が減弱する可能性がある．したがって両剤の併用にあたっては，両剤の投与時間をずらすなど，なんらかの対処が必要と考えられた．

エビデンスと処方の PK/PD 解析

　ポラキスとガスモチンの医療用添付文書中において抗コリン作用が関係した部分を以下に示した．

ポラキス
　抗コリン剤，三環系抗うつ剤，フェノチアジン系薬剤，モノアミン酸化酵素阻害薬との併用によって口渇，便秘，排尿困難，目のかすみなどの副作用が増強されるおそれがあるため併用には注意が必要(抗コリン作用が増強されるおそれがある)．

ガスモチン
　抗コリン作用を有する薬剤であるアトロピン，ブチルスコポラミンなどとの併用によって，ガスモチンの作用が減弱する可能性があるので，抗コリン剤を服用する場合は，服用間隔をあけるなど併用には注意することが必要(ガスモチンの消化管運動の促進作用は，コリン作動性神経の賦活により発現するため，抗コリン剤の併用により作用が抑制される)．

　モサプリドクエン酸塩(以下，モサプリドと略す)は選択的にセロトニン 5-HT_4 レセプターを刺激して，副交感神経終末からアセチルコリンの遊離を促進する．遊離したアセチルコリンが平滑筋のムスカリンレセプターに結合して消化管運動を促進することになる(図6-8)．
　実際にイヌの小腸を用いた実験により，モサプリド(0.01～0.04 mg/kg 動脈内投与)によってアセチルコリン遊離量が増加したとの結果が示されている(図6-9)．
　モサプリド 5 mg，10 mg，20 mg または 40 mg を経口投与後の臨床効果について，腹部聴診所見による消化管運動亢進，軽度亢進を指標としてその経時変化が5名の被験者を用いて検討されている(図6-10)．
　5～10 mg 投与では 30分～2時間に，20～40 mg では 30分～3時間に腸管運動の亢進傾向が観測

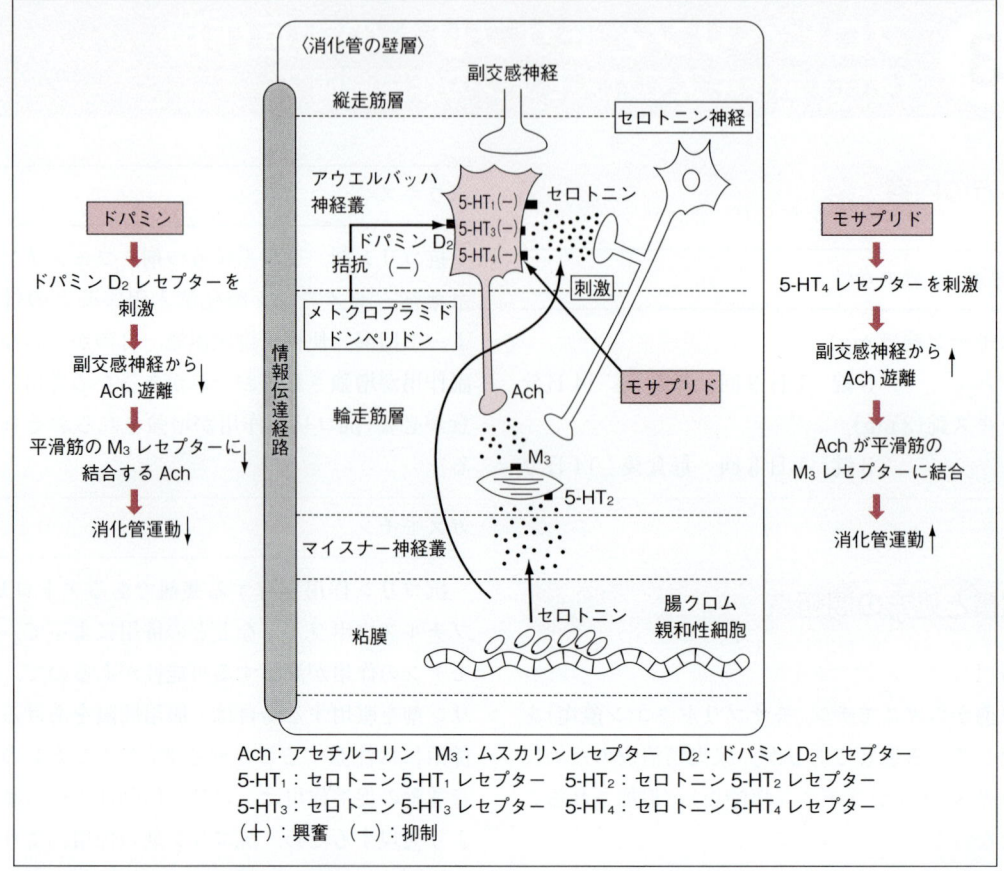

図6-8 モサプリドの作用メカニズム
モサプリドは選択的にセロトニン5-HT₄レセプターを刺激し，副交感神経終末からアセチルコリンの遊離を促進する．遊離したアセチルコリンが平滑筋のムスカリニックアセチルコリンレセプター（M₃）に結合して消化管運動を促進する．
(消化管運動促進剤，ガスモチン錠5 mg，錠2.5 mg，散(大日本製薬)のパンフレット．2000年5月)

された．これを，消化管運動亢進を2点，軽度亢進を1点と数値化して，臨床効果を薬理学的スコアにして比較した(図6-11)．

投与量の増加とともに臨床薬理学的スコアは増加傾向にあることがわかる．これらの量を投与した時の，血漿中モサプリド濃度は，図6-12に示すように投与量依存性はなく，線形挙動を呈する．

図6-11のスコア(消化管運動賦活作用：Effect)と図6-12のモサプリドの血漿中濃度(C_p)との関係は，以下に示すE_{max}モデルにより表現されるものと仮定して解析を行った．

$$\text{Effect}(\text{スコア}) = \frac{E_{max} \cdot C_p}{(EC_{50} + C_p)}$$

E_{max}：最大効果(最大は2点であり被験者は5人であるから10ポイント)

EC_{50}：最大効果の50%を与える血漿中濃度

C_p：血漿中薬物濃度

血漿中薬物濃度推移を入力関数として，スコアの値を上記のE_{max}モデルにあてはめ，薬力学的パラメーター(EC_{50})を算出した(図6-13)．

ここで，得られたEC_{50}は45.75 ng/mLであった．

次にモサプリドの薬理効果に対するオキシブチニンの阻害効果について定量的に検討した．まず，モサプリドによる消化管運動賦活作用は，モサプリドにより遊離されたアセチルコリン(ACh)による消化管アセチルコリンレセプター(ACh-R)

の占有率に比例すると仮定した．ACh-Rに対してオキシブチニンがアセチルコリンの結合を阻害することを想定して，モサプリドによるアセチルコリンのACh-Rへの結合性が減弱する状態を定量化した（図6-14）．

最終的には，オキシブチニン非存在下に比べて存在下でどの程度効果が減弱するかをシミュレーションすることを試みた．阻害薬（図6-14のI）となるオキシブチニンの血漿中濃度推移は図6-15に示した．

このモデルに基づき，オキシブチニン併用下によるモサプリドの効果減弱率をシミュレーション計算した（図6-16）．

オキシブチニンをモサプリドと同時に投与した場合と比較して，服用時間をずらして，モサプリド投与1～4時間後に投与した場合，どの程度の効果の減弱を回避できるかを予測した．その結果，①モサプリドの薬効はオキシブチニンとの同時併用により大幅に減弱すること，②オキシブチニンとの服用時刻を1，2，3または4時間ずらした場合においても相互作用は完全には回避できないが，最も効果の減弱率が少ないのはモサプリド

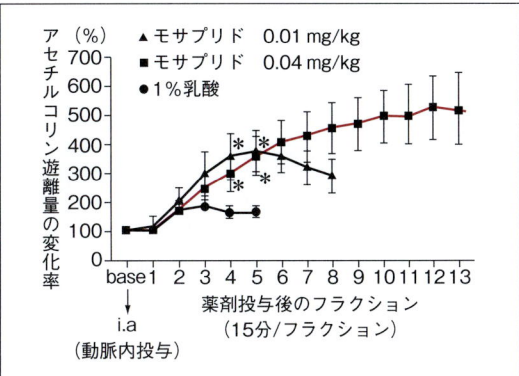

図6-9　イヌ小腸におけるモサプリドによるアセチルコリン遊離促進作用

モサプリド（0.01～0.04 mg/kg）を動脈内に投与した後のイヌ小腸のアセチルコリン遊離量．
（消化管運動促進剤，ガスモチン錠5 mg，錠2.5 mg，散（大日本製薬）のパンフレット．2000年5月）

〔方法〕
麻酔イヌの小腸筋層間神経叢に挿入したマイクロダイアリシス・プローブを介して，15分間に遊離したアセチルコリン量を高速液体クロマトグラフィで測定した．薬物投与前の遊離アセチルコリン量を100％として，薬物によるアセチルコリン遊離量の増加を変化率で示した．薬物は2 mL量を2分間でプローブ挿入部位に分布する動脈に注入した．

注）mean±SD
*$p<0.05$

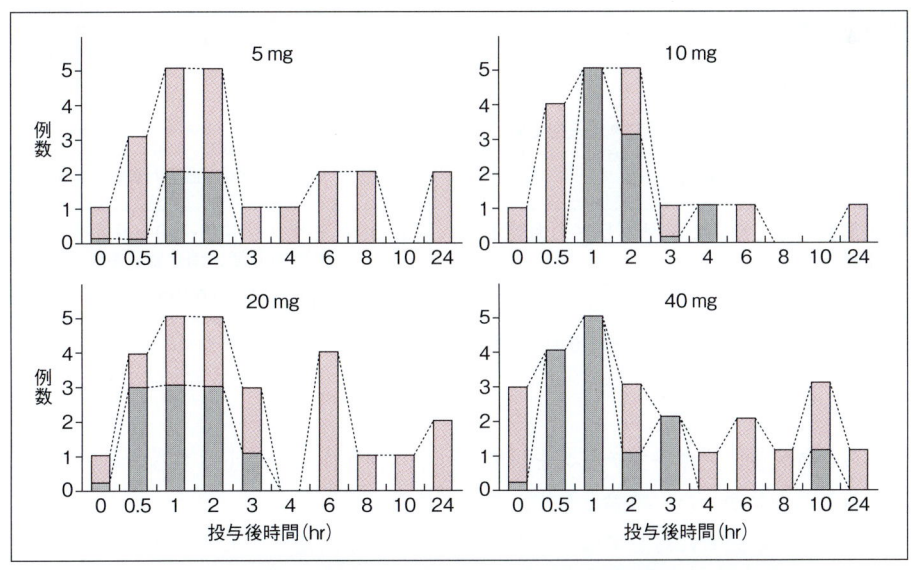

図6-10　モサプリドを5名の被験者に経口投与した後の腹部聴診所見の経時変化
■：亢進，■：軽度亢進を示す．
（野見山哲，田中昭太郎，三輪剛，他：AS-4370の臨床第一相試験．臨床医薬 6：875-892，1990）

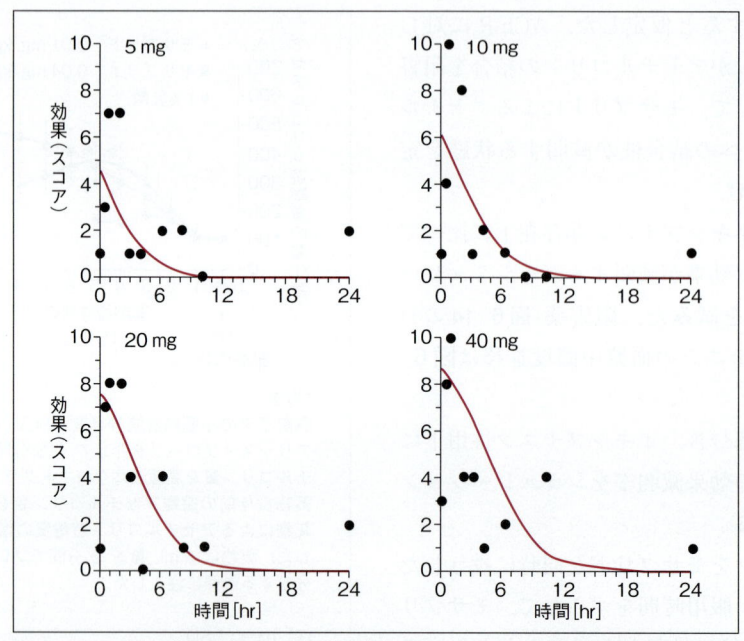

図6-11 モサプリド(5～40 mg)を経口投与した後の消化管運動賦活作用の経時変化

効果(スコア)は5名の被験者の腹部聴診所見の判定(図6-10)より消化管運動亢進を2点,軽度亢進を1点として数値化した.図中の実線はモデルにフィットしたラインを示す.

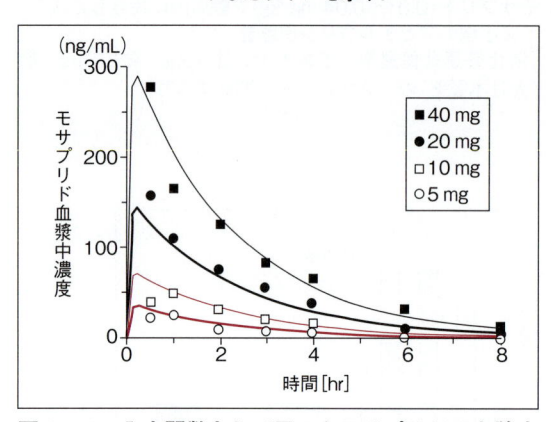

図6-12 入力関数として用いたモサプリドの血漿中濃度推移

実線は経口1-コンパートメントモデルに基づくフィッティングラインである.
(野見山哲,田中昭太郎,三輪剛,他:AS-4370の臨床第一相試験.臨床医薬 6:875-892, 1990)

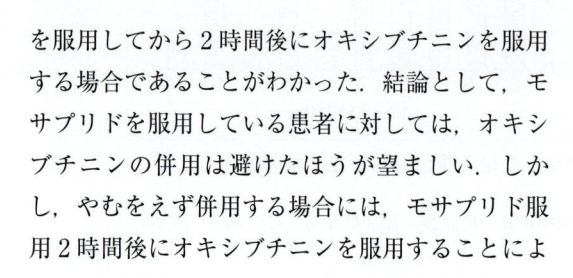

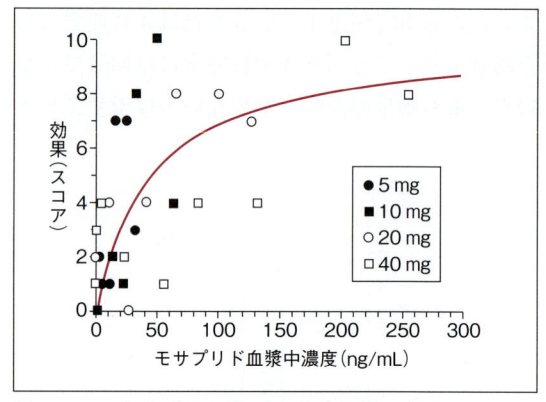

図6-13 モサプリド(5～40 mg)を経口投与した後の血漿中濃度と消化管運動賦活作用の関係

E_{max}:10,EC_{50}:45.75 ng/mL が得られた.図中の実線は E_{max} モデルに基づくフィッティングラインを示す.

を服用してから2時間後にオキシブチニンを服用する場合であることがわかった.結論として,モサプリドを服用している患者に対しては,オキシブチニンの併用は避けたほうが望ましい.しかし,やむをえず併用する場合には,モサプリド服用2時間後にオキシブチニンを服用することによ

り,相互作用を最小にすることができると考えられた.

一方で,逆に,モサプリドがオキシブチニンの抗コリン作用に対してどの程度の影響を与えるかについても考察を加えることは重要である.理論的には,アセチルコリンのオキシブチニン作用部

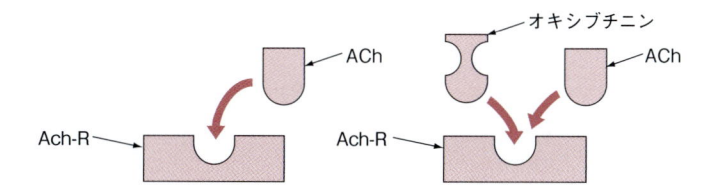

オキシブチニン非存在下
アセチルコリンの Ach-R への結合占有率は次式によって表される．

$$\Phi_{ACh} = \frac{[ACh]}{K_d + [ACh]} \approx \frac{[ACh]}{K_d} \quad (1)$$

ここで，[ACh]≪K_dと仮定した．

オキシブチニン存在下
オキシブチニンのような他の抗コリン剤が存在するとき，Ach-R に対するアセチルコリンの結合占有率は以下の式で表される．

$$\Phi'_{ACh} = \frac{[ACh]}{K_d \cdot \left(1 + \frac{[I]}{K_i}\right) + [ACh]} \approx \frac{[ACh]}{K_d \cdot \left(1 + \frac{[I]}{K_i}\right)} \quad (2)$$

ここで，[I]，K_iはそれぞれ阻害剤（オキシブチニン）の非結合型濃度および Ach-R に対する阻害定数を表す．したがって，アセチルコリンによる消化管運動賦活作用に対する抗コリン剤（オキシブチニン）の減弱作用は，次式で表される．

$$効果の減弱率 = 1 - \frac{\Phi_{ACh}}{\Phi'_{ACh}} \approx 1 - \frac{1}{1 + \frac{[I]}{K_i}} = 1 - \frac{K_i}{K_i + [I]} = 1 - \Phi([I]) \quad (3)$$

ここで，オキシブチニンの K_i 値としては，ムスカリニックアセチルコリンレセプター(M_3)への結合親和性である 0.72 nM を用いた．

図6-14 ムスカリニックアセチルコリンレセプターとアセチルコリンの相互作用モデルとアセチルコリンの結合占有率に及ぼすオキシブチニンの効果

位での濃度とアセチルコリンのレセプター結合親和性が判明すれば予測可能である．しかし，オキシブチニンによる作用部位におけるアセチルコリン絶対濃度の変化を明らかにすることができないことから解析は可能ではない．もしオキシブチニンによる内因性のアセチルコリンの ACh-R への結合阻害能(ACh-R へのオキシブチニンの結合に対するアセチルコリンの阻害定数(K_i)/アセチルコリン濃度比)が1に比べて十分に低いのなら相互作用は起こらないことになる．

一方，モサプリドによって遊離したアセチルコリンがオキシブチニンの効果にどのような影響を与えるか不明であるが，オキシブチニンのレセプターへの結合親和性がアセチルコリンのそれよりも強い場合には大きな影響は考えられないが，不明な部分も多く，今後の検討課題であろう．

具体的な処方設計の支援

ガスモチンとポラキスの服用時期を調節する必要がある．すなわち，〈処方2〉のようにポラキスは各食間服用が適当であると考えられる．

処方2

ガスモチン錠(5 mg)

　　　　　3錠　1日3回　毎食後　14日分

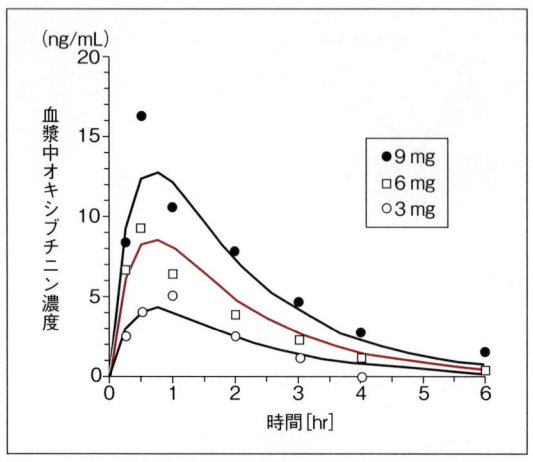

図6-15 オキシブチニン(3〜9 mg)を経口投与した後の血漿中濃度推移

実線は経口1-コンパートメントモデルに基づくフィッティングラインである.
(岸本孝,滝本至得,森田博人,他:塩酸オキシブチニン(Oxybutynin Hydrochloride KL007)の第Ⅰ相試験(第1報)―単回投与試験.基礎と臨床 20:1343-1351,1986)

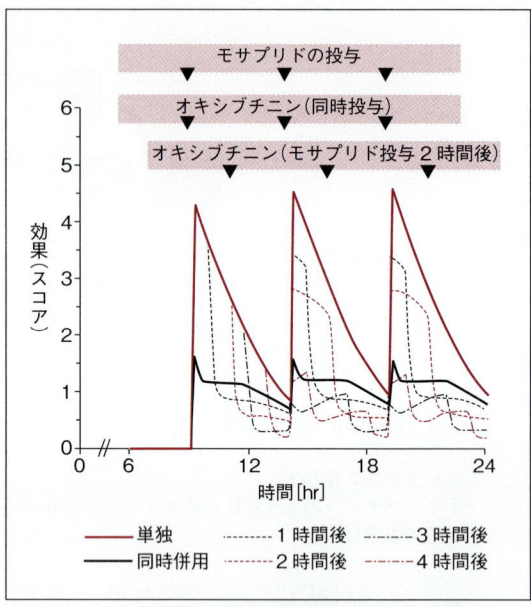

図6-16 モサプリドの薬理作用に及ぼすオキシブチニンの効果と両剤の服薬時間差の関係

モサプリド(15 mgを1日3回服用)と同時,モサプリド投与の1時間後,2時間後,3時間後または4時間後にオキシブチニン(9 mg, t.i.d.)を投与した際のモサプリドの薬効の経時変化の予測.

ポラキス錠(3 mg)
　　　　　3錠　1日3回　毎食間　14日分

4 セビメリンとアミトリプチリンの相互作用
Case トリプタノールでエボザックの作用減弱?

処方の内容

処方1 44歳の女性,内科医院(3月9日)

エボザックカプセル(30 mg)
　　　　　3 Cap　1日3回　毎食後　14日分

処方2 大学病院心療内科(3月16日)

トリプタノール錠(25 mg)
　　　　　3錠　1日3回　毎食後　14日分

背景と処方の問題点

背景

ある日,内科医院においてシェーグレン症候群でエボザック(セビメリン塩酸塩)〈処方1〉による治療を受けている患者が,大学病院の心療内科において,新たにうつ病と診断され,トリプタノール(アミトリプチリン塩酸塩)が処方された(〈処方2〉).

処方の問題

セビメリンはムスカリンレセプター刺激剤であり,一方,アミトリプチリンはムスカリンレセプ

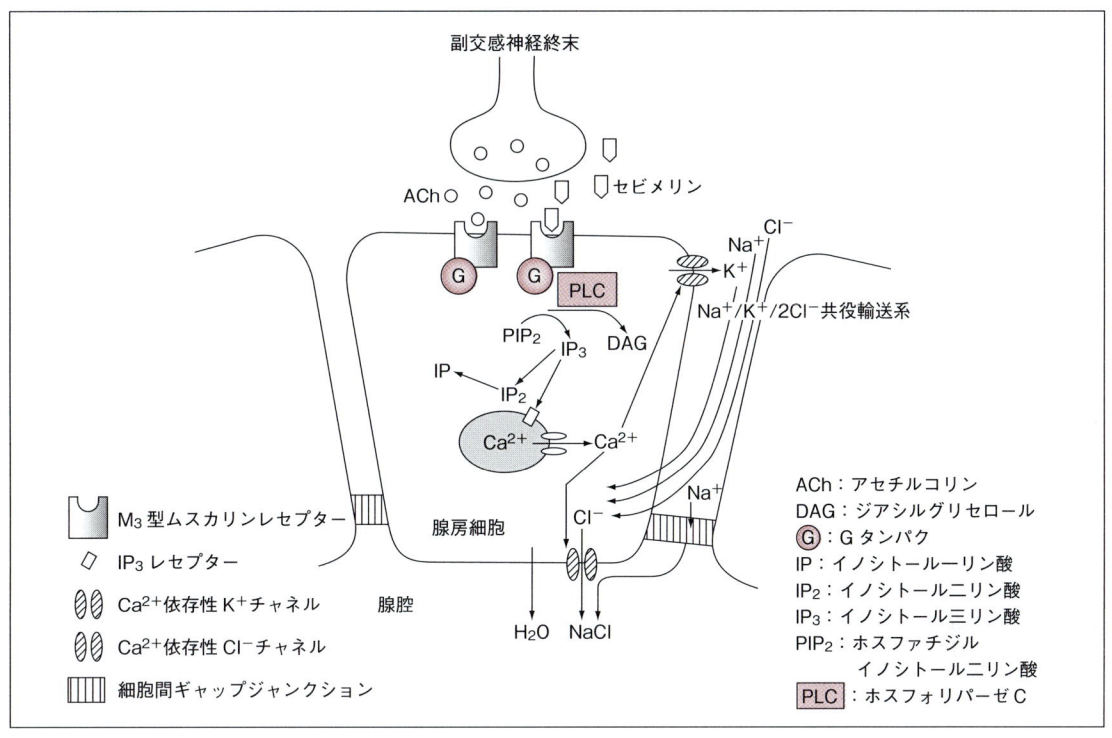

図6-17 セビメリンの薬物作用メカニズム
セビメリンは唾液腺に存在するムスカリニックアセチルコリンレセプター（M₃）に高い親和性を示し，レセプター刺激後の細胞内情報伝達系であるイノシトールリン脂質代謝回転を促進することにより，唾液分泌を促進する．
（口腔乾燥症状改善薬，サリグレンカプセル30 mg（日本化薬）のパンフレット．2001年9月）

ター遮断作用を有することから，アミトリプチリンによってセビメリンの作用が減弱すると考えられる．

エビデンスと処方のPK/PD解析

セビメリン塩酸塩水和物，アミトリプチリン塩酸塩の医療用添付文書中において抗コリン作用が関係した部分を以下に示した．

セビメリン塩酸塩水和物（エボザック，サリグレン）

コリン作動薬（アセチルコリン塩化物，ベタネコール塩化物など），コリンエステラーゼ阻害薬（ネオスチグミン，アンベノニウム塩化物など），アセチルコリン放出促進作用を有する薬剤（シサプリド，モサプリドなど）との併用によってセビメリンまたはこれらの薬剤の作用が増強されることがあるので併用には注意が必要（併用によりムスカリン様作用が増強されると考えられている）．

また抗コリン作動薬（アトロピン硫酸塩水和物，スコポラミン臭化水素酸塩水和物など）との併用によってセビメリンまたはこれらの薬剤の作用が減弱されることがあるため併用には注意が必要（セビメリンの作用と拮抗的に作用すると考えられている）．

さらに，抗コリン作用を有する薬剤であるフェノチアジン系抗精神病薬（クロルプロマジンなど），三環系抗うつ薬（アミトリプチリン塩酸塩，イミプラミン塩酸塩など）との併用によってセビメリンの作用が減弱されることがあるため併用には注意が必要である（セビメリンの作用と拮抗的に作用すると考えられている）．

アミトリプチリン塩酸塩（トリプタノールなど）

抗コリン作動薬（ブチルスコポラミン臭化物）と

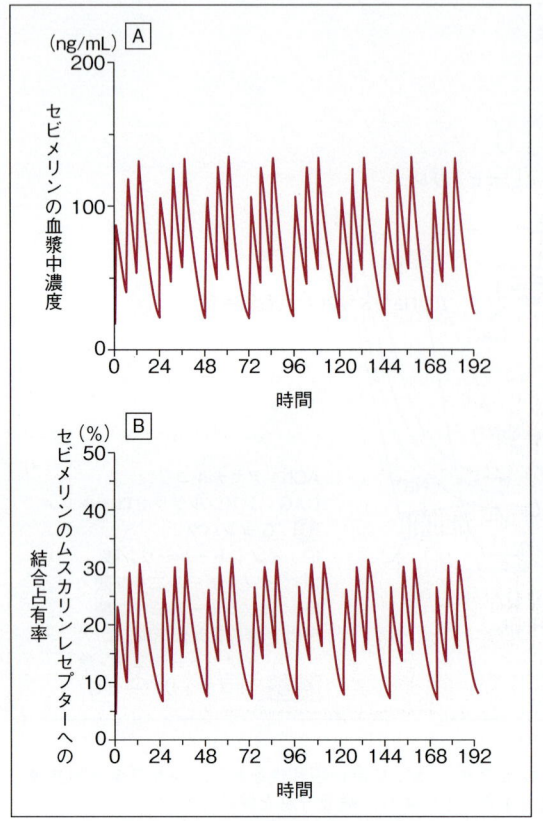

図6-18 セビメリンの血漿中濃度(A)とムスカリニックアセチルコリンレセプター結合占有率(B)の経時変化
服用時期は両剤とも午前7時，午後1時，午後7時とした．

の併用によりアミトリプチリンの作用が増強されることがあるため併用には注意が必要である（併用によってレセプター部位での抗コリン作用が相加される）．

　シェーグレン症候群は唾液腺，涙腺などの外分泌腺の導管周囲にリンパ球の浸潤を伴う慢性炎症が生じる自己免疫疾患である．その症状の特徴は外分泌腺の機能低下に基づく乾燥症状である．唾液腺は交感神経と副交感神経とで二重支配を受けているが，大量の唾液分泌は主に唾液腺に存在する M_3 型ムスカリンレセプターを介した副交感神経刺激による（図6-17）．

　セビメリンはムスカリンレセプターを刺激し，唾液分泌を促進して口腔内乾燥症状を改善する．

　以上のように，口腔乾燥症状改善薬であるセビ

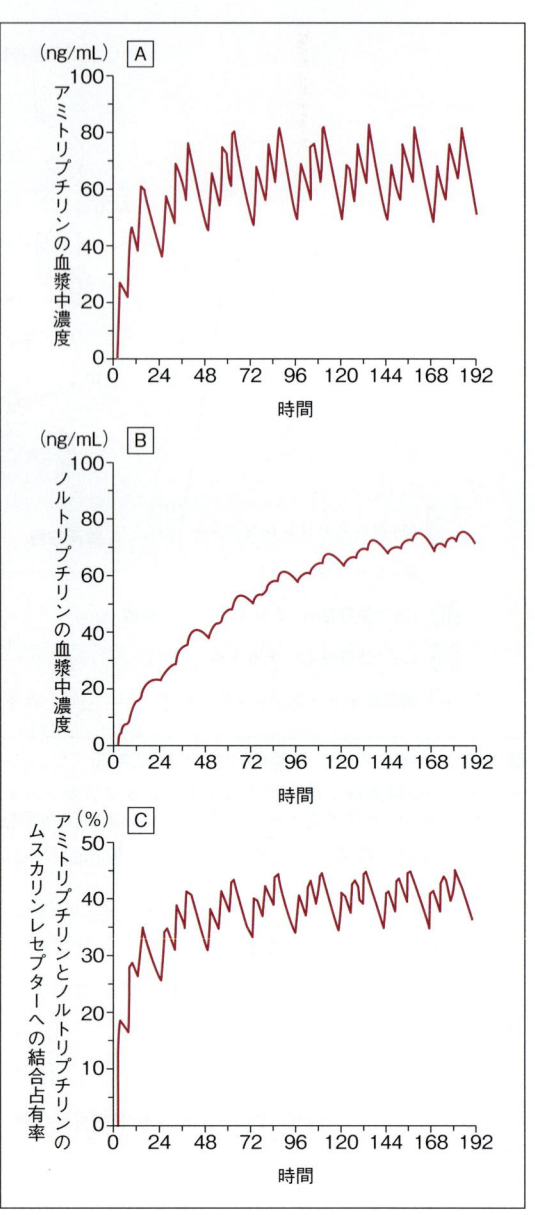

図6-19 アミトリプチリンの血漿中濃度(A)とその代謝物ノルトリプチリンの血漿中濃度(B)と両剤によるムスカリニックアセチルコリンレセプター結合占有率(C)の経時変化
服用時期は両剤とも午前7時，午後1時，午後7時とした．

メリンはムスカリンレセプターアゴニストである．一方，三環系抗うつ薬には抗コリン作用があることが知られている．したがって両剤の併用によりセビメリンの作用が減弱する可能性がある．しかし，どの程度の相互作用が生ずるかは不明である．ここでは，セビメリンのレセプター占有率

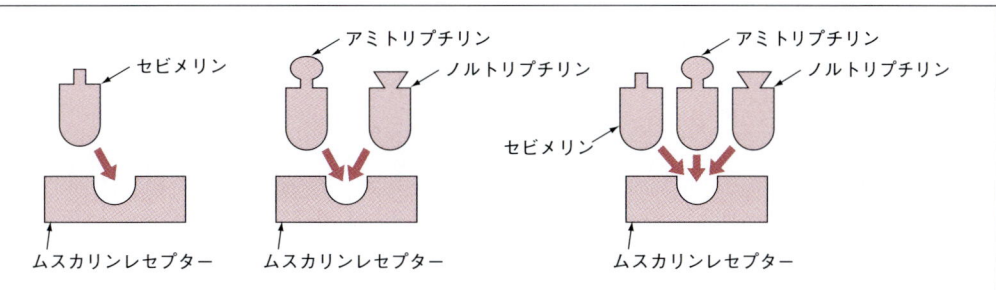

第6章 PDに基づく相互作用の回避／4 セビメリンとアミトリプチリンの相互作用

まずセビメリン，あるいはアミトリプチリンを単独投与したときのムスカリンレセプターへの結合占有率（Φ）を式(1)，式(2)を使用して算出した．

$$\Phi_s = \frac{f_{ps} \cdot C_{ps}}{f_{ps} \cdot C_{ps} + K_{is}} \times 100\% \quad \cdots (1)$$

$$\Phi_{an} = \left[\frac{f_{pa} \cdot C_{pa}}{f_{pa} \cdot C_{pa} + K_{ia} \cdot \left(1 + \frac{f_{pn} \cdot C_{pn}}{K_{in}}\right)} + \frac{f_{pn} \cdot C_{pn}}{f_{pn} \cdot C_{pn} + K_{in} \cdot \left(1 + \frac{f_{pa} \cdot C_{pa}}{K_{ia}}\right)} \right] \times 100\% \quad \cdots (2)$$

ここで，Φ_s，Φ_{an} はセビメリン(s)投与時，あるいはアミトリプチリン投与時のそれぞれの薬物〔アミトリプチリン(a)の場合は活性代謝物であるノルトリプチリン(n)を含む〕の結合占有率である．C_{ps} はセビメリンを通常量投与（1回30 mgを1日3回，朝7時，昼1時，夕7時に服用とする）した際の，血漿中濃度であり，f_{ps} は血漿中非結合形分率(0.816)，さらに K_{is} 値はムスカリンレセプターへの結合親和性(1.2 nM)である．C_{pa}，C_{pn} はそれぞれアミトリプチリンを通常量(1回25 mgを1日3回，朝7時，昼1時，夕7時に服用とする)投与した際の，アミトリプチリンおよびノルトリプチリンの血漿中濃度，f_{pa}，f_{pn} はアミトリプチリンとノルトリプチリンの血漿中非結合形分率(それぞれ0.0431，0.0859)，さらに K_{ia}，K_{in} 値はムスカリンレセプターへの結合親和性(それぞれ18 nM，150 nM)である．ここで本来ならば内因性のアセチルコリンによるレセプター占有の寄与が問題になるが，今回の解析ではセビメリンによるそれよりもかなり小さいと仮定している．

セビメリンとアミトリプチリンとの併用時においては，セビメリンとアミトリプチリン(ノルトリプチリンによる占有も含む)のムスカリンレセプターへの結合占有率を式(3)，式(4)によって計算した．

$$\Phi'_s = \frac{f_{ps} \cdot C_{ps}}{f_{ps} \cdot C_{ps} + K_{is} \cdot \left(1 + \frac{f_{pa} \cdot C_{pa}}{K_{ia}} + \frac{f_{pn} \cdot C_{pn}}{K_{in}}\right)} \times 100\% \quad \cdots (3)$$

$$\Phi'_{an} = \left[\frac{f_{pa} \cdot C_{pa}}{f_{pa} \cdot C_{pa} + K_{ia} \cdot \left(1 + \frac{f_{ps} \cdot C_{ps}}{K_{is}} + \frac{f_{pn} \cdot C_{pn}}{K_{in}}\right)} + \frac{f_{pn} \cdot C_{pn}}{f_{pn} \cdot C_{pn} + K_{in} \cdot \left(1 + \frac{f_{ps} \cdot C_{ps}}{K_{is}} + \frac{f_{pa} \cdot C_{pa}}{K_{ia}}\right)} \right] \times 100\% \quad \cdots (4)$$

図6-20 ムスカリニックアセチルコリンレセプターとセビメリン，アミトリプチリンの相互作用モデルとセビメリン，アミトリプチリンのレセプター結合占有率

の変化を定量的に捉えることによって，両剤の相互作用の程度を評価する．

まずセビメリン，あるいはアミトリプチリンを単独投与した時のそれぞれの薬剤の血漿中濃度推移とムスカリンレセプターへの結合占有率（Φ）の推移を図6-18と図6-19に示した．

ここで占有率の計算方法は図6-20に示す．

セビメリンのレセプター結合占有率(Φ_s)は5～30%の範囲と推定される．アミトリプチリンの場合には，ムスカリンアセチルコリンレセプターに結合する代謝物，ノルトリプチリンが存在する．アミトリプチリンを単独投与時のアミトリプチリンとノルトリプチリンの両物質の占有率(Φ_{an})は，徐々に増加して3日後には35～45%で定常状態に達する．ここで厳密には内因性のアセチルコリンによるレセプター占有の寄与も考慮に入れなければならないが，今回の解析では Φ_s よりもかなり小さいと仮定している．

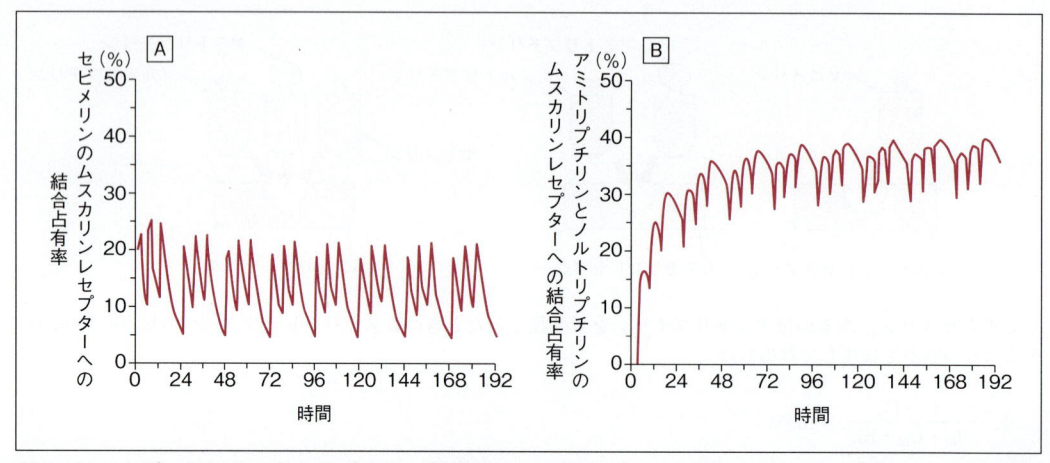

図6-21 セビメリンとアミトリプチリン併用時におけるセビメリン(A)，アミトリプチリン＋ノルトリプチリン(B)のムスカリニックアセチルコリンレセプター結合占有率の経時変化
服用時期は両剤とも午前7時，午後1時，午後7時とした．

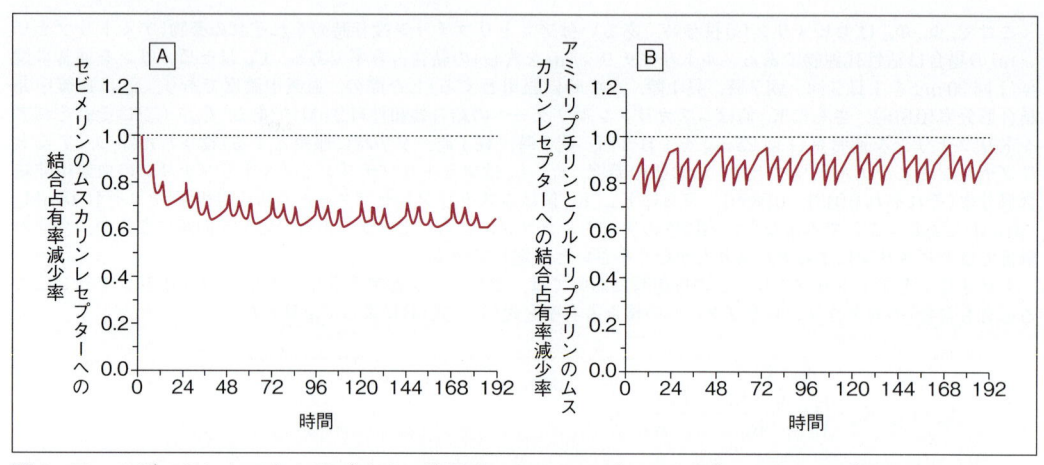

図6-22 セビメリンとアミトリプチリン併用時におけるセビメリン(A)，アミトリプチリン＋ノルトリプチリン(B)のムスカリニックアセチルコリンレセプター結合占有率の減少率の経時変化
服用時期は両剤とも午前7時，午後1時，午後7時とした．

さてアミトリプチリンとの併用により，セビメリンの作用が減弱される可能性がある．またセビメリンによりアミトリプチリンの抗コリン作用が減弱される可能性がある．そこで，両剤を併用時のセビメリンとアミトリプチリン（ノルトリプチリンによる占有も含む）のムスカリンレセプターへの結合占有率(Φ'_s, Φ'_{an})を計算した（図6-20）．Φ'_s, Φ'_{an} の推移を図6-21に示す．

また単独投与時に比べてレセプター結合占有率がどの程度低下したかを表す値，Φ'_s/Φ_s, Φ'_{an}/Φ_{an} を図6-22に示した．

アミトリプチリンの併用により，セビメリンの占有率は単独投与時のほぼ60～70％程度にまで低下していることがわかる．ここで得られたセビメリンのレセプター結合占有率範囲では，血漿中濃度（図6-23）あるいはレセプター結合占有率と唾液分泌増加量との関係は線形である．

したがって，アミトリプチリンを併用すると，セビメリンの唾液分泌増加作用は単独投与時の60～70％に低下すると考えられる．逆に，アミトリプチリンによる占有率も定常状態において75～95％程度に低下しており，アミトリプチリンによる内因性アセチルコリンの結合阻害率も低下

第6章 PDに基づく相互作用の回避／4 セビメリンとアミトリプチリンの相互作用

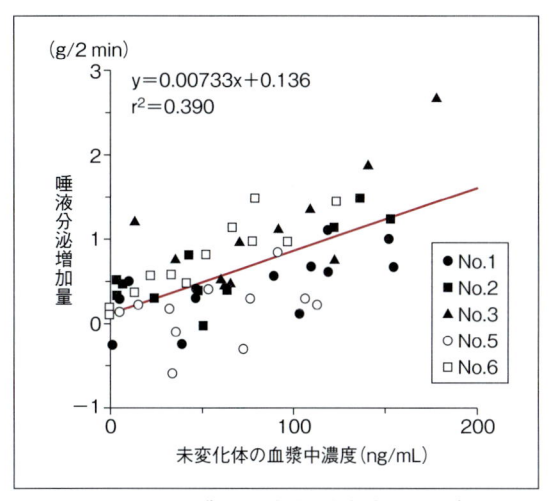

図6-23 シェーグレン症候群患者にセビメリン30 mgまたは50 mgを単回経口投与した時の未変化体血漿中濃度と唾液分泌増加量との相関関係

文献中には無反応例として2例をあげていた．その内1例は唾液分泌量が極端に少なく，著しく唾液腺障害が進んだ症例であり，もう1例は特記すべき所見はないとしている．本解析では前者を除外し，後者は組み入れることによって解析した．
(柏崎禎夫，岡野裕，宮脇昌二：シェーグレン症候群患者におけるSNI-2011 単回経口投与時の体内動態と唾液分泌．診療と新薬 38：393-405，2001)

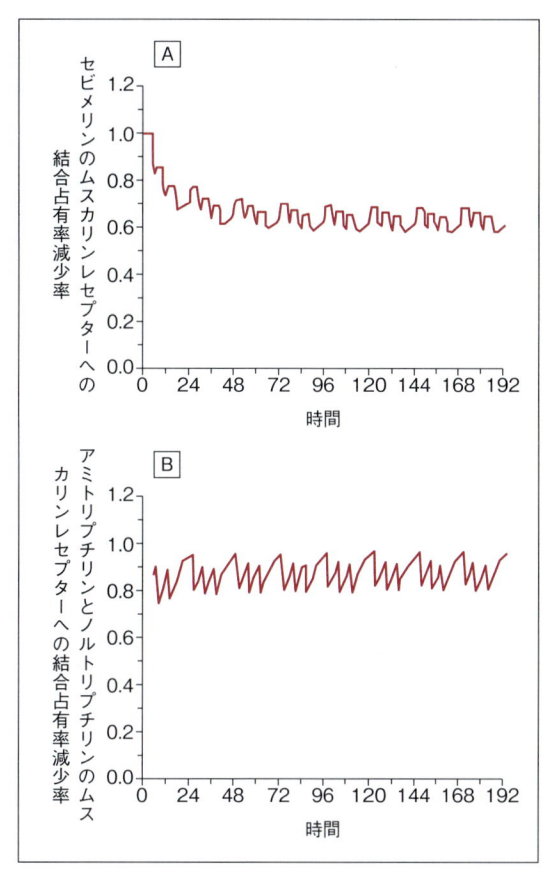

図6-24 セビメリンとアミトリプチリン併用時におけるセビメリン(A)，アミトリプチリン＋ノルトリプチリン(B)のムスカリニックアセチルコリンレセプター結合占有率の減少率の経時変化

服用時期としてはセビメリンは午前7時，午後1時，午後7時，アミトリプチリンは午前10時，午後4時，午後10時とした．

していると考えられるが，内因性アセチルコリンの効果がセビメリンの効果より小さいと仮定すればその影響は少ないと考えられる．したがって，アミトリプチリンによる抗コリン作用は，アゴニストであるセビメリンのレセプターへの結合によって低下していると考えられる．しかしアミトリプチリン単独時に比べてどの程度の副作用(抗コリン作用)が減弱しているかは不明である．

以上より，アミトリプチリンによりセビメリンの治療効果は30～40％程度減弱することになる．しかし，一方で，アミトリプチリンの抗コリン作用は低下することが推測できる．このような両剤による相互作用を回避しようとして，アミトリプチリンを食間(朝10時，夕4時，夜10時に服用)に服用した場合のシミュレーション結果を図6-24に示す．残念ながら，同時服用と比べて，服用時刻をずらしても相互作用の程度にはほとんど違いがみられない．

これは，アミトリプチリンを食間に服用しても血液中濃度が大きく変動しないことによる．

具体的な処方設計の支援

セビメリンとアミトリプチリンの相互作用を回避するためにはどのようにすればよいのであろうか？ セビメリンの作用の減弱を回避するためには，ムスカリンレセプター遮断能が弱いSSRI(フルボキサミン，パロキセチン)，SNRI(ミルナシプラン)などを使用することが勧められる．ただし，SSRIの中でも，パロキセチン(〈処方3〉)は，セビメリンの代謝酵素の1つであるチトクロムP450(CYP)2D6の強い阻害薬なので，併用には

適さない．一方，フルボキサミン（〈処方4〉）にはCYP2D6の阻害作用はあるが弱く，ミルナシプラン（〈処方5〉）は，CYP2D6に対してほとんど阻害作用を有しない．

処方3

パキシル錠（20 mg）
　　　　　1錠　1日1回　夕食後　14日分

処方4

ルボックス錠（25 mg）
　　　　　2錠　1日2回　朝夕食後　14日分

処方5

トレドミン錠（25 mg）
　　　　　2錠　1日2回　朝夕食後　14日分

5 ナフトピジルにイミプラミンの相互作用
Case トフラニールとフリバスが併用されてめまいの発生が懸念される

処方の内容

処方1 54歳の男性（大学病院の心療内科より）

トフラニール錠（25 mg）
　　　　　2錠　1日2回　朝夕食後服用　14日分

処方2 （内科クリニックより）

フリバス錠（75 mg）
　　　　　1錠　1日1回　朝食後服用　14日分

塩酸塩）が処方された．処方医は，初回でもあることからフルボキサミンを考えたが，比較的うつ症状が重篤なことからトフラニールから開始することとした．心療内科医は患者が前立腺肥大の治療を受けていることは知らなかった．仕事は，ハイヤーの運転手をしている．

処方の問題
　三環系抗うつ薬であるトフラニールとα_1遮断薬であるフリバスが同時に処方されているため，低血圧症やめまいの発現が増強される懸念があり，特に車を運転する患者においてはきわめて危険である．

背景と処方の問題点

背景
　患者は開業医から前立腺肥大症に伴う排尿障害に対してフリバス（ナフトピジル）による治療を受けていた．当初は効果不十分であったために，この半年間は，〈処方2〉のように75 mgに増量されていて治療も満足いくものであった．しかし，これまで，まれではあるがフリバス服用中にめまいなどが現れたことがあるという．今回，病院の心療内科においてうつ病との診断を受け，〈処方1〉のトフラニール（イミプラミン

エビデンスと処方のPK/PD解析

　三環系，四環系抗うつ薬による（起立性）低血圧症やめまいはα_1レセプター遮断によるものであることはよく知られている．図6-25に示すように，各種抗うつ薬のα_1レセプター遮断のK$_i$値（主に血管に発現するα_{1B}レセプター）とうつ病患者におけるめまいの発現率との間には，良好な相関関係がある．
　さらに，図6-26に示すように，通常の投与量時でのα_1レセプター結合占有率とめまい発現率との間にも良好な相関関係が見出されている（1

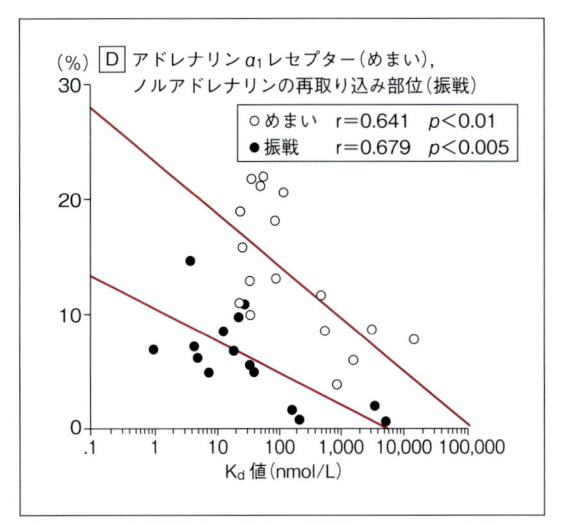

図6-25 各種抗うつ薬(17種類)のα_1レセプター遮断に関する阻害定数(K_i値)と抗うつ薬の臨床試験時のめまい発現率の関係

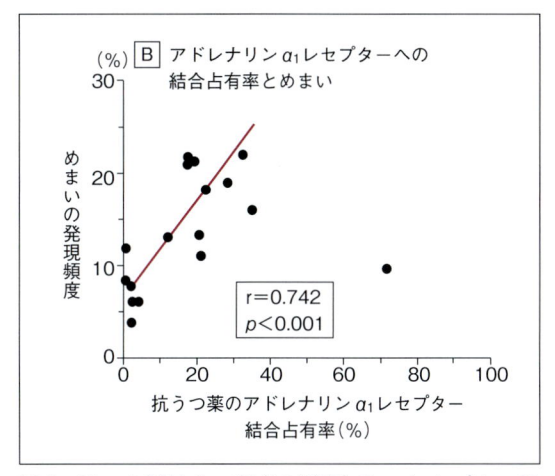

図6-26 各種抗うつ薬(18種類)のα_1レセプター結合占有率(Φ)と抗うつ薬の臨床試験時のめまい発現率(%)の関係

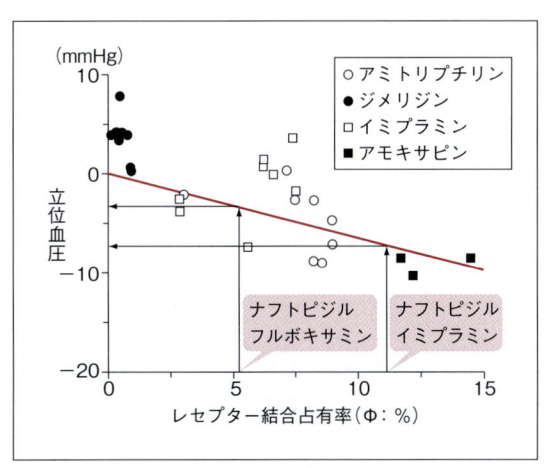

図6-27 各種抗うつ薬(4種類)のα_1レセプター結合占有率(Φ)と抗うつ薬の臨床試験時の立位血圧の低下(mmHg)との関係

表6-11 α_1遮断薬(ナフトピジル)と抗うつ薬(イミプラミン)とその代謝物デシプラミンのα_1レセプター結合阻害定数(K_i値)と通常量投与時の血液中非結合型濃度の一覧

処方された薬剤	α_1レセプター結合阻害定数(K_i:nM)	非結合型薬物濃度(C_f:nM)
ナフトピジル	11.6	0.54
フルボキサミン	1,100	7.8
イミプラミン	85	5.5
(デシプラミン)*	(130)	(1.8)

＊：本邦販売中止

点大きく外れているのはトラゾドンであり，それは，トラゾドンがαアゴニスト様作用を有するためと考えられている．Y切片は薬物非服用時のうつ患者における疾患に基づくと考えられる固有発現率である）．

図6-27は，各種抗うつ薬の通常量投与時のα_1レセプター結合占有率と立位低血圧(mmHg)の相関関係を示したものである．占有率の増大とともに血圧の低下は大きくなることがわかる．

ここで，〈処方1〉（ナフトピジルとイミプラミン）の場合と，ナフトピジルはそのままでイミプラミンをSSRIであるフルボキサミンに変更した処方の場合のα_1レセプター結合占有率を算出してみよう．表6-11はそれぞれの薬剤のα_1レセプター結合親和性（阻害定数，K_i値）と通常投与量時の平均血液中非結合型薬物濃度(C_f)である．

ここで，イミプラミンの活性代謝物であるデシプラミンの寄与も考慮する必要がある．これらのパラメーターを用いて処方全体としてのα_1レセプター結合占有率(Φ)を計算した．その結果，〈処方1〉においては11.1％，ナフトピジル＋フルボキサミンでは5.1％となった．これを用いて図6-27に示すように，立位血圧の低下を予測すると，〈処方1〉では-6.5 mmHg，ナフトピジル＋フルボキサミンでは-2.9％となり，イミプラミンをフルボキサミンに変更することによって血圧低下を抑えられることが示された．

具体的な処方設計の支援

めまいを回避するためには，イミプラミンあるいはナフトピジルをほかの薬剤に変更することが考えられる．

イミプラミンについては，上記解析からも明らかなようにフルボキサミンに変更した場合，血圧低下作用は減弱する．本事例においては，心療内科医も初回処方設計時にイミプラミンとフルボキサミンのどちらを選ぶか迷っていたことから，副作用としての低血圧症，めまいを回避するために，まず，〈処方3〉のようにフルボキサミンから使用するのがベターと考えられるであろう．

処方3

ルボックス錠（25 mg）
　　　　　2錠　1日2回　朝夕食後　14日分

一方，ナフトピジルの代替薬として，シロドシン（ユリーフ），タムスロシン（ハルナール），プラゾシン（ミニプレス）などが考えられるが，$α_{1B}$レセプターへのK_i値は，それぞれ，6.5 nM，0.12 nM，0.028 nM であり，ナフトピジルの6.5〜11.6 nM との比較から，低親和性のシロドシンが推奨できるかもしれない．

処方4

ユリーフカプセル（4 mg）
　　　　　2 Cap　1日2回　朝夕食後　14日分

6　イブプロフェンによるアスピリン作用の減弱
Case バファリンとブルフェンの相互作用を認識していなかった医師

処方の内容

処方1　55歳の男性（循環器科）

バファリン81 mg 錠
　　　　　1錠　1日1回　朝食後　30日分
アーチスト錠（10 mg）
　　　　　1錠　1日1回　朝食後　30日分
フランドル錠（20 mg）
　　　　　2錠　1日2回　朝夕食後　30日分
ニトロペン　胸痛時屯用　1回1錠舌下　10回分

処方2　（整形外科）

ブルフェン錠（200 mg）
　　　　　3錠　1日3回　毎食後　14日分
セルベックス細粒
　　　　　1.5 g（製剤量）　1日3回　毎食後　14日分

背景と処方の問題点

背景

軽度の労作性狭心症と診断され，某病院の循環器科において毎月一度受診している．毎回〈処方1〉が出されていた．最近，背痛が激しいため，同じ病院の整形外科を受診し，痛み止めをもらった．

処方の問題

アスピリンとイブプロフェンが同時併用されることとなっている．この結果，イブプロフェンの併用により，アスピリンの抗血小板凝集作用が減弱する可能性がある．

表6-12 心血管系死亡率，総死亡率に対するイブプロフェン，ジクロフェナク，ほかの非ステロイド性消炎鎮痛薬併用薬の効果

	総死亡率				心血管系死亡率			
	死亡者数	1年1,000人当たりの死亡率	ハザード比*（95%CI）	p値	死亡者数	1年1,000人当たりの死亡率	ハザード比*（95%CI）	p値
アスピリン単独（n=6,285）	1,983	85.9	1.00	—	1,350	58.5	1.00	—
アスピリン＋イブプロフェン（n=187）	62	98.0	1.93（1.30〜2.87）	0.0011	39	61.6	1.73（1.05〜2.84）	0.0305
アスピリン＋ジクロフェナク（n=206）	60	84.5	0.82（0.54〜1.25）	0.3571	44	62.0	0.80（0.49〜1.31）	0.3749
アスピリン＋ほかの非ステロイド性消炎鎮痛薬（n=429）	161	98.8	1.10（0.87〜1.40）	0.4322	114	70.0	1.03（0.77〜1.37）	0.8337

*：年齢，性，Carstairの社会的情緒遮断スコア，以前の心血管系疾患での入院歴，真性糖尿病，関節リウマチ，変形性関節症，心血管系薬剤の使用，糖尿病治療薬の使用，抗リウマチ薬の使用，退院時における高脂血症治療薬の使用，アスピリン曝露の期間とイブプロフェン，ジクロフェナク，ほかの非ステロイド性消炎鎮痛薬使用の有無の関係などによって調節された．

(Catella-Lawson F, Reilly MP, Kapoor SC, et al：Cyclooxygenase inhibitors and the antiplatelet effects of aspirin. N Engl J Med 345：1809-1817, 2001)

エビデンスと処方のPK/PD解析

アスピリンを服用している心血管系疾患患者が，イブプロフェンを併用すると，心血管系死亡だけでなく総死亡も有意に増加するとするレトロスペクティブな研究結果を示す．

症例解析：心血管系疾患に対してアスピリンが処方され，1か月以上生存していた7,107人分のデータが解析され，心血管死亡や総死亡にイブプロフェン，ジクロフェナクなどの併用薬が与える影響が評価された（表6-12）．

その結果，イブプロフェンを併用していた187人では，アスピリン以外の非ステロイド性消炎鎮痛薬（NSAIDs）を服用していなかった6,285人と比べ，総死亡の相対リスクが1.93倍になることが判明した．心血管系の原因による死亡も同様に1.73倍となり，いずれも高値であることが明らかとなった．一方，ジクロフェナクなどイブプロフェン以外の非ステロイド性消炎鎮痛薬併用例（635人）では，このような死亡の増加は認められなかった．これらの結果より，少なくとも心血管疾患例においては，イブプロフェンとアスピリンとの薬物相互作用（アスピリンによる血小板凝集阻害率作用の減弱）が生じるということになる．アスピリンによる心筋梗塞・脳卒中二次予防作用が確立していることから，アスピリンと非ステロイド性消炎鎮痛薬を併用するのであればイブプロフェン以外を用いたほうがベターであると考えられる．

・MacDonald TM, Wei L：Effect of ibuprofen on cardioprotective effect of aspirin. Lancet 361（9357）：573-574, 2003

上述のように，アスピリン使用時にイブプロフェンを併用するとアスピリンの血小板凝集抑制作用が減弱する．これは，イブプロフェンが血小板のシクロオキシゲナーゼ-1（COX-1）とアスピリンとの結合を阻害するためと考えられている．イブプロフェン（400 mg）を毎朝経口投与した2時間後にアスピリン錠（81 mg）を毎朝投与した場合，アスピリンによるトロンボキサンB_2産生の阻害と血小板凝集抑制作用は減弱した．しかし，逆にアスピリン錠（81 mg）を毎朝投与してその2時間後にイブプロフェン（400 mg）を毎朝投与した場合には，血小板凝集作用に対するイブプロ

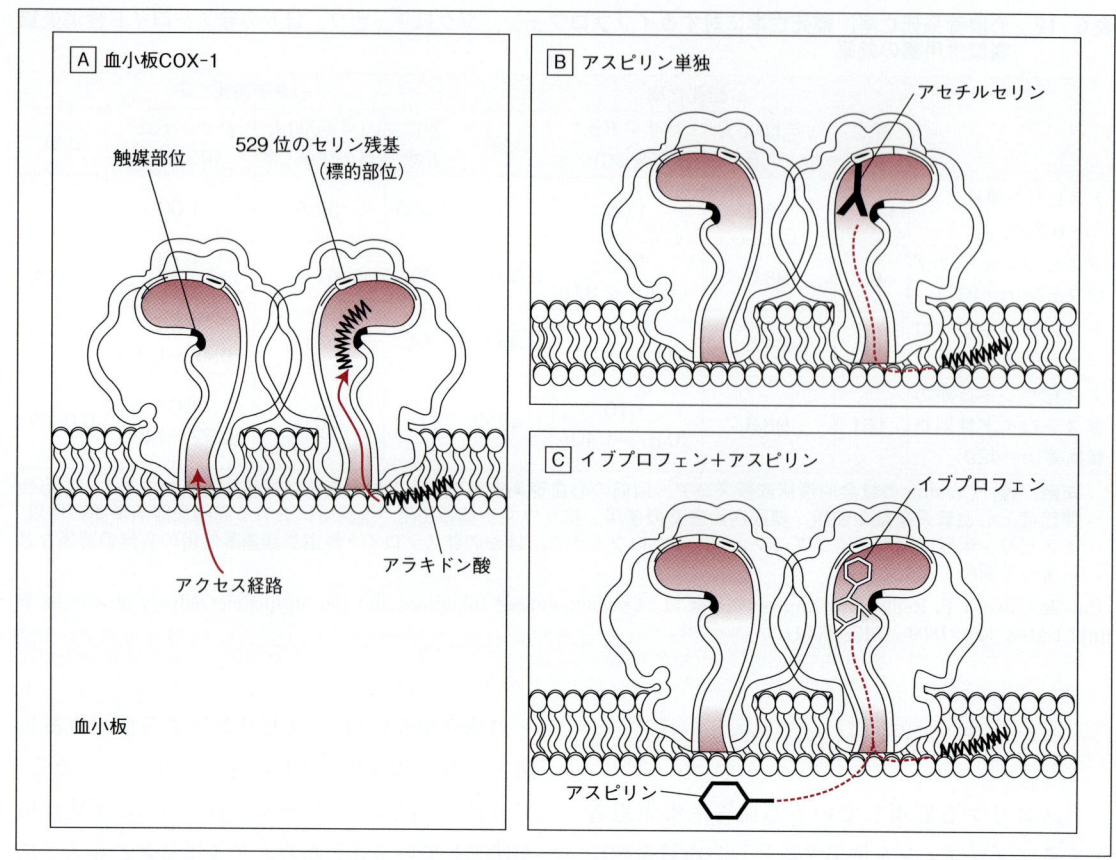

図6-28 血小板COX-1に及ぼすアスピリン単独，およびイブプロフェン＋アスピリン併用投与時の作用の模式図
A：アスピリン，イブプロフェンなどのNSAIDsが存在しない時，アラキドン酸はCOX-1の触媒部位に自由に到達して代謝される．B：COX-1の触媒部位の近くに存在する529位のセリン残基がアスピリンによって不可逆的にアセチル化される．このかさ高いアセチル残基はアラキドン酸が触媒部位に近づくことを阻止してその代謝を阻害することになる．C：触媒部位でアラキドン酸との競合阻害を引き起こすイブプロフェンのようなNSAIDsが存在していると，触媒部位が占有されて，アスピリンが529位に近づくことができなくなり，529位のアセチル化が起こらなくなってしまう．その後，イブプロフェンがなくなればアラキドン酸は触媒部位に接近できて代謝が引き起こされることになる．
(Catella-Lawson F, Reilly MP, Kapoor SC, et al：Cyclooxygenase inhibitors and the antiplatelet effects of aspirin. N Engl J Med 345：1809-1817，2001)

フェンの影響は認められなかった．アスピリンは，血小板のCOX-1の働きを不可逆的に阻害（COX-1の529位セリン残基を選択的にアセチル化）し，抗血小板作用を示す．しかし，イブプロフェンはCOX-1の触媒部位に先回りして，アスピリンの結合を阻止し，COX-1のアセチル化を阻害すると考えられている(図6-28)．

これに対して，先にアスピリンが投与された場合には，短時間のうちにアセチル化が完了しCOX-1は不可逆的に不活性化されるため，その後イブプロフェンが現れても抗血小板作用は影響を受けないことになる．この相互作用は同じ投与条件でイブプロフェンを1日3回投与した場合も同様である．アスピリンとイブプロフェンを同時に経口投与した場合には，どの程度の相互作用が引き起こされるか不明である．しかし，イブプロフェンの血液中濃度推移のT_{max}，半減期がそれぞれ2.1時間，1.8時間，アスピリンのT_{max}，半減期がそれぞれ0.4時間，0.4時間であることを考慮すると，イブプロフェンを前投与した場合ほどの顕著な相互作用は生じないと考えられる．とはいえ，血液中で両剤が存在する時間帯もあるこ

とから，アスピリンの作用減弱は否定できない．なお，この相互作用現象は，ほかの非ステロイド性消炎鎮痛薬のアセトアミノフェンやロフェコキシブ（本邦未発売）によっては惹起しなかったということである．それ以外の非ステロイド性消炎鎮痛薬については，どの程度の相互作用が生じるか，現在のところ不明である．

具体的な処方設計の支援

アスピリンとイブプロフェンとの薬物間相互作用を回避する方法としては，服用時間をずらす方法とイブプロフェンを低用量アスピリンに影響を及ぼさないことが報告されているNSAIDs（アセトアミノフェンやジクロフェナクなど）に変更する方法が考えられる．アスピリンによる抗血小板作用は不可逆的であり，作用が長時間持続するため，アスピリンをイブプロフェンより先に投与した場合（アスピリンによる治療中，イブプロフェンを頓服で服用した場合など）には，アスピリンの臨床効果に及ぼす影響は小さいと考えられる．ただし，腸溶性アスピリン製剤では，服用時間をずらしても相互作用が認められるとの報告があることから，服用時間をずらすという回避法は腸溶性製剤化が施されていないアスピリン製剤の場合に選択可能と考えられる．

具体的には，アスピリンをこれまでよりも少し早めに朝食後（7時）に服用して，朝と昼との食間に間食を少しとってからイブプロフェンを服用し，その後，少し遅めの昼食後（2時），夕食後（7時）にイブプロフェンを服用するように変更する〈処方3〉．ただし，非ステロイド性消炎鎮痛薬を食間に服用する場合には，胃障害を回避するためにスナック菓子のようなものを摂取するように指導する必要がある．しかし，イブプロフェンを連続投与している場合には，アスピリンを投与した以前のイブプロフェンの影響を受ける可能性がある点には注意が必要である．したがって，ジクロフェナク〈処方4〉，アセトアミノフェン，外用剤〈処方5〉を使用することが無難であろう．

処方3

ブルフェン錠（200 mg）
　　　　　3錠　1日3回　朝食間，
　　　　　および昼・夕食後　14日分
セルベックス細粒
　　　　　1.5 g　1日3回　毎食後　14日分

アスピリンと相互作用の少ないジクロフェナク（ボルタレンなど）の処方も考えられる．

処方4 （整形外科）

ボルタレン錠（25 mg）
　　　　　3錠　1日3回　毎食後　14日分
セルベックス細粒
　　　　　1.5 g　1日3回　毎食後　14日分

また，非ステロイド性消炎鎮痛薬の外用剤を試してみることも可能である．

処方5

カトレップ貼付剤（70 mg）
　　　　　10枚　5日分　1回1枚　1日2回
　　　　　　　　　背中に貼付する

7 治療効果の評価

1 抗精神病薬（定型，非定型抗精神病薬）の適正使用
Case 統合失調症患者にオランザピンが処方された

処方の内容

処方 60歳の男性

ジプレキサザイディス錠（5 mg）
　　　　　　　　1錠　1日1回　朝食後　14日分

統合失調症の患者に，非定型抗精神病薬のジプレキサザイディス錠（オランザピン）が処方された．患者は，長い間，定型抗精神病薬のセレネース（ハロペリドール）〔処方：セレネース錠（3 mg）1錠　1日1回　朝食後〕を使用していたが，今回，十分な治療効果が得られないということから，上記の薬剤に変更となった．

エビデンスと処方のPK/PD解析

統合失調症の主な臨床症状は，妄想，幻覚，解体した思考を特徴とする陽性症状，または快感消失，意欲低下，エネルギーの低下，そして社会的接触の低下（引きこもり）を特徴とする陰性症状に分類される．これら陽性症状および陰性症状に対する定型抗精神病薬および非定型抗精神病薬の治療効果には，ドパミン D_2 レセプター遮断作用およびセロトニン $5-HT_{2A}$ レセプター遮断作用が関与していると考えられている．そこで以下に，種々抗精神病薬の両レセプターへの結合占有率と，両症状に対する有効性との関連について検討した結果を示す．

統合失調症患者を対象とした種々臨床試験では，抗精神病薬の有効性を評価するために，PANSS（positive and negative syndrome scale：陽性および陰性症状評価尺度*），PANSS陽性症状スコア*，PANSS陰性症状スコア*並びにBPRS（brief psychiatric rating scale：簡易精神症状評価尺度**）などが使用されている．そこで，種々の臨床試験からこれらの指標で評価された薬効データを収集し，両レセプターの推定平均レセプター結合占有率との関係を評価することとする．推定平均レセプター結合占有率は，各薬剤を投与した際の体内動態特性と D_2 および $5-HT_{2A}$ レセプターに対する結合解離定数を基に算出した．

定型抗精神病薬としてクロルプロマジン，ハロペリドール，非定型抗精神病薬としてオランザピン，クエチアピン，リスペリドン，クロザピン，

---

*：PANSS（positive and negative syndrome scale）陽性陰性症状評価尺度
【陽性尺度】妄想，概念の統合障害，幻覚による行動，興奮，誇大性，猜疑心，敵意
【陰性尺度】情動の平板化，情動的引きこもり，疎通性の障害，受動性／意欲低下による社会的引きこもり，抽象的思考，会話の自発性と流暢さの欠如，常同的思考
【総合精神病理評価尺度】心気症，不安，罪責感，緊張，衒奇症と不自然な抑うつ，運動減退，非協調性，不自然な思考内容，失見当，注意の障害，判断力と病識の欠如，意志の障害，衝動性の調節，没入性，自主的な社会回避
**：BPRS（brief psychiatric rating scale）簡易精神症状評価尺度
【評価項目】心気的訴え，不安，感情的引きこもり（接触障害），思考解体，罪業感，緊張，衒奇的な行動，姿勢，誇大性，抑うつ気分，敵意，疑惑（被害妄想），幻覚，運動減退，非協調性，思考内容の異常，情動鈍麻，興奮，見当識障害

ジプラシドン(本邦未承認)を解析対象とした．薬物のレセプター結合占有率(Φ；％)は式(1)で表される．

$$\Phi = \frac{C_R}{C_R + K_d} \times 100 \quad \cdots\cdots (1)$$

ここで，C_R，K_d は，それぞれレセプター近傍の非結合型薬物濃度(血液中非結合型薬物濃度あるいは脳脊髄液中濃度)，およびレセプターと薬物の解離定数を示す．また，リスペリドンの場合は，それぞれ活性代謝物である 9-OH リスペリドンもレセプターに競合的に結合するため，薬物のレセプター結合占有率Φは式(2)のように表される．

$$\Phi(\%) = \left(\frac{C_{R1}}{C_{R1} + K_{d1}\left(1 + \frac{C_{R2}}{K_{d2}}\right)} + \frac{C_{R2}}{C_{R2} + K_{d2}\left(1 + \frac{C_{R1}}{K_{d1}}\right)} \right) \times 100 \quad \cdots (2)$$

ここで，C_{R1}，C_{R2}，K_{d1}，K_{d2} は，それぞれ未変化体の非結合型薬物濃度，代謝物の非結合型薬物濃度，未変化体のレセプター解離定数，ならびに代謝物のレセプター解離定数を示す．表 7-1 には，解析に使用した種々薬物の C_R，K_d 値などを示す．

各種抗精神病薬の臨床試験における総合的な有

表 7-1 各種抗精神病薬をヒトに常用量投与時の平均非結合型薬物濃度(C_R)と，D_2 および 5-HT$_{2A}$ レセプターに対する結合解離定数(K_d)

	C_R(nM)	K_d(nM) D_2	K_d(nM) 5-HT$_{2A}$
クロルプロマジン	4.3	0.66	1.8
クロザピン	62	44	3.5
ハロペリドール	0.22	0.35	46
オランザピン	4.1	2.7	1.6
クエチアピン	187	78	110
リスペリドン	0.28	0.3	0.21
9-OH リスペリドン	1.8	4.8	1.0
ジプラシドン	1.3	1.2	3.3

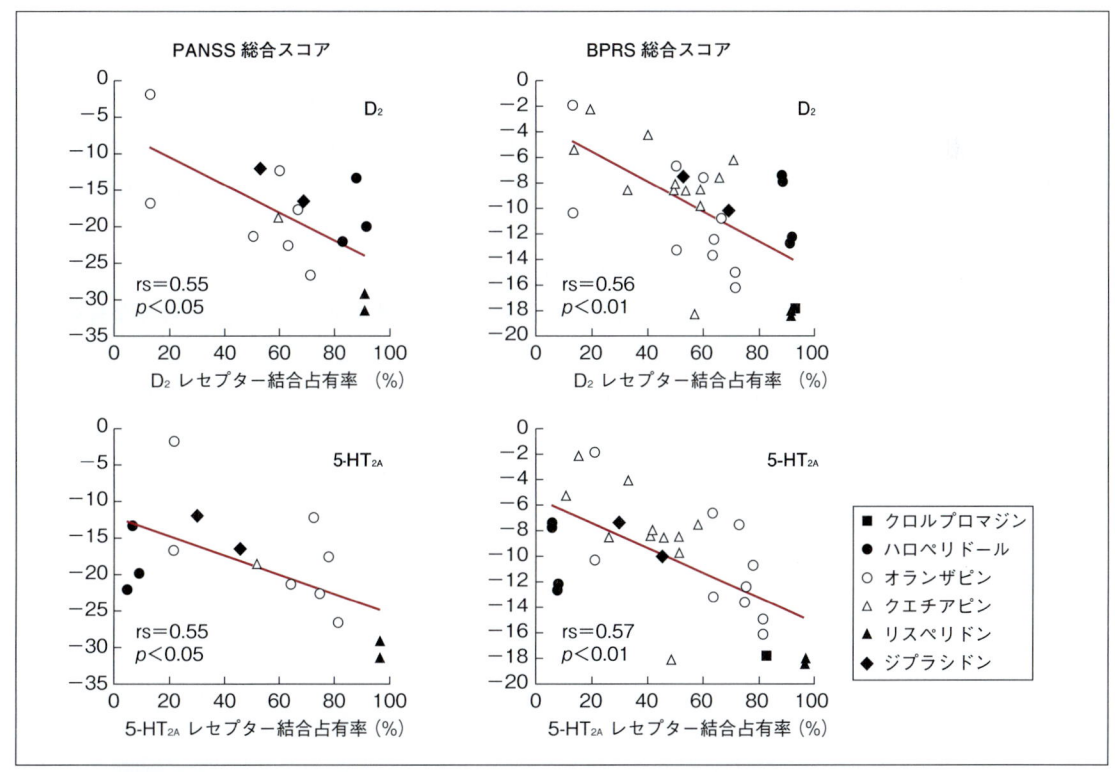

図 7-1 薬物の平均 D_2 または 5-HT$_{2A}$ レセプター結合占有率と PANSS 総合スコアおよび BPRS 総合スコアとの関係

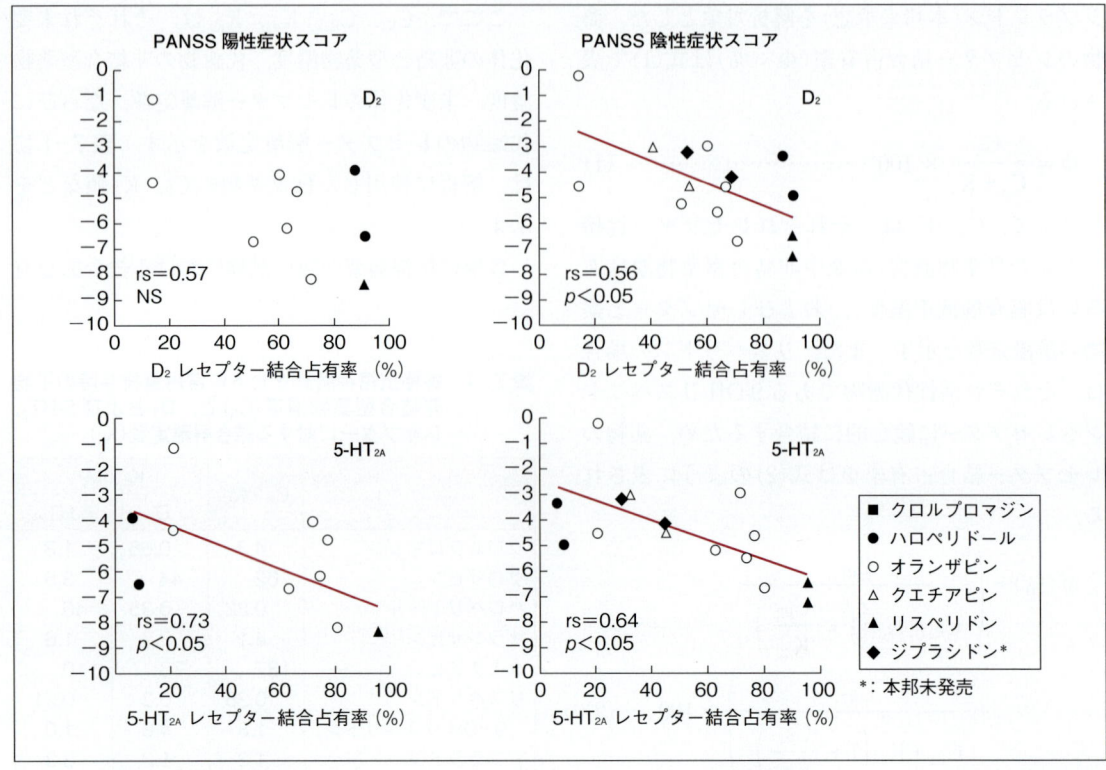

図7-2 薬物の平均 D_2 または 5-HT_{2A} レセプター結合占有率と PANSS 陽性症状スコアおよび PANSS 陰性症状スコアとの関係

効性(PANSS 総合スコアおよび BPRS 総合スコア)と，各薬剤の D_2 または 5-HT_{2A} レセプター結合占有率との相関を図7-1に示す．

解析の結果，PANSS 総合スコアおよび BPRS 総合スコアと平均 D_2 および 5-HT_{2A} レセプター結合占有率の間には，それぞれ同程度の統計学的に有意な相関が認められている．PANSS 総合スコアおよび BPRS 総合スコアは，統合失調症の広範な精神症状を総合的に評価する指標であり，その改善には D_2 および 5-HT_{2A} レセプターの双方が関与することが示された．

また，図7-2に示すように，PANSS 陽性症状スコアと平均 5-HT_{2A} レセプター結合占有率の間には有意な相関が認められた．

PANSS 陰性症状スコアと平均 D_2 および 5-HT_{2A} レセプター結合占有率の間にも，有意な相関が認められたが，5-HT_{2A} レセプターとの相関係数のほうが高かった．

以上より，種々抗精神病薬の総合的な有効性は D_2 および 5-HT_{2A} レセプター結合占有率，陰性症状の改善は D_2 および 5-HT_{2A} レセプター結合占有率によって定量的に予測可能であることが示唆されている．

2 ヒスタミン H₁ レセプター遮断薬の適正使用
Case エバスチンの血漿中濃度推移と薬理効果推移の乖離

処方の内容

処方 1 12歳の男児，病院のアレルギー内科

エバステル OD 錠（5 mg）
1錠　1日1回　朝食後　14日分

慢性蕁麻疹のためエバステル OD 錠（エバスチン）が処方された．原因は接触物質によるものと考えられる．

エビデンスと処方の PK/PD 解析

ヒスタミン H₁ レセプター遮断薬は，皮膚疾患やアレルギーなど，ヒスタミンによるさまざまな生体反応の抑制に対して臨床的に広く用いられている．ヒスタミン H₁ レセプター遮断薬の血液中濃度と薬効の間には，若干の時間的な遅れがある ことが知られている．ここでは，薬物血液中濃度推移とヒスタミン H₁ レセプター遮断薬によるヒスタミン誘発皮膚反応に対する抑制作用推移の PD 解析例を紹介しよう．

解析対象とした臨床研究では，代表的なヒスタミン H₁ レセプター遮断薬であるエバスチン（5 mg または 10 mg）を 6～12 歳のアレルギー性鼻炎の小児患者に経口投与した後，血漿中濃度をモニターすると同時に，経時的にヒスタミンを皮下投与し，その際の膨疹（wheal）に対する抑制率を測定している（図 7-3，図 7-4）．

エバスチンの活性代謝物であるカレバスチン（エバスチンはプロドラッグであり活性本体はカレバスチンであると考えられている）の最高血漿中濃度（C_{max}）は 3～4 時間に得られているが，皮膚反応抑制率は，8 時間後に最大に達しており，作用発現にある程度の時間を要していることがわかる．そこでさらに明確にするために，血漿中の

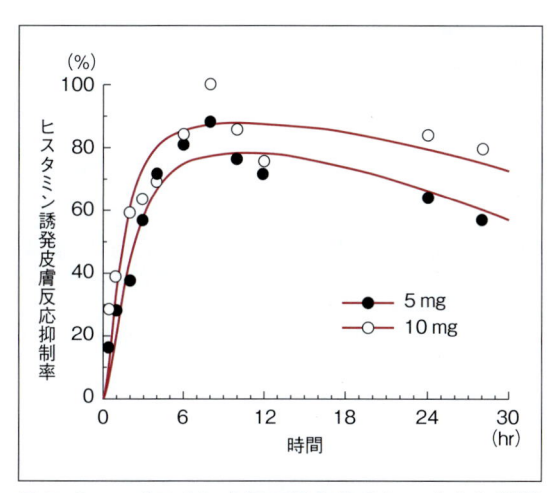

図 7-3 エバスチンを経口投与後のヒスタミン誘発皮膚反応抑制率の経時変化
6～12 歳のアレルギー性鼻炎の小児に 5 mg または 10 mg のエバスチンを単回経口投与した．
(Simons FE, Watson WT, Simons KJ：Pharmacokinetics and pharmacodynamics of ebastine in children. J Pediatr 122：641-646, 1993)

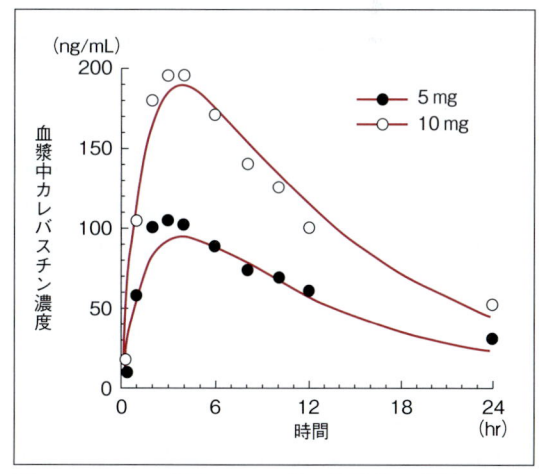

図 7-4 6～12 歳のアレルギー性鼻炎の小児に 5 mg または 10 mg のエバスチンを単回経口投与した際のエバスチンの活性代謝物カレバスチンの血漿中濃度推移
(Simons FE, Watson WT, Simons KJ：Pharmacokinetics and pharmacodynamics of ebastine in children. J Pediatr 122：641-646, 1993)

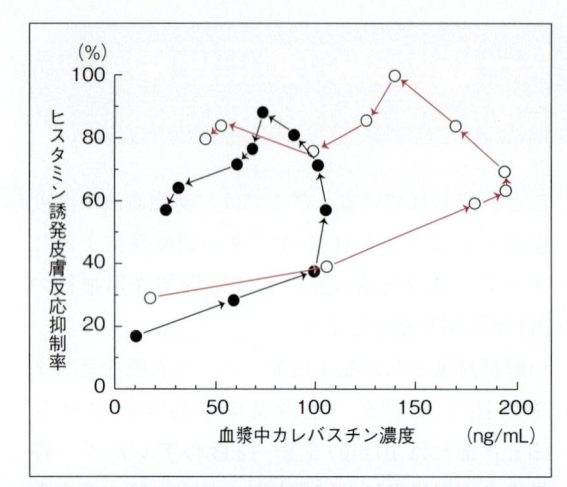

図7-5 エバスチンを投与後のヒスタミン誘発皮膚反応抑制率の経時変化(縦軸)とエバスチンの活性代謝物(カレバスチン)の血漿中濃度推移(横軸)の関係

矢印は，投与後の時間推移を示す．6〜12歳のアレルギー性鼻炎の小児に5 mg(●)または10 mg(○)のエバスチンを単回経口投与した．

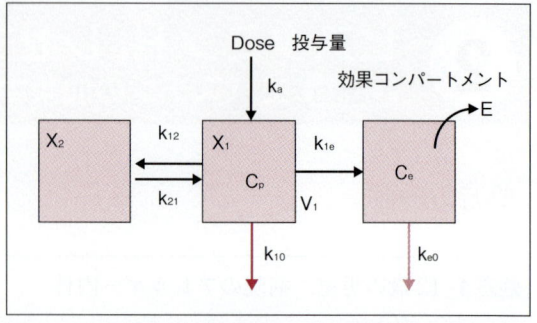

図7-6 エバスチン経口投与後の血漿中濃度推移を表す2-コンパートメントモデルと，それに結合した効果コンパートメントモデル

ここで，C_p, C_e, k_{e0} はそれぞれ血漿中薬物濃度，効果コンパートメント中薬物濃度および効果コンパートメントからの消失速度定数を示す．また，効果コンパートメント中濃度(C_e)と薬理効果の関係は

$$E_{max} モデル（皮膚反応抑制率 = \frac{C_e}{(C_e + EC_{50})} \times 100\%）$$

を仮定した．ここで EC_{50} は最大効果の50%の作用を与える効果コンパートメント中の薬物濃度を表す．

カレバスチン濃度と皮膚反応抑制率の関係を時系列でとると，反時計回りのヒステリシス(履歴現象)を示すことがわかる(図7-5).

この血漿中濃度推移と皮膚反応抑制作用推移との関係を効果コンパートメントモデルに基づいて解析を行った(図7-6).

カレバスチンに関して得られた薬力学的パラメーター(k_{e0}, EC_{50})はそれぞれ，0.175/hr, 39.6 nMであった．また，シミュレーションで得られた効果コンパートメント中薬物濃度と皮膚反応抑制作用との関係は図7-7に示すように，投与量や投与後の時刻によらず，1つのライン上にのっていることがわかる．

得られた EC_{50} 値(39.6 nM)は，*in vitro* レセプター結合実験で得られたヒスタミン H_1 レセプターの阻害定数 K_i 値(23 nM)にほぼ対応する値を示している．しかし，カレバスチンの血漿中タンパク結合(血漿中非結合型分率は0.0245)を用いて補正した，非結合型薬物に関する $EC_{50, f}$ は1 nMとなり，*in vivo* と *in vitro* である程度の乖離がみられている．この理由は不明である．

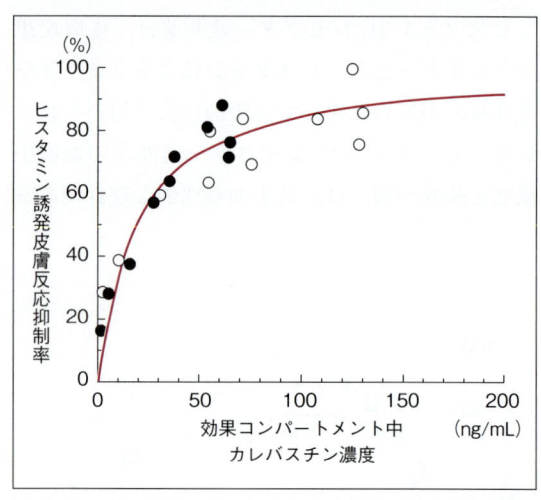

図7-7 効果コンパートメントモデルにおける効果コンパートメント中薬物濃度とヒスタミン誘発皮膚反応抑制率の関係

6〜12歳のアレルギー性鼻炎の小児に5 mg(●)または10 mg(○)のエバスチンを単回経口投与した．

3 セロトニン 5-HT₃ レセプター遮断薬(制吐剤)の適正使用
Case アザセトロン分割投与の有用性

処方の内容

処方1 45歳の女性，病院の心療内科

セロトーン静注液(10 mg/2 mL)　1アンプル/回
　　　　　　　　　　　　　　　1回　8：00

　患者は卵巣癌に対してシスプラチン 75 mg/m² が投与されていた．セロトーン静注液(アザセトロン塩酸塩)は，1日量を1回に投与するより，1日2回に分割して投与したほうが治療効果が高いといわれている．今回も，8時間程度の間隔をあけて分割投与したほうがよいのではないかと思われた．

エビデンスと処方の PK/PD 解析

　抗癌剤投与後の悪心・嘔吐発現は癌化学療法の中止を招く原因となるため，この副作用回避が臨床上重要な問題となっている．抗癌剤による悪心・嘔吐は，小腸粘膜の迷走神経求心性線維上に存在するセロトニン 5-HT₃ レセプターを介して発現すると考えられている．このため，セロトニン 5-HT₃ レセプターアンタゴニストが制吐作用を目的に開発され，現在，数種類が繁用されている．アザセトロンもその一種である．これまでに，10 mg/日と1日投与量を一定としたままで次のように静脈内投与方法を変えた場合の，悪心・嘔吐に対する治療効果が比較検討されている．

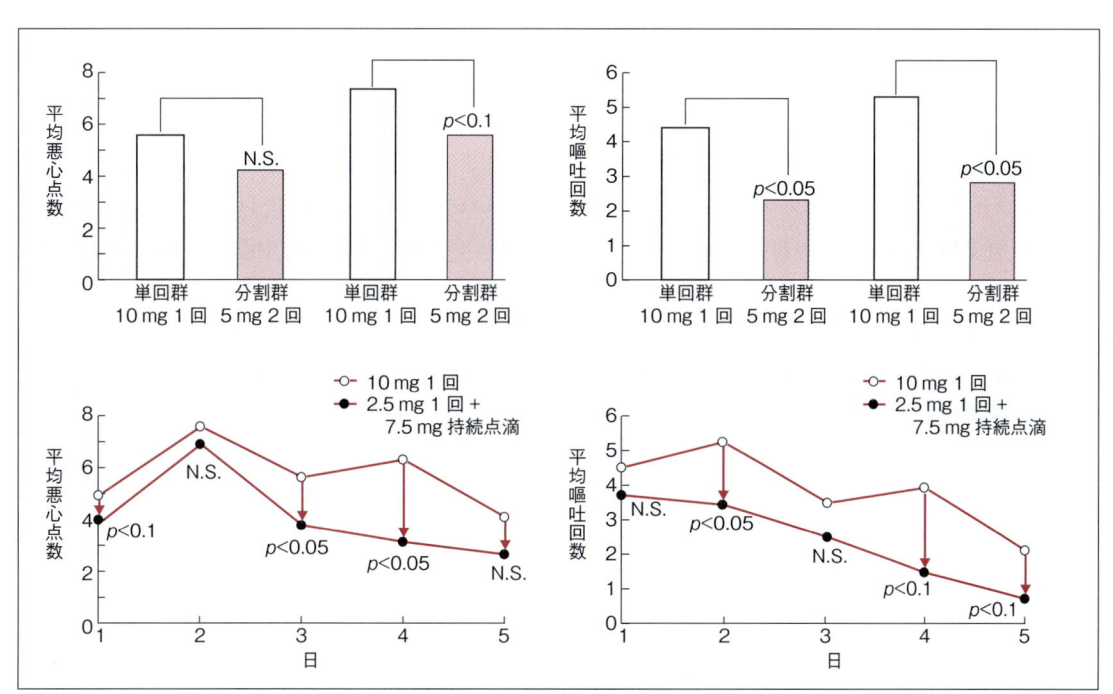

図7-8　アザセトロン塩酸塩注を，1日量を変えずに種々の用法(10mg 単回，1回5 mg を2回，1回2.5 mg を投与後7.5 mg を持続点滴)で使用した時の臨床効果

(木村英三，新美茂樹，渡辺明彦，他：癌化学療法施行時の悪心・嘔吐に対する Azasetron Hydrochloride 分割投与法の検討．癌と化学療法 24：855-859，1997)
(木村英三，新美茂樹，渡辺明彦，他：CDDPを含む癌化学療法施行時の悪心・嘔吐に対する塩酸 Azasetron 持続点滴法の検討．癌と化学療法 23：477-481，1996)

a) 単回10 mg 1回投与した場合
b) 1回5 mgを2回投与した場合
c) 1回2.5 mg投与して7.5 mgを持続点滴した場合

結果は，図7-8に示すが，a)よりもb)やc)のほうが平均悪心点数，平均嘔吐回数ともに有意に低くなっていることがわかる．

この効果の違いを説明するために，アザセトロンと内因性のセロトニンとの腸管での5-HT$_3$レセプターにおける相互作用を考慮したモデルを構築した．そのモデルを用いた解析を以下に示す．

抗癌剤投与後に腸管表層に放出されるセロトニン濃度は，抗癌剤の種類および投与量によって異なると考えられる．しかし，各種抗癌剤投与時の腸管表層のセロトニン濃度に関するデータは得られない．そこで，それに代わる指標として血漿中および尿中のセロトニン代謝物(5-HIAA)を解析対象とした．その結果，血漿中5-HIAA濃度と嘔吐回数の間に相関は認められなかったが，尿中の5-HIAA濃度と嘔吐回数との間には有意な相関が得られている(図7-9)．

また，抗癌剤によって尿中の5-HIAA濃度が異なることが報告されており，常用量投与時には，シスプラチン，シクロホスファミド，ダカルバジンの順で尿中の5-HIAA排泄量が多く，臨床での嘔吐発現の程度とよく対応していた(図7-10)．これらの関係から，尿中の5-HIAA排泄量が悪心・嘔吐発現の指標になると考えられた．この時，抗癌剤投与時の腸管表層セロトニン濃度(C_s)は，ヒトでの平常時の腸管セロトニン濃度(CIS)，腸管における貯蔵セロトニンと遊離セロトニンの濃度比(f_s)，および抗癌剤投与後の尿中の5-HIAA濃度(C_u)から次式を用いて推定できる．

$$C_s = CIS \cdot f_s \cdot \frac{C_u}{C_{u0}} \quad \cdots\cdots (1)$$

ここで，C_{u0}は正常時の尿中の5-HIAA排泄濃度である．CISは850 nM，C_{u0}は1 ng/μgクレアチニンと報告値から設定した．f_sとしては，ヒト腸管の遊離セロトニン量は貯蔵量に比べて著しく

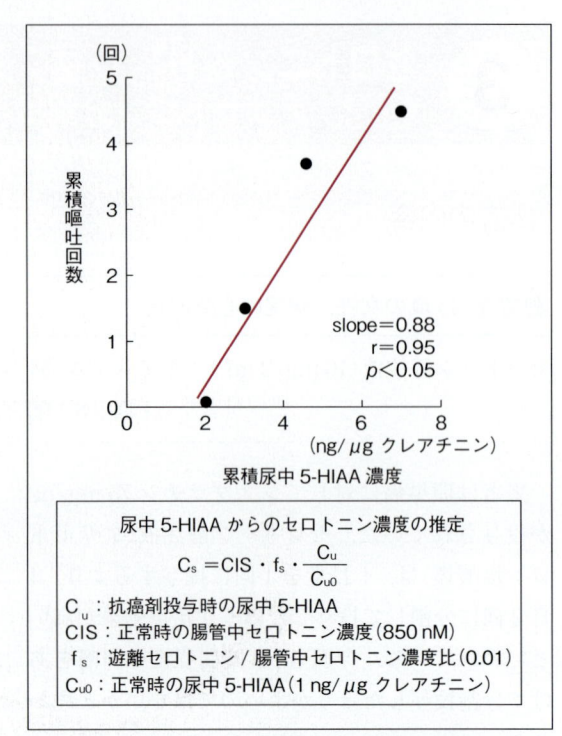

図7-9 尿中の5-HIAA濃度と嘔吐回数の関係
(Cubeddu LX, Hoffmann IS, Fuenmayor NT, et al: Changes in serotonin metabolism in cancer patients: its relationship to nausea and vomiting induced by chemotherapeutic drugs. Br J Cancer 66: 198-203, 1992)

尿中5-HIAAからのセロトニン濃度の推定
$C_s = CIS \cdot f_s \cdot \dfrac{C_u}{C_{u0}}$
C_u: 抗癌剤投与時の尿中5-HIAA
CIS: 正常時の腸管中セロトニン濃度(850 nM)
f_s: 遊離セロトニン/腸管中セロトニン濃度比(0.01)
C_{u0}: 正常時の尿中5-HIAA(1 ng/μgクレアチニン)

少ない(5%以下)との報告および家兎におけるセロトニンの腸管細胞間隙中濃度と腸管壁細胞中濃度との比が約0.34%との報告から，ここでは，1%と仮定して各種抗癌剤投与時のC_sを推定した．図7-10は，3種の抗癌剤であるシスプラチン，ダカルバジン，シクロホスファミドを投与した後の尿中の5-HIAA排泄濃度(ng/μgクレアチニン)の時間推移である．

正常時の尿中の5-HIAA排泄濃度が1 ng/μgクレアチニン程度であるから，5-HIAA排泄濃度は抗癌剤投与によって大きく増加していることがわかる．この値を式(1)に代入してC_s(抗癌剤投与時の腸管表層セロトニン濃度)の時間推移を計算し，その値をさらに次式に代入することによってセロトニンの5-HT$_3$レセプター結合占有率(Φ_s)を計算することができる．

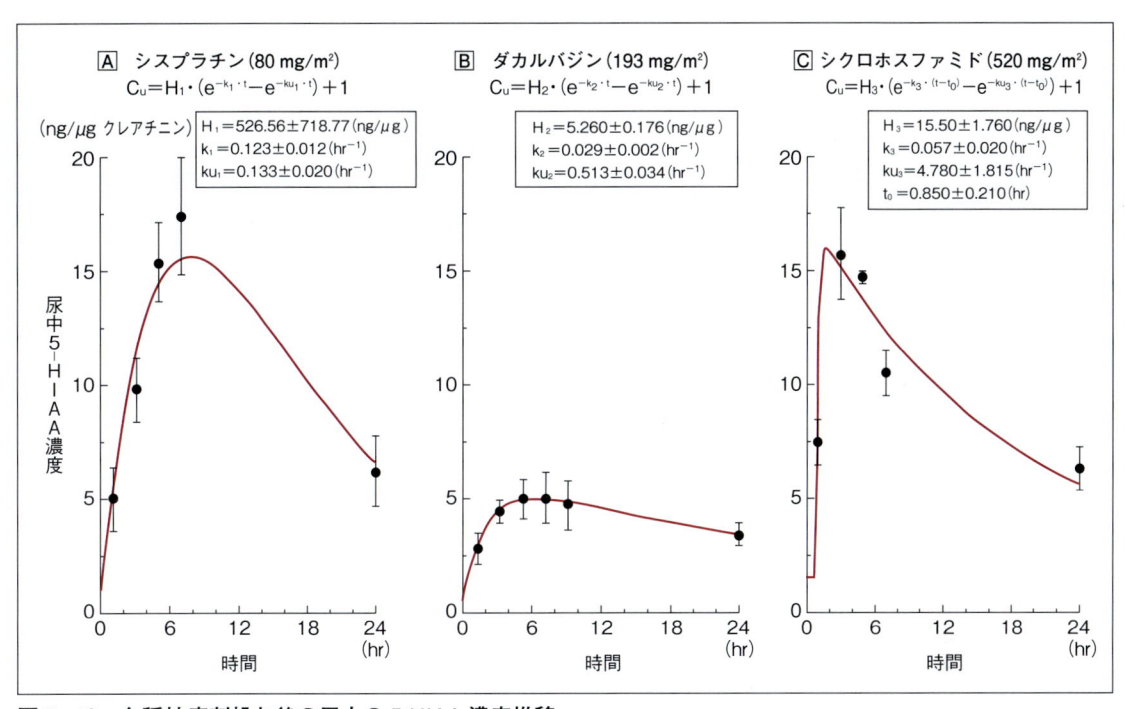

図7-10 各種抗癌剤投与後の尿中の 5-HIAA 濃度推移
ポイントは実測値,ラインはフィッティングラインを示す.

(Cubeddu LX, Hoffmann IS, Fuenmayor NT, et al: Changes in serotonin metabolism in cancer patients: its relationship to nausea and vomiting induced by chemotherapeutic drugs. Br J Cancer 66:198-203, 1992)

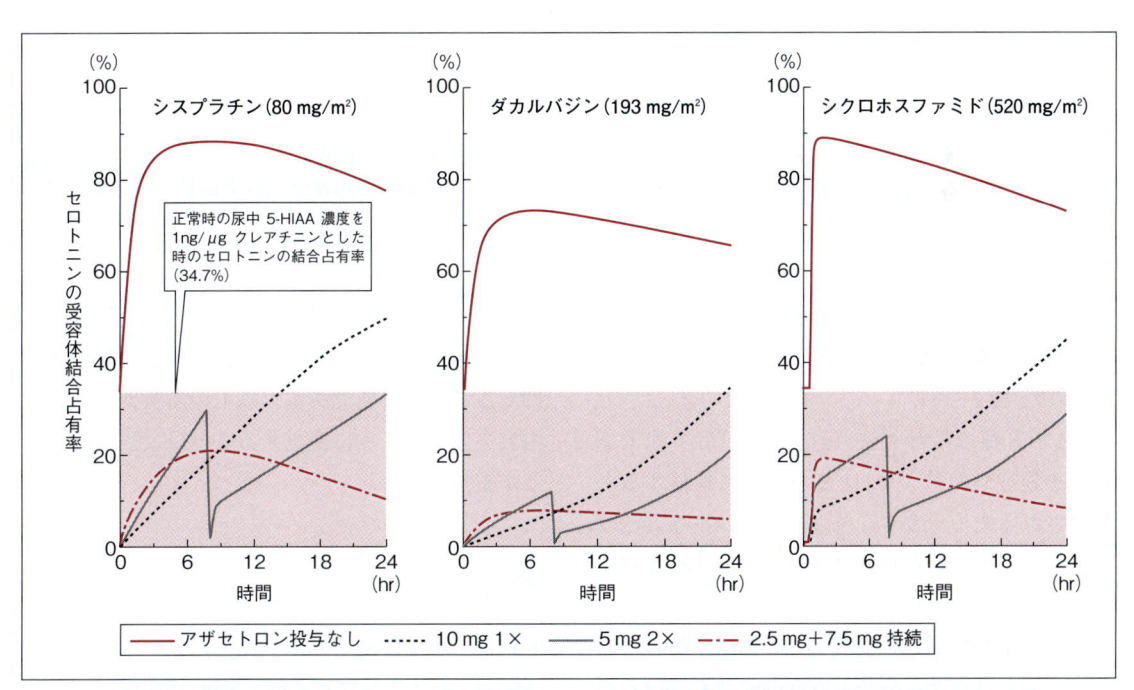

図7-11 各種抗癌剤投与後に,アザセトロン塩酸塩を種々の用法(10 mg 単回,1回5 mg を2回,1回2.5 mg を投与後 7.5 mg を持続点滴)で投与した時のセロトニンのレセプター結合占有率の予測ライン

色アミは,正常時の尿中 5-HIAA 濃度を 1 ng/μg クレアチニンとした時のセロトニンの結合占有率(34.7%)を示している.

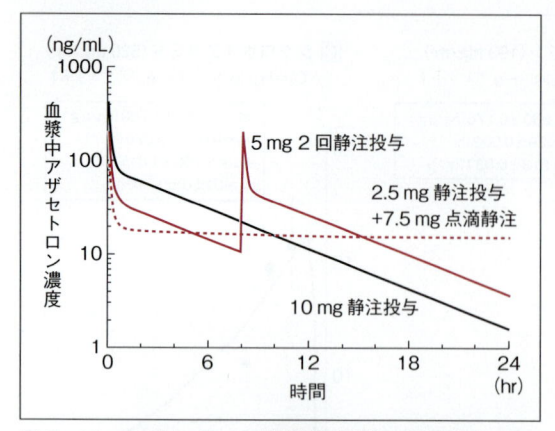

図7-12 アザセトロン塩酸塩を種々の用法(10 mg単回, 1回5 mgを2回, 1回2.5 mgを投与後7.5 mgを持続点滴)で投与した時の血漿中薬物濃度推移の予測ライン

アザセトロン塩酸塩静注投与後の血漿中薬物濃度推移から算出したPKパラメータに基づいてシミュレーションされた.
(藤原豊博:本邦初の5-HT₃アンダゴニスト(制吐剤)塩酸アザセトロン(セロトーン®注)の基礎と臨床. 基礎と臨床 28:1509-1523, 1994)

$$\Phi_s = \frac{C_s}{\left[K_s \cdot \left(1 + \frac{C_a}{K_a}\right) + C_s\right]} \quad \cdots\cdots\cdots\cdots (2)$$

ここで, K_s はセロトニンの5-HT₃レセプターへの解離定数(160 nM), C_a はアザセトロンの濃度(血漿中非結合型濃度), K_a は5-HT₃レセプターへのアザセトロンの解離定数(0.54 nM)である. アザセトロン非存在下では C_a はゼロである. 3種の抗癌剤投与後の腸管内のセロトニンのレセプター結合占有率は60%以上と高値に達すると推定された(図7-11).

次に, 3種の投与方法〔(a), b), c)〕でアザセトロンを投与した後の Φ_s はどのように推移すると予想されるだろうか? まず, 3種の投与方法で投与した際のそれぞれのアザセトロン濃度推移を図7-12に示す.

これを式(2)に代入して, 抗癌剤投与後のセロトニンのレセプター結合占有率の推移を算出した(図7-11). a)の10 mg 1回投与では, 正常時の Φ_s (尿中の5-HIAA濃度が1 ng/μgクレアチニンであり, 占有率は34.7%となる)を超えてしまう

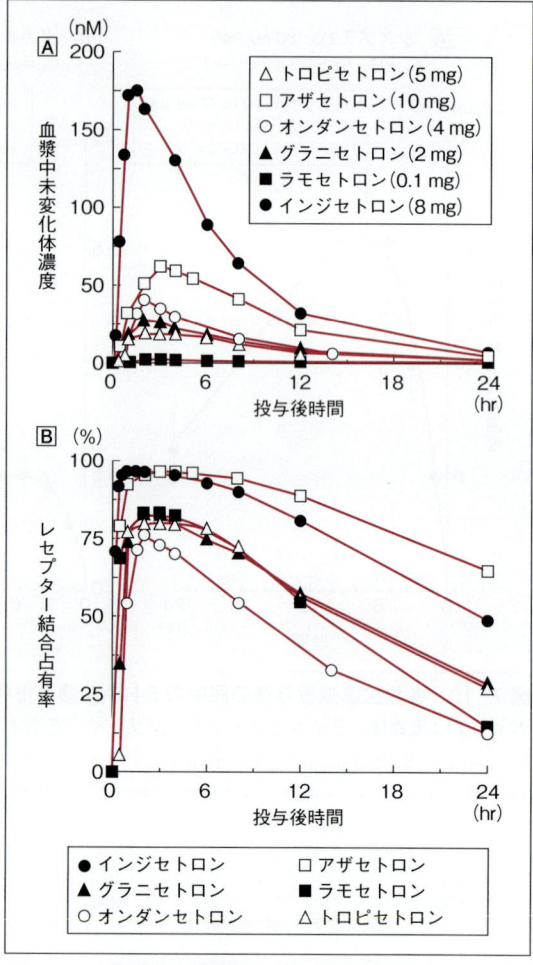

図7-13 健常人に各種セロトニン5-HT₃レセプター遮断薬の常用量空腹時単回経口投与した時の血漿中未変化体(A)と, 予測されたレセプター結合占有率(B)の時間推移

時間帯が存在する. しかし, b)とc)の分割あるいは点滴投与では, 占有率は正常時より低い値に抑えることが可能である. 以上の解析から, 処方内容を以下のように変更することは妥当であることが支持される.

処方2

セロトーン静注液(10 mg/2 mL)
　　　1/2アンプル/回　2回　8:00, 16:00

処方3

セロトーン静注液（10 mg/2 mL）
　　　　　1/4 アンプル／回　1回　8：00

セロトーン静注液（10 mg/2 mL）
　　　　　3/4 アンプル／回
大塚食塩注（500 mL/本）　1本／回
　　　　　1回　8：00〜翌8：00　20 mL/hr

以上のように，5-HT₃ レセプター遮断薬の治療効果発現を予測するには，レセプターへの結合占有率を用いた解析が有用であることがわかる．

アザセトロンを始め，現在使用されている各種5-HT₃ レセプター遮断薬の通常量を投与した後の，5-HT₃ レセプターへの結合占有率の推移を比較してみよう．インジセトロン（シンセロン）（5-HT₃ レセプターへの結合阻害定数 K_i 値，1.82 nM），グラニセトロン（カイトリル）（K_i 値，2.05 nM），オンダンセトロン（ゾフラン）（K_i 値，1.58 nM），アザセトロン（セロトーン）（K_i 値，2.02 nM），ラモセトロン（ナゼア）（K_i 値，0.043 nM），トロピセトロン（ナボバン）（K_i 値，1.99 nM）を通常投与量（それぞれ 8 mg，2 mg，4 mg，10 mg，0.1 mg，5 mg）投与した後の血漿中未変化体濃度推移と5-HT₃ レセプター結合占有率の推移を図 7-13 に示した．

6種の薬剤の血漿中未変化体濃度の C_{max} 値(**A**)は，1.6 nM から 177 nM まで 100 倍の幅で大きく相違しているが，占有率(Φ)の最大値(**B**)は，十分な占有率（75〜95％）の間におさまっていることがわかる．

4　アドレナリンα₁ レセプター遮断薬（高血圧治療薬）の適正使用

Case ドキサゾシンによる高血圧治療

処方の内容

処方1　65歳の男性，病院の循環器内科

カルデナリン錠（0.5 mg）
　　　　　1錠　1日1回　朝食後　14日分

本態性高血圧症のためカルデナリン（ドキサゾシンメシル酸塩）が処方された．

エビデンスと処方の PK/PD 解析

α_1 レセプター遮断薬は，高血圧治療薬として広く使用されている．ここでは，代表的な α_1 レセプター遮断薬であるドキサゾシンの薬物動態と血圧降下作用の関係を，PK/PD 的に解析した結果を紹介したい．

軽症〜中等症の日本人本態性高血圧症患者を対象として，ドキサゾシン 2 mg を単回あるいは反復経口投与した時の，血漿中濃度推移と収縮期血圧（SBP；systolic blood pressure）および拡張期血圧（DBP；diastolic blood pressure）を図 7-14 に示した．

ドキサゾシンの血漿中濃度が最高濃度に達するのは投与後 1〜2 時間だが，血圧効果作用の最大値は，これより少し遅れて 4 時間後にみられている．この関係を明確にするために横軸にドキサゾシン単回経口投与後の血漿中濃度，縦軸にそれぞれの採血時点における血圧降下作用（投与前からの変化量）をとった（図 7-15）．

その結果，反時計回りの履歴現象（ヒステリシス）が認められる．そこで，血漿中濃度推移と血圧降下作用との関係を，すでに示した効果コンパートメントモデルを用いて解析した．これまでは，効果コンパートメント中の濃度作用関係を表現するモデルとして E_{max} モデルなどを使用して

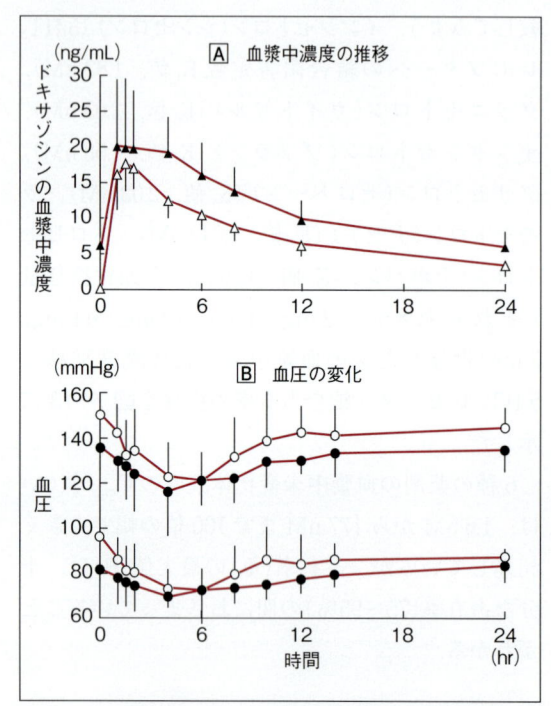

図7-14 ドキサゾシン2mgを単回(△, ○)あるいは反復(▲, ●)経口投与した後の血漿中濃度推移(▲, △:A)と収縮期血圧(SBP)および拡張期血圧(DBP)推移(●, ○:B)

(Shionoiri H, Yasuda G, Yoshimura H, et al: Antihypertensive effects and pharmacokinetics of single and consecutive administration of doxazosin in patients with mild to moderate essential hypertension. J Cardiovasc Pharmacol 10:90-95, 1987)

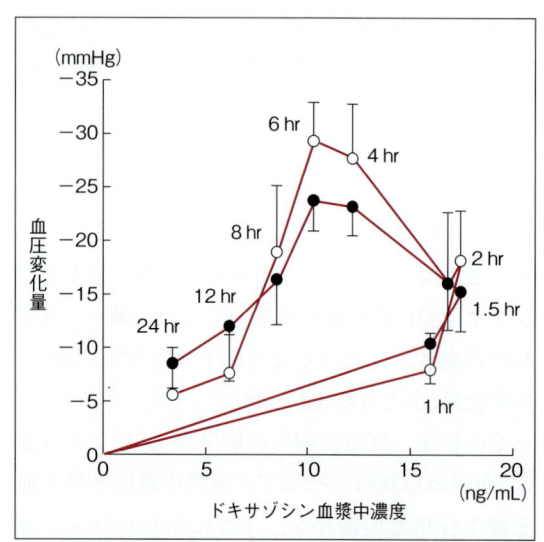

図7-15 ドキサゾシン2mgを単回経口投与した後の血漿中濃度推移と収縮期血圧および拡張期血圧推移の関係

収縮期血圧(○:SBP)および拡張期血圧(●:DBP).

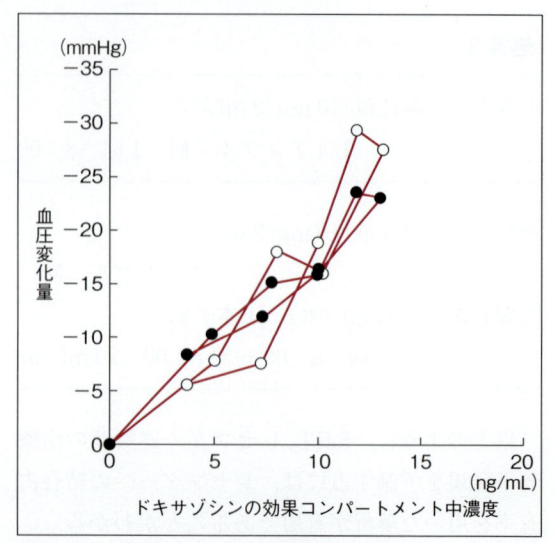

図7-16 ドキサゾシンの効果コンパートメント中濃度(C_e)と血圧降下作用の関係

収縮期血圧(○:SBP)および拡張期血圧(●:DBP)

きたが、ここでは、式(1)に示すように線形モデルを使用する.

$$E = E_0 - a \cdot C_e \quad \cdots\cdots\cdots\cdots (1)$$

ここで、E_0 は投与前値、a は比例係数である. 当てはめ計算によって得られた a 値は 1 であり、k_{e_0} は 0.628 hr^{-1} であった. 効果コンパートメント内における薬物濃度 C_e と血圧低下との関係を**図7-16**に示す. 効果コンパートメントの導入により、**図7-15**の血漿中濃度との関係でみられたヒステリシスは消失していることがわかる.

上記の単回投与時で得られたパラメーターを用いて、ドキサゾシン2mgを7日間連続反復投与した時の血圧変化をシミュレーションしたところ、**図7-17**に示すように、実測値とよく一致し、モデルの妥当性が示された.

種々の α_1 レセプター遮断薬の血管平滑筋拡張作用(血管壁に存在する α_{1a} レセプターの遮断作用)をターゲットにして、レセプター占有率と血圧低下作用との関係を検討した. **図7-18**に示すように、プラゾシン、テラゾシン、ブナゾシン、ウラピジルの血管における結合占有率と血圧降下作用の関係は下に凸の1つのライン上にのることが示された.

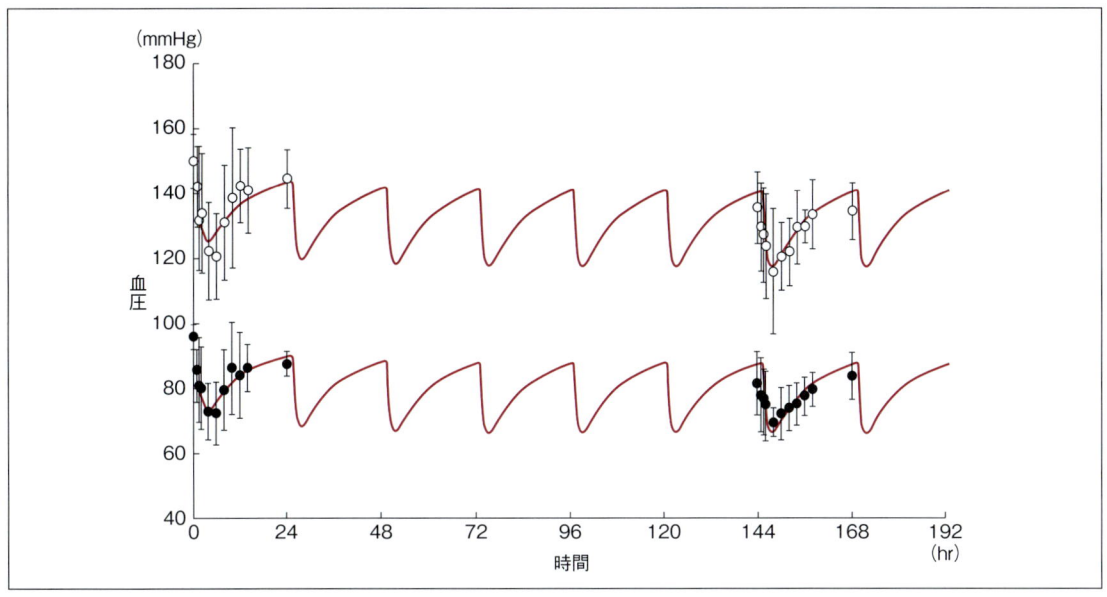

図7-17 ドキサゾシン2mg単回投与時の効果コンパートメントモデルから算出されたパラメーターを使用して，ドキサゾシン2mgを7日間連続反復投与した場合の予測血圧（ライン）と実測値
収縮期血圧（○：SBP）および拡張期血圧（●：DBP）．

表7-2 種々α₁レセプター遮断薬（プラゾシン，テラゾシン，ブナゾシン，ウラピジル）の常用量，体内動態パラメーター（f_u, C_{ssf}），血管におけるK_i値とレセプター結合占有率のリスト

薬物名	常用量 (mg/日)	f_u	C_{ssf} (nM)	K_i (血管:nM)	Φ (%)	平均Φ (mean ± SD%)	有効率 (%)
プラゾシン	3.75	0.06	0.96	0.18	84.2		73.2
テラゾシン	2.5	0.13	7.75	1.04	88.2		84.6
ブナゾシン	4.5	0.03	0.44	0.07	86.3	84.8 ± 2.9	80.5
ドキサゾシン	4	0.02	1.2	—	—		81.1
ウラピジル	75	0.13	56.7	13.8	80.4		83.0

K_i：α₁レセプター結合親和性（血管壁における³H-プラゾシンに対する結合阻害定数）
—：報告値なし

また，表7-2には，種々α₁レセプター遮断薬の常用量，体内動態パラメーター（f_u, C_{ssf}），血管におけるK_i値とレセプター結合占有率を示した．

常用量投与時のC_{ssf}やK_i値には薬物間で大きく異なっているものの，レセプター結合占有率は，ほぼ一定の値（平均84.8%）であり，薬物間でおおむね共通であることが示された．

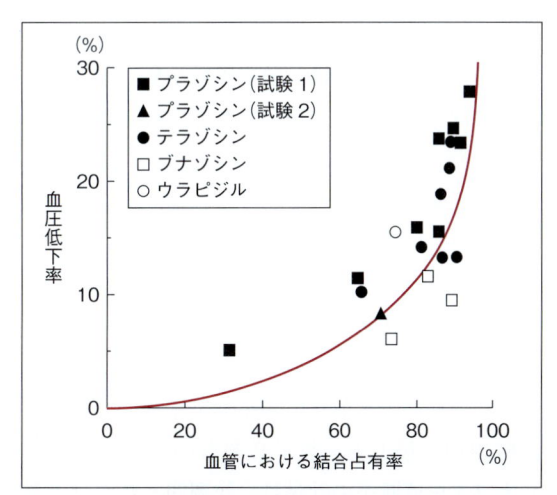

図7-18 プラゾシン，テラゾシン，ブナゾシン，ウラピジルの血管における結合占有率（横軸：%）と血圧降下作用（縦軸：低下率%）の関係

5 アドレナリンα_1レセプター遮断薬（排尿障害治療薬）の適正使用
Case タムスロシンによる前立腺肥大症に伴う排尿障害治療

処方の内容

処方1 65歳の男性，病院の循環器内科

ハルナールD錠（0.2 mg）
　　　　　　1錠　1日1回　朝食後　14日分

　患者は，膀胱に尿がたまっているにもかかわらず尿が出にくい状態であり，初期の前立腺肥大症と診断され，ハルナールD錠（タムスロシン塩酸塩）が処方された．

エビデンスと処方のPK/PD解析

　今日，前立腺肥大は男性の加齢に伴う生理的変化の1つであると考えられており，前立腺肥大に伴う排尿障害（benign prostatic hyperplasia；BPH）は，40歳代後半あたりから高齢になるにしたがって多くみられる疾患である．その治療には，排尿障害などの症状の軽減を主目的とする治療と，肥大した前立腺そのものの縮小を主目的とする治療の二通りがある．前者としてはα_1レセプター遮断薬があるが，これは膀胱頸部や前立腺部に存在する平滑筋を弛緩させ，排尿障害を改善させる．後者としては，前立腺縮小効果を示すアンチアンドロゲン薬が用いられる．今日の前立腺肥大を伴う排尿障害においては，まずα_1レセプター遮断薬が用いられるが，これは，前立腺肥大症による排尿困難には，尿道の閉鎖（機械的要因）が40％も関与していること，アドレナリンα_1レセプターは膀胱底部や近位尿道に多く分布しており排尿調節に関与していること，またアンチアンドロゲン薬による前立腺縮小効果を期待できるのが服用開始後1年～数年必要なのに対して，α_1レセプター遮断薬の効果は，数週間～数か月で発現すること，などが理由としてあげられる．前立腺肥大を伴う排尿障害の適応をもつα_1レセプター遮断薬は，プラゾシン，テラゾシン，ドキサゾシン，ウラピジル，タムスロシン，シロドシンなど数多く存在する．さらに最近では，α_1アドレナリンレセプターサブタイプの組織分布や薬理学的な作用の研究が進むにつれて，排尿障害治療薬としてのα_1レセプター遮断薬の開発では，サブタイプ選択性を高めることによってさらなる臨床効果を期待するとともに，従来のα_1レセプター遮断薬が有する血圧降下作用との分離が検討されている．

　まず，ドキサゾシンの薬理効果〔最大尿流率（Q_{max}）の変化〕と体内動態の関係について考察してみよう．軽～中等症の本態性高血圧症を合併し前立腺肥大に伴う排尿障害の症状がある45歳以上の患者における試験では，ドキサゾシン2 mg～12 mgの用量範囲において，投与量に依存したQ_{max}の増加がみられた（図7-19）．

　特に，ピーク時（最高血漿中濃度付近）における

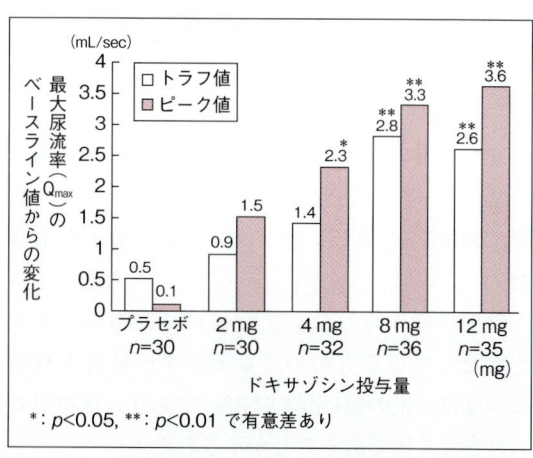

図7-19　ドキサゾシンの種々投与量における最大尿流率（Q_{max}）のベースライン値からの変化

*：$p<0.05$，**：$p<0.01$で有意差あり

（Ito K, Ohtani H, Sawada Y：Assessment of alpha 1-adrenoceptor antagonists in benign prostatic hyperplasia based on the receptor occupancy theory. Br J Clin Pharmacol 63：394-403, 2007）

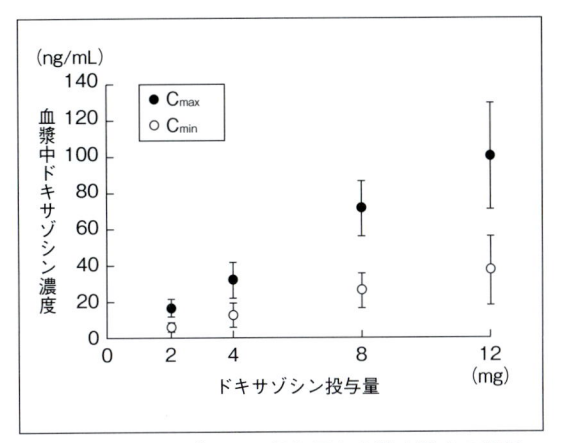

図7-20 ドキサゾシンの投与量と血漿中濃度の関係
(Ito K, Ohtani H, Sawada Y：Assessment of alpha 1-adrenoceptor antagonists in benign prostatic hyperplasia based on the receptor occupancy theory. Br J Clin Pharmacol 63：394-403, 2007)

表7-3 種々α₁レセプター遮断薬の前立腺肥大に伴う排尿障害治療における1日投与量とレセプター結合占有率の推定値

薬物名	常用量(mg/day)	f_u	C_{ssf} (nM)	K_i (nM)	Φ (%)	mean Φ
ドキサゾシン	4	0.02	1.01	0.23	81.4	
タムスロシン	0.4	0.024	0.34	0.04	89.5	
プラゾシン	4	0.05	1.30	0.26	83.3	87.7
テラゾシン	5	0.08	9.03	1.04	89.7	
ウラピジル	60	0.13	47.8	8.14	85.4	
シロドシン	8	0.048	1.3	0.039	97.1	

最大尿流率(Q_{max})は，プラセボ群が0.1 mL/秒であったのに対し，ドキサゾシン4 mg，8 mg，12 mg群では2.3〜3.6 mL/秒と有意に増加している．また，ドキサゾシンの体内動態についてみてみると，投与後約24時間後（トラフ時），および投与後2〜6時間後（ピーク時）の平均血漿中濃度は，投与量に対して線形となっている（図7-20）．

ここで，血漿中濃度のトラフ値，ピーク値とQ_{max}の変化値との関係を見てみると，図7-21のように，1つのラインの上にのる良好な相関関係が見出された．

次に，レセプター結合占有率とQ_{max}の改善の関係を検討するために，ドキサゾシン，タムスロシン，テラゾシン，ウラピジルの血漿中濃度（C：

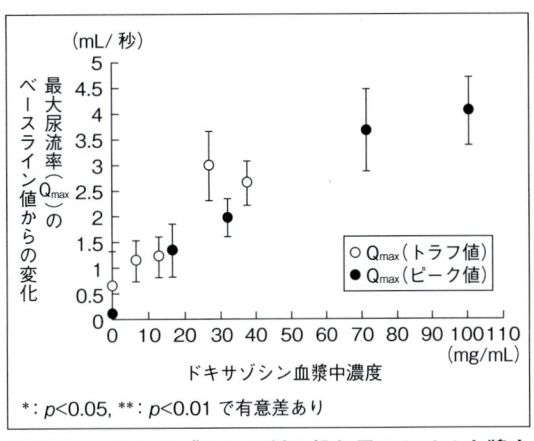

図7-21 ドキサゾシンの種々投与量における血漿中濃度と最大尿流率(Q_{max})のベースライン値からの変化の関係
(Ito K, Ohtani H, Sawada Y：Assessment of alpha 1-adrenoceptor antagonists in benign prostatic hyperplasia based on the receptor occupancy theory. Br J Clin Pharmacol 63：394-403, 2007)

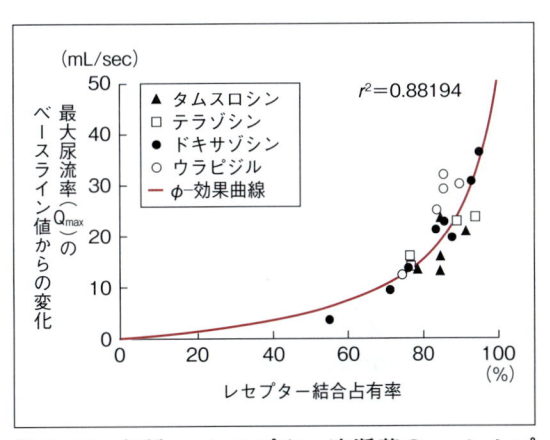

図7-22 各種α₁レセプター遮断薬のα₁レセプターへの結合占有率と最大尿流率(Q_{max})のベースライン値からの変化の関係

nM），血漿中非結合型分率，結合解離定数から次式に従って，レセプター結合占有率（Φ：%）を求めた．

$$\Phi = \frac{f_u \cdot C}{(K_i + f_u \cdot C)} \cdot 100\% \quad \cdots\cdots (1)$$

ここで，f_uは血漿中非結合型分率，K_iは結合阻害定数（nM）を示す．

表7-3には，各α₁レセプター遮断薬のf_u値，K_i値，各α₁レセプター遮断薬の常用量投与時の平均血漿中非結合型薬物濃度（C_{ssf}）などを示して

図7-22には，各α_1レセプター遮断薬によるQ_{max}の変化（%）とレセプター結合占有率（%）の関係を1つのグラフの上にプロットした．

α_1レセプター遮断薬は，薬剤間でレセプターへの親和性や臨床用量がまったく異なっているが，常用量投与時のレセプター結合占有率と薬理効果の間には，薬剤によらず共通の，下に凸の関係が見出された．また，式(1)によって算出されたレセプター結合占有率（Φ；表7-3）は，いずれの薬剤においても80%以上となっていることから，Φとして80%以上の値が得られた場合に，十分な臨床効果が得られることが推察された．また，これら6剤の平均レセプター結合占有率は87.7%であった．

6 アンジオテンシンⅡレセプター遮断薬（高血圧治療薬）の適正使用
Case テルミサルタンを1回飲み忘れてパニックになった患者

処方の内容

処方1 55歳の男性，病院の循環器内科

ミカルディス錠（40 mg）1錠
　　　　　　　　　1日1回　朝食後　14日分

患者はある朝，ミカルディス錠（テルミサルタン）を1回（1日分）服用するのを忘れた．翌日の朝になって服用を忘れたことに気づき，血圧が大きく上昇するのではないかとパニック状態になった．2錠まとめて服用することも考えたが，一応，薬剤師に問い合わせたところ，本日は1錠だけ飲むようにとの説明を受けた．

エビデンスと処方のPK/PD解析

アンジオテンシンⅡレセプター拮抗薬は，持続的な降圧作用が得られるためほかの高血圧治療薬と比較して患者の服薬継続率が高く，また，ACE阻害薬に認められる空咳などの副作用を生じないことや心肥大改善効果および心機能改善効果が臨床的に確認されていることから，高血圧の治療に繁用されている．アンジオテンシンⅡレセプター拮抗薬であるテルミサルタン，カンデサルタンシレキセチル，ロサルタンを本態性高血圧患者に経口投与後の血漿中濃度推移および血圧低下作用の推移をもとに，体内動態と薬効の関係をPK/PD的に解析した．

図7-23には，アンジオテンシンⅡレセプター拮抗薬であるテルミサルタンを20，40，80 mg，カンデサルタンシレキセチルを4 mgおよびロサルタンを50 mg単回経口投与後の血漿中濃度推移とその時の収縮期血圧（以下SBP）および拡張期血圧（以下DBP）の経時変化の実測値をそれぞれ示す．

アンジオテンシンⅡレセプター拮抗薬は，血漿中からの消失が比較的速いにもかかわらず，持続的な降圧効果が認められている．

図7-24は，テルミサルタンを20，40，80 mg，カンデサルタンシレキセチルを4 mgおよびロサルタンを50 mg単回経口投与後の血漿中濃度と薬理効果（血圧降下作用）の関係をそれぞれ表したものである．

すべての薬物，投与量において，反時計回りの履歴現象（ヒステリシス）が認められていることから，血中濃度の推移に対して薬効が時間的に遅れていることが確認できる．この薬物の血漿中濃度と薬理効果の関係を，すでに示した効果コンパートメントモデルに基づいて解析した．表7-4は，得られたPDパラメーターであり，図7-25は，フィッティングラインを示したものである．

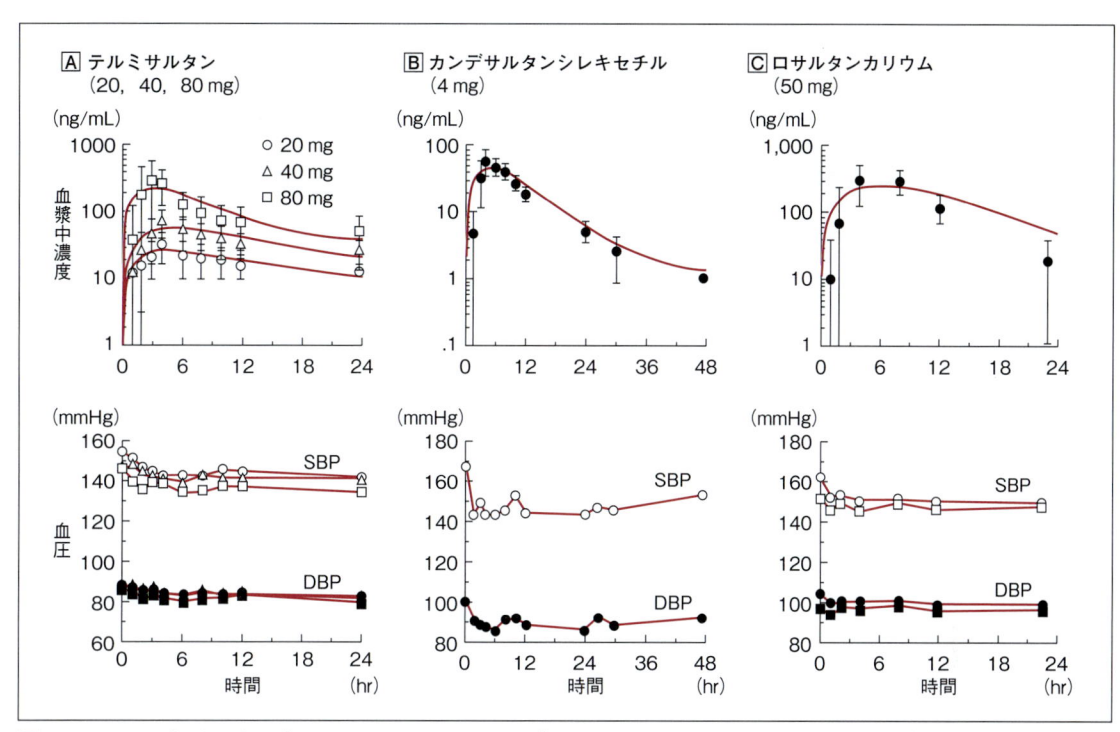

図7-23 テルミサルタンを20, 40, 80 mg, カンデサルタンシレキセチルを4 mgおよびロサルタンを50 mg 単回経口投与後の血漿中濃度推移とその時の収縮期血圧(SBP)および拡張期血圧(DBP)の経時変化の実測値

表7-4 テルミサルタン,カンデサルタン,ロサルタン活性代謝物(EXP3174)の血漿中濃度と収縮期血圧(SBP)および拡張期血圧(DBP)の関係を効果コンパートメントモデルで解析して得られた種々のPDパラメーター

パラメーター	テルミサルタン	カンデサルタン	EXP3174
k_{eo} (hr^{-1})	0.285±0.0885	0.494±0.949	0.0404±0.728
EC_{50} (ng/mL)	24.4 (19.0−31.4)	0.512 (0.262−1.00)	1.03 (2.90×10^{-8}−3.59×10^{7})
E_{max}(SBP) (mmHg)	14.6±0.965	22.2±1.23	16.9±2.12
E_{max}(DBP) (mmHg)	5.61±0.642	11.8±1.04	8.68±1.26

k_{eo}:効果コンパートメントからの消失速度定数
EC_{50}:最大効果の1/2が得られる時の濃度
E_{max}(SBP):SBPの最大血圧降下
E_{max}(DBP):DBPの最大血圧降下

モデルにより実測値が良好にフィッティングできていることがわかる.

次に,上記の処方のように,テルミサルタン40 mg/日の連続投与を開始した時期に,1~3回服用を忘れたことを想定したシミュレーションを行った(図7-26).

ケース1は投与開始より4日目,ケース2は4日目および5日目,ケース3は4日目,5日目および6日目に服用を忘れたことを想定している.コンプライアンスが維持された時とノンコンプライアンス時のトラフ時における降圧効果についてそれぞれ比較したところ,1日服用を忘れたケース1においては,血漿中濃度は著しく低下するものの,降圧効果は約60%と比較的維持されていることが示されている.これに対して,連続で2日,3日と服用を忘れたケース2,ケース3にお

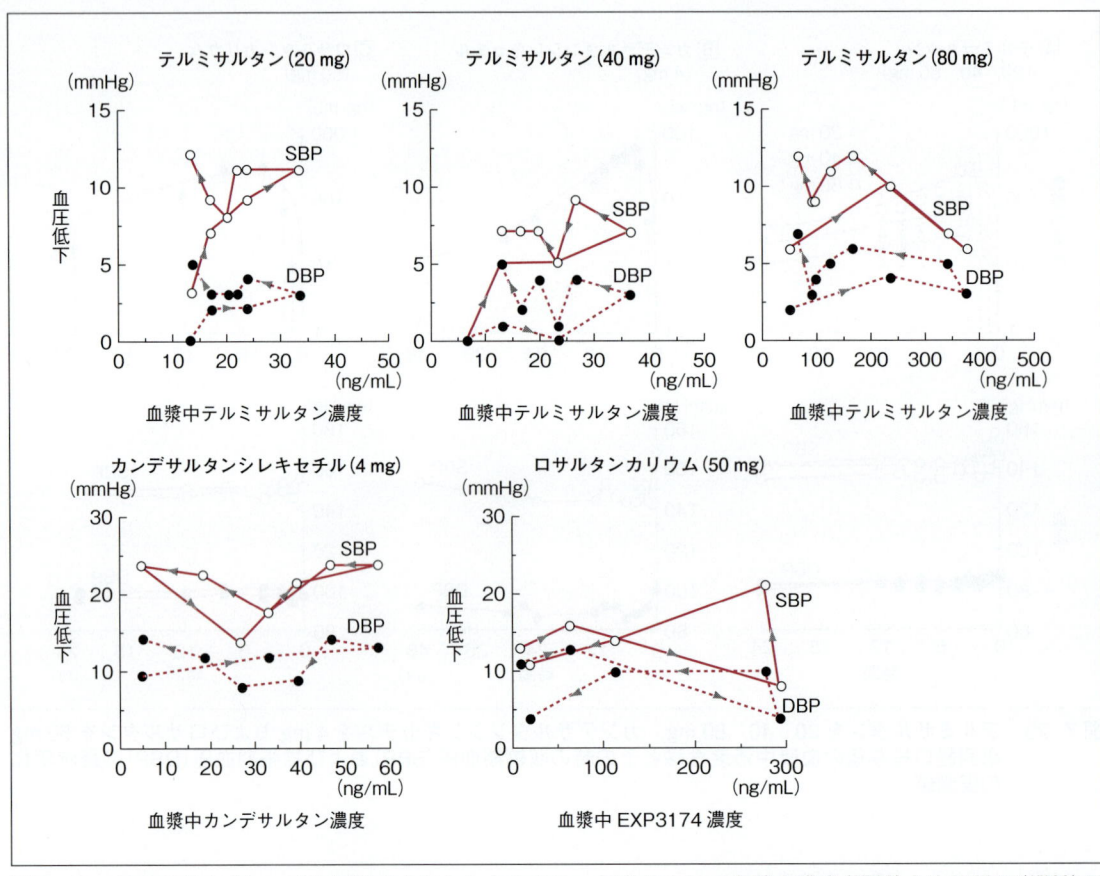

図 7-24 テルミサルタン，カンデサルタンシレキセチル，ロサルタンの血漿中濃度（横軸）と血圧低下（縦軸）の関係

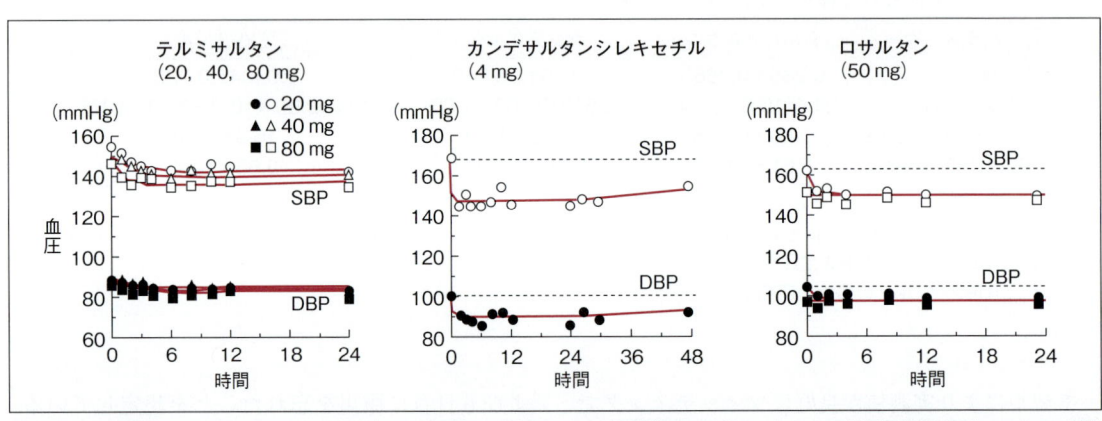

図 7-25 効果コンパートメントモデルで解析して得られた収縮期血圧（SBP）および拡張期血圧（DBP）の時間推移のシミュレーション

いては，降圧効果が減弱することが予測された．しかし，服薬ノンコンプライアンスに気がついてその後，通常量の服用を開始した場合，期待値と同等の十分な血圧降下が得られたことから，特に，投与間隔を短くしたり，増量するなどの対応は必要ないことが示された．

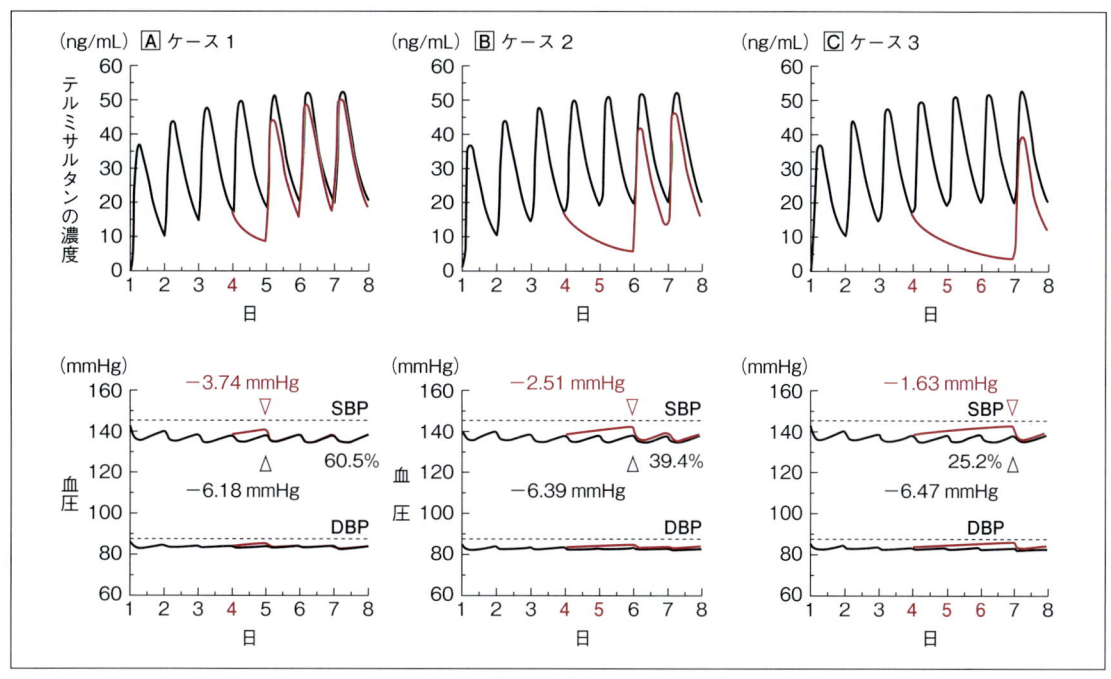

図7-26 テルミサルタンを 40 mg 連続投与時に服用を忘れたことを想定したシミュレーション
ケース 1 は投与 4 日目，ケース 2 は 4 日目および 5 日目，ケース 3 は 4 日目，5 日目および 6 日目に服用を忘れたことを想定している．服薬ノンコンプライアンスに気がついてその後，通常量の服用を開始したことを想定している．

7 ドパミン D_2 レセプターアゴニスト（高プロラクチン血症治療薬）の適正使用
Case テルグリドの 2 回分割投与の有用性

処方の内容

処方 66 歳の女性，病院の内分泌内科

テルロン錠 0.5　2 錠
　　　　　　　　1 日 2 回　朝夕食後　14 日分

下垂体前葉より生ずる良性脳腫瘍（プロラクチン産生腺腫）である．患者は，テルロン錠（テルグリド）を上記のように処方されているが，1 日 2 回の服用が面倒であり，朝まとめて 2 回分を服用しているという．

エビデンスと処方の PK/PD 解析

高プロラクチン血症の治療薬としてドパミン D_2 レセプターアゴニストが開発され，テルグリドが臨床において繁用されている．テルグリドは 1 回 0.5 mg 1 日 2 回の用法用量で，乳汁漏出症に対して 86.4％の臨床有効率が得られている．ここでは，テルグリドの高プロラクチン血症治療効果に関して，ドパミン D_2 レセプター結合占有率に基づいた PK/PD 解析を示す．

まず，テルグリドを常用量投与した時のドパミン D_2 レセプターへの結合占有率を算出することにしよう．ただし，テルグリドはアゴニストであることからその内活性も考慮する必要がある．さらに，高プロラクチン血症治療効果の時間推移をレセプター結合を考慮して解析する必要がある．

a) 至適レセプター結合占有率の推定

テルグリドは，ドパミン D_2 レセプターへの結

合が非常に強く，定数K_b値は低い値となっている．一方，テルグリドの内活性(α)は0.16と低く，テルグリドが部分(partial)アゴニストであることを示している．テルグリドの常用量投与時の平均レセプター結合占有率(Φ)を以下の式より算出できる．

$$\Phi = \frac{C_{ssf}}{(C_{ssf} + K_b)} \quad \cdots\cdots (1)$$

ここで，C_{ssf}は，テルグリドを常用量投与後の平均血漿中非結合型薬物濃度を示しており，1 mg/日経口投与時の平均血漿中濃度と，テルグリドの血漿中非結合型分率0.32から，0.9 nMと算出される．計算の結果得られたテルグリドのΦ値は14.1%であり，内活性を乗じた「結合占有率×内活性」，すなわち$\alpha \cdot \Phi$値は2.33%と低い値であると推定された．すなわち，約85%程度の臨床有効率を得るには低い$\alpha \cdot \Phi$値でも十分であることが示唆された．これは，余剰レセプターの概念によっても説明できる．臨床で用いられている他のドパミンD_2アゴニストとしてブロモクリプチンがあるが，ブロモクリプチンを常用量投与した後の$\alpha \cdot \Phi$値を同様の方法で算出した値は2.4%であった．ただし，ブロモクリプチンにおいては$\alpha = 1$と仮定した．なお，ブロモクリプチンには活性代謝物が存在するため，正しくは代謝物を含めた解析が必要だが，いずれにしてもテルグリドと同様に低い$\alpha \cdot \Phi$値で十分な臨床効果が発現すると推測された．

b) テルグリドの高プロラクチン血症治療効果の時間推移

続いて，高プロラクチン血症治療効果の時間推移を，ドパミンD_2レセプター結合とプロラクチンの産生ならびに消失を考慮した間接効果モデルを構築し解析した．ドパミンD_2レセプターとテルグリドの結合は瞬時平衡と仮定し，アゴニストの薬効を以下のようにモデル化した．

まず，入力関数となる血漿中薬物濃度推移〔$C(t)$〕は1-コンパートメントモデルにしたがって以下のように表すことができる．

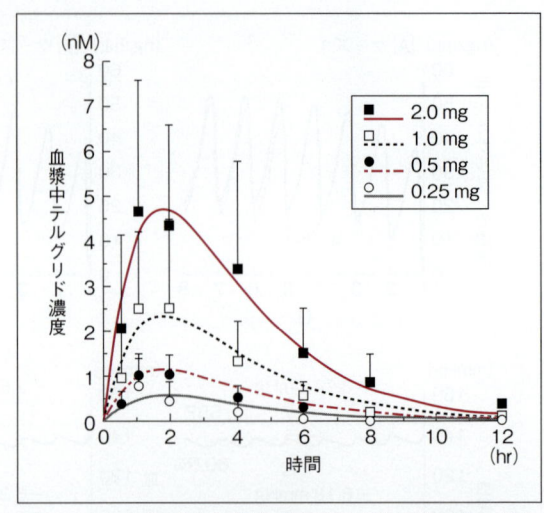

図7-27 さまざまな投与量でテルグリドを経口投与した後の血漿中テルグリド濃度推移

(Yamada Y, Irizuki N, Takayanagi R, et al: Pharmacokinetic/pharmacodynamic analysis of anti-hyperprolactinemic effect of terguride based on dopamine D2 receptor occupancy. Yakugaku Zasshi 123: 255-260, 2003)

$$C(t) = A \cdot D \cdot \{\exp(-k_e \cdot t)\} - \exp(-k_a \cdot t)\} \\ \cdots\cdots (2)$$

ここで，Aは$k_a \cdot F/V_d/(k_a - k_e)$，Dは投与量，$k_e$(0.414 hr^{-1})は消失速度定数，$k_a$(0.759 hr^{-1})は吸収速度定数であり，Fはバイオアベイラビリティ，V_d/F(204 L)は見かけの分布容積である．テルグリドを0.25, 0.5, 1.0, 2.0 mgの用量で経口投与した後の血漿中濃度推移は図7-27に示す．

薬物非存在下ではプロラクチン濃度は一定と仮定すると，プロラクチンの生成速度(K_{S0})は消失速度に等しい．すなわち，式(3)が成立する．

$$K_{S0} = k \cdot P_0 \quad \cdots\cdots (3)$$

ここで，kおよびP_0は，それぞれ薬物非存在下におけるプロラクチンの消失速度定数と血漿中プロラクチン濃度である．ドパミンD_2アゴニスト投与時には，プロラクチン生成の一部がアゴニストのレセプター結合占有率に関係して阻害されるものと仮定すると，アゴニスト投与時のプロラクチンの生成速度(K_S)は式(4)で表すことができる．

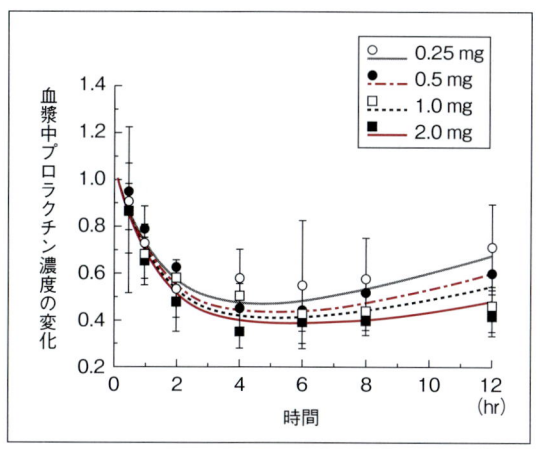

図7-28 さまざまな投与量でテルグリドを経口投与した後の血漿中プロラクチン濃度の推移

(Yamada Y, Irizuki N, Takayanagi R, et al : Pharmacokinetic/pharmacodynamic analysis of anti-hyperprolactinemic effect of terguride based on dopamine D2 receptor occupancy. Yakugaku Zasshi 123 : 255-260, 2003)

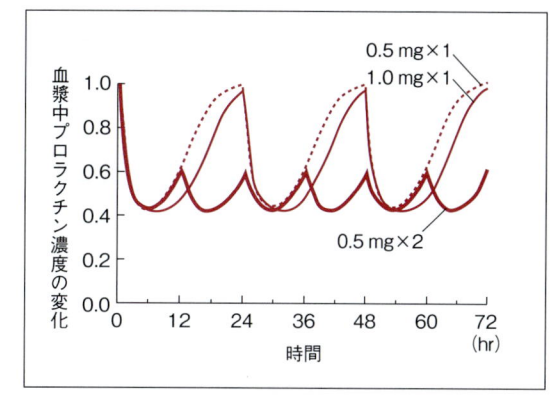

図7-29 さまざまな投与スケジュールでテルグリドを経口投与した後の血漿中プロラクチン濃度推移のシミュレーション

0.5 mg 1日1回投与，0.5 mg 1日2回投与，1 mg 1日1回投与の場合のシミュレーション結果を示す．

(Yamada Y, Irizuki N, Takayanagi R, et al : Pharmacokinetic/pharmacodynamic analysis of anti-hyperprolactinemic effect of terguride based on dopamine D2 receptor occupancy. Yakugaku Zasshi 123 : 255-260, 2003)

$$K_S = K_{S0} \cdot \left\{ \gamma \cdot \left(1 - \frac{\Phi}{100}\right) + (1-\gamma) \right\}$$

$$= K_{S0} \cdot \left(1 - \gamma \cdot \frac{\Phi}{100}\right) \quad \cdots \cdots (4)$$

ここで，γ はプロラクチン生成のうち，ドパミン D_2 レセプター刺激により阻害されうる割合を示す．また，血漿中プロラクチン濃度(P)の時間変化は，式(5)となる．

$$\frac{dP}{d_t} = K_S - k \cdot P \quad \cdots \cdots (5)$$

したがって，血漿中プロラクチン濃度の相対値(P/P_0)は，式(5)に式(4)を代入し，式(6)により表すことができる．

$$d\left(\frac{P}{P_0}\right) = K_{S0} \cdot \frac{\left(1 - \gamma \cdot \frac{\Phi}{100}\right)}{P_0} - k \cdot \left(\frac{P}{P_0}\right)$$

$$= k \cdot \left(1 - \gamma \cdot \frac{\Phi}{100}\right) - k \cdot \left(\frac{P}{P_0}\right)$$

$$= k \cdot \left\{1 - \gamma \cdot \frac{C_f}{(K_b + C_f)}\right\} - k \cdot \left(\frac{P}{P_0}\right)$$

$$\cdots \cdots (6)$$

式(2)で算出した血漿中薬物濃度(C)に血漿中非結合型分率(f_u)を乗じて C_f を求め，これを式(6)に代入した式を，テルグリドを投与後の血漿中プロラクチン濃度の変化(投与前の血漿中プロラクチン濃度に対する割合)の時間推移の実測値に当てはめ，k，K_b，γ の値を求めた．解析に用いたプロラクチン濃度変化推移とフィッティングラインを図7-28に示す．

得られたパラメーターはk が 0.807 hr^{-1}，K_b が 0.0347 nM，γ が 0.604 であった．投与量を増量した場合，血漿中濃度は投与量に比例して上昇する(図7-27)ものの，プロラクチン濃度低下作用は飽和することがわかる．

c) テルグリドの高プロラクチン血症治療における処方設計支援

常用量(1日 1.0 mg)のテルグリドを用法に従って2回に分割して投与した時，1回で投与した時，および半量(0.5 mg)を1日1回投与した時の血漿中プロラクチン濃度の変化の時間推移をシミュレーションし，適切な投与設計を検討した(図7-29)．

解析の結果，テルグリドの k_e 値から求めた消

失半減期は1.7時間と短いにもかかわらず，1日2回の分割投与で安定したプロラクチン低下作用が得られることが確認された．一方，1日1回の投与では効果の変動が大きいことが示唆された．

これらの解析結果から，テルグリドの血漿中プロラクチン濃度の低下作用にノンコンプライアンスが及ぼす影響が大きいことが示された．すなわち，1日1回の投与では投与量を増量しても安定した作用は得られず，安定した治療効果を得るためには1日2回服用する必要があると考えられた．また，テルグリドの血中消失半減期は1.7時間と短いにもかかわらず，1日2回の投与で安定したプロラクチン低下作用が得られるという現象が，モデル解析によっても表現できたといえる．

8 ベンゾジアゼピン系睡眠薬（抗不安薬）の適正使用

1 ベンゾジアゼピン系睡眠薬の超短時間作用型，短時間作用型，中間作用型，長時間作用型の分類は？

処方の内容

処方 32歳の女性，病院の心療内科

ドラール錠（15 mg）
　　　　1錠　1日1回　就寝前　7日分

入眠障害のためにこれまで，マイスリー錠（5 mg）（ゾルピデム酒石酸塩）が，1錠1日1回就寝前で処方されていたが，中途覚醒および早朝覚醒がみられるようになったため，ドラール（クアゼパム）に変更された．

エビデンスと処方のPK/PD解析

ベンゾジアゼピン系睡眠薬（15種類）はその睡眠作用の持続時間の違いから超短時間作用型，短時間作用型，中間作用型，長時間作用型の4つのカテゴリーに分類できる．この持続時間の違いは，これらの薬剤の血漿中濃度推移で説明できるのであろうか？　4つのカテゴリーに属する薬剤を服用した際の，血漿中全濃度，血漿中非結合型薬物濃度推移，活性代謝物の濃度推移を図7-30と図7-31に示した．

4つのそれぞれのカテゴリーの中，あるいはカテゴリー間でこれといった規則性はまったくみられない．また常用量，未変化体とその活性代謝物のレセプターへの結合親和性（K_d），血漿中非結合型分率（f_u）などの特性もまちまちである（表7-5）．

つまりこれらのデータだけでは何も語れないということである．

ベンゾジアゼピン系睡眠薬の作用持続時間を評価するためには，レセプターへの結合量を評価することがきわめて有用である．すなわち，以下の式を用いて，レセプター結合占有率（Φ：%）を指標とした解析を試みる必要がある．

$$\Phi(\%) = \frac{C_f}{(K_d + C_f)} \times 100 \quad \cdots\cdots (1)$$

$$\Phi = \left(\frac{C_f^1}{K_d^1\left(1 + \frac{C_f^2}{K_d^2}\right) + C_f^1} + \frac{C_f^2}{K_d^2\left(1 + \frac{C_f^1}{K_d^1}\right) + C_f^2} \right) \times 100 \quad \cdots\cdots (2)$$

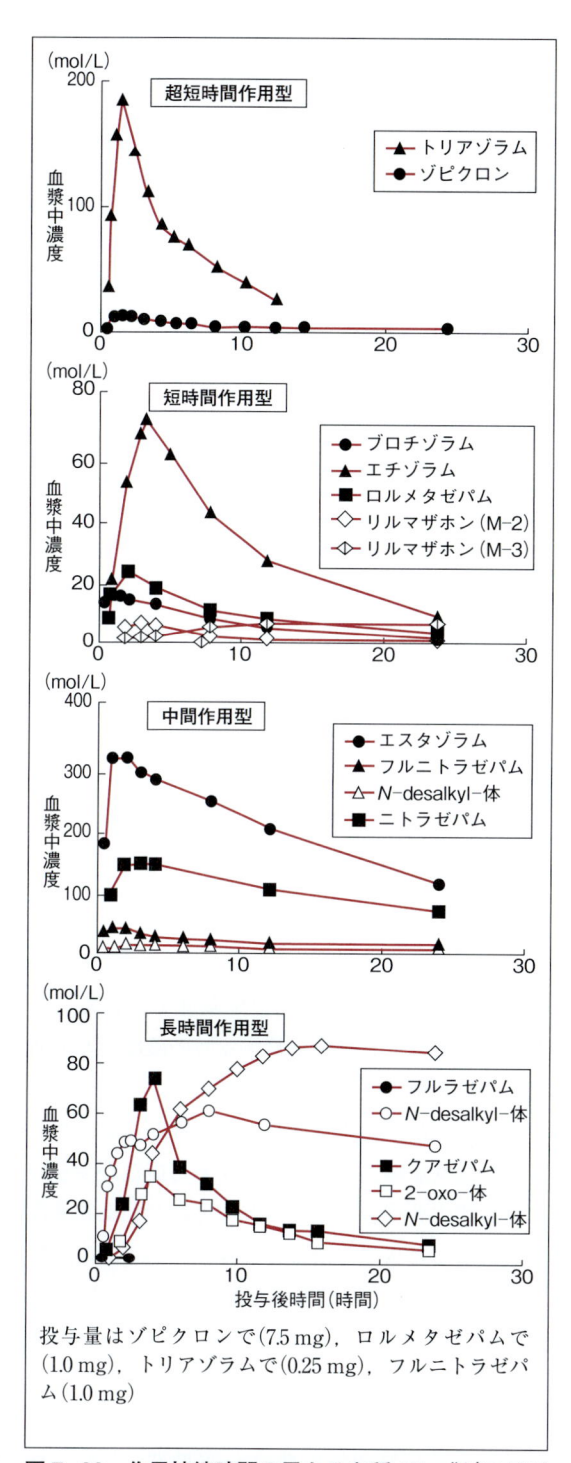

投与量はゾピクロンで(7.5 mg), ロルメタゼパムで(1.0 mg), トリアゾラムで(0.25 mg), フルニトラゼパム(1.0 mg)

図7-30 作用持続時間の異なる各種ベンゾジアゼピン系睡眠薬と主たるその活性代謝物の血漿中濃度の時間推移

(Ito K, Yamada Y, Nakamura K, et al：Classification of benzodiazepine hypnotics in humans based on receptor occupancy theory. J Pharmacokinet Biopharm 21：31-41, 1993)

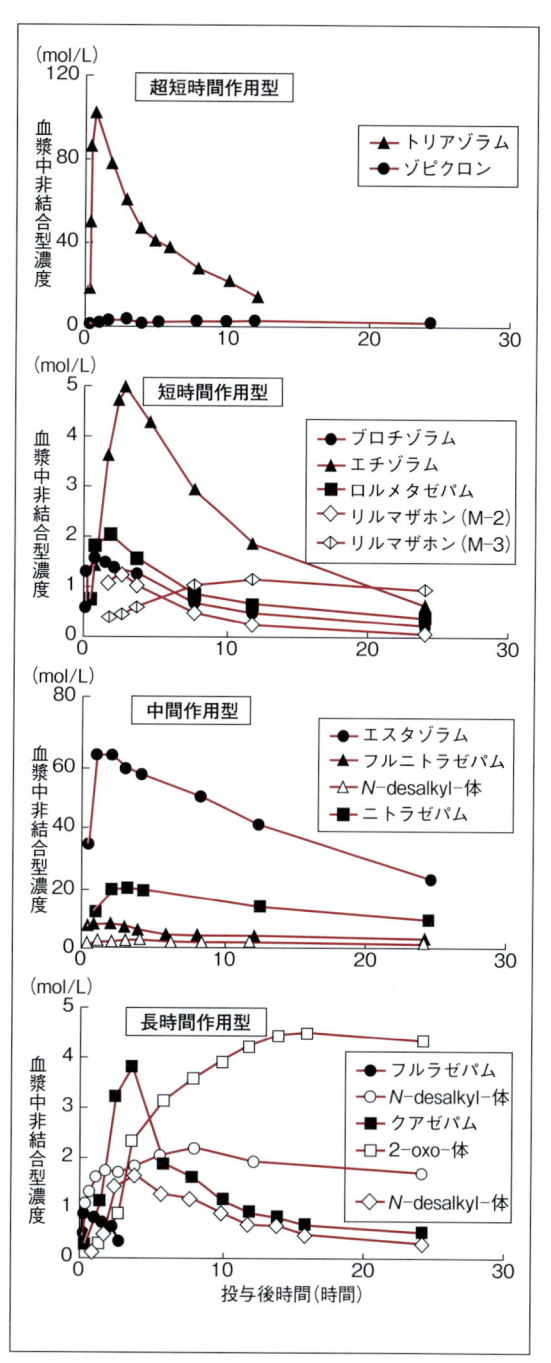

図7-31 作用持続時間の異なる各種ベンゾジアゼピン系睡眠薬と主たるその活性代謝物の血漿中非結合型濃度の時間推移

投与量は図7-30参照.

(Ito K, Yamada Y, Nakamura K, et al：Classification of benzodiazepine hypnotics in humans based on receptor occupancy theory. J Pharmacokinet Biopharm 21：31-41, 1993)

表7-5 作用持続時間の異なる種々ベンゾジアゼピン系睡眠薬の通常投与量，未変化体とその活性代謝物のレセプターへの結合親和性（K_d）と血漿中非結合型分率（f_u）のリスト

	薬物	投与量/日(mg)	K_d(nmol/L)	f_u
超短時間作用型	トリアゾラム	0.25〜0.5	0.553	0.123
	ゾピクロン	7.5〜10	35.7	0.553
短時間作用型	ブロチゾラム	0.25〜0.5	1.03	0.092
	エチゾラム	1〜3	4.9	0.068
	ロルメタゼパム	1〜2	2.4	0.086
	リルマザホン	1〜2	17,400	—[b]
	M-1体[a]		6.07	0.207
	M-2体[a]		1.30	0.188
	M-A体[a]		1.31	0.232
	M-3体[a]		2.78	0.192
中間作用型	エスタゾラム	1〜4	21.25	0.198
	フルニトラゼパム	0.5〜2	2.71	0.218
	N-desalkyl-体[a]		9.5	0.218[c]
	ニトラゼパム	5〜10	13.99	0.137
長時間作用型	フルラゼパム	10〜30	12.7	0.161
	aldehyde体[a]		10.6	—
	hydroxyethyl-体[a]		16.2	0.352
	N-desalkyl-体[a]		0.85	0.0345
	クアゼパム	20〜30	29.7	<0.05
	2-oxo-体[a]		13.9	<0.05
	N-desalkyl-2-oxo-体[a]		2.8	<0.05

a：活性代謝物　b：決定されていない　c：フルニトラゼパムと同様であると仮定された
(Ito K, Yamada Y, Nakamura K, et al：Classification of benzodiazepine hypnotics in humans based on receptor occupancy theory. J Pharmacokinet Biopharm 21：31-41, 1993)

$$\Phi = \left(\frac{C_f^1}{K_d^1\left(1 + \frac{C_f^2}{K_d^2} + \frac{C_f^3}{K_d^3}\right) + C_f^1} + \frac{C_f^2}{K_d^2\left(1 + \frac{C_f^1}{K_d^1} + \frac{C_f^3}{K_d^3}\right) + C_f^2} + \frac{C_f^3}{K_d^3\left(1 + \frac{C_f^1}{K_d^1} + \frac{C_f^2}{K_d^2}\right) + C_f^3} \right) \times 100$$

$$\cdots\cdots(3)$$

ここで，C_f^1，K_d^1は未変化体の非結合型濃度とレセプター結合親和性，式(2)と式(3)はそれぞれ1種または2種の活性代謝物（非結合型濃度としてはC_f^2，C_f^3，レセプター結合親和性としてはK_d^2，K_d^3など）の寄与を組み入れたものである．

C_fとしては，血漿中非結合型濃度を用いることが多い．結合占有率を計算する時の濃度として血漿中非結合型濃度を使用する理由は，ベンゾジアゼピン系薬剤は脂溶性が高く，血液から脳内への移行に特殊な輸送機構が存在する可能性が少ないので血漿中非結合型濃度は脳中非結合型薬物濃度に対応すると仮定したことに基づいている．図7-32はこのようにして求めた結合占有率の時間変化を示したものである．

カテゴリーごとに，結合占有率の推移は特徴的な挙動が示されている．すなわち，結合占有率の半減期は超短時間作用型で6〜8時間，短時間作用型で9〜18時間，中間作用型で35〜39時間，長時間作用型で187〜338時間であり，結合占有率から薬効の持続時間を読み取ることが可能である．

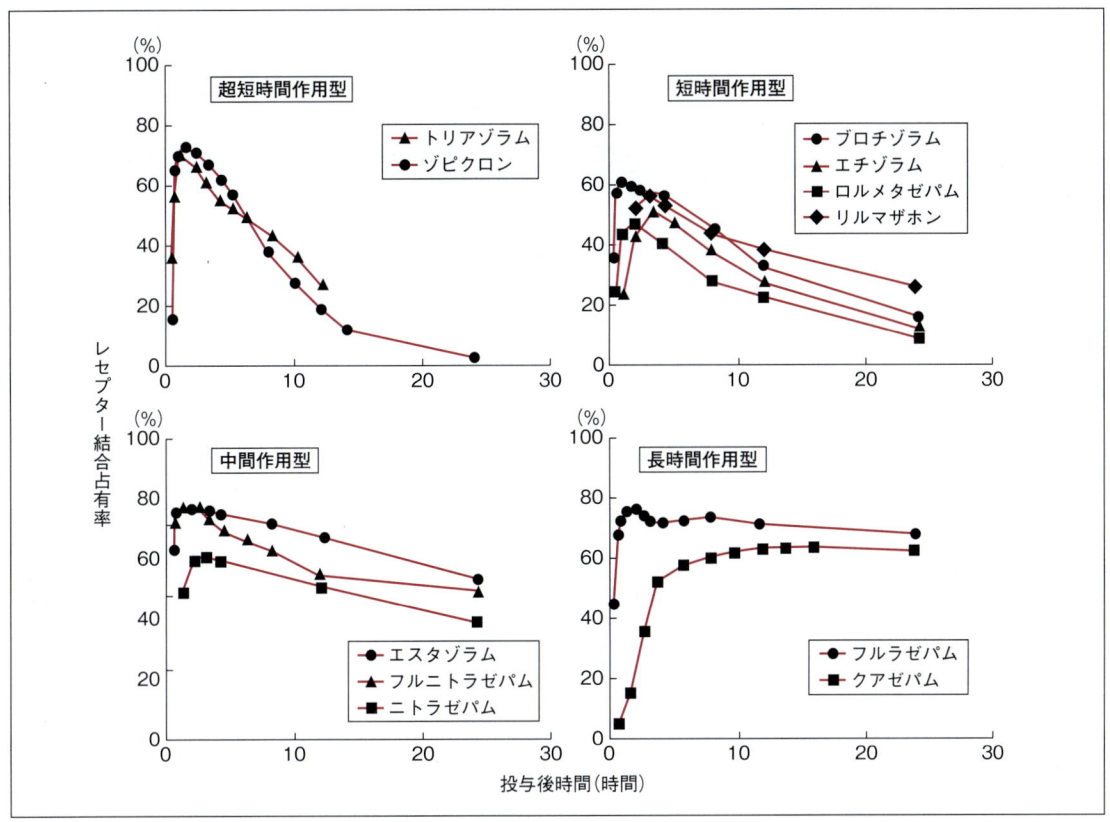

図7-32 作用持続時間の異なる各種ベンゾジアゼピン系睡眠薬を経口投与後の未変化体とその活性代謝物によるベンゾジアゼピン結合占有率の時間推移

投与量は図7-30参照.
(Ito K, Yamada Y, Nakamura K, et al： Classification of benzodiazepine hypnotics in humans based on receptor occupancy theory. J Pharmacokinet Biopharm 21：31-41, 1993)

2 ベンゾジアゼピン系抗不安薬の至適レセプター結合占有率は？

処方の内容

処方 31歳の女性，病院の心療内科

デパス錠(1mg) 3錠 1日3回 毎食後 14日分

情緒不安定性パーソナリティ障害は，情緒的に不安定で種々の神経症症状を合併しているのであるが，今回は，それらに対してデパス(エチゾラム)が処方された．

エビデンスと処方のPK/PD解析

医療現場では多くのベンゾジアゼピン系抗不安薬が使用されており，その常用量もさまざまだが，臨床改善率は60～90%前後である(表7-6).

表7-7は，各種ベンゾジアゼピン系抗不安薬を経口投与後の未変化体とその活性代謝物の最高血漿中濃度C_{max}，血漿中非結合型分率f_uおよびレセプター結合解離定数K_d値をまとめたものである．

K_d値は，薬物あるいはその活性代謝物ごとに大きく異なることがわかる．

19種類の抗不安薬について，常用量の中央値とK_d値の関係をプロットしたところ，有意な相関関係があることが示されている(図7-33).

表7-6 ベンゾジアゼピン系抗不安薬の常用量と各種病態に対する改善率

薬物一般名	常用量 (mg/日)	心身症	神経症	自律神経失調症
オキサゼパム	20～30	—	69.5	87.7
オキサゾラム	30～60	78.6	70.2	—
クロチアゼパム	15～30	58.5	—	57.6
トフィソパム	150	—	—	86
クロルジアゼポキシド	20～60	—	90.3	—
メダゼパム	10～30	63.6	63.3	—
フルタゾラム	12	85.1	—	—
ジアゼパム	4～20	—	59.5	—
フルジアゼパム	0.75	76.3	—	76.4
プラゼパム	10～20	54.5	62.2	55.2
クロラゼプ酸	9～30	—	77～84	—
メキサゾラム	1.5～3	72.7～85.7	75.1～75.9	—
ロフラゼプ酸	2	87.5	85.4	89.3
アルプラゾラム	1.2～2.4	57～69.5	—	71.7
クロキサゾラム	3～12	73.8	84.9～89.5	—
ブロマゼパム	6～15	—	80.9	—
	3～6	77.5	—	86.4
ロラゼパム	1～3	—	52.6	59.3
エチゾラム	1.5～3	64.2	61.2	—
フルトプラゼパム	2～4	56～92	59～74	—

(Ito K, Asakura A, Yamada Y, et al: Prediction of the therapeutic dose for benzodiazepine anxiolytics based on receptor occupancy theory. Biopharm Drug Dispos 18: 293-303, 1997)

表7-7 ベンゾジアゼピン系抗不安薬のレセプター結合解離定数(K_d), 血漿中非結合型分率(f_u) および常用量経口投与時の最高血漿中濃度(C_{max})

薬物一般名	K_d(nM)	f_u	C_{max}(nM)
オキサゼパム	37.4	0.044	1465
オキサゾラム	—*	—	—
desmethyldiazepam**	8.8	0.028	271
クロチアゼパム	4.5	0.006	361
hydroxy-**	—	—	149
desmethyl-**	—	—	37.1
トフィソパム	588.0	0.075	16420
クロルジアゼポキシド	345.0	0.063	4784
desmethyl-**	—	—	1176
demoxepam**	—	0.217	160
メダゼパム	2322.0	0.007	421
diazepam**	11.2	0.019	23.5
desmethyldiazepam**	8.8	0.028	371
フルタゾラム	—	—	15.9
ジアゼパム	11.2	0.019	368
desmethyldiazepam**	8.8	0.028	25.8
oxazepam**	37.4	0.044	—
フルジアゼパム	1.1	—	19.2
プラゼパム	227.0	0.17	6.59
desmethyldiazepam**	8.8	0.028	252
クロラゼプ酸	59.0	—	149
desmethyldiazepam**	8.8	0.028	544
メキサゾラム	—	—	—
chlornordiazepam**	—	—	12.1
ロフラゼプ酸	25.0	—	—
CM6913**	3.0	0.01	410
CM7116**	1.4	—	—
アルプラゾラム	13.8	0.295	26.0
ブロマゼパム	39.8	0.39	156
ロラゼパム	2.6	0.098	35.8
エチゾラム	4.9	0.068	38.8
フルトプラゼパム	12.0	—	—
desalkyl-**	1.5	0.014	229

*: 報告されていない　　**: 活性代謝物

(Ito K, Asakura A, Yamada Y, et al: Prediction of the therapeutic dose for benzodiazepine anxiolytics based on receptor occupancy theory. Biopharm Drug Dispos 18: 293-303, 1997)

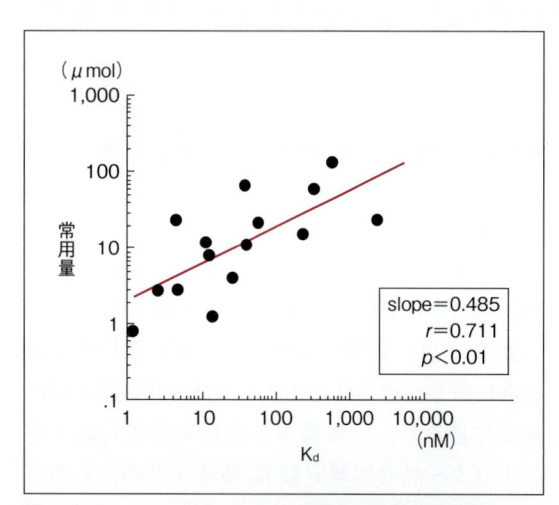

図7-33 ベンゾジアゼピン系抗不安薬の常用量とレセプター結合解離定数(K_d)との相関

(Ito K, Asakura A, Yamada Y, et al: Prediction of the therapeutic dose for benzodiazepine anxiolytics based on receptor occupancy theory. Biopharm Drug Dispos 18: 293-303, 1997)

とはいえ相関係数はそれほど高くなく，K_d値から常用量を推定できるとは言いがたい．しかし，ベンゾジアゼピン系薬物には，活性代謝物を有するものがある．そこで，それぞれの薬物由来の活性体の中でK_d値の最も小さいもの（親和性の高いもの）の値を横軸にとり，常用量との関係

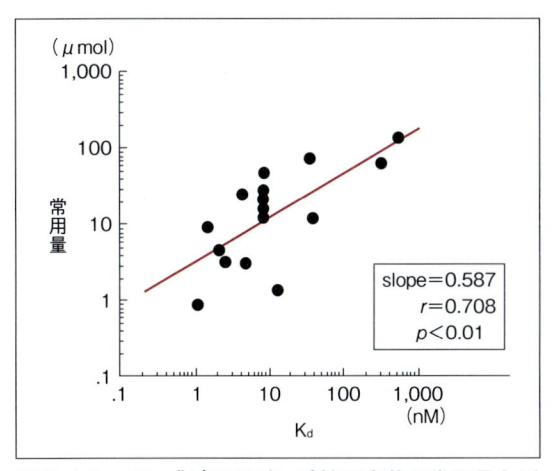

図7-34 ベンゾジアゼピン系抗不安薬の常用量と活性体中で最も小さい K_d との相関

(Ito K, Asakura A, Yamada Y, et al：Prediction of the therapeutic dose for benzodiazepine anxiolytics based on receptor occupancy theory. Biopharm Drug Dispos 18：293-303, 1997)

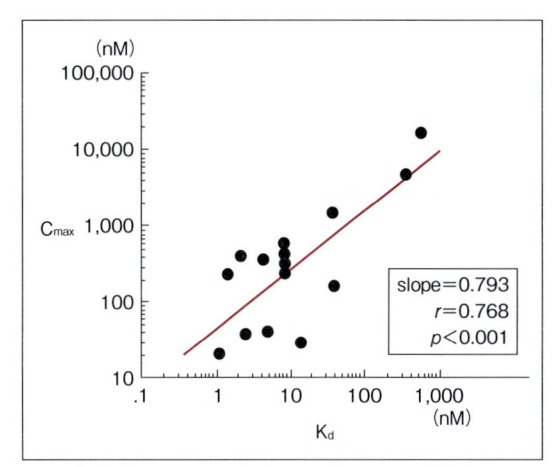

図7-35 ベンゾジアゼピン系抗不安薬の常用量経口投与後の最高血漿中濃度（C_{max}）と活性体中で最も小さい K_d との相関

例えば，未変化体と1つの活性代謝物の場合，換算濃度は，

$$C_1 + \left(\frac{K_d^1}{K_d^2}\right) \cdot C_2$$

未変化体と2つの活性代謝物の場合，換算濃度としては，

$$C_1 + \left(\frac{K_d^1}{K_d^2}\right) \cdot C_2 + \left(\frac{K_d^1}{K_d^3}\right) \cdot C_3$$

となる．

(Ito K, Asakura A, Yamada Y, et al：Prediction of the therapeutic dose for benzodiazepine anxiolytics based on receptor occupancy theory. Biopharm Drug Dispos 18：293-303, 1997)

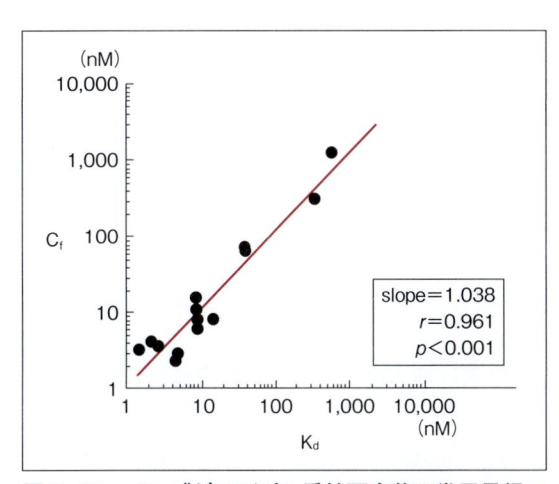

図7-36 ベンゾジアゼピン系抗不安薬の常用量経口投与後の最高血漿中非結合型濃度（C_f）と活性体中で最も小さい K_d との相関

例えば，未変化体と1つの活性代謝物の場合，換算濃度は，

$$C_{f1} + \left(\frac{K_d^1}{K_d^2}\right) \cdot C_{f2}$$

未変化体と2つの活性代謝物の場合，換算濃度としては，

$$C_{f1} + \left(\frac{K_d^1}{K_d^2}\right) \cdot C_{f2} + \left(\frac{K_d^1}{K_d^3}\right) \cdot C_{f3}$$

となる．

(Ito K, Asakura A, Yamada Y, et al：Prediction of the therapeutic dose for benzodiazepine anxiolytics based on receptor occupancy theory. Biopharm Drug Dispos 18：293-303, 1997)

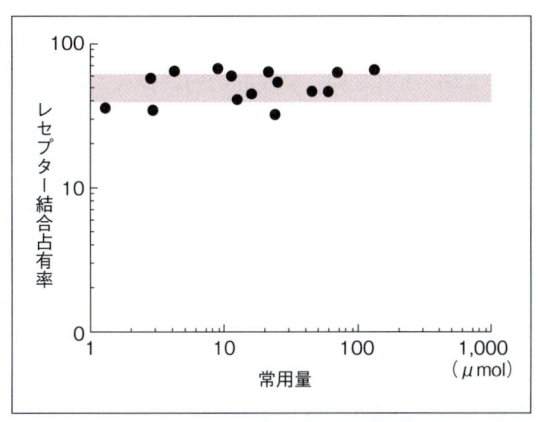

図7-37 ベンゾジアゼピン系抗不安薬の常用量とレセプター結合占有率との関係

(Ito K, Asakura A, Yamada Y, et al：Prediction of the therapeutic dose for benzodiazepine anxiolytics based on receptor occupancy theory. Biopharm Drug Dispos 18：293-303, 1997)

をプロットした結果が図7-34である．図7-33と同様に有意な相関があるものの，高い相関係数はまだ得られていない．

これは各薬物の体内動態（代謝，分布，タンパク結合性など）の相違が考慮されていないためと考えられる．

次に，各薬物活性体のK_d値と血漿中濃度の間の関係に着目しよう．単回経口投与後の最高血漿中濃度に関して，活性代謝物を考慮し，最もK_d値の小さい活性体に着目して補正した血漿中薬物濃度と，その活性体のK_d値との相関関係を検討した．その結果，図7-35に示すように，有意な相関関係はあるものの，まだ相関関係は高いものではない．

最後に，各活性体の血漿中タンパク結合を考慮し，図7-35と同様に最もK_d値の小さい活性体に着目して換算した血漿中非結合型濃度とその活性体のK_d値との関係をプロットした．その結果，両者の間には図7-36に示すように有意な相関関係がみられた．

しかも傾きは約1.04であり，1に近くさらに良好な関係が示されている．図7-37は，各薬物の常用量と，式(2)，式(3)に従って計算したレセプター結合占有率との関係を示したものである．

常用量の投与時におけるレセプター結合占有率は，多少のバラツキはあるものの各薬物について約40～60％というほぼ恒常な値が得られた．

以上より，各種ベンゾジアゼピン系薬物の常用量とレセプター結合占有率の関係から，高親和性薬物，低親和性薬物にかかわらず，一定のレセプター結合占有率が得られる投与量に常用量が設定されていることが示されている．

9 外用薬（坐薬）の適正使用法
Case 坐薬の挿入時間と途中排出後の対応はどうするか？

処方の内容

処方 55歳の女性，病院の内科

インテバン坐剤（25 mg）
　　2個　1日2回　朝夕肛門内に挿入　14日分

患者は，関節リウマチと診断されている．インテバン坐剤（インドメタシン）が処方されて今回は2度目であった．薬局で薬を受け取る時，「坐薬は挿入後どれだけの時間入れて我慢すればいいのでしょうか？　また，慣れていないせいか，挿入して少し経ってから，坐薬がポロッと出てしまうことが時々あるのです．再度そのまま入れていいのか，新しいものを1個入れるのか，1/2個入れるのか，どうしたらいいのでしょうか？」と質問した．薬剤師はこれに対して的確に答えることができなかった．

エビデンスと処方のPK/PD解析

「坐薬は挿入後どれだけの時間直腸に保持すればよいのか？　挿入後途中で排出した時どのような対応が必要か？」についてPK的側面から考えてみよう．

a) 坐薬挿入後の適正な直腸内保持時間

これを決定するためには坐薬挿入後の経時的な吸収率に関する情報が必要である．直腸内投与後の血液中濃度推移と静脈内投与後の血液中濃度推移のデータから，以下に示すようなデコンボリューション法によって坐薬からの吸収速度（f_a）および吸収率の経時変化を推定することが可能である．

$$C_{rectal,p}(t) = \int_0^t f_a(\tau) \times C_{iv,p}(t-\tau)d\tau \cdots\cdots (1)$$

ここで，$C_{rectal,p}(t)$および$C_{iv,p}(t)$は，それぞれ直腸内投与後および静脈内投与後の時間tにおけ

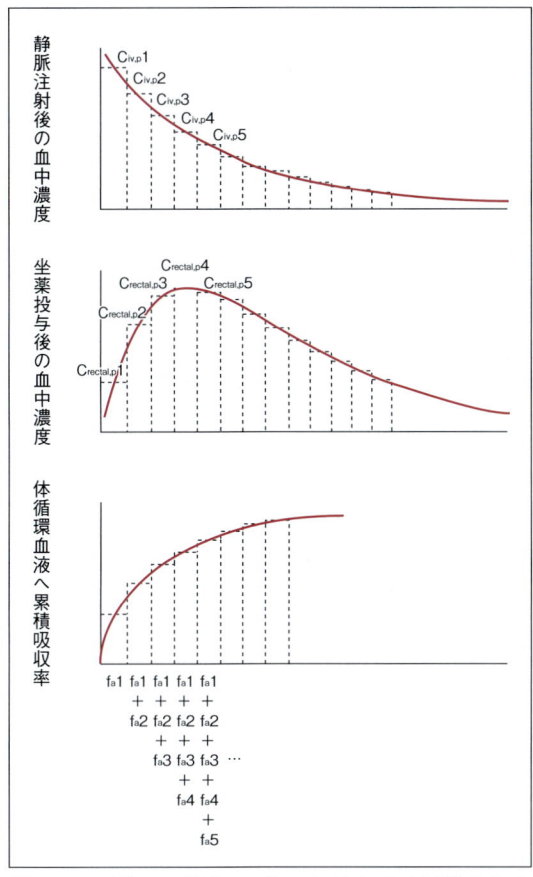

図7-38 デコンボリューション法による累積吸収率(f_a)の算出法

(山下佳子, 小滝 一, 山田安彦, 他:坐薬挿入時間と途中排出に関する薬物体内動態論的考察. 病院薬学 19:184-190, 1993)

る血中濃度を, $f_a(t)$は時間 t における坐薬からの吸収速度を表す. 式(1)はコンボリューション(たたみ込み積分)と呼ばれる. その逆計算, すなわち $C_{rectal,p}(t)$と$C_{iv,p}(t)$から$f_a(t)$を求める数値計算を, デコンボリューションと呼ぶ. バイオアベイラビリティの速度をこの方法で求めるには, 坐薬投与後の血中濃度推移を測定し, 同一人, 同一条件の人に静脈注射を行った後の血中濃度推移を測定する. この両血中濃度を等間隔の時間(積分区間)で区切り, その間の平均濃度を求めて, 図7-38に示すような段階状の値に置き換える.

式(1)の積分を等間隔の積分区間で分割すると次式を得る.

$$C_{rectal,p}1 = f_a1 \cdot C_{iv,p}1$$

表7-8 直腸内および静脈内投与後の両血漿中濃度推移データが得られた全身作用の坐剤一覧

薬理学的分類	一般名	商品名
鎮痛・抗炎症薬	インドメタシン	インテバン坐剤
	ケトプロフェン	メナミン坐剤
鎮痛薬	ブプレノルフィン	レペタン坐剤
	モルヒネ	アンペック坐剤
解熱薬	アセトアミノフェン	アンヒバ坐剤
消化管運動改善薬	ドンペリドン	ナウゼリン坐剤
精神神経用薬	プロマゼパム	セニラン坐剤
喘息治療薬	アミノフィリン	アルビナ坐剤
抗菌薬	アンピシリン	ヘルペン坐剤*

*販売中止

(山下佳子, 小滝 一, 山田安彦, 他:坐薬挿入時間と途中排出に関する薬物体内動態論的考察. 病院薬学 19:184-190, 1993)

$$C_{rectal,p}2 = f_a1 \cdot C_{iv,p}2 + f_a2 \cdot C_{iv,p}1$$
$$C_{rectal,p}3 = f_a1 \cdot C_{iv,p}3 + f_a2 \cdot C_{iv,p}2 + f_a3 \cdot C_{iv,p}1$$
$$\vdots$$
$$C_{rectal,p}n = \sum_{i=1}^{n} f_a i \cdot C_{iv,p}(n-i) \quad \cdots\cdots\cdots\cdots (2)$$

なお, 添字の1, 2, 3…はそれぞれ, 1, 2, および3つ目の積分区間を表す.

式(2)を第1行より逐次数値的に解いていくことによって, 各積分区間における吸収速度f_a1, f_a2…f_anを算出し, それらを積分することにより, 各時刻までの吸収累積値を求めることができる.

表7-8は解析が行われた9種類の坐薬のリストである.

図7-39, 図7-40はそれぞれインドメタシンとアンピシリンに関する実際の解析例を示したものである.

インドメタシン坐剤の直腸からの吸収は1.5時間から2時間で完了しているのに対して, アンピシリンでは約1時間で吸収完了となっていることがわかる. この累積吸収率を9種の薬剤でまとめて示したのが図7-41である.

薬剤ごとに累積吸収率のプロフィールは大きく相違していることがわかる. 比較のために, 累積吸収率が50%となる時間を図7-42にまとめた.

このプロフィールを用いて, 投与量の90%が

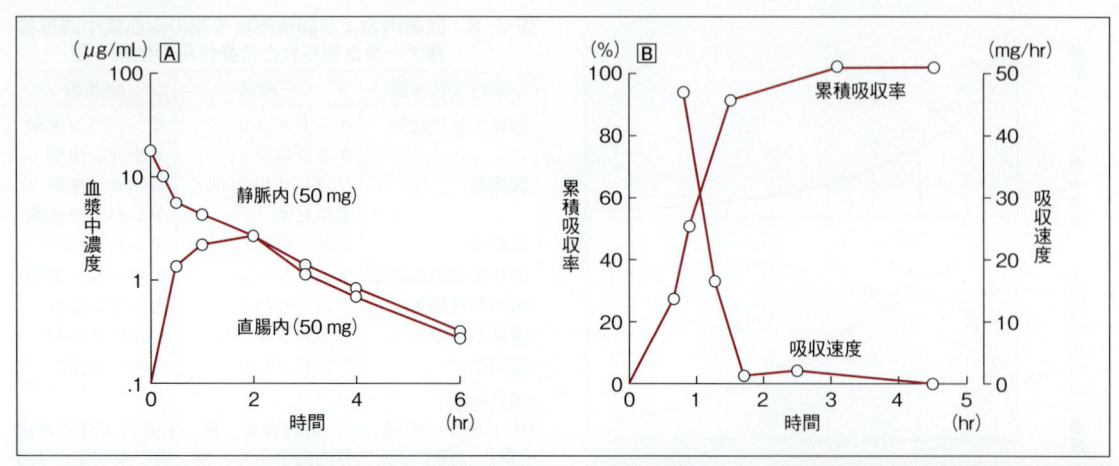

図7-39　インドメタシンを静脈内または直腸内に投与後の血漿中濃度（A）および吸収速度と累積吸収率の時間推移（B）

(A)は健常人にインドメタシン50 mgを静注した時とインドメタシン50 mgを含有する坐剤を直腸内投与した時のデータ．
(山下佳子，小滝　一，山田安彦，他：坐薬挿入時間と途中排出に関する薬物体内動態論的考察．病院薬学 19：184-190, 1993)

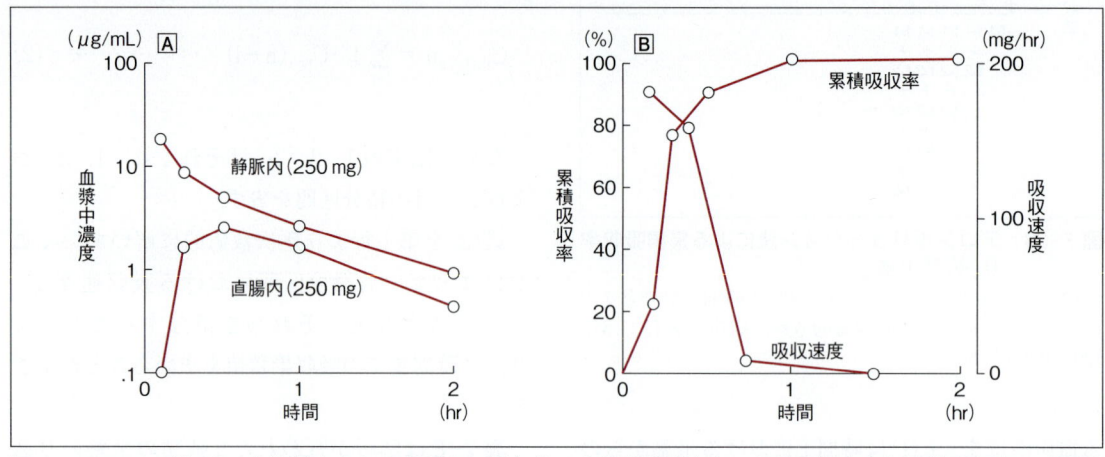

図7-40　アンピシリンを静脈内または直腸内に投与後の血漿中濃度（A）および吸収速度と累積吸収率の時間推移（B）

(A)は健常人にアンピシリン250 mgを静注した時とアンピシリン250 mgを含有する坐剤を直腸内投与した時のデータ．
(山下佳子，小滝　一，山田安彦，他：坐薬挿入時間と途中排出に関する薬物体内動態論的考察．病院薬学 19：184-190, 1993)

吸収される時間を，アンピシリンでは15分，インドメタシンでは1.5時間，ドンペリドンでは6時間弱と評価することができる．この違いは使用している坐薬の基剤（薬剤の溶出，溶解に影響する）の種類や薬物そのものの直腸粘膜からの吸収能の違いによるものと考えられる．図7-41のプロフィールをもとに，適正な坐薬保持時間を設定することになる．

b) 挿入後途中排出時の対応方法

まず，坐薬の使用に関する患者の意識，および途中排出に対する対処法についての調査結果を紹介しよう．坐薬の挿入時に困ったことがある患者は，外来患者(20〜70歳)では40％，入院中の小児患者(2.5か月〜15歳)の母親では20％にのぼり，そのうちの約半数が坐薬の途中排出を経験していることが明らかになっている．そして，途中

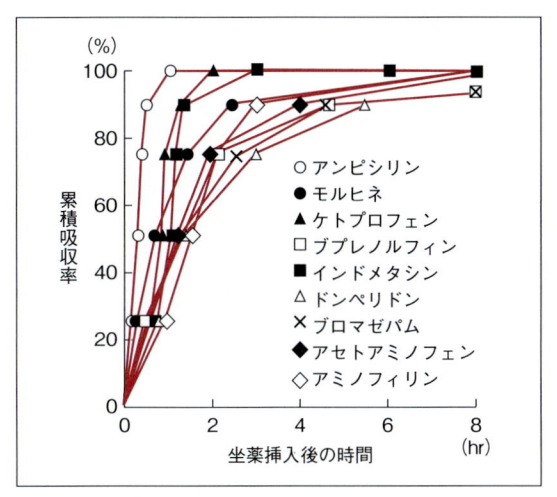

図7-41 デコンボリューション法により得られた各種坐剤投与後の累積吸収率推移

(山下佳子, 小滝 一, 山田安彦, 他:坐薬挿入時間と途中排出に関する薬物体内動態論的考察, 病院薬学 19:184-190, 1993)

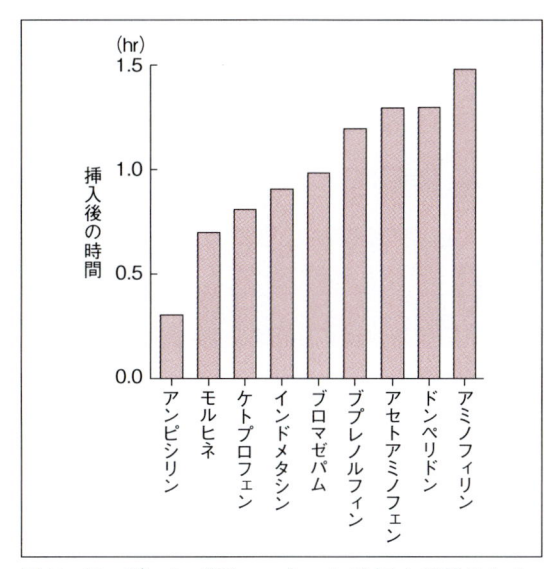

図7-42 デコンボリューション法により得られた, 各種坐剤からの薬物の累積吸収率が50%に達する時間

(山下佳子, 小滝 一, 山田安彦, 他:坐薬挿入時間と途中排出に関する薬物体内動態論的考察, 病院薬学 19:184-190, 1993)

排出が起こった時の外来患者自身の対処法は,「坐薬の使用を中止した」「排出した坐薬を再挿入した」「新しい坐薬を1個挿入した」「新しい坐薬を半分挿入した」など実にさまざまである. 外来患者では排便とともに坐薬が排出された場合には, 新しい坐薬を1個挿入するケースが多く, また坐薬のみが排出された場合には排出した坐薬を再び挿入するケースが多い. このことは, 排便の有無によって患者が行う対処法が異なることを示唆している. 一方, 入院中の小児患者では排便の有無にかかわらず, 途中排出が起こった場合は投与を中止する割合が30～60%と外来患者に比べて顕著に高いという結果が得られている. このことは, 入院中であれば坐薬以外の製剤に変更できるためと考えられる. 坐薬を入れてから途中で排出するまでの時間は, 小児患者では87%が, 外来患者では72%が挿入後30分以内であったと報告されている.

坐薬の途中排出の様態として, 1)原形をとどめた固形の坐薬のみがポロッと出る場合, 2)原形をとどめた固形の坐薬と溶けた坐薬の液状物が出る場合, 3)普通の状態の便とともに出る場合, 4)下痢状態の便とともに出る場合, などが考えられる. 坐薬挿入後30分以内ではすべてのケースが生じる可能性があり, ケースに対応した対処法を提示することは困難である. 1)のケースでは, 排出された坐薬をそのまま直腸内に挿入すればよいが, 坐薬が変形したり小さくなっている場合には挿入することは不可能である. また2), 3), 4)の場合には, 外部に排出された固形の坐薬と液状物の比率によって対応が違ってくると考えられる. 図7-41を利用して追加する坐薬の量を決定する場合(排出時間から吸収率を出して残存量を推定する場合), 直腸内に存在する成分がすべて排出されると仮定することになるが, 排出物中において固形物の量, 液状物の量を見極めることは一般的に不可能であるため適正な対処法を構築することは可能ではない. 実際は固形物しか排出されておらず, 液状物が直腸内に残っているケースも多いと思われるが, この場合, 図7-41を用いて追加坐薬量を決定すると過量投与となって危険である. したがって, 坐薬を追加挿入してもよいのは, 挿入後比較的初期の時点(固形坐薬がある程度形をとどめて排出され, 再挿入可能である時

10 カルシウム拮抗薬の適正使用
Case 本態性高血圧患者にベニジピンが処方された

処方の内容

処方 67歳の男性，病院の循環器内科

コニール錠（2 mg）
　　　　1錠　1日1回　朝食後　14日分

　本態性高血圧症の患者に，カルシウム拮抗薬のコニール（ベニジピン塩酸塩）が処方された．これまでは，長い間，同じカルシウム拮抗薬のアダラート（ニフェジピン）〔処方：アダラートL錠（20 mg）2錠1日2回　朝夕食後〕を使用していたが，服薬コンプライアンスが悪く1日1回の薬剤に変更となった．

エビデンスと処方の PK/PD 解析

　図7-43は，ヒトにベニジピン塩酸塩（コニール）を投与した後の血漿中濃度および降圧作用の推移である．

　ベニジピンの半減期は2時間程度と極めて短く，体内からの消失が速いことから，一見すると1日に3回も4回も服用しなければならないと考えられる．しかし実際には，1回の投与で降圧作用は24時間も持続している．したがって，ベニジピンは1日1回服用すればよい医薬品となっている．図7-44と図7-45は，8種類のカルシウム拮抗薬に関して，日本人の本態性高血圧患者を対象とした臨床試験で得られた各薬物単回経口投与後の血漿中濃度推移と降圧作用の推移である．

　初期に開発されたカルシウム拮抗薬であるニフェジピン，ニカルジピンは，消失半減期，薬効持続時間のいずれも短く，1日3回投与が必要であるが，ベニジピンなど，比較的新しく開発された多くの薬剤は消失半減期がまちまちであるにもかかわらず薬効は長時間持続し，1日1～2回投与で十分な効果が得られる．図7-46はこれらカルシウム拮抗薬を経口投与した後の血漿中濃度と降圧作用の関係を，時系列で示したものである．

　投与開始後から反時計回りの推移を示していることから，血漿中濃度推移に対して薬理効果の発現が時間的に遅れていることがわかる．この作用時間持続の機構として，カルシウム拮抗薬が脂質膜中の疎水性部分に溶け込んだ状態でカルシウム

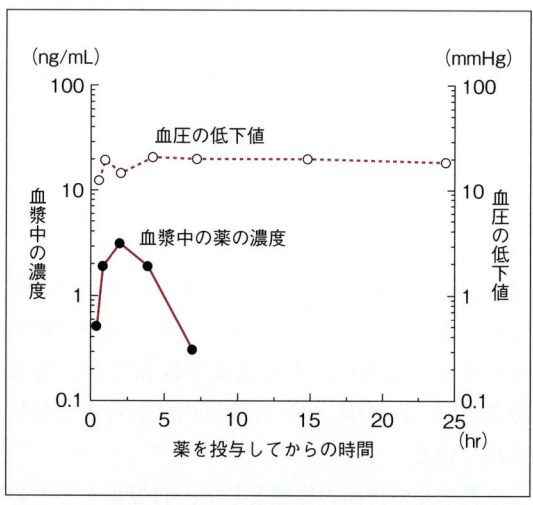

図7-43　ベニジピンの血漿中濃度推移と降圧作用の関係

(Shimada S, Nakajima Y, Yamamoto K, et al：Comparative pharmacodynamics of eight calcium channel blocking agents in Japanese essential hypertensive patients. Biol Pharm Bul 19：430-437, 1996)

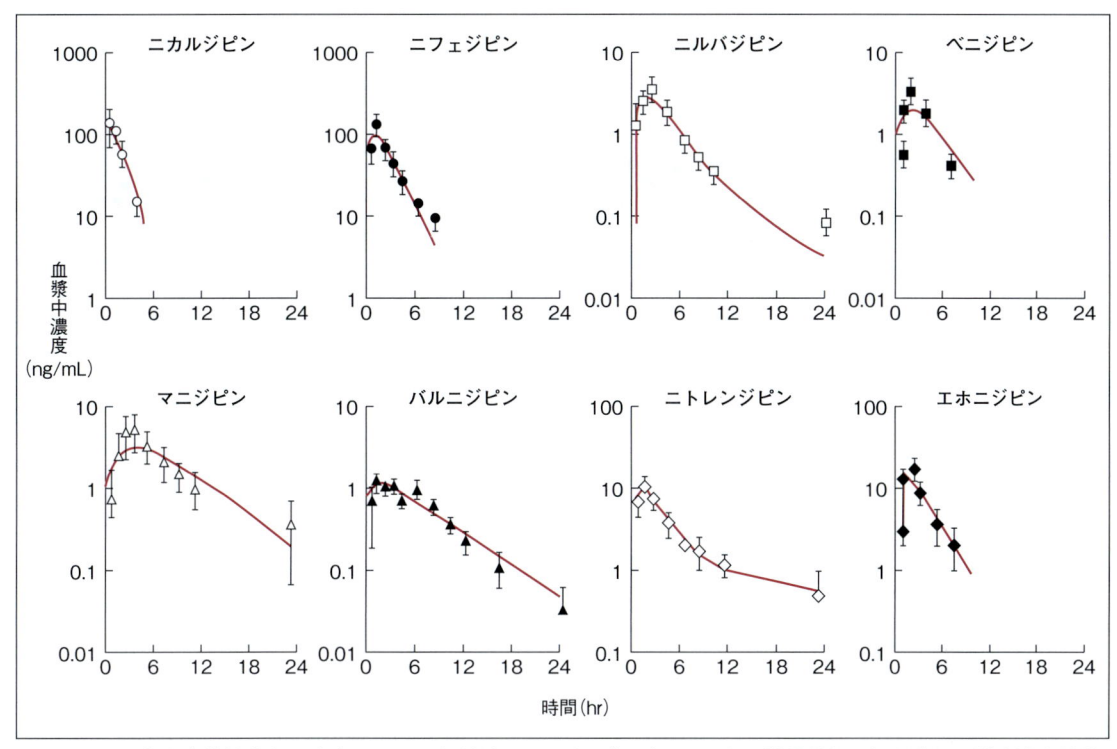

図7-44　日本人本態性高血圧患者における各種ジヒドロピリジン系カルシウム拮抗薬経口投与後の血漿中濃度推移
(Shimada S, Nakajima Y, Yamamoto K, et al：Comparative pharmacodynamics of eight calcium channel blocking agents in Japanese essential hypertensive patients. Biol Pharm Bull 19：430-437, 1996)

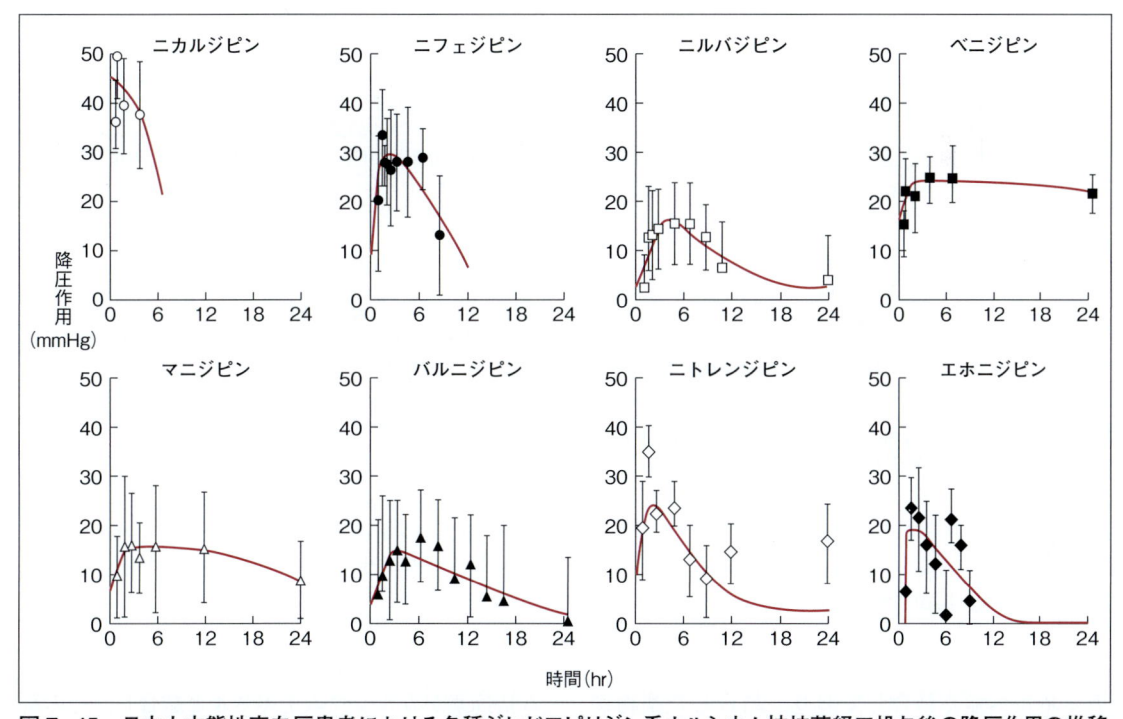

図7-45　日本人本態性高血圧患者における各種ジヒドロピリジン系カルシウム拮抗薬経口投与後の降圧作用の推移
(Shimada S, Nakajima Y, Yamamoto K, et al：Comparative pharmacodynamics of eight calcium channel blocking agents in Japanese essential hypertensive patients. Biol Pharm Bull 19：430-437, 1996)

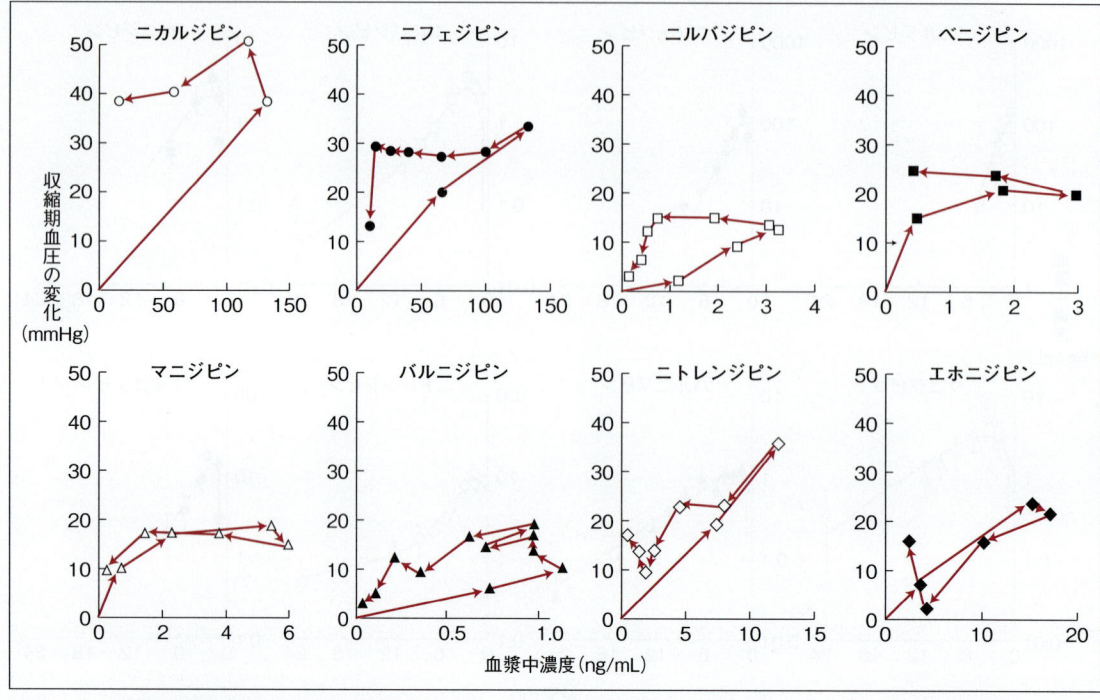

図7-46 本態性高血圧症の日本人患者へ各種カルシウム拮抗薬を単回経口投与した後の血圧降下作用とカルシウム拮抗薬の血漿中濃度の関係.
矢印は投与後の時間経過を示す.
(Shimada S, Nakajima Y, Yamamoto K, et al：Comparative pharmacodynamics of eight calcium channel blocking agents in Japanese essential hypertensive patients. Biol Pharm Bull 19：430-437, 1996)

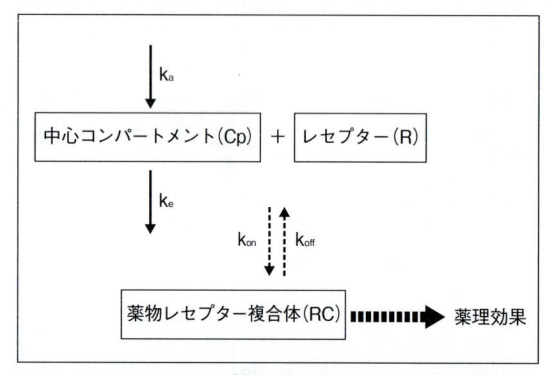

図7-47 カルシウム拮抗薬の降圧作用を説明するためのPDモデル

$$\frac{d[RC]}{dt} = k_{on} \cdot [Cp] \cdot [R] - k_{off} \cdot [RC] \quad \cdots\cdots (1)$$

$$\frac{d[R]}{dt} = -k_{on} \cdot [Cp] \cdot [R] + k_{off} \cdot [RC] \quad \cdots\cdots (2)$$

ここで，[R] (nM)と[RC] (nM)はそれぞれ，薬物が結合していないカルシウムチャネル，薬物が結合して遮断されているカルシウムチャネルの濃度を表す．また，全カルシウムチャネル量[Rt] (nM)は[R]と[RC]の和であり以下のようになる．

$$[Rt] = [R] + [RC] \quad \cdots\cdots (3)$$

式(1)と式(3)から式(4)が得られる.

$$\frac{d[RC]}{dt} = k_{on} \cdot [Cp] \cdot ([Rt] - [RC]) - k_{off} \cdot [RC] \quad \cdots\cdots (4)$$

薬理作用(E, mmHg)は[RC]に比例すると仮定すると，最大効果E_{max}(mmHg)は[RC]＝[Rt]の時に得られ，Eは次式のように表すことができる．

$$\frac{dE}{dt} = k_{on} \cdot [Cp] \cdot (E_{max} - E) - k_{off} \cdot E \quad \cdots\cdots (5)$$

(Shimada S, Nakajima Y, Yamamoto K, et al：Comparative pharmacodynamics of eight calcium channel blocking agents in Japanese essential hypertensive patients. Biol Pharm Bull 19：430-437, 1996)

チャネルへ強く結合しており，結合した薬物がチャネルから解離する速度が遅いことが考えられている．これらの知見をもとに，血中のカルシウム拮抗薬がカルシウムチャネルと結合し，その解離過程が遅いことを仮定したPDモデルを構築することができる(図7-47).

したがって，これらのジヒドロピリジン系カルシウム拮抗薬は血漿中から消失しても，薬物がカルシウムチャネルへ結合し続けることによって長時間作用を発揮しているものと考えられる．なお，この解析では in vivo での血漿中濃度は全濃度を使用しており，非結合型濃度はこれよりかなり低いと考えられるが，ジヒドロピリジン系カルシウム拮抗薬は脂質膜に溶け込んで作用部位へ近づくと考えられていることから，実際の in vitro と in vivo における作用部位濃度の絶対値を直接比較することは難しいと考えられる．

また，第三世代のカルシウム拮抗薬であるアムロジピンについては，薬効を得るためには1週間繰り返し投与することが必要であり，単回経口投与では有意な血圧降下作用が認められていないことから，上述の解析は実施できなかった．この理由として，アムロジピンの消失半減期が30時間以上とほかのカルシウム拮抗薬に比べて極めて長いため，血中濃度の変化が薬効発現を規定する因子になっていること，あるいはアムロジピンの pKa が8.85であり生理的 pH で大部分イオン化しているため分布が平衡に達するまでに時間がかかることなどが原因ではないかと考えられる．

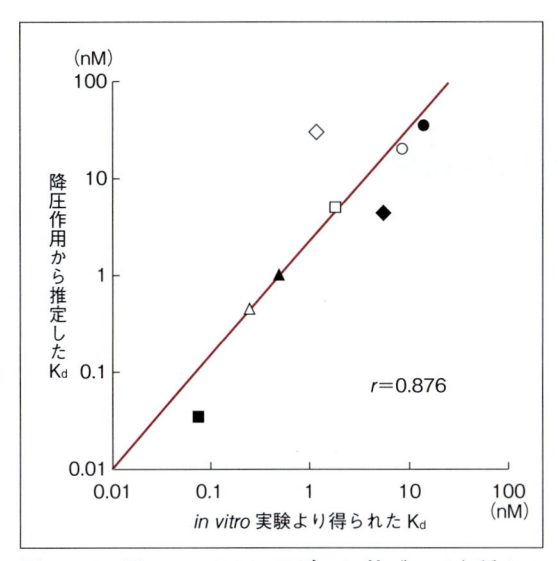

図7-48　図7-47のPDモデルに基づいて各種カルシウム拮抗薬の血液中濃度と降圧作用から推定した解離定数（k_{on}/k_{off}, K_d）と in vitro 実験に基づいた実測値（K_d）との関係

(Shimada S, Nakajima Y, Yamamoto K, et al：Comparative pharmacodynamics of eight calcium channel blocking agents in Japanese essential hypertensive patients. Biol Pharm Bull 19：430-437, 1996)

このモデル解析で得られた結合速度と解離速度の比（k_{on}/k_{off}，すなわち親和性を示す K_d 値と等価）は，in vitro 実験で得られた各薬物のカルシウムチャネルへの結合解離定数（K_d）の報告値と相関が認められた（図7-48）．

8 副作用・有害作用の回避

1 ベタキソロールと呼吸器系副作用
Case ベタキソロールによる呼吸器系副作用の定量的予測

処方の内容

処方 68歳の女性，処方オーダリング，病院の内科

ムコソルバン錠(15 mg)
　　　　　3錠　1日3回　毎食後　14日分
テオドール錠(100 mg)
　　　　　3錠　1日3回　毎食後　14日分
ケルロング錠(5 mg)
　　　　　1錠　1日1回　朝食後　14日分
メイラックス錠(1 mg)
　　　　　1錠　1日1回　朝食後　14日分
リピトール錠(10 mg)
　　　　　1錠　1日1回　夕食後　14日分
オノンカプセル(112.5 mg)
　　　　4 Cap　1日2回　朝夕食後　14日分
レンドルミン錠(0.25 mg)
　　　　　1錠　1日1回　就寝前　14日分

背景と処方の問題点

背景

　高血圧患者であるが，ケルロング(ベタキソロール塩酸塩)の服用を開始してから，風邪の予後が悪い時は喘息様の症状を呈するようになった．そのため，テオドール(テオフィリン)，オノン(プランルカスト水和物)などが処方されるようになった．

処方の問題

　ベタキソロールによる呼吸器系副作用がどの程度の重篤性があるか評価する必要がある．

エビデンスと処方のPK/PD解析

症例：68歳の女性．1998年11月ごろより高血圧のため(178/89 mmHg)ベニジピン(1日1回2 mg)による治療が開始された．しかし高血圧が改善せず1999年6月ごろよりベニジピンはベタキソロール塩酸塩(1日1回2.5 mg)に変更となった．ベタキソロール服用中に，かぜの予後が悪い時は喘息様の症状を呈することがあり，他院にてプレドニゾロンおよびベクロメタゾンプロピオン酸エステルが処方されることがあった．2000年8月に血圧のコントロールが悪化したためベタキソロールは倍量(1日1回5 mg)となった．2000年12月ごろより，同クリニックからもベクロメタゾンプロピオン酸エステル(1回100 μg 1日2回)の定期吸入が追加された．しかし，ステロイド吸入の副作用の可能性をおそれ，患者は自己判断で吸入を行っていなかった．2001年2月よりステロイド吸入は中止となり，喘息治療のためにテオフィリン(1回100 mg 1日2回)，アンブロキソール(1回15 mg 1日2回)，プランルカスト(1回112.5 mg 1日2回)が追加になったが，同年3月ごろ呼吸困難となり救急入院となった．入院中

は，ベタキソロールによる高血圧の治療は行われなかった．1か月後患者は退院となったが，ベタキソロール(1日1回5mg)は継続された．しかし2001年5月に喘息悪化のため再度入院となり，気管支喘息と診断された．入院直後にベタキソロールは中止され，退院後ベタキソロールはロサルタン(1日1回25mg)に変更になった．以後現在まで，喘息症状は再発していない．

・Miki A, Tanaka Y, Ohtani H, et al : Betaxolol-induced deterioration of asthma and a pharmacodynamic analysis based on beta-receptor occupancy. Int J Clin Pharmacol Ther 41 : 358-364, 2003

上記症例の原因はベタキソロールによる呼吸器系副作用(FEV_1の減少など)と考えられる．すでに基礎編(158ページ)において，β遮断薬による呼吸器系副作用のリスクをレセプター結合占有の面から解析し，心選択性の評価について示した．すなわち，β遮断薬は，肺の$β_2$レセプターを遮断することによって呼吸器系副作用を惹起することが知られている．このリスクを評価するために，$β_1$および$β_2$レセプターへの結合親和性(K_d値，K_i値やK_b値)の比を指標として判定するいわゆる心選択性(SI_1)が知られており，臨床においても呼吸器系副作用のリスクを判定するうえで定量的指標として使用されている．さらに基礎編では，臨床効果をより忠実に反映する心選択性の指標として，それぞれのレセプター占有率の比(SI_2)，呼吸器系作用と主作用(運動心拍数減少など)の比(SI_3)を新たな指標として示した(161ページ)．ここでは，ベタキソロールに代表される心選択的β遮断薬に関して，非選択的β遮断薬であるプロプラノロールとの比較評価を試みる．

まず，各種β遮断薬のPK/PDパラメーター，およびこれらから算出した常用量連続経口投与後の定常状態における平均血漿中濃度を表8-1に示す．

さらに，各種β遮断薬の$β_1$レセプターと$β_2$レセプターに対する結合解離定数(K_b値)，タンパク非結合型分率，および定常状態における平均血漿中濃度より推算した平均レセプター結合占有率($Φβ_1$，$Φβ_2$)，運動心拍数減少率($Eβ_1$)ならび

表8-1 各種$β_1$選択的β遮断薬およびプロプラノロールのPK/PDパラメーター，およびこれから算出した各薬剤を経口連続投与後の定常状態における平均血漿中濃度

一般名 (商品名)	心選択性	ISA	投与量 (mg)	C_{ss} (ng/mL)	f_u	C_{ssf} (nM)
ベタキソロール (ケルロング)	＋	－	5 10	9.67 23.4	0.48 0.48	13.4 32.3
アテノロール (テノーミン)	＋	－	50 100	107 175	0.97 0.97	388 637
ビソプロロール (メインテート)	＋	－	5 10	21.3 44.3	0.76 0.76	42.7 87.3
メトプロロール (セロケン)	＋	－	120	64.1	0.89	214
アセブトロール (セクトラール)	＋	＋	400	397	0.82	873
セリプロロール (セレクトール)	＋	＋	100 200	12.7 76.3	0.83 0.83	25.3 152
プロプラノロール (インデラルLA)	－	－	60	9.1	0.11	3.40

C_{ss} : mean plasma concentration at the steady state.
f_u : plasma unbound fraction.
C_{ssf} : plasma unbound concentration at the steady state.
(Miki A, Tanaka Y, Ohtani H, et al : Betaxolol-induced deterioration of asthma and a pharmacodynamic analysis based on beta-receptor occupancy. Int J Clin Pharmacol Ther 41 : 358-364, 2003)

にFEV_1減少率($Eβ_2$)を表8-2に示す．

SI_1(各$β_1$選択的β遮断薬の結合解離定数の比)，SI_2(平均レセプター結合占有率の比)，SI_3(運動心拍数減少率ならびにFEV_1減少率から算出した安全係数)を表8-3に示す．

ベタキソロールにおいては，SI_1が55.0と心選択性は比較的高かったが，SI_2およびSI_3は各々5.9～11.5，7.5～10.1でありSI_1ほどの大きな安全係数は得られていない．

基礎編でも解説したが，従来からのレセプターへの結合解離定数の比のみから判断する心選択性の指標(SI_1)と比較して，レセプター結合占有率を考慮した指標(SI_2，SI_3)のほうが，副作用リスクを定量的に評価するうえでより優れている．$β_1$レセプターに対するレセプター結合占有率はビソプロロール以外の$β_1$選択的β遮断薬では80～90%とほぼ同程度の高い値を示したことから，β遮断薬としての心機能に対する効果の面で

表8-2 各種β₁選択的β遮断薬およびプロプラノロールのβ₁およびβ₂レセプターに対する結合解離定数，平均レセプター結合占有率($\Phi\beta_1$, $\Phi\beta_2$)，運動心拍数減少率($E\beta_1$)ならびにFEV₁減少率($E\beta_2$)

一般名 (商品名)	投与量 (mg)	K_b β₁	K_b β₂	レセプター結合占有率 (Φ:%) β₁	レセプター結合占有率 (Φ:%) β₂	薬理学的効果(%) 運動心拍数減少率	薬理学的効果(%) FEV₁減少率
ベタキソロール (ケルロング)	5 10	3.24 3.24	178 178	80.5 90.9	8.42 15.4	9.07 16.0	0.90 2.14
アテノロール (テノーミン)	50 100	49.0 49.0	1,480 1,480	88.8 92.9	20.8 30.1	14.1 18.4	3.03 4.81
ビソプロロール (メインテート)	5 10	35.5 35.5	389 389	54.2 71.1	9.74 18.3	3.19 6.03	1.29 2.62
メトプロロール (セロケン)	120	37.2	871	85.2	19.7	11.5	2.85
アセブトロール (セクトラール)	400	34.7	1120	96.2	43.8	23.8	8.09
セリプロロール (セレクトロール)	100 200	9.30 9.30	372 372	73.0 94.2	6.37 29.1	6.53 20.8	0.82 4.59
プロプラノロール (インデラル LA)	60	3.09	5.62	52.3	37.6	2.98	6.50

(Miki A, Tanaka Y, Ohtani H, et al : Betaxolol-induced deterioration of asthma and a pharmacodynamic analysis based on beta-receptor occupancy. Int J Clin Pharmacol Ther 41 : 358-364, 2003)

は，ベタキソロールもほかのβ₁選択的β遮断薬も同程度であると考えられる．次に呼吸器副作用発現の原因となるβ₂レセプターに関しては，解析の結果，ベタキソロールのレセプター結合占有率はβ₁選択的β遮断薬の中でも最も低い値を示した．さらにレセプター結合占有率から推算したFEV₁減少率も最も低いものであった．また，両サブタイプのレセプター結合占有率の比であるSI₂と，運動心拍数減少率とFEV₁減少率の比から求めたSI₃は，いずれのβ₁選択的β遮断薬においても近い値であったが，ベタキソロールはその中で最も高い安全係数を示した．よってベタキソロールはほかのβ₁選択性薬剤より比較的β₁選択性が高いこと，すなわち呼吸器系の副作用誘発の危険性が低いことが示唆された．

一般にβ遮断薬の呼吸器系の副作用を評価するために，β遮断薬による努力呼気肺活量1秒率(FEV₁)の減少度を指標とした検討がなされてきた．アテノロールやメトプロロール，ビソプロロールをはじめとするβ₁選択的β遮断薬が

FEV₁を減少させるか否かは，議論の分かれるところとなっている．その中でベタキソロールに関しては，呼吸器系に有意な影響を与えないと報告されてきた．これは，ベタキソロールがほかのβ₁選択性薬剤より呼吸器系副作用のリスクが低いという今回の解析結果と一致している．しかし，予測されるベタキソロールのFEV₁減少度は，過去に喘息発作の報告のあるビソプロロールの値と近いことから，ベタキソロールによっても喘息増悪が起きうる可能性は十分にあると考えられる．実際，上記症例においても，ベニジピン服用中の約1年間に喘息症状はみられておらず，ベタキソロールの服用やその増量に伴って喘息が増悪し，その中止により喘息症状が改善した．さらにベタキソロール点眼液において喘息発作誘発の副作用例が数例報告されていることを併せて考えると，上記症例における喘息悪化の要因としては，ベタキソロールが最も疑わしい．

表8-3 β₁選択的β遮断薬とプロプラノロールの心選択性に関する，SI₁，SI₂，SI₃ による評価

一般名 （商品名）	心選択性	ISA	投与量 (mg/day)	心選択性指標* SI₁	SI₂	SI₃
ベタキソロール （ケルロング）	＋	−	5 10	55.0(30.2) 55.0(30.2)	10.0(7.1) 5.9(4.3)	9.5(18.9) 7.5(16.4)
アテノロール （テノーミン）	＋	−	50 100	30.2(16.6) 30.2(16.6)	4.3(3.1) 3.1(2.2)	4.6(10.1) 3.8(8.3)
ビソプロロール （メインテート）	＋	−	5 10	11.0(6.0) 11.0(6.0)	5.6(4.0) 3.9(2.8)	2.5(5.4) 2.3(5.0)
メトプロロール （セロケン）	＋	−	120	23.4(13.0)	4.3(3.1)	4.0(8.8)
アセブトロール （セクトラール）	＋	＋	400	32.4(17.8)	2.2(1.6)	3.0(6.0)
セリプロロール （セレクトロール）	＋	＋	100 200	39.8(21.9) 39.8(21.9)	11.5(8.2) 3.2(2.3)	7.9(17.3) 4.5(9.9)
プロプラノロール （インデラルLA）	−	−	60	1.8(1.0)	1.4(1.0)	0.5(1.0)

*：（ ）内はプロプラノロールを基準とした心選択性指標

〔Miki A, Tanaka Y, Ohtani H, et al：Betaxolol-induced deterioration of asthma and a pharmacodynamic analysis based on beta-receptor occupancy. Int J Clin Pharmacol Ther 41：358-364，2003〕

具体的な処方設計の支援

ベタキソロールはβ₁選択的β遮断薬の中でもβ₁選択性が高く呼吸器系に対する副作用は弱いことが予想されるものの，喘息発作を誘発することがあることが示されたといえる．危険因子として呼吸器系疾患を有する患者に対してベタキソロールを投与する際には，細心の注意を払う必要があると考えられる．ベタキソロールの代替薬としては，ほかのβ₁選択的β遮断薬でも同程度以上の副作用が予測されるため適当ではなく，別の系統の薬剤を治療目的に応じて選択するべきであろう．

2 チモロール点眼剤と全身系副作用
Case 喘息患者にβ遮断薬点眼剤，チモプトールが処方された

処方の内容

処方1 49歳の男性，処方オーダリング，A病院の内科

ユニフィルLA錠（200 mg）
　　　　1錠　1日1回　夕食後　14日分
アダラートL錠（20 mg）
　　　　2錠　1日2回　朝夕食後　14日分

セレベントディスカス 1個　1日2回吸入　朝夕
パルミコート100 タービュヘラー
　　　　1本　1回1吸入　1日2回　朝夕

処方2 B眼科医院，手書き

チモプトール点眼液（0.5％）5 mL
　　　　2本　1日2回　朝夕　1回1滴　右眼

背景と処方の問題点

背景

A 病院において，数年間，喘息の治療のために複数の薬剤が処方されていた（〈処方 1〉）．患者はこれらを規則正しく服用，あるいは使用していた．あるとき，人間ドックにおいて，眼圧が高いことが指摘された．そこで近くの B 眼科医院を受診したところ，緑内障と診断され，チモプトール（チモロールマレイン酸塩）点眼液が処方された（〈処方 2〉）．

処方の問題

薬剤師は，これまでの調剤から，患者が喘息患者であることを認識していた．しかし，喘息患者に禁忌である β 遮断薬点眼剤が眼科医院から処方された．

エビデンスと処方の PK/PD 解析

まず，喘息患者におけるチモロールマレイン酸塩点眼剤の使用により喘息重積発作が惹起した症例，ならびにチモロールマレイン酸塩点眼剤の使用により徐脈が引き起こされた症例を示す．

症例：74 歳の男性．1972 年以来，喘息発作がありスピロペント（クレンブテロール塩酸塩），ユニフィル LA（テオフィリン徐放剤），ケトチフェンフマル酸塩によりコントロールされていた．血清 IgE が正常（48 U/mL）で，RAST（ハウスダスト，ヤクヒョウヒ，カンジダ，ブタクサ，スギ）陰性であった．11 月 30 日未明に左眼痛が出現して近医を受診し，緑内障と診断され，0.5％チモロールマレイン酸塩の点眼薬が処方された．帰宅後も夜間に数回点眼し，同日朝は 1 回だけ使用した．午前 8 時ごろから呼吸困難と喘鳴が出現し救急搬送されたが，来院時にはすでに瞳孔散大し，心肺停止状態であった．蘇生を試みたが反応なく，11 時 50 分に死亡が確認された．剖検所見では肺が過膨張の状態で退縮せず，気管支は粘液で全閉塞の状態にあった．病理組織検査においても気管支重積発作に合致する所見が認められた．

・谷口誠，木野博至，毛利昌史，他：ベータ・ブロッカー（マレイン酸チモロール）の点眼により誘発されたと考えられる気管支喘息重積発作の一剖検例．日胸疾会誌 28：156-159，1990

症例：73 歳の女性（体重 54 kg），子宮切除術などのために入院していた．既往症として 3 年前に緑内障と診断されており，ピロカルピンの点眼剤で処置されていた．しかし 3 か月前に，点眼剤はチモロールマレイン酸塩（0.25％）点眼剤（1 回 1 滴，1 日 2 滴，両眼）に変更されていた．患者はアレルギーはなく，またほかの薬剤を使用していることはなかった．手術前の検査では徐脈（58 回/分）を呈したこと以外は特に異常はなかった．心電図では洞性徐脈がみられたが，ほかは正常であった．手術前にメペリジン 75 mg，ヒドロキシジン 100 mg の筋肉内投与が行われた．麻酔が開始され，手術が 5 時間にわたって行われた．術後直ちに徐脈が持続し，心拍数は 45 回/分といった低値を示した．術後 4 日にわたってチモロールマレイン酸塩点眼剤の使用を中止したところ，心拍数は 80～100 回/分と増大した．チモロール点眼剤を再開したところ，心拍数は 60 回/分に低下した．

・Samuels SI, Maze M：Beta-receptor blockade following the use of eye drops. Anesthesiology 52：369-370, 1980

β 遮断薬点眼薬による呼吸器系副作用や循環系副作用は，点眼投与後に鼻涙管から全身に吸収された β 遮断薬による全身作用に起因すると考えられている．そこで，4 種類の β 遮断点眼薬（カルテオロール，ベフノロール，チモロール，ベタキソロール）を投与した後の全身性副作用強度と体内動態との関係について，運動時心拍数減少率と FEV_1 減少率を指標に解析する．

まず，各 β 遮断点眼薬を両眼に 1 滴点眼後の血漿中薬物濃度推移を，常用量（循環器疾患の治療目的）を経口投与後の血漿中薬物濃度推移とともに，図 8-1 に示した（現在，経口製剤がわが国で使用されていないものも含まれている）．

点眼後の血漿中薬物濃度は，経口投与後の

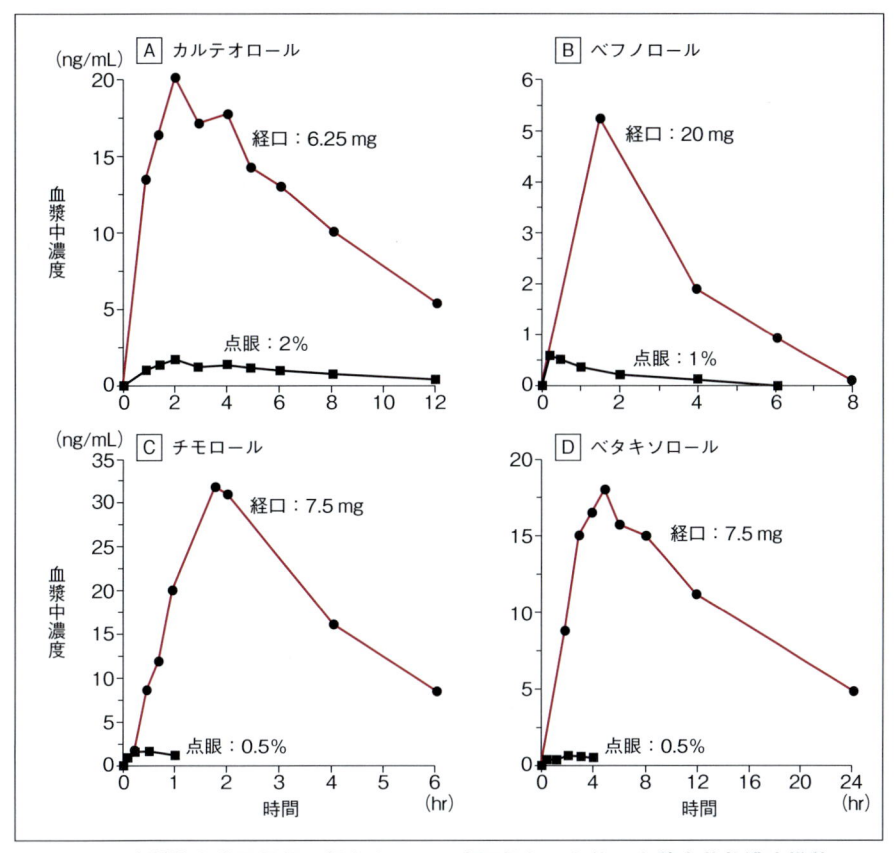

図 8-1　β遮断薬を常用量経口投与あるいは点眼投与した後の血漿中薬物濃度推移
(Yamada Y, Takayanagi R, Tsuchiya K, et al：Assessment of systemic adverse reactions induced by ophthalmic beta-adrenergic receptor antagonists. J Ocul Pharmacol Ther 17：235–248, 2001)

1/10以下と非常に低く，一般的には，この値からでは全身性副作用の危険性を予想するのは難しいと考えられる．むしろ，血中濃度を見ただけでは，点眼後の全身作用のリスクが軽視される可能性が高い．

一方，各薬剤のレセプター結合親和性と，そこから計算される点眼後のレセプター結合占有率（占有率の計算方法はすでに基礎編で示した）の時間推移を，表8-4と図8-2にそれぞれ示した．

経口投与後のβ_1レセプター結合占有率は，目的とする薬効（頻脈治療など）を得るために，各薬物ともに80％以上が維持されると推算された．一方，点眼後のレセプター結合占有率は，血漿中濃度推移で評価した場合と比べて，経口投与後との差が小さくなっている．すなわち，点眼後のチモ

ロールの最高レセプター結合占有率はβ_1が62％，β_2が82％，ベフノロールが52％と61％，カルテオロールが52％と88％，ベタキソロールが43％と2％であり，ベタキソロールのβ_2レセプター結合占有率を除いて，薬物全身作用を発現するのに十分なレセプター結合を示していることが推測された．また，ベタキソロール以外はβ_2レセプター結合占有率がβ_1レセプター結合占有率よりも高く，呼吸器疾患患者へ投与禁忌となっていることを支持する計算結果と考えられる．

ではなぜ，点眼後の血漿中濃度は経口投与後よりかなり低い（図8-1）にもかかわらず，レセプターへの結合占有率で評価すると，両者は近い値となるのであろうか？　これは図8-3に示すように，薬物濃度とレセプター結合占有率との関係

が飽和型であることが原因している．

すなわち，経口投与時と点眼時の濃度は大きく違っているものの，点眼投与時の濃度はK_d値以下の線形領域であるのに対し，経口投与時の濃度は飽和領域に設定されているために，占有率には濃度ほどの差が現れないのである．すなわち，図8-1の点眼時の血液中濃度は，経口投与時の濃度と比べて相対的には低いものの，その絶対的濃度は，レセプター結合占有率の観点からは無視できるものではないことを物語っている．

次に，図8-4に示すように，各薬物を点眼または経口投与後の薬物作用とレセプター結合占有率との関係を検討した．

すでに経口投与時のデータ解析（基礎編参照）で示したように，各薬物に共通の，下に凸の曲線関係が得られ，この関係は三元複合体モデルによって表現することができた．換言すれば，投与経路にかかわらず，レセプター結合占有率が薬理作用の共通の指標となることが示された．

したがって，この関係を検量線とすることにより，さまざまなβ遮断点眼薬について，レセプ

表8-4 β遮断薬のレセプターへの結合親和性と血漿中非結合形分率

薬物	K_d(nM) β₁(心)	K_d(nM) β₂(肺)	f_u
カルテオロール	4.07	0.55	0.85
ベフノロール	1.26	1.00	0.70
チモロール	1.13	0.42	0.40
ベタキソロール	1.74	104	0.85

(Yamada Y, Takayanagi R, Tsuchiya K, et al : Assessment of systemic adverse reactions induced by ophthalmic beta-adrenergic receptor antagonists. J Ocul Pharmacol Ther 17 : 235-248, 2001)

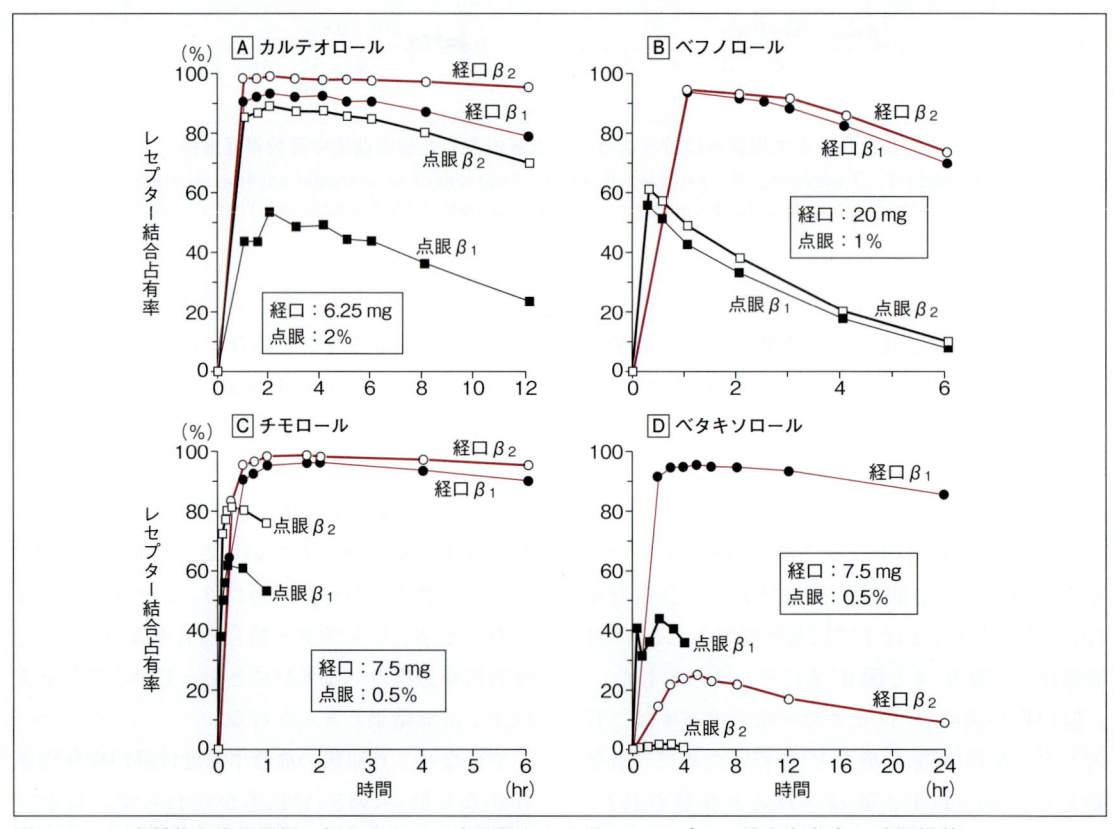

図8-2 β遮断薬を常用量経口投与あるいは点眼投与した後のレセプター結合占有率の時間推移
(Yamada Y. Takayanagi R. Tsuchiya K. et al : Assessment of systemic adverse reactions induced by ophthalmic beta-adrenergic receptor antagonists. J Ocul Pharmacol Ther 17 : 235-248, 2001)

ター結合占有率から薬理作用（心拍数減少率とFEV_1減少率）を予測できる可能性が考えられる．

具体的な処方設計の支援

前掲の処方2は，喘息患者に対しては危険であり，回避する必要がある．しかし，β遮断点眼薬の全身性副作用を軽減する工夫もある．具体的には，点眼後の涙嚢部圧迫や閉眼により，全身循環血への薬物移行を減少させることができ，全身性副作用の軽減に有効と考えられている．そこで，チモロール点眼剤を通常投与した時と，点眼後涙嚢部を圧迫した時の，点眼1時間後の血漿中薬物濃度をもとに，運動時心拍数減少およびFEV_1減少効果を検討した（図8-5）．

涙嚢部圧迫により，血漿中濃度は33％に減少し，その結果心拍数抑制率は35％，FEV_1抑制率は50％に減弱することがわかった．チモロール点眼剤の場合，涙嚢部圧迫は心臓および肺への全身作用の程度を減少させるのに有効であることが確認された．しかし涙嚢部を圧迫しても，全身作用はいまだに心拍数抑制率で2.4％，FEV_1減少率で16.5％も残存しており，特に呼吸器系への副作用を完全に防止できないと考えられた．したがって，やむをえず喘息患者にβ遮断点眼薬を使用する場合は，β_1選択的な薬剤を選択するとともに，点眼後は涙嚢部を圧迫するように指導する必要がある．しかし，基本的には，喘息患者へのβ遮断点眼薬（特に，β_1，β_2非選択的遮断薬）の使用は回避する必要があるだろう．

本事例においては，薬剤師はB眼科医院の医師に患者の現病歴（喘息）を報告し，禁忌となっているチモプトールを取りやめてもらうこととした．チモプトールの代わりに点眼用炭酸脱水酵素阻害薬であるトルソプト（ドルゾラミド塩酸塩）が

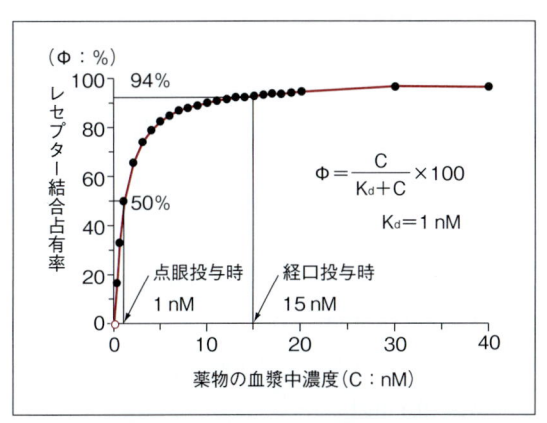

図8-3 薬物を経口投与時と点眼投与時における血漿中濃度とレセプター結合占有率との関係の概念図（詳細は本文参照）

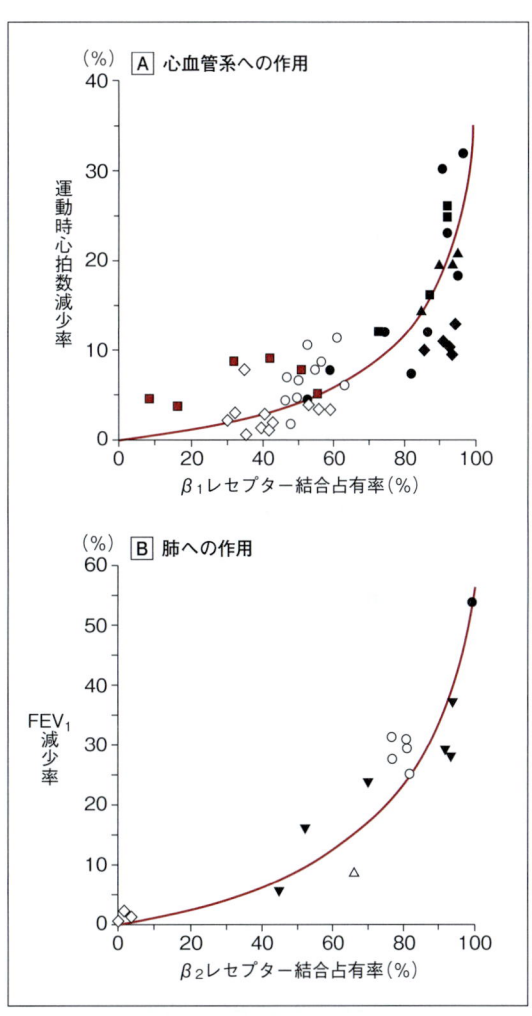

図8-4 β遮断薬を常用量経口投与あるいは点眼投与した後のレセプター結合占有率と副作用（運動時心拍数減少率とFEV_1減少率）の関係

(Yamada Y, Takayanagi R, Tsuchiya K, et al : Assessment of systemic adverse reactions induced by ophthalmic beta-adrenergic receptor antagonists. J Ocul Pharmacol Ther 17：235-248, 2001)

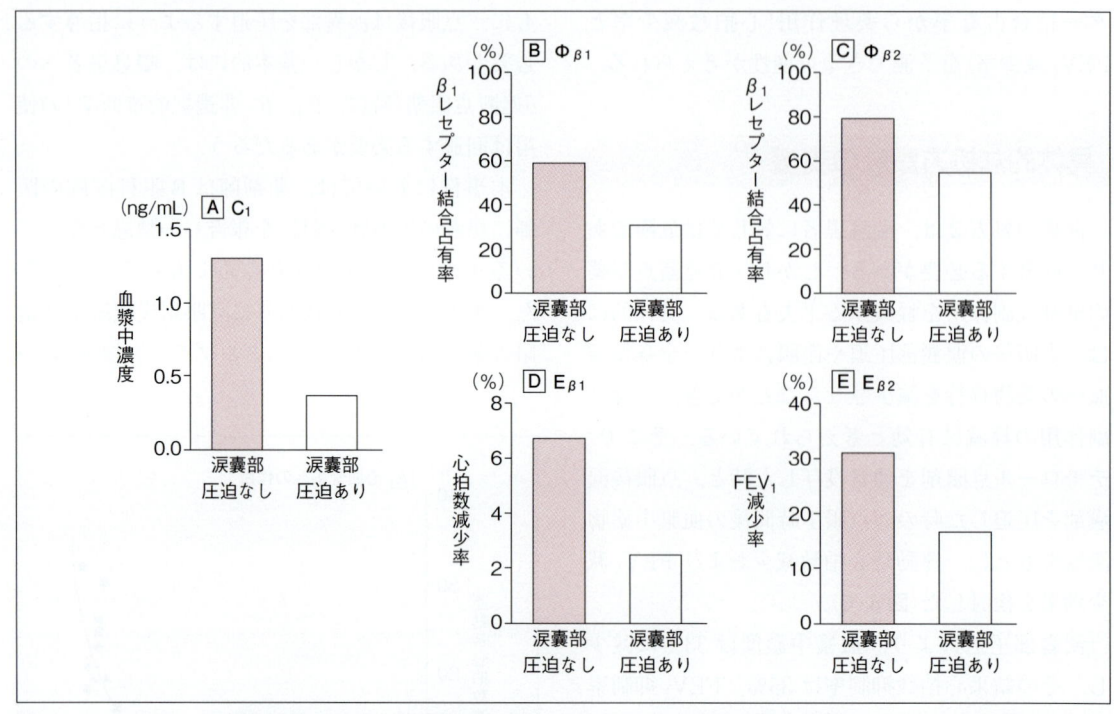

図8-5 チモロール点眼剤を点眼後に涙囊部を圧迫した時としない時の血漿中濃度と，そこから推算されたβレセプター結合占有率，ならびに全身性副作用

（Yamada Y, Takayanagi R, Tsuchiya K, et al : Assessment of systemic adverse reactions induced by ophthalmic beta-adrenergic receptor antagonists. J Ocul Pharmacol Ther 17 : 235-248, 2001）

処方され，様子をみることとなった（〈処方3〉）．

処方3 B眼科医院，手書き

トルソプト点眼液（0.5％） 5 mL
　　2本　1日3回　朝昼夕　1回1滴　右眼

3　カルベジロールと睡眠障害
Case 勝手にカルベジロールの服用時期を変えて睡眠障害が起こった

処方の内容

処方 41歳の男性，処方オーダリング，病院の心療内科

コンスタン錠（0.4 mg）
　　6錠　1日3回　毎食後　14日分
アーチスト錠（10 mg）
　　1錠　1日1回　朝食後　14日分
メバロチン錠（10 mg）
　　1錠　1日1回　夕食後服用　14日分
ハルナールD錠（0.1 mg）
　　1錠　1日1回　朝食後　14日分
デパス錠（0.5 mg）
　　1錠　1日1回　就寝前　7日分

背景と処方の問題点

背景

患者は，うつ状態，パニック障害，前立腺肥大症，高血圧症，そして脂質異常症である．パニック発作時の動悸のためにβ遮断薬のアーチスト（カルベジロール）を朝1回だけ服用するようになっていた．しかしある時，患者から「最近，仕事に追われる悪夢をよく見てうなされる」との訴えがあった．

処方の問題

処方自体には特に問題はなく，患者の服薬ノンコンプライアンスの問題である．患者は血圧が高めであり，顔がほてるようなことがあって気にしていた．患者は，β遮断薬が血圧も下げる薬であることを知っており，さらに自覚症状として，胸のドキドキが昼も夜もあり，血圧も高いような気がするので，自己判断でアーチストを朝1錠，昼と夕に0.5錠ずつ服用していることが明らかになった（これまでの服薬ノンコンプライアンスで自宅に残薬があった）．

薬剤師は患者に対して，そのような症状に頓服で使用する目的で処方されているのではないので，自分の薬を飲む時間と飲む量を自己判断で調節しないようにと注意した．4週間後に診察を受けた時には，仕事の夢を見なくなったとのことである．

エビデンスと処方のPK/PD解析

本例において起こった悪夢などの睡眠障害は，患者が勝手に夕方以降に服用したβ遮断薬による可能性が高いと考えられた．β遮断薬には中枢性副作用として，悪夢，不眠などの睡眠障害が惹起することがある．

以下にメトプロロールにより惹起した悪夢・不眠が，アテノロールに変更することによって回避された症例報告を示す．

症例：63歳の男性，頻発して起こる狭心症発作が徐々に重篤となり，入院した．患者は1973年に心筋梗塞になり，少なくとも1年間は100m以上歩くと狭心症を呈する状態であった．患者は診察を受けた開業医によって徐放性オクスプレノロールとニトログリセリンの投与を受けていた．入院後，薬剤はメトプロロール1回50mg1日2回と徐放性イソソルビド1回20mg1日3回に変更された．ベッドに横になって48時間は病状は安定していた．しかしちょっとした運動で狭心症状態をぶり返した．また彼は，夜間に狭心症による痛みで目が覚めると訴えた．そして，この夜間の狭心症発現の前に3夜連続して同じ内容の「鮮明な夢」を見た．これらの発作は，メトプロロールの投与が開始されて36時間してから起こった．メトプロロールをアテノロール（1日100mg）に変更したところ，夜間の狭心症発作とそれに先立つ「鮮明な夢」は直ちに消失した．メトプロロール服用と「鮮明な夢」の発現の間には明確な関係（アテノロールに変更したところ直ちに消失したことなどから）があり，この患者においてメトプロロールは間接的に夜間狭心症の原因になっていたと考えられる．アテノロールに変更するかわりに，メトプロロールを1日1回投与に変えるか，夕方早くに投与するように処方変更しても，副作用を有効に回避できたかもしれない．「鮮明な夢」と関係した夜間狭心症を呈した患者では，処方薬の中のβ遮断薬をチェックすることは重要である．

・Bellamy D：Letter to editor. Br Med J 286：1439-1440, 1983

β遮断薬による中枢性副作用（睡眠障害）を定量的に評価する方法について述べよう．β遮断薬による中枢性副作用発現のメカニズムとしては，脳内に移行したβ遮断薬による中枢性βレセプター遮断，中枢性セロトニンレセプター遮断，非特異的な膜安定化作用（MSA），部分的βレセプター刺激作用（ISA），さらに末梢におけるβ遮断薬のβレセプター遮断を介した中枢への反射機構などが考えられているが，詳細は明らかになっていない．ここでは，4種類のβ遮断薬（アテノロール，

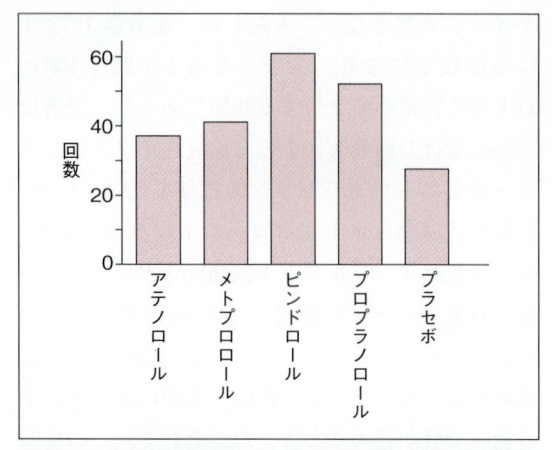

図8-6 各種β遮断薬による中枢神経系副作用(夢の発現評価スコア)

(Yamada Y, Shibuya F, Hamada J, et al : Prediction of sleep disorders induced by beta-adrenergic receptor blocking agents based on receptor occupancy. J Pharmacokinet Biopharm 23 : 131-145, 1995)

メトプロロール,ピンドロール,プロプラノロール)をとりあげて,睡眠障害の危険性(重篤性)とβ₁,β₂レセプター結合占有率との関係を示したい.

各種β遮断薬服用後の睡眠障害の程度は,臨床試験として,β遮断薬を常用量で10日間投与した時の夢の発現回数(夢の評価スコア)を用いた(図8-6).

薬物によって評価スコアに大きな違いがあることがわかる.これらの違いはどのような要因によって決定されるのであろうか? まず,β₁,β₂レセプターへの結合占有率との関係を検討してみよう.レセプターへの結合占有率は,薬剤の濃度と,レセプターへの結合親和性によって決定されることはすでに基礎編において述べている(12,148ページ).ここでは,β遮断薬の濃度としては,末梢作用を想定する時は血漿中非結合型濃度,中枢作用を想定する時は脳脊髄液中薬物濃度を用いた(表8-5).

表8-6には,β₁,β₂レセプターへの結合親和性(K_B値)と,濃度とK_B値から算出された両レセプターの結合占有率(末梢としては,$Φ_p$,中枢としては,$Φ_c$)を示した.

図8-7には,夢の発現回数とβ遮断薬の種々体内動態パラメーターとの関係を示した.

各種β遮断薬と脂溶性(図8-7A)と睡眠障害との関係は良好ではなく,脂溶性のデータのみからではβ遮断薬による睡眠障害の危険性は評価できないことが示された.また,投与量(図8-7B),血漿中薬物濃度(図8-7C),血漿中非結合型薬物濃度(図8-7D),あるいは脳脊髄液中薬物濃度(図8-7E)と睡眠障害との関係をみると,これらの値が高ければ睡眠障害の危険性が小さくなるという負の相関になってしまった.そして,中枢性および末梢性β₂レセプター結合占有率と睡眠障害スコアとの間にのみ有意な相関関係が認められた.図8-7Fには,夢の発現スコアと中枢性β₂レセプター結合占有率の有意な相関関係を示した.この結果から,β遮断薬による睡眠障害は主に中枢性β₂レセプター遮断作用によることが推測された(末梢性β₂レセプター遮断作用の関与も否定できない).

具体的な処方設計の支援

前掲の事例で,患者が誤った用法用量で服用した場合の脳内β₂レセプター結合占有率を計算することにより,カルベジロールによる中枢性副作用を評価した.カルベジロールの薬物動態データ(投与量,血漿中濃度,血漿中非結合型分率,血漿中非結合型薬物濃度,脳脊髄液中濃度)を表8-5に示した.なお,ヒトにおけるカルベジロールの脳内移行性,C_{csf}/C_fに関するデータは得られなかったので,1.0と仮定した.これらのデータから計算されたカルベジロールの脳内β₂レセプター結合占有率は約25.4%であった.この値は,すでに悪夢の報告のあるアテノロールの3.35%の8倍程度と高い値であった.これらのパラメーターを基に,患者が,処方通りにカルベジロールを朝8:00に10 mg,または,自己判断で朝10 mgに加え14:00,22:00にそれぞれ5 mgずつ服用していた場合の連続経口投与時の血漿中濃度推移およびカルベジロールの中枢βレセプ

表8-5 5種のβ遮断薬のヒトにおける動態パラメーター

薬物	投与量 (mg/日)	C_p(nM)	f_u	C_f(nM)	C_{csf}(nM)	C_{csf}/C_f
アテノロール	75	563.9	0.96	541.3	81.29	0.15
メトプロロール	75	161.8	0.9	145.6	182.0	1.25
ピンドロール	12.5	61.8	0.5	30.9	17.91	0.58
プロプラノロール	100	58.9	0.08	4.71	5.33	1.13
カルベジロール	10	6.14	0.05	0.31	0.31*	1.00*

C_{SS}：平均血漿中濃度　　$C_{ss,f}$：平均遊離血漿中濃度
*；$C_{Csf}=C_{SS,f}$と仮定して算出
(Maebara C, Ohtani H, Sugahara H, et al：Nightmares and panic disorder associated with carvedilol overdose. Ann Pharmacother 36：1736-1740, 2002)

表8-6 5種のβ遮断薬のβ₁, β₂レセプターへの結合親和性と中枢($Φ_c$)および末梢($Φ_p$)における結合占有率と夢の発現回数

薬物	β₁ K_B(nM)	β₁ $Φ_p$(%)	β₁ $Φ_c$(%)	β₂ K_B(nM)	β₂ $Φ_p$(%)	β₂ $Φ_c$(%)	夢の発現回数
アテノロール	41.41	92.10	66.23	2,344	18.78	3.35	37
メトプロロール	3.68	97.53	98.02	323.6	31.03	36.00	41
ピンドロール	0.87	97.25	95.37	0.81	97.44	95.67	61
プロプラノロール	14.74	23.07	26.54	5.13	46.28	50.94	52
カルベジロール	0.90	25.40	25.40	0.90	25.40	25.40	X

X；no data available
(Maebara C, Ohtani H, Sugahara H, et al：Nightmares and panic disorder associated with carvedilol overdose. Ann Pharmacother 36：1736-1740, 2002)

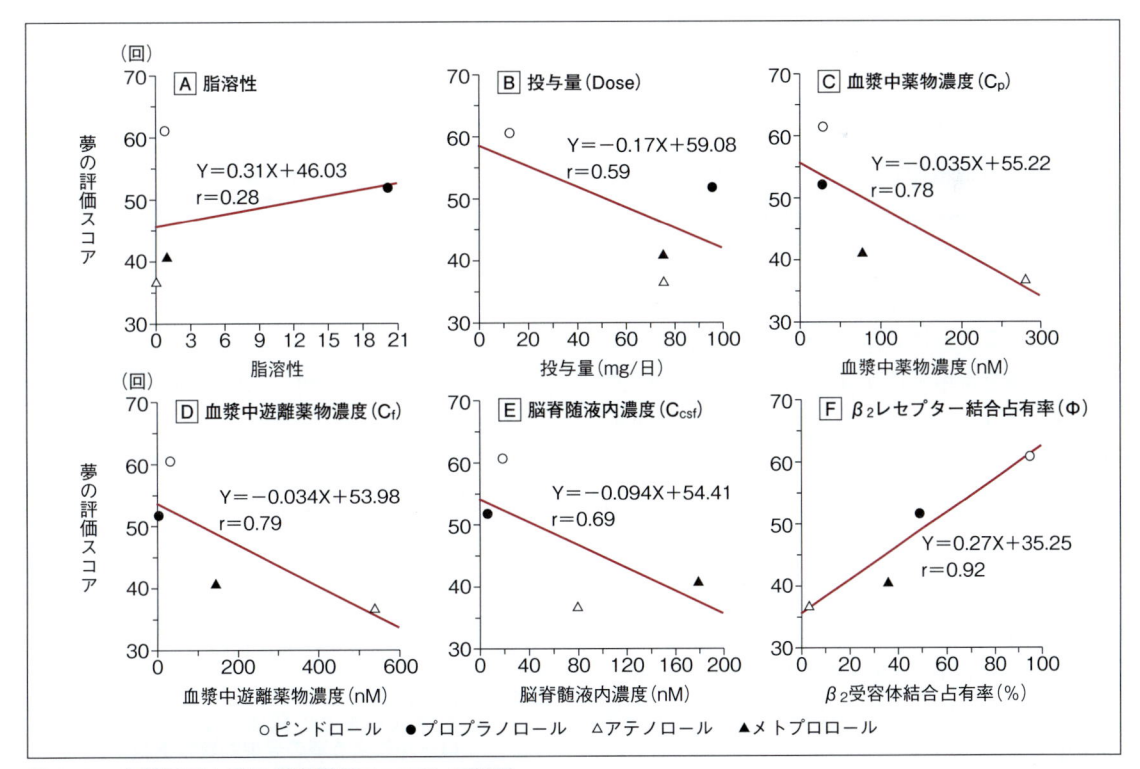

図8-7　各種因子と夢の発現評価スコアとの関係
(Yamada Y, Shibuya F, Hamada J, et al：Prediction of sleep disorders induced by beta-adrenergic receptor blocking agents based on receptor occupancy. J Pharmacokin Biopharm 23：131-145, 1995)

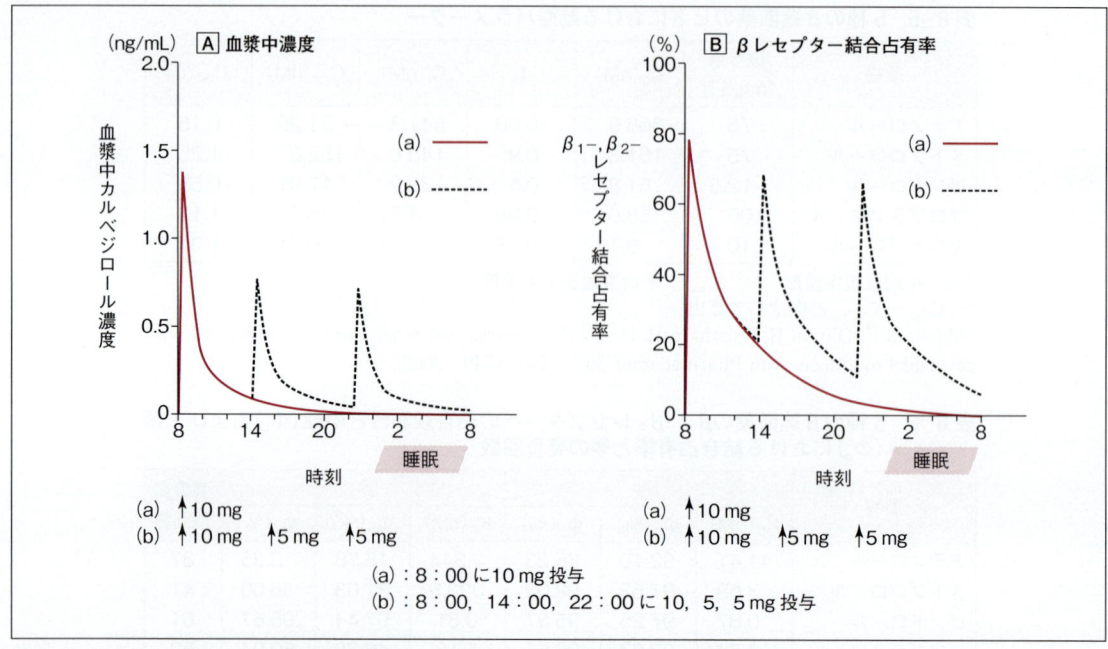

図8-8 カルベジロールの血漿中濃度とβレセプター結合占有率の時間推移
(Maebara C, Ohtani H, Sugahara H, et al：Nightmares and panic disorder associated with carvedilol overdose. Ann Pharmacother 36：1736-1740, 2002)

ター結合占有率(Φ_c)の時間推移をそれぞれ**図8-8A**，**図8-8B**に示した．

実際に患者が服用したように夜間に服用すると，就眠中も血液中にカルベジロールが存在し，脳内レセプター結合占有率も最大60％に達すると推定された．**図8-9**には，アテノロール，ピンドロール，メトプロロールおよびプロプラノロールによる中枢性副作用の強度（夢の発現回数）と，各薬物を常用量投与時の平均脳脊髄液中濃度から求めたレセプター結合占有率の関係(**図8-7F**)，ならびにこれを検量線として，1)カルベジロール10 mg投与時の平均レセプター結合占有率，2)8：00に10 mg投与時の睡眠時(23：00)および，3)8：00，14：00，22：00にそれぞれ10，5，5 mg投与時の睡眠時(23：00)におけるレセプター結合占有率(Φ_c)の予測値をもとに算出したそれぞれの場合の中枢性副作用強度の予測値を示す．

その結果，カルベジロール10 mgを朝1回服用した場合，夜間(23：00)における中枢β_2レセ

1：カルベジロール平均血漿中濃度から算出したβ_2レセプター結合占有率
2：カルベジロールを8：00に10 mg投与した場合の睡眠時(23：00)のβ_2レセプター結合占有率
3：カルベジロールを8：00，14：00，22：00に10，5，5 mg投与した場合の睡眠時(23：00)のβ_2レセプター結合占有率

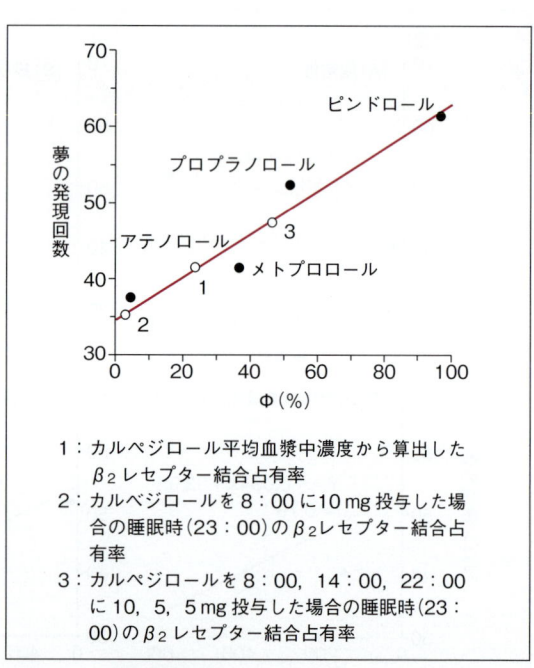

図8-9 β遮断薬のβ_2レセプター結合占有率(Φ)と睡眠障害との関係に基づいたカルベジロールによる夢の発現回数の予測

(Maebara C, Ohtani H, Sugahara H, et al：Nightmares and panic disorder associated with carvedilol overdose. Ann Pharmacother 36：1736-1740, 2002を一部改変)

プター結合占有率（Φ_c）は5%以下と予測されたのに対して，これに加えて昼・夕各5mgずつ服用した場合，Φ_cは約50%にまで大幅に上昇し，プロプラノロールを常用量服用時の中枢β_2レセプター結合占有率（Φ_c）と同程度の高い値となる可能性が示された．症例の患者においては，カルベジロール5mgを昼・夕食後にも服薬していた時期と，悪夢による不眠が続いた時期は一致しており，さらにカルベジロールの昼・夕の服薬を中止したところ，悪夢による不眠は消失した．このような事実と，上記のレセプター結合占有率に基づく解析を併せて考慮すると，カルベジロール5mgを夕食後に服薬したために，悪夢が生じた可能性が高いと考えられる．本症例の患者は，元来心気的傾向が強く，内服薬への不安や期待から，薬を自己調節する傾向が強かった．このようなコンプライアンスの悪い傾向にある患者においては，特に病気や薬の副作用について十分な説明が必要であったと考えられる．さらに，本症例のようなパニック障害の患者においては，睡眠障害によりパニック発作が誘発される可能性も考えられる．ほかのβ遮断薬であるピンドロールやプロプラノロール，アテノロールでも悪夢の症例があること，頻度は低いがカルベジロール，ラベタロール，アロチノロール，アモスラロールなどのα・β遮断薬においても不眠の報告があることから，心気的傾向の強い患者やパニック障害の患者にβ遮断薬を投与する際には，それらの有害作用である不眠や悪夢を考慮し，薬物の種類や投与スケジュールを設定する必要があるだろう．

以上，本事例においては，症例の経過をレセプター結合占有率の観点から解析した結果，カルベジロールを夕方以降に投与したことで悪夢による不眠が生じた可能性が高いことが示された．特定のレセプターを介して生ずる副作用の強度や経時変化を定量的に予測するためには，ここで示したようなレセプター結合占有率の推定に基づくアプローチが有効であろう．

4 プロプラノロールの離脱症状
Case インデラル錠が突然中止されて離脱症状が懸念された

処方の内容

処方1 52歳の女性（10月5日），処方オーダリング，病院の内科

インデラル錠（10 mg）
　　　　6錠　1日3回　毎食後　14日分
メルカゾール錠（5 mg）
　　　　6錠　1日3回　毎食後　14日分
アルサルミン細粒（1 g/包）
　　　　3包　1日3回　毎食後　14日分

処方2　（10月19日）

メルカゾール錠（5 mg）
　　　　3錠　1日3回　毎食後　14日分
アルサルミン細粒（1 g/包）
　　　　3包　1日3回　毎食後　14日分

背景と処方の問題点

背景
数か月前から，甲状腺機能亢進症のため〈処方1〉のようにインデラル錠とメルカゾール錠が使用されていたが，血中ホルモンが正常化したことによってインデラル錠が突然に中止された．

処方の問題
インデラル錠を突然中止すると，β遮断薬による離脱症状が惹起する可能性がある．

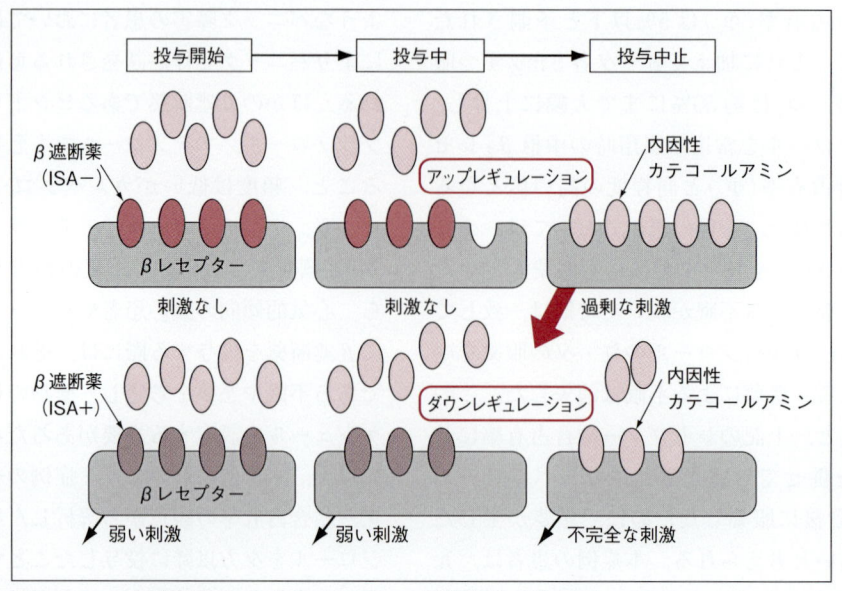

図8-10 β遮断薬投与によるレセプター調節変化の模式図

エビデンスと処方のPK/PD解析

インデラル（プロプラノロール塩酸塩）使用中の狭心症の患者が急に服用を中止したところ，症状が悪化したり，心筋梗塞を起こした症例が報告されている．したがって，休薬を要する場合は徐々に減量し，観察を十分に行う必要がある．

まず，プロプラノロール，およびアテノロールの離脱症状の症例を示そう．

プロプラノロール

症例：58歳男性．不安定労作性狭心症のため，プロプラノロール塩酸塩（40 mg）を6時間ごとに4か月間服用していた．これにより狭心症の発作は週6回程度にまで減少していた．しかし，患者は休暇の際にプロプラノロールを服用しつくし，突然に服用を中止することとなってしまった．その結果，胸痛が頻繁に起こり，ニトログリセリン錠の1日あたりの使用量が，6→15→35→60錠と漸増した．入院後，プロプラノロールの投与を再開したところ，患者は以前の状態にまで回復した．

・Alderman EL, Coltart DJ, Wettach GE, et al：Coronary artery syndromes after sudden propranolol withdrawal. Ann Intern Med 81：625-627, 1974

アテノロール

症例：47歳の白人男性．20年間にわたる慢性の高血圧症のために，アテノロール（100 mg/日），プラゾシン（1回5 mg 1日2回），カプトプリル（1回25 mg 1日3回），ヒドロクロロチアジド（25 mg/日）の投与を受けていた．薬物治療前の血圧は180/110 mmHgであった．薬物治療後は，130～140/80～85となった．しかし，アテノロールの副作用（抑うつ，倦怠感，活力の消失）がみられたため，アテノロールは6日ごとにゆっくりと減量された．退薬の8日目に血圧が240/125 mmHgとオーバーシュートが起こり，重篤な頭痛，激越，不眠，視覚変化，動悸，頻脈が観測された（ほかの薬剤は変更されていない）．検査結果は，grade Ⅲ 網膜症，S3とS4ギャロップであった．アテノロールが100 mg/日で再開され，諸症状は改善し，血圧は140/90 mmHg程度に回復した．

・Houston MC. Hodge R：Beta-adrenergic blocker withdrawal syndromes in hypertension and other cardiovascular diseases. Am Heart J 116：515-523, 1988

β遮断薬の離脱症状のメカニズムとしては，以

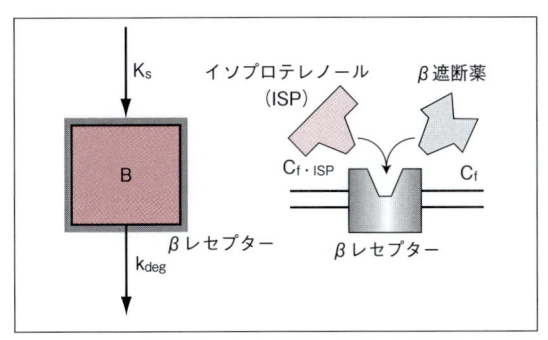

図8-11 β遮断薬による離脱症状を定量的に解析するためのPK/PDモデル

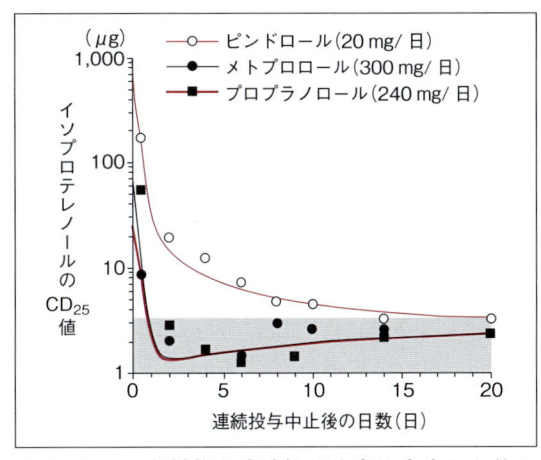

図8-12 β遮断薬を連続投与後突然中止した後のCD₂₅の経時変化の実測値とフィッティングライン．

(Rangno RE, Langlois S：Comparison of withdrawal phenomena after propranolol, metoprolol, and pindolol. Am Heart J 104：473-478，1982)

下のことが考えられている．1) βレセプターの数の増加，2) カテコールアミンに対するβレセプターの親和性の増加，3) 体循環のカテコールアミン濃度の上昇，4) 血中レニン，アンジオテンシンⅡ，アルドステロン濃度上昇に伴うレニン－アンジオテンシン系の活性の亢進，5) 心筋の酸素消費量の増加，6) 血小板の凝集能および粘着能の増加，7) ヘモグロビンと酸素の親和性の増加（血液酸素解離曲線を右にシフトさせる）に伴う，末梢への酸素供給量の減少，8) β遮断薬投与中のcoronary heart diseaseの悪化（β遮断薬の副作用である脂質代謝異常で促進される）に対する無症状，9) 循環血中の甲状腺ホルモン濃度の増加．

β遮断薬による離脱症状，退薬現象の程度，発現時期は薬物間で相違していること，症状を回避するためにはβ遮断薬の漸減が有効であることが知られている．β遮断薬の退薬による離脱症状の重篤性に関して，定量的な解析を行うためにまず概念図を示す（図8-10）．

これは，メカニズムの1) に焦点を当てた解析である．β遮断薬による離脱症状が惹起する程度は薬物間で相違していると考えられることから，これを説明するために，各β遮断薬を繰り返し投与した時のβレセプターの調節変化の違いを捉えることが必要である．図8-10の上段に示した内因性交感刺激作用（ISA）のない薬物は，常用量投与により高率にレセプターを占有して遮断するためβレセプターのアップレギュレーション（レセプター数の増加）を起こすことが知られている．

一方，下段に示したISAを有する薬物は，同様にレセプターを占有するが，交感神経刺激作用を有するため，βレセプターをむしろダウンレギュレーションさせる傾向があることが知られている．したがって，β遮断薬のISAの有無，繰り返し投与時のレセプター結合占有率により，βレセプター数に与える影響は薬物ごとに異なり，この結果，離脱症状にも薬物間で相違がみられるものと考えられる．すなわち，β遮断薬にISAがあるか否かが重要な要因となる．

レセプターに代表される生体内タンパク質は，体内で常に合成され，一方で分解されるというターンオーバー（代謝回転）を受けている．したがって，レセプターなどの機能タンパク質の量が経時的に変化する場合，それを介した薬理活性の経時変化は，その生成と消失を考慮したPK/PDモデルにより予測可能であると考えられる．ここでは，βレセプターの含量の変動を考慮したレセプター結合占有モデルを構築することにより，β遮断薬投与中止後の離脱症状を定量的に予測するための方法論を示す（図8-11）．

各種β遮断薬による離脱症状の指標としては，β₁レセプターを介してイソプロテレノールに

表8-7 今回の解析に用いた3種のβ遮断薬のPK/PDパラメーター

薬物	ISA	投与量 (mg/日)	C_{ss}(nM)	f_u	C_{ssf} (nM)	K_B (nM)	$Φ_{ssB}$	$t_{1/2}$ (hr)	k_e (/日)
ピンドロール	+	20	39.6	0.50	19.8	0.98	0.953	4.8	3.46
メトプロロール	−	300	647.3	0.88	569.7	23.9	0.959	4.9	3.40
プロプラノロール	−	240	1,160	0.08	92.8	1.95	0.979	4.4	3.78

ISA：内因性交感神経刺激作用，C_{ss}：表示の投与量を連続中の平均血漿中濃度，f_u：タンパク非結合型分率，C_{ssf}：表示の投与量を連続投与中の平均血漿中非結合型濃度，K_B：$β_1$レセプターに対する結合解離定数，$Φ_{ssB}$：表示の投与量を連続投与中の平均レセプター結合占有率，$t_{1/2}$：消失半減期，k_e：消失速度定数

よって誘発される心拍上昇作用の強度を採用した．イソプロテレノールを静脈内投与することにより，イソプロテレノールによる心拍数上昇の用量作用関係を検討し，ここで心拍数を25拍/分上昇させるために必要なイソプロテレノールの投与量（CD_{25}：$μg$）を指標とした．CD_{25}の値が小さいほど，感受性が亢進しており，離脱症状が生じていることになる．ピンドロール，メトプロロールおよびプロプラノロールをそれぞれ20 mg/日，300 mg/日および240 mg/日で連続経口投与後にこれらを退薬した際の，CD_{25}の経日変化を測定したデータを図8-12に示す．

プロプラノロール，またはメトプロロールを退薬後は，CD_{25}値が1近くまでいったん大きく低下し（退薬症状），その後，徐々に上昇して2.8の基底値まで回復してゆく．これに対してピンドロールを退薬後は，一過性の大きな低下はなく，規定値の2.8に漸減している．これらのデータを基に先のモデルにしたがってフィッティングを行い，$K_S・κ/(P・K_A)$，$α1$，$α2$，k_{deg0}などのPDパラメーターを求めることになる（詳細は末尾参照）．この時使用した各種β遮断薬の体内動態の基本情報を表8-7に示す．

フィッティングラインは図8-12に示すように実測値と比較してよく一致しており，図8-11のモデルによりβ遮断薬の退薬症状が良好に表現できることが示された．

図8-13には，プロプラノロール（240 mg/日）を連続投与後，30 mg/日に減量し，その14日後に退薬した場合のCD_{25}の経日変化の実測値と，今回得られたパラメーターを基にシミュレーショ

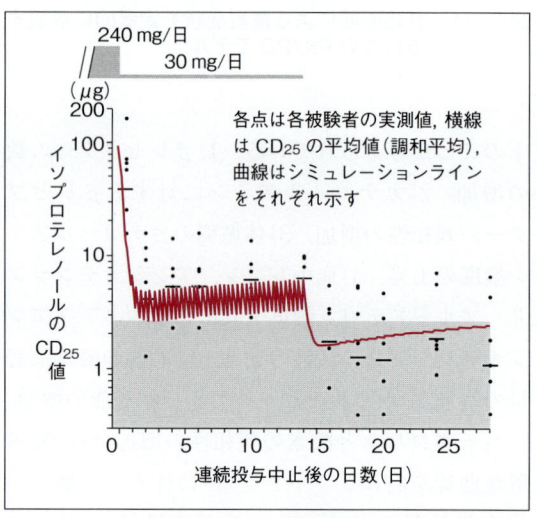

図8-13 プロプラノロールを漸減した場合のイソプロテレノールに対する感受性（CD_{25}）の経時変化の実測値と予測値（予測曲線は，得られたパラメーターによるシミュレーション）

(Rangno RE. Nattel S. Lutterodt A : Prevention of propranolol withdrawal mechanism by prolonged small dose propranolol schedule. Am J Cardiol 49：828-833, 1982)

ンを行った結果を併せて示した．

シミュレーションラインは実測値を良好に予測することができた．図8-13では，30 mg/日に減量している期間は，CD_{25}値は基底値の2.8以上であり，離脱症状が起こる可能性は少ないと考えられる．しかし，30 mg/日から完全に退薬した場合，CD_{25}は1.5程度まで下がっている．したがって，基底値の2.8程度にするためにはプロプラノロールをさらに日数をかけて漸減させる必要があると考えられる．

また，図8-14には，今回得られたパラメーターを基に，ISAを有しないβ遮断薬であるニプラジロール，メトプロロール，アテノロール，ア

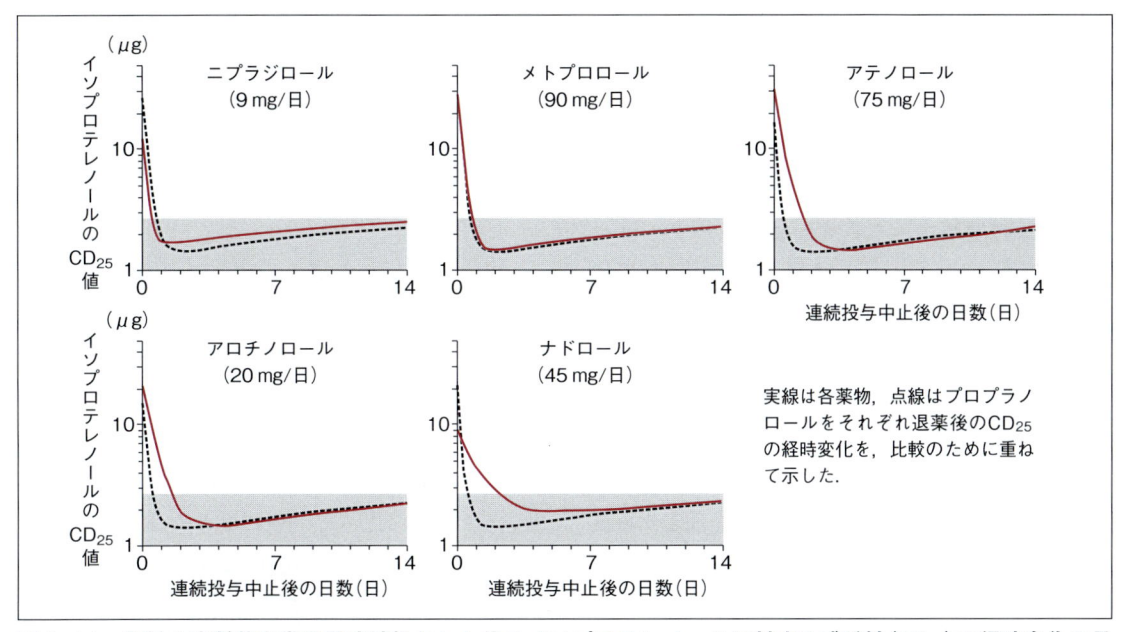

図8-14 各種β遮断薬を常用量連続投与した後のイソプロテレノールに対する感受性（CD$_{25}$）の経時変化の予測曲線

実線は各薬物，点線はプロプラノロールをそれぞれ退薬後のCD$_{25}$の経時変化を，比較のために重ねて示した．

表8-8 計算に用いたPKパラメーター

薬物	投与量 (mg/日)	Φ$_{ssB}$	t$_{1/2}$ (hr)
プロプラノロール	60 × 3	0.922	4.8
ニプラジロール	9 × 2	0.755	3.6
メトプロロール	90 × 3	0.877	4.9
アテノロール	75 × 1	0.927	9.4
アロチノロール	20 × 2	0.926	10.1
ナドロール	45 × 1	0.779	19.6

ロチノロールおよびナドロールをそれぞれ9 mg/日，90 mg/日，75 mg/日，20 mg/日および45 mg/日連続投与後，突然に服薬を中止した場合のCD$_{25}$の経時変化をシミュレートした結果を，プロプラノロール投与後の予測と併せて示した．

ここで，この解析に用いた各薬物のPK/PDパラメーターを表8-8に示した．

表8-8からもわかるように，比較的半減期の長いナドロールでは，離脱症状が起こりにくいことが示された．このことは，β遮断薬の退薬による離脱症状は半減期が長い薬物ほど起こりにくいという臨床的所見と一致する．また，半減期の長い薬物ほど，離脱症状の発現までに長い時間を要することも示された．

得られたパラメーターのうち，αは，ある薬物がβレセプターの分解速度をどの程度抑制できるかを示したパラメーターである．したがって，内活性をもたない薬物では0を超えて1以下の値をとることが予想され，内活性を有する薬物やアゴニストなどのように，逆にレセプターを脱感作させる薬物の場合は負の値をとることが予想される．今回の結果は，これらの予測に対応しており，内活性を有しない（ISA－）β遮断薬（メトプロロールやプロプラノロール）についてはα$_2$＝0.61，内活性を有する（ISA+）ピンドロールについてはα$_1$＝－7.57という値が得られた．このことは，今回構築したモデルによって得られたパラメーターが，薬物の特性を反映しているものであることを示している．

今回の解析においては，イソプロテレノールに対する反応はβ$_1$レセプターの占有量，すなわちβ$_1$レセプターの量とレセプター結合占有率の積によって規定されていると仮定しており，細胞内情報伝達系の変化については考慮に入れていない．しかし，実際には，メトプロロールの投与により，同時にG$_i$タンパクのαサブユニット量が74％に減少することも報告されている．したがっ

て，実際にはβレセプター数の増加のみならず，$G_i\alpha$タンパク質の減少もまた，β遮断薬の離脱症状に寄与している可能性が高い．したがって，今回のモデル解析におけるβ_1レセプターのアップレギュレーションは，β_1レセプターのタンパク量自体の増加のみならず，G_iタンパクの減少などを反映した，β_1レセプターの「機能的」増加をも含んだパラメーターとして捉える必要があると思われる．

このように，β遮断薬のβ_1レセプターにおける競合とβ_1レセプターのターンオーバーを考慮した比較的シンプルなモデルによって，β遮断薬の中止による退薬症状の程度とその経日変化を良好に予測することが示された．こうしたモデルは，β遮断薬の退薬症状を最小限に抑えた退薬スケジュールを構築するために有用である．

具体的な処方設計の支援

医師に疑義照会を行い，インデラル錠の服用を突然に中止すると，離脱症状が惹起する可能性を告げる必要がある．離脱症状を回避するためには，インデラル錠の投与量を漸減，例えば〈処方3〉，〈処方4〉のように4週間かけて減量，退薬するという方法が考えられる．

処方3（10月19日）

インデラル錠（10 mg）
　　　　　3錠　1日3回　毎食後　14日分
メルカゾール錠（5 mg）
　　　　　3錠　1日3回　毎食後　14日分
アルサルミン細粒（1 g/包）
　　　　　3包　1日3回　毎食後　14日分

処方4（11月2日）

メルカゾール錠（5 mg）
　　　　　3錠　1日3回　毎食後　14日分
アルサルミン細粒（1 g/包）
　　　　　3包　1日3回　毎食後　14日分

●β遮断薬による離脱症状の定量的解析

β遮断薬のレセプター結合占有率Φ_Bは，以下の式(1)で表現することができる．

$$\Phi_B = \frac{[B]}{[B]+K_B\cdot\left(1+\frac{[A]}{K_A}\right)} \quad\cdots\cdots(1)$$

ここで，[A]は血漿中非結合型内因性アゴニスト濃度(nM)，K_Aは内因性アゴニストのβ_1レセプターに対する結合親和性(nM)，[B]はβ遮断薬の血漿中非結合型濃度(nM)，K_Bはβ遮断薬のβ_1レセプターに対する結合親和性(nM)を，それぞれ示す．ここで，一般に内因性アゴニストの濃度[A]はK_Aに比べて十分に小さい（$K_A \gg [A]$）と考えられることから，式(1)は以下の式(2)のように書き換えることができる．

$$\Phi_B = \frac{[B]}{[B]+K_B} \quad\cdots\cdots(2)$$

また，β_1レセプターは，体内で常に産生，分解が行われ，ターンオーバーしている．このため，βレセプターの量B(nmol)は，以下の式(3)で表すことができる．

$$\frac{dB}{d_t} = K_S - k_{deg}\cdot B \quad\cdots\cdots(3)$$

ここで，K_S，k_{deg}はそれぞれ，β_1レセプターの生成速度(nmol/日)およびβレセプターの消失速度定数(/日)を示す．ここで，k_{deg}は，β_1レセプターの遮断率，すなわちβ遮断薬の結合率に比例して低下するものと仮定すると，k_{deg}は，以下の式(4)で表すことができる．

$$k_{deg} = k^0_{deg}\cdot(1-\alpha\cdot\Phi_B) \quad\cdots\cdots(4)$$

ここで，k^0_{deg}およびαはそれぞれ，β遮断薬が存在しない時のβ_1レセプターの消失速度定数(/日)およびβ遮断薬の内活性に依存する定数である．

式(3)と式(4)より，式(5)を得る．

$$\frac{dB}{d_t} = K_S - k^0_{deg}\cdot(1-\alpha\cdot\Phi_B)\cdot B \quad\cdots(5)$$

ここで，定常状態においては$dB/d_t=0$であるので，β遮断薬を連続投与している際のβレセプターの量B_0(nmol)は，以下の式(6)で表すことが

できる.

$$B_0 = \frac{K_S}{k^0_{deg} \cdot (1 - \alpha \cdot \Phi_{ssB}) \cdot B} \quad \cdots\cdots\cdots (6)$$

ここで，Φ_{ssB} は，β遮断薬連続投与中の平均 β_1 レセプター結合占有率を表す.

また，β遮断薬を連続投与後，突然中止した後 t 日目における β遮断薬の非結合型血中濃度 C_f (nM)は，β遮断薬を連続投与中の最高非結合型血漿中濃度 C^{ss}_{max} (nM)から，一次速度過程に従い消失するものと仮定すると，以下の式(7)で表される.

$$C_f = C^{ss}_{max} \cdot e^{-k_e \cdot t} \quad \cdots\cdots\cdots (7)$$

ただし，k_e(/日)は各β遮断薬の消失速度定数である. この時，イソプロテレノールを静脈内投与すると，イソプロテレノールの β_1 レセプターに対する結合占有率 Φ_A は，イソプロテレノールとβ遮断薬との競合阻害を考慮した式(8)で表される.

$$\Phi_A = \frac{C_{f \cdot ISP}}{C_{f \cdot ISP} + K_A\left(1 + \dfrac{C_f}{K_B}\right)} \quad \cdots\cdots\cdots (8)$$

ここで，$C_{f \cdot ISP}$ および K_A はそれぞれ血漿中非結合型イソプロテレノール濃度(nM)およびイソプロテレノールの β_1 レセプターに対する結合定数(nM)である. $C_{f \cdot ISP}$ はイソプロテレノールの投与量 Dose(μg)に対して線形と仮定すると，両者の関係は係数 κ (nM/μg/L)を用いて以下の式(9)で表される.

$$C_{f \cdot ISP} = \kappa \cdot Dose \quad \cdots\cdots\cdots (9)$$

また，イソプロテレノールにより25拍/分の心拍数上昇効果を与えるのに必要な β_1 レセプターの結合量(P) (nmol)は常に一定と考えられるので，式(8)および式(9)より，式(10)が導かれる.

$$P = \Phi_A \times B = \frac{CD_{25} \cdot \kappa}{CD_{25} \cdot \kappa + K_A\left(1 + \dfrac{C_f}{K_B}\right)} \cdot B \quad \cdots (10)$$

イソプロテレノールの陽性変時作用に関する用量作用曲線は，25[拍/分]においては線形領域にあると考えられるため，この条件下では $CD_{25} \cdot \kappa \ll K_A \cdot (1 + C_f/K_B)$ である. したがって，式(10)は，以下の式(11)のように簡略化できる.

$$CD_{25} = \frac{P \cdot K_A}{\kappa \cdot B} \cdot (1 + C_f/K_B) \quad \cdots\cdots\cdots (11)$$

ここで，

$$B^* = \frac{\kappa \cdot B}{(P \cdot K_A)} \quad \cdots\cdots\cdots (12)$$

とおくと，式(11)は

$$CD_{25} = \frac{1 + \dfrac{C_f}{K_B}}{B^*} \quad \cdots\cdots\cdots (13)$$

と表すことができる. また，式(5)および式(12)より，

$$\frac{dB^*}{d_t} = \frac{\kappa}{P \cdot K_A} \cdot \frac{dB}{d_t}$$

$$= \frac{\kappa \cdot K_S}{P \cdot K_A} - k^0_{deg} \cdot (1 - \alpha \cdot \Phi_B) \cdot B^* \quad \cdots (14)$$

である. ただし，初期条件 CD^0_{25} および B^{*0} (t=0における CD_{25} および B^* の値)はそれぞれ，以下の式(15)および式(16)によって表される.

$$CD^0_{25} = \frac{1 + C^{ss}_{max}/K_B}{B^{*0}} \quad \cdots\cdots\cdots (15)$$

$$B^{*0} = \frac{K_S \cdot \kappa}{P \cdot K_A \cdot k^0_{deg} \cdot (1 - \alpha \cdot \Phi_{ssB})} \quad \cdots\cdots\cdots (16)$$

ピンドロール，メトプロロールおよびプロプラノロールを連続経口投与後に退薬した際の，CD_{25} の変化を経日的に測定した文献データを，非線形最小二乗法を用い，式(13)～(16)に同時に当てはめることにより，PD的パラメーター $K_S \cdot \kappa / (P \cdot K_A)$，$k_{deg}$ および α を求めた. ただし，α については，薬物の内活性に依存する定数であるため，内活性を有するピンドロール，内活性を有しないプロプラノロールおよびアテノロールについてそれぞれ独立の値，α_1 および α_2 として求めた.

5 抗うつ薬の多様な副作用
Case フルボキサミンを追加したがイミプラミンの用量調節を失念した

処方の内容

処方1 45歳の男性，処方オーダリング，大学病院の心療内科

トフラニール錠（25 mg）
　　　8錠　1日2回　朝夕食後　14日分

処方2

トフラニール錠（25 mg）
　　　8錠　1日2回　朝夕食後　14日分
ルボックス錠（25 mg）
　　　2錠　1日2回　朝夕食後　14日分
ガスモチン錠（5 mg）
　　　3錠　1日3回　毎食前　14日分

背景と処方の問題点

背景
患者は，大うつ病で心療内科を受診しており，これまで〈処方1〉のようにトフラニールの投与を受けていた．しかし，今回から〈処方2〉のようにルボックスが追加されるようになった．

処方の問題
トフラニールの用量を変更せずに，そのままで新たにルボックスを追加すると，薬物代謝に基づく薬物相互作用が生じ，トフラニールの血液中濃度が上昇して副作用が生じる可能性が考えられた．

エビデンスと処方のPK/PD解析

まず，トフラニール（イミプラミン）による治療を受けていた患者にルボックス（フルボキサミン）が追加された結果，振戦，重篤な口渇，便秘，錯乱などの症状が引き起こされた症例を示す．

症例：63歳の女性，大うつ病のためイミプラミン（100 mg/日）が開始された．しかし，3週間経過しても，部分的な改善がみられたのみであった．なお，イミプラミンの副作用はみられなかった．そこで，フルボキサミン（100 mg/日）が追加された．その結果，2～3日後より，患者に振戦，重篤な口渇，便秘，錯乱などの症状が引き起こされた．フルボキサミンを中止したところ次の週に副作用は消失し，症状は回復した．フルボキサミンを中止して10日目にはイミプラミンの血漿中濃度はフルボキサミン処置前に戻った．図8-15にイミプラミンと代謝物のデシプラミンの血漿中濃度推移を示した．

イミプラミンの血漿中濃度は大きく上昇しているものの，デシプラミンの濃度には大きな変化は見られていない．

・Spina E, Campo GM, Avenoso A, et al： Interaction between fluvoxamine and imipramine/desipramine in four patients. Ther Drug Monit 14：194-196, 1992

現在頻用されている抗うつ薬には，三環系抗うつ薬として8種，四環系抗うつ薬として3種，トリアゾロピリジン誘導体で三環系抗うつ薬とまったく構造の違った，選択的に5-HT取り込み阻害作用を有するトラゾドン，選択的セロトニン再取り込み阻害薬（selective serotonin reuptake inhibitor；SSRI）であるフルボキサミン，パロキセチン，セルトラリン，さらにセロトニン・ノルアドレナリン再取り込み阻害薬（serotonin noradrenaline reuptake inhibitor；SNRI）のミルナシプランの計16種類がある．その他ベンザミド系の抗精神病薬でドパミンD_2レセプター阻害作用を有するスルピリドがうつ病治療薬として使用されている．その他，わが国では発売されていない旧世代の抗うつ薬として，zimelidine, viloxazine, nomifensine, dimetacrine, doxepin,

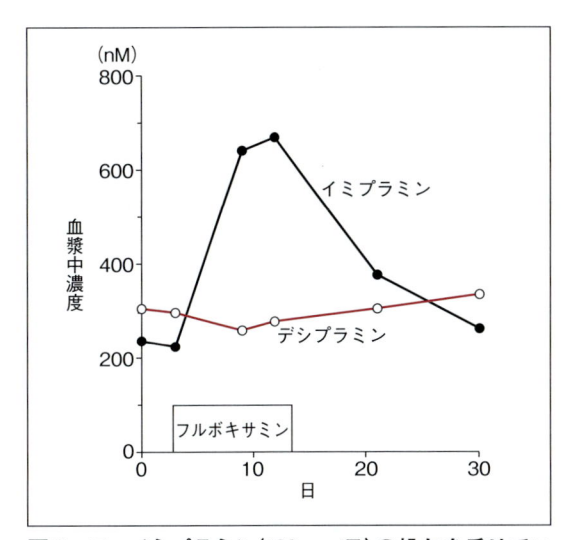

図8-15 イミプラミン(100 mg/日)の投与を受けている患者における,フルボキサミン(100 mg/日)処置前,間,後における血漿中イミプラミン(●)とデシプラミン(○)濃度推移

(Spina E, Campo GM, Avenoso A, et al : Interaction between fluvoxamine and imipramine/desipramine in four patients. Ther Drug Monit 14 : 194-196 1992)

表8-9 抗うつ薬による副作用の器官別分類

器官	副作用
消化器系	口渇,便秘,悪心・嘔吐,食欲不振,肝機能障害
循環器系	起立性低血圧などの血圧変動,めまい,ふらつき,頻脈,動悸,心毒性と心電図変化
精神神経系	眠気,不眠,不安,焦燥,幻覚,せん妄,躁転,振戦,痙攣
眼科系	視調節障害,眼内圧亢進
泌尿器系	排尿障害
内分泌系	性機能異常,体重増加,女性化乳房,乳汁分泌,抗利尿ホルモン不適切分泌症候群
皮膚	発疹,瘙痒感
血液系	無顆粒細胞症,白血球減少症

表8-10 抗うつ薬の神経伝達物質のレセプター阻害と副作用の関係

神経伝達物質のレセプターあるいは再取り込み部位	副作用
ヒスタミンH_1レセプター	中枢性抑制薬の作用増強,鎮静,眠気,体重増加,低血圧
ムスカリン性アセチルコリンレセプター	かすみ眼,口渇,洞性頻脈,便秘,排尿障害,記憶障害
アドレナリン$α_1$レセプター	降圧薬プラゾシンの作用増強,起立性低血圧,めまい,反射頻脈
ドパミンD_2レセプター	錐体外路系症状,乳汁分泌
ノルアドレナリン再取り込み部位	振戦,脈拍数の増大

protriptyline,また,SSRI あるいは SNRI として現在開発中のフルオキセチン,ベンラファキシンなどが知られている.

これら抗うつ薬の副作用は,消化器系,循環器系,精神神経系,眼科系,泌尿器系,内分泌系,皮膚,血液系など各臓器組織ごとに多岐にわたっている(表8-9).

抗うつ薬の副作用はうつ病の身体症状と類似しているといわれており,それがどの程度の頻度で起こるかを知ることは極めて重要である.抗うつ薬の使用にあたって,副作用は,患者の QOL の悪化とともにコンプライアンスの低下を招き,薬物治療が有効に行われない可能性がある.それぞれの抗うつ薬の副作用発現頻度を科学的に理解したうえで処方することは重要であり,そのための医薬品情報の構築を目指した医療薬学の研究が必要である.

抗うつ薬の副作用には,具体的には口渇,排尿障害,便秘,眼症状,発汗,眠気,めまい,立ちくらみ,ふらつき,振戦などがある(表8-10).

これらの副作用は各種レセプターとの相互作用(レセプターの遮断作用)に起因していると考えられる.ここでは,うつ病患者に対して各種抗うつ薬を投与時の副作用発現頻度を予測するための PK/PD 方法について示したい.さらに,フルボキサミンと三環系抗うつ薬を併用した場合,三環系抗うつ薬の血液中濃度上昇によってその副作用発現リスクがどのように変化するか,定量的に考察を加えたい.

抗うつ薬を投与した場合に最も頻繁に惹起する副作用は抗コリン作用である.図8-16は各種抗コリン作用としての排尿障害,便秘,視覚障害,発汗などの発現頻度(わが国においてうつ病患者を対象とした二重盲検法における多くの副作用報告の中から分類集計した結果)と口渇の発現頻度の相関性をみたものである.

それぞれにおいて有意な相関があり，5種の副作用が同じメカニズム，すなわち抗コリン作用に由来するものであることを支持している．一方，眠気，めまい，振戦などの副作用も高頻度で発現することが知られている．これら種々の副作用発現頻度の薬物間の違いを種々のレセプターへの結合占有率を指標として予測した解析結果を示す．**表8-10**には抗うつ薬によるさまざまな副作用に関係していると考えられるレセプターを示したものである．眠気はヒスタミンH_1レセプター，口渇，かすみ眼，便秘，排尿障害，発汗などはムスカリン性アセチルコリンレセプター，めまいはアドレナリンα_1レセプター，錐体外路症状はドパミンD_2レセプター，振戦はノルアドレナリンの再取り込み部位などの遮断が関係していると考えられている．**表8-11**は，ヒトなどの脳における各種レセプター，再取り込み部位に対する各薬物の結合親和性K_i値(K_d値)の報告値をまとめたものである．

K_d値はレセプターの種類や薬物によってさまざまであり，絶対値は1 nM以下から300 μMまで数十万倍の違いがあることが示されている．では，各薬物による副作用の発現頻度と，その副作用の原因とされるレセプターに対する結合親和性K_d値との間に，相関関係は得られるのであろうか？ **図8-17**の**A**と**B**は口渇，便秘，排尿障害，視覚障害，発汗などの抗コリン作用の発現頻度とムスカリンレセプターに対する結合親和性K_dの対数値との関係を，**図8-17C**には眠気の発現頻度とH_1レセプターに対するK_d値の関係を，**図8-17D**には振戦の発現頻度とノルアドレナリンの再取り込み部位に対するK_d値の関係を示したものである．

なお，めまいの発現頻度とα_1レセプターに対するK_d値の関係はすでに示した(294ページ参照)．多くの場合で有意な負の相関があり，親和性の高い(K_d値が小さい)薬物ほど副作用が高頻度で発現していることがわかる．しかし，このK_d値から副作用発現頻度を予測するというアプローチは，K_d値は対数である点で精度が低く，

zimelidine	アモキサピン	ロフェプラミン
デシプラミン	セチプチリン	doxepin
viloxazine	ノルトリプチリン	ミアンセリン
protriptyline	dosuletin	マプロチリン
トリミプラミン	dimetacrine	アミトリプチリン
スルピリド	トラゾドン	イミプラミン
nomifensine	クロミプラミン	

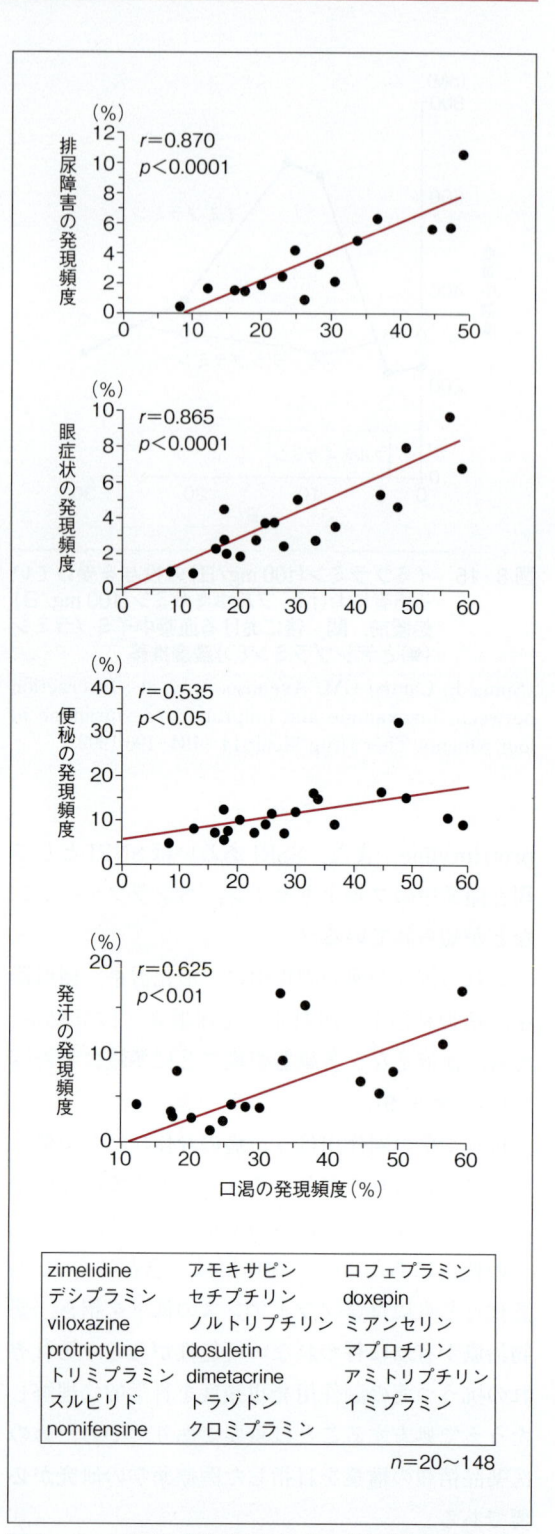

$n=20\sim148$

図8-16 口渇の発現頻度(%)と排尿障害発現頻度(%)，眼症状の発現頻度(%)，便秘の発現頻度(%)あるいは発汗の発現頻度(%)の関係

種々抗うつ薬に関する多くの二重盲検法の結果を筆者がまとめたもの．

表8-11 各種抗うつ薬の神経伝達物質に対する種々レセプター（ヒト脳）あるいは再取り込み部位（ラット脳）への結合親和性（K_d値, nM）

薬物名	ムスカリン性アセチルコリン	ヒスタミンH_1	アドレナリンα_1	ドパミンD_2	ノルアドレナリン再取り込み	C_f nmol/L
イミプラミン	90	11	90	2,000	13	7.3(26.3*)
アミトリプチリン	18	1.1	27	1,000	24	6.7(16.9#)
マプロチリン	570	2	90	350	7.4	23.3
ミアンセリン	820	0.4	34	21,000	42	4.8
doxepin	80	0.24	24	2,400	19	5.4
ロフェプラミン	499			2,510		0.076(6.0*)
クロミプラミン	37	31	38	190	28	7.7
トラゾドン	324,000	350	36	3,800	5,000	90.6
ドスレピン	25	3.6	470		34	5.2
ノルトリプチリン	150	10	60	1,200	4	28.3
セチプチリン	1,175	5.5	537		220	4.7
アモキサピン	1,000	25	50	160	4.4	12.0(191.8@)
nomifensine	250,000	21,000	850	25,000	5	20.8
スルピリド	100,000		30,000	113		
トリミプラミン	58	0.27	24	180	510	9.3
protriptyline	25	25	130	2,300	0.97	24.8
viloxazine	54,000	18,000	14,000		170	319
デジプラミン	198	110	130	3,300	0.9	61.6
zimelidine	13,000	4,000	1,500		3,200	43.4

*：活性代謝物としてのデジプラミン, #：活性代謝物としてのノルトリプチリン, @：活性代謝物としての8-水酸化アモキサピン

また各薬物の体内動態（血液中濃度，脳内濃度など）を考慮していない点が問題である．K_d値の代わりに，レセプターへの結合占有率を使用することがより適切と考えられる．このためにまず，各種抗うつ薬の通常量をヒトに連続経口投与した時の平均血漿中濃度，血漿中非結合型分率から血漿中非結合型薬物濃度（C_f）を算出した（表8-11の右のカラム．活性代謝物のC_fも併せて示した）．また，各々のレセプターや再取り込み部位に対する抗うつ薬のK_d値（表8-11参照）とC_f値から，レセプターへの結合占有率（Φ）を計算することができる（式は9ページ参照）．中枢神経系の副作用を議論する場合，C_fとしては脳内の非結合型濃度を使用すべきだが，抗うつ薬は脂溶性が高く，特に特殊な輸送システムが血液脳関門に存在しないと仮定すれば，血漿中非結合型濃度をもって代用できるため，このように仮定して解析を行った．

以上のようにして算出した，各薬物を常用量投与後の各レセプター結合占有率と副作用発現頻度の関係を図8-18に示す．

ムスカリンレセプター結合占有率と口渇，排尿障害，眼症状，発汗の発現頻度との間に，良好な有意な相関関係があることがわかる．また図8-19に示すように，H_1レセプター結合占有率と眠気（A），ノルアドレナリン再取り込み部位への結合占有率と振戦（B）との間にはそれぞれ有意な正の相関関係が認められる．

めまいの発現頻度と抗うつ薬のα_1レセプター結合占有率の関係はすでに示した（294ページ参照）．ここですべての相関図においてY切片が観測されるのは，薬物非服用時においても，うつ病患者ではこれらの症状がみられるということを意味している．以上より特定の薬物のレセプターを介した副作用は，当該レセプターへの結合親和性

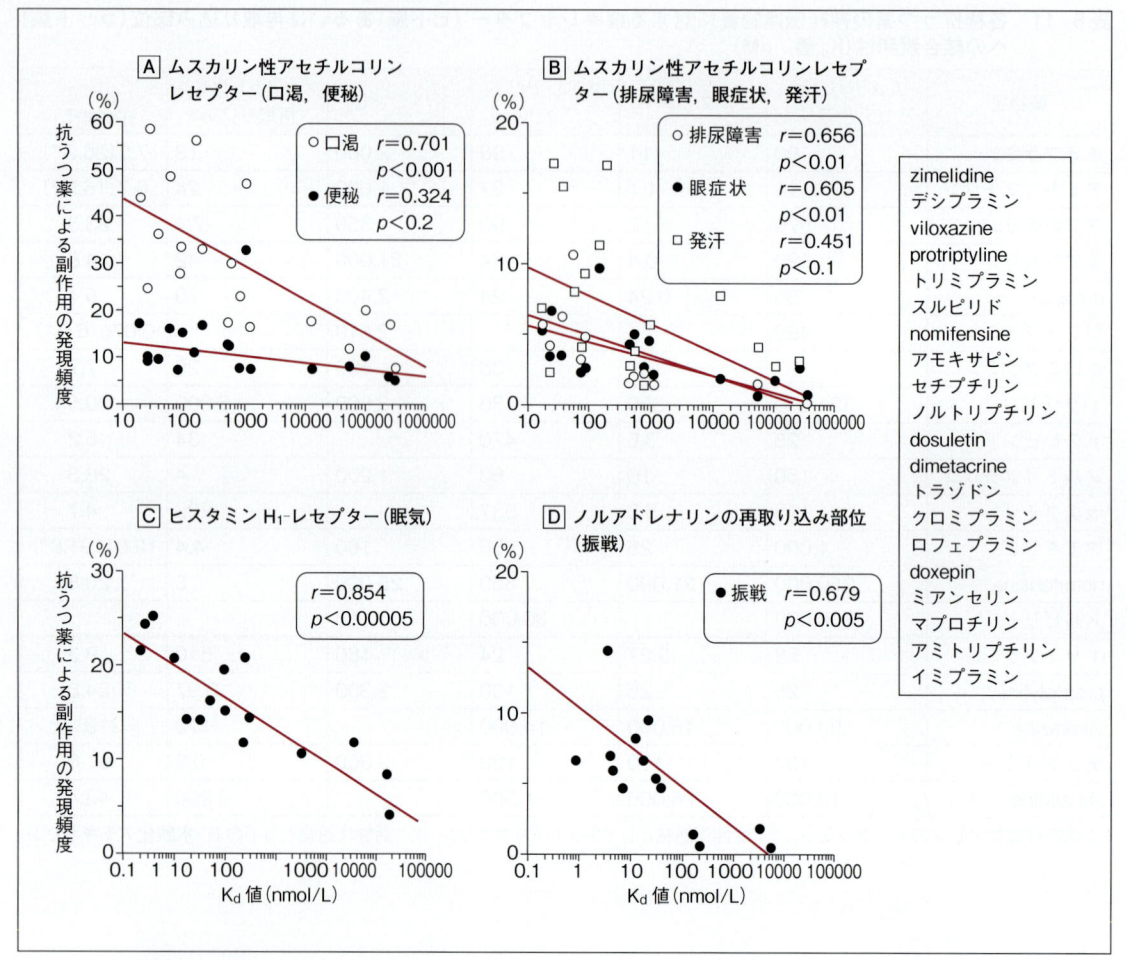

図8-17 各種抗うつ薬の神経伝達物質に対する種々レセプター（ヒト脳）あるいは再取り込み部位（ラット脳）への結合親和性（K_d 値, nM）と種々副作用の発現頻度（%）との関係

（K_d値）と，薬物を常用量投与後の血液中非結合型薬物濃度，すなわちレセプター結合占有率からある程度推定可能であると考えられる．

各種副作用発現率と各種レセプターへの結合占有率の関係は，図8-20に示した式によって表すことができる．

この式を利用することにより，レセプターへの結合占有率がわかれば，副作用発現率が推定可能である．

それではここで，前掲の事例で示したフルボキサミンとイミプラミンとの併用によって，副作用がどの程度惹起するか予測してみよう．健常者に対してフルボキサミン100 mg/日を午後8時に10日間連続投与中に，7日目の朝8時にイミプラミン 50 mg あるいはデシプラミン 100 mg を投与し，血漿中イミプラミンあるいはデシプラミンの濃度推移を検討した結果が報告されている（図8-21，表8-12，表8-13）．

これによると，イミプラミンの経口クリアランスは1/4程度に低下し，C_{max}，AUCは2～3倍に増加している．しかし，デシプラミンの経口クリアランス，C_{max}，AUCには有意な変化はみられない．これは先の症例の結果と対応している．すなわち，イミプラミンの脱メチル化代謝（CYP1A2によって担われていると考えられる）はフルボキサミンによって強力に阻害されるものの，デシプ

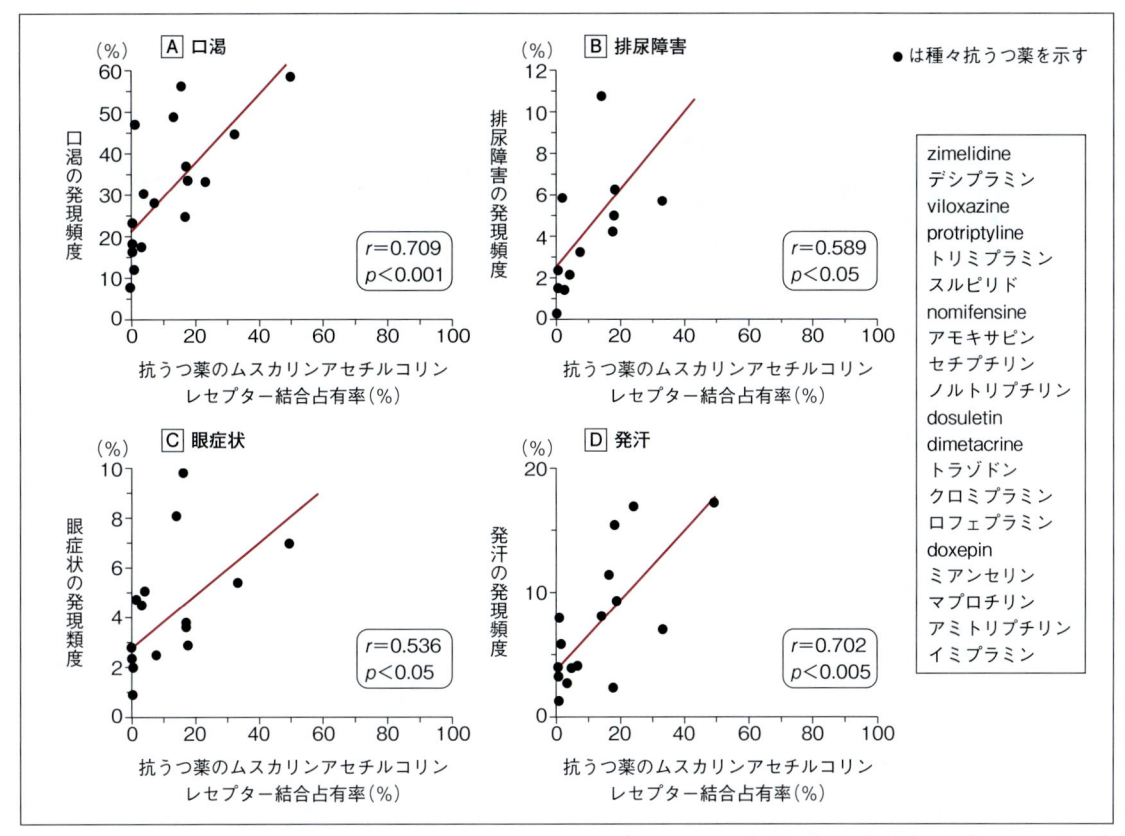

図8-18 各種抗うつ薬のムスカリン性アセチルコリンレセプターへの結合占有率と種々副作用（抗コリン作用）の発現頻度（%）との関係

ラミンの水酸化代謝（CYP2D6によって担われていると考えられる）はほとんど影響を受けないことを示している．

　最後に，これらのデータを基に，イミプラミンとフルボキサミンを併用した場合，前述のさまざまな副作用の発現頻度がどの程度増加するかをシミュレーションした（図8-22）．

　横軸は，フルボキサミン併用によるイミプラミンの濃度の上昇率（この場合，デシプラミンの濃度には変化がないとする），両薬剤の実際の濃度，図8-22Aの縦軸は推定される占有率（Φ），図8-22Bは推定される各種副作用の発現率（IR）である．発現率は図8-20の予測関係式から推定することが可能である．イミプラミン濃度が上昇すれば副作用発現率は増加するというのは定性的には当然だが，本解析によって，どの程度の発現率で現れるかを，定量的に予測できるようになったと

いえる．

具体的な処方設計の支援

　フルボキサミンを併用する際は，イミプラミンの副作用を回避するためにその投与量を1/2～1/4程度に減量するという対応が，1つの方法としてあげられる．

処方3

トフラニール錠（25 mg）
　　　　4錠　1日2回　朝夕食後　14日分
ルボックス錠（25 mg）
　　　　2錠　1日2回　朝夕食後　14日分
ガスモチン錠（5 mg）
　　　　3錠　1日3回　毎食前　14日分

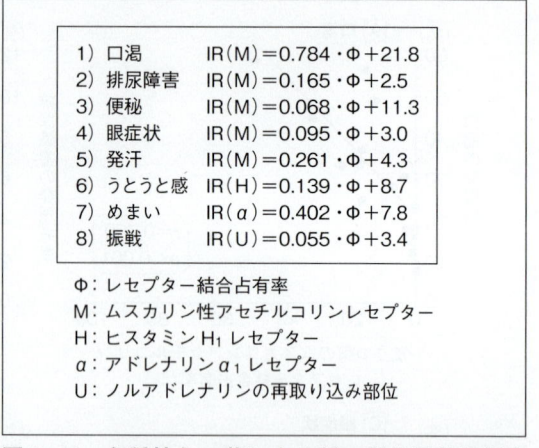

1) 口渇　　　IR(M)=0.784・Φ+21.8
2) 排尿障害　IR(M)=0.165・Φ+2.5
3) 便秘　　　IR(M)=0.068・Φ+11.3
4) 眼症状　　IR(M)=0.095・Φ+3.0
5) 発汗　　　IR(M)=0.261・Φ+4.3
6) うとうと感 IR(H)=0.139・Φ+8.7
7) めまい　　IR(α)=0.402・Φ+7.8
8) 振戦　　　IR(U)=0.055・Φ+3.4

Φ：レセプター結合占有率
M：ムスカリン性アセチルコリンレセプター
H：ヒスタミン H_1 レセプター
α：アドレナリン $α_1$ レセプター
U：ノルアドレナリンの再取り込み部位

図 8-20　各種抗うつ薬による種々副作用発現頻度（IR：%）の予測関係式の一覧

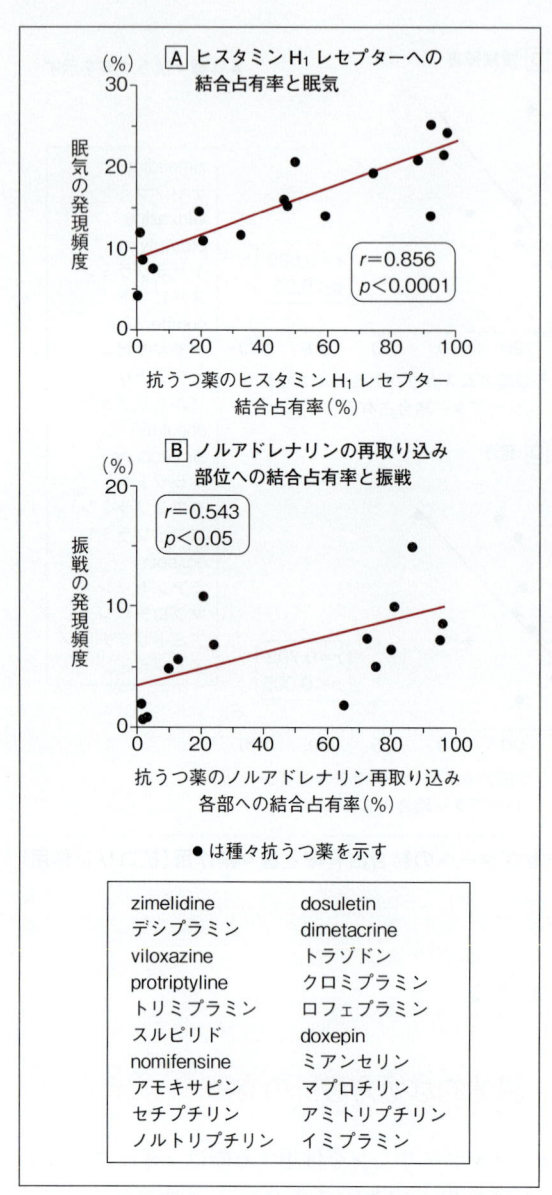

図 8-19　各種抗うつ薬の神経伝達物質に対する種々レセプター（ヒト脳）あるいは再取り込み部位（ラット脳）に対する結合占有率と種々副作用の発現頻度（%）との関係

A：ヒスタミン H_1 レセプターへの結合占有率と眠気
r=0.856　p<0.0001

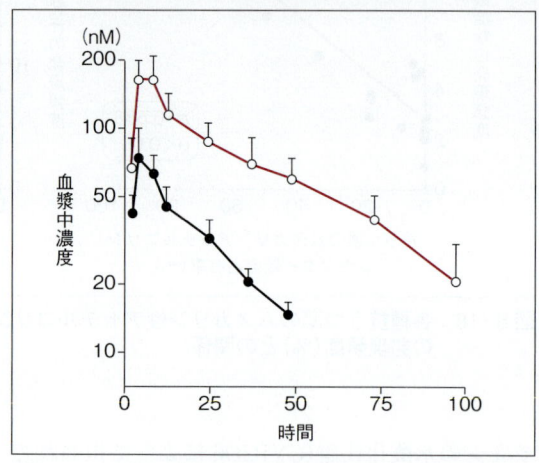

B：ノルアドレナリンの再取り込み部位への結合占有率と振戦
r=0.543　p<0.05

●は種々抗うつ薬を示す

zimelidine　　dosuletin
デシプラミン　dimetacrine
viloxazine　　トラゾドン
protriptyline　クロミプラミン
トリミプラミン　ロフェプラミン
スルピリド　　doxepin
nomifensine　ミアンセリン
アモキサピン　マプロチリン
セチプチリン　アミトリプチリン
ノルトリプチリン　イミプラミン

図 8-21　フルボキサミン（100 mg/日投与）投与中（○）におけるイミプラミン（50 mg/日投与）の血漿中濃度推移

対照試験におけるイミプラミンの濃度推移は●で示されている．
(Spina E, Pollicino AM, Avenoso A, et al : Effect of fluvoxamine on the pharmacokinetics of imipramine and desipramine in healthy subjects. Ther Drug Monit. 15 : 243-246, 1993)

表8-12 イミプラミン（50 mg/日投与）のファーマコキネティクスパラメーターに及ぼすフルボキサミン（100 mg/日投与）の影響

	対照	フルボキサミン処理	p
C_{max} (nmol/L)	79.8±25.6	181.2±31.9	<0.0001
T_{max} (hr)	4.7±1.6	5.3±2.1	NS
$t_{1/2}$ (hr)	22.8±6.4	40.5±5.0	<0.01
AUC (nmol/L.hr)	2,219±474	8,058±1,804	<0.001
CL (L/hr/kg)	1.02±0.19	0.28±0.06	<0.0001
V_d (L/kg)	32.8±7.9	17.6±3.5	<0.01

(Spina E, Pollicino AM, Avenoso A, et al : Effect of fluvoxamine on the pharmacokinetics of imipramine and desipramine in healthy subjects. Ther Drug Monit 15 : 243-246, 1993)

表8-13 デシプラミン（100 mg/日投与）のファーマコキネティクスパラメーターに及ぼすフルボキサミン（100 mg/日投与）の影響

	対照	フルボキサミン処理	p
C_{max} (nmol/L)	120.9±39.9	126.3±38.8	NS
T_{max} (hr)	4.7±1.6	6.7±2.1	NS
$t_{1/2}$ (hr)	27.5±6.6	30.2±5.7	NS
AUC (nmol/L.hr)	4,533±1,478	5,170±1,099	NS
CL (L/hr/kg)	1.12±0.37	0.93±0.20	NS
V_d (L/kg)	43.1±11.9	40.0±11.1	NS

(Spina E, Pollicino AM, Avenoso A, et al : Effect of fluvoxamine on the pharmacokinetics of imipramine and desipramine in healthy subjects. Ther Drug Monit 15 : 243-246, 1993)

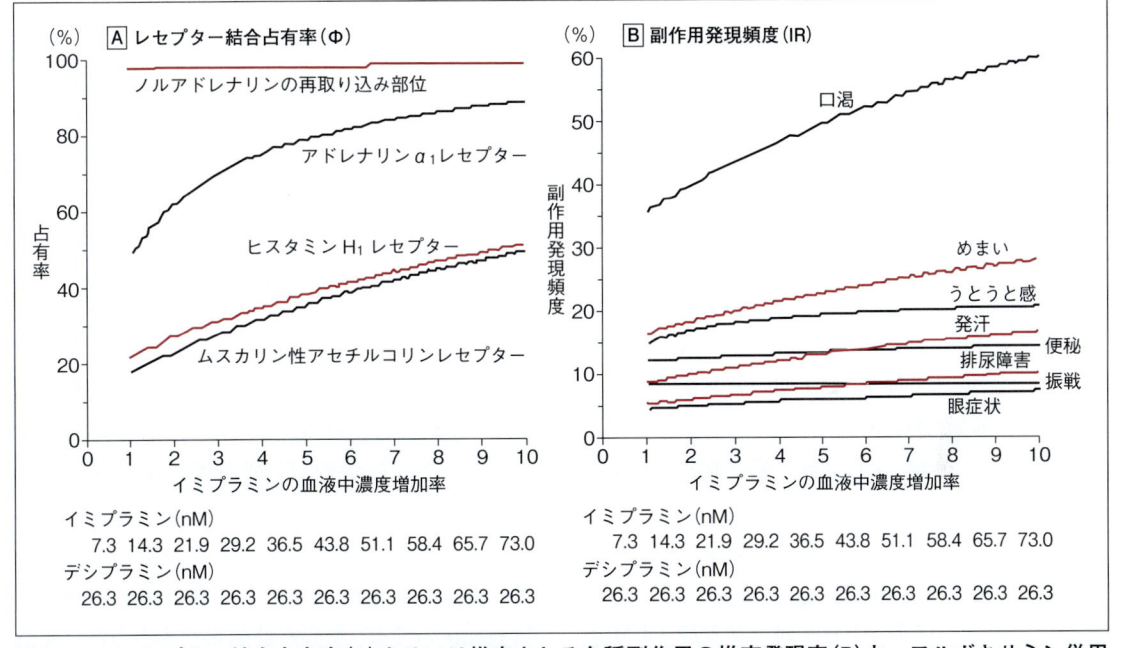

図8-22 レセプター結合占有率(A)あるいは推定される各種副作用の推定発現率(B)と，フルボキサミン併用によるイミプラミン濃度の上昇率の関係

増加率の1は被験者が通常量を服用したときの濃度である．

6 スパルフロキサシンによる心血管系副作用

Case スパルフロキサシンとジソピラミドが併用され，QT間隔延長が懸念された

処方の内容

処方 1 72歳の男性，内科クリニック

スパラ錠（100 mg）
　　　　1錠　1日1回　朝食後　3日分
PL 顆粒（1 g/包）
　　　　4包　1日4回　毎食後・就寝前　3日分
チアトンカプセル（10 mg）
　　　　1回1 Cap　頓用腹痛時　5回分

処方 2 病院の内科での定期処方

ワーファリン錠（1 mg）
　　　　1錠　1日1回　朝食後　4日分
アスペノンカプセル（20 mg）
　　　　1 Cap　1日1回　朝食後　4日分
リスモダンR錠（150 mg）
　　　　1錠　1日1回　朝食後　4日分
ロプレソール錠（20 mg）
　　　　2錠　1日2回　朝夕食後　4日分
ブロプレス錠（4 mg）
　　　　1錠　1日1回　非透析日の朝食後　4日分
ハーフジゴキシン錠（0.125 mg）
　　　　0.5錠　1日1回　夕食後　4日分

背景と処方の問題点

背景
病院の内科で〈処方2〉の薬剤を服用しているが，今回，近くの内科クリニックから感冒，胃炎などのため〈処方1〉のスパラ（スパルフロキサシン）などが処方された．

処方の問題
スパルフロキサシンとリスモダンR（ジソピラミド）を併用すると，心電図QT間隔の延長，心室性不整脈を起こすことがあるため，両剤は併用禁忌となっている．スパルフロキサシンとリスモダンRが処方された医療施設が異なり，内科クリニックの臨床医がほかの医療機関の処方内容をチェックできなかったと考えられる．

エビデンスと処方の PK/PD 解析

スパルフロキサシンは，単独でも心室性不整脈を起こすおそれがあるため，QT間隔が延長している患者（先天性QT間隔延長症候群など）には投与してはならない．さらに，心疾患（不整脈，虚血性心疾患など），低カリウム血症，低マグネシウム血症のある患者，抗不整脈薬を投与中などでQT間隔延長を起こすおそれのある患者には慎重に投与する必要がある．また，ジソピラミド，アミオダロンなどの抗不整脈薬との併用によってQT間隔延長作用が相加的に増強する可能性が指摘されている．したがって，スパルフロキサシンと，ほかのQT間隔延長を引き起こす薬剤との併用には十分に注意する必要がある．まず，スパルフロキサシンによる心電図のQT間隔の延長，トルサード・ド・ポアント（torsades de pointes；TdP）や心室性頻脈が認められた症例を示そう．

症例：47歳の女性，化膿性中耳炎，乳様突起炎のため入院していた．ヘモフィルス属インフルエンザと肺炎連鎖球菌が化膿性の耳漏から検出された．患者は下垂体前葉不全の既往歴があった．心電図 V_2 誘導および V_4 誘導において，ST部分の降下とT波の反転がみられた．QT間隔とQTc間隔（corrected QT interval；心拍数で補正したQT間隔）はそれぞれ，0.34と0.46秒であった．患者は β ラクタム抗菌薬にはアレルギーがあった

ため，スパルフロキサシンを初回 400 mg/日，以後 200 mg/日で経口投与，リファンピシン 1,500 mg/日を静注で開始した．投与 6 日目，患者はめまいを感じ，意識を失った．これは，心電図で観察された TdP と一致していた．引き続いて，心停止に至り，心肺蘇生が必要となった．蘇生後の QT および QTc 間隔は，それぞれ，0.35，0.6 秒であった．24 時間心電図では，多くの TdP や 5 分間の心室性頻脈が認められた．TdP は洞房ブロックに引き続いて起こっていた．臨床検査値は，カリウム 4 mmol/L，カルシウム 2.1 mmol/L，マグネシウム 0.8 mmol/L，赤血球マグネシウム量 2 mmol/L であった．腎機能（クレアチニンクリアランス 87 mL/分）および肝機能（ビリルビン 12 μmol/L，第 V 因子 68％）は異常なかった．心エコーにも問題はなかった．スパルフロキサシン 200 mg 投与後 22 時間の血清中濃度は，2.5 μg/mL であった．スパルフロキサシンを中止したところ，QTc 間隔は 1 週間のうちに正常値に戻った（0.46 秒）．この時点での 48 時間心電図では，洞房ブロック，TdP などの異常は認められなかった．その後の心エコーや運動負荷試験などの結果より，循環器専門医は，患者は特発性の QT 延長症候群によって問題が生じたのであろうと結論を出した．

・Dupont H, Timsit JF, Souweine B, et al : Torsades de pointe probably related to sparfloxacin. Eur J Clin Microbiol Infect Dis 15 : 350-351, 1996

ニューキノロン系抗菌薬による心電図 QT 間隔の延長やまれに起こる心室性不整脈には，心筋カリウム電流の 1 つである I_{Kr} (rapid component of delayed rectifier potassium current)の阻害が関係している場合が多いとされている．I_{Kr} を担うカリウムチャネルのαサブユニットは，HERG (human ether-a-go-go)といわれており，単独でも I_{Kr} に似たチャネル特性を示す．最近，7 種のニューキノロン系抗菌薬に関して，HERG チャネルとの親和性を詳細に検討した結果が報告された．ヒト神経芽細胞株より単離した HERG cDNA を，チャイニーズハムスター卵巣細胞（CHO 細胞）にトランスフェクトし，ホールセルパッチクランプ法により HERG 電流を電気生理学的に記録した．HERG 電流は，テール電流（＋20 mV への脱分極刺激後，－40 mV に戻した際の電流）により評価した．そして，このテール電流に対する 7 種のニューキノロン系抗菌薬の阻害作用を濃度依存的に検討した．その結果，すべてのニューキノロン系抗菌薬が HERG 電流を阻害したが，その阻害強度には薬物間で大きな差が見出された．スパルフロキサシンは HERG チャネルを最も強く阻害し，その IC_{50} 値は 18 μM であった．これに対して，オフロキサシンは検討した 7 種の中で最も阻害作用が弱く，IC_{50} 値は 1,420 μM であった．また，グレパフロキサシン，モキシフロキサシン，ガチフロキサシン，レボフロキサシンおよびシプロフロキサシンの IC_{50} 値はそれぞれ 50，129，130，915 および 966 μM であった（図 8-23）．

ここで，PK/PD の観点から，ニューキノロン系抗菌薬による心血管系副作用のリスクを定量的に評価してみよう．表 8-14 は，前述の HERG 電流に対する阻害強度（IC_{50}）と各種ニューキノロン系抗菌薬をヒトに常用量投与した場合の血漿中非結合型濃度とを比較したものである．

ここで，HERG に対する阻害強度（親和性）が強くても（IC_{50} が小さくても），治療濃度が低ければ有害作用は惹起しにくくなるし，逆に阻害強度が弱くても（IC_{50} が大きくても），治療濃度が高ければ有害作用は惹起しやすくなる．したがって，治療濃度に対する阻害強度の比（IC_{50}/血漿中非結合型濃度比）が，安全係数として，臨床的に意味のあるパラメーターということになる．表 8-14 からもわかるように，各種ニューキノロン系抗菌薬の間で，安全係数に数倍から 20 倍程度の差異が観測されている．

具体的な処方設計の支援

事例において，スパルフロキサシンとの併用が問題とされるジソピラミドは，抗不整脈薬（頻脈

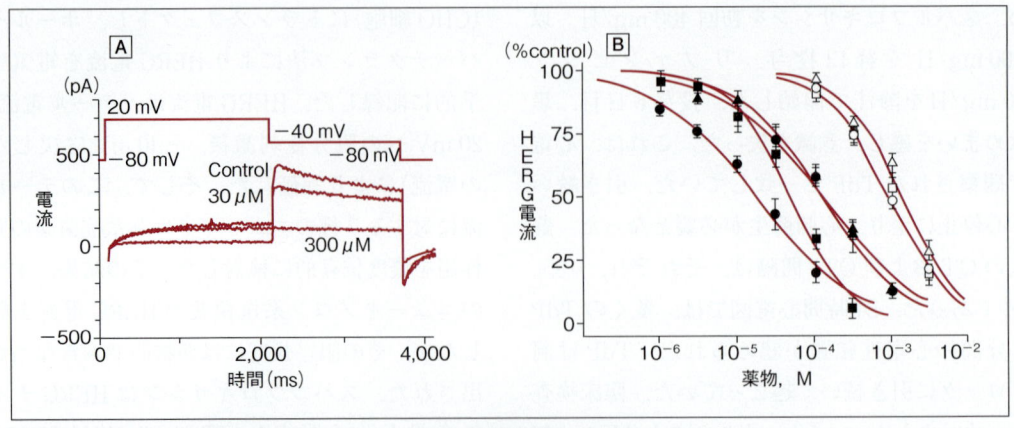

図8-23 HERG電流に対するニューキノロン系抗菌薬の作用
A：保持電位−80 mV から＋20 mV への2秒間の脱分極刺激を40秒間隔で与え，ホールセルモードでHERG電流を記録した．テール電流は，＋20 mV への脱分極刺激後，−40 mV に戻した際の電流として記録した．図中には，30 および 300 μM のモキシフロキサシンの作用を示す．B：スパルフロキサシン(●)，グレパフロキサシン(■)，モキシフロキサシン(◆)，ガチフロキサシン(▲)，レボフロキサシン(○)，シプロフロキサシン(□)およびオフロキサシン(△)の HERG 電流阻害に関する濃度作用曲線．−40 mV におけるテール電流の最大値に対する阻害作用により濃度作用曲線を作成した．濃度作用関係のスロープファクターは−0.7（スパルフロキサシンおよびガチフロキサシン）から−1.13（グレパフロキサシン）の範囲であった．誤差のバーは SEM を示す($n=4〜8$)．

(Kang J, Wang L, Chen XL, et al：Interactions of a series of fluoroquinolone antibacterial drugs with the human cardiac K$^+$ channel HERG. Mol Pharmacol 59：122-126, 2001)

表8-14 各種ニューキノロン系抗菌薬のHERGチャンネルに対する阻害効果を使用した定量的な心血管系副作用に関する安全性評価

薬物	投与量	血漿中非結合型体濃度	IC$_{50}$	IC$_{50}$/血漿中非結合型濃度
スパルフロキサシン	1回300 mg を1日1回	1.8 μM	18 μM	10
グレパフロキサシン(日本未発売)	—	3.1 μM	50 μM	16
モキシフロキサシン	1回400 mg を1日1回	5.3 μM	129 μM	24
ガチフロキサシン(販売中止)	1回200 mg を1日2回	4.6 μM	130 μM	28
レボフロキサシン	1回200 mg を1日3回	5.5 μM	915 μM	166
シプロフロキサシン	1回400 mg を1日2回	5.6 μM	966 μM	173
オフロキサシン	1回300 mg を1日2回	6.8 μM	1420 μM	209
ジソピラミド徐放剤	1回150 mg を1日2回	0.9〜2.2 μM	7.23 μM	3〜8

ジソピラミド徐放性製剤の 150 mg を単回経口投与した後の C$_{max}$ は 4.83 μM であり，ジソミラミドの血清中非結合型分率は 0.19〜0.46（濃度依存性がある）である．
(Clinical Pharmacokinetics. Drug Data Handbook, 3rd ed., 1998)
(リスモダン R 錠の医療用医薬品添付文書)

性不整脈治療薬）であり，同様にHERGチャンネルを阻害する．ジソピラミドのIC$_{50}$値として 7.23 μM が報告されている（表8-14）．これとジソピラミド錠を通常量投与時の血清中非結合型薬物濃度から，ニューキノロン系抗菌薬の場合と同様に安全係数を算出すると，3〜8となる（表8-14）．これはスパルフロキサシンの安全係数と近い．循環器系疾患の治療薬ではないスパルフロキサシンの心血管系作用がいかに強いかが認識できるであろう．したがって，スパラとリスモダンの併用は回避する必要がある．

スパルフロキサシンの代替薬としては，同じニューキノロン系抗菌薬であればレボフロキサシンなどが考えられる（〈処方3〉）．

処方3

クラビット錠（100 mg）
　　　　　2錠　1日2回　朝夕食後　3日分
PL顆粒（1 g／包）
　　　　　4包　1日4回　毎食後・就寝前　3日分
チアトンカプセル（10 mg）
　　　　　1回1 Cap　頓用腹痛時　5回分

表8-14示すように，レボフロキサシンの安全係数はスパルフロキサシンより16倍程度大きい．しかし，レボフロキサシンにおいても以下のようなQT間隔延長の症例が報告されているため，注意が必要であろう．

症例：88歳の女性，心房細動，気管支炎，軽度のうっ血性心不全により入院していた．心電図のQTc間隔は450 msであった．アルブテロールの吸入，コルチコステロイドの静注，レボフロキサシン500 mg／日およびフロセミドの投与が開始された．プロカインアミド500 mgも1回静注された．しかし，過去に心房細動が断続したことがあることが判明したため，プロカインアミドは中止となった．3日目にQTc間隔は464 msと延長していた．プロカインアミド濃度は1.8 μg／mL，N-アセチルプロカインアミド（プロカインアミドの代謝物）の濃度は1.1 μg／mLであった（治療域4.0〜10.0 μg／mL）．4日目はQTc間隔は568 msとさらに延長していた．その日の午後，患者は何の兆候もなく多形性心室性頻脈を発症した．血清中の電解質濃度は正常であった．その日の夜，患者のQTc間隔は，577 msまで延長していた．5日目，レボフロキサシンは中止となった．その他の薬剤は変更はなかった．次の日，QTc間隔は469 msまで短縮し，その翌日には，437 msまで短縮した．

・Samaha FF : QTc interval prolongation and polymorphic ventricular tachycardia in association with levofloxacin. Am J Med 107 : 528-529, 1999

7 非定型抗精神病薬の多様な副作用（錐体外路系副作用）
Case パーキンソン病患者にリスパダールが処方された

処方の内容

処方1　55歳の男性，処方オーダリング，病院の精神科

リスパダール細粒（1％）0.07 g（製剤量として）
　　　　　1日2回　朝夕食後 14日分

背景と処方の問題点

背景
　本患者においては，パーキンソン病のためメネシット（レボドパ・カルビドパ配合剤）などによる治療が行われている．幻覚・妄想などの副作用が現れたため減量したが，副作用が続いているために，非定型抗精神病薬が追加された．

処方の問題
　パーキンソン病患者の薬剤起因性精神病の治療において，非定型抗精神病薬のリスペリドン（リスパダール）の通常量の1／3程度が処方されてはいるものの，第1選択薬が処方されていない．

エビデンスと処方のPK/PD解析

　リスペリドン，オランザピン，クエチアピンなどの非定型抗精神病薬は，ハロペリドールなどの定型抗精神病薬に比べて錐体外路系副作用が弱いことが報告されている．この理由として，非定型抗精神病薬はD_2レセプター遮断作用が弱いこと

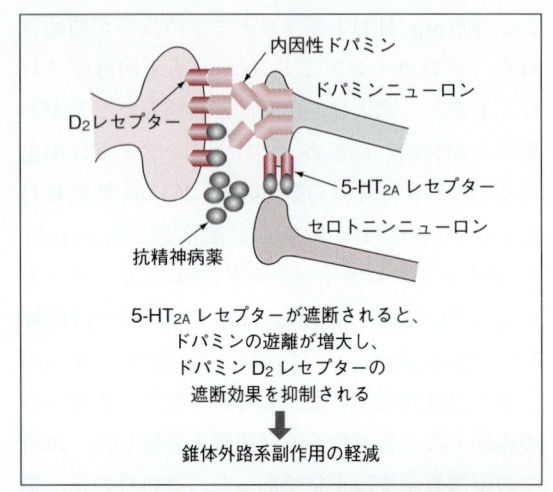

図8-24 定型抗精神病薬の錐体外路系副作用軽減の推定メカニズムとPK/PDモデル

5-HT$_{2A}$レセプターが遮断されると，ドパミンの遊離が増大し，ドパミンレセプター近傍の内因性ドパミン濃度が上昇する．このため，抗精神病薬によるドパミンD$_2$レセプターへのドパミンの結合阻害効果が相殺され，錐体外路系副作用が軽減されると考えられる．
(Matsui-Sakata A, Ohtani H, Sawada Y : Pharmacokinetic-pharmacodynamic analysis of antipsychotics-induced extrapyramidal symptoms based on receptor occupancy theory incorporating endogenous dopamine release. Drug Metab Pharmacokinet 20 : 187-199, 2005)

に加えて，5-HT$_{2A}$レセプター遮断作用を有するため，黒質線条体での内因性ドパミン濃度が上昇するためと考えられている．したがって，定型抗精神病薬および非定型抗精神病薬の錐体外路系副作用の発現リスクは，内因性ドパミン量の変化を考慮したレセプター結合占有モデルにより遡及的にPK/PD解析することが可能である．

上記の薬剤を対象にして，抗精神病薬による錐体外路系副作用（EPS）として，7つの指標〔EPSの治療のために抗コリン薬を併用した患者の割合，EPSのトータルスコア，EPSパーキンソニズムトータルスコア，全般的なEPS発現率（振戦，ジストニー，運動低下症，アカシジアおよび錐体外路系副作用などを含む），パーキンソニズム発現率，アカシジア発現率，およびEPS発現率〕を選択した．

図8-24に示すように，抗精神病薬によるEPSは，内因性ドパミンの占有率の減少に比例して発現すると仮定し，薬物の5-HT$_{2A}$レセプター遮断による内因性ドパミン遊離を考慮しないモデル（モデルA）と考慮したモデル（モデルB）を構築した（詳細は末尾参照）．

最終的には，内因性ドパミンの占有率と薬物による錐体外路系副作用の関係をそれぞれのモデルを用いて解析することになる．

モデルBでは，モデルAと比較して，内因性ドパミンの平均D$_2$レセプター占有率とすべてのEPSの指標との相関が良好であった（図8-25, 8-26）．

また，モデルBは，クロザピン，ジプラシドンによるEPSも良好に予測できた（図8-27）．

したがって，薬物の5-HT$_{2A}$レセプター遮断による内因性ドパミン遊離を考慮したモデル（モデルB）によって，より良好に定型および非定型抗精神病薬の錐体外路系副作用を予測することができたといえよう．

具体的な処方設計の支援

図8-28に，各薬物の投与量と，モデルBにより解析した結果に基づいて予測した平均内因性ドパミンおよび薬物の平均D$_2$レセプター占有率，並びに5-HT$_{2A}$レセプター占有率との関係を示す．

非定型抗精神病薬であるリスペリドンは，ハロペリドールと同程度のD$_2$レセプター占有率があるにもかかわらず，ドパミンの結合が維持されていることがわかる．すなわち，モデルBでは，内因性ドパミンの遊離を考慮することにより，リスペリドン投与時にはハロペリドール投与時と異なり，内因性ドパミンの占有が抑制されないことが表現できている．このため，リスペリドンによるEPSが弱いことをよく再現できている．この特徴は，リスペリドンよりもクエチアピンにおいてより顕著である．

抗パーキンソン病薬による精神症状に対し，どのように非定型抗精神病薬を選択すればいいのであろうか？　日本神経学会におけるガイドライン

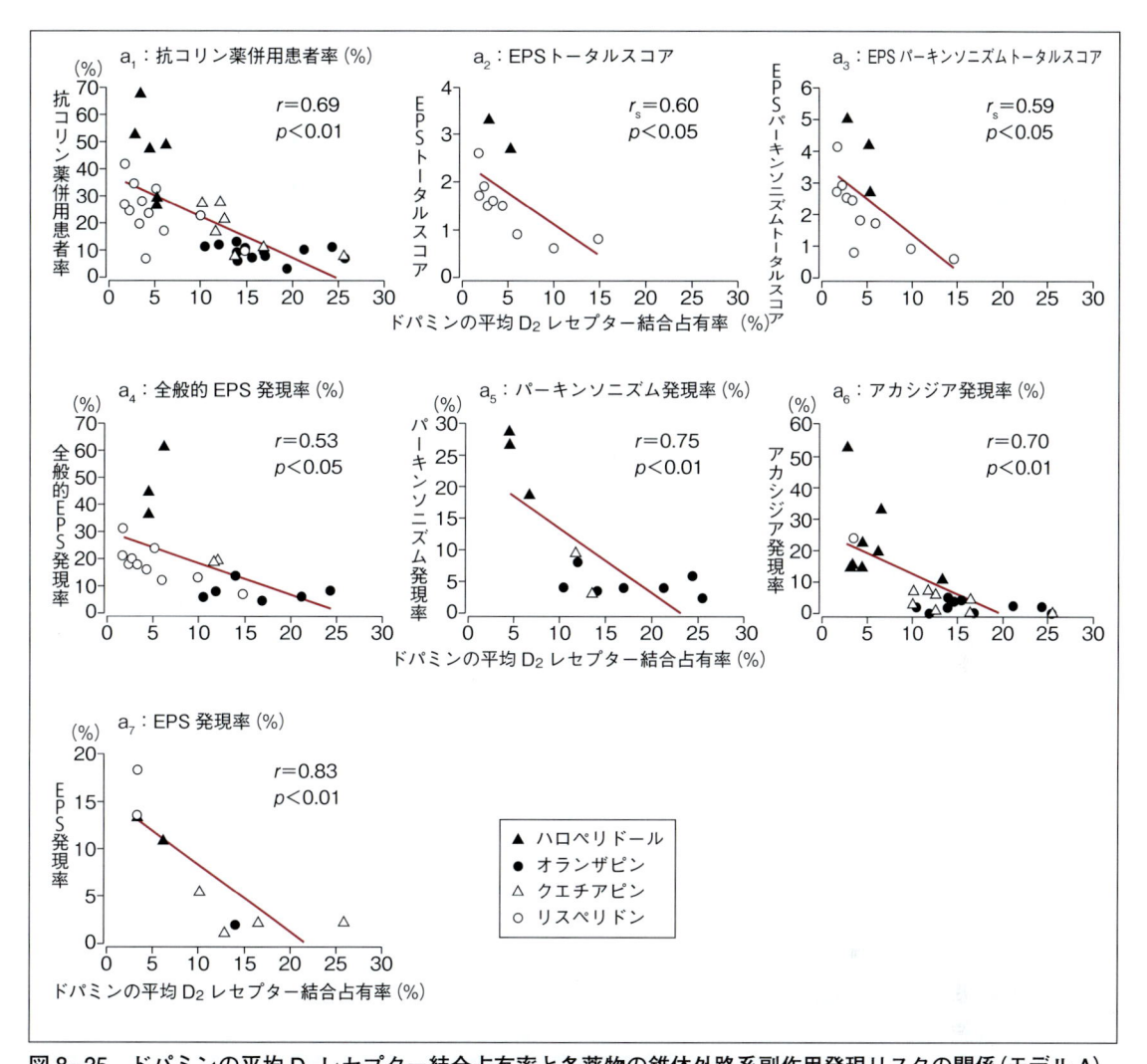

図8-25 ドパミンの平均D₂レセプター結合占有率と各薬物の錐体外路系副作用発現リスクの関係（モデルA）
(Matsui-Sakata A, Ohtani H, Sawada Y : Pharmacokinetic-pharmacodynamic analysis of antipsychotics-induced extrapyramidal symptoms based on receptor occupancy theory incorporating endogenous dopamine release. Drug Metab Pharmacokinet 20：187-199，2005)

委員会は，パーキンソン病における薬剤起因性精神病に対する非定型抗精神病薬として，第1選択薬にクエチアピン，第2選択薬にオランザピンまたはリスペリドンを推奨している．その理由として，クエチアピンはオランザピンやリスペリドンに比べEPSの発現頻度が低いことをあげている．またこれらの非定型抗精神病薬を投与する際には，統合失調症に対する初回投与量（最少量）の1/2～1/3量から開始すべきとしている．なお，クロザピンが，EBMの点からパーキンソン病の精神症状に最も有用性が高い抗精神病薬とされている．

したがって，これらの知見より，本患者においては以下のようにセロクエル錠（クエチアピンフマル酸塩）に処方変更となった．

処方2

セロクエル錠（25 mg）
　　　　　　1錠　1日2回　朝夕食後　14日分

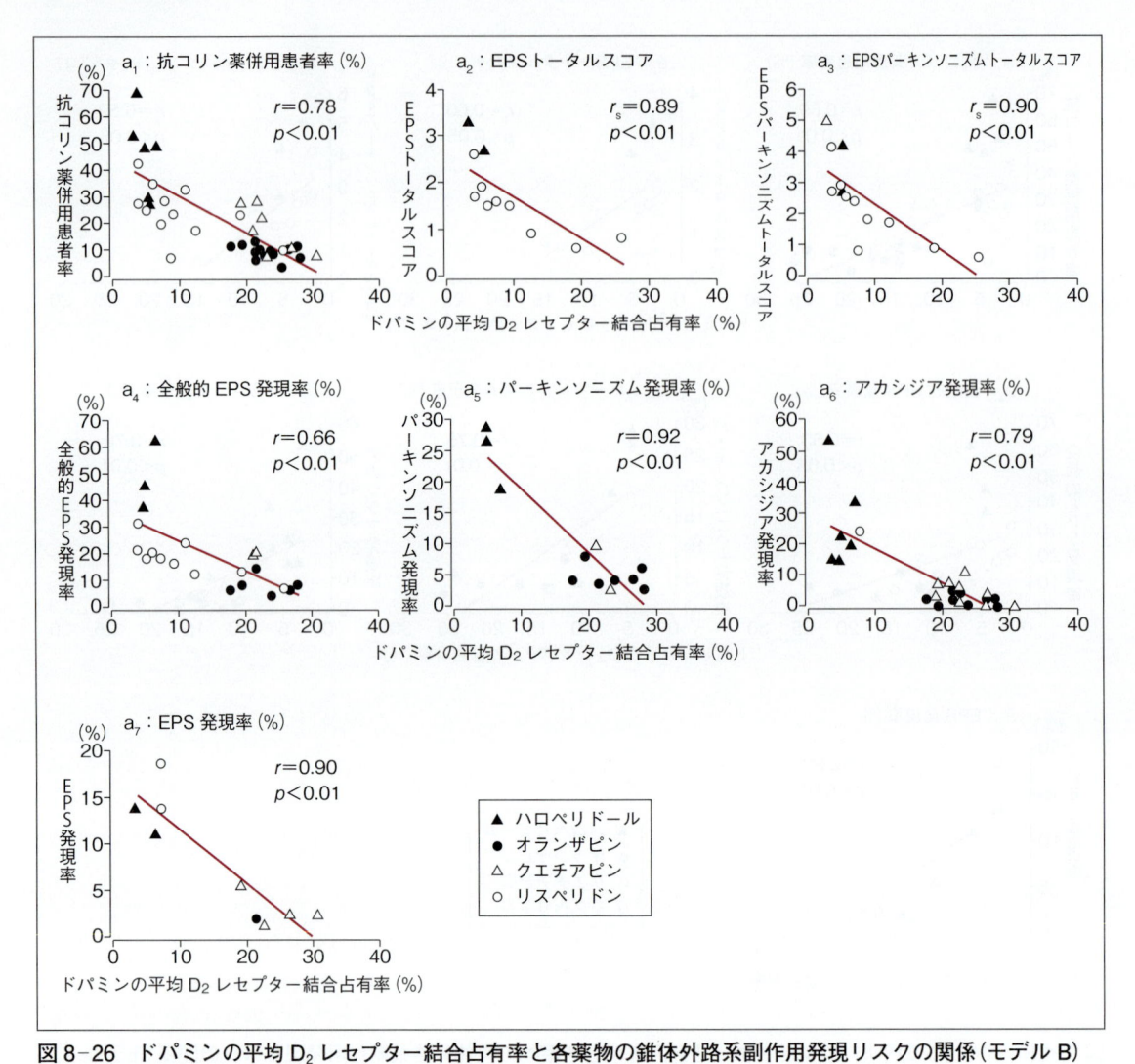

図8-26 ドパミンの平均D₂レセプター結合占有率と各薬物の錐体外路系副作用発現リスクの関係(モデルB)
(Matsui-Sakata A, Ohtani H, Sawada Y : Pharmacokinetic-pharmacodynamic analysis of antipsychotics-induced extrapyramidal symptoms based on receptor occupancy theory incorporating endogenous dopamine release. Drug Metab Pharmacokinet 20：187-199, 2005)

●薬物および内因性ドパミンの平均レセプター結合占有率の算出

定型抗精神病薬としてハロペリドール，非定型抗精神病薬としてリスペリドン，オランザピン，クエチアピン，クロザピン，ジプラシドン(日本未承認)を解析対象とした．

薬物のレセプター結合占有率(Φ；%)は，内因性リガンドの結合が無視できる場合は式(1)で表される．

$$\Phi = \frac{C_R}{C_R + K_d} \times 100 \quad \cdots\cdots\cdots\cdots (1)$$

ここで，K_dはレセプターと薬物の解離定数，C_Rはレセプター近傍の非結合型薬物濃度である．また，ヒトに各薬物を常用量投与した際のレセプター結合占有率Φ(%)は経時的に変化するため，C_Rとして1日の平均レセプター近傍非結合型薬物濃度を用いることとした．この時，脳内のレセプター近傍の非結合型薬物濃度を直接測定することは困難である．しかし，脳脊髄液中ではタンパク結合はほとんど無視できると考えられるため，脳脊髄液/血漿濃度比($K_{p,\,CSF}$)が報告されている薬物については，C_Rは脳脊髄液中濃度と等しい

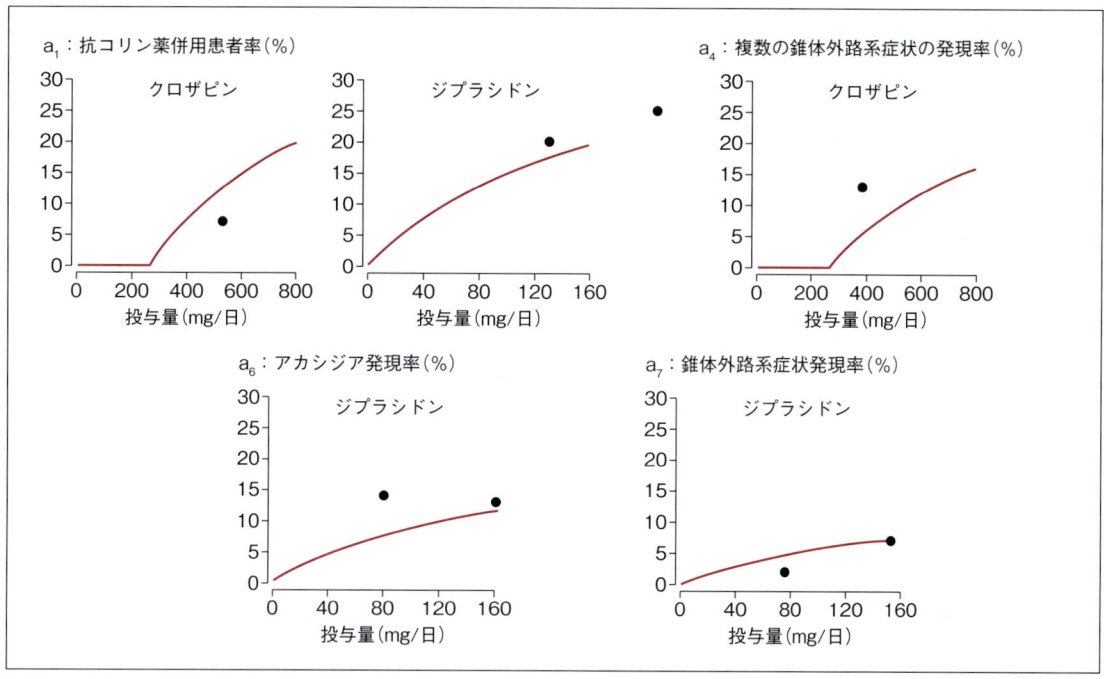

図8-27 クロザピンおよびジプラシドンによる投与量と錐体外路系副作用発現リスクの予測(シンボルは実測値,ラインはモデルBによる予測結果)

(Matsui-Sakata A, Ohtani H, Sawada Y : Pharmacokinetic-pharmacodynamic analysis of antipsychotics-induced extrapyramidal symptoms based on receptor occupancy theory incorporating endogenous dopamine release. Drug Metab Pharmacokinet 20 : 187-199, 2005)

と仮定し,C_Rは以下の式(2)-1により推定した.

$$C_R = K_{p, CSF} \cdot \frac{AUC_{ss, 0-\tau}}{\tau} \quad \cdots\cdots (2)-1$$

ここで,$AUC_{ss,0-\tau}$は定常状態における血漿中濃度曲線下面積,τは投与間隔を示す.一方,脳脊髄液/血漿濃度比($K_{p, CSF}$)が報告されていない薬物については,C_Rは血漿中の非結合型薬物濃度と等しいと仮定し,式(1)のC_Rは以下の式(2)-2により求めた.これは,今回解析対象とした抗精神病薬についてはいずれも脂溶性が高く,血漿中と脳内薬物濃度が比較的早く平衡に達し,また脳内分布に特殊な輸送機構がある可能性は低いことが報告されているためである.

$$C_R = f_u \cdot \frac{AUC_{ss, 0-\tau}}{\tau} \quad \cdots\cdots (2)-2$$

ここで,f_uは血漿中タンパク非結合型分率を示す.
また,今回検討対象とした薬物は,投与量に対してAUCが線形であることが報告されているため,$AUC_{ss,0-\tau}$は投与量に比例するとした.なお,ドパミンD_2レセプター結合占有率については,薬物と内因性ドパミンの競合を仮定し,内因性ドパミンのD_2レセプター結合占有率(Φ_e;%),薬物のD_2レセプター結合占有率(Φ_{D2};%)および薬物の$5-HT_{2A}$レセプター結合占有率(Φ_{5HT};%)をそれぞれ式(3),式(4)ならびに式(5)により計算した.

$$\Phi_e = \frac{C_e}{C_e + K_{d_e}\left(1 + \frac{C_R}{K_{dD_2}}\right)} \times 100 \quad \cdots\cdots (3)$$

$$\Phi_{D2} = \frac{C_R}{C_R + K_{dD_2}\left(1 + \frac{C_e}{K_{d_e}}\right)} \times 100 \quad \cdots\cdots (4)$$

$$\Phi_{5HT} = \frac{C_R}{C_R + K_{d5HT}} \times 100 \quad \cdots\cdots (5)$$

ここで,C_e,K_{de},K_{dD_2}およびK_{d5HT}は,それ

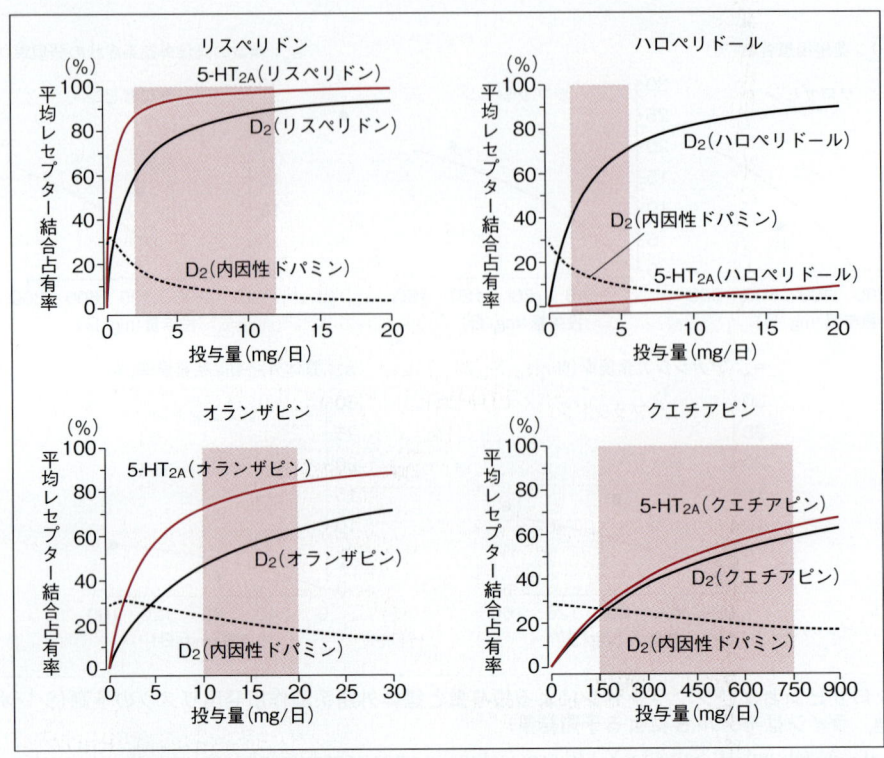

図8-28 各薬物の投与量と内因性ドパミンの平均D₂レセプター結合占有率，薬物の平均D₂および平均5-HT₂ₐレセプター結合占有率の予測結果（モデルB）（四角の領域は日本における臨床用量）

(Matsui-Sakata A, Ohtani H, Sawada Y : Pharmacokinetic-pharmacodynamic analysis of antipsychotics-induced extrapyramidal symptoms based on receptor occupancy theory incorporating endogenous dopamine release. Drug Metab Pharmacokinet 20 : 187-199, 2005)

ぞれ内因性ドパミン濃度，ドパミンのD₂レセプター解離定数，薬物のD₂レセプター解離定数，ならびに薬物の5-HT₂ₐレセプター解離定数を表す．

また，リスペリドンの場合は，活性代謝物である9-OHリスペリドンもレセプターに競合的に結合すると考えられるため，内因性ドパミンのD₂レセプター結合占有率(Φ_e ; %)，薬物のD₂レセプター結合占有率(Φ_{D_2} ; %)および薬物の5-HT₂ₐレセプター結合占有率(Φ_{5HT} ; %)はそれぞれ**式3'，4'ならびに5'**のように表される．

$$\Phi_e = \left(\frac{C_e}{C_e + K_{de}\left(1 + \frac{C_{R_1}}{K_{dD_{2,1}}} + \frac{C_{R_2}}{K_{dD_{2,2}}}\right)} \right) \times 100 \quad \cdots (3')$$

$$\Phi_{D2} = \left(\frac{C_{R_1}}{C_{R_1} + K_{dD_{2,1}}\left(1 + \frac{C_{R_2}}{K_{dD_{2,2}}} + \frac{C_e}{K_{d_e}}\right)} + \frac{C_{R_2}}{C_{R_2} + K_{dD_{2,2}}\left(1 + \frac{C_{R_1}}{K_{dD_{2,1}}} + \frac{C_e}{K_{de}}\right)} \right) \times 100 \quad \cdots (4')$$

$$\Phi_{5HT} = \left(\frac{C_{R_1}}{C_{R_1} + K_{d5HT,1}\left(1 + \frac{C_{R_2}}{K_{d5HT,2}}\right)} + \frac{C_{R_2}}{C_{R_2} + K_{d5HT,2}\left(1 + \frac{C_{R_1}}{K_{d5HT,1}}\right)} \right) \times 100 \quad \cdots (5')$$

ここで，C_{R_1}，C_{R_2}，$K_{dD_{2,1}}$，$K_{dD_{2,2}}$，C_e，K_{de}，$K_{d5HT,1}$，

表8-15 抗精神病薬の薬物動態パラメーターと各レセプターへの解離定数(K_d)

	f_u	C_R(nM)	K_d(nM) D_2	K_d(nM) 5-HT_{2A}
クロザピン	0.055	62	44	3.5
ハロペリドール	0.1	0.22	0.35	46
オランザピン	0.07	4.1	2.7	1.6
クエチアピン	0.17	187	78	110
リスペリドン	0.1	0.28	0.3	0.21
9-OH リスペリドン	0.23	1.8	4.8	1.0
ジプラシドン	0.01	1.3	1.2	3.3

C_R：定常状態下での平均血漿中非結合型薬物濃度
K_d：結合親和性
(Matsui-Sakata A, Ohtani H, Sawada Y：Pharmacokinetic-pharmacodynamic analysis of antipsychotics-induced extrapyramidal symptoms based on receptor occupancy theory incorporating endogenous dopamine release. Drug Metab Pharmacokinet 20：187-199, 2005)

K_{d5HT_2}は，それぞれ未変化体薬物の非結合型薬物濃度，代謝物の非結合型薬物濃度，未変化体薬物のD_2レセプター解離定数，代謝物のD_2レセプター解離定数，内因性ドパミン濃度，内因性ドパミンのD_2レセプター解離定数，未変化体薬物の5-HT_{2A}レセプター解離定数ならびに代謝物の5-HT_{2A}レセプター解離定数を示す．

●レセプター結合占有率と錐体外路系副作用の関係の解析

内因性ドパミン結合占有率と錐体外路系副作用の関係を解析した．抗精神病薬による錐体外路系副作用(EPS)の発現リスクは，内因性ドパミン結合占有率の減少率に比例すると仮定すると，式(6)が成り立つ．

$$EPS = \alpha \cdot \frac{\Phi_{e0} - \Phi_e}{\Phi_{e0}}$$

ただし$\Phi_{e0} \leq \Phi_e$ならばEPS = 0 ………… (6)

ここで，α，Φ_{e0}，Φ_eは，それぞれ比例定数，薬物非存在下の内因性ドパミンのD_2レセプター結合占有率(%)および薬物存在下の内因性ドパミンのD_2レセプター結合占有率(%)を表す．

●脳内ドパミン濃度は薬物投与により変化しないモデル(モデルA)

抗精神病薬の投与によっても脳内ドパミン濃度は変化しないと仮定すると，式(3)または式(3')の脳内ドパミン濃度C_eは以下の式(7-1)で表される．

$$C_e = C_{e0} \quad \cdots\cdots\cdots\cdots (7-1)$$

ここで，C_{e0}は通常の内因性ドパミン濃度を示す．

●薬物の5-HT_{2A}レセプター遮断により脳内ドパミン濃度が上昇するモデル(モデルB)

抗精神病薬投与時に，ドパミンが脳内で薬物の5-HT_{2A}レセプター占有率に比例して遊離すると仮定すると，式(3)または式(3')の脳内ドパミン濃度C_eは式(7-2)で表すことができる．

$$C_e = C_{e0} + C_{emax} \cdot \frac{\Phi_{5HT}}{100} \quad \cdots\cdots (7-2)$$

ここで，C_{e0}，C_{emax}，Φ_{5HT}は，それぞれ通常の内因性ドパミン濃度，最大ドパミン遊離濃度および薬物の5-HT_{2A}レセプター結合占有率(%)を表す．通常の内因性ドパミン濃度C_{e0}は，既報のヒト脳脊髄液中のドパミン濃度(120 nM)，内因性ドパミンのD_2レセプター解離定数Kd_eは，既報のラットにおける値(300 nM)を用いた．EPSの

指標としては，収集した臨床試験結果の中から，複数の薬物のEPS評価に共通して用いられている7種の指標，すなわちEPSの治療のために抗コリン薬を併用した患者の割合，EPSのトータルスコア，EPSパーキンソニズムトータルスコア，全般的なEPS発現率(振戦，ジストニー，運動低下症，アカシジアおよびEPSなどを含む)，パーキンソニズム発現率，アカシジア発現率およびEPS発現率を選択した．続いて，各指標により評価されたEPSの発現リスクと各薬物の平均内因性ドパミンのD_2レセプター結合占有率の算出値との関係に，今回構築したモデルAまたはモデルBを，非線形最小二乗法を用いて同時にあてはめ，パラメーター$\alpha_1 \sim \alpha_7$およびC_{emax}(モデルBの場合のみ)を求めた．ここで，α_nは，n番目の指標に対する式(6)における比例定数αを表し，前述の7種の錐体外路系副作用の指標ごとに，$\alpha_1 \sim \alpha_7$とした．

表8-15には，本解析において各薬物の投与量から薬物のD_2および5-HT_{2A}レセプター結合占有率を求めるために用いた各薬物の体内動態パラメーターおよびレセプターの解離定数を示す．

8 非定型抗精神病薬の多様な副作用(高プロラクチン血症)
Case セレネースで高プロラクチン血症，どう回避する

処方の内容

処方1 35歳の女性，処方オーダリング，病院の精神科

セレネース錠(1 mg)
　　　　　1錠　1日1回　朝食後　14日分

背景と処方の問題点

背景
セレネース(ハロペリドール)〈処方1〉を服用して3か月になるが，先月から生理が来なくなってしまったという．

処方の問題
上記生理不順はハロペリドールによる高プロラクチン血症が原因と考えられた．

エビデンスと処方のPK/PD解析

統合失調症の治療には従来，ハロペリドールをはじめとする定型抗精神病薬が用いられてきた．定型抗精神病薬は，錐体外路系副作用および高プロラクチン血症が高頻度で発現するという問題点を有していた．特に，高プロラクチン血症は，短期的には無月経，無排卵，性欲低下，オルガズム障害，乳汁分泌などの症状を引き起こし，長期的にはエストロゲン，テストステロンの濃度を下げることによって骨粗鬆症や心血管障害などを引き起こす可能性があり，これらの症状がコンプライアンスを低下させることも報告されている．また，低エストロゲンは精神症状や認知障害などへの影響を及ぼすとの報告もある．以上のような定型抗精神病薬および非定型抗精神病薬による副作用の発現については，ドパミンD_2レセプターおよびセロトニン5-HT_{2A}レセプター遮断作用の関与が考えられるが，その理論的かつ定量的な解明は行われていない．高プロラクチン血症とD_2レセプターおよび5-HT_{2A}レセプター結合占有率の関連をレセプター結合占有理論に基づき検討することによって，定型および非定型抗精神病薬による副作用を定量的に予測できる．以下に具体的な解析法を解説する．

定型抗精神病薬としては，ハロペリドール，非定型抗精神病薬としてオランザピン，クエチアピ

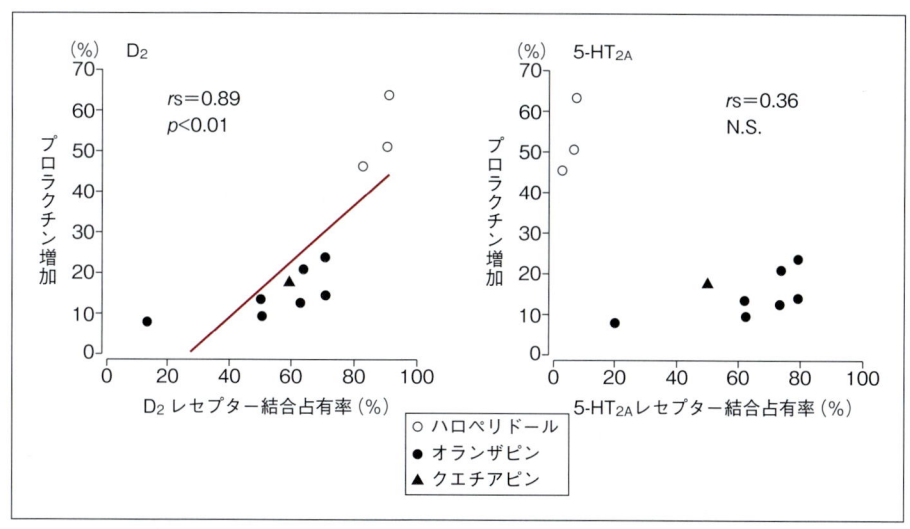

図8-29 各種薬物の平均ドパミン D_2 またはセロトニン 5-HT_{2A} レセプター結合占有率とプロラクチン上昇〔プロラクチンの基準値から逸脱した患者の割合(%)〕の関係

表8-16 各種抗精神病薬の薬物動態パラメーター，各レセプターへの解離定数(K_d)とレセプター結合占有率(Φ)のリスト

	投与量 (mg/日)	C_R (nM)	K_d(nM) D_2	K_d(nM) 5-HT_{2A}	Φ(%) D_2	Φ(%) 5-HT_{2A}
クロザピン	450	93	44	4	67.9	95.9
ハロペリドール	7	1.4	0.4	46	77.8	3.0
オランザピン	10	4.1	3	2	57.7	67.1
クエチアピン	325	81	78	110	50.9	42.4
リスペリドン	5	1.4	0.3	0.2	86.6	94.1
9-OH リスペリドン	—	8.9	5	1	—	—
ジプラシドン*	100	1.7	1	3	63.0	36.2

*：本邦未発売

ンを解析対象とした．そして，各薬物の D_2 および 5-HT_{2A} レセプター占有率とプロラクチン上昇の関係を検討した(図8-29)．

その結果，プロラクチン上昇と平均 D_2 レセプター結合占有率の間においてのみ $rs=0.89$ の有意な相関が認められた．抗精神病薬による高プロラクチン血症は，漏斗下垂体経路のドパミン D_2 レセプター遮断により生じるとする考えが主流である．以上より，プロラクチン上昇は D_2 レセプター結合占有率によって定量的に予測可能であることが示唆される．

具体的な処方設計の支援

表8-16は，クロザピン，ハロペリドール，オランザピン，クエチアピン，リスペリドン(代謝産物，9-OHリスペリドン)，ジプラシドン(日本未承認)を通常投与した場合の，血漿中非結合型濃度(C_R)，ドパミン D_2 およびセロトニン 5-HT_{2A} レセプターへの結合親和性(K_d)，ならびに両者から算出した両レセプターへの結合占有率(Φ)を示す．クエチアピンのドパミン D_2 レセプター結合占有率は，ハロペリドール，リスペリドンよりも小さく，オランザピンと同等である．ドパミン D_2 レセプター結合占有率と高プロラクチン血症〔プロラクチンの基準値から逸脱した患者の割合

（%）］と間には相関関係があることから（図8-29），今回はハロペリドールを〈処方2〉のようにD₂レセプター結合占有率の低いセロクエル（クエチアピンフマル酸塩）に変更するという対処法が考えられる．

処方2

セロクエル錠（25 mg）　2錠
　　　　　　　　　　1日2回　朝夕食後　14日分

同じ非定型抗精神病薬であるアリピプラゾールは，ドパミンD₂レセプターアンタゴニスト作用だけでなくアゴニスト作用も併せて持っており，プロラクチン値に及ぼす影響が弱いことが知られていることから，これも選択肢の1つと考えられる．

● 薬物のレセプター結合占有率の算出

薬物のレセプターへの結合占有率（Φ；%）は式(1)で表される．

$$\Phi = \frac{C_R}{C_R + K_d} \times 100 \quad \cdots (1)$$

ここで，C_R，K_d は，それぞれレセプター近傍の非結合型薬物濃度およびレセプターと薬物の解離定数を示す．ヒトに各薬物を常用量投与した際のレセプター結合占有率Φは経時的に変化するため，C_R として1日の平均レセプター近傍非結合型薬物濃度を用いることとした．この時，脳内のレセプター近傍の非結合型薬物濃度を直接測定することは困難である．しかし，脳脊髄液中ではタンパク結合はほとんど無視できると考えられるため，脳脊髄液/血漿濃度比（$K_{p,CSF}$）が報告されている薬物については，C_R は脳脊髄液中濃度と等しいと仮定し，C_R は以下の式(2-1)により求めた．

$$C_R = K_{p,CSF} \cdot \frac{AUC_{ss,0-\tau}}{\tau} = K_{p,CSF} \cdot \frac{AUC_{0-\infty}}{\tau}$$
$$\cdots (2-1)$$

ここで，$K_{p,CSF}$ は脳脊髄液/血漿濃度比，$AUC_{ss,0-\tau}$ は定常状態における時間0からτまでの血漿中濃度曲線下面積，AUC_∞ は単回投与時における無限大時間までの血漿中濃度曲線下面積，τは投与間隔を示す．

一方，脳脊髄液/血漿濃度比（$K_{p,CSF}$）が報告されていない薬物については，C_R は血漿中の非結合型薬物濃度と等しいと仮定し，式(1)の C_R は以下の式(2-2)により求めた．これは，今回解析対象とした抗精神病薬については脂溶性が高く，血漿中と脳内濃度が比較的早く平衡に達し，また脳内分布に特殊な輸送機構がある可能性は低いことが報告されているためである．

$$C_R = f_u \cdot \frac{AUC_{ss,0-\tau}}{\tau} = f_u \cdot \frac{AUC_{0-\infty}}{\tau} \quad \cdots (2-2)$$

ここで，f_u は血漿中非結合型分率を示す．また，今回検討対象とした薬物は，投与量に対してAUCが線形であることが報告されているため，$AUC_{ss,0-\tau}$ は投与量に比例するとした．また，リスペリドンの場合は，それぞれ活性代謝物である9-OHリスペリドンもレセプターに競合的に結合すると考えられるため，薬物のレセプター結合占有率Φは式(1')のように表される．

$$\Phi(\%) = \left(\frac{C_{R_1}}{C_{R_1} + K_{d_1}\left(1 + \frac{C_{R_2}}{K_{d_2}}\right)} + \frac{C_{R_2}}{C_{R_2} + K_{d_2}\left(1 + \frac{C_{R_1}}{K_{d_1}}\right)} \right) \times 100 \quad \cdots (1')$$

ここで，C_{R_1}，C_{R_2}，K_{d_1}，K_{d_2} は，それぞれ未変化体薬物の非結合型薬物濃度，代謝物の非結合型薬物濃度，未変化体薬物のレセプター解離定数，ならびに代謝物のレセプター解離定数を示す．表8-16には，解析において各薬物の投与量から薬物のレセプター占有率Φを求めるために，臨床試験とは独立した文献から収集した各薬物の体内動態パラメーターおよびレセプター結合解離定数（K_d）を示す．

9 ヒスタミン H₁ 遮断薬による眠気
Case ハイヤーの運転手にポララミンが処方されていた

処方の内容

処方 1 35歳の男性，処方オーダリング，病院の内科

ポララミン錠（2 mg）
　　　2錠　1日2回　朝夕食後　14日分

背景と処方の問題点

背景
アレルギー性鼻炎治療のためにポララミン（d-クロルフェニラミンマレイン酸塩）が処方されていた．患者は就寝前服用することで睡眠導入に効果があると感じていた．しかし，昼間も時々眠くなることがあったという．医師は，患者が，ハイヤーの運転手であることを全く知らなかった．しかし，薬剤師は，患者インタビューから，今回，初めてそのことを知った．

処方の問題
昼間の眠気は，処方されたポララミンが原因となっている可能性がある．患者の仕事内容も考慮に入れると，処方を変更する必要があると考えられる．

エビデンスと処方の PK/PD 解析

クロルフェニラミンなどの抗ヒスタミン薬・抗アレルギー薬による眠気の副作用は，脳内におけるヒスタミン H₁ レセプター遮断によるものである．PET（positron emission tomography）を含む非侵襲的機能画像法を用いたヒトにおける薬物の脳内動態と中枢作用の解析は，最近注目を集めている領域であり，多くの先駆的研究が行われている．例えば，ヒスタミン H₁ レセプターと結合能を有するドキセピン（血液脳関門透過が良好で，脳内 H₁ レセプターに効率よく結合することが可能である）をポジトロン核種である ^{11}C で標識したものをヒトに静脈内投与し，脳内のヒスタミン H₁ レセプターへの結合量を画像化するという臨床試験が行われている．図 8-30 に健常男性被験者における H₁ レセプターの画像を示す（線条体レベル，小脳レベルを示す）．

抗アレルギー薬を服用していない場合（図 8-30A）は，大脳皮質，特に前頭葉・側頭・後頭葉，帯状回・線条体・視床などに高いヒスタミン H₁ レセプター結合能があることが示されているが，小脳には放射活性はあまりみられない．一方，脳内移行性の高い d-クロルフェニラミンを服用して脳内 H₁ レセプターがブロックされると，脳内に分布するドキセピンによる放射能量が減少する結果になる（図 8-30C）．非鎮静性といわれている第2世代抗アレルギー・抗ヒスタミン薬のエバスチンは，脳内に移行しにくいため，中枢においてヒスタミン H₁ レセプターを遮断せず，したがってドキセピンによる PET 画像には薬剤非服用と比較して変化がみられない（図 8-30B）．すなわち，末梢ではクロルフェニラミンとエバスチンはいずれもヒスタミン H₁ レセプターをブロックしてアレルギー反応を抑えるが，脳においてはまったく異なる挙動を示す．

具体的な処方設計の支援

わが国で市販されている抗アレルギー・抗ヒスタミン薬（代表的な12種．テルフェナジンとアステミゾールは現在販売中止となっている）について，PET を用いて脳内 H₁ レセプター結合占有率を測定した結果を図 8-31 に示す．

その結果，鎮静作用誘発の可能性の高い古典的な薬剤（クロルフェニラミンなど）は，やはり脳内

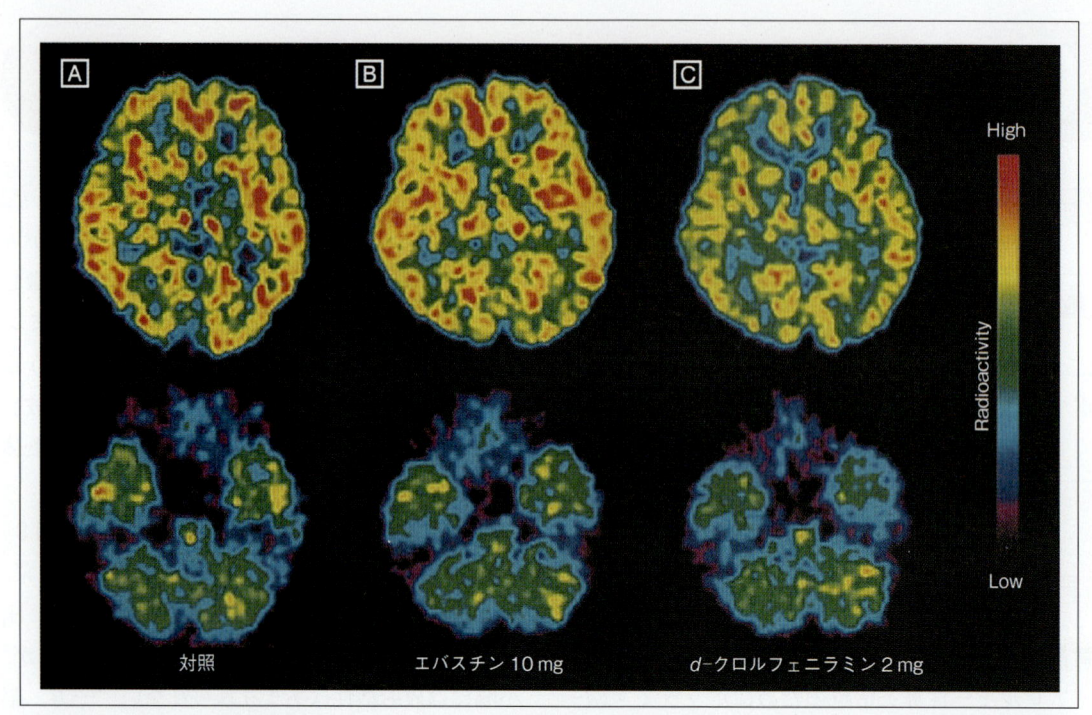

図 8-30　PET による脳画像
エバスチン 10 mg 前投与での画像(B)は，薬剤非投与(A)の場合と同様に赤・黄が多く，H_1 レセプターは薬剤によって占有されていない．一方，d-クロルフェニラミン 2 mg 前投与での画像(C)は，青・緑が多く，H_1 レセプターが占有されていることがわかる．
注：PET とは，陽電子(ポジトロン)放出核種でラベルした化合物(放射性リガンド)をヒトに投与し，脳などの対象部位の放射能をポジトロンカメラで撮像することにより，例えば局所脳血流量，糖代謝，酸素消費率などを非侵襲的に測定，画像化する方法である．

(Tagawa M, Kano M, Okamura N, et al：Neuroimaging of histamine H₁-receptor occupancy in human brain by positron emission tomography (PET)：a comparative study of ebastine, a second-generation antihistamine, and (+)-chlorpheniramine, a classical antihistamine. Br J Clin Pharmacol 52：501-509, 2001)

H_1 レセプターをより多く占有し，一方，非鎮静性といわれる第 2 世代の薬剤(セチリジン，メキタジンなど)の H_1 レセプター結合占有率は比較的低く，多くの場合 30％以下の値を示した．特に主観的な眠気が少ないとされるエピナスチン，エバスチン，テルフェナジン，フェキソフェナジンのレセプター結合占有率は約 10％と非常に低いものであった．実際に，これらの薬剤は治験において眠気発生率が少なく，二重盲検臨床試験において眠気がプラセボと差がないことが知られている．

しかし，開発段階で二重盲検臨床試験における眠気発生率と H_1 レセプター結合占有率の相関性を検討してみると，必ずしもレセプター結合占有率と眠気発生率は直線的な比例関係にはないことがわかる(図 8-32)．

レセプター結合占有率が 50％を超えると，眠気を訴える頻度(発生率)が飽和することを意味している．これに反し，認知機能障害はほぼレセプター結合占有率と比例するので，実際に眠気を自覚していなくても，認知機能障害を呈する場合も存在することを意味している．

本事例においては，クロルフェニラミンよりも，H_1 レセプター結合占有率の低いエバステル(エバスチン)〈処方 2〉に処方が変更された．

処方 2

エバステル錠(5 mg)
　　　　　　　1 錠　1 日 1 回　朝食後　14 日分

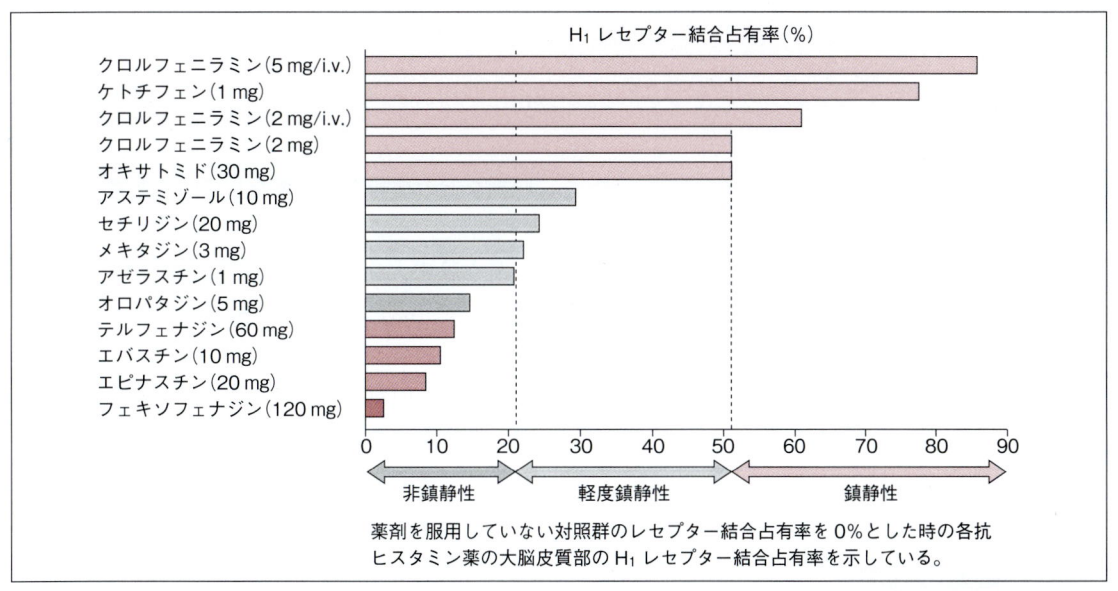

第8章 副作用・有害作用の回避／9 ヒスタミン H₁ 遮断薬による眠気

図8-31 代表的な抗ヒスタミン薬・抗アレルギー薬のヒト脳におけるヒスタミン H₁ レセプター結合占有率

薬剤を投与していない対照群のレセプター占有率を0％とした時の各抗ヒスタミン薬の大脳皮質部の H₁ レセプター結合占有率を示している．H₁ レセプター結合占有率（％）は以下の式で算出される．

$$1 - \frac{<抗ヒスタミン薬投与後のドキセピンの H_1 レセプター結合占有率>}{<対象群におけるドキセピンの H_1 レセプター結合占有率>} \times 100\%$$

（谷内一彦，田代学：後部視床下部，ヒスタミン神経系と眠気．Clin Neurosci 19：1179-1182, 2001 を一部改変）

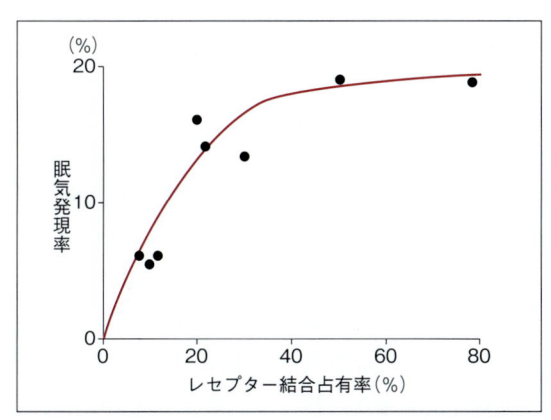

図8-32 脳内ヒスタミン H₁ レセプター結合占有率と臨床治験における眠気発生率の関係

眠気の発生率はヒスタミン H₁ レセプター結合占有率の増加に伴い 50％以上で飽和する傾向がある．

（谷内一彦，田代学：後部視床下部，ヒスタミン神経系と眠気．Clin Neurosci 19：1179-1182, 2001）

10 アドレナリンα₁レセプター遮断薬(排尿障害治療薬)による低血圧症
Case プラゾシンで起立性低血圧が懸念された

処方の内容

処方1 70歳の男性，処方オーダリング，病院の内科

ミニプレス錠(0.5 mg)
　　　　2錠　1日2回　朝夕食後　14日分

背景と処方の問題点

背景
患者は前立腺肥大に伴う排尿障害のため，病院の内科から〈処方1〉の薬剤が出された．患者は，服用開始後より，立ち上がった時にふらつくことを何回か経験した．

処方の問題
ミニプレス(プラゾシン塩酸塩)による起立性低血圧の副作用と考えられる．転倒などが懸念されるために処方変更が必要と考えられる．

エビデンスと処方のPK/PD解析

α_1レセプターのサブタイプについてまとめてみよう．以前からヒトのα_1レセプターには数種類のサブタイプがあることが薬理学的見地から推測されていた．近年，α_1レセプターの遺伝子がクローニングされ，3種類のサブタイプが存在することが明らかになった．その後，一時期命名法に混乱がみられたが，国際薬理学会連合からの勧告によりα_{1A}，α_{1B}，α_{1D}に統一された．この3つのサブタイプは臓器ごとに発現量が違っており，現在，臓器ごとの発現が調べられてきている．ヒト前立腺組織や尿道平滑筋にはα_{1A}レセプターが，膀胱排尿筋や脊髄にはα_{1D}レセプターが，血管にはα_{1B}レセプターが多く発現し，それぞれの収縮などの機能を主に果たしていると考えられている．

前立腺肥大症に伴う排尿障害改善薬，α_1遮断薬として，α_{1A}レセプター選択性の高いシロドシン，タムスロシン塩酸塩，ナフトピジル，α_{1B}レセプターへの親和性も高く降圧の効能もあるプラゾシン塩酸塩などが市販されている．次に，各薬剤のサブタイプの選択性について述べる．シロドシンは上記サブタイプのうちα_{1A}レセプターに高い親和性をもつ一方，ほかのサブタイプとは結合しにくいため，投与量が多くても血圧低下などの副作用を示しにくく，ほかの同効薬に比べ高いα_{1A}レセプター占有とそれによる排尿障害改善効果を示すと考えられる．シロドシンと同効薬のα_1レセプターサブタイプに対する阻害定数を表8-17に示す．

具体的な処方設計の支援

シロドシンは，α_{1A}レセプターに対しては低投与量でも高投与量でも投与後直ちに95%以上の占有率を示しているのに対し，α_{1B}レセプターに対しては10〜20%の占有率にとどまっており，α_{1A}を選択的に遮断していることが推測される(図8-33).

また，投与後8時間程度でシロドシンの濃度が

表8-17 ヒトα_1レセプターサブタイプに対する阻害定数(K_i：nM)

	α_{1A}	α_{1B}	α_{1B}/α_{1A}
シロドシン	0.039±0.006	6.5±0.6	162
タムスロシン	0.012±0.002	0.12±0.00	9.55
ナフトピジル	23±7	7.8±0.0	0.372
プラゾシン	0.12±0.01	0.028±0.002	0.204

(Tatemichi S, Kobayashi K, Maezawa A, et al：Alpha 1-adrenoceptor subtype selectivity and organ specificity of silodosin(KMD-3213). Yakugaku Zasshi 126：209-216, 2006)

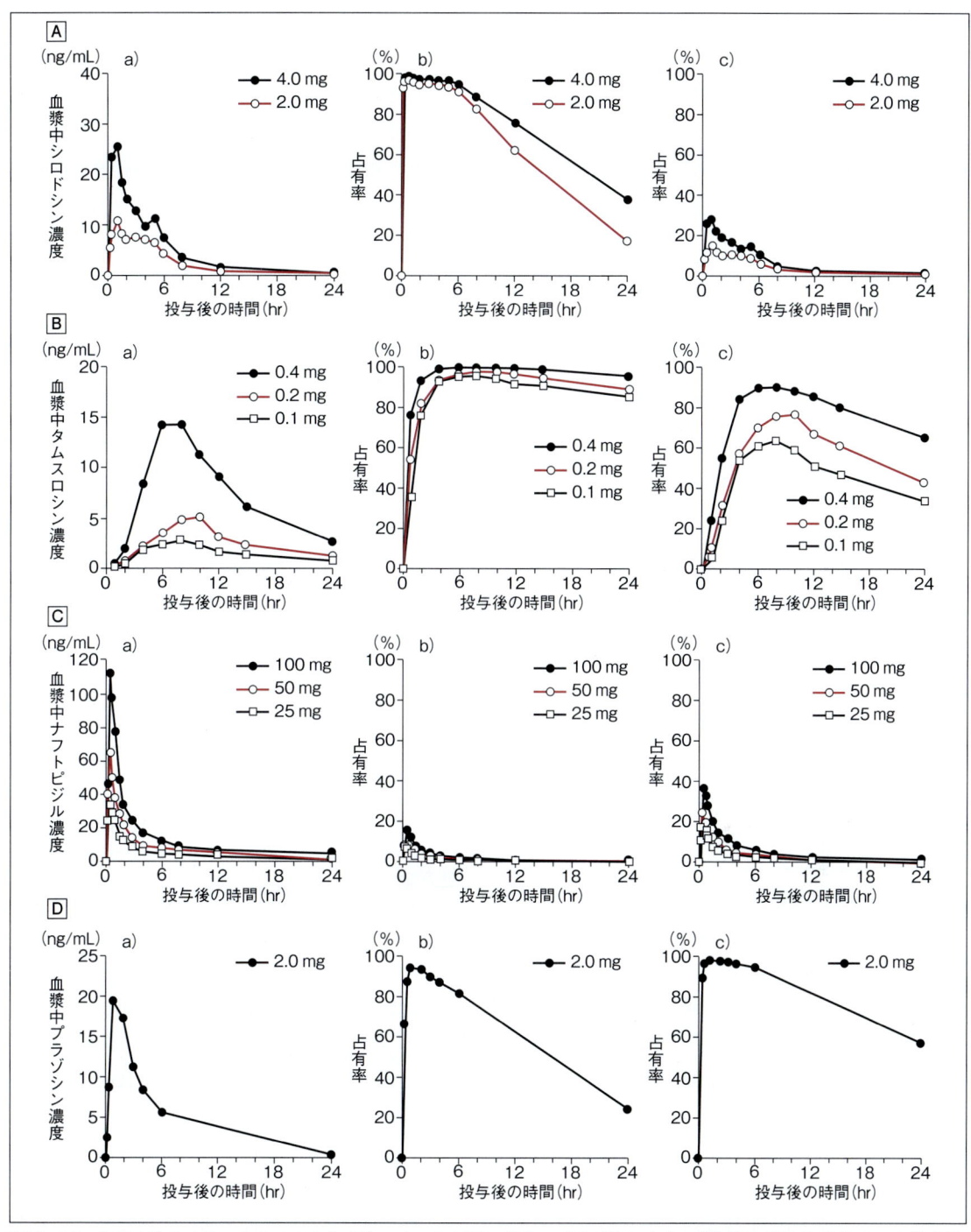

図8-33 シロドシン(A), タムスロシン(B), ナフトピジル(C), プラゾシン(D)の単回経口投与した後の, 血漿中濃度推移〔a〕, $α_{1A}$レセプター結合占有率推移〔b〕, $α_{1B}$レセプター結合占有率推移〔c〕]

レセプターへの結合占有率(Φ)は, 以下の式に従って計算された.

$$\Phi = \frac{f_p \cdot C_p}{(K_i + f_p \cdot C_p)} \times 100\%$$

ここで, K_i値は結合阻害定数(表8-17), C_pは血漿中濃度推移, f_pは血漿中非結合型分率であり, シロドシン, タムスロシン, ナフトピジル, プラゾシンでそれぞれ, 0.048, 0.0335, 0.015, 0.04である.

十分下がってくることから，α_{1A} レセプターの占有率も急激に低下することが推測される．このため，占有率と効果を持続するために12時間おきに投与する必要がある．一方タムスロシンは，0.2 mgという投与量でシロドシンと同様にα_{1A} レセプターの占有率が90％に達するが，α_{1B} レセプターに対しても60〜70％の占有率を示し，シロドシンより選択性は低いと考えられる．しかし，タムスロシンの血中濃度推移と低いK_i値の関係から，投与後24時間経過しても高いα_{1A} レセプターの占有率を維持できるため，1日1回の投与で十分と推測できる．これに対し，ナフトピジルは全サブタイプで占有率が低い．プラゾシンについては，すべてのサブタイプで高い占有率を示しており，単回投与では8時間程度で占有率が低下してしまうことが推測される．そのため，1日に数回の投与が必要だと考えられる．

以上の知見より，起立性低血圧の副作用を回避するためにプラゾシンからシロドシンへの処方変更が行われた．

処方 2

ユリーフカプセル（4 mg）
　　　2 Cap　1日2回　朝夕食後　14日分

11 SSRIによる口渇発現
Case パロキセチンからフルボキサミンに変えて口渇が軽減

処方の内容

処方1 66歳の女性，処方オーダリング，病院の心療内科，2月

1) パキシル錠（10 mg）
　　　2錠　1日1回　夕食後　14日分
2) レンドルミン錠（0.25 mg）
　　　1錠　1日1回　就寝前　14日分
3) デジレル錠（25 mg）
　　　1錠　1日1回　就寝前　14日分
4) ロヒプノール錠（1 mg）
　　　1錠　1日1回　就寝前　14日分
5) セルベックスカプセル（50 mg）
　　　3 Cap　1日3回　毎食後　14日分
6) ナウゼリン錠（5 mg）
　　　3錠　1日3回　毎食後　14日分
7) メバロチン錠（10 mg）
　　　1錠　1日1回　夕食後　14日分
8) アレジオン錠（20 mg）
　　　1錠　1日1回　夕食後　14日分
9) ツムラ六君子湯エキス顆粒（2.5 g/包）
　　　3包　1日3回　毎食前　14日分
10) ドグマチール錠（50 mg）
　　　2錠　1日2回　朝夕食後　14日分

処方2 3月

11) パキシル錠（10 mg）
　　　1錠　1日1回　夕食後　14日分
　——〈処方1〉の2)〜10)と同じ——
12) アゼプチン錠（1 mg）
　　　2錠　1日2回　朝夕食後　14日分
13) レキソタン錠（2 mg）
　　　1錠　1日1回　就寝前　14日分
14) ビオスリー散（1 g/包）
　　　2包　1日2回　朝夕食後　14日分

背景と処方の問題点

背景

患者は，うつ病，汎発性皮膚瘙痒症，高コレス

表8-18 フルボキサミン，パロキセチン，イミプラミン，アミトリプチリン，ノルトリプチリンおよびトラゾドンを常用量ヒトに投与した際の定常状態におけるPKパラメーター

薬物	投与量 (mg/日)[a]	C_{ss} (nM)[a]	f_u[a]	C_f(nM)	K_d(nM)	Φ (%)
フルボキサミン	50	23	0.27	7.0	35000 [2]	0.020
パロキセチン	20	13	0.050	0.67	300 [3]	0.22
パロキセチン	10	6.5	0.050	0.33	300 [3]	0.11
イミプラミン	150	66	0.15	9.9	90 [1]	10
アミトリプチリン	90	76	0.052	4.0	18 [1]	18
ノルトリプチリン	90	330	0.060	20	150 [1]	8.1
トラゾドン	50	640	0.053	34	324000 [1]	0.010

C_{ss}；平均血漿中濃度，f_u；タンパク非結合型分率，C_f；平均血漿中非結合型濃度，K_d；mAChレセプターのレセプター結合解離定数，Φ；mAChレセプターのレセプター結合占有率

[a] From references
 [1] J Pharmacol Exp Ther 230：94-102, 1984.
 [2] Depression, Anxiety and Agression, pp9-19, 1988.
 [3] Eur Neuropsychopharmacol 3：344-5, 1993.

(Arima Y, Kubo C, Tsujimoto M, et al：Improvement of dry mouth by replacing paroxetine with fluvoxamine. Ann Pharmacother 39：567-571, 2005)

テロール血症，慢性胃炎（心身症），便秘症，不眠症（心身症）と診断されている．〈処方1〉による薬物治療が約2年間続けられていた．

処方の問題

精神症状には改善の傾向がみられていたものの，パキシル錠（パロキセチン）服用当初からみられていた便秘と口渇がひどくなったとの訴えがあったため，パキシル錠（10 mg）2錠を，〈処方2〉のようにパキシル錠（10 mg）1錠へと減量したが，便秘や口渇などの抗コリン性副作用の軽減はみられなかった．

エビデンスと処方のPK/PD解析

まず，パロキセチンにより口渇が惹起したと思われる症例を紹介しよう．

症例：66歳の女性．うつ病に対しブロチゾラム0.5 mg/日，フルニトラゼパム2 mg/日，スルピリド100 mg/日，ブロマゼパム2 mg/日，トラゾドン25 mg/日およびパロキセチン10 mg/日による治療を受けていたが，口渇の訴えがあった．そこで，パロキセチンを，別の選択的セロトニン再取り込み阻害薬（selective serotonin reuptake inhibitor；SSRI）であるフルボキサミン50 mg/日に切り替えた結果，28日後の診察時には口渇が消失したことを確認した．

・Arima Y, Kubo C, Tsujimoto M, et al：Improvement of dry mouth by replacing paroxetine with fluvoxamine. Ann Pharmacother 39：567-571, 2005

パロキセチンをフルボキサミンに切り替えたことによって抗コリン性副作用の口渇が軽減した上記の症例について，PK/PDの観点から解析してみよう．

パロキセチンやフルボキサミンは，副作用が少なく安全性の高い抗うつ薬として臨床において頻用されている．従来型の抗うつ薬である三環系抗うつ薬などはムスカリン性アセチルコリン（mAch），$α_1$アドレナリン（$α_1$）およびヒスタミンH_1（H_1）レセプターの阻害作用が強く，このため，mAChレセプター阻害作用に起因する口渇，便秘，排尿困難および眼圧上昇，$α_1$レセプター阻害作用に起因する起立性低血圧，H_1レセプター阻害作用に起因する鎮静作用などの副作用発現頻度が高いことが知られている．そこで，最近では，三環系抗うつ薬と比較してこれらレセプターの阻害作用が弱く，上述の副作用が少ないSSRIが頻用されている．しかし，SSRIといえど

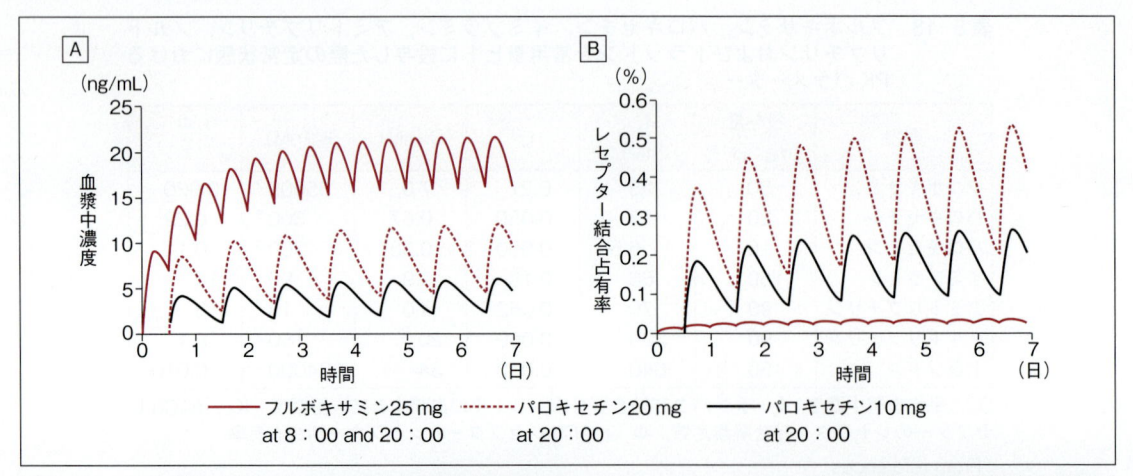

図8-34 フルボキサミン（50 mg/日）およびパロキセチン（10 mg/日 or 20 mg/日）の血漿中濃度推移（A）に基づく mACh レセプター結合占有率の経時変化（B）
(Arima Y, Kubo C, Tsujimoto M, et al：Improvement of dry mouth by replacing paroxetine with fluvoxamine. Ann Pharmacother 39：567-571, 2005)

も mACh レセプターをまったく阻害しないわけではなく，頻度は低いものの，抗コリン性の副作用が生じる可能性がある．そして，その頻度は SSRI 間で異なると考えられる．

事例と同じ投与量のパロキセチンまたはフルボキサミンを投与した後の mACh レセプターの結合占有率を，それぞれの血液中薬物濃度とレセプター結合親和性（K_d）の値より算出することが可能である．表8-18には，各種抗うつ薬フルボキサミン，パロキセチン，イミプラミン，アミトリプチリン，ノルトリプチリン，トラゾドンを常用量投与した時の定常状態下における血漿中濃度と，血液中タンパク非結合型分率，非結合型薬物濃度（C_f），mACh レセプターへの結合親和性（K_d），さらに，算出された mACh レセプター結合占有率を示す．

その結果，パロキセチン投与後の mACh レセプター結合占有率(0.22%)と比較して，フルボキサミン投与後の占有率は，0.020%と低いことがわかる．本事例で処方されているトラゾドン（デジレル）の占有率は，フルボキサミンよりさらに低い値となっている．さらに，図8-34にパロキセチン 20 mg/日，10 mg/日，フルボキサミン 25 mg/日を1日1回投与した場合の血漿中濃度と mACh レセプター結合占有率の時間推移を示した．

フルボキサミンの血漿中濃度は，パロキセチンより高いにもかかわらず，レセプター結合占有率は小さいことが示されている．これは，フルボキサミンの mACh レセプターへの結合親和性がパロキセチンのそれに比較して 100 倍程度低い（K_d 値が 100 倍大きい）ことによる（表8-18）．

具体的な処方設計の支援

したがって，〈処方3〉のようにパロキセチンをフルボキサミンに切り替えることによって mACh レセプター結合占有率が低下し，口渇が軽減される可能性が考えられる．

処方3 4月

15) ルボックス錠(25 mg)
　　　2錠　1日2回　朝夕食後　14日分
　—〈処方1〉の2)～10)，
　　　　〈処方2〉の12)～14)と同じ—

12 SNRIによる鳥肌発現
Case フルボキサミンからトレドミンに変更したことによる鳥肌の発現

処方の内容

処方1 45歳の女性，処方オーダリング，病院の心療内科

ドグマチール(50 mg)
　　　　2錠　1日2回　朝夕食後　14日分
ワイパックス(0.5 mg)
　　　　2錠　1日2回　朝夕食後　14日分
ルボックス(50 mg)
　　　　2錠　1日2回　朝夕食後　14日分

処方2

ドグマチール(50 mg)
　　　　2錠　1日2回　朝夕食後　14日分
ワイパックス(0.5 mg)
　　　　2錠　1日2回　朝夕食後　14日分
トレドミン(25 mg)
　　　　2錠　1日2回　朝夕食後　14日分

背景と処方の問題点

背景
患者はうつ病である．医師は，〈処方1〉におけるルボックス(フルボキサミン)の治療効果が十分(適当)でないということで，〈処方2〉のトレドミン(ミルナシプラン)に変更した．

処方の問題
ミルナシプランへの変更後，患者に副作用と思われる鳥肌が発現し始めた．しかし，患者は，気になるほどではなかったのでしばらく使用していたところ，症状は徐々に改善してきた．

エビデンスと処方のPK/PD解析

まず，実際にフルボキサミンからミルナシプランに変更後に鳥肌が発現した症例を以下に示そう．
症例：40歳の女性．車の追突事故によるパニック障害およびうつ病性障害の既往歴がある．精神内科にて処方されたクロラゼプ酸二カリウム15 mg/日とスルピリド100 mg/日(いずれも1日2回)を服用し，うつ症状がコントロールされていた．×年5月に再び追突事故に遭い，整形外科を受診した．むち打ち症治療のため，内服薬として，ロキソプロフェンナトリウム180 mg/日，チザニジン塩酸塩3 mg/日，メコバラミン750 mg/日，レバミピド300 mg/日(いずれも1日3回)が，外用薬としてフェルビナクパップ70 mg/回(1日2回)が処方された．同年6月に，気分が落ち込んでいるという訴えに対して，フルボキサミンマレイン酸塩50 mg/日(1日2回)とロラゼパム0.5 mg/回(不安時頓用)が追加された．しかし，患者の症状は好転せず，かえって，うつ症状に加えて，体が重く，眠いとの訴えが生じた．フルボキサミン開始2週間後，フルボキサミン投与量が2倍に増量されると，患者は，さらに眠気が強くなると同時に，体の重たさや起き上がれないなど，症状の悪化を訴えた．患者の訴えを受け，処方薬のなかから，クロラゼプ酸二カリウムがロラゼパム1 mg/日に変更されたが，症状は改善されなかった．この時期，フルボキサミンとチザニジンの併用で過度の眠気や血圧低下が誘発されるとの臨床試験結果が初めて報告された．このため，同年7月(フルボキサミン増量から3週間後)にフルボキサミン投与が中止され，ミルナシプラン50 mg/日(1日2回)に変更された．その結果，患者の過度な眠気や気分不快感は消失した．しかしその反面，全身に鳥肌が立つようになったとの訴えがあった．その後，鳥肌の症状はしだいにお

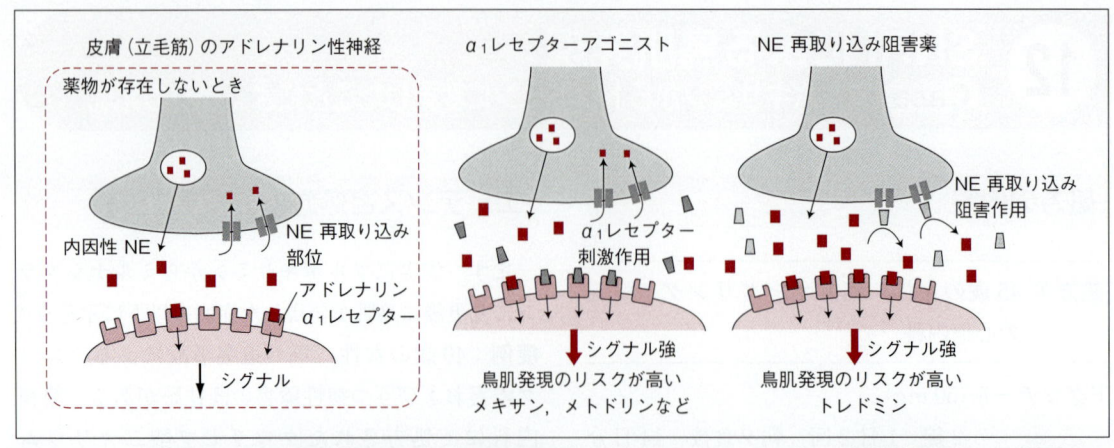

図8-35 ノルエピネフリン(NE)再取り込み阻害作用とアドレナリン$α_1$レセプター刺激作用によって誘発される薬剤性鳥肌の発現メカニズム

さまり，1か月ほどで消失した．ミルナシプランは，同年9月（ミルナシプラン処方開始3か月後）に100 mg/日に増量されたが，鳥肌はみられなかった．なお，患者の服用薬には鳥肌の副作用が疑われる薬剤は含まれていなかった．

・Hori S, Matsuo N, Yamamoto A, et al : Piloerection induced by replacing fluvoxamine with milnacipran. Br J Clin Pharmacol 63 : 665-671, 2007

本事例で認められた鳥肌は，ミルナシプランによると考えられる．

まず，どのようなメカニズムで鳥肌が惹起されるのかを理解する必要がある．皮膚の真皮層には，毛根につながっている立毛筋という筋肉が存在する．鳥肌は，この立毛筋の収縮によって引き起こされる．立毛筋の収縮は，$α_1$レセプターを介して交感神経によって支配されている．寒さや恐怖，驚きなど，交感神経系が活性化する状況下で，鳥肌が立つのもこのためである．したがって，$α_1$レセプターを刺激しうる薬物は，副作用として，鳥肌を引き起こすことが考えられる（図8-35）．

実際，ノルアドレナリンやボスミン（エピネフリン），イノバン（ドパミン塩酸塩）のほか，アドレナリン$α_1$作動薬であるメトリジン（ミドドリン塩酸塩）やメキサン（メトキサミン塩酸塩）では，副作用として鳥肌が発現することが知られてお

り，これらの医薬品添付文書中には，副作用として，鳥肌，立毛感，起毛などの記載がある．一方，従来の抗うつ薬では鳥肌の副作用はほとんど認められていなかった．では，ミルナシプランによる鳥肌発現のメカニズムはいったいどのように考えればよいのであろうか？ ミルナシプラン自身は，$α_1$レセプターを直接刺激する作用はもたない．しかしながら，ミルナシプランは神経終末へのノルエピネフリン(NE)の再取り込みを選択的に阻害することで，抗うつ作用を発揮するタイプの抗うつ薬である．したがって，ミルナシプランによる鳥肌発現のメカニズムとしては，以下のようなプロセスが考えられる（図8-35）．

a) ミルナシプランの作用によって，シナプス間隙中の内因性NE濃度が上昇
b) 上昇したNEが，シナプス後膜の$α_1$レセプターを刺激
c) $α_1$レセプターの活性化により，立毛筋が収縮
d) 鳥肌が発現

そこで，実際にミルナシプラン服用によって$α_1$レセプター刺激作用が増強されるかどうかに関して，抗うつ薬服用後の内因性NEの$α_1$レセプター結合占有率の変化を指標としたPK/PD解析により評価してみよう（図8-36）．

薬物が非存在下，および存在下のNEの$α_1$レセプターへの結合占有率をそれぞれΦ，および

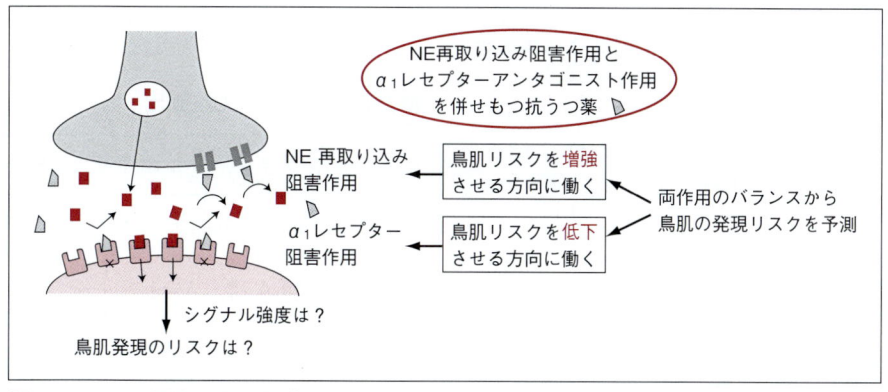

図8-36 NE再取り込み阻害作用とアドレナリンα_1レセプター刺激作用によって誘発される薬剤性鳥肌の発現メカニズムとPK/PD解析

表8-19 ミルナシプラン，フルボキサミン，イミプラミン(25 mg 単回経口投与)のPK/PDパラメーター

薬物名	投与量(mg)	C_{max}(nM)	f_u	C_f[*1](nM)	K_n, K_n'(nM)	K_d, K_d'(nM)
ミルナシプラン	25	304	0.626	190	31.0	>10,000
フルボキサミン	25	28.7	0.270	7.76	1,360	1,100
イミプラミン	25	38.2	0.145	5.54	18.0	85.0
(デシプラミン[*2])		9.9	0.185	1.83	0.550	130

C_{max}；最大血漿中薬濃度　f_u；タンパク非結合型分率，
C_f；最大非結合型血漿中薬物濃度，
K_n, K_n'；NE再取り込み部位に対する阻害定数，
K_d, K_d'；α_1レセプター結合親和性を示す解離定数
[*1] 各薬物のタンパク非結合型の最大血漿中薬物濃度(C_f)は，C_{max}とf_uを乗じることで算出し，これらの濃度をシナプス間隙における薬物濃度(C_d, C_d')の近似値として用いた．
[*2] イミプラミンについては，活性代謝物であるデシプラミンの体内動態パラメーターも同時に収集した．

(Hori S, Matsuo N, Yamamoto A, et al：Piloerection induced by replacing fluvoxamine with milnacipran. Br J Clin Pharmacol 63：665-671, 2007)

Φ^*とする．この時，NEのα_1レセプターへの結合占有率の，薬物による変化は，Φ^*/Φで表すことができ，この値を抗うつ薬による鳥肌発現のリスクとすることができる．算出されたΦ^*/Φが小さければ，NEによるα_1レセプター結合占有率の上昇は小さく鳥肌の副作用が弱く，Φ^*/Φが大きければ，NEによるα_1レセプター結合占有率は大きく鳥肌の副作用が強いと考えることができる．計算に用いた，PK/PDパラメーターは表8-19に示した．

その結果，ミルナシプランによって，内因性NEのα_1レセプター結合占有率は7倍程度に上昇すると推算された($7.13 > \Phi^*/\Phi > 7.00$) (表8-36)．

一方，フルボキサミンは，NEのα_1レセプター結合占有率にまったく影響を及ぼさないと推算された($\Phi^*/\Phi = 1.00$)．以上から，フルボキサミンをミルナシプランに変更することよって，鳥肌発現のリスクが高まることが定量的に示唆された．

では，従来の三環系抗うつ薬における鳥肌の発現リスクはどうであろうか？　ミルナシプランと異なり，三環系抗うつ薬はα_1レセプター阻害作用(アンタゴニスト作用)を有するため，この作用はNEによるα_1レセプター刺激作用をうち消す方向に働くと考えられる．したがって，抗うつ薬による鳥肌の発現リスクは，その薬物のNE再取

表 8-20 ミルナシプラン，フルボキサミン，イミプラミン（25 mg 単回経口投与後）による内因性 NE の α_1 レセプター結合占有率の変化

薬物名	A	B	Φ^*/Φ (= A/B)
ミルナシプラン	7.13	>1.00, 1.00≧	>7.00, 7.13≧
フルボキサミン	1.01	1.01	1.00
イミプラミン	4.63	1.08	4.12

$A = 1 + \dfrac{C_d}{K_n}, \ 1 + \dfrac{C_d}{K_n} + \dfrac{C_d'}{K_n'}$,

$B = 1 + \dfrac{C_d}{K_d}, \ 1 + \dfrac{C_d}{K_d} + \dfrac{C_d'}{K_d'}$ を表している．

A は NE 再取り込み阻害能，B は α_1 レセプター阻害能の指標である．いずれも値の大きい方が活性が高いといえる．
Φ^*/Φ は，鳥肌の発現リスクの指標である．値の大きいほうが，リスクが高いといえる．
(Hori S, Matsuo N, Yamamoto A, et al : Piloerection induced by replacing fluvoxamine with milnacipran. Br J Clin Pharmacol 63：665-671, 2007)

り込み阻害能と α_1 レセプター阻害能との釣り合いで決まると考えられる．そこで，トフラニール（塩酸イミプラミン）を例に，鳥肌の発現リスクを定量的に予測した（**表 8-19**，**表 8-20**）．その結果，イミプラミンは，α_1 レセプターを刺激する作用をもつことが示唆された．しかし，イミプラミンは α_1 レセプター遮断作用も比較的強い（K_d 値が 85 nM, 130 nM と高親和性）ために，Φ^*/Φ は 4.12 と，ミルナシプランと比べると小さくなっている．

具体的な処方設計の支援

トレドミンによって鳥肌が誘発される可能性がある．そのメカニズムには，トレドミンによる間接的な α_1 レセプター刺激作用が関与していることが示唆される．トレドミンはその他の抗うつ薬と比較して，副作用が少ない薬剤として知られているが，鳥肌のように α_1 レセプター刺激作用を介した副作用を引き起こす可能性がある．今後，トレドミンが処方された際には，α_1 アゴニスト作用に基づく有害事象も念頭に置いて副作用をモニターするのが好ましいであろう．

●鳥肌発現リスクの算出

＜ミルナシプラン，フルボキサミンの場合＞

NE の再取り込み阻害による，内因性 NE の結合増加の影響 A は，$A = 1 + \dfrac{C_d}{K_n}$ で表される．一方，α_1 レセプター阻害作用による，内因性 NE の結合阻害の影響 B は，$B = 1 + \dfrac{C_d}{K_n}$ で表される．これらを用いて，薬物による内因性 NE の α_1 レセプター結合占有率の変化は，A と B の比として表される．

$$\dfrac{\Phi^*}{\Phi} = \dfrac{A}{B} = \dfrac{\left(1 + \dfrac{C_d}{K_n}\right)}{\left(1 + \dfrac{C_d}{K_d}\right)} \quad \cdots\cdots (1)$$

ここで，C_d, K_n, K_d はそれぞれ薬物濃度，薬物の NE 再取り込み部位に対する阻害定数，薬物の α_1 レセプター結合親和性を示す解離定数を表している．

A, B, Φ^*/Φ をそれぞれ算出し，**表 8-20** にまとめた．

＜イミプラミン（活性代謝物としてデシプラミンが存在）の場合＞

$$\dfrac{\Phi^*}{\Phi} = \dfrac{A}{B} = \dfrac{\left(1 + \dfrac{C_d}{K_n} + \dfrac{C_d'}{K_n'}\right)}{\left(1 + \dfrac{C_d}{K_d} + \dfrac{C_d'}{K_d'}\right)} \quad \cdots\cdots (2)$$

ここで，C_d, K_n, K_d はそれぞれイミプラミン濃度，イミプラミンの NE 再取り込み部位に対する阻害定数，α_1 レセプター結合親和性を示す解離定数を，C_d', K_n', K_d' はデシプラミンの各パラメーターを表している．A, B, Φ^*/Φ をそれぞれ算出し，**表 8-20** にまとめた．

13 非定型抗精神病薬による体重増加
Case クエチアピンによる体重増加

処方の内容

処方1 60歳の男性，処方オーダリング，病院の精神科

セロクエル錠（25 mg）
　　　　　2錠　1日2回　朝夕食後　14日分

背景と処方の問題点

背景

この患者のBMI（body mass index）とHbA$_{1c}$（ヘモグロビンA$_{1c}$）値の推移は以下のようになっている．

	4月	5月	6月	7月	8月
BMI	24	25	26	27	29
HbA$_{1c}$（%）	5.5	5.5	5.6	5.7	6.0

さらに患者は，自覚症状としても肥満を感じている．

BMIは，身長と体重の関係をみる国際的な尺度で，肥満度を判断する指標として用いられる．BMI＝体重（kg）/身長（m）/身長（m）で算出され，標準値は男性で22，女性で21程度であり，25〜26以上になると，肥満と判定される．HbA$_{1c}$の値は，赤血球が作られた時から現在までの血糖値に比例する．赤血球の寿命は120日程度であるため，HbA$_{1c}$は過去4か月の血糖値の動きを反映している．

処方の問題

投与開始より当該患者のBMIとHbA$_{1c}$の検査値が上昇傾向にあり，セロクエル錠（クエチアピン）による副作用が疑われた．

エビデンスと処方のPK/PD解析

抗精神病薬による副作用は多様であるが，定型抗精神病薬による副作用としては，錐体外路症状などに関心が集まり，体重増加はあまり重要視されてこなかった．一方，クエチアピンなどの非定型抗精神病薬は，錐体外路症状などの副作用が少ない一方で，副作用として体重増加が問題となっている．統合失調症患者においては，精神症状が改善するに伴って，ときに体重の大きな増加が観察されることが知られている．この原因として古くは，精神症状の改善とともに食欲が増進し，その結果体重が増加するという機構が提唱されてきた．しかしながら，抗精神病薬自体が肥満を引き起こすことを示す報告も多く，特に非定型抗精神病薬における体重増加は定型抗精神病薬以上であるとされている．その機構としては，薬物のヒスタミンH$_1$レセプター，セロトニン5-HT$_{2C}$レセプター，またはムスカリニックアセチルコリン（mAch）レセプターに対する拮抗作用が考えられているが，このうちどのレセプターへの結合が体重増加の主因となっているかは，まだ十分には明らかになっていない．H$_1$レセプターと体重増加の関係に関しては，ヒトにおいて，抗ヒスタミン薬の反復投与によって，体重増加が引き起こされるという報告がある．また，ラットにおいてもH$_1$レセプターアンタゴニストは摂食量を増加させることが報告されている．事実，H$_1$レセプター欠損マウスでは，体重増加につながると考えられるさまざまな生理学的変化が認められている．すなわち，概日リズムや自発運動の低下，探索行動の抑制，高脂肪食摂取時の脂肪量増加，ob遺伝子発現増加ならびに血中インスリン濃度上昇や体重増加が報告されている．このようにH$_1$レセプターの遮断によって，体重増加につながるさまざまな要因が増強作用されるが，これには，主にレ

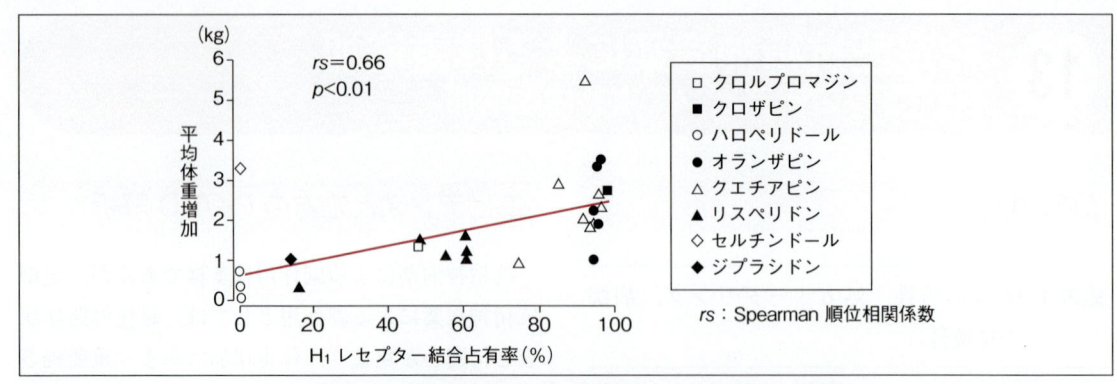

図8-37 H₁レセプター結合占有率と抗精神病薬による体重増加(臨床試験)との関係
(Matsui-Sakata A, Ohtani H, Sawada Y.: Receptor occupancy-based analysis of the contributions of various receptors to antipsychotics-induced weight gain and diabetes mellitus. Drug Metab Pharmacokinet 20：368-378，2005)

表8-21 クエチアピンとリスペリドンをヒトに常用量投与した際の血漿中濃度，H₁レセプター結合親和性，結合占有率，ならびに体重増加予測値

薬物名	投与量 (mg/日)*	C_f(nM)	H₁レセプターのK_d値 (nM)	レセプター結合占有率(%)	体重増加 (kg)
クエチアピン	325	187	6	96.9	2
リスペリドン	5	0.28	12	15.4	0.8
9-OHリスペリドン		1.8	10		

*海外の添付文書の臨床維持用量の平均値

(Matsui-Sakata A, Ohtani H, Sawada Y.: Receptor occupancy-based analysis of the contributions of various receptors to antipsychotics-induced weight gain and diabetes mellitus. Drug Metab Pharmacokinet 20：368-378，2005)

プチンが関与すると考えられている．H₁レセプター欠損マウスでは，レプチンによる食欲抑制作用が低下しており，脳室内投与したレプチンによる熱産生反応や体脂肪減少作用も減弱している．したがって，レプチンは一部H₁レセプターを介して，摂食抑制とエネルギー消費の亢進作用を発現しており，H₁レセプター拮抗作用によりレプチンの作用が減弱し体重が増加するという機構はもっともらしい．

ここでは，各種抗精神病薬のH₁レセプターへの結合占有率と体重増加との関係を示す(図8-37)．

表8-21には，クエチアピンとリスペリドンをヒトに常用量投与した時の定常状態下における，両薬物(活性代謝物である9-OHリスペリドンを含む)の平均血漿中非結合型濃度，H₁レセプターへの結合親和性，さらに，それらから計算したレセプター結合占有率を示した．

それぞれのレセプターへの結合占有率から図8-37を使用して体重増加率を予測した(表8-21).

リスペリドンを常用量投与した際の体重増加は0.8kgでありクエチアピンの2kgに比較して小さいことがわかる．したがって，体重増加が問題となる症例では，クエチアピンをリスペリドンに変更するという対処は1つの解決策になりうると思われる．とはいえ，変更後も体重増加のモニターは必要である．

具体的な処方設計の支援

患者のBMIとHbA₁c値が徐々に上昇しており，これがセロクエル錠の副作用である可能性が高いことを医師に報告した．セロクエル錠は，〈処方2〉のようにリスパダール錠(リスペリドン)に変更となった．

処方2

リスパダール錠(1mg)
　　　　2錠　1日2回　朝夕食後　14日分

14 プロピベリンによる薬剤性パーキンソニズム
Case パーキンソン症状のある患者にバップフォーが処方された

処方の内容

処方1 72歳の男性，処方オーダリング，病院の泌尿器科

バップフォー錠（20 mg）
　　　　　1錠　1日1回　朝食後　14日分

背景と処方の問題点

背景
　脳血管性パーキンソン症候群，前立腺肥大症，急性前立腺炎と診断を受けている患者である．今年になって夜間頻尿が出現し，徐々に夜間の排尿回数が増えたため，同じ病院の泌尿器科を受診し，〈処方1〉が出された．

処方の問題
　バップフォーは，パーキンソニズムまたは脳血管障害のある患者には，症状の悪化あるいは精神神経症状が現れるおそれがあるため慎重投与となっている．さらに，バップフォーの精神神経系副作用として，パーキンソニズム（すくみ足，小刻み歩行等の歩行障害，振戦など），ジスキネジアなどが知られており，本処方が適当かどうか懸念された．

エビデンスと処方の PK/PD 解析

　バップフォー（プロピベリン塩酸塩）によるパーキンソニズムの症例が報告されている．その一例を以下に示す．

症例：72歳の男性，数年来糖尿病でグリベンクラミドを服用していたが，昨年になって夜間頻尿が出現し，徐々に夜間の排尿回数が増えたため，昨年10月中旬に泌尿器科を受診し，プロピベリン塩酸塩を1日20 mgを眠前に服用するようになった．本剤を服用し始めてから徐々に動作が緩徐となり，歩行もよちよち歩きとなり，前方に突進し，倒れることが多くなってきた．11月に入ると歩行もいよいよ困難となり，寝返りもできなくなった．体がほとんど動かせず布団から起きあがれなくなった．その状態が12月もずっと続いていた．今年1月になって近医を受診し，パーキンソニズムと診断され，レボドパの合剤の投与を受けるようになって，少しは体動が可能となってきた．それでもなお歩行困難が続くため，2月10日に本病院を受診してきた．診察時，振戦，筋固縮，筋力低下，深部反射の亢進などはなかったが，動作緩慢が顕著であり，歩行は小刻み歩行を呈していた．そこでプロピベリンのみ，服用を中止したところ，2週間後の2月24日の受診時には起立が容易にできるようになり，小刻み歩行もみられなくなり，歩行もかなりスムーズになってきた．3月23日の受診時には，歩行時少し歩幅が広く，不安定で動作が多少緩慢である以外はとくに異常を認められなかった．

　この処方が適切か否かを判断するために，プロピベリンによる薬剤性パーキンソニズムの発現強度を予測する必要がある．すでに，「第6章 2. 多剤併用による薬剤性パーキンソニズム」で述べたように，プロピベリンはアルキルアミン構造（図6-4）を有しており，さらに，ドパミン D_1 レセプター，D_2 レセプター，および mACh レセプターに結合する（表6-7）．そこで，プロピベリンをヒトに常用量投与した時の血漿中濃度（C_p），血漿中非結合型分率（f_u），血漿中非結合型薬物濃度（$C_{f,\ brain}$）（表6-6）と，表6-7の親和性のデータから各レセプターへの結合占有率（Φ）が計算できる（表6-8）．さらに，それらの占有率のデータから図6-5のPK/PDモデルを使用して，カタレ

プシー強度(C_{drug}：sec)が計算できる．このようにして得られたカタレプシー強度は0.0573秒であった．処方を変更するにあたっては，これより小さい値が得られる薬剤を選択する必要がある．

具体的な処方設計の支援

本患者においては，代替薬の候補として，同効薬であるポラキス錠(オキシブチニン塩酸塩)が考えられる．オキシブチニンをヒトに常用量投与した後のカタレプシー強度をプロピベリンと同様に予測すると，0.014秒と評価できた(表6-8)．したがって，オキシブチニンはプロピベリンと比較して4倍安全性が高いと評価できる．

以上より，プロピベリンの代替薬としては以下の処方のようにポラキスが推奨される．

処方2

ポラキス錠(2 mg)
　　　　2錠　1日2回　朝夕食後　14日分

・Matsuo H, Matsui A, Nasu R, et al： Propiverine-induced Parkinsonism：a case report and a pharmacokinetic/pharmacodynamic study in mice. Pharm Res 17： 565-571, 2000

薬剤商品名－一般名一覧

*掲載薬剤は代表的なものとし，商品名と一般名が同じものは除いた．
*配合剤・輸液は掲載していない．
*本書で解説されていないものも掲載した．
*本付録は「辻本豪三，小池勝夫（編）：＜標準医療薬学＞薬理学，医学書院，2009」から再掲した．

商品名	一般名	商品名	一般名	商品名	一般名
AZ	アズレン	亜鉛華単軟膏，亜鉛華軟膏	酸化亜鉛	アゾテシン	アズレン
CEZ 注-MC	セファゾリンナトリウム			アタバニン	ラクトミン
		アカルディ	ピモベンダン	アダプチノール	ヘレニエン
CRH	コルチコレリン	アキネトン	ビペリデン	アダラート	ニフェジピン
EPL	ポリエンホスファチジルコリン	アクアチム	ナジフロキサシン	アタラックス	ヒドロキシジン
		アクチバシン	アルテプラーゼ	アデール	コルホルシンダロパート
FLu	インフルエンザ HA ワクチン	アクディーム	リゾチーム		
		アクテムラ	トシリズマブ	アデカット	デラプリル
GHRP	プラルモレリン	アクトシン	ブクラデシン	アデスタン	イソコナゾール
GRF	ソマトレリン	アクトス	ピオグリタゾン	アデノスキャン	アデノシン
L-ケフラール	セファクロル	アクトネル	リセドロン酸	アデホス	アデノシン三リン酸二ナトリウム
L-ケフレックス	セファレキシン	アクトヒブ	インフルエンザ菌 b 型ワクチン		
MS コンチン	モルヒネ			アテレック	シルニジピン
PPSB-HT	乾燥人血液凝固第Ⅸ因子複合体	アクプラ	ネダプラチン	アデロキザール	ピリドキサールリン酸エステル
		アクラシノン	アクラルビシン		
S・アドクノン	アドレノクロモノアミノグアニジン	アクロマイシン	テトラサイクリン	アデロキシン	ピリドキシン
		アコレート	ザフィルルカスト	アドクノン	アドレノクロモノアミノグアニジン
		アザクタム	アズトレオナム		
── ア ──		アザニン	アザチオプリン		
アーガメイトゼリー	ポリスチレンスルホン酸カルシウム	アザルフィジン EN	サラゾスルファピリジン	アドコルチン	ハルシノニド
				アドソルビン	天然ケイ酸アルミニウム
アーキン Z	ベスナリノン	アシノン	ニザチジン		
アーチスト	カルベジロール	アジャスト A	センナエキス	アトック	ホルモテロール
アーテン	トリヘキシフェニジル	アスコンプ	アルジオキサ	アドナ	カルバゾクロムスルホン酸ナトリウム
		アスタット	ラノコナゾール		
アービタックス	セツキシマブ	アストミン	ジメモルファン		
アイエーコール	シスプラチン	アズノール	アズレン	アトニン-O	オキシトシン
アイオナールナトリウム	セコバルビタールナトリウム	アズノール ST	アズレンスルホン酸ナトリウム	アドバフェロン	インターフェロンアルファコン-1
アイセントレス	ラルテグラビルカリウム	アスパラ	L-アスパラギン酸カリウム・マグネシウム	アドビオール	ブフェトロール
				アドフィード	フルルビプロフェン
アイソボリン	レボホリナートカルシウム	アスパラ-CA	L-アスパラギン酸カルシウム	アドベイト	血液凝固第Ⅷ因子
アイドロイチン	コンドロイチン硫酸エステルナトリウム	アスパラ K	L-アスパラギン酸カリウム	アトラント	ネチコナゾール
				アドリアシン	ドキソルビシン
		アスプール	イソプレナリン	アトロベント	イプラトロピウム
アイトロール	硝酸イソソルビド	アスペノン	アプリンジン	アナクト C	乾燥濃縮人活性化プロテイン C
アイピーディ	スプラタスト	アスベリン	チペピジン		
アイビナール	イブジラスト	アズロキサ	エグアレン	アナフラニール	クロミプラミン
アウドラザイム	ラロニダーゼ	アセタノール	アセブトロール	アナペイン	ロピバカイン
		アゼプチン	アゼラスチン	アネキセート	フルマゼニル

商品名	一般名	商品名	一般名	商品名	一般名
アネステジン	アミノ安息香酸エチル	アルビナ	アミノフィリン	イソプリノシン	イノシンプラノベクス
アバスチン	ベバシズマブ	アルファロール	アルファカルシドール	イソミタール	アモバルビタール
アバプロ	イルベサルタン	アルブミネート	加熱人血漿蛋白	イソメニール	イソプレナリン
アビショット	ナフトピジル	アルボ	オキサプロジン	イダマイシン	イダルビシン
アビリット	スルピリド	アルマール	アロチノロール	イドメシン	インドメタシン
アフェマ	ファドロゾール	アルマトール	スピロノラクトン	イトリゾール	イトラコナゾール
アプシード	スルファジメトキシン	アルミゲル	乾燥水酸化アルミニウムゲル	イヌリード	イヌリン
				イノバン	ドパミン
アフタッチ	トリアムシノロンアセトニド	アルミノニッパスカルシウム	アルミノパラアミノサリチル酸カルシウム	イノリン	トリメトキノール
				イノレット	インスリン
アプニション	アミノフィリン			イホマイド	イホスファミド
アプレース	トロキシピド	アルメタ	アルクロメタゾンプロピオン酸エステル	イミグラン	スマトリプタン
アプレゾリン	ヒドララジン			イミダリン	トラゾリン
アベマイド	クロルプロパミド			イミドール	イミプラミン
アベロックス	モキシフロキサシン	アルロイドG	アルギン酸ナトリウム	イムシスト	BCG・コンノート株
アボネックス	インターフェロンベータ-1a	アレギサール	ペミロラストカリウム	イムネース	テセロイキン
				イムノブラダー	乾燥BCG
アポノール	イフェンプロジル	アレグラ	フェキソフェナジン	イムノマックス-γ	インターフェロンガンマ-1a
アポビス	アクラトニウム				
アポプロン	レセルピン	アレジオン	エピナスチン	イムラン	アザチオプリン
アマージ	ナラトリプタン	アレステン	メチクラン	イリボー	ラモセトロン
アマスリン	カルモナム	アレディア	パミドロン酸	イルベタン	イルベサルタン
アマリール	グリメピリド	アレビアチン	フェニトイン	イレッサ	ゲフィチニブ
アミサリン	プロカインアミド	アレベール	チロキサポール	インクレミン	溶性ピロリン酸第二鉄
アムノレイク	タミバロテン	アレリックス	ピレタニド		
アムビゾーム	アムホテリシンB	アレルギン	クロルフェニラミン	インタール	クロモグリク酸
アムロジン	アムロジピン			インダシン	インドメタシン
アモキサン	アモキサピン	アレルナシン	エピナスチン	インテバン	インドメタシン
アモバン	ゾピクロン	アレロック	オロパタジン	インデラル	プロプラノロール
アモリン	アモキシシリン	アログリセム	ジアゾキシド	インドメロール	インドメタシン
アラセナ-A	ビダラビン	アロテック	オルシプレナリン	イントロンA	インターフェロンアルファ-2b
アラノンジー	ネララビン	アロフト	アフロクァロン		
アラバ	レフルノミド	アロマシン	エキセメスタン	インヒベース	シラザプリル
アランタ	アルジオキサ	アンカロン	アミオダロン	インビラーゼ	サキナビル
アラントロックス	アルクロキサ	アンギナール	ジピリダモール	インフリー	インドメタシンファルネシル
アリクストラ	フォンダパリヌクススナトリウム	アンコーマ	L-グルタミン酸ナトリウム		
				インプロメン	ブロムペリドール
アリセプト	ドネペジル	アンコチル	フルシトシン	── ウ ──	
アリナミン	プロスルチアミン	アンスロビンP	乾燥濃縮人アンチトロンビンIII	ヴァイデックス	ジダノシン
アリナミンF	フルスルチアミン			ウインタミン	クロルプロマジン
アリミデックス	アナストロゾール	アンダーム	ブフェキサマク	ウイントマイロン	ナリジクス酸
アリムタ	ペメトレキセド	アンチレクス	エドロホニウム	ヴェノグロブリン-IH	ポリエチレングリコール処理人免疫グロブリン
アリメジン	アリメマジン	アンテベート	ベタメタゾン酪酸エステルプロピオン酸エステル		
アルギメート	L-アルギニンL-グルタミン酸塩			ウテメリン	リトドリン
アルギU	L-アルギニン	アンヒバ	アセトアミノフェン	ウブレチド	ジスチグミン
アルケラン	メルファラン			ウリトス	イミダフェナシン
アルサルミン	スクラルファート	アンプラーグ	サルポグレラート	ウルグート	ベネキサートベータデクス
アルダクトンA	スピロノラクトン	アンプリット	ロフェプラミン		
アルタット	ロキサチジン	アンペック	モルヒネ	ウルソ	ウルソデオキシコール酸
アルチバ	レミフェンタニル	── イ ──			
アルツ	ヒアルロン酸	イサロパン	アルクロキサ	ウレパール	尿素
アルデシンAQネーザル	ベクロメタゾンプロピオン酸エステル	イサロン	アルジオキサ	ウロカルン	ウラジロガシエキス
		イスコチン	イソニアジド		
		イセパシン	イセパマイシン	ウロナーゼ	ウロキナーゼ
アルト	アルギン酸ナトリウム	イソジン	ポビドンヨード	ウロミテキサン	メスナ
		イソゾール	チアミラール	── エ ──	
アルドメット	メチルドパ	イソバイド	イソソルビド	エイゾプト	ブリンゾラミド

商品名	一般名	商品名	一般名	商品名	一般名
エイムゲン	不活化A型肝炎ワクチン	エンドキサン	シクロホスファミド	オラスポア	セフロキサジン
エースコール	テモカプリル	エントミン	カルニチン塩化物	オラセフ	セフロキシムアキセチル
エクザール	ビンブラスチン	エンピナース	プロナーゼ	オラドール	ドミフェン臭化物
エクサシン	イセパマイシン	エンブレル	エタネルセプト	オリベス	リドカイン
エクジェイド	デフェラシロクス	エンペシド	クロトリマゾール	オルガドロン	デキサメタゾンリン酸エステル
エクセグラン	ゾニサミド	——— オ ———		オルガラン	ダナパロイド
エクセルダーム	スルコナゾール	オイグルコン	グリベンクラミド	オルセノン	トレチノイントコフェリル
エクラー	デプロドンプロピオン酸エステル	オイテンシン	フロセミド	オルソクローンOKT3	ムロモナブ-CD3
エコナール	ニゾフェノン	オイラゾン	デキサメタゾン		
エサンブトール	エタンブトール	オイラックス	クロタミトン	オルダミン	モノエタノールアミン
エスカゾール	アルベンダゾール	オーアイエフ	インターフェロンアルファ		
エスクレ	抱水クロラール	オーガンマ	インターフェロンガンマ-n1	オルベスコ	シクレソニド
エストラーナ	エストラジオール			オルメテック	オルメサルタン
エストラサイト	エストラムスチン	オーグメンチン	アモキシシリン・クラブラン酸	オンクラスト	アレンドロン酸
エストリール	エストリオール			オンコビン	ビンクリスチン
エスペラン	オキサピウム	オークル	アクタリット	——— カ ———	
エスポー	エポエチンアルファ	オオホルミンルテウムデポー	ヒドロキシプロゲステロンカプロン酸エステル	カイトリル	グラニセトロン
エスラックス	ロクロニウム			カコージン	ドパミン
エトキシスクレロール	ポリドカノール	オーラップ	ピモジド	ガスコン	ジメチコン
		オキサロール	マキサカルシトール	ガスター	ファモチジン
エナルモン	テストステロン			ガストローム	エカベト
エバステル	エバスチン	オキシコンチン	オキシコドン	ガストロゼピン	ピレンゼピン
エパデール	イコサペント酸エチル	オキナゾール	オキシコナゾール	ガスモチン	モサプリド
		オキノーム	オキシコドン	ガスロンN	イルソグラジン
エパテック	ケトプロフェン	オクソラレン	メトキサレン	カソデックス	ビカルタミド
エバミール	ロルメタゼパム	オステラック	エトドラク	カタクロット	オザグレル
エビオス	乾燥酵母	オステン	イプリフラボン	カタプレス	クロニジン
エビスタ	ラロキシフェン	オスポロット	スルチアム	カタリン	ピレノキシン
エビビル	ラミブジン	オゼックス	トスフロキサシン	カーフN	フィトナジオン
エビリファイ	アリピプラゾール	オダイン	フルタミド	ガチフロ	ガチフロキサシン
エピレオプチマル	エトスクシミド	オドリック	トランドラプリル	カディアン	モルヒネ
エフオーワイ	ガベキサート	オノアクト	ランジオロール	カデックス	ヨウ素
エプジコム	ラミブジン・アバカビル	オノン	プランルカスト	カドラール	カドララジン
		オパイリン	フルフェナム酸アルミニウム	カトレップ	インドメタシン
エブトール	エタンブトール			ガナトン	イトプリド
エフピー	セレギリン	オバホルモン	エストラジオール	カネンドマイシン	ベカナマイシン
エブランチル	ウラピジル	オパルモン	リマプロストアルファデクス	カバサール	カベルゴリン
エボザック	セビメリン			ガバペン	ガバペンチン
エポジン	エポエチンベータ	オピアト	アヘンアルカロイド・アトロピン	カピステン	ケトプロフェン
エポセリン	セフチゾキシム			カプトリル	カプトプリル
エホチール	エチレフリン	オピアル	アヘンアルカロイド	カプロシン	ヘパリンカルシウム
エミレース	ネモナプリド				
エムトリバ	エムトリシタビン	オピスコ	アヘンアルカロイド・スコポラミン	カムリード	エンプロスチル
エラスチーム	エラスターゼ			ガランターゼ	ガラクトシダーゼ
エラスポール	シベレスタット			カリーユニ	ピレノキシン
エラプレース	イデュルスルファーゼ	オピスタン	ペチジン	カリクレイン	カリジノゲナーゼ
		オピソート	アセチルコリン	カリメート	ポリスチレンスルホン酸カルシウム
エリスパン	フルジアゼパム	オフサグリーン	インドシアニングリーン		
エリスロシン	エリスロマイシン				
エリックス	アンレキサノクス	オフサリンP	硫酸亜鉛	カルグート	デノパミン
エリミン	ニメタゼパム	オプソ	モルヒネ	カルシトラン	サケカルシトニン
エリル	ファスジル	オペガン	ヒアルロン酸	カルジレート	ピンドロール
エルカルチン	レボカルニチン	オペプリム	ミトタン	カルスロット	マニジピン
エルシトニン	エルカトニン	オムニカイン	プロカイン	カルセド	アムルビシン
エルプラット	オキサリプラチン	オメガシン	ビアペネム	カルタン	沈降炭酸カルシウム
エルベン	ベルベリン	オメプラール	オメプラゾール		
エンテロノンR	耐性乳酸菌	オメプラゾン	オメプラゾール		

商品名	一般名	商品名	一般名	商品名	一般名
カルチコール	グルコン酸カルシウム	グラン	フィルグラスチム	ケタス	イブジラスト
		グランダキシン	トフィソパム	ケタラール	ケタミン
カルデナリン	ドキサゾシン	クランポール	アセチルフェネトライド	ケテック	テリスロマイシン
カルナクリン	カリジノゲナーゼ			ケナコルト-A, ケナログ	トリアムシノロンアセトニド
カルバン	ベパントロール	クリアクター	モンテプラーゼ		
カルビスケン	ピンドロール	クリアナール	フドステイン	ケニセフ	セフォジジム
カルフェニール	ロベンザリット	クリキシバン	インジナビル	ゲファニール	ゲファルナート
カルブロック	アゼルニジピン	グリコラン	メトホルミン	ケフラール	セファクロル
カルベニン	パニペネム・ベタミプロン	クリスマシン M	乾燥濃縮人血液凝固第IX因子	ケフレックス	セファレキシン
				ケラチナミン	尿素
カルボカイン	メピバカイン	クリノリル	スリンダク	ケルナック	ブラウノトール
カレトラ	ロピナビル・リトナビル	クリパリン	レビパリン	ケルロング	ベタキソロール
		グリベック	イマチニブ	ゲンタシン	ゲンタマイシン
カロナール	アセトアミノフェン	グリミクロン	グリクラジド	── コ ──	
		グルカロン	アセグラトン	コアキシン	セファロチン
カロリール	ラクツロース	グルコバイ	アカルボース	コアテック	オルプリノン
カンテック	マロチラート	グルトパ	アルテプラーゼ	コージネイト	血液凝固第VIII因子
カンプト	イリノテカン	グルファスト	ミチグリニド		
ガンマガード	乾燥イオン交換樹脂処理人免疫グロブリン	グルマール	アセグルタミドアルミニウム	コートリル	ヒドロコルチゾン
				コートロシン	テトラコサクチド
		グルミン	L-グルタミン	コートン	コルチゾン酢酸エステル
ガンマロン	ガンマ-アミノ酪酸	グレースビット	シタフロキサシン		
		クレキサン	エノキサパリン	コスパノン	フロプロピオン
── キ ──		クレストール	ロスバスタチン	コスメゲン	アクチノマイシンD
キサラタン	ラタノプロスト	クレミン	モサプラミン		
キサンボン	オザグレル	クレメジン	球形吸着炭	ゴナールエフ	ホリトロピンアルファ
キシリット	キシリトール	グロウジェクト	ソマトロピン		
キシロカイン	リドカイン	クロール・トリメトン	クロルフェニラミン	ゴナドリール	ヒト下垂体性性腺刺激ホルモン
キネダック	エパルレスタット				
キプレス	モンテルカスト	クロスエイト M	乾燥濃縮人血液凝固第VIII因子	ゴナトロピン	ヒト絨毛性性腺刺激ホルモン
キモタブ S	ブロメライン				
ギャバロン	バクロフェン	クロダミン	クロルフェニラミン	コナン	キナプリル
キャベジン U	メチルメチオニンスルホニウムクロリド			コニール	ベニジピン
		クロフェクトン	クロカプラミン	コパシル	ペリンドプリルエルブミン
		グロブリン-Wf	人免疫グロブリン		
キュパール	ベクロメタゾンプロピオン酸エステル	グロベニン-I	ポリエチレングリコール処理人免疫グロブリン	コバマイド	コバマミド
				コペガス	リバビリン
				コホリン	ペントスタチン
キョウベリン	ベルベリン塩化物	クロマイ	クロラムフェニコール	コムタン	エンタカポン
強力ビスラーゼ	リボフラビン			コメリアン	ジラゼプ
強力ポステリザン	大腸菌死菌・ヒドロコルチゾン	クロミッド	クロミフェン	コリオパン	ブトロピウム
		クロロマイセチン	クロラムフェニコール	コリマイシン	コリスチンメタンスルホン酸
キョーフィリン	アミノフィリン				
キリット	キシリトール	グロンサン	グルクロノラクトン, グルクロン酸ナトリウム	コリンホール	メチキセン
キロサイド	シタラビン			コルドリン	クロフェダノール
キンダベート	クロベタゾン酪酸エステル			コルフィリン	ジプロフィリン
				コレキサミン	ニコモール
── ク ──		ケアロード	ベラプロスト	コレバイン	コレスチミド
クエストラン	コレスチラミン	ケイキサレート	ポリスチレンスルホン酸ナトリウム	コレミナール	フルタゾラム
グラケー	メナテトレノン			コロネル	ポリカルボフィル
クラスト	クレボプリド			コンサータ	メチルフェニデート
グラセプター	タクロリムス	ケイツー	メナテトレノン		
クラバモックス	アモキシシリン・クラブラン酸	ケイテン	セフピロム	コンスタン	アルプラゾラム
		ケイペラゾン	セフブペラゾンナトリウム	コントール	クロルジアゼポキシド
クラビット	レボフロキサシン				
クラフォラン	セフォタキシム	ゲーベン	スルファジアジン銀	コントミン	クロルプロマジン
グラマリール	チアプリド			コンドロン	コンドロイチン硫酸エステル
クラリシッド, クラリス	クラリスロマイシン	ケーワン	フィトナジオン		
		ゲストロン	ヒト絨毛性性腺刺激ホルモン		
クラリチン	ロラタジン				

商品名	一般名	商品名	一般名	商品名	一般名
コンドロンデキサ	デキサメタゾンメタスルホ安息香酸エステルナトリウム	サングロボール	乾燥pH4処理人免疫グロブリン	ジュリナ	エストラジオール
		サンコバ	シアノコバラミン	ジョサマイ	ジョサマイシンプロピオン酸エステル
コンバントリン	ピランテル	ザンタック	ラニチジン		
コンビビル	ジドブジン・ラミブジン	サンチンク	硫酸亜鉛	ジルダザック	ベンダザック
		サンディミュン	シクロスポリン	ジルテック	セチリジン
コンファクトF	乾燥濃縮人血液凝固第Ⅷ因子	サンテゾーン	デキサメタゾン	シングレア	モンテルカスト
		サンテマイシン	ミクロノマイシン	シンセロン	インジセトロン
コンベック	ウフェナマート	サンドール	トロピカミド	シンビット	ニフェカラント
── サ ──		サンドスタチン	オクトレオチド	シンメトレル	アマンタジン
		サンドノーム	ボピンドロール	シンレスタール	プロブコール
サークレチン	カリジノゲナーゼ	サンピロ	ピロカルピン	── ス ──	
サージセル・アブソーバブル・ヘモスタット	酸化セルロース	サンラビン	エノシタビン	膵外分泌機能検査用PFD	
		サンリズム	ピルジカイニド		
		── シ ──		スオード	ブルリフロキサシン
サーティカン	エベロリムス	ジアグノグリーン	インドシアニングリーン		
ザーネ	ビタミンA			スカジロール	アルプレノロール
サーファクテン	肺サーファクタント	シアナマイド	シアナミド	スターシス	ナテグリニド
		ジアノイナミン	チアミンジスルフィド	スタデルム	イブプロフェンピコノール
サアミオン	ニセルゴリン				
サーモトニン	サケカルシトニン	シアリス	タダラフィル	スタドール	ブトルファノール
ザイアジェン	アバカビル	シウテレン	トリアムテレン	スタラシド	シタラビンオクホスファート
サイゼン	ソマトロピン	ジェイゾロフト	セルトラリン		
サイトテック	ミソプロストール	ジェニナック	ガレノキサシン	ステーブラ	イミダフェナシン
サイプレジン	シクロペントラート	ジェノトロピン	ソマトロピン	ストガー	ラフチジン
		ジェムザール	ゲムシタビン	ストックリン	エファビレンツ
ザイボックス	リネゾリド	ジオール	プレグナンジオール	ストロカイン	オキセサゼイン
サイメリン	ラニムスチン			ストロメクトール	イベルメクチン
サイモグロブリン	抗ヒト胸腺細胞ウサギ免疫グロブリン	シオゾール	金チオリンゴ酸	スパカール	トレピブトン
		シオマリン	ラタモキセフ	スパトニン	ジエチルカルバマジン
		ジオン	硫酸アルミニウムカリウム・タンニン酸		
サイレース	フルニトラゼパム			スパニジン	グスペリムス
ザイロリック	アロプリノール			スパラ	スパルフロキサシン
サクシゾン	ヒドロコルチゾンコハク酸エステルナトリウム	ジギラノゲン	デスラノシド		
		シグマート	ニコランジル	スピーゲル	メタケイ酸アルミン酸マグネシウム
		ジクロード	ジクロフェナク		
サクシン	スキサメトニウム	ジゴシン	ジゴキシン		
ザジテン	ケトチフェン	ジスロマック	アジスロマイシン	スピール膏M	サリチル酸
サノレックス	マジンドール	ジセタミン	セトチアミン	スピリーバ	チオトロピウム
サプレスタ	アラニジピン	ジソペイン	モフェゾラク	スピロピタン	スピペロン
サモールN	ヒドロタルサイト	シナジス	パリビズマブ	スピロペント	クレンブテロール
サラジェン	ピロカルピン	シナシッド	キヌプリスチン・ダルホプリスチン	ズファジラン	イソクスプリン
サラゾピリン	サラゾスルファピリジン			スプレキュア	ブセレリン
				スプレンジール	フェロジピン
サリグレン	セビメリン	シナロング	シルニジピン	スプロール	セチルピリジニウム塩化物
サリベドール	ブフェキサマク	ジヒデルゴット	ジヒドロエルゴタミン		
サリンヘス	ヒドロキシエチルデンプン			スペニール	ヒアルロン酸ナトリウム
		ジフラール	ジフロラゾン酢酸エステル		
サルコート	ベクロメタゾンプロピオン酸エステル			スペリア	フドステイン
		ジフルカン	フルコナゾール	スポンゼル	ゼラチン
		ジプレキサ	オランザピン	スマンクス	ジノスタチンスチマラマー
サルソニン	サリチル酸ナトリウム	シプロキサン	シプロフロキサシン		
				スミフェロン	インターフェロンアルファ
サルタノール	サルブタモール	ジベトス	ブホルミン		
ザルックス	デキサメタゾン吉草酸エステル	シベノール	シベンゾリン	スルカイン	ピペリジノアセチルアミノ安息香酸エチル
		シムレクト	バシリキシマブ		
サレド	サリドマイド	ジメリン	アセトヘキサミド		
ザロンチン	エトスクシミド	弱オピスコ，弱パンスコ	アヘンアルカロイド・スコポラミン	スルガム	チアプロフェン酸
サワシリン	アモキシシリン			スルプロチン	スプロフェン

商品名	一般名	商品名	一般名	商品名	一般名
スルペラゾン	スルバクタム・セフォペラゾン	セルニルトン	セルニチンポーレンエキス	ダイアコート	ジフロラゾン酢酸エステル
スルモンチール	トリミプラミン	ゼルフィルム，ゼルフォーム	ゼラチン	ダイアップ	ジアゼパム
スレンダム	スプロフェン			ダイアモックス	アセタゾラミド
スローケー	塩化カリウム	セルベックス	テプレノン	ダイクロトライド	ヒドロクロロチアジド
スロービッド	テオフィリン	セレカル	チリソロール		
スローフィー	硫酸鉄	セレキノン	トリメブチン	ダイドロネル	エチドロン酸
スロンノン	アルガトロバン	セレクトール	セリプロロール	ダイピン	N-メチルスコポラミン
── セ ──		セレコックス	セレコキシブ		
セアプローゼ	セミアルカリプロテイナーゼ	セレザイム	イミグルセラーゼ	ダイメトン	スルファモノメトキシン
		セレジスト	タルチレリン		
セイブル	ミグリトール	セレナール	オキサゾラム	タイロゲン	ヒトチロトロピンアルファ
ゼヴァリン イットリウム(^{90}Y)，インジウム(^{111}In)	イブリツモマブチウキセタン	セレニカ	バルプロ酸		
		セレネース	ハロペリドール	ダウノマイシン	ダウノルビシン
		セレベント	サルメテロール	ダオニール	グリベンクラミド
		セロイク	セルモロイキン	タオン	クロトリマゾール
ゼオエース	セミアルカリプロテイナーゼ	ゼローダ	カペシタビン	タカベンス	メリロートエキス
		セロクエル	クエチアピン	タガメット	シメチジン
セキソビット	シクロフェニル	セロクラール	イフェンプロジル	タキソール	パクリタキセル
セクター	ケトプロフェン	セロケン	メトプロロール	タキソテール	ドセタキセル
セクトラール	アセブトロール	セロシオン	プロパゲルマニウム	ダクチル	ピペリドレート
セスデン	チメピジウム			タケスリン	セフスロジン
ゼストリル	リシノプリル	セロスチム	ソマトロピン	タケプロン	ランソプラゾール
ゼスラン	メキタジン	セロトーン	アザセトロン	タゴシッド	テイコプラニン
セダプラン	プラゼパム	センノサイド	センノシド	タザレスト	タザノラスト
セタプリル	アラセプリル	── ソ ──		タスモリン	ビペリデン
セダペイン	エプタゾシン	ゾーミッグ	ゾルミトリプタン	タゾシン	タゾバクタム・ピペラシリン
ゼチーア	エゼチミブ	ゾシン	タゾバクタム・ピペラシリン		
ゼットブリン	抗ヒトTリンパ球ウサギ免疫グロブリン			タチオン	グルタチオン
		ソセゴン	ペンタゾシン	ツレキシン	シノキサシン
		ソタコール	ソタロール	タナドーパ	ドカルパミン
セディール	タンドスピロン	ソニフィラン	シゾフィラン	タナトリル	イミダプリル
セトロタイド	セトロレリクス	ゾビラックス	アシクロビル	タプロス	タフルプロスト
セニラン	ブロマゼパム	ソフラチュール	フラジオマイシン	タベジール	クレマスチン
セパゾン	クロキサゾラム	ゾフラン	オンダンセトロン	タミフル	オセルタミビル
セパミット	ニフェジピン	ソフレット	アルクロキサ	ダラシン	クリンダマイシン，クリンダマイシンリン酸エステル
セファドール	ジフェニドール	ソマゾン	メカセルミン		
セファメジンα	セファゾリン	ソマパート	ペグビソマント		
ゼフィックス	ラミブジン	ゾメタ	ゾレドロン酸		
セフォタックス	セフォタキシム	ソメリン	ハロキサゾラム	タリオン	ベポタスチン
セフォビッド，セフォペラジン	セフォペラゾン	ゾラデックス	ゴセレリン	タリビッド	オフロキサシン
		ソラナックス	アルプラゾラム	タリムス	タクロリムス
セフスパン	セフィキシム	ソランタール	チアラミド	タルセバ	エルロチニブ
セフゾン	セフジニル	ソリナーゼ	パミテプラーゼ	ダルメート	フルラゼパム
セフテム	セフチブテン	ソル・コーテフ	ヒドロコルチゾンコハク酸エステル	ダレン	エメダスチン
ゼフナート	リラナフタート			炭カル	沈降炭酸カルシウム
セフメタゾン	セフメタゾール				
セフラコール	セファトリジンプロピレングリコール	ソル・メドロール	メチルプレドニゾロンコハク酸エステル	ダントリウム	ダントロレン
				タンナルビン	タンニン酸アルブミン
ゼペリン	アシタザノラスト	ソルコセリル	幼牛血液抽出物	タンボコール	フレカイニド
セボフレン	セボフルラン	ソルシリン	アンピシリン	── チ ──	
セララ	エプレレノン	ソルダクトン	カンレノ酸	チアトン	チキジウム臭化物
ゼリット	サニルブジン	ソルファ	アンレキサノクス	チウラジール	プロピルチオウラシル
セルシン	ジアゼパム	ソレトン	ザルトプロフェン		
セルセプト	ミコフェノール酸モフェチル	ソロン	ソファルコン	チエナム	イミペネム・シラスタチン
		── タ ──			
セルタッチ	フェルビナク	ダーゼン	セラペプターゼ	チオデロン	メピチオスタン
セルテクト	オキサトミド	ダイアート	アゾセミド	チオトミン	チオクト酸
				チオラ	チオプロニン

商品名	一般名	商品名	一般名	商品名	一般名
チガソン	エトレチナート	テトラミド	ミアンセリン	トミポラン	セフブペラゾン
チスタニン	L-エチルシステイン	デトルシトール	トルテロジン	トミロン	セフテラムピボキシル
		テノーミン	アテノロール		
チトゾール	チアミラール	デノシン	ガンシクロビル	ドミン	タリペキソール
チトラミン	クエン酸ナトリウム	デパケン	バルプロ酸	ドメナン	オザグレル
		デパス	エチゾラム	ドラール	クアゼパム
チトレスト	チトクローム C	デフィブラーゼ	バトロキソビン	トライコア	フェノフィブラート
チノ	ケノデオキシコール酸	デフェクトン	カルピプラミン		
		デプロメール	フルボキサミン	トラクリア	ボセンタン
チバセン	ベナゼプリル	デポ・メドロール	メチルプレドニゾロン酢酸エステル	トラサコール	オクスプレノロール
チモプトール	チモロール				
チャンピックス	バレニクリン			トラジロール	アプロチニン
チョコラ A	レチノールパルミチン酸エステル	デポスタット	ゲストノロンカプロン酸エステル	トラバタンズ	トラボプロスト
				トラマール	トラマドール
チラーヂン	乾燥甲状腺	テモダール	テモゾロミド	ドラマミン	ジメンヒドリナート
チラーヂン S	レボチロキシン	デュファストン	ジドロゲステロン		
チルコチル	テノキシカム	デュロテップ	フェンタニル	トランコロン	メペンゾラート
チロナミン	リオチロニン	テラジア	スルファジアジン	トランサミン	トラネキサム酸
チンク油	酸化亜鉛	テラナス	ロメリジン	トランデート	ラベタロール
── ツ ──		テラプチク	ジモルホラミン	トリクロリール	トリクロホス
ツベラクチン	エンビオマイシン	テラルビシン	ピラルビシン	トリシノロン	トリアムシノロンアセトニド
ツベルミン	エチオナミド	デリパート	アンギオテンシンII		
ツルバダ	エムトリシタビン・テノホビルジソプロキシル			トリセノックス	三酸化ヒ素
		テルギン G	クレマスチン	トリテレン	トリアムテレン
		テルシガン	オキシトロピウム	トリノシン	アデノシン三リン酸二ナトリウム
── テ ──		テルネリン	チザニジン		
デアメリン S	グリクロピラミド	デルマクリン	グリチルレチン酸	トリプタノール	アミトリプチリン
ディオバン	バルサルタン	デルモベート	クロベタゾールプロピオン酸エステル	トリモール	ピロヘプチン
ディナゲスト	ジエノゲスト			ドルコール	ピペミド酸
ディビゲル	エストラジオール			トルソプト	ドルゾラミド
ディフェリン	アダパレン	テルロン	テルグリド	ドルナー	ベラプロスト
ディプリバン	プロポフォール	テレミンソフト	ビサコジル	ドルミカム	ミダゾラム
テイロック	アレンドロン酸	── ト ──		トレーラン G	デンプン部分加水分解物
テオカルヂン	ジプロフィリン	ドイル	アスポキシシリン		
テオコリン	コリンテオフィリン	トーク	トラマゾリン	トレドミン	ミルナシプラン
		ドーフル	アヘン・トコン散	ドレニゾン	フルドロキシコルチド
テオドール	テオフィリン	ドキシル	ドキソルビシン		
テオドリップ	テオフィリン	トクダーム	ベタメタゾン吉草酸エステル	トロビシン	スペクチノマイシン
テオロング	テオフィリン				
デカ-デュラボリン	ナンドロロンデカン酸エステル	トクレス	ペントキシベリン	トロペロン	チミペロン
		トコオール	大豆油不けん化物	ドロレプタン	ドロペリドール
デカドロン	デキサメタゾン	トスキサシン,トスフロ	トスフロキサシン	── ナ ──	
デキサルチン	デキサメタゾン			ナーベル	硝酸テトリゾリン
デキストロン	デキストラン40・ブドウ糖	ドセラン	ヒドロキソコバラミン	ナイキサン	ナプロキセン
				ナイクリン	ニコチン酸
テグレトール	カルバマゼピン			ナウゼリン	ドンペリドン
テシプール	セチプチリン	ドパール	レボドパ	ナグラザイム	ガルスルファーゼ
デジレル	トラゾドン	ドパストン	レボドパ	ナサニール	ナファレリン
テストーゲン	フルメタゾンピバル酸エステル	トパルジック	スプロフェン	ナシビン	オキシメタゾリン
		トピナ	トピラマート	ナゼア	ラモセトロン
テスパミン	チオテパ	トプシム	フルオシノニド	ナゾネックス	モメタゾンフランカルボン酸エステル
デスフェラール	デフェロキサミン	ドプス	ドロキシドパ		
デソパン	トリロスタン	ドブトレックス,ドブポン	ドブタミン		
テタガム P, テタノセーラ, テタノブリン	抗破傷風人免疫グロブリン			ナディック	ナドロール
		トブラシン	トブラマイシン	ナトリックス	インダパミド
		トフラニール	イミプラミン	ナパゲルン	フェルビナク
デタントール	ブナゾシン	ドプラム	ドキサプラム	ナベルビン	ビノレルビン
テトカイン	テトラカイン	トポテシン	イリノテカン	ナボール	ジクロフェナク
デトキソール	チオ硫酸ナトリウム	ドボネックス	カルシポトリオール	ナボバン	トロピセトロン
				ナルコチン	ノスカピン

商品名	一般名	商品名	一般名	商品名	一般名
── ニ ──		ノイトロジン	レノグラスチム	ハイトラシン	テラゾシン
ニコキサチン	イノシトールヘキサニコチン酸エステル	ノイビタ	オクトチアミン	ハイドレア	ヒドロキシカルバミド
		ノイボルミチン	グリチルリチン酸二カリウム		
ニコチネル TTS	ニコチン			ハイドロコートン	ヒドロコルチゾンリン酸エステル
ニコリン	シチコリン	ノイロトロピン	ワクシニアウイルス接種家兎炎症皮膚抽出液		
ニザトリック	ニザチジン			バイナス	ラマトロバン
ニゾラール	ケトコナゾール			ハイパジール	ニプラジロール
ニチカイン	ピペリジノアセチルアミノ安息香酸エチル	ノービア	リトナビル	ハイフスタン M	デキストロメトルファン
		ノーベルバール	フェノバルビタールナトリウム		
ニッパスカルシウム	パラアミノサリチル酸カルシウム			ハイペン	エトドラク
		ノックビン	ジスルフィラム	ハイボン	リボフラビン酪酸エステル
ニトプロ	ニトロプルシド	ノバクト M	乾燥濃縮人血液凝固第IX因子		
ニドラン	ニムスチン			バイミカード	ニソルジピン
ニトロール	硝酸イソソルビド	ノバスタン	アルガトロバン	バイロテンシン	ニトレンジピン
ニトロダーム	ニトログリセリン	ノバミン	プロクロルペラジン	パオスクレー	フェノール
ニトロペン	ニトログリセリン			パキシル	パロキセチン
ニバジール	ニルバジピン	ノバントロン	ミトキサントロン	バキソ	ピロキシカム
ニプラノール	ニプラジロール	ノベルジン	酢酸亜鉛	バクシダール	ノルフロキサシン
ニフラン	プラノプロフェン	ノボ・ヘパリン	ヘパリンナトリウム	バクタ，バクトラミン	スルファメトキサゾール・トリメトプリム
ニポラジン	メキタジン				
ニューモバックス	肺炎球菌ワクチン	ノボセブン	血液凝固第VII因子／エプタコグアルファ		
ニューレプチル	プロペリシアジン			バクトロパン	ムピロシン
ニューロタン	ロサルタンカリウム			パシーフ	モルヒネ
		ノボラピッド	インスリンアスパルト	パシル，パズクロス	パズフロキサシン
── ネ ──		ノボリン	インスリン	バスタレル F	トリメタジジン
ネオイスコチン	イソニアジドメタンスルホン酸ナトリウム	ノリトレン	ノルトリプチリン	パスタロン	尿素
		ノルアドリナリン	ノルアドレナリン	パストシリン	シクラシリン
		ノルディトロピン	ソマトロピン	パセトシン	アモキシシリン
ネオーラル	シクロスポリン	ノルバスク	アムロジピン	パソメット	テラゾシン
ネオシネジン	フェニレフリン	ノルバデックス	タモキシフェン	バソレーター	ニトログリセリン
ネオフィリン	アミノフィリン	ノルモナール	トリパミド	パタノール	オロパタジン
ネオフィリン M	ジプロフィリン	ノンスロン	乾燥濃縮人アンチトロンビンIII	ハチアズレ	アズレンスルホン酸ナトリウム
ネオペリドール	ハロペリドールデカン酸エステル				
		── ハ ──		バップフォー	プロピベリン
ネオペルカミン・S	ジブカイン・パラブチルアミノ安息香酸ジエチルアミノエチル	パーキン	プロフェナミン	パトラフェン	シクロピロクスオラミン
		ハーセプチン	トラスツズマブ		
		パーセリン	アリルエストレノール	バドリン	プリフィニウム
				パナシッド	ピロミド酸
ネオマレルミン TR	クロルフェニラミン	パーロデル	ブロモクリプチン	パナルジン	チクロピジン
		バイアグラ	シルデナフィル	パナン	セフポドキシムプロキセチル
ネオレスタミン	クロルフェニラミン	バイアスピリン	アスピリン		
		ハイアラージン	トルナフタート	パニマイシン	ジベカシン
		バイオゲン	チアミンジスルフィド	パビナール	複方オキシコドン
ネクサバール	ソラフェニブ			パビナール・アトロピン	複方オキシコドン・アトロピン
ネスプ	ダルベポエチンアルファ	ノギテカン	メフルシド		
		バイカロン	メフルシド	パピロックミニ	シクロスポリン
ネリゾナ	ジフルコルトロン吉草酸エステル	ハイグロトン	クロルタリドン	ハベカシン	アルベカシン
		ハイコバール	コパマイド	パム	プラリドキシムヨウ化物
ネルボン	ニトラゼパム	ハイシー	アスコルビン酸		
ネンブタール	ペントバルビタールナトリウム	ハイシジン	チニダゾール	バラクルード	エンテカビル
		バイシリン	ベンジルペニシリンベンザチン	バラシリン	レナンピシリン
── ノ ──				パラプラチン	カルボプラチン
ノアルテン	ノルエチステロン	ハイスコ	スコポラミン	パラベール	エコナゾール
ノイアート	乾燥濃縮人アンチトロンビンIII	ハイスタミン	ジフェニルピラリン	パラミヂン	ブコローム
				バランス	クロルジアゼポキシド
ノイアップ	ナルトグラスチム	ハイゼット	ガンマ-オリザノール		
ノイエル	セトラキサート			パリエット	ラベプラゾール
ノイキノン	ユビデカレノン	ハイチオール	L-システイン	バリキサ	バルガンシクロビル
ノイセフ	セフォジジム	ハイデルマート	グリチルレチン酸		
ノイチーム	リゾチーム				

商品名	一般名	商品名	一般名	商品名	一般名
バル	ジメルカプロール	ビスラーゼ	リボフラビン	ファルモルビシン	エピルビシン
パルクス	アルプロスタジル	ヒスロン	メドキシプロゲステロン酢酸エステル	ファロム	ファロペネム
バルコーゼ	カルメロース			ファンガード	ミカファンギン
ハルシオン	トリアゾラム			ファンギゾン	アムホテリシンB
パルタンM	メチルエルゴメトリン	ビセラルジン	チエモニウムヨウ化物	ファンシダール	スルファドキシン・ピリメタミン
バルトレックス	バラシクロビル	ビソルボン	ブロムヘキシン		
ハルナール	タムスロシン	ビタシミン	アスコルビン酸	フィズリン	モザバプタン
バルネチール	スルトプリド	ヒダントール	フェニトイン	フィニバックス	ドリペネム
パルミコート	ブデソニド	ヒデルギン	ジヒドロエルゴトキシン	ブイフェンド	ボリコナゾール
バレオン	ロメフロキサシン			フィブラスト	トラフェルミン
パロチン	唾液腺ホルモン	ピドキサール	ピリドキサールリン酸エステル	フィブロガミンP	ヒト血漿由来乾燥血液凝固第XIII因子
パンオピン	アヘンアルカロイド				
		ビトレシン	バソプレシン		
パンカル	パントテン酸カルシウム	ヒドロゲル	乾燥水酸化アルミニウムゲル	フィルデシン	ビンデシン
				フェアストン	トレミフェン
パンスポリン	セフォチアム	ビノグラック	クロフィブラート	フェジン	含糖酸化鉄
パンスポリンT	セフォチアムヘキセチル	ピノルビン	ピラルビシン	フェナゾール	ウフェナマート
		ピバレフリン	ジピベフリン	フェナゾックス	アンフェナク
パンデル	酪酸プロピオン酸ヒドロコルチゾン	ビフィスゲン	ビフィズス菌	フェナミン	メトキシフェナミン
		ビフィダー	ビフィズス菌		
		ビブラマイシン	ドキシサイクリン	フェノバール	フェノバルビタール
パントール	パンテノール	ヒベルナ	プロメタジン		
パントシン	パンテチン	ヒポカ	バルニジピン	フェマーラ	レトロゾール
ハンプ	カルペリチド	ヒポクライン	ゴナドレリン	フェミエスト	エストラジオール
— ヒ —		ピメノール	ピルメノール	フェリコン	シデフェロン
ヒアレイン	ヒアルロン酸ナトリウム	ヒューマカート	インスリン	フェルデン	ピロキシカム
		ヒューマトロープ	ソマトロピン	フェルビテン	アネトールトリチオン
ビーエスエスプラス	オキシグルタチオン	ヒューマリン	インスリン		
		ヒューマログ	インスリンリスプロ	フェルム	フマル酸第一鉄
ビーガード	モルヒネ			フェロ・グラデュメット	硫酸鉄
ビーゼットシー	ペルフェナジン	ヒュミラ	アダリムマブ		
ビームゲン	組換え沈降B型肝炎ワクチン	ビラセプト	ネルフィナビル	フェロミア	クエン酸第一鉄
		ピラマイド	ピラジナミド	フエロン	インターフェロンベータ
ヒーロン	ヒアルロン酸ナトリウム	ビラミューン	ネビラピン		
		ビリアード	テノホビルジソプロキシル	フオイパン	カモスタット
ビオスミン	ビフィズス菌			フォーレン	イソフルラン
ビオタミン	ベンフォチアミン	ピリナジン	アセトアミノフェン	フォサマック	アレンドロン酸
ビオフェルミン	ビフィズス菌,ラクトミン			フォスブロック	セベラマー
		ピルツシン	クロコナゾール	フォトフリン	ポルフィマー
ビオフェルミンR	耐性乳酸菌	ヒルドイド	ヘパリン類似物質	フォリアミン	葉酸
ビオプテン	サプロプテリン	ヒルトニン	プロチレリン	フォリスチム	フォリトロピンベータ
ビオラクチス	カゼイ菌	ビルトリシド	プラジカンテル		
ビクシリン	アンピシリン	ヒルナミン	レボメプロマジン	フサン	ナファモスタット
ビクシリンS	アンピシリン・クロキサシリン	ピレスパ	ピルフェニドン	フシジンレオ	フシジン酸ナトリウム
		ピレチア	プロメタジン		
ビクリン	アミカシン	ピレンゼール	ピレンゼピン	ブスコパン	ブチルスコポラミン
ビケンHA	インフルエンザHAワクチン	ヒロポン	メタンフェタミン		
		— フ —		フスタギン	シャゼンソウ
ピシバニール	抗悪性腫瘍溶連菌製剤	ファーストシン	セフォゾプラン	フスタゾール	クロペラスチン
		ファイバ	乾燥人血液凝固因子抗体迂回活性複合体	フストジル	グアイフェネシン
ビ・シフロール	プラミペキソール			ブスルフェクス	ブスルファン
ビソO A	プレドニゾロン			ブタミド	トルブタミド
ビスコリン	アスコルビン酸	ファスティック	ナテグリニド	ブテラジン	ブドラジン
ビスダーム	アムシノニド	ファブラザイム	アガルシダーゼベータ	フトラフール	テガフール
ヒスタール	クロルフェニラミン			ブトロパン	ブトロピウム
		ファムビル	ファムシクロビル	ブライアン	エデト酸カルシウムニナトリウム
ビスダイン	ベルテポルフィン	ファルネゾン	プレドニゾロン		
ビスタマイシン	リボスタマイシン		ファルネシル酸エステル	フラグミン	ダルテパリンナトリウム
ビスフォナール	インカドロン酸				

商品名	一般名	商品名	一般名	商品名	一般名
フラジール	メトロニダゾール	プレドネマ	プレドニゾロンリン酸エステルナトリウム	プロプレス	カンデサルタン
プラズマプロテインフラクション	加熱人血漿蛋白			プロペシア	フィナステリド
				プロベラ	メドロキシプロゲステロン酢酸エステル
ブラダロン	フラボキサート	プレドパ	ドパミン		
フラビタン	フラビンアデニンジヌクレオチド	プレビブロック	エスモロール		
		プレペノン	モルヒネ	フロベン	フルルビプロフェン
プラビックス	クロピドグレル	プレマリン	結合型エストロゲン		
フラベリック	ベンプロペリン			プロマック	ポラプレジンク
フランドル	硝酸イソソルビド	プレミネント	ロサルタンカリウム／ヒドロクロロチアジド	プロミド	プログルミド
ブリカニール	テルブタリン			フロモックス	セフカペンピボキシル
プリジスタ	ダルナビル				
フリバス	ナフトピジル	プレラン	トランドラプリル	フロリード	ミコナゾール
プリビナ	ナファゾリン	プロ・バンサイン	プロパンテリン	フロリネフ	フルドロコルチゾン酢酸エステル
ブリプラチン	シスプラチン	フローセン	ハロタン		
プリモボラン	メテノロン	フローラン	エポプロステノールナトリウム	プロルモン	プロトポルフィリンニナトリウム
プリンペラン	メトクロプラミド				
フルイトラン	トリクロルメチアジド	フローレス	フルオレセイン	プロレナール	リマプロストアルファデクス
		プロギノン	エストラジオール吉草酸エステル		
フルービック HA	インフルエンザ HA ワクチン			プロンコリン	マブテロール
		プログラフ	タクロリムス	── ヘ ──	
フルオレサイト	フルオレセイン	プロクリン L	ピンドロール	ベイスン	ボグリボース
フルカム	アンピロキシカム	プロゲデポー	ヒドロキシプロゲステロンカプロン酸エステル	ベータプレシン	ペンブトロール
フルコート	フルオシノロンアセトニド			ベガ	オザグレル
				ベガシス	ペグインターフェロンアルファ-2a
フルスタン	ファレカルシトリオール	プロゲホルモン	プロゲステロン		
		プロコン	ジフェニルピラリン	ベガモックス	モキシフロキサシン
プルゼニド	センノシド				
フルタイド	フルチカゾンプロピオン酸エステル	プロサイリン	ベラプロスト	ヘキストラスチノン	トルブタミド
		プロジフ	ホスフルコナゾール		
				ペキロン	アモロルフィン
フルダラ	フルダラビン	フロジン	カルプロニウム塩化物	ペグイントロン	ペグインターフェロンアルファ-2b
フルツロン	ドキシフルリジン				
フルデカシン	フルフェナジンデカン酸エステル	プロスタール	クロルマジノン酢酸エステル	ペクタイト	L-メチルシステイン
フルナーゼ	フルチカゾンプロピオン酸エステル			ベクタン	トコフェロール酢酸エステル
		プロスタルモン・E	ジノプロストンベータデクス		
		プロスタルモン・F	ジノプロスト	ベサコリン	ベタネコール
ブルフェン	イブプロフェン			ベザトール SR	ベザフィブラート
フルベアン	フルオシノロンアセトニド	プロスタンディン	アルプロスタジル	ベサノイド	トレチノイン
		プロステチン	オキセンドロン	ベシカム	イブプロフェンピコノール
フルマーク	エノキサシン	プロセキソール	エチニルエストラジオール		
フルマリン	フロモキセフ			ベシケア	ソリフェナシン
フルメジン	フルフェナジン	プロタノール	イソプレナリン	ベスタチン	ウベニメクス
フルメタ	モメタゾンフランカルボン酸エステル	プロチアデン	ドスレピン	ベストコール，ベストロン	セフメノキシム
		プロチン	桜皮エキス		
		プロテカジン	ラフチジン	ベストン	ビスベンチアミン
フルメトロン	フルオロメトロン	プロトピック	タクロリムス	ベセルナ	イミキモド
ブレオ	ブレオマイシン	プロナック	ブロムフェナク	ベタナミン	ペモリン
プレグニール	ヒト絨毛性性腺刺激ホルモン	プロニカ	セラトロダスト	ベタフェロン	インターフェロンベータ-1b
		プロノン	プロパフェノン		
プレグランディン	ゲメプロスト	プロパジール	プロピルチオウラシル	ベトネベート	ベタメタゾン吉草酸エステル
フレスミン S	ヒドロキソコバラミン				
		プロパデルム	ベクロメタゾンプロピオン酸エステル	ベトプティック	ベタキソロール
プレセデックス	デクスメデトミジン			ベナ，ベナパスタ	ジフェンヒドラミン
プレタール	シロスタゾール	プロバリン	ブロムワレリル尿素	ベナンバックス	ペンタミジン
ブレディニン	ミゾリビン			ペニシリンGカリウム	ベンジルペニシリンカリウム
プレドニン	プレドニゾロン	プロピタン	フロロピパミド		
		プロフィット	コカルボキシラーゼ	ベニロン-I	乾燥スルホ化人免疫グロブリン

商品名	一般名	商品名	一般名	商品名	一般名
ベネシッド	プロベネシド	ホスミシン	ホスホマイシン	― ミ ―	
ベネット	リセドロン酸	ボスミン	アドレナリン	ミールビック	乾燥弱毒生麻しん
ベネトリン	サルブタモール	ホスレノール	炭酸ランタン		風しん混合ワク
ベネン	トリプロリジン	ボトックス	A型ボツリヌス		チン
ベノキシール	オキシブプロカイン		毒素	ミオカーム	ピラセタム
		ボナロン	アレンドロン酸	ミオカマイシン	ミデカマイシン酢
ベノジール	フルラゼパム	ボプスカイン	レボブピバカイン		酸エステル
ベハイド	ベンチルヒドロクロロチアジド	ホモクロミン	ホモクロルシクリジン	ミオコール	ニトログリセリン
				ミオナール	エペリゾン
ヘパトセーラ	抗HBs人免疫グロブリン	ボラキス	オキシブチニン	ミオピン	ネオスチグミン
		ポララミン	クロルフェニラミン	ミオブロック	パンクロニウム
ヘパフラッシュ	ヘパリンナトリウム			ミカルディス	テルミサルタン
		ポリグロビンN	pH4処理酸性人免疫グロブリン	ミグシス	ロメリジン
ベプシド	エトポシド			ミグリステン	ジメトチアジン
ヘブスブリン	抗HBs人免疫グロブリン	ポリドカスクレロール	ポリドカノール	ミケラン	カルテオロール
				ミコブティン	リファブチン
ヘプセラ	アデホビルピボキシル	ポリフル	ポリカルボフィルカルシウム	ミドリンM	トロピカミド
				ミニプレス	プラゾシン
ヘプタバックス-Ⅱ	組換え沈降B型肝炎ワクチン	ボルタレン	ジクロフェナク	ミノアレ	トリメタジオン
		ポルトラック	ラクチトール	ミノマイシン	ミノサイクリン
ベプリコール	ベプリジル	ボルヒール	フィブリノゲン加第XIII因子	ミフロール	カルモフール
ベブレオ	ペプロマイシン			ミヤBM	酪酸菌
ヘモクロン	トリベノシド	ボレー	ブテナフィン	ミラクリッド	ウリナスタチン
ヘモリンガル	静脈血管叢エキス	ボンアルファ	タカルシトール	ミリステープ	ニトログリセリン
ペラゾリン	ソブゾキサン	ポンシルFP	グリセオフルビン	ミリスロール	ニトログリセリン
ペラプリン	メトクロプラミド	ボンゾール	ダナゾール	ミリダシン	プログルメタシン
ペリアクチン	シプロヘプタジン	ポンタール	メフェナム酸	ミルタックス	ケトプロフェン
ペリシット	ニセリトロール	ボンハッピー	硝酸銀	ミルマグ	水酸化マグネシウム
ベリナートP	ヒトC1-インアクチベーター	ホンパン	ホスフェストロール		
				ミルラクト	チラクターゼ
ベリプラストP	フィブリノゲン加第XIII因子	― マ ―		ミルリーラ	ミルリノン
		マーカイン	ブピバカイン	ミロル	レボブノロール
ペルカミン	ジブカイン	マーゲサンP	ジサイクロミン	― ム ―	
ベルケイド	ボルテゾミブ	マイオザイム	アルグルコシダーゼアルファ	ムイロジン	ベンズブロマロン
ペルサンチン	ジピリダモール			ムコスタ	レバミピド
ペルジピン	ニカルジピン	マイコスポール	ビホナゾール	ムコソルバン	アンブロキソール
ヘルベッサー	ジルチアゼム	マイザー	ジフルプレドナート	ムコダイン	カルボシステイン
ペルマックス	ペルゴリド			ムコフィリン	アセチルシステイン
ベロテック	フェノテロール	マイスタン	クロバザム		
ペングッド	バカンピシリン	マイスリー	ゾルピデム	ムスカルム	トルペリゾン
ベンザリン	ニトラゼパム	マイテラーゼ	アンベノニウム	ムノバール	フェロジピン
ペンタサ	メサラジン	マイリス	プラステロン硫酸エステルナトリウム	― メ ―	
ペンタジン	ペンタゾシン			メイアクト	セフジトレンピボキシル
ベントイル	エモルファゾン				
ベントシリン	ピペラシリン	マイロターグ	ゲムツズマブオゾガマイシン	メイセリン	セフミノクス
ベントナ	マザチコール			メイラックス	ロフラゼプ酸エチル
ベンフィル	インスリン	マキシデックス	デキサメタゾン		
ベンレス	リドカイン	マキシピーム	セフェピム	メイロン	炭酸水素ナトリウム
― ホ ―		マグコロール	クエン酸マグネシウム		
ボアラ	デキサメタゾン吉草酸エステル			メインテート	ビソプロロール
		マクサルト	リザトリプタン	メガキサシン	フレロキサシン
ホーネル	ファレカルシトリオール	マクジェン	ペガプタニブ	メキサン	メトキサミン
		マグラックス	酸化マグネシウム	メキシチール	メキシレチン
ホーリット	オキシペルチン	マスキュラックス	ベクロニウム	メグリン	ヘプロニカート
ホーリン	エストリオール	マブリン	ブスルファン	メサデルム	デキサメタゾンプロピオン酸エステル
ホクナリン	ツロブテロール	マルトス	マルトース		
ホスカビル	ホスカルネット	マロゲン	アカメガシワ		
ポステリザン	大腸菌死菌製剤,大腸菌死菌・ヒドロコルチゾン	マンニットール	D-マンニトール	メサノロン	メスタノロン
				メジコン	デキストロメトルファン

商品名	一般名	商品名	一般名	商品名	一般名
メスチノン	ピリドスチグミン	ユベラ	トコフェロール酢酸エステル	リバロ	ピタバスタチン
メソトレキセート	メトトレキサート			リピディル	フェノフィブラート
メタコリマイシン	コリスチンメタンスルホン酸ナトリウム	ユベラN	トコフェロールニコチン酸エステル	リピトール	アトルバスタチン
				リファジン	リファンピシン
メタボリン	チアミン	ユリーフ	シロドシン	リフラップ	リゾチーム
メタライト	トリエンチン	ユリノーム	ベンズブロマロン	リプル	アルプロスタジル
メタルカプターゼ	ペニシラミン	― ヨ ―		リプレガル	アガルシダーゼアルファ
メチエフ	dl-メチルエフェドリン	ヨウレチン	ヨウ素レシチン		
				リボール	アロプリノール
メチコバール	メコバラミン	― ラ ―		リポクリン	クリノフィブラート
メヂバール	ベメグリド	ラエンネック	ヒト胎盤抽出物		
メチロン	スルピリン	ラキソベロン	ピコスルファート	リボスチン	レボカバスチン
メテナリン	メチルエルゴメトリン	ラクリミン	オキシブプロカイン	リボトリール	クロナゼパム
		ラジカット	エダラボン	リポバス	シンバスタチン
メテバニール	オキシメテバノール	ラシックス	フロセミド	リマクタン	リファンピシン
メデマイシン	ミデカマイシン	ラスチノン	トルブタミド	リマチル	ブシラミン
メテルギン	メチルエルゴメトリン	ラステット	エトポシド	リメタゾン	デキサメタゾンパルミチン酸エステル
		ラックビー	ビフィズス菌		
メトピロン	メチラポン	ラニラピッド	メチルジゴキシン		
メトリジン	ミドドリン	ラボナ	ペントバルビタールカルシウム	リュウアト	アトロピン
メトレート	メトトレキサート			リュープリン	リュープロレリン
メドロール	メチルプレドニゾロン	ラボナール	チオペンタール	リルテック	リルゾール
		ラミクタール	ラモトリギン	リレンザ	ザナミビル
メナミン	ケトプロフェン	ラミシール	テルビナフィン	リンコシン	リンコマイシン
メニレット	イソソルビド	ランダ	シスプラチン	リンデロン	ベタメタゾン，ベタメタゾンリン酸エステル
メバロチン	プラバスタチン	ランタス	インスリングラルギン		
メファキン	メフロキン	ランツジール	アセメタシン	リンデロンDP	ベタメタゾンジプロピオン酸エステル
メプチン	プロカテロール	ランデル	エホニジピン		
メブロン	エピリゾール	ランドセン	クロナゼパム		
メリシン	ピブメシリナム	ランプレン	クロファジミン	リンデロンV	ベタメタゾン吉草酸エステル
メリスロン	ベタヒスチン	― リ ―			
メルカゾール	チアマゾール	リーゼ	クロチアゼパム	リンフォグロブリン	抗ヒト胸腺細胞ウマ免疫グロブリン
メルビン	メトホルミン	リーマス	炭酸リチウム		
メレックス	メキサゾラム	リウマトレックス	メトトレキサート		
メロペン	メロペネム	リオレサール	バクロフェン	リンラキサー	クロルフェネシン
メンタックス	ブテナフィン	リカマイシン	ロキタマイシン	― ル ―	
メンドン	クロラゼプ酸二カリウム	リコネイト	血液凝固第Ⅷ因子	ルーラン	ペロスピロン
				ルジオミール	マプロチリン
		リコモジュリン	トロンボモデュリンアルファ	ルシドリール	メクロフェノキサート
― モ ―					
モーバー	アクタリット	リザベン	トラニラスト	ルテウム	プロゲステロン
モービック	メロキシカム	リスパダール	リスペリドン	ルトラール	クロルマジノン
モーラス	ケトプロフェン	リスミー	リルマザホン	ルネトロン	ブメタニド
モダシン	セフタジジム	リズミック	アメジニウム	ルパトレン	モペロン
モディオダール	モダフィニル	リスモダン	ジソピラミド	ルピアール	フェノバルビタール
モニラック	ラクツロース	リゾティア	リゾチーム		
モノフィリン	プロキシフィリン	リタリン	メチルフェニデート	ルブラック	トラセミド
モヒアト	モルヒネ・アトロピン			ルボックス	フルボキサミン
		リツキサン	リツキシマブ	ルリコン	ルリコナゾール
― ユ ―		リドーラ	オーラノフィン	ルリッド	ロキシスロマイシン
ユーエフティ	テガフール・ウラシル	リドメックス	吉草酸酢酸プレドニゾロン		
ユービット	尿素(^{13}C)			― レ ―	
ユーロジン	エスタゾラム	リノコート	ベクロメタゾンプロピオン酸エステル	レイアタッツ	アタザナビル
ユナシン	スルタミシリン			レキソタン	ブロマゼパム
ユナシン-S	アンピシリン・スルバクタム			レギチーン	フェントラミン
		リパオール	ジクロロ酢酸ジイソプロピルアミン	レキップ	ロピニロール
ユニフィルLA	テオフィリン			レクシヴァ	ホスアンプレナビル
ユニプロン	イブプロフェン				

商品名	一般名	商品名	一般名	商品名	一般名
レクチゾール	ジアフェニルスルホン	レベトール	リバビリン	ロコイド	ヒドロコルチゾン酪酸エステル
レクトス	ジクロフェナク	レベニン	耐性乳酸菌	ロコルナール	トラピジル
レグパラ	シナカルセト	レベミル	インスリンデテミル	ロセフィン	セフトリアキソン
レザフィリン	タラポルフィンナトリウム	レボトミン	レボメプロマジン	ロドピン	ゾテピン
レスキュラ	イソプロピルウノプロストン	レミカット	エメダスチン	ロナセン	ブロナンセリン
レスクリプター	デラビルジン	レミケード	インフリキシマブ	ロバキシン	メトカルバモール
レスタス	フルトプラゼパム	レラキシン	スキサメトニウム	ロピオン	フルルビプロフェンアキセチル
レスタミン	ジフェンヒドラミン	レリフェン	ナブメトン	ロプレソール	メトプロロール
レスプレン	エプラジノン	レルパックス	エレトリプタン	ロペミン	ロペラミド
レスミット	メダゼパム	レンドルミン	ブロチゾラム	ロメット	レピリナスト
レスミン	ジフェンヒドラミン	—— ロ ——		ロメパクト	ロメフロキサシン
レスリン	トラゾドン	ロイケリン	メルカプトプリン	ロメフロン	ロメフロキサシン
レダコート	トリアムシノロン,トリアムシノロンアセトニド	ロイコプロール	ミリモスチム	ロラメット	ロルメタゼパム
		ロイコボリン	ホリナートカルシウム	ロルカム	ロルノキシカム
		ロイコン	アデニン	ロルファン	レバロルファン
レダマイシン	デメチルクロルテトラサイクリン	ロイスタチン	クラドリビン	ロレルコ	プロブコール
		ロイナーゼ	L-アスパラギナーゼ	ロンゲス	リシノプリル
		ローガン	アモスラロール	—— ワ ——	
レトロビル	ジドブジン	ローコール	フルバスタチン	ワーファリン	ワルファリン
レナジェル	セベラマー	ローヘパ	パルナパリンナトリウム	ワイテンス	グアナベンズ
レニベース	エナラプリル			ワイドシリン	アモキシシリン
レバイデン	肝臓加水分解物	ローモリン	レピパリンナトリウム	ワイパックス	ロラゼパム
レバチオ	シルデナフィル	ロカルトロール	カルシトリオール	ワゴスチグミン	ネオスチグミン
レビトラ	バルデナフィル	ロキシーン	プリジノール	ワコビタール	フェノバルビタールナトリウム
レプチラーゼ	ヘモコアグラーゼ	ロキソニン	ロキソプロフェン	ワソラン	ベラパミル
レペタン	ブプレノルフィン			ワンアルファ	アルファカルシドール

索引

欧文索引

数字

1-コンパートメントモデル　22, 28
　── 0次吸収（点滴静注）　43
　── 1次吸収　43
　── 静脈内瞬時投与　43
2-コンパートメントモデル　22
　── 0次吸収（点滴静注）　43
　── 1次吸収　43
　── 静脈内瞬時投与　43
5-フルオロウラシル　254

ギリシャ文字

a-メチルドパ　277
β-ラクタム抗菌薬　84
β 遮断薬　146, 150
　── による呼吸器系副作用　158
　── の呼吸器系副作用低減　166
　── の心選択性　160
　── の薬物作用の予測方法　165
　── の離脱症状のメカニズム　348

A

ABC トランスポーター　98, 118
ABCC2　100
absorption　74
absorption rate constant　30
ACE 阻害薬　178
AIC　26, 40
Akaike's Information Criterion　26, 40
APTT　181
area under the concentration curve　34
area under the curve　64
AUC　34, 64

B

BA　34
BBB　126
　── を介した輸送　129
BBB 透過クリアランス　131
BCRP　85
BCSFB　126, 128
　── を介した輸送　130
BEI　102, 133
bioavailability　34, 75
blood flow-limited　15
B_{max}，最大結合量　58
Brodie　83
BUI 法　132

C

Caco-2 細胞　87
carrier-mediated transport　78
cell membrane　76
channel　77
clearance-limited　15
CL_H　18
$CL_{H,int}$　18
CL_{nr}　18
CL_r　17
CL_{tot}　17
Cockcroft & Gault 式　177
competitive inhibition　53, 80
concentration ratio　61
concentration-response relationship　38
concentration-response surface　47
convective transport　82
COX-1　298
CR, 濃度比　61
CYP　36, 107
CYP1A2　70, 108, 240, 266
CYP2A6　255
CYP2B6　70
CYP2C19　68, 108, 240
CYP2C9　67, 108, 239, 240
CYP2D6　70, 108, 293
CYP3A　87
CYP3A4　67, 70, 107, 240, 241, 258, 262, 263
　── の阻害, グレープフルーツジュース　37

D

D-グルコース　80
d-クロルフェニラミンマレイン酸塩　375
D-フルクトース　80
D_2 レセプター占有率　366
deconvolution　32
deep compartment　32
distributed model　106
distribution volume　20
dispersion model　106
dose ratio　61
DPD　109
DR, 用量比　61
DSST　208

E

effect compartment model　41
elimination half-life　28
elimination rate constant　28
endocytosis　78, 81
ex vivo 反転腸管法　87
exocytosis　81

F

Fa, 消化管吸収率　65

Fick's first law　78
first-pass effect　34, 75
flip-flop　33
fluid mosaic model　76
flux　79
f_m, 寄与率　65
FMO　109
full agonist　59
full antagonist　59

G

GFR　121

H

Helicobacter pylori(*H. pylori*)　153
H^+, K^+-ATPase　7, 153
HMG-CoA 還元酵素阻害薬　72
hysteresis　40

I

in site 試験　48
in situ ループ法　87
in vitro 試験　3, 48
　——, 腎動態解析　125
　——, タンパク結合率の測定法　56
in vitro チャンバー法　87
in vivo 試験　3, 48
　——, 腎動態解析　124
　——, 代謝反応の評価法　113
　——, タンパク結合率の測定法　56
in vivo における薬理作用の発現　38
in vivo 評価系　102
indirect model　44
inhibitor　80
inhibitory constant　65
integral protein　77
inverse agonist　59
IVIVE　140

J

Jusko　41

K

KCN　80
K_d 値　12
　——, 解離定数　58
k_e, 消失速度定数　29
$k_{on}-k_{off}$ モデル　45
K_p 値　138

L

Langmuir 型の関係式　136
LBM　27
lean body mass　27
linear　16
linear model　38
lipid bilayer　76
log-linear model　40
LST-1　72
LUI 法　102
$_L$-グルタミン　223

M

mechanism based inhibition(MBI)　53, 54, 69
membrane permeation　76
membrane protein　76
membrane spanning domain　77
MRP　85
MRP2　100, 179

N

N-アセチルガラクトサミン　77
N-アセチルグルコサミン　77
N-アセチルトランスフェラーゼ　110, 112
Na^+/K^+-ATPase　79
NATs　110
nH　63
Nicolson　76
noncompetitive inhibition　53
non-linear　16
non-linear least square method　31
non-linearity　81
NPT　96
NTCP　96

O

OAT　96
OATP　96, 179
OATP トランスポーター　101
OATP-C　72
OATP1B1　72, 97
　—— の遺伝子多型　98
OATP1B3　97
OATP2B1　97
OCT　96
OCTN　96
OST　96

P

paracellular route　82

parallel tube model　15, 73
partial agonist　59
partial antagonist　59
passive diffusion　78
PD parameters　38
PEPT1　84
permeability surface area product　79
PET　134
P-glycoprotein(P-gp)　70, 84, 118
phagocytosis　81
pharmacodynamic drug interactions　63
pharmacodynamic parameters　38
pharmacokinetic drug interactions　63
pH-partition hypothesis　83
pinocytosis　81
PK に基づく相互作用の回避　210
PM　67
poor metabolizer　67
positive cooperativity　63
PS product　79
PT　181
P 糖タンパク質　36, 70, 84, 87, 97, 118
P 糖タンパク質阻害効果, マクロライド系抗菌薬による　252

Q

QT 間隔の延長　362

R

R_{tot}, 受容体総量　58
RAF 法　102
rapid equilibrium　28
receptor　77

S

saturation　80
Sheiner　41
sigmoid E_{max} model　40
simple diffusion　75
Singer　76
sink condition　79
SJW　70
SLC トランスポーター　118
SNP　98
SNRI　293, 354, 383
solvent drag　82
specificity　80
SPECT　134
SSRI　293, 294, 354, 380, 381
SULTs　110
surface protein　77

索引 407

T

t₁/₂ 3
TDM 30
TdP 362
TDS 89
therapeutic drug monitoring 30
tissue uptake index 法 139
torsades de pointes 362
TPMT 109
transcellular route 82
transdermal delivery system 89
transdermal therapeutic system 89
transport 76
transporter 76, 77
TTS 89
tube model 105
TUI 139

U

UDP-グルクロン酸転位酵素 110
UGTs 110
uncompetitive inhibition 53
uphill transport 80

V

VB_{12} 80
V_d 20

W

well-stirred model 15, 52, 73, 105

和文索引

あ

アーチスト 296, 342
アーテン 144
赤池の情報量基準 26, 40
アカルボース 154
アゴニスト 143, 145
アコレート 144
アザセトロン 85, 305
アシクロビル 2
アジスロマイシン 244
アシノン 223
アズノール 223
アスパロン 223
アスピリン 86, 154, 180-185
アスピリン作用 296
　――の PK/PD モデル解析 182
アスプール 145
アスペノン 275, 277, 282, 362
アズレンスルホン酸ナトリウム 223
アズレンスルホン酸ナトリウム＋L-
　グルタミン 223, 238
アズロキサ 223
アセタゾラミド 154
アセタノール 159, 162
アセチルコリン 145, 289
アセチルコリン放出促進作用 289
アセトアミノフェン 242
アセトヘキサミド 239
アセナリン 277
アゼプチン 380
アセブトロール 85, 159, 162, 336
アゼルニジピン 234
アダラート 180, 330, 337
アップレギュレーション 349
アデニル酸シクラーゼ 186
アテノロール 144, 152, 159, 162, 336, 343, 344, 348
アトルバスタチン 154, 234
アドレナリン α レセプター 145
アドレナリン α₁ レセプター遮断薬 145, 309, 312, 378
アドレナリン α₁ レセプター遮断作用による起立性低血圧 146
アドレナリン β₂ レセプターアゴニスト 145
アトロピン 86, 87, 289
アニマルスケールアップ 170
アネオール 271
アネキセート 144
アバン 277
アビリット 223
アプリンジン 275, 277-279
アプレース 223
アプレゾリン 180
アフロクアロン 236
アベロックス 213, 224, 271
アポ酵素 111
アポプロン 277
アミオダロン 277-279, 362
アミカシン 214
アミトリプチリン 277, 288, 289, 291, 382
アミノフィリン 154
アムロジピン 2, 277, 279, 333
アムロジン 176, 177
アメジニウム 145
アモキサピン 277-279
アモキサン 277
アモキシシリン 117
アリセプト 154
アルギン酸ナトリウム 223
アルサルミン 189, 191, 214, 224, 347, 352
アルタット 223
アルドメット 277
アルブミン 117
アルプラゾラム 234
アルミニウム 212, 213
アルロイド G 223
アレジオン 380
アロカ 223
アロチノロール 351
アロフト 236
アロプリノール 154
アロメトリックモデル 171
アンカロン 277
アンジオテンシン変換酵素阻害薬 178
　――の適正使用 177
アンジオテンシン・レセプター遮断薬 314
アンタゴニスト 143, 144
安定性 75
アンピシリン 117, 327
アンピシリン坐剤, 小児用 90
アンプラーグ 144
アンブロキソール 334
アンベノニウム 154, 289

い

イーディー-ホフステー・プロット 50, 54
胃, 構造と機能 81
イスコチン 241
イソクスプリン 145
イソプレナリン 145
イソボログラム 47

い

イデベノン 277
遺伝子発現系，代謝酵素の 113
イトプリド 277
イトラコナゾール 229, 230, 239, 250
イトリゾール 229
胃内容物排出時間 87
胃内容物排泄速度 86
イヌリン 91, 117
イノバン 145, 384
イブプロフェン 154, 296
イマチニブ 154
イミグラン 145
イミプラミン 277, 289, 294, 354, 382
イミペネム・シラスタチンナトリウム 244
イムラン 261
医薬品の投与ルート 2
イリノテカン 154
イルソグラジン 223
飲細胞作用 81
インジナビル 234
インターフェロン α-2b 193
インダシン 154
インテグレイティッドモデル 167
 ―― の応用 170
インテグレーション・プロット 139, 140
インテバン 326
インデラル 144, 158, 159, 162, 336, 347, 352
インドメタシン 154, 326, 327
イントロン A 193
インプロメン 277

う

ウインタミン 277
ウガロン 223
うつ状態 343
ウテメリン 145
ウラピジル 310, 312
ウリナスタチン 154
ウルグート 223
ウルソ 193
ウロガストロン 223

え

影響因子，消化管吸収への 86
エースコール 177, 178, 180
エカベト 223
エグアレン 223
エクソサイトーシス 81
エスタゾラム 321
エタフェノン 279
エチゾラム 180, 321, 323

エチルモルヒネ 145
エトポシド 154
エトラビリン 234
エナラプリラート 178
エナラプリル 154, 177-179
エノキサシン 212, 214, 219, 221, 224-226, 269-271
エバスチン 234, 303, 376
エバステル 303, 376
エパテック 271
エバミール 232
エパルレスタット 154
エピネフリン 384
エフェドリン 86
エフオーワイ 154
エブトール 241
エフピー 154, 189-191
エプレレノン 234
エペリゾン 236
エボザック 145, 288
エリスロマイシン 70, 234, 244
エルゴタミン 234
遠位尿細管 116
塩酸エチルモルヒネ 145
塩酸シプロフロキサシン 210
塩酸ナロキソン 144
塩酸モルヒネ 145
エンドキサン 277
エンドサイトーシス 81
エンプロスチル 223

お

オイグルコン 144
オーラップ 234
オキサトミド 275, 277-279
オキシブチニン 144, 279, 283, 390
オクスプレノロール 152, 159, 162
オザグレル 154
悪心・嘔吐，抗癌剤による 305
オゼックス 213, 224, 271, 274
オテラシルカリウム配合剤 254
オノン 144, 334
オビソート 145
オフロキサシン 212, 214, 219, 221-227, 270, 271
オメプラール 7, 154, 155, 223
オメプラゾール 5, 7, 154-156, 223
オメプラゾン 223
オランザピン 70, 265, 300, 302, 365, 373
オルヂス 271
オルノプロスチル 223
オルメサルタンメドキソミル 254
オルメテック 144
オンダンセトロン 85, 144, 277

か

カイトリル 144
解離定数 12, 58, 148
カイロック 223
ガスター 176, 177, 204, 223
ガストローム 223
ガストロゼピン 144, 223
ガスモチン 145, 283, 354, 359
ガスロン N 223
カタレプシー 277
ガチフロ 212, 224, 271
ガチフロキサシン 212, 215, 216, 219, 221, 224-226, 270, 271
活性化部分トロンボプラスチン時間 181
活性炭吸着法 136
ガナトン 277
ガバペン 129
ガバペンチン 129
カピステン 271
カフェルゴット 234
カプトプリル 154
カプトリル 154
カプリン酸ナトリウム 90
ガベキサート 154
カムリード 223
カモスタット 154
ガラクトース 77
カリメート 176, 177
過量服用 192
カルシウム含有の製剤 212
カルシウム拮抗薬 330
カルスロット 275, 277, 282
カルテオロール 144
カルデナリン 144, 309
カルナクリン 176, 177
カルバマゼピン 234, 239
カルビスケン 2, 159, 162
カルビドパ 154
カルブロック 234
カルベジロール 342, 345
カルモフール 254
ガレノキサシン 213, 215, 219, 225, 271
肝アベイラビリティ 35
眼吸収，薬物の 91
肝クリアランス 18, 19
肝固有クリアランス 18
肝細胞膜小胞 102
肝実質細胞 92
肝実質細胞内代謝過程 97
肝実質細胞内取り込み過程 95
肝障害 189
間接効果モデル 44
完全活性薬 59
完全拮抗薬 59

乾燥水酸化アルミニウムゲル　213
カンデサルタンシレキセチル　314
肝動態関連トランスポーター　98
肝動脈　92
眼軟膏　91

き

キニーネ　250
キニジン　85, 234, 250
キネダック　154
キネティクス
　——, 膜透過が遅い場合　139
　——, 膜透過が速やかな場合　138
キノロン系抗菌薬　87
ギメラシル　254
逆アゴニスト　59
ギャバロン　236
吸収　74
　—— の速度論　83
吸収速度定数　30
牛乳　212
競合阻害　53, 80
競合的拮抗薬　60
狭心症　343
起立性低血圧, アドレナリン α_1 レセプター遮断作用による　146
キレート, 金属イオンと　212, 213
近位尿細管　116
金属カチオン　213, 214, 222
金属カチオン含有消化性潰瘍用薬　210

く

クアゼパム　321
クエチアピン　144, 302, 365, 367, 373, 374, 387
汲み出し型トランスポーター　84
クラスト　223
グラニセトロン　144
クラビット　212, 224, 271, 273
グラマリール　277
クラリス　243
クラリスロマイシン　234, 243
クリアランス　13
　—— の活用法　18
　—— の算出法　17
グリクラジド　239
グリセオフルビン　86
グリベック　154
グリベンクラミド　144, 239, 389
クリンダマイシン　211, 214
グルクロン酸鉄　211
グルコバイ　154
グルタチオン-S-トランスフェラーゼ　112
グルミン　223

クレアチニンクリアランス　19, 178
グレースビット　213
グレープフルーツジュース　70, 258
グレーマビット　271
クレボプリド　223
クレンブテロール　338
クロキサシリン　117
クロザピン　373
クロダミン　144
クロチキセン　277
クロピドグレル　70
クロラゼプ酸二カリウム　383
クロルフェニラミン　144
クロルフェネシン　236
クロルプロチキセン　277
クロルプロマジン　277, 289, 302

け

経細胞輸送経路　82
ケイ酸アルミニウム　212
経肺吸収, 薬物の　90
経皮吸収, 薬物の　88
経鼻吸収, 薬物の　90
経皮治療システム　89
傾眠, ヒスタミン H_1 レセプター遮断作用による　146
血液中での薬物の分布　134
血液中薬物濃度　2
　—— と作用の関係　2
　—— と時間　2
血液脳関門　126
血液脳脊髄液関門　126, 128
血球移行の評価　137
結合タンパク　56
血漿中タンパク非結合型分率　56
　—— の測定法　135
血小板凝固機能障害による出血, アスピリン長期服用による　181
血中濃度時間曲線下面積　34, 64
血中濃度上昇の予測, 競合的阻害薬による　64
血流律速　15, 85
ケトチフェン　338
ケトプロフェン　271
ゲファニール　223
ゲファルナート　223
ゲフィチニブ　234
ケルナック　223
ケルロング　334, 336
限外濾過法　135
　——, タンパク結合率の測定法　56

こ

抗うつ薬　354
効果コンパートメントモデル　41
口渇, SSRIによる　380

口渇・尿閉, ムスカリン性アセチルコリンレセプター遮断作用による　146
口腔カンジダ症　238
口腔乾燥症改善薬　290
口腔吸収, 薬物の　91
口腔粘膜付着性製剤　91
高血圧　177, 334, 343
抗血小板作用　181
抗コリン作動薬　87, 289
抗コリン作用　283
　—— を有する薬剤　289
酵素との相互作用　153
抗パーキンソン病薬　366
抗不安薬　320
高プロラクチン血症　372
高プロラクチン血症治療　318
コートリル　144
呼吸器系副作用, β 遮断薬による　158
個人間変動
　——, 体内動態に関係した　11
　——, 薬物作用に関係した　11
コニール　5, 330
コバシル　34, 204
固有クリアランス律速　15
コランチル　210, 222
コリンエステラーゼ阻害薬　289
コリン作動薬　289
コンスタン　342
コンパートメント　22
コンパートメントモデル　22

さ

サイトテック　223
細胞間隙経路　82
細胞膜　76
細胞膜小胞法, 腎動態解析　125
ザイロリック　154
サキナビル　234
ザフィルルカスト　144
サフラジン　154
ザルトプロフェン　271
サルブタモール　145
サルポグレラート　144
酸化　106
酸化的代謝反応　95
酸化マグネシウム　210, 214
　——・水酸化アルミニウムゲル製剤　210
三環系抗うつ薬　146, 289
ザンタック　144, 223
サンドイッチ培養肝細胞　102
サンピロ　144

し

ジアゼパム　145
シアノコバラミン　80
シアル酸　77
シェーグレン症候群　288
ジェニナック　213, 271
時間
　――，血液中薬物濃度と　2
　――，標的部位における薬物濃度と
　　4
ジギトキシン　85, 117, 154
糸球体　116
糸球体輸出細動脈　116
糸球体濾過　115, 117
糸球体濾過速度　121
シグモイド E_{max} モデル　40
シグモイド曲線　57
シクロオキシゲナーゼ　182, 185
シクロスポリン　85, 234, 261-263
シクロホスファミド　277, 279, 306
ジクロフェナク　271, 297
ジゴキシン　85, 117, 154, 237, 243
ジゴシン　154, 243
シサプリド　277, 279, 289
脂質異常症　343
脂質二重層　76
シスプラチン　305, 306
ジスルフィラム　154
ジソピラミド　362, 363
シタフロキサシン　213, 215, 219, 225, 271
ジニトロフェノール　80
ジヒデルゴット　234
ジヒドロエルゴタミン　234
ジヒドロピリジン　234
ジヒドロピリミジンデヒドロゲナーゼ　109
ジピリダモール　237
ジフェンヒドラミン　144
ジプレキサ　265, 300
シプロキサン　201, 210, 212, 222, 224, 271
シプロフロキサシン　201, 202, 210-212, 214, 215, 219, 221, 224-226, 234, 270, 271
シメチジン　130, 144, 223, 224
集合管　116
重質酸化マグネシウム　215, 254
受動拡散　78, 118
受容体結合理論　57
受容体との相互作用　143
瞬時平衡　28
消化管アベイラビリティ　36
消化管外吸収，薬物の　88
消化管吸収機構　82
消化管吸収促進，クラリスロマイシンによる　247
消化管吸収，薬物の　81
　――の律速段階　85
　――への影響因子　86
消化管内 pH　86
消化管における代謝　114
消化管分泌液　86
硝酸イソソルビド　89, 91
消失速度定数 k_e　28, 29
消失の非線形性　32
消失半減期　28, 29
脂溶性薬物の膜透過　77
小腸，構造と機能　81
生薬エキス製剤　223
初回通過効果　34, 75, 92
食細胞作用　81
除脂肪体重　27
ジルチアゼム　277, 279
ジルテック　132, 192, 193
シルデナフィル　154, 234
シルド・プロット　61, 62
シロスタゾール　154, 181
シロドシン　312
腎外クリアランス　18
腎外クリアランス阻害，クラリスロマイシンによる　250
腎灌流法　125
腎機能低下　176
シンク条件　79
腎クリアランス　17, 121, 124
シンシチオトロホブラスト細胞　141
心室性不整脈　362
腎小体　116
腎組織抽出法　125
腎動態解析，薬物の　123
シンナリジン　278, 279
腎排泄機構　117
腎排泄機能の解析　121
腎排泄阻害，ジゴキシンによる　246
腎排泄，薬物の　115
シンバスタチン　72, 154, 234
腎皮質組織切片法　125

す

水酸化アルミニウム　210, 215
　――，水酸化マグネシウム製剤　215
水酸化アルミニウムゲル　86, 214
　――・水酸化マグネシウム　213
水酸化マグネシウム／アルミニウム懸濁液　210
錐体外路症状，ドパミン D_2 レセプター遮断作用による　146
睡眠障害　342
水溶性薬物の膜透過　77
スオード　213, 224, 271
スキャッチャード・プロット　61, 62
スクラルファート　211-215, 227
スコポラミン　89, 289
ストガー　223
ストップ・フロー法，腎動態解析　124
スパラ　213, 224, 271, 274, 362
スパルフロキサシン　213, 215, 219, 224-226, 271, 362, 363
スピペロン　144
スピロノラクトン　244, 250
スピロピタン　144
スピロペント　338
ズファジラン　145
スフィンゴミエリン　77
スマトリプタン　145
スルピリド　145, 223, 276, 277, 279, 383
スルピリン　270
スローケー　243

せ

正の協働性　63
生物学的利用率　75
セイヨウオトギリソウエキス　262
セクトラール　336
セチリジン　132, 192-194, 197
舌下錠　91
セトラキサート　223
セビメリン　145, 288, 291
セファレキシン　100
セファロスポリン系抗菌薬　87
セフェピム　214
セフォゾプラン　244
セフォペラゾン　100
セフジニル　87, 192, 193, 196
セフゾン　192, 193
セフトリアキソン　211
セラトロダスト　144
セララ　234
セリバスタチン　234
セリプロロール　336
セルシン　145
セルテクト　275, 277, 282
セルトラリン　354
セルベックス　207, 209, 223, 296, 380
セレキノン　277
セレギリン　154, 189-191, 234
セレクトロール　336
セレネース　144, 277, 300, 372
セレベント　337
セロクエル　144, 367, 374, 387
セロケン　159, 162, 336
セロトーン　305

索引　411

セロトニン・ノルアドレナリン再取り込み阻害薬　354
セロトニン 5-HT$_{2A}$ レセプター遮断作用　300
セロトニン 5-HT$_3$ レセプター遮断薬　305
線形　16
線形分布　134
線形モデル　38
全身クリアランス　13, 17-19
全身血漿クリアランス　17
全身の分布容積　20
選択的セロトニン再取り込み阻害薬　354, 381
先天性 QT 間隔延長症候群　362
セント・ジョーンズ・ワート　70, 261
前立腺肥大症　343

そ

臓器クリアランス　13
臓器固有クリアランス　14
臓器の分布容積　21
相互作用
――, 肝取り込み律速型の肝消失における　71
――, 受容体との　143
――, 薬物代謝阻害に基づく　64
――の個人差　67
相互作用パラメーター
――, 薬物作用を担う機能タンパク質との　57
――, 薬物動態を担う機能タンパク質との　48
ゾーミッグ　145
阻害強度依存　65
阻害定数 K$_i$　65
――の解釈　67
阻害薬　80
阻害薬濃度の推定　66
促進拡散　79
測定法, 血漿中タンパク非結合分率の　135
側底膜　116
速度論, 吸収の　83
組織-血液濃度比　138, 169
――と分布容積　170
組織移行性　56
ゾビクロン　321
ゾビラックス　2
ソファルコン　223
ゾフラン　144, 277
ゾルピデム　320
ソルベントドラッグ　82
ゾルミトリプタン　145
ソロン　223

た

ターンオーバー　69, 349
第 0 相反応　95
――, 胆汁中排泄機構　95
第 1 相反応　95
――, 胆汁中排泄機構　97
第 2 相反応　95
――, 胆汁中排泄機構　97
第 3 相反応　95
――, 胆汁中排泄機構　97
ダイアモックス　154
大うつ病　354
代謝
――, 肝臓での　102
――, 消化管での　102
代謝回転　69, 349
代謝酵素の遺伝子発現系　113
代謝酵素の誘導　55
代謝調節型レセプター　163
代謝反応の評価法　111
体重増加, 非定型抗精神病薬による　387
対数線形モデル　40
大腸, 構造と機能　82
体内動態に関係した個人間変動　11
胎盤透過　141
ダウンレギュレーション　349
多価金属イオン含有製剤　212
タガメット　130, 144, 223
ダカルバジン　306
タクロリムス　67, 85, 137, 234, 263
タケプロン　154, 155, 223
多コンパートメントモデル　29
タバコ　265
タムスロシン　144, 145, 312
ダラシン　211
タリノロール　85
タリビッド　212, 224, 271
ダルナビル　234
単回灌流法　87
炭酸カルシウム　214, 215
炭酸水素ナトリウム　86
胆汁酸依存的胆汁分泌　93
胆汁酸非依存的胆汁分泌　93
胆汁中排泄, 薬物の　94
胆汁中排泄機構, 薬物の　95
胆汁中分泌過程　95
単純拡散　75, 78, 95, 115, 118
担体輸送　79
胆嚢胆汁　93
タンパク結合の飽和　136
単離尿細管微小灌流法　125

ち

チアトン　362

チアプリド　276-279
チアマゾール　154
チウラジール　154
チオチキセン　277
チオプリン S-メチルトランスフェラーゼ　109
チクロピジン　70, 154, 180, 181
――の抗血小板作用の PK/PD モデル解析　186
チザニジン　234
腟吸収, 薬物の　91
チトクローム P450　103, 107, 239
チトクローム P450 系代謝酵素　87
チトクローム P450 2C9　239
チミペロン　277
チモプトール　159, 162, 337, 338
チモロール　91, 152, 159, 162, 338
チモロール点眼剤　337
チャネル　77
超遠心法　136
腸肝循環　93
腸内細菌活性阻害, マクロライド系抗菌薬による　245
直腸吸収, 薬物の　89
沈降炭酸カルシウム　215

つ

ツプロフキサシン　211
ツボクラリン　144
ツムラ六君子湯　380

て

ティーエスワン　254
定型抗精神病薬　300
テオドール　334
テオフィリン　70, 334, 338
テガフール　254
テガフール・ウラシル配合剤　254
デキサメタゾン　234
デクス　223
デクスメデトミジン　145
デコンボリューション　32, 327
デジレル　380
デスモプレシン　90
デスラノシド　117
鉄剤　212
テトラサイクリン　87
テトラサイクリン系抗菌薬　86
テノーミン　144, 159, 162, 336
デパケン　154, 204-206
デパス　180, 323, 342
テプレノン　223
デプロメール　277
テマゼパム　242
テマフロキサシン　224
テモカプリラート　178

と

テモカプリル 177-179
テラゾシン 144, 145, 310, 312
テルグリド 145, 317
テルネリン 234
テルミサルタン 314
テルロン 145, 317
点眼 91

透析による薬物の除去 27
ドキサゾシン 144, 309, 312
ドキシフルリジン 254
ドキソルビシン 85
特異性 80
ドグマチール 223, 277, 380, 383
トスキサシン 213, 224, 271
トスフロキサシン 213, 215, 219, 224-226, 271
ドセタキセル 85, 234
ドネペジル 154
ドパミン 145, 384
ドパミン D_2 レセプターアゴニスト 317
ドパミン D_2 レセプター遮断作用 300
——による錐体外路症状 146
ドパミン D_2 レセプター遮断薬 145
トフラニール 277, 294, 354, 359
トポテシン 154
ドラール 320
トラクリア 144
トラサコール 159, 162
トラゾドン 294, 354, 382
トランスポーター 76, 77, 115
トランスポーター発現系 101
トリアゾラム 145, 207, 208, 229, 230, 234, 241, 321
トリアムシノロンアセトニド 91
トリアムテレン 237
鳥肌発現, SNRI による 383
トリプタノール 277, 288
トリフロペラジン 277
トリヘキシフェニジル 144
トリメブチン 277, 279
トリラホン 277
トルサード・ド・ポアント 362
トルソプト 341
ドルゾラミド 341
トルブタミド 144
トレドミン 294, 383
トロキシピド 223
トロペロン 277
トロンボキサン A_2 182, 184
トロンボキサン B_2 182-184
ドンペリドン 144, 145, 276-279

な

ナーベン 277
内活性 59
内在性タンパク質 77
ナウゼリン 144, 277, 282, 380
ナドロール 152, 351
ナパノール 271
ナフトピジル 144, 294
ナロキソン 144

に

ニカルジピン 330
ニザチジン 223
ニソルジピン 234, 258
ニトラゼパム 321
ニトログリセリン 88, 91
ニトロペン 296
ニフェジピン 234, 330
ニプラジロール 351
ニューキノロン系抗菌薬 201, 210, 217, 269, 363
ニューロタン 144
尿細管 116
尿細管再吸収 115, 118
尿細管分泌 115, 117
尿中排泄速度 122
尿閉, ムスカリン性アセチルコリンレセプター遮断作用による 146
ニルバジピン 234
認知機能試験 208

ね

ネオーラル 261
ネオスチグミン 289
ネオドパストン 189, 191
ネオフィリン 154
ネフロン 116, 122
眠気 375

の

ノイエル 223
脳関門の構造 126
脳関門を介した薬物輸送 129
脳灌流法 132
脳組織中/血漿中薬物濃度比 132
能動輸送 79
濃度作用関係 38
濃度作用曲面 47
濃度反応曲線 57
脳における薬物の動き 128
脳微小透析法 133
脳分布容積, 非結合型薬物の 132
脳への分布 126

脳マイクロダイアリシス法 131
ノズレン 223
ノックビン 154
ノバミン 277
上り坂輸送 80
ノルトリプチリン 291, 382
ノルバスク 2, 234, 277
ノルフロキサシン 210, 212, 214, 215, 219, 221, 224-226, 270, 271

は

パーキン 144
パーキンソニズム 275, 389
パーキンソン病患者 365
パーソナリティ障害 323
ハーフジゴキシン 362
パーロデル 145
バイアグラ 154
バイオアベイラビリティ 34, 75
ハイスループットスクリーニング 88
排泄
——, 肝臓での 92
——, 腎臓における 115
バイナス 144
排尿障害, 前立腺肥大に伴う 294, 312, 378
ハイブリッドモデル 172
バイミカード 234, 258
培養腎上皮細胞法 126
パキシル 294, 380
バクシダール 212, 224, 271
パクリタキセル 85
バクロフェン 236
刷子縁膜 116
パズフロキサシン 270
バソメット 144
バッカル錠 91
バップフォー 277, 389
パナルジン 154, 180, 204
パニック障害 343
バファリン 180, 296
パリエット 154, 223
ハルシオン 145, 207, 209, 229, 234, 241
バルデナフィル 154, 234
ハルナール 144, 312, 342
バルプロ酸 154, 204
パルミコート 337
バレオン 213, 224
パロキセチン 70, 293, 354, 382
ハロペリドール 144, 145, 276-279, 300, 302, 366, 372, 373
半減期 3, 11, 27
——の活用 30
パントプラゾール 156

索引　413

ひ

ビオスリー　380
非攪拌水層　85
非競合阻害　53
非結合型薬物濃度比，脳細胞間液中と血漿中の　131
非結合型薬物の脳分布容積　132
非消失臓器への分布キネティクス　137
微小穿刺法，腎動態解析　125
ヒスタミン H_1 遮断薬　303, 375
ヒスタミン H_1 レセプター遮断作用による傾眠　146
ヒスタミン H_2 遮断薬の適正使用　176
ヒステリシス　40, 41, 195, 304, 309
非ステロイド性消炎鎮痛薬　269
非線形最小二乗法　31
非線形性　16, 81
──，消失の　32
ビソプロロール　336
非定型抗精神病薬　300, 365, 372, 387
ヒト胎盤灌流実験　142
ヒトの胎盤　141
ヒト遊離肝細胞　111
ヒト由来細胞膜画分　112
ヒドロキシジン　279
ヒドロコルチゾン　144
ピモジド　234
表在性タンパク質　77
標識リガンド　58
標的部位における薬物濃度と時間　4
ピラマイド　241
ピリドスチグミン　154
ヒル係数　63
ヒルナミン　277
ヒル・プロット　61, 62
ピレンゼール　223
ピレンゼピン　144, 223
ピロカルピン　144
ビンカアルカロイド系抗悪性腫瘍薬　234
頻回灌流法　87
ビンクリスチン　85, 234
ピンドロール　2, 152, 159, 162, 344, 350
ビンブラスチン　85

ふ

ファモチジン　176, 223
ファンギゾン　241
フィジオロジカル薬物動態モデル　167
フィゾスチグミン　154
フィックの第一法則　78
フィナステリド　23, 154
フェニトイン　16, 239
フェネストレーション　150
フェノチアジン系抗精神病薬　289
フェロ・グラデュメット　176, 177
フェロジピン　234
フェンタニル　234
フェンブフェン　271
フオイパン　154
深いコンパートメント　32
不可逆的阻害　69
不可逆的阻害モデル　45
不競合阻害　53, 54
服薬ノンコンプライアンス　192, 343
ブスコパン　144, 289
ブチルスコポラミン　144, 289
フッ化ピリミジン系抗癌剤　254
フッ化ピリミジン系配合剤　254
ブデソニド　234
ブナゾシン　310
部分活性薬　59
部分拮抗薬　59
プラウノトール　223
プラゾシン　310, 312, 378
フラックス　79
フラノクマリン誘導体　258
プラバスタチン　72, 99, 154
フラビン含有モノオキシゲナーゼ　109
フランドル　296
プランルカスト　144, 334
フリップフロップ　33
フリバス　144, 294
プリンペラン　144, 275, 277
フルコナゾール　239
フルシトシン　254
フルナリジン　278, 279
フルニトラゼパム　321
フルフェナジン　277
ブルフェン　154, 296
フルボキサミン　68, 234, 277, 293, 294, 354, 381-383
フルマーク　212, 224, 269, 271
フルマゼニル　144
フルミコシン　224
フルメジン　277
フルラゼパム　321
プルリフロキサシン　213, 215, 217, 219, 221, 224-226, 270, 271
フルルビプロフェン　271
プレセデックス　145
プレタール　154
プレドニゾロン　144, 334
プレドニン　144
フレメガシン　224
フレロキサシン　213, 215, 219, 224-226, 270, 271
プロカイン　277-279
プログルミド　144, 223
プロクロルペラジン　277
プロスタサイクリン　182, 183
プロタノールS　145
ブロチゾラム　234, 321
プロテカジン　223
プロドラッグ　106
プロトロビン時間　181
プロトンポンプ　7, 153
プロトンポンプ阻害薬　153
プロナーゼ　270
ブロナンセリン　234
ブロニカ　144
プロパフェノン　242
プロ・バンサイン　144
プロパンテリン　86; 87, 144
プロビット法　41
プロピベリン　277-279, 283, 389
プロピルチオウラシル　154
プロフェナミン　144
プロプラノロール　117, 144, 152, 158, 159, 162, 335, 336, 344, 347, 348, 350
プロブレス　234, 362
プロペシア　154
プロベネシド　250
フロベン　271
ブロマゼパム　276
ブロミド　144, 223
ブロムペリドール　277
ブロモクリプチン　145
フロリード　236
分布
　──，肝臓での　92
　──，腎臓における　115
　──，脳への　126
　──，薬物輸送担体を介した　140
分布キネティクス，非消失臓器への　137
分布容積　20
　──，全身の　20
　──，臓器の　21
　──と半減期　22
　──の活用　27
　──の算出　24
　──の非線形性　23

へ

平衡透析法　135
　──，タンパク結合率の測定法　56
ベイスン　154
ベガ　154
ヘキストラスチノン　144
ベクロメタゾン　334

ベサコリン　145
ベスタチン　84
ベタキソロール　334, 336
ベタネコール　145, 289
ベタマック　223
ベタメタゾン　238
ベニジピン　5, 7, 330, 334
ベネキサート塩酸塩β-シクロデキストリン包接化合物　223
ベネキサート塩酸塩ベータデクス　223
ベネトリン　145
ペプシド　154
ペプチド性医薬品　91
ベプリコール　234
ベプリジル　234
ペフロキサシン　224
ベラパミル　85, 234, 238, 250, 277, 279
ペリンドプリル　34
ペルゴリド　145
ペルフェナジン　277
ヘルベッサー　277
ペルマックス　145
ベンゾジアゼピン系睡眠薬　7, 207, 320
ペンタジン　145
ペンタゾシン　145
ペントキシベリン　279
ヘンレのループ　116

ほ

抱合　106
抱合代謝反応　95
飽和現象　80
ボーマン嚢　116
ボグリボース　154
ホスファチジルイノシトール　77
ホスファチジルエタノールアミン　77
ホスファチジルコリン　77
ホスファチジルセリン　77
ボスミン　384
ボセンタン　144
ホモガロール　223
ホモクロルシクリジン　279
ポラキス　144, 283
ポララミン　375
ポリスチレンスルホン酸カルシウム　176
ボルタレン　269, 274
ホロ酵素　111
本態性高血圧患者　330

ま

マーズレンS　223, 224

マーロックス　210, 214, 215, 226
マイクロダイアリシス法　133
マイスリー　320
マイテラーゼ　154
膜貫通領域　77
膜タンパク質　77
膜透過性　75, 76
膜透過律速　85
膜動輸送　81
マグネシウム　212, 213
マグネシウム含有の製剤　212, 213
マグネゾール　181
マクロライド系抗菌薬　244
マニジピン　275, 277-279
麻薬性鎮痛薬　87
マンノース　77

み

ミオナール　236
ミカエリス定数　49
ミカエリス-メンテン式　50, 64
ミカエリス-メンテン・パラメーター　49
ミカルディス　314
ミクロソーム　112
ミケラン　144
ミコナゾール　236, 239
ミソプロストール　223
ミダゾラム　234
密着結合部　116
ミドドリン　145, 384
ミニプレス　378
ミラクリッド　154
ミラドール　223
ミルナシプラン　293, 354

む

ムコスタ　176, 177, 223
ムコソルバン　334
ムスカリン性アセチルコリンレセプター遮断作用による口渇・尿閉　146
ムスカリンレセプター　291

め

メイラックス　334
メインテート　336
メガキサシン　213, 224, 271
メキサン　384
メクリジン　279
メスチノン　154
メソトレキセート　154
メチルプレドニゾロン　234
メトキサミン　384

メトクロプラミド　87, 144, 275, 277-279
メトトレキサート　154
メトプロロール　159, 162, 336, 343, 344, 350
メトリジン　145, 384
メドロール　261
メナミン　271
メバロチン　154, 207, 209, 342, 380
めまい　294
メルカゾール　154, 347, 352

も

モキシフロキサシン　213, 215, 218, 219, 221, 224, 225, 271
モサプリド　145, 283, 289
モノカルボン酸トランスポーター　84
モルヒネ　87, 145
門脈　92

や

薬剤性パーキンソニズム　276
——，多剤併用による　275
——，プロピベリンによる　389
薬物移行速度　79
薬物間相互作用　52, 87
——の評価，薬物動態を担う機能タンパク質における　63
薬物吸収　74, 76
薬物作用に関係した個人間変動　11
薬物代謝酵素　48
——の阻害　52
薬物代謝阻害に基づく相互作用　64
薬物代謝反応　106
薬物治療モニタリング　30
薬物動態学的相互作用　63
薬物動力学的相互作用　63
薬物トランスポーター　55
薬物とレセプターとの結合　147
薬物の安定性　86
薬物の動き，脳における　128
薬物の消化管外吸収　88
薬物の溶解性　86
薬物輸送担体を介した分布　140
薬力学的パラメーター　38
薬理効果発現の時間的遅れ　5
安田の推定式　177

ゆ

ユーエフティ　254, 257
有機アニオントランスポーター　95, 96, 117
有機カチオントランスポーター　95, 117

輸送　76
輸送担体　55, 129
ユニフィル LA　337, 338
ユベラ N　192
ユリーフ　296

よ

溶解性　75
陽電子放射断層撮影法　134
用量反応曲線　57
ヨーデル　254, 257
余剰受容体　60
余剰レセプター　165
四級アンモニウム化合物　86

ら

ラインウィーバー–バーク・プロット　50, 53, 54
ラシックス　243
ラニチジン　144, 216, 223
ラフチジン　223
ラベプラゾール　154, 223
ラマトロバン　144
ランソプラゾール　67, 68, 154–156, 223

り

リオレサール　236
リシノプリル　154
リスパダール　144, 365, 388
リスペリドン　144, 302, 365, 366, 373, 388
リズミック　145
リスモダン R　362
離脱症状　347
律速段階，消化管吸収の　85
リトドリン　145, 146
リトナビル　234

リバビリン　192, 193, 196, 198
リピトール　154, 334
リファジン　241
リファンピシン　70, 241, 363
リポバス　154, 234
硫酸キニジン　234
硫酸第一鉄　215
硫酸鉄　212, 213, 215
硫酸転移酵素　110, 112
硫酸抱合酵素　103
流出速度定数，臓器から血液中への　139
流動モザイクモデル　76
流入クリアランス，臓器への　139
リュープロレリン　91
緑内障　338
緑膿菌　214
リルマザホン　321
履歴現象　40
　——，時計回りの　41
　——，反時計回りの　41
リンコマイシン　270
リンラキサー　236

る

ルボックス　234, 294, 296, 354, 359, 382, 383

れ

レキソタン　380
レスタミン　144
レセプター　77, 143
レセプター解離定数　148
レセプター結合占有率　9, 12, 147
レセプターに作用する薬物　143
レセプターへの結合親和性　12
レセプターリザーブ　165
レセルピン　277
レニベース　154, 177–180

レバチオ　234
レバミピド　223
レバロルファン　144
レビトラ　154, 234
レプチン　388
レベトール　192, 193
レボドパ　276
レボフロキサシン　87, 212, 214, 215, 219, 224–226, 244, 270, 271
レボメプロマジン　277
レンドルミン　334, 380

ろ

ロキサチジン　223
ロキシスロマイシン　244
ロキソプロフェン　271, 383
ロサルタン　144, 314
ロセフィン　211
ロナセン　234
ロノック　223
ロピオン　271
ロヒプノール　380
ロプレソール　362
ロメバクト　213, 224, 271
ロメフロキサシン　213, 215, 219, 221, 222, 224–226, 270, 271
ロラメット　232, 234
ロルノキシカム　271
ロルファン　144
ロルメタゼパム　232, 321
ロンゲス　154
ロンミール　223

わ

ワーファリン　154, 204, 236, 362
ワイパックス　383
ワソラン　277
ワルファリン　117, 154, 234, 236, 239